金匮要略研究与应用

张丽芬　编著

中医古籍出版社

图书在版编目（CIP）数据

金匮要略研究与应用/张丽芬著. －北京：中医古籍出版社，2008.8

ISBN 978－7－80174－607－8

Ⅰ.金...　Ⅱ.张...　Ⅲ.金匮要略方论－研究　Ⅳ.R222.39

中国版本图书馆 CIP 数据核字（2008）第 013084 号

金匮要略研究与应用

张丽芬　编著

责任编辑　郑　蓉
封面设计　韩博玥
出版发行　中医古籍出版社
社　　址　北京东直门内南小街 16 号（100700）
印　　刷　北京金信诺印刷有限公司
开　　本　787mm×1092mm　1/16
印　　张　37
字　　数　897 千字
版　　次　2008 年 4 月第 1 版　2008 年 4 月第 1 次印刷
印　　数　0001～2000 册
书　　号　978－7－80174－607－8
定　　价　58.00 元

前　言

《金匮要略》与《伤寒论》共同组成《伤寒杂病论》，为“医圣”东汉张仲景所著。与《伤寒论》相比较，《金匮要略》奠定了中医内科杂病的基础和中医方剂学的基础，在理论和临床实践方面的指导意义和价值对现代临床医学影响深远。《金匮要略》明确了四十余种中医疾病病名并阐释其病因病机、病位、变证、治则、方药等，并将疾病按系统分类。疾病涉及内科、外科、妇科、急证及其他疾病等多方面，理法方药一线贯连，开创了中医临床治疗学之先河，被称为我国现存最早的内科杂病专著。《金匮要略》方剂共有262首，世称“经方”，结构严谨、稳定、组织有序，理法方药一脉贯通，相当于一部“汉代方剂学”，被誉为“方书之祖”、“医方之经”。为方剂学学科的形成和发展奠定了良好的基础。因此有《金匮要略》“医方之祖，现治杂病之宗也”的美誉，在中医学的发展史上其重要性可见一斑，至今仍是每一个中医学习者的必读书目和每个中医名家力鉴必熟读之书。《金匮要略》在现代研究和临床应用中也是硕果累累，在研究和报道中经久不衰，不断验证着其科学性和奇效性。

作为医学事业的工作者和热爱者，我一直是以仰视的姿态看待中医古典医籍，为我国古代医学家的智慧和从医精神所倾倒。《金匮要略》一直是我所喜读的书籍之一，并在临床实践中让我受益很多。我在天津中医药大学攻读博士学位期间，随黄文政教授临床，经常看到他通过正确的辨证后用《金匮要略》原方治疗各种疑难病取得快速的奇效。在我自己的临床工作中，也常用经方治疗疾病，简单的几味草药对病人身体的影响也常常让我兴奋之余，更增加了自己对《金匮要略》崇拜和应用，崇敬感激之情常溢于心间。在多年的中医药科研工作中，取得了中医药改善临床患者生活状态和生存质量的数据性资料，也验证了中药对实验动物理化指标和病理的良好改善效果。今有幸编著《金匮要略研究与应用》一书，能够将《金匮要略》在现代医学临床应用和研究中的挖掘成果编辑为书，以飨读者，我非常高兴去做这件事。从2005年春始至2007年秋，历经近3年时间，查阅了近10多年的万余篇相关文献资料和近代书籍，不断校对、修改、整理，五易其稿，在中医古籍出版社编辑郑蓉博士的帮助下终于能呈献给读者，我对她满怀感激之心。

内容提要

全书总体分为上下两篇，上篇介绍《金匮要略》在病因学、辨病辨证方法、治疗学思想、基本治法、治未病思想和养生思想方面的研究认识，并分类阐述《金匮要略》在内科呼吸系统、心血管系统、精神神经系统、风湿免疫系统、消化系统、泌尿生殖系统、内分泌代谢系统、血液系统、肿瘤、热病及其他，以及儿科疾病、妇科疾病、外科系统疾病、皮肤科疾病、眼科疾病、耳鼻咽喉口腔系统疾病、骨科系统疾病、虚劳、血证、血痹、黄汗等疾病治疗中的具体应用。下篇介绍《金匮要略》方剂药物的组成、炮制、剂量、配伍，汤剂的煎煮、溶媒、服法、火候及药后反应等方面论述和对现代方剂临床应用突出贡献；列举介绍了现代临床上广泛应用的155个方剂，每个方剂从原方主治、方药组成、煎服法、药理研究、临床研究与应用、验案6个方面解释说明，本部分本着忠实原著的原则，原方主治、药物组成和煎服法遵照原文，以方便读者领略仲景原方本义及用量、煎服法之玄妙。药理研究和临床应用与研究参考了近10年的前人研究和报道的成果，并加以凝炼和总结。

与其它著作相比，本书具有忠于原著、全面系统、方便实用、先进科学、突出临床的特点和优势，并对《金匮要略》进行了验证原著、挖掘整理、扩展应用步步深入的阐释，同时保留了《金匮要略》原著的特色。为了突出现代研究和方便读者理解，本书上篇第二章《金匮要略》与临床各科疾病的前十六节均按现代疾病系统分类和命名，同时为了《金匮要略》的完整性和保存《金匮要略》原著的特色疾病名称，把一些在现代医学中没有合适对应病名的疾病如脏躁、肝着、奔豚气、血痹、虚劳、黄汗等单独列出。本书可作为中医工作者临床应用工具书，或学习研究《金匮要略》的参考书。

目　录

上篇 《金匮要略》医论研究与应用

第一章 《金匮要略》对临床疾病的普遍指导意义

东汉张仲景的《金匮要略》是我国现存最早的内科杂病专著，开创了中医临床治疗学之先河。该书对内科、外科、妇科、急证及其他疾病等多种疾病提供了辨病、辨证方法、病名、治则、方药等，尤在泾称之为“医方之祖，现治杂病之宗”。是每一个中医学习者的必读书目。其辨病与辨证相结合的杂病辨证原则及脏腑经络辨证的方法历经数千年而不衰，长期以来对中医临床实践起着有效指导作用。

第一节 《金匮要略》病因学

《金匮要略》形成了内伤杂病脏腑经络辨证的理论体系，在内伤杂病的病因学说方面，提出了内伤杂病病因有三的病因学说，开创了三因分类之先河。其学术思想反映了中医气象病理学、情志学说及中医体质学说的内容，另有五劳六极、饮食饥饱，乃至金刃、虫兽所伤，常致脏腑或气血亏虚，而成为导致慢性虚损性病变的直接因素。

一、病因分类

《金匮要略·脏腑经络先后病脉证并治》曰：“夫人禀五常，因风气而生长。风气虽能生万物，亦能害万物，如水能浮舟亦能覆舟。若五脏元真通畅，人即安和；客气邪风，中人多死。千般疢难，不越三条：一者，经络受邪，入脏腑，为内所因也；二者，四时九窍，血脉相传，壅塞不通，为外皮肤所中也；三者，房室、金刃、虫兽所伤。以此详之，病由都尽”。

（1）正气不足，元真不畅。《金匮要略》指出：“五脏元真通畅，人即安和”。又言：“妇人之病，因虚，积冷，结气”，“心气不足，邪气入中”。强调正气不足，抗病能力低下，是发病的主要原因。①正气的盛衰原因有三：一是本于先天父母，父母气血不足或年高肾精乏亏，胎儿在母体中得不到充分营养，致五脏六腑气娇柔弱，生后阴阳俱不足，易感邪为患。二是后天调摄，人若能调摄，可避免正气早衰，以达祛病延年的目的，《黄帝内经》中强调饮食有节，起居有常，法于阴阳，不妄作劳，顺应四时之变，节制喜怒哀乐。而以酒为浆，以妄为常，醉以入房，为人体正气早衰的原因。《金匮要略·脏腑经络先后病脉证并治》篇：“若人能养慎，不令邪风干忤经络，适中经络，未流传脏腑，即医治之，四肢才觉重滞，即导引吐纳，针灸膏摩，勿令九窍闭塞。更能无犯王法，禽兽灾伤，房室勿令竭之，服食节其冷、热、苦、酸、辛、甘，不遗形体有衰，病则无由入其腠理”。三是自然衰老，生、长、壮、老，为人体生合过程中不可抗拒的自然规律，正气在此过程中不断变化。小儿脏腑娇嫩，气血未充，正气较弱；壮年正气盛极，而后向虚转化。《素问·阴阳应象大论》：“年四十而阴气自半，起居衰矣；年五十，身重，耳目不聪明矣；年六十，阴痿，气大衰，九窍不利”。②元真不畅，人体气血阴阳，应畅达无阻，奉养周身，抵御外邪。元真不畅，或元真亏虚，气血运行无力，而痰饮、瘀血阻碍气血流通，或情志抑郁，气滞而使气血瘀滞而病。

（2）邪气是发病的重要外因。包括自然因素、生活因素、情志因素等。《金匮要略》指出邪气进入人体的途径有三种：一是肌表，二是九窍，三是自内生。邪气侵入人体有不立即发病者，原因是人体自身调节能力尚强。《金匮要略·水气病脉证并治》篇：“结在关元，如时尚微，年盛不觉，阳衰之后，营卫相干，阳损阴盛，结寒微动，肾气上冲，喉咽塞噎，胁下急痛”。

（3）诱因的媒介与激发作用。诱因是能够使致病因素发挥其致病能力或加速疾病发生的原因。①媒介作用，《金匮要略·中风历节病脉证并治》：“寸口脉沉而弱，沉即主骨，弱即主筋，沉即为肾，弱即为肝，汗出入水中，如水伤心，历节黄汗出，故曰历节”。说明历节病的发生，以肝肾亏虚为内因，水湿之邪为外因，平时机体腠理固密，邪欲内传无由，但因汗出，使腠理开泄，成为水湿邪气侵入媒介，以致历节病的发生。②激发作用，是当邪气侵入人体后尚未发病或病小“瘥”时，诱因作用可使之迅速发病或使疾病复发。《金匮要略·痰饮咳嗽病脉证并治》：“膈上病痰，满喘咳吐，发则寒热，背痛腰疼，目泣自出，其人振振身瞤剧，必有伏饮”。

二、气象病理

春生夏长秋收冬藏的规律是生物对四季变化的反应，四时变化与人体脏腑生理活动、五脏元气的强弱虚实有着密切关系，仲景从“天人合一”的整体思想出发，论述了自然界的气候变化对人体发病的影响。人类生活在自然界中，与自然界息息相关。自然界存在人类赖以生存的必要条件。《素问·六节藏象论》：“天食人以五气，地食人以五味”。人体必须顺应自然界的各种变化产生相应的生理变化才能进行正常的生理活动。《金匮要略·脏腑经络先后病脉证并治》指出：“夫人禀五常，因风气而生长，风气虽能生万物，亦能害万物。如水能浮舟，亦能覆舟”。其意认为人禀受自然界木、火、土、金、水五常之气，凭借自然界的气候而生、长、化、收、藏；自然界正常的气候能促使万事万物的生长，反常的气候则能伤害人，如同水能行舟也能使之翻覆一样。短短数十字说明了人体不能适应外界物候变化或自然界异常的物候变化均可以导致疾病的发生。

《金匮要略·脏腑经络先后病脉证并治》指出“若人能养慎，不令邪风干忤经络，则邪无由至矣”。如果节令与气候不相适应，或“未至而至”，或是“至而不至”，或是“至而不去”，或“至而太过”，便会成为致病之邪，人在气交之中，往往因之而病，不同性质的邪气，致病规律亦不相同。《金匮要略·脏腑经络先后病脉证并治》篇：“清邪居上，浊邪居下，大邪中表，小邪中里”。“风中于前，寒中于暮，湿伤于下，雾伤于上，风令脉浮，寒令脉急，雾伤皮腠，湿流关节，食伤脾胃，极寒伤经，极热伤络”。便指出了这一规律。如湿病、历节病的形成，多在寒令潮湿的环境气候下产生。《金匮要略·血痹虚劳病脉证并治》篇指出：“劳之为病，其脉浮大，手足烦，春夏剧，秋冬瘥”。说明了阴虚虚劳证与季节的关系。机体气血阴阳的变化与四时气候之间的规律，为辨证提供了依据。故《惊悸吐衄下血胸满瘀血病》篇又曰：“从春至夏衄者太阳，从秋至冬衄者阳明”。外界气候的变化对于病证的发生发展是至关重要的。

三、七情所致的身心疾病

“七情”概念最早在先秦《礼记·礼运》中已有论述，指喜、怒、哀、惧、爱、恶、欲七种人情，是人性的表现。《黄帝内经》已有七情致病之论述，《灵枢·口问》篇指出“夫百病之始生者，皆生于风雨寒暑，阴阳喜怒，饮食居处”，《素问·举痛论》说“百病生于气”。并论述了七情致病的规律。宋·陈无择《三因极一病证方论》首倡七情内伤病因论，二者均立足于发病及病理。目前多将七情界定为喜、怒、忧、思、悲、恐、惊七种情志变化。认为七情指人的喜、怒、忧、思、悲、恐、惊等情感、情绪反应与认知活动，其中思属于心理活动中的认知活动，其它属于心理活动中的情感系统。有人从七情内伤的致病性质推论，认为怒、惊属阳，悲、忧、思、恐属阴。《医学真传》曰：“七情通于五脏：喜通心，怒通肝，忧、悲通肺，思通脾，恐通肾，惊通心与肝”。

情志因素是致病的重要因素之一。可直接作用于内脏而发病，也可导致脏腑气血失调，亦可影响病理过程而使病情恶化。正常的情志活动，能调达脏气，助正抗邪，“气贵舒而不贵郁，舒则周身畅达，郁则百脉违和”。情志调和，脏气调达，能增强抵抗力、预防疾病的发生，故五脏气机和调则人健康无病。《金匮要略·脏腑经络先后病脉证并治》曰：“五脏元真通畅，人即安和”。情志与五脏密切相关。《素问·阴阳应象大论》说：“人有五脏化五气，以生喜怒悲忧恐”。情感反应是以五脏的精、气、血为物质基础的。脏腑是人体生命活动的核心，只有脏腑机能正常才能产生正常情感。《素问·阴阳应象大论》指出：“怒伤肝”、“喜伤心”、“思伤脾”、“忧伤肺”、“恐伤肾”。《素问·举痛论》说：“百病生于气也。怒则气上，喜则气缓，悲则气消，恐则气下……惊则气乱……”。中医认为气的升降出入的正常运动构成人体正常的生命活动，长期的精神刺激或突发的精神创伤，若超出人体正常生理活动所能调节的范围，可引起阴阳二气及脏腑功能活动的失常。人体气机升降出入的正常运动就会发生紊乱，诸如气虚、气滞、气郁、气逆、气血失调、中气下陷、气滞血瘀等。进而导致各种疾病的发生。

七情俱有所属五脏。喜，喜为心志，《素问·举痛论》：“喜则气和志达，荣卫通利”。《灵枢·脉度》：“心气通于舌，心和则舌能知五味矣”。可见喜为有益的生理效应，但过喜则伤心气，故“喜伤心”。怒，怒为肝志，《素问·阴阳象大论》指出“怒伤肝”。《灵枢·百病始生》：“忿怒伤肝”。此外，怒还可伤阴、伤心、伤肾，均属非良性刺激的情绪反应。思伤脾，《素问·阴阳应象大论》：“思则心有所存，神有所归，正气留而不行，故气结矣”。另外还有忧悲为肺志，惊恐为心志。五情相互制约，“怒伤肝，悲胜怒”、“喜伤心，恐胜喜”、“思伤脾，怒胜思”、“忧伤肺，喜胜忧”、“恐伤肾，思胜恐”，这就是以情胜情的心理疗法。

《金匮要略》有情志异常的疾病有百合、狐惑、中风、虚劳、肺胀、奔豚气、痰饮、水气、黄疸、瘀血、五脏风寒、下利、蛔厥、热入血室、脏躁、梅核气、转胞、产后郁冒等二十余病，最常见的情志症状为烦躁、心悸、谵语诸证。如肺中风的“冒而肿胀”，“肝中寒的喜太息”，心中寒的“苦病心如啖蒜状”，呕吐哕篇中的“胸中似喘不喘，似呕不呕，似哕不哕，彻心中愦愦然无奈”等；肺胀病见“烦躁而喘”；痰饮病见“冒眩”、眩悸”；水气病见“少气不得卧，烦而躁”；酒疸见心中懊侬而痛热”；谷疸见“头眩，心胸不安”；痿黄见“躁不得睡”；黄汗见“暮躁不得眠”、“烦躁”等；妇人产后见“腹痛烦满不得卧”、“烦躁发热”、“食则谵语”，妇人热入血室见“昼日明了，暮则谵语，如见鬼状”、“下血谵语”等；下利而见“下利谵语”；蛔厥而见“病者静而复时烦”；狐惑病人“默默欲眠，目不得闭，卧起不安”；五脏风寒篇中“邪哭”一条说：“邪哭，使魂魄不安者，血气少也，血气少者属于心，心气虚者，其人则畏，合目欲眠，梦远行而精神离散，魂魄妄行”；百合病症见“常默默，欲卧不能卧，欲行不能行，如寒无寒，如热无热，如有神灵”；虚劳病症见男子“梦失精”、“女子梦交”、“悸”、“虚烦不得眠”；五脏风寒篇中心伤者“心中痛而自烦”；下利篇中“下利后更烦”；妇人产后病篇中“妇人乳中虚，烦乱呕逆”；转胞的“烦热不得卧”；产后病的“产妇郁冒”；中风病的“病如狂状，妄行，独语不休”等。

《金匮要略》主要的情志病有百合病、虚劳夹瘀、肝着、脏躁、奔豚气、惊悸、虚烦不眠症、梅核气及五脏风寒中的心伤等疾病。

百合病者在未病之前，多有情志“意欲食复不能食，常默然，欲卧不能卧，欲行不能行，饮食或有美时，或有不用闻食臭时，如寒无寒，如热无热，口苦小便赤，诸药不能治，得药则剧吐利，如有神灵者，身形如和，其脉微数”。并指出百合病的病因“百合病者，百脉一宗，悉致病也”。心主血脉，肺主治节而朝百脉，因此百合病的病因为心肺不足之症，药用百合为君药，以养阴清热。《金匮要略》还指出百合病的预后：“每溺时头痛者，六十日乃愈；若溺时头不痛，淅然者，四十日愈；若溺时快然，但头眩者，二十日愈”。

《金匮要略》中除了对奔豚气是“从惊恐得之”的直接论述外，对其它情志病的病因没有说明，但都通过处方的形式肯定了情志病的病因是“非有鬼神”，情志病的实质可以通过以方测因的方法间接窥得。脏躁症属心阴不足，药用小麦为君药以养心安神；虚烦不眠症属肝血不足，药用酸枣仁为君药，以养血安神；奔豚气症属肝气冲逆，药用甘李根白皮以降逆下气；梅核气症属气滞痰凝，药用半夏、厚朴以化痰理气。肝着的病机是气郁血滞，阳气痹结，《金匮要略》原文：“肝着，其人常欲蹈其胸上，先未苦时，但欲热饮，旋覆花汤主之”。以旋覆花汤重在通络活血，温阳理气。可见通过对以上方剂的分析，仲景对情志病的认识是澄清病因去鬼神，他将情志病的病因归为两大主要原因：脏腑虚衰，心神失养；七情过激，气机紊乱。从而奠定了中医情志病学的病因学基础。

四、体质与发病

《金匮要略》中非常注重体质与发病的关系。论中强调“男子”与“妇人”体质有别；“平人”与“强人”，“盛人”与“瘦人”体质强弱不同；并突出了“亡血家”、“汗家”、“湿家”、“中寒家”等病体体质的特点，以此判断某些致病因素的易感性、病证类型的倾向性。

（1）平人与强人：“平人”是健康无病的人，在脏腑功能上是“五脏元真通畅”和“四季脾旺不受邪”，在阴阳气血上是“阴阳和平”、“气血和调”，在体态上是肥瘦适中，形成“病则无由入腠理”、“人即安和”的平人体质。《金匮要略·胸痹心痛短气脉证治》篇：“平人无寒热，短气不足以息者，实也”，易出现胸膈痞塞短气的实证。“强人”得病时，常对药物有较强的耐受性，因此常增大单味剂量或增加每次服用量，甚至一次性药液顿服。如《金匮要略》肺胀用小青龙汤加石膏，“强人服一升”；悬饮用十枣汤“强人服一钱匕”。治肝着用旋覆花汤“顿服之”。

（2）肥人与瘦人：《金匮要略》称肥人为“盛人”或“尊荣人”。这种人生活上贪图安逸，多食肥甘，形态上肥大而有余于外，脏虚腠理不固而亏损于内，常易感风邪而病。如《金匮要略·血痹虚劳病脉证并治》篇：“血痹何从得之？师曰：夫尊荣人骨弱肌肤盛，重因疲劳汗出，卧不时动摇，加被微风，遂得之”。《金匮要略·中风历节病脉症并治》篇：“盛人脉涩小，短气自汗出，历节痛，不可屈伸，此皆饮酒汗出当风所致也”。瘦人形态瘦小而素体不足，在气血失调上“易脱于气”。这种体质每易感受风寒，出现风冷结脐或气不化水的痰饮病。《金匮要略·腹满寒疝宿食病脉证治》篇：“夫瘦人绕脐痛，必有风冷”。《金匮要略·痰饮咳嗽病脉证治》篇：“假令瘦人脐下有悸，吐涎沫而癫眩，此水也”。

（3）某某家：《金匮要略》中多处出现“某某家”，它指各种宿疾在身，导致机体阴阳气血脏腑经络受损而形成的不同病理体质。亡血家和衄家，指素有各种出血病的病人，营血已虚，则即使兼有它病也不能发汗治疗，以免阴虚阳浮而变生诸证。《金匮要略·惊悸吐衄下血胸满瘀血病脉证治》篇：“衄家不可发汗，汗出必额上陷，脉紧急，直视不能眴，不得眠”。疮家，多指素有疮毒或疮脓久溃的病人，每多津血耗伤，营卫虚易感风邪，进而风燥，若误汗重亡阴血，易成痉病。《金匮要略·痉湿暍病脉证并治》篇“疮家虽身疼痛，不可发汗，汗出则痉”。失精家，素有失精的病人，多因梦中失精或房室不节而来，易得阴阳两虚的虚劳证，头眩、发脱、少腹急迫、外阴寒冷等。《金匮要略·血痹虚劳病脉证并治》篇：“夫失精家，少腹弦急，阴头寒，目眩，发落，脉极虚芤迟”。以上各家可归为阴虚病理体质，常由疮毒伤津，或亡血竭阴，或房事失精而来，这种体质每易化热伤阴而见阴虚或阴虚火旺证候，禁用汗法，以防重竭其阴。湿家，多指易感外湿与内湿素盛的病人。常随个体体质差异而有从湿从热化，湿从寒化或湿热遏伏的病理倾向。湿从热化易见阳黄病。《金匮要略·痉湿暍病脉证并治》篇：“湿家之为病，一身尽黄，发热，身色如熏黄也”。湿从寒化多为阴盛之体，会因寒湿在头出现阴黄或寒湿在表阻于经脉而见身体烦疼。《金匮要略·痉湿暍病脉证并治》：“湿家病身烦发热，面黄而喘，头痛鼻塞而烦，其脉大，自能饮食，腹中和无病，病在头中寒湿”。湿热遏伏者多为长期大量嗜酒的酒客。因酒蒸而中焦脾胃湿热，出现“酒黄疸”，或湿热上熏于肺，热伤血络而致咳嗽吐血。《金匮要略·惊悸吐衄下血胸满瘀血病脉证并治》篇：“夫酒客咳者，必致吐血，此因极饮过度所致也”。中寒家，多指素有中焦脾胃阳虚而内寒重的人，是谓“中寒家”。病在表者见发热流涕，病在里者而下利不止。《金匮要略·腹满寒疝宿食病脉证并治》篇：“夫中寒家，喜欠，其人清涕出，发热色和者，善嚏”；“中寒其人下利，以里虚也。欲嚏不能，此人肚中寒”。

第二节 《金匮要略》辨证方法

《金匮要略》形成了较完整的以脏腑经络为中心，理法方药一线贯连的辨病论治体系，其对杂病的诊治，以病为纲，以证为目，病证结合，辨证用药，创立了辨病与辨证结合的原则。

一、《金匮要略》是一部辨病治疗的专著

《金匮要略》是一部以病为纲进行诊疗的专著。每篇冠名以“某病脉症并治”，是以病统脉证的。识病在识证之先。正如仲景所言“知犯何厄，随证治之”。如《金匮要略》首篇即指出：“阳病十八……，阴病十八……。五脏病各有十八，合为九十病；人又有六微，微有十八病，合为一百八病。五劳、七伤、六极，妇人三十六病，不在其中。”共统计了288种病。其明确提出的疾病名称有狐惑、疟病、中风、历节、脚气冲心、血痹、肺痿、肺胀、胸痹、消渴、胃反、肠痈、肠结、浸淫疮、隐疹、转胞、恶露不尽、漏下、阴疮、阴吹、霍乱、青盲、蛔虫、客忤、尸厥、自缢、各种食物中毒等约为160余种。还有上气、咳嗽、短气、腹满、腹痛等名称。《金匮要略》还根据各种疾病的不同特征确定病名。如“水气”病类，共提到风水、皮水、正水、石水、心水、肺水、脾水、肝水、肾水、里水以及黄汗等11种疾病。又如“痰饮”类疾病，有痰饮、悬饮、溢饮、支饮、留饮、伏饮、寒饮等7种病名，并提到水在心、水在肺、水在脾、水在肝、水在肾、膈间有水、肠间有水气，可见对水饮所在部位的认识是很具体的。在黄疸病中又分之为谷疸、女劳疸、酒疸、酒黄疸、黑疸等病进行诊断治疗。《金匮要略》中论及很多疾病，与现代医学中的很多疾病，在病理过程的认识上非常接近。例如，《金匮要略》中湿病与风湿性关节炎；《金匮要略》中风病与现代医学的中风病；《金匮要略》历节病与类风湿性关节炎；《金匮要略》胸痹病与冠心病；《金匮要略》消渴病与糖尿病；《金匮要略》咳嗽上气病与哮喘病；《金匮要略》肺痈病与肺脓疡疾病；《金匮要略》百合病与更年期综合征等等。中西医在对以上疾病病理过程的认识上虽然有区别，然而中医在临床治疗过程中，《金匮要略》古代病与现代病的对应性认识，对于指导治疗是非常有效的。

《金匮要略》根据病因病机界定“病”的范围及主治方剂和药物，然后根据该病变化的规律探讨相应的证型与方药。例如百合病，其主要病机是心肺阴虚内热，百合地黄汤便是针对这一病机而确定的基本方剂。至若“其证或未病而预见，或病四五日而出，或病二十日，或一月微见者，各随证治之”。因而又有百合知母汤、滑石代赭汤、瓜蒌牡蛎散分治百合病的不同证候。又如疟病，其主要发病原因是感受疟邪，针对这一主因确定主治该病的基本药物是蜀漆。然疟病发生发展又有偏寒偏热、新久远近之不同，因而确诊疟病后，针对不同证型，在基本药物治疗基础上，分别选用白虎加桂枝汤、蜀漆散及鳖甲煎丸治之。提示辨病在于了解疾病的本质与变化规律，是准确地进行辨证论治的前提。《金匮要略》还创立了很多治疗疾病的有效方剂。如治疗百合病以百合类方，治疗脏躁以甘草小麦大枣汤，治疗狐惑蚀于下者、蚀于肛者以苦参汤洗之、雄黄熏之，治疟母以鳖甲煎丸，治牡疟以蜀漆散，治失眠以酸枣仁汤，治心动悸以炙甘草汤，治喉中水鸡声（哮病）以射干麻黄汤，治肺水喘不得卧以葶苈大枣泻肺汤，治肺痈以桔梗白散、苇茎汤，治疗奔豚气以奔豚汤，治疗胸痹以瓜蒌薤白白酒汤，治宿食以瓜蒂散催吐，治疗肝着以旋覆花汤，治脾约便秘以麻子仁丸，治黄疸以茵陈蒿汤，治肠痈以薏苡附子败酱散、大黄牡丹汤，治疗蛔厥以乌梅丸，治咽中如有炙脔（梅核气）以半夏厚朴汤，治癥积以大黄䗪虫丸，治痨瘵以獭肝散，治疗妊娠水肿以葵子茯苓丸，治疗小便不利以蒲灰散主之，滑石白鱼散、茯苓戎盐汤，治疗溢饮以大青龙汤、小青龙汤，治疗里水以越婢加术汤、甘草麻黄汤等。对疾病而治的有名专方，广泛使用具有卓著疗效。张仲景对疾病的诊疗，不仅是针

对一般慢性病，并且有救治危急重病的方法。如治疗溺死，采用“取灶中灰两石余，以埋人，从头至足，水出七窍，即活”。又如用吹皂荚末于鼻中，或灸手足两爪后14壮等方法救卒死。治疗食牛肉等中毒之方，有水浸豆豉绞汁服，或饮人乳汁，或甘草煮汁饮之等。

《金匮要略》还对疾病进行了分类。如《金匮要略》从痉湿暍病篇到呕吐哕下利病篇，共十六篇，属于内科范围的疾病；第十八篇为疮痈肠痈浸淫病篇，则属外科病变；第二十至二十二篇，是专论妇产科疾患；书后之杂疗方、果实菜谷禁忌、禽兽鱼虫禁忌等篇，则相当于“其他”疾病，这是第一级分类，分别以阶段层次和医学分科作为划分的依据。其次，将肺痿、肺痈、咳嗽、上气等编为一篇，将胸痹、胸痛、短气等编为一篇，将呕吐、哕、下利等编为一篇等，这是第二级分类，用意在于将有关联的病症合于一处，以便类比其异同。再次，如在痰饮病中，首条即说：“夫饮有四……，有痰饮、有悬饮、有溢饮、有支饮”。水气病篇亦是一开始就指出：“病有风水、有皮水、有正水、有石水、有黄汗”，这是第三级分类。从而可知，《金匮要略》在疾病分类上做到了概念清楚、层次分明、纲目合理、标准统一，确实达到了极高的水平。

二、《金匮要略》辨病论治的科学性和意义

医药产生之初，是并不讲“辨证”的，但是讲“辨病”。原始用药经验及辨病经验的累积，使得远古人已经在考虑“何病用何药，何药对何病”的问题，即原始的“辨病施药”。其他如针灸、按摩导引，其起源亦与中药之起源类似。就其产生之初来说，莫不是“对病”而非“对证”。如最早之针——砭石，《说文解字》注：“砭，以石刺病也”。晋代郭璞注《山海经·东山经》谓其可以“治痈肿者”，同样是针对疾病的。导引术，《吕氏春秋·古乐》曰：“昔陶唐之始，阴多滞伏而湛积……民气郁阏而滞着，筋骨瑟缩不达，故为舞以宣导之”。是用以治疗“筋骨瑟缩不达”的疾病的。这种辨病施治持续了相当长一段时间，如果从医药起源算起，至汉仲景创辨证施治大法，则至少在100个世纪以上，比东汉至现在的时间长得多。唐代“药王”孙思邈施治更讲辨病。如“治大腹水肿，气息不通，命在旦夕者方”，“治关格，大便不通方”，“治齿痛”之含漱汤方，“治鼻中息肉方”等，均无辨证可言。其他如外妇儿各科，莫不如是。

疾病是医学中的基本概念。由于各种疾病的病因、病状、病机、病程各有不同，因而冠以特定的病名，以代表该病本质及特征。因此，每一个具体的病名是医学上对该具体疾病全过程的特点（病因、病机、主要临床表现）与规律（演变趋势、转归、预后等）所作的病理概括与抽象，是对该疾病的本质认识，因而对临床诊疗有整体性的指导意义。

（1）辨病论治的诊断学意义：疾病诊断是治疗的前提，一个符合实际的疾病名称，一般都是对某种病因病机病势在机体演化过程的综合概括，这种过程，通常皆具有相对独立性和一定的发展演化轨迹。宋代名医朱肱在《南阳活人书》中说，诊治疾病必须“名定而实辨”，“因名识病，因病识证，而治无差矣”。清代徐灵胎在《兰台规范》一书中指出：“欲治病者，必先识病之名，能识病名，而后求其病之所由生，知其所有生，又当辨其生之因各不同，而病状所由异，然后考其治之之法”。

（2）辨病论治的病机学意义：疾病反映本质变化规律，任何疾病都有各自本质的变化及其发展变化规律，这种变化发展都是由疾病根本矛盾所决定的，由于疾病的根本矛盾

不同，各种疾病也就有本质上的差异。

（3）辨病论治对疾病转归预后的意义：疾病的发展变化，规定着病程长短与转归预后，当症状或证候消失后，病理改变尚未恢复时，如果不辨病，只辨证，往往会无证可辨而失去治疗。只有把握“病”，才能掌握疾病发生发展变化规律。

（4）辨病论治指导疾病的治疗：徐灵胎在《兰台轨范·序》中说：“欲治病者，必先识病之名，能识病之名而后求其病之所由生，知其所由生，又当辨其所生之因各不同，而病状所由异，然后考虑其治之法，一病必有主方，一病必有主药。”说明每个病由于其基本病因不同，因此必有相应的主方主药，才能抓住纲领，有的放矢。在“无症可辨”时辨病治疗就有着更为重要的意义。一般而言，病与证是相随的，但随着现代科学技术的日益发达，已发现越来越多的严重威胁人类健康和生命的疾病以及某些疑难病在某个阶段往往“无证可辨”，如某些恶性肿瘤、高血压、糖尿病、冠心病、不育症等，而早期诊断、早期治疗却是治愈这些严重或疑难疾病的关键。对于这类疾病，“无证可辨”阶段的诊断依据显然不可能是望闻问切四诊，而只能是西医的诊断仪器、化验及病理检查等。中医治疗的根据也不可能是“辨证论治”，而只能是根据对同种疾病有证可辨者积累起来的治疗经验和中医现代的研究成果，即以“辨病论治”为主，因而辨病论治也就显得愈发重要，如隐性冠心病，临床无症状，即处于“无证”可辨状态，但按中医胸痹病心血瘀阻论治，采用活血通络治法，以丹参饮或复方丹参片专方专药论治，往往收到较好效果，可防止该病的进一步发展。

三、先辨病，后辨证

《金匮要略》十分注意辨病，或是辨病论治，或是先辨病，后辨证。有些治疗大法因病而立，如“病痰饮者，当以温药和之”，“诸病黄家，但利其小便”等。先辨病后辨证的例子如“中风历节病脉证并治”，指出内因是中风病发病的主要因素，根据其脏腑经络产生的病理变化，以在络、在经、入腑、入脏来进行辨证。又如“水气病脉证并治”，根据水肿形成的脏腑根源及其所出现的证候，而有心水、肝水、脾水、肺水、肾水的分辨。再如“肺痿肺痈咳嗽上气病脉证治”的肺痈与“疮痈肠痈浸淫病脉证并治”的痈肿和肠痈，虽然均名为痈，但是由于在脏、在腑、在肌肤脉络等部位的不同，因而各有其不同的病理变化和临床特征。再如“妇人产后病篇”曰：“产后腹痛，烦满不得卧，枳实芍药散主之”，“产后腹痛，法当以枳实芍药散，假令不愈者，此为腹中有干血着脐下，宜下瘀血汤主之。亦主经水不利”。前者为气滞血凝而腹痛，故用枳实芍药散行滞止痛，后者为瘀血着于胞宫，故用下瘀血汤逐瘀止痛。下瘀血汤既可治产后腹痛，又能治经水不利，这都体现了既辨病又辨证的诊疗原则。又如对“下利”（泻泄）的治疗，所用方剂有桂枝汤、四逆汤、大承气汤、小承气汤等，这几个方剂显然都不是治疗专病的特效处方，而之所以选用这些方剂，就是根据辨证论治的思想。再如“衄血”用泻心汤，又指出泻心汤“亦治霍乱”，一方能治多病，就是因为其“证”相同之故。全书结构是以病为纲，在辨病的基础上辨证，两者有机结合，有同病异治，异病同治，对医学临床有深远的影响。

从病与证的关系上也体现了先辨病，后辨证的重要临床意义。

（1）从疾病层次上说，病是第一层次，证是第二层次。每一具体病名是医学上对具体疾病全过程的特点（如病因、病机、主要临床表现）与规律（如演变趋势、转归预后等）所作的病理性概括与抽象，是对该具体病变的本质性认识。先立病，后分证，乃诊疗之次第。病为纲，证为目，乃病证之格局。朱肱《南阳活人书》说："因名识病，因病识证，如暗得明，胸中晓然，反复疑虑，而处病不差矣"。赵锡武先生对病证关系说得更为具体："有病始有证，而证必附于病，若舍病谈证，则皮之不存，毛将焉附？"

（2）病规定证，证从属于病。病规定着证的表现和证的变动。徐灵胎说："证者，病之所见也。"疾病有一定的发展变化过程，在疾病演变过程中，由于受各种因素的影响，可出现各种不同的证，但这些证候不是固定不变的，而是随着病情的变化而变化，受着疾病基本病理变化过程的制约和影响。同病异治，异病同治，是以证为核心，是中医诊疗重要特色，同一疾病存在不同个体差异性或不同阶段可表现为不同证候，因而可采取不同治法。但作为一个具体疾病，有其特定的病因与发展规律，规定着治疗方向，因而必有贯穿始终的治疗大法。如果只强调"异"的一面，偏离了对疾病本质的治疗，就要产生失误。如肺痨本质是痨虫感染，尽管可以出现肺阴亏损，阴虚火旺等证候，但仅滋阴润肺而不杀虫就不行。就异病同治而言，也不能只强调同的一面，麻疹、乙脑、肺炎都可以出现表证，而都治法各异。高血压病、更年期综合征、甲亢等疾病都可以表现为肝阳上亢证，但高血压易为化风化火，更年期综合征多水亏火旺，甲亢多痰气交结，郁而化火，异病同证，同中有异。湿热下注证可见于淋证、阴囊湿疹或女子带下增多，治疗也是不同的。

（3）病是整体，证是局部。临床上明确病名的诊断，便可根据该病的一般规律把握全局，有利于对该病本质的认识和辨证论治。如中风病，有先兆、卒中、恢复期、偏枯全过程，而诸种证候只是不同发病时期的表现，辨证时要有全局观点并预测其变化与后果。

（4）病贯始终，证是阶段。病名代表该具体疾病病理变化全过程的特点与规律；证代表疾病当前所处阶段的病理状态，只能反映疾病过程中全部病机的一部分，因而也就不是病机实体的全部信息，只是呈现的一个横断面。如中风病平素常出现头晕头痛，肢麻时作，以及一时性语謇等为中风先兆，乃由肝肾阴虚，则为卒中，系肝风挟痰、挟瘀、气血上逆、蒙蔽清窍而成。神清之后，往往脉络痹阻，表现为半身不遂、口眼歪斜、语言不利等中风后遗症。此病出现了几个不同阶段的表现和证候，但都沿着肝风挟痰挟瘀、上蒙清窍阻络的基本病机规律发展和变化。

四、《金匮要略》的脏腑辨证特色

中医学认为，脏腑辨证是根据不同脏腑的生理功能及病理反应，对所出现的疾病证候进行分析，并归纳其在异常状态时的病变规律，借此用以推究病机，判断病位，核定病性，权衡病势，窥察预后以做出确切的诊断，为治疗提供依据的一种辨证方法。《金匮要略》中对内伤杂病运用脏腑经络辨证，并与治法方药有机结合起来，从而形成了脏腑经络辨证论治体系。确立了以整体观念为指导思想，脏腑经络学说为理论基础。全书在讨论内伤杂病的病因病机、诊法、预防、治则、预后等问题时都贯穿了这一精神。

张仲景在《金匮要略》首篇便以"肝病传脾"开启并概括了其辨证论治的整体思维，对后世论述和运用脏腑辨证论治有重要的指导意义。《金匮要略·脏腑经络先后病脉证第一》："问曰：上工治未病，何也？师曰：夫治未病者，见肝之病，知肝传脾，当先实脾，四季脾旺不受邪，勿补之；中工不晓相传，见肝之病，不解实脾，惟治肝也"。因为肝木能克伐脾土，如见肝实之病，应认识到肝病最易传脾，在治肝的同时，要注意调补脾脏，其目的在使脾脏正气充实，防止肝病的蔓延。故“肝病传脾”是从人体内部脏腑相关的整体观念出发得出的认识，而“当先实脾”则以肝脾关系为例论述五脏间的亢害承制，体现中医整体观与辨证论治的统一。又如《金匮要略》在治疗“虚劳腰痛，少腹拘急，小便不利”与在《妇人杂病篇》中治“转胞不得溺”同用肾气丸主之，皆源于腰为肾之外候，二者同为肾阳不足，无力蒸腾水液，气不化水，膀胱癃而为闭，故该方专以温补肾间之阳，肾气充旺，气化水行，则自无便溺不利之证，体现了脏腑表里关系的联属。再如《金匮要略》在治疗消渴病时也体现了脏腑辨证的思路。《金匮要略·百合狐惑阴阳毒病脉证并治》云：“百合病，渴不差者，瓜蒌牡蛎散主之”。取瓜蒌润肺保金，生津消渴，取牡蛎清心火而宁心神。肺为水之上源，敷布失令，则口渴，津液直趋于下则多尿。《金匮要略·消渴小便不利淋病脉证并治》云：“渴欲饮水不止者，文蛤散主之”。是取文蛤即擅泻火而又能保金利水之功。还有《金匮要略》如从五脏气血虚损立论，将复杂的虚劳病概括为气虚、血虚、阴虚、阳虚、阴阳两虚，以及虚中夹实等类型。以心脏证候为例，有心阳虚的桂枝甘草汤证，有心（肺）阴虚的百合地黄汤证，有心阴阳两虚的炙甘草汤证，有心（脾）气虚的甘麦大枣汤证，有心（肝）血虚的酸枣仁汤证，有心阳虚痰阻心窍的桂枝去芍药加蜀漆牡蛎龙骨救逆汤证，有寒痰凝滞、心脉痹阻的瓜蒌薤白桂枝汤证等，现代常用的心脏证候几乎都被包括。

第三节 《金匮要略》治疗思想

一、天人相应

人与自然息息相关，四时气候的变化可以影响人体五脏的变化，并通过色、脉反映出来。首篇第七条说：“寸口脉动者，因其旺时而动，假令肝旺色青，四时各随其色，肝色青而究反色白，非其时色脉，皆当病”。提示认识疾病须色脉、四时合参。脏腑元真的强弱，与四时气候亦有密切关系，故治病当“法于四时”。诸如总论中有“四季脾旺不受邪，即勿补之”之说。《金匮要略·痉湿暍病脉证并治》篇：“风湿相搏，一身尽疼痛，法当汗出而解，值天阴雨不止，医云：此可发汗。汗之病不愈者，何也？盖发其汗，汗大出者，但风气去，湿气在，是故不愈也”。指出风湿病在天气阴雨不止的情况下，运用发汗法治疗无效，因为天气阴雨不止，天、人湿气更重，故发汗风气虽去而湿邪仍在，其病不愈。在治疗用药方面，如“冬月用酒，春月用水煮之”，十枣汤“平旦温服之”等，因为均考虑到了自然界时令因素的影响，以期充分调动人体的抗病能力。

二、强调治未病

（1）未病先防。秉承《内经》“正气存内，邪不可干”的思想。仲景认为“五脏元真通畅，人即安和”，并且提出“若人能养慎，不令邪风干忤经络……更能无犯王法，禽兽灾伤，房室勿令竭乏，服食节其冷热苦酸辛甘，不遣形体有衰，病则无由入其腠理”。未病之时，内养正气，使气血流畅，阴阳平衡，足以抵抗外邪侵扰；外慎致病因素，内适起居行为，使人顺应自然，与客观环境协调，避免疾病的发生。

（2）既病防变。不慎得病，须早诊早治。“适中经络，未流传脏腑，即医治之。四肢才觉重滞，即导引、吐纳、针灸、膏摩，勿令九窍闭塞”，以免病邪深入，病情加重，使患病之体早日康复。如肺痈“始萌可救，脓成则死”，强调早治者预后良好；再如“欲作刚痉”、“欲作奔豚”，在疾病将发未发之际给予及时有效的治疗，可以减轻病痛，缩短病程。既病之后，除了尽早诊治，还须防其传变。如《金匮要略》首篇首条指出：“见肝之病，知肝传脾，当先实脾”。五脏之间互有联系，互相制约，一脏有病，可以影响脏。治疗时根据整体观念，善于治未病之脏腑，堵截病邪深入或已病脏腑间的传变之路，防止疾病的蔓延而促其早愈。

三、同病异治，异病同治

（1）同病异治：突出辨证施治同一疾病，因其病位之深浅、病程之长短、病证之虚实、病性之寒热、病情之兼挟不同，而治疗也不同。①病邪所在部位不同，治疗各异。如《金匮要略·水气病脉证并治》：“诸有水者，腰以下肿，当利其小便；腰以上肿，当发汗乃愈”。说明同为水气病，腰以下肿者，其病在下在里属阴，当用利小便的方法，使潴留于下部在里之水，从小便排出；腰以上肿者，其病在上在表属阳，当用发汗的方法，使潴留于上部在表之水，从汗液排泄。②病之虚实不同，补泻有别。如《金匮要略·肺痿肺痈咳嗽上气病脉证并治》对同为咳嗽病，属寒饮郁肺者，用射干麻黄汤散寒宣肺，降逆化痰；属肺胃津液亏损虚火上炎者，用麦门冬汤润肺养胃，生津清火。③病性寒热不同，治法各异。如《金匮要略·痰饮咳嗽病脉证并治》针对溢饮病，属实邪盛于表而兼有郁热者，用大青龙汤发汗兼清郁热；表里寒饮俱盛者，用小青龙汤发汗兼温化里饮。④疾病发展阶段不同，治法各异。如《金匮要略·痰饮咳嗽病脉证并治》：“夫短气有微饮，当从小便去之，苓桂术甘汤主之，肾气丸亦主之”。痰饮病除短气、咳嗽、咳吐稀薄痰等共同的症状外，如见心下逆满、食纳减少、眩晕或便溏者，为中阳不运，水停为患，证属脾阳虚，治当温脾阳以化饮，选用苓桂术甘汤；如兼见腰膝酸软、少腹拘急不仁、畏寒肢冷等症状，为下焦阳虚，不能化水，致饮邪内停，证属肾阳虚，治当温阳以化饮，选用肾气丸。⑤病因不同，治法各异。如《金匮要略·血痹虚劳病脉证并治》篇中，同为虚劳病，由脾胃阳虚所致者，用小建中汤温中健脾，调和阴阳；肝阴不足、心血亏虚者，用酸枣仁汤养阴清热，安神宁心；肾阴不足者，用肾气丸阴中求阳，振奋肾气。

（2）异病同治：不同的疾病，在其病变过程中，由于病因病机相同，出现相同的证候，则可采取相同的治法方药，如肾气丸。《金匮要略·血痹虚劳病脉证并治》云：“虚劳腰痛，少腹拘急，小便不利者，八味肾气丸主之”。腰为肾之外府，若肾脏虚损，则肾气对内不能濡养，故少腹拘急；对外失去温煦，故腰部疼痛。肾主气化，与膀胱互为表里，肾阳不足，则膀胱气化无权，故小便无利。《金匮要略·痰饮咳嗽病脉证并治》云：“夫短气有微饮，当从小便去之，苓桂术甘汤主之，肾气丸亦主之”。肾气丸所主停饮之证由肾阳不化所引起。《金匮要略·消渴小便利淋病脉证并治》云：“男子消渴，小便反多，以水一斗，小便一斗，肾气丸主之”。肾为水火之所寄，若火能蒸腾，则肾精上承；肾能摄精，则封藏于下，真水充而不能下泄。如肾气亏损，水不上承，则阳亢于上，肾不摄精，亢火逼液，则水尽下趋。《金匮要略·妇人杂病脉证并治》云：“妇人病饮食如故，烦热不得卧，而反倚息者……故致此病，但利小便则愈，宜肾气丸主之”。妇人转胞之征，责之肾气不化，膀胱气化失司；因病在下焦，无犯中焦，故饮食如故；由于小便不利，浊气上逆，故烦热不得卧，只能倚息。这些病证虽然散见于各篇，病种不一，但其病机都属于肾阳虚气化不利所致，故用温补肾阳之方主之。防已黄芪汤既可以治风湿在表，以关节疼痛为主要症状的风湿病，又可以治风水在表，以面目肿胀、按之手足凹陷不起为特征的风水病。风湿与风水两者的病名、病因、病症均不同，前者因风湿在表，脉浮身重，同时兼见汗出恶风，可知其人已经表虚，故不待发汗而汗已自出；后者因水湿在表，脉浮身重，亦同时出现表虚所导致的汗出恶风，足见二者病机同属表虚，故同用一方。《金匮要略·百合孤惑阴阳毒病脉证并治》：“病者脉数，无热，微烦，默默但欲卧，汗出，初得之三四日，目赤如鸠眼；七八日，目四眦黑。若能食者，脓已成也，赤小豆当归散主之”。《金匮要略·惊悸吐衄下血胸满淤血病脉证并治》：“下血，先血后便，此近血也，赤小豆当归散主之”。此二病，虽然病因、病名、病症不同，但病机相同，均为热蓄血分，湿毒不化，所以同用赤小豆当归散渗湿清热，解毒排脓，活血化瘀。《金匮要略·腹满寒疝宿食病脉证治》：“寒疝腹中痛，及胁痛里急者，当归生姜羊肉汤主之”。肝主藏血，血不足则气亦虚，气虚寒自内生，经脉失去气血的温煦和濡养，故而拘急疼痛。《金匮要略·妇人产后病脉证治》：“产后腹中痛，当归生姜羊肉汤主之”。妇人产后血虚生寒，失于温煦，腹中拘急，绵绵作痛，喜温喜按。寒疝与产后腹中痛病虽不同，但二者的病机相同，都因血虚寒滞所致，故皆用当归生姜羊肉汤以养血散寒，补虚止痛。

四、重视祛邪，顺势治疗

重视祛邪是《金匮要略》的主要治疗思想之一。书中汗、吐、下等祛邪之法、方所见甚多。《金匮要略》祛邪时十分注意因势利导，顺应病位、病势，用恰当的方法，及时祛邪。是中国传统哲学中顺势思维的具体体现。

其在皮者，汗而发之。邪在皮腠、病邪表浅，用发汗的方法，就近驱邪。①发汗解表，治疗风湿病、痉病，代表方有麻黄加术汤、麻杏薏甘汤、葛根汤、瓜蒌桂枝汤等。《金匮要略·痉湿暍病脉证并治》：“若治风湿者，发其汗，但微微似欲出汗者，风湿俱去也。”“湿家，身烦疼，可与麻黄加术汤，发其汗为宜”。“病者一身尽疼，发热，日晡所剧者，名风湿，此病伤于汗出当风，或久伤取冷所致也，可与麻黄杏仁薏苡甘草汤”。又如治疗痉病，其由外感风寒湿所致，邪在太阳之表者，可治以汗法。“太阳病，无汗，而小便反少，气上冲胸，口噤不得语，欲作刚痉，葛根汤主之”。“太阳病，其证备，身体强，几几然脉反沉迟，此为痉，瓜蒌桂枝汤主之”。②发汗散水，治疗痰饮病和水气病，代表方有大青龙汤、小青龙汤、越婢汤、甘草麻黄汤、麻黄附子汤等。《金匮要略·痰饮咳嗽病脉证并治》：“病溢饮者，当发其汗，大青龙汤主之，小青龙汤亦主之”。《金匮要略·水气病脉证并治》：“诸有水者，腰以下肿，当利小便，腰以上肿，当发汗乃愈。”“风水，恶风，一身悉肿，脉浮，不渴，续自汗出，无大热，越婢汤主之。”“水之为病，其脉沉小，属少阴。浮者为风；无水，虚胀者为气。水，发其汗即已。脉沉者宜麻黄附子汤，浮者宜杏子汤。”《金匮要略·黄疸病脉证并治》：“诸病黄家，但利其小便，假令脉浮，当以汗解之，宜桂枝加黄芪汤主之”。发汗散水法，诸方皆用麻黄，盖因其既能解表散水泄热，又可宣发肺气，通利水道，有提壶揭盖之妙用。

其高者，因而越之。对于痰食、毒邪阻滞于胸脘之上，或正气有驱邪上出之机者，治宜因势利导，使之上越涌出，是为吐法。代表方瓜蒂散、桔梗汤。《金匮要略·呕吐哕下利病脉证并治》指出："夫呕家有痈脓，不可治呕，脓尽自愈"。《金匮要略·肺痿肺痈咳嗽上气病脉证并治》："咳而胸满，振寒，脉数，咽干不渴，时出浊唾腥臭，久久吐脓如米粥者，为肺痈，桔梗汤主之"。《金匮要略·黄疸病脉证并治》："酒疸，心中热，欲呕者，吐之愈"，"酒黄疸者，或无热，靖言了了，腹满欲吐，鼻燥，其脉浮者，先吐之"。《金匮要略·腹满寒疝宿食病脉证并治》："宿食在上，当吐之，宜瓜蒂散"。

其下者，引而竭之。治疗痰饮、水湿、宿食、燥结、瘀血等有形实邪结聚停蓄于里，病位偏下者，宜因势利导，给邪以去路，攻逐通利，引邪自前后二阴外达，此即攻下、利小便法。①利小便，用于排泄障碍而停积体内的痰饮、水气诸证。代表方有五苓散、苓桂术甘汤等。《金匮要略·痰饮咳嗽病脉证并治》："假令瘦人，脐下悸者，吐涎沫而癫眩，此水也，五苓散主之"。"心下有痰饮，胸胁支满，目眩，苓桂术甘汤主之"。②攻下逐水，水饮深痼，轻药难化，非峻猛重剂不可除，宜攻下逐水，借阳明谷道予水饮以出路。代表方有甘遂半夏汤。《金匮要略·痰饮咳嗽病脉证并治》："病者脉伏，其人欲自利，利反快，虽利，心下续坚满，此为留饮，欲去故也，甘遂半夏汤主之"。③通腑去积，燥屎结滞在肠中，治当因势利导，通腑泻热夺实。代表方大承气汤、小承气汤、厚朴三物汤、茵陈蒿汤、硝石矾石散等。"腹满不减，减不足言，当须下之，宜大承气汤。"《金匮要略·腹满寒疝宿食病脉证并治》："寸口脉浮而大，按之反涩，尺中亦微而涩，故知有宿食，亦大承气汤"。"脉数而滑者，实也。此有宿食也，当下之，宜大承气汤"。"下利不欲食者，有宿食也，当下之，宜大承气汤"。"痛而闭者，厚朴三物汤主之"。《金匮要略·呕吐哕下利病脉证并治》："下利，三部脉皆平，按之心下坚者，急下之，宜大承气汤"。"下利脉迟而滑者，实也，利未欲止，急下之，宜大承气汤"。"下利已差，至其年月日时复发者，以病不尽故也，当下之，宜大承气汤"。《金匮要略·黄疸病脉证并治》："身黄如橘子色，小便不利，腹微满"，乃湿热内蕴，气机壅滞之候，治以茵陈蒿汤通腑行滞，泻热利湿退黄，药后"小便当利……一宿腹减……黄从小便去也"。④攻下逐瘀，治疗肠痈或妇人下焦结聚。代表方大黄牡丹皮汤、抵挡汤、下瘀血汤、大黄甘遂汤等。《金匮要略·疮痈肠痈浸淫病脉证并治》："肠痈者，少腹肿痞，按之即痛，如淋，小便自调，时时发热，自汗出，复恶寒。其脉迟紧，脓未成，可下之，当有血；脉洪数者，脓已成，不可下之，大黄牡丹汤主之"。《金匮要略·妇人产后病脉证并治》："产妇腹痛，法当以枳实芍药散，假令不愈者，此为腹中有干血着脐下，宜下瘀血汤主之。亦主经水不利"。《金匮要略·妇人杂病脉证并治》："妇人少腹痛，如敦状，小便微难而不渴，生后者，此为水与血，俱结在血室也，大黄甘遂汤主之"。顺势治疗是在疾病发展过程中，按其客观规律，以方便、快捷地祛邪外出，同时保护正气为宗旨的治疗思想，至今仍有重要的现实意义。

五、重视人体正气

正气的盛衰关系影响着疾病的发生、发展、转归和预后的各个环节。《内经》有言："正气存内，邪不可干"。《金匮要略》在治疗上也极其重视人体正气。①在治疗衰弱性疾病注重调补脾肾。脾胃为后天之本，气血生化之源；肾为先天之本，是性命之根，为元阴元阳所寄之处。如《金匮要略》治疗虚劳的方剂有酸枣仁汤、小建中汤、黄芪建中汤、桂枝加龙骨牡蛎汤、肾气丸、薯蓣丸等，其中有五方是甘温调补脾气，以甘温药建中气、滋化源、补脾肾、益气血、调阴阳。②对虚实挟杂之证，注重攻补兼施。如薯蓣丸证，是五脏虚衰，气血不足而又复感外邪所致，治疗以扶正为主，攻邪为辅。③祛邪不忘顾护正气，如《金匮要略》方在峻剂的使用上，一般从小剂量开始，以后逐渐增加。如桂枝茯苓丸或大乌头煎，皆在方后注明“不知稍增”或“不可一日再服”等语，告诫医者避免因逐邪而损伤正气，以致病未去而正气已伤。或邪虽去，但正气亦伤的情况发生。另外在对某些峻猛的攻伐之剂的使用上也常采用峻药缓攻的方法，如制成蜜丸以缓和其峻烈之性，并可兼顾脾胃，使邪去而不伤正。

六、分层次治病

多种疾病同时存在，各病对机体的影响程度不一，即使同一疾病，其标本亦有缓急之别，故治疗当分先后层次。表里同病，急者先治。《金匮要略》云：“病有急当救里救表者，何谓也？师曰：病下之，续得下利清谷不止，身体疼痛者，急当救里；后身体疼痛，清便自调者，急当救表也”。提示表证与里证同时存在，应采取急者先治的原则。表急里轻，则先表后里，如里急而表缓，则先里后表，若表里均重则表里同治；新旧同病，先治新病，后治痼疾，“夫病痼疾，加以卒病，当先治其卒病，后乃治其痼疾也”。痼疾难以速愈，一时的变化亦少，而卒病病势急，稍缓即起变化，进而影响痼疾使病情复杂化，故而一般采取先治新病而后治痼疾的方法。

七、重视体质

疾病的发生、发展、转归与人体体质的差异性有密切关系。因此，在辨证论治中，考虑这方面的因素，对于提高疗效，防止不良反应，具有重要的意义。素体不同，治疗原则及方药不同。《金匮要略》在杂病辨治过程中，依据患者的素体禀赋制定相应的治疗方法，主要体现在服药方法中。

（1）邪正盛衰，药分数服。因人有体质强弱，病有虚实缓急，故一剂汤药，需分次服用，以应病机。①顿服法，指浓煎一剂，一次服完。多用于体质强壮，邪气充实，病症危重急迫之时。这种服药法具有药专、势猛和能迅速发挥药效的特点。甘遂半夏汤、大黄牡丹皮汤、泻心汤、白虎桂枝汤等采用此法煎服。②再服法，每日一剂，分两次服完，常用于病程日久，体质有一定程度的虚弱而邪气尚盛的患者。用此法既可顾人体正气，又能迅速缓解病情，使机体阴阳得以恢复。小半夏汤、泽泻汤、木防己汤、瓜蒌白酒汤、甘草干姜汤等。③三服法，指每日一剂，分三次服，或“日再夜一”服。在《金匮要略》中，三服法之方多达80余首。该法以量少服多，继而不断为特点，多用于病程长，病势较缓者。④四服法，指每日一剂，分四次服，在方后医嘱中多示作“日三夜一”服。多用于体质已虚而病邪尚实夹杂症。四服法能缩短服药的间隔时间，按时定量进药，使患者体内长久而稳定地保持药物有效浓度，祛邪而不伤正。如奔豚汤、生姜半夏汤、白术散等。⑤五服法，指每日一剂，分“日三夜二”服，适用于体虚而邪恋之证，如竹皮大丸，所治妇人乳中虚，烦乱呕逆之证，因有呕吐，加之体虚，一次进药，恐有吐逆，而胃不受药，故采用多次少量给药以和胃气。⑥十服法，即将一剂药液分十次服完。适用于久病体虚，咳而水肿之证。因内有水饮，肌肤肿胀，脾肾阳虚，一次大量饮药，则增加水肿，阻遏阳气，故采用小量频服的方法，如泽漆汤，“煮取五升，温服五合，至夜尽”。

（2）病有寒热，药宜温凉。《金匮要略》对服药的温度上也十分注意温凉，根据药物的特性和疾病的性质，选择中药汤液的服用适宜温度，对于疾病的治疗及药效的发挥有直接的关系。一般来说，温服为最常见，也可称为常规服用方法，病情稳定，无急、甚、特的情况，即用温服法。对于特殊体质患者，药物的温度强调与病人一致，以使病人能够纳药为度。在《金匮要略》中，服药温度大致可分为温服、小冷服和适寒温服三种情况。①温服。一般汤剂均宜将煎得药液放温后服用，能减轻药物对胃肠道的刺激。《金匮要略》中明文记载温服的方剂总计118方。如葛根汤、麻黄加术汤、甘草泻心汤、瓜蒌薤白白酒汤等。②适寒温服。如桂枝汤，“上五味，㕮咀，以水七升，微火煮取三升，去滓，适寒温服一升。服已须臾，啜稀粥一升，以助药力，温覆令一时许，遍身漐漐微似有汗者益佳，不可令如水淋漓。若一服汗出病差，停后服”。桂枝汤在此为治疗表里俱病，内有脾胃虚寒，外有风寒固束，故应先温其里而后攻其表，以防风寒与内寒呼应如犯，虑其亡阳之患。当须热服取汗，但个别患者对热不受，故采用适寒温服一升的方法，使药不可过热、过寒。过热则患者难以承受，过凉又不利于发汗解表。③小冷服。记载小冷服者一处，为生姜半夏汤，“上二味，以水三升，煮半夏，取二升，内生姜汁，煮取一升半，小冷，分四服，日三夜一服”。治疗寒饮内阻，阳气郁闭之证，待小冷，是恐寒饮固结于胸中，格拒热药而不纳反致呕逆，是采用“治寒以热，凉而行之”的从治之法，分四服者即日三夜一，使药物温度小冷。其意图在于寒饮阻滞，难于骤消，故用量不宜过大，使小量药物起持续作用，逐渐宣散胸中之寒饮，同时生姜用汁，量小力强，使寒饮消散，阳气开朗。

（3）小量开始，不知渐加。服药剂量直接影响着疗效，《金匮要略》服药剂量由于患者的壮羸不同，人的体质不同，对药物的耐受性各异，对某人为治疗量，对另外之人则可能为中毒剂量。故《金匮要略》在药物的服用量上和服药过程中时时观察患者的反应，以“知”为度。根据体质强弱和年龄不同而服药剂量不同。如小青龙加石膏汤，“强人服一升，羸者减之，日三服，小儿服四合”；再如桔梗白散，“强人饮服半钱匕，羸者减之”。大黄附子汤，“右三味，以水五升，煮取二升，分温三服；若强人煮取二升半，分温三服”。十枣汤，“强人服一钱匕，羸者半钱”。对有毒性的药物，小剂量开始，逐渐增加剂量，以便取得良好疗效而无副作用。如乌头桂枝汤，“初服二合，不知，即服三合，又不知，复加至五合”。赤丸，“先食酒饮下三丸，日再夜一服，不知，稍加之，以知为度”。补药，也亦防骤补而不受。如八味肾气丸，“酒下十五丸，加至二十丸，日再服”。使机体逐渐适应，从而达到补虚扶正的目的。

（4）服药有时间。《金匮要略》对服药时间分为空腹服、饭前服、饭后服和夜间服。从人的阴阳昼夜消长规律的中医理论来看，从现代药理学的观点来分析，服药时间直接影响药效的发挥及副反应的出现。①空腹服，指清晨未食前服药。空腹服有利于肠胃对药物的吸收。如薯蓣丸，“上二十一味，末之，炼蜜为丸，如弹子大，空腹酒服一丸”。驱虫药空腹服用，可使药物直接作用于虫体。②饭前服，其目的取其药力不为食物所阻滞，先服药而后食，可借助食物使药力达下焦。适用于病情急重之疼痛和病在下部的患者。对胃肠道无刺激的药物可饭前服。如赤丸、乌头赤石脂丸，以治疗“寒气厥逆”、“心痛彻背，背痛彻心”证。桂枝茯苓丸，“上五味，末之，炼蜜为丸如兔屎大，每日食前服一丸”，主治下焦癥瘕。③饭后服，对胃肠有刺激作用的方药宜饭后服。尤其对胃肠虚弱患者。凡未标明饭前服者，多宜在饭后服用。如乌梅丸，“丸如梧子大，先食饮服十丸”。大建中汤，“分温再服，如一炊顷，可饮粥二升，后更服”，以防蜀椒、干姜辛辣刺激胃，加重呕吐。凡是病在上需延长药力在上部病位保留时间的均宜饭后服。另外，消食药亦宜饭后服，以便更好地发挥疗效。④夜间服药，如竹皮大丸，“上五味，末之，枣肉和丸弹子大，以饮服一丸，日三、夜二服”。夜间服药便于药力衔接发挥疗效。中医认为“阴气旺于夜”，所以，安神药、滋阴药在夜间服，可借人体之阴气而助药力。另外，缓泻药亦宜夜间服用，以利早晨排便。⑤病发前服药，如调经止痛药在经来临时服用；治疟疾药应在疟疾发作前2~3小时服，使之达到截疟的目的；苓桂枣甘汤，在欲作奔豚之前服用，能起到通阳利水，防止冲逆，遏制气逆上冲咽喉、发作欲死的奔豚证的发生，或是减轻其发作症状。

第四节　《金匮要略》治法

《金匮要略》病证的治法集八法之大成，论述甚广，内容颇详，指导现代中医临床实践。

一、汗法

汗法是通过宣发肺气、调畅营卫、开泄腠理等作用，透过人体的漐漐汗出，使在肌表的外感六淫之邪随汗而解的一种治法。①发汗平喘法，《金匮要略》运用本法治疗溢饮、痰饮、肺胀等病。代表方有大青龙汤、小青龙汤、射干麻黄汤、越婢加半夏汤等。《金匮要略·痰饮咳嗽病脉证并治》篇：“病溢饮者，当发其汗。大青龙汤主之，小青龙汤亦主之”。《金匮要略·肺痿肺痈咳嗽上气病脉证并治》篇：“咳而上气，此为肺胀，其人喘，目如脱状，脉浮大者，越婢加半夏汤主之”。“肺胀，咳而上气，烦躁而喘，脉浮者，心下有水，小青龙加石膏汤主之”。②生津发汗止痉法，治疗痉证，代表方有葛根汤、瓜蒌桂枝汤等。《金匮要略·痉湿暍病脉证并治》篇：“太阳病，其证备，身体强，几几然，脉反沉迟，此为痉，瓜蒌桂枝汤主之”。“太阳病，无汗而小便反少，气上冲胸，口噤不得语，欲作刚痉，葛根汤主之”。③微汗除湿治痹法，湿为六淫之一，有内外之分。外感湿邪多因久居湿地，阴雨连绵，雾露晓行而受。《金匮要略》中痉湿暍病脉证治所指主要为此，病变主要在肌肉和关节。因湿犯机体，多与风寒之邪相合而致，故治疗常用汗法。治疗湿痹和风湿疾病，代表方有麻黄加术汤、麻杏甘石汤等。《金匮要略·痉湿暍病脉证并治》篇：“湿家身烦疼，可与麻黄加术汤发汗为宜”。④发汗消肿法，《金匮要略》认为“水肿病，腰以上肿，当发汗乃愈”。治疗水肿、风水、皮水等疾病。代表方有越婢汤、甘草麻黄汤、麻黄附子汤、越婢加术汤等。《金匮要略·水气病脉证并治》篇：“风水，恶风，一身悉肿，脉浮不渴，续自汗出，无大热，越婢汤主之”。“里水，越婢加术汤主之，甘草麻黄汤亦主之”。⑤发汗治疟，代表方有白虎加桂枝汤。《金匮要略·疟病脉证并治》篇：“温疟者，其脉如平，身无寒，但热，骨节烦疼，时呕，白虎加桂枝汤主之”。⑥发汗治黄，治疗黄疸。代表方有桂枝加黄芪汤。《金匮要略·黄疸病脉证并治》：“诸病黄家，但利其小便，假令脉浮，当以汗解之，宜桂枝加黄芪汤主之”。⑦发汗散寒止痛，治疗寒疝，代表方乌头桂枝汤。《金匮要略·腹满寒疝宿食病脉证并治》篇：“寒疝腹中痛，逆冷，手足不仁，若身疼痛，灸刺诸药不能治，乌头桂枝汤主之”。⑧发汗祛邪，补虚扶正，治疗虚劳，产后中风发热等疾病。代表方有薯蓣丸、竹叶汤和阳旦汤（桂枝汤）。虚劳之人，气血虚损，百脉空虚，易被外邪侵袭。风为百病之长，善行而数变，因此可以导致多种疾病。所谓“伤风不治便成劳”，里既内伤成劳，表又被外邪所扰。在此种情况下，攻邪则伤正，补虚则恋邪，故治疗上应采用攻补兼施之法，寓驱邪于补正之中，使正复而邪除。《金匮要略·血痹虚劳病脉证并治》篇：“虚劳诸不足，风气百疾，薯蓣丸主之”。产后中风，见发热、面赤、喘而头痛者，乃是产后亡血阴虚之时，感受风邪，阳气拂郁之象。此时，既有太阳表证，又有少阴里虚欲脱、发痉之势。选用竹叶汤，大量竹叶清浮热，加善治太阳风邪的桂枝汤去芍药发汗除太阳风热，合人参、附子固里之脱，从而达到表里兼治之效。《金匮要略·妇人产后病脉证并治》篇：“产后风，续之数十日不解，头微痛，恶寒，时时有热，心下闷，干呕，汗出，虽久，阳旦汤证续在耳，可与阳旦汤”。“产后中风发热，面正赤，喘而头痛，竹叶汤主之”。⑨温阳发汗化气法，治疗寒气结于中焦的气分病，代表方桂枝去芍药加麻黄附子细辛汤。《金匮要略·水气病脉证并治》篇：“师曰：寸口脉迟而涩，涩为血不足。趺阳脉微而迟，微则为气，迟则为寒。寒气不足，则手足逆冷，手足逆冷，则荣卫不利，荣卫不利，则腹满肠鸣相逐，气转膀胱，荣卫俱劳，阳气不通，即身冷，阴气不通，即骨疼；阳前通，则恶寒，阴前通，则痹不仁；阴阳相得，其气乃行，大气一转，其气乃散；实则失气，虚则遗溺，名曰气分。气分，心下坚大如盘，边如旋杯，水饮所作。桂枝去芍药加麻辛附子汤主之。”

二、吐法

吐法是通过涌吐的方法，排出体内病邪的一种疗法。《诗·大雅·烝民》说：“柔则茹之，刚则吐之”。是关于吐法的最早记载。对于痰食、毒邪阻滞于胸脘之上，或正气有驱邪上出之机者，治宜因势利导，使之上越涌出。《素问·阴阳应象大论》中“其高者，因而越之”一直被奉为吐法的主要理论根据。代表方有瓜蒂散、桔梗汤。《金匮要略·呕吐哕下利病脉证并治》指出：“夫呕家有痈脓，不可治呕，脓尽自愈”。痈脓乃热壅毒蕴血腐所成，是为有害之病理产物，此处呕吐，是正气抗邪驱其外出之反应，脓不尽则呕不止。故仲景提示切不可逆正气抗邪之势见呕止呕，而当因势利导，排脓外出，“脓尽自愈”。《金匮要略·肺痿肺痈咳嗽上气病脉证并治》：“咳而胸满，振寒，脉数，咽干不渴，时出浊唾腥臭，久久吐脓如米粥者，为肺痈，桔梗汤主之”。以桔梗汤开提肺气，助正气驱邪上越，祛痰解毒排脓，药后“吐脓血”，脓尽腐去则新生矣。《金匮要略·黄疸病脉证并治》：“酒疸，心中热，欲呕者，吐之愈”。“酒黄疸者，或无热，靖言了了，腹满欲吐，鼻燥，其脉浮者，先吐之。”酒疸乃湿热内蕴之证，湿热弥漫，不能下达而上冲，“欲呕吐”、“脉浮”为病邪在上，正气驱邪向上的表现，故用瓜蒂散，从上引越邪气外达。对于痰涎、宿食等实邪停滞脘上，《金匮要略·腹满寒疝宿食病脉证治》对其病理表现、治疗禁忌及治疗方法作了详细论述。由于痰食阻于脘上，影响胸阳布展及气机升降，则“手足寒”或“肢厥”，“心下满而烦，饥不能食”，“胸中痞硬”；病位在上焦，则“寸脉浮”，正气向上驱邪，故“饮食入口则吐，心中温温欲吐，复不能吐”，或“气上冲喉咽，不得息”。“实邪在上”，且正气有驱邪上越之势，故其治“不可下”，“宿食，在上脘，当吐之，宜瓜蒌散”。通过引起呕吐而排除在咽喉胸膈胃脘的痰涎宿食和毒物等有形之实邪，以达到治病之目的。

三、下法

《金匮要略》中下法有攻积泻下法、温里泻下法、解表通里法、和解通里法、润下法、逐瘀泻热法、攻下逐水法等。①攻积泻下法，代表方大承气汤。《金匮要略·腹满寒疝宿食病脉证并治》："腹满不减，减不足言，当须下之，宜大承气汤"。论述积和胀俱重的里实证治。由于气滞与燥屎内结而致腹满，腹满不减，减不足言乃实证要点。既是实证，则当用大承气汤攻下里实。方中大黄攻积泻热，芒硝润燥软坚，厚朴消气壅，枳实破气结。除此之外，此方还多用于伤寒、温病或瘟疫阳明腑实证。证见身热，大便秘结，频转矢气，胸脘痞满，腹部胀痛拒按，甚或潮热谵语，舌苔焦黄而厚，甚或起刺，或焦黑燥裂，脉象沉实或弦数，甚或沉迟；或热结旁流，下利清水臭秽，脐腹疼痛，按之坚实，口干舌燥；或热厥、痉病、神志昏迷而见阳明实热证。取其峻下热结之功效。现用于急性单纯性肠梗阻、急性菌痢等属里实热证者。②温里泻下法，代表方大黄附子汤。《金匮要略·腹满寒疝宿食病脉证治》："胁下偏痛，发热，其脉紧弦，此寒也，以温药下之，宜大黄附子汤"。胁腹疼痛，大便不通，脉象紧弦，正是寒实内结之证。此外，可伴有恶寒肢冷、舌苔黏腻等症状。故宜用大黄附子汤温下。诚如《成方便读》云："阴寒成聚，偏着一处，虽有发热，亦是阳气被郁所致。是以非温不能散其寒，非下不能去其积，故以附子、细辛之辛热善走者搜散之，而后用大黄得以行其积也"。现用于肋间神经痛、坐骨神经痛、胆结石、肾结石、慢性阑尾炎、胰腺炎、腹股疝等见上述证候者。③解表通里法，代表方厚朴七物汤。《金匮要略·腹满寒疝宿食病脉证治》："病腹满，发热十日，脉浮而数，饮食如故，厚朴七物汤主之"。本条论述腹满兼表证的证治。正如《金匮要略直解》云："腹满者，内有实热也，脉浮而数，浮则为风，风为表邪，故发热十日，数则为热，热则消谷，故饮食如故，与下方荡腹满而除表热也"。证系太阳表邪未解兼见阳明腑实，所以用表里双解的厚朴七物汤进行治疗。厚朴七物汤即桂枝汤去芍药合厚朴三物汤而成。方中用桂枝汤解表而和营卫；因其腹但满而不痛，故去芍药而加厚朴三物汤行气除满而治里实。一般情况下，表里同病的，实证应先解表，后攻里；虚证应先温里，后解表；当病之重心在里，才可表里双解。④和解通里法，代表方大柴胡汤。《金匮要略·腹满寒疝宿食病脉证治》："按之心下满痛者，此为实也，当下之，宜大柴胡汤"。满痛在于心下，病属少阳、阳明。"按之心下满痛"，即阳明腑实，是此条的辨证重点。实者当下，但由于病位较高，又连及于表，故不宜大承气汤而宜大柴胡汤两解表里。大柴胡汤由小柴胡汤去人参、甘草增生姜之用量加芍药、大黄、枳实而成，具有和解少阳、通下里实的功用。主治往来寒热、胸胁苦满、呕不止、郁郁微烦、脘腹痞硬或满痛，大便不解或协热下利、舌苔黄、脉弦有力之少阳、阳明合病。《玉机微义》曾对此作精辟论述："伤寒、杂证，发热、脉沉实弦数、热日数多，或有表复有里、脉洪、头痛而谵语，或湿热自利，表里证已急"。现用于急性胰腺炎、急性胆囊炎、胆石症见上述证候者。⑤润下法，代表方麻子仁丸。《金匮要略·五脏风寒积聚病脉证治》："趺阳脉浮而涩，浮则胃气强，涩则小便数，浮涩相搏，大便则坚，其脾为约，麻子仁丸主之"。趺阳候脾胃之气，脉浮主胃热气盛，涩主脾脏津液不足。脾阴不足，则不能为胃行其津液而肠道失润；胃热气盛，则胃阴为其所伤，膀胱为其所迫，故有大便干结、小便频数之脾约证。治宜泻热润燥。麻子仁丸具有润肠通便之功效，方中以麻子仁、杏仁多脂之品润燥，芍药敛阴和脾，苦寒之大黄配行滞之积实、厚朴以泻热导滞，顺气消痞，以蜜为丸，缓行而不骤，由此则阳明燥热得泄，太阴津液得滋，脾约可愈。现用于习惯性便秘、痔疮便秘及虚人、老年人肠燥便秘、肛肠外科手术后大便干燥者。阳虚体弱者宜酌用。⑥逐瘀泻热法，代表方大黄牡丹汤。《金匮要略·疮痈肠痈浸淫疮病脉证治》："肠痈者，少腹肿痞，按之即痛如淋，小便自调，时时发热，自汗出，复恶寒。其脉迟紧者，脓未成，可下之，当有血。脉洪数者，脓已成，不可下也。大黄牡丹汤主之"。热毒内聚，营血瘀结肠中，经脉不通，故见少腹肿痞，拘急拒按。正邪相争，热伏血瘀，而脓未成，急应泻热逐瘀，散结消肿。大黄牡丹汤，用大黄、芒硝以荡涤实热，宣通壅滞；丹皮、桃仁凉血逐瘀；瓜子排脓消痈，共奏荡热解毒、消痈排脓、逐瘀攻下之功，最适用于未成脓的肠痈实热证。后人对此方运用推而广之，可用于"产后恶露不下，小便不利，血水壅遏，少腹满痛，通身浮肿；大便难；经水不调、赤白带下、赤白痢疾、小腹凝结、小便赤涩，或有水气者"。(《金匮要略今释》引《类聚方广义》）现用于湿热瘀滞的急性阑尾炎，妇女急性盆腔炎、附件炎，痔漏，肠梗阻。⑦攻下逐水法，代表方十枣汤。《金匮要略·痰饮咳嗽病脉证治》："病悬饮者，十枣汤主之"。既为悬饮，应有咳唾胸胁引痛、脉沉弦等诸多症状。水饮内停胁下，则咳唾胸胁引痛，心下痞硬，饮邪犯肺，阻滞气机，清阳不展则干呕短气，头痛目眩，或胸背掣痛不得息；脉沉弦乃邪实正不虚。饮邪既结，治当破结逐水，故用十枣汤主之。本方药虽四味，但确为逐水峻剂。方以大戟泻脏腑之水，甘遂行经隧之水，芫花入肺，逐上部之水，合而用之，无坚不摧。后人用于"水肿腹胀，并酒食积胀，痃癖坚积，蓄热，暴痛，疟气久不已；风热燥甚，结于下焦，大便不通；突然腰痛，及小儿热结，乳癖积热，作发惊风抽搐，斑疹热毒不能了绝者"（《宣明论》）及"凡杂病水鼓证正不甚虚者"（《成方便读》）。现用于渗出性胸膜炎、胸腔积液，慢性肾炎所致胸水、腹水，或全身水肿，而体质尚壮实者。

四、温法

通过扶助人体阳气以温里祛寒回阳，从而消除里寒的治法。①解表温里法，治疗里寒兼有表证。代表方乌头桂枝汤。《金匮要略·腹满寒疝宿食病脉证治》："寒疝腹中痛，逆冷，手足不仁，若身疼痛，灸刺诸药不能治，乌头桂枝汤主之"。②温中降逆法，治疗寒饮呕吐。代表方有小半夏汤、半夏干姜散、干姜人参半夏汤等。《金匮要略·呕吐哕下利病脉证治》："干呕，吐逆，吐唾沫，半夏干姜散主之"。《金匮要略·妇人妊娠病脉证并治》："妊娠呕吐不止，干姜人参半夏汤主之"。《金匮要略·痰饮咳嗽病脉证并治》："呕家本渴，渴者为欲解，今反不渴，心下有支饮故也，小半夏汤主之"。③温阳祛湿法，主治风湿病。代表方有桂枝附子汤、甘草附子汤。《金匮要略·痉湿暍病脉证治》："伤寒八九日，风湿相搏，身体疼烦，不能自转侧，不呕不渴，脉浮虚而涩者，桂枝附子汤主之；若大便坚，小便自利者，去桂加白术汤主之"。"风湿相搏，骨节疼烦掣痉，不得屈伸，近之则痛剧，汗出短气，小便不利，恶风不欲去衣，或身微肿者，甘草附子汤主之"。④温经散寒法，治疗寒湿历节、妊娠腹痛病，代表方有乌头汤、附子汤。《金匮要略·中风历节病脉证并治》："病历节不可屈伸，疼痛，乌头汤主之"。《金匮要略·妇人妊娠病脉证并治》："妇人怀娠六七月，脉弦发热，其胎愈胀，腹痛恶寒者，少腹如扇，所以然者，子脏开故也，当以附子汤温其脏"。⑤温通经脉法，治疗冲任虚寒的带下、崩漏、痛经等疾病。代表方为温经汤、胶艾汤。《金匮要略·妇人杂病脉证并治》："问曰：妇人年五十所，病下利数十日不止，暮即发热，少腹里急，腹满，手掌烦热，唇口干燥，何也？师曰：此病属带下。何以故？曾经半产，瘀血在少腹不去。何以知之？其证唇口干燥，故知之。当以温经汤主之"。《金匮要略·妇人妊娠病脉证并治》："妇人有漏下者，有半产后因续下血都不绝者，有妊娠下血者，假令妊娠腹中痛，为胞阻，胶艾汤主之"。⑥温中散寒法，治疗腹满痛病。代表方有大建中汤、小建中汤、黄芪建中汤。《金匮要略·腹满寒疝宿食病脉证治》："心胸中大寒痛，呕不能饮食，腹中寒，上冲皮起，出见有头足，上下痛而不可触近，大建中汤主之"。⑦温中补虚法，治疗虚劳里急证。代表方有小建中汤和黄芪建中汤。《金匮要略·血痹虚劳病脉证并治》："虚劳里急，悸，衄，腹中痛，梦失精，四肢酸疼，手足烦热，咽干口燥，小建中汤主之"。"虚劳里急，诸不足，黄芪建中汤主之"。⑧温中止血法，治疗虚寒吐血、便血证。代表方有柏叶汤、黄土汤等。《金匮要略·惊悸吐衄下血胸满瘀血病脉证治》："吐血不止者，柏叶汤主之"。"下血，先便后血，此远血也，黄土汤主之"。⑨温补血脉法，治疗寒疝腹痛、产后腹痛病症。代表方有当归生姜羊肉汤。《金匮要略·腹满寒疝宿食病脉证治》："寒疝腹中痛，及胁痛里急者，当归生姜羊肉汤主之"。《金匮证·妇人产后病脉证治》："产后腹中痛，及胁痛里急者，归生羊肉汤主之"。《金匮要略·妇人产后病脉证治》："产后腹中疠痛，当归生姜羊肉汤主之；并治腹中寒疝，虚劳不足"。⑩温肾助阳法，治疗虚劳腰痛，代表方肾气丸。《金匮要略·血痹虚劳病脉证并治》："虚劳腰痛，少腹拘急，小便不利者，八味肾气丸主之"。《医宗金鉴》云："虚劳之人腰痛，肾气虚而不行也，少腹拘急，小便不利，膀胱气虚不化也，主以八味肾气丸温补下焦"。

五、清法

清法是通过寒凉泄热的药物使邪热外泄消除里热证的治法。①清热生津法，治疗阳明气分热盛，代表方白虎加人参汤等。《金匮要略·痉湿暍病脉证并治》载："太阳中热者，暍是也，汗出恶寒，身热而渴，白虎加人参汤主之"。②清热止呕法，治疗肝胆邪热证，代表方小柴胡汤等。《金匮要略·呕吐哕下利病脉证并治》载："呕而发热，小柴胡汤主之"。③清热退黄法，治疗湿热内盛发黄。代表方茵陈蒿汤、大黄栀子汤等。《金匮要略·黄疸病脉证并治》载："谷疸之为病，寒热不食，食即头眩，心胸不安，久久发黄，为谷疸，茵陈蒿汤主之"。"酒黄疸，心中懊侬，或热痛，大黄栀子汤主之"。④清热育阴利水法，治疗胃热阴伤小便不利症，代表方猪苓汤等。《金匮要略·消渴小便不利淋病脉证并治》载："脉浮发热，渴欲饮水，小便不利者，猪苓汤主之"。⑤清热止痢法，治疗湿热痢疾，代表方白头翁汤、白头翁加甘草阿胶汤等。《金匮要略·呕吐哕下利病脉证并治》载："热利下重，白头翁汤主之"。《金匮要略·妇人产后病脉证并治》载："产后下利虚极，白头翁加甘草阿胶汤主之"。另外还有清热降逆、安中益气的竹皮大丸以治妇人乳中虚，甘草泻心汤的清热化湿解毒法以治狐惑病，清热解毒凉血的升麻鳖甲汤以治阴毒，清热降逆的黄芩加半夏生姜汤以治呕吐，清热解表的白虎加桂枝汤以治温疟、热痹，清养心肺法之百合地黄汤以治百合病等。

六、和法

和法是指通过和解或调和的作用以达到祛除病邪为目的的一种治疗方法。本法应用范围甚广，如戴北山所云：“寒热并用之谓和，补泻合剂之谓和，表里双解之谓和，平其亢厉之谓和”。《金匮要略》中和法的代表方剂主要是小柴胡汤和桂枝汤、柴胡桂枝汤（和解兼汗法）、柴胡桂姜汤（和解兼温法）、大柴胡汤（和解兼下法）、半夏泻心汤（调和肝胃法）。①和解少阳，代表方小柴胡汤。小柴胡汤是《金匮要略》和法的最具代表性的方剂，在《金匮要略》中用法有三，一是和解肝胆，主治肝胆不和，胃气上逆的呕吐证。《金匮要略·呕吐哕下利病脉证治》载：“呕而发热者，小柴胡汤主之”。二是和解枢机，主治妇人产后郁冒与大便难同时并见证。《金匮要略·妇人产后病脉证治》载：“产后郁冒，其脉微弱，呕不能食，大便反坚，但头汗出。所以然者，血虚而厥，厥而必冒。冒家欲解，必大汗出。以血虚下厥，孤阳上出，故头汗出。所以产妇喜汗出者，亡阴血虚，阳气独盛，故当汗出，阴阳乃复。大便坚，呕不能食，小柴胡汤主之”。三是和解表里，主治妇人经水适断热入血室证。《金匮要略·妇人杂病脉证治》载：“妇人中风七八日，续来寒热，发作有时，经水适断，此为热入血室，其血必结，故使如疟状，发作有时，小柴胡汤主之”。②调和营卫，代表方桂枝汤。桂枝汤在《金匮要略》中应用有两处，一是解散表邪，调和营卫。主治虚寒下利兼有表证。《金匮要略·呕吐哕下利病脉证治》载：“下利，腹胀满，身体疼痛者，先温其里，乃攻其表。温里宜四逆汤，攻表宜桂枝汤”。二是滋阴和阳，调和营卫。主治妊娠恶阻证。《金匮要略·妇人妊娠病脉证治》载：“师曰：妇人得平脉，阴脉小弱，其人渴，不能食，无寒热，名妊娠，桂枝汤主之”。③调和气血，代表方柴胡桂枝汤，柴胡桂枝汤由小柴胡汤与桂枝汤合方而成，针对“气血不和，百病乃变化而生”而设。小柴胡汤和桂枝汤合方可以两调气血，使气机调畅、营卫气血得合。临床中据此将柴胡桂枝汤应用于气血同病的证候。《金匮要略·腹满寒疝宿食病脉证并治》载：“柴胡桂枝汤，治心腹卒中痛者”。④调和营卫和阴阳，代表方柴胡桂姜汤，治疗营卫两伤、阴阳失调的寒疟。《金匮要略·疟病脉证并治》载：“治疟寒多，微有热，或但寒不热”。⑤调和少阳阳明，代表方大柴胡汤，治疗少阳气郁，阳明热结证。《金匮要略·腹满寒疝宿食病脉证并治》载：“按之心下满痛者，此为实也，当下之，宜大柴胡汤”。⑥调和寒热升降，代表方半夏泻心汤。治疗寒热错杂的呕吐与心下痞证。《金匮要略·呕吐哕下利病脉证治》载：“呕而肠鸣，心下痞者，半夏泻心汤主之”。

七、补法

补法是补益人体阴阳气血之不足，或补益某一脏之虚损，治疗各种虚证的方法。《素问·至真要大论》所云：“虚者补之”，“损者益之”及《素问·阴阳应象大论》所云：“形不足者，温之以气；精不足者补之以味”是补法立论的依据。但其实际运用又有具体方法。

（1）单补法：单补法是分别采用补气、补血、补阴、补阳的治法。①补气法，代表方如防己黄芪汤。《金匮要略·痉湿暍病脉证并治》载：“风湿，脉浮，身重，汗出恶风者，防己黄芪汤主之”。《金匮要略·水气病脉证并治》载：“风水，脉浮身重，汗出恶风者，防己黄芪汤主之”。②补血法，代表方有当归生姜羊肉汤、当归贝母苦参丸、当归散。《金匮要略·血痹虚劳病脉证并治》载："男子面色薄者，主渴及亡血，卒喘悸，脉浮者，里虚也"。《金匮要略·中风历节病脉证并治》载："少阴脉浮而弱，弱则血不足，浮则为风，风血相搏，即疼痛如掣"。《金匮要略·腹满寒疝宿食病脉证并治》载："寒疝腹中痛，及胁痛里急者，当归生姜羊肉汤主之"。《金匮要略·妇人产后病脉证并治》载："产后腹中㽲痛，当归生姜羊肉汤主之；并治腹中寒疝，虚劳不足"。《金匮要略·妇人妊娠病脉证并治》载："妊娠，小便难，饮食如故，当归贝母苦参丸主之"。"妇人妊娠，宜常服当归散主之"。③补阴法，代表方有百合类方、酸枣仁汤、麦门冬汤、猪苓汤等。《金匮要略·百合狐惑阴阳毒病脉证治》载："百合病，不经吐、下、发汗，病形如初者，百合地黄汤主之"。"百合病发汗后者，百合知母汤主之"。《金匮要略·血痹虚劳病脉证治》载："虚劳虚烦不得眠，酸枣仁汤主之"。《金匮要略·肺痿肺痈咳嗽病脉证并治》载："火逆上气，咽喉不利，止逆下气者，麦门冬汤主之"。《金匮要略·消渴小便不利淋病脉证治》载："小便不利，……滑石白鱼散……主之"。"脉浮发热，渴欲饮水，小便不利者，猪苓汤主之"。④补阳法，代表方有桂枝附子汤、甘草附子汤、甘草干姜汤、桂枝加桂汤、瓜蒌薤白白酒汤、枳实薤白桂枝汤、人参汤、附子粳米汤、桂枝去芍药加麻黄附子细辛汤、通脉四逆汤、附子汤、竹叶汤等。《金匮要略·痉湿暍病脉证治》载："伤寒八九日，风湿相搏，身体疼烦，不能自转侧，不呕不渴，脉浮虚而涩者，桂枝附子汤主之"。"风湿相搏，骨节疼烦挚痛，不得屈伸，近之则痛剧，汗出短气，小便不利，恶风不欲去衣，或身微肿者，甘草附子汤主之"。《金匮要略·肺痿肺痈咳嗽上气病脉证治》载："肺痿吐涎沫而不咳者，其人不渴，必遗尿，小便数，所以然者，以上虚不能制下故也。此为肺中冷，必眩，多涎唾，甘草干姜汤以温之"。《金匮要略·奔豚气病脉证治》载："发汗后，烧针令其汗，针处被寒，核起而赤者，必发奔豚，气从少腹上至心，灸其核上各一壮，与桂枝加桂汤主之"。《金匮要略·胸痹心痛短气病脉证并治》载："胸痹之病，喘息咳唾，胸背痛，短气，寸口脉沉而迟，关上小数，瓜蒌薤白白酒汤主之"。"胸痹心中痞，留气结在胸，胸满，胁下逆抢心，枳实薤白桂枝汤主之；人参汤亦主之"。《金匮要略·腹满寒疝宿食病脉证并治》："趺阳脉微弦，法当腹满，不满者必便难，两胠疼痛，此虚寒从下上也，当以温药服之"。"腹中寒气，雷鸣切痛，胸胁逆满，呕吐，附子粳米汤主之"。《金匮要略·水气病脉证并治》载："气分，心下坚，大如盘，边如旋杯，水饮所作，桂枝去芍药加麻辛附子汤主之"。《金匮要略·惊悸吐衄下血病脉证并治》载："火邪者，桂枝去芍药加蜀漆牡蛎龙骨救逆汤主之"。《金匮要略·呕吐哕下利病脉证并治》载："下利清谷，里寒外热，汗出而厥者，通脉四逆汤者主之"。《金匮要略·妇人妊娠病脉证并治》载："妇人怀妊六七月，脉弦发热，其胎愈胀，腹痛恶寒者，少腹如扇，所以然者，子脏开故也，当以附子汤温其脏"。《金匮要略·妇人产后病脉证并治》载："产后中风，发热，面正赤，喘而头痛，竹叶汤主之"。

（2）合补法：指《金匮要略》中根据具体病因病机采用两种或两种以上补法同时使用的方法。①气阴两补法，代表方白虎加人参汤、竹皮大丸等。《金匮要略·痉湿暍病脉证并治》载："太阳中热者，暍是也。汗出恶寒，身热而渴，白虎加人参汤主之"。《金匮要略·消渴小便不利淋病脉证并治》载："渴欲饮水，口干舌燥者，白虎加人参汤主之"。《金匮要略·妇人产后病脉证并治》载："妇人乳中虚，烦乱呕逆，安中益气，竹皮大丸主之"。②阴阳双补法，代表方桂枝加龙骨牡蛎汤、小建中汤、八味肾气丸等。《金匮要略·血痹虚劳病脉证并治》载："夫失精家，少腹弦急，阴头寒，目弦，发落，脉极虚芤迟，为清谷亡血失精。脉得诸芤动微紧，男子失精，女子梦交，桂枝加龙骨牡蛎汤主之"。"虚劳里急，悸，衄，腹中痛，梦失精，四肢酸疼，手足烦热，咽干口燥，小建中汤主之"。"虚劳腰痛，少腹拘急，小便不利者，八味肾气丸主之"。《金匮要略·消渴小便不利淋病脉证治》载："男子消渴，小便反多，以饮一斗，小便一斗，肾气丸主之"。《金匮要略·妇人杂病脉证并治》篇："问曰：妇人病饮食如故，烦热不得卧，而反倚息者何也？师曰：此名转胞不得溺也，以胞系了戾，故致此病，但利小便则愈，宜肾气丸主之"。③气血阴阳俱补法，如薯蓣丸等。《金匮要略·血痹虚劳病脉证并治》载："虚劳主诸不足，风气百疾，薯蓣丸主之"。

八、消法

消法是通过消导和散结的作用，对气、血、痰、食、水、虫等结成的有形之邪，渐消缓散的一种治法，包括消散和消破两个方面。大多用于比较缓慢的癥瘕积聚。《金匮要略》中消法有消瘀、消痈、消痰三个方面。

(1) 消瘀法：《金匮要略·惊悸吐衄下血胸满瘀血病脉证治》篇："病人胸满，唇痿舌青，口燥，但欲漱水不欲咽，无寒热，脉微大来迟，腹不满，其人言我满，为有瘀血"。"病者如热状，烦满，口干燥而渴，其脉反无热，此为阴伏，是瘀血也，当下之"。①破血消瘀法，用于瘀结实证，代表方有枳实芍药散、下瘀血汤、抵挡汤、桂枝茯苓丸、红蓝花酒等。《金匮要略·妇人产后病脉证并治》篇："师曰：产妇腹痛，法当枳实芍药散，假令不愈者，此为腹中有干血著脐下，宜下瘀血汤主之；亦主经水不利"。《金匮要略·妇人杂病脉证并治》篇："妇人经水不利下，抵当汤主之"。《金匮要略·妊娠病脉证并治》篇："妇人宿有癥病，经断未及三月，而得漏下不止，胎动在脐上者，为癥痼害。……下血者，后断三月，衃也。所以血不止者，其癥不去故也，当下其癥，桂枝茯苓丸主之"。《金匮要略·妇人杂病脉证并治》篇："妇人六十二种风，及腹中血气刺痛，红蓝花酒主之"。②消癥化积、扶正祛邪法，此法用于正虚血瘀证。代表方有鳖甲煎丸、大黄䗪虫丸、大黄甘遂汤等。《金匮要略·疟病脉证并治》篇："病疟以月一日发，当以十五日愈，设不差，当月尽解；如其差，当云何？师曰：此结为癥瘕，名曰疟母，急治之，宜鳖甲煎丸"。《金匮要略·虚劳病脉证并治》篇："五劳虚极羸瘦，腹满不能饮食，食伤，忧伤，饮伤，房室伤，饥伤，劳伤，经络营卫伤，内有干血，肌肤甲错，两目黯黑。缓中补虚，大黄䗪虫丸主之"。③消瘀除湿法，用于肾虚有瘀血之证。代表方有硝石矾石散等。《金匮要略·黄疸病脉证并治》篇："黄家日晡所发热，而反恶寒，此为女劳得之；膀胱急，少腹满，身尽黄，额上黑，足下热，因作黑疸，其腹胀如水状，大便必黑，时溏，此女劳之病，非水也。腹满者难治，硝石矾石散主之"。

(2) 消痈法：《灵枢·痈疽篇》："营卫稽留于经脉之中，则血泣而不行，不行则卫气从之而不通"。说明营卫凝滞，卫气不能畅行，壅塞郁结，发生痈肿。《金匮要略》根据痈脓之成与否，分别采用泻热消痈和排脓消痈法。①泻热消痈法，用于痈未成脓的实热证，代表方有大黄牡丹皮汤等。《金匮要略·疮痈肠痈浸淫病脉证并治》篇："肠痈者，少腹肿痞，按之即痛如淋，小便自调，时时发热，自汗出，复恶寒。其脉迟紧者，脓未成，可下之，当有血。脉洪数者，脓已成，不可下也。大黄牡丹汤主之"。②排脓消痈法，用于痈脓已成正不胜邪之证。代表方为薏苡附子败酱散等。《金匮要略·疮痈肠痈浸淫疮病脉证并治》篇："肠痈之为病，其身甲错，腹皮急，按之濡，如肿状，腹无积聚，身无热，脉数，此为肠内有痈脓，薏苡败酱散主之"。

（3）消痰法：《金匮要略》中据痰停部位不同，分别采用豁痰通阳法、导滞化痰法。①豁痰通阳法，用于痰饮痹阻于胸之胸痹证。代表方瓜蒌薤白白酒汤等。《金匮要略·胸痹心痛短气病脉证并治》篇："胸痹之病，喘息咳唾，胸背痛，短气，寸口脉沉而迟，关上小紧数，瓜蒌薤白白酒汤主之"。"胸痹不得卧，心痛彻背者，瓜蒌薤白半夏汤主之"。②导滞消痰法，用于痰滞于肺或气道证。代表方皂荚丸、半夏厚朴汤等。《金匮要略·肺痿肺痈咳嗽上气病脉证并治》篇："咳逆上气，时时吐浊，但坐不得眠，皂荚丸主之"。《金匮要略·妇人杂病脉证并治》篇："妇人咽中如有炙脔，半夏厚朴汤主之"。

第五节　《金匮要略》治未病思想

治未病的思想源于《黄帝内经》，其"不治已病，治未病"即是此意。《黄帝内经》对治未病含义有二：①未病之前，防止疾病的发生。如《素问·上古天真论》曰："夫上古圣人之教下也，皆谓之虚邪贼风，避之有时；恬惔虚无，真气从之。精神内守，病安从来"。就是要求人们加强养身摄生，增强人体对疾病的抗御能力。②已病之后，防止疾病的传变。已患病了就要早期诊断，早期治疗，杜绝疾病蔓延传变，即所谓"上工救其萌芽"。

《金匮要略》非常重视治未病思想，集中表现在：一是尊崇能治未病的医生，将治未病的医生称为"上工"；二是将有关治未病的含义及论述为：①未病之前，摄生养慎（包括七情），不令邪风干忤经络，房室勿令竭乏，服食节其冷热苦酸辛甘，不触犯国家法令，避免金刃虫兽灾伤，不遗形体有衰。病则无由入其腠理。如"脏腑经络先后病"篇："若人能养慎，不令邪风干忤经络；……更能无犯王法、禽兽灾伤；房室勿令竭乏，服食节其冷热、苦酸辛甘，不遣形体有衰，病则无由入其腠理"。②已病后，主张得了病要早期治疗。"脏腑经络先后病"篇："适中经络，未流传脏腑，即医治之；四肢才觉重滞，即导引吐纳，针灸膏摩，勿令九窍闭塞"。③预防传变，防止疾病传变深入，病及他脏。"脏腑经络先后病"篇："见肝之病，知肝传脾，当先实脾"。一脏病并未传及他脏，医者若已分析出欲传之势，则应并治其他几脏。从仲景"治克不治生"，可知他十分重视疾病的早期治疗。"治未病"思想对疾病临床、用药、调养均具有十分重要的指导意义。

"治未病"思想在《金匮要略》中体现得很多。如"血痹虚劳病"篇"夫男子平人，脉大为劳，极虚亦为劳"。既曰平人，是病象未显，但脉象已改变，从脉象改变上揣知其人有虚劳。"胸痹心痛短气病"篇"平人无寒热，短气不足以息者，实也"。平人无寒热表证，若有短气不足息的见症，就应预知其有里实（胸痹）。"肺痿肺痈咳嗽上气病"篇"上气喘而燥者，属肺胀，欲作风水，发汗则愈"。风水尚未发，但从上气喘燥等症状推测病者欲作风水，即先以汗法候之。"奔豚气病"篇："发汗后，脐下悸动，欲作奔豚"。患者感觉脐下悸动，医者就要注意治疗预将发作的奔豚。《水气病》篇"趺阳脉当伏，今反数，本身有热，消谷，小便数，今反不利，此欲作水"。出现悖于常理的症象，通过分析，可以预知即将发作的疾病。"黄疸病"篇："酒黄疸者……其脉浮者先吐之，沉弦者先下之”。因预知其人欲发黄疸，故先据脉象的差异而采用不同的治法治之。“妇人妊娠病”篇：“妇人妊娠，宜常服当归散主之”。为了使生产时顺利，并防止一些产生后病的发生，在妊娠期预服一些补药。由上述可知，金匮对古代治未病思想的发展作出了巨大贡献。从现代卫生学角度而言，《金匮要略》已经确立了一级预防（病因学预防）、二级预防（临床前期预防）和三级预防（病残预防）观念。

第六节 《金匮要略》养生思想

《金匮要略》在养生学方面的论述是仲景整个学术思想的重要组成部分，为后世养生理论奠定了基础，对今日中医养生学的发展也不无启迪。

《金匮要略》养生学的指导思想主要是“养慎”防病。所谓“养慎”，包括内养元气，外慎邪风。内养元气，即指“五脏元真通畅，人即安和”之论。人体的生理性衰老，乃至死亡，其思想基于“五脏元真通畅，人即安和”之论，强调顾护脾肾在养生防病中的重要性。元气的盛衰与体质的强弱有着密切关系，元气充沛，脏腑机能旺盛，身体就健康少病；反之元气损伤，则脏腑气衰，无力抗邪，就易患病。因此，仲景把元气的通畅视为人体健康长寿的重要条件，进而强调脾健肾充是内养正气的保障。人以脾胃为本，人体生命活动全赖水谷精气的不断充养，而不合理的饮食则会伤伐胃气，导致脏腑功能失调，引起疾病。因此，脾肾功能的健旺与否，直接影响着人的长寿与早衰。《内经》早就告诉人们：“上古之人，知其道者，法于阴阳，和于术数，饮食有节，起居有常，不妄作劳，故能形与神俱，而尽终其天年，度百岁乃去”。继于《内经》之论，《金匮要略》中又强调：“房室勿令竭乏，服食节其冷热苦酸辛甘……不遗形体有衰”。可见仲景之论，与《内经》的养生思想一脉相承。现代医家借用西医学理论和实验也充分证明了这一理论：肾虚是衰老的主要原因，肾虚者内分泌功能低下，免疫功能降低。补肾可以调整下丘脑—垂体—性腺轴、甲状腺轴、肾上腺轴的功能，并能改善大脑功能，延缓衰老。而人体必需的蛋白质原料的来源和维生素、微量元素的摄取，全靠胃肠功能，机体衰老时，蛋白质合成能力、DNA 修复率下降，补脾药能促进物质代谢，调和蛋白质、糖类和脂类代谢之失常，从而改善衰老症状，达到延缓衰老之效。可见，仲景重视顾护脾肾的养生思想有其高度的科学性。

《金匮要略》中的养生方法至今对后人有很好的指导和参考意义，主要有饮食养生、起居养生、养胎优生、运动养生和顺四时养生。

一、调饮食以养生

《金匮要略》调饮食养生主要阐述了饮食的适宜、饮食禁忌和疾病时的饮食调养两个方面。①饮食适宜。《金匮要略·脏腑经络先后病脉证第一》云：“服食节其冷热苦酸辛甘”。仲景强调饮食有节，五味不偏，脏腑功能健旺，人体才不会发生衰弱现象。正如《内经》谓：“谷肉果菜，食养尽之，无使过之，伤其正也”。②饮食禁忌。仲景在《金匮要略·禽兽鱼虫禁忌并治第二十四》论述：“凡饮食滋味，以养于身，食之有妨，反能为害。自非服药炼液，焉能不饮食乎？切见时人，不闲调摄，疾疢竞起，若不因食而生。苟全其生，须知切忌者矣。所食之味，有与病相宜，有与身为害。若得宜，则益体，害则成疾。以此致危，例皆难疗。凡煮药饮汁，以解毒者，虽云救急，不可热饮，诸病毒得热更甚，宜冷饮之。肝病禁辛，心病禁咸，脾病禁酸，肺病禁苦，肾病禁甘。春不食肝，夏不食心，秋不食肺，冬不食肾，四季不食脾。辨曰：春不食肝者，为肝气王，脾气败，若食肝则又补肝，脾气败尤甚，不可救。又肝王之时，不可以死气入肝，恐伤魂也。若非王时，即虚，以肝补之，佳。余脏准此。凡肝脏，自不可轻啖，自死者弥甚。凡心为神识所舍，勿食之，使人来生复其报对矣。凡肉及肝，落地不著尘土者，不可食之。猪肉落水浮者，不可食之。诸肉不干，火炙而动，见水自动者，不可食之。肉中有朱点者，不可食之。六畜肉，热血不断者，不可食之。诸五脏及鱼，投地尘土不污者，不可食之。诸肉及鱼，若狗不食，鸟不啄者，不可食之。肉中有如朱点者不可食。父母及身本命肉，食之令人神魂不安。食肥肉及热羹，不得饮冷水。秽饭馁肉臭鱼，食之皆伤人。自死肉口闭者，不可食之。六畜自死，皆疫死，则有毒，不可食之。兽自死，北首及伏地者，食之杀人。食生肉，饱饮乳，变成白虫。疫死牛肉，食之令病洞下，亦致坚积，宜利药下之。脯藏米瓮中，有毒，及经夏食之，发肾病”。告诫人们饮食偏嗜亦可致病，并进一步详细描述了吃不该吃的食物易发病症。又如《金匮·果实菜谷禁忌第二十五》：“果子生食生疮，果子落地经宿，虫蚁食之者，人大忌食之。生米停留多日，有损处，食之伤人。桃子多食令人热，仍不得入水浴，令人病寒热淋沥病。杏酪不熟，杀人。梅多食，坏人齿。李不可多食，令人胪胀。林禽不可多食，令人百脉弱。橘柚多食，令人口爽，不知五味。梨不可多食，令人寒中，金疮、产妇，亦不宜食。樱桃杏多食，伤筋骨。安石榴不可多食，损人肺。生枣多食，令人热渴、气胀。寒热羸瘦者，弥不可食，伤人。”详细阐述了果实菜谷的饮食禁忌，至今仍是生活中应注意的饮食指导原则。因食物禀天地之气而生，五味入口，各有所喜，久食多食某物，必致某脏腑偏盛，从而克制它脏，故发生疾病。《金匮·脏腑经络先后病脉证第一》中又有“馨饪之邪，从口入者，宿食也”之训，多食饱食则会导致宿食、泄泻之疾。现代营养学也认为：多食某物可使营养成分不能充分利用而积于体内，此种积聚，不但影响到其它营养物质的吸收，甚至可能发生中毒。可见饮食对人体影响的重要性，凡饮食精华可以养生，倘若不知禁忌，食之无益，反能为害。③疾病时饮食调养。古有药食同源之说，古人谓安身之本必资于食，救疾之速必凭于药。仲景在《金匮要略》中明确提出在饮食上应“谨和五味，不可偏嗜”的养生原则。一旦发生疾病，也应根据五脏喜恶进行治疗和护理。《金匮要略·脏腑经络先后病脉证第一》云：“五脏病各有所得者愈，五脏病各有所恶，各随其所不喜者为病”。仲景指出，在疾病中更应该重视饮食调养。五脏患病各有其适宜和不适宜的饮食，吃了适宜的饮食则疾病会减轻，反之则疾病加重。《内经》曾云：“肝色青，宜食甘；心色赤，宜食酸；肺色白，宜食苦；肾色黑，宜食辛；脾色黄，宜食咸”。故尔《周礼》曰：“以五味、五谷、五药养其病”。古人之论，皆有其一定科学道理。如糖尿病、肝病、肾病在临床治疗中，饮食治疗尤为重要。

二、节房室以养生

房劳所伤，也是致病的重要因素。《金匮要略》中记载了因房劳而致的一些疾病，如“血痹虚劳病脉证并治”篇云：“夫失精家，少腹弦急，阴头寒，目眩，发落，脉极虚芤迟，为清谷之血，失精”。“黄疸病脉证并治”篇云：“黄家日晡所发热，而反恶寒，此为女劳得之。膀胱急，少腹满，身尽黄，额上黑，足下热，因作黑疸。其腹胀如水状，大便必黑，时溏，此女劳之病，非水也”。而痰饮、水气、消渴等病亦与房室过度有关。《金匮要略·妇人杂病脉证并治》又提出：“妇人之病，因虚、积冷、结气，为渚经水断绝，至有历年血寒，积结胞门。”因房劳过度，致肾气虚弱，寒冷积结，气机不畅，妇人可出现诸病。因此，《金匮要略》强调：“房室勿令竭乏”。告诫人们，节制房室，可预防疾病，并且列肾气丸为补肾之要方。可见保养肾气在养生防病中的重要性。

三、养胎优生

《金匮要略》从优生的角度提出了中断妊娠，杜绝劣胎的主张，如“妇人妊娠病脉证并治”篇曰：“妇人得平脉，阴脉小弱，其人渴，不能食，无寒热，名妊娠，桂枝汤主之。于法六十日当有此证，设有医治逆者，却一月，加吐下者，则绝之”。妇人妊娠期间多见呕吐、不能食等恶阻之症，若经调治一段时间后，症状未除，又添吐泻，可知脾胃已伤，气血生化乏源，胎失营养，易致胎动不安，或堕胎，或劣胎，故应果断地中断妊娠。《金匮要略》还提出妇人妊娠期间的饮食禁忌，如《金匮要略·禽兽鱼虫禁忌并治第二十四》：“麋脂及李子，若妊妇食之，令子青盲，男子伤精。……妇人妊娠，不可食兔、山羊肉及鳖、鸡、鸭、令子无声音……妊娠食雀肉，令子淫乱无耻”。《金匮要略·果实菜谷禁忌第二十五》：“妊妇食姜，令子余指”等。指出全面合理的饮食调配，不过食辛腥之品，对于胎儿的正常发育是有益的。

四、顺四时以养生

《内经》云：“人以天地之气生，四时之法成”。自然界气候的变化，必然影响人体，因此顺应四时，外慎邪灾，可防病于未然。《金匮要略》云：“夫人禀五常，因风气而生长，风气虽能生万物，亦能害万物”。仲景本《内经》之说，提出不同季节，不同气候，应有不同的摄生方法；并且示人掌握五邪致病规律，其目的“不令邪风干忤经络”。若一旦感受外邪，“即导引、吐纳、针灸、膏摩，勿令九窍闭塞”。有病早治，预防传变。在饮食方面，《金匮要略》创造性地将每月所食忌宜进行归纳，强调饮食也应顺应四时。《金匮要略》云：“正月勿食葱，令人面生游风。二月勿食蓼，伤人肾。三月勿食小蒜，伤人志性。四月、八月勿食胡荽，伤人神。五月勿食韭，令人乏气力。五月五日勿食一切生菜，发百病。六月、七月勿食茱萸，伤神气。八月、九月勿食姜，伤人神。十月勿食椒，损人心，伤人脉。十月勿食被霜生菜，令人面无光，目涩，心痛，腰疼，或发心疟，心疟发时，手足十指皆青，困萎。十一月、十二月勿食薤，令人多涕唾”。“春不食肝，夏不食心，秋不食肺，冬不食肾，四季不食脾”等等。可见遵从四时阴阳变化，也是养生的重要方法。《千金要方》曰，春日“省酸增甘，以养脾气”，夏日“省苦增辛，以养肺气”。《摄生消息论》：“当春之时，食味宜减酸食甘，以养脾气”。《千金翼方》：“秋冬间，暖里腹”，宜减咸增苦以坚肾气。根据四时阴阳变化的规律加以调摄，即所谓“顺时气而善天和”，预防疾病的复发转移，延长寿命的时限。

第二章 《金匮要略》与临床各科疾病

第一节 呼吸系统疾病

一 上呼吸道感染

上呼吸道感染即感冒，是感受外邪引起的常见外感疾患，临床主要表现为鼻塞流涕、喷嚏、咳嗽、头痛、恶寒发热、全身不适等。属于《金匮要略》“痉湿暍病”、“咳嗽”病证范畴。

一、病因病机

风寒外袭，卫阳被遏，营阴郁闭，肺气失宣所引起，治疗当解表宣肺以除外邪，化湿和中以畅气机。风热犯肺或痰热蕴肺引起，肺热易伤津，常致咳、痰、喘症状经久不愈。

二、辨证论治

（一）风寒伤肺证

主要症状见恶寒重，发热轻，无汗，头痛，肢节酸疼，鼻塞声重，时流清涕，脉浮或浮紧。伴见咽痒，咳嗽，痰吐稀薄色白，口不渴或渴喜热饮，舌苔薄白而润。治法宜解表散寒，化湿和中。方药以葛根汤化裁。

处方：葛根15g，麻黄9g，桂枝6g，芍药6g，甘草（炙）6g，生姜6g，大枣4枚。水煎温服，覆取微汗。

验案1：钟某，女，62岁，护士，1992年6月12日初诊。自诉：日前先觉周身不适，继而恶寒发热，全身酸楚，自以为感冒，服退热药其症稍减，然旋又发热无汗。翌日邀余诊治。证见形寒发热，头痛项强，腰脊酸痛，舌苔薄白，脉浮滑而数。体温39.6℃，血常规检查正常。此太阳伤寒，兼太阳经腧不利。治以辛温解表，发汗退热，利经生津。方选葛根汤处方：葛根、白芍各10g，生麻黄、桂枝各6g，粉甘草3g，生姜3片，大枣6枚。每日1剂，水煎两次分早晚服。1剂而遍体漐漐微汗出，体温降至38.5℃全身顿觉轻松许多。连服3剂，形寒发热已解，体温正常，头痛项强、腰脊酸痛若失，惟感神疲乏力头昏自汗，舌质淡红，脉细滑稍数。此病后气阴受损之象，继以益气养阴剂调治而愈。[河南中医，1998；18（4）：238~239]

验案2：王某，男，38岁，2002年4月25日初诊。患甲亢病3年，不规律服用他巴唑、谷维素、心得安等。现因感冒经村卫生所给予激素等肌注2次，今晨3时解小便时，突觉两腿发软，不能站立。检查：血钾2.795mmol/L，心率100次/分钟。给予补钾、门冬氨酸钾镁等输液治疗，病情明显好转。27日夜复感风寒，次日凌晨出现头痛，畏寒，发热38℃，无汗，恶风，微喘，气息稍粗，腰痛，四肢关节酸痛，下肢为甚。下午出现泄泻，为淡黄色稀水便，日泄20余次，头腰及四肢疼痛加重，发热39℃，舌苔薄白略干，脉浮数。经予肌注安痛定后，症状略减，上半身有少许汗出，1小时后复故。化验血常规、大小便常规均正常。方用葛根汤。处方：葛根15g，白芍12g，桂枝、苦杏仁各9g，麻黄、炙甘草各6g，生姜3片，大枣3枚。水煎服，21时服下，20分钟后，全身汗出，头发如水洗，下肢亦汗出，连绵不断，至第2天12时汗止，思食，头身不痛，无发热，泄止。[新中医，2004；36（3）：64]

讨论：葛根汤在《金匮要略》中用于治疗太阳病，项背强几几，无汗、恶风及口噤不得语的刚痉证。葛根汤方中葛根辛温解表，升阳生津，濡湿经脉以解项背强急；桂枝加麻黄具有调和营卫，解表祛邪之力；全方具有温经散寒、舒通经络的作用，使风寒湿邪由表而解，气血调和，脉络畅通。葛根汤对外感风寒证、颈椎病等引起的项背强痛有较好疗效。可有效地缓解发热、项背强痛、头痛及肌肉酸痛等症状。实验证明，用于感冒的葛根汤具有提高体内抵抗力，防止病毒感染的作用。

（二）风热伤肺证

主要症状见身热较著，微恶风，汗泄不畅，咽燥，或咽喉乳蛾红肿疼痛，鼻塞，流黄浊涕，脉象浮数。伴见头胀痛，咳嗽，痰粘或黄，口渴欲饮，舌苔薄白微黄，边尖红。治法宜解表清热，宣肺止咳。方药以麻杏石甘汤化裁。

处方：炙麻黄8g，杏仁10g，生石膏25g，生甘草6g。水煎温服，每日1剂，分3次服。2周为1个疗程。

咳甚加川贝母粉（冲服）6g，枇杷叶10g；喘息加地龙15g，僵蚕10g；痰黏咯不爽者加橘核15g，麦冬10g。

验案：姜某，男，33岁，民工。2001年11月6日以发热，咽痛，咳嗽，全身疼痛3天之主诉前来就诊。自述近日工地好多人患感冒，自己被感染。服速效伤风胶囊2天无效果。现发烧，咳嗽，全身疼痛，不思饮食，嗜睡，大便干，小便黄。查体：T 38.5℃，呼吸20次/分钟，心率88次/分钟，血压13.2/9.3kPa，精神差，面潮红，唇干，咽红，扁桃体不大，全身皮肤无斑疹及出血点。双肺呼吸音粗，无干湿啰音，心率88次/分钟，律齐，未闻及病理性杂音。腹部未见异常，既往体健。舌红苔黄脉浮数。血常规：WBC 11 $\times 10^9$/L，N 0.7%，L 0.3%，未见异淋。尿常规：正常。西医诊断：病毒感冒。中医诊断：时行感冒（肺卫郁热）。治疗：清热解毒，宣肺止咳，柴葛解肌汤合麻杏石甘汤3剂水煎服。安痛定2ml肌注。3天后症状减轻，上方继服4剂痊愈。[陕西中医，2003；24（3）：234～235]

讨论：麻杏石甘汤方中麻黄有除烦、清肺热的作用，石膏有解肌透表、解热生津、泻火除烦、清肺热的作用，两者相配增强了宣肺解表、止咳平喘作用；杏仁止咳平喘，甘草润肺、益气、和中。全方组方严谨，敛散同用，寒温俱备，相得益彰，起到良好的清泄肺热、止咳平喘作用。现代药理学研究证实，麻黄有平喘、止咳、祛痰作用，石膏有清热、增强免疫功能的作用，杏仁有止咳平喘、促进肺表面活性物质生成作用，甘草有止咳、祛痰的作用。该组方的治法既符合中医的辨证观点，又符合现代医学抗炎、止咳、平喘的治疗原则，因此临床取效明显。

（三）肺虚邪恋证

主要见于感冒后遗症状，发作性咳嗽，时轻时重，咽痒不适，痒剧即咳，咳时伴见胁肋疼痛，纳食无味等，舌淡红、苔薄白，脉细弦。治宜养阴生津，宣肺止咳，方以麦门冬汤加减。

处方：麦门冬15g，半夏10g，党参12g，甘草3g，大枣6枚。每日1剂，早晚2次分服。

咳嗽加陈皮、杏仁、苏叶、茯苓；阳虚者加防风、羌活、生姜；阴虚甚者加北沙参、玉竹；胃纳欠佳者加神曲、麦芽；兼见肝火郁结者加柴胡、薄荷、枳壳、黛蛤散。

验案：童某，男，28岁。2001年11月4日初诊。起于感冒，微热，鼻塞，流涕，微恶寒，咽痛，自服正柴胡饮，初有效，3d后咳嗽阵作，咯黄稠痰，量多，自服阿莫西林0.5g，2次/d，后上感诸症渐好转，仅遗留有干咳，至今近1月。现患者发作性咳嗽，时轻时重，咽痒不适，痒剧即咳，咳时伴见胁肋疼痛，纳食无味，近日咳剧，夜间不得安眠，甚至面红目赤，已服阿莫西林等抗生素及复方甘草合剂，仅得片安。刻诊：面色略红，咳嗽频作，咯少量白黏痰，甚至呛咳，连咳数声方得暂安，听诊双肺呼吸音略粗，未闻及明显干湿性啰音，舌淡红、苔薄白，脉细弦。血常规及胸片正常。处方：麦门冬15g，制半夏、苏叶、苦杏仁、枳壳各10g，党参9g，甘草4g，黛蛤散3g。3剂，浓煎小杯，睡前服。复诊时诉服2剂即显效，咳嗽大减，夜寐安宁，咽已不痒。遂予上方再服3剂，再诊时诉咳嗽基本未作，咽部无不适，即予原方续服4剂，病告痊愈。[陕西中医，2003；24（10）：868～869]

讨论：外感后治不得法，以致余邪留恋，肺失宣肃而致咳嗽。外邪初犯肺表，卫气被郁，肺失宣降，肺气失宣则咳嗽；待予解表达邪剂后表邪祛除，肺脏恢复其宣降功能则咳嗽亦随之而消。但如治不得法，邪在卫表，却用抗生素或者双黄连、清开灵等凉遏之剂，邪不尽解，反入里，与痰湿之邪胶结气道则时时咽喉作痒，痒甚则咳嗽不止，总属邪欲寻其出路也。迁延日久，肺失肃降，肝气亦郁而不伸，故咳嗽时牵引两胁作痛，痰少而黏，甚至呈丝状难出。此时已无表证，治疗之法当以清肃肺胃痰气为主，方选仲景麦门冬汤。仲景麦门冬汤主治“火逆上气”，表现为咳唾涎沫，短气喘促，咽喉干燥，舌干红少苔，脉虚数。“胃中津液干枯，虚火上炎之证”与本病相似，方中重用麦门冬甘寒清润，入肺胃两经，养阴生津，滋液润燥，以清虚热，为君；臣以党参、甘草益胃气，养胃阴，中气自盛则津液上归于肺而痰湿自消，肺胃气逆，故以半夏降逆下气，化其痰湿，与麦门冬相伍，滋而不腻，相反相成；配以陈皮、茯苓，即二陈之意，用之以除痰湿之标。共用之使脾胃自健，痰气内消，虚热自清，少加驱邪之品，以清宣肺卫，则胶结于气道的痰湿与余邪内消外散，病即告愈。

二　慢性支气管炎

慢性支气管炎是严重危害人民健康的多发病、常见病，临床上以咳嗽、咯痰为主要症状，或伴有喘息，至少连续2年以上，每年发作持续3个月以上。本病属《金匮要略》“咳嗽”、“支饮”、“肺胀”病证范畴。

一、病因病机

（一）久病肺虚

慢性肺系疾病，如久咳、支饮、哮喘、肺痨等，迁延不愈，或反复发作，痰浊潴留，气还肺间，日久导致肺虚，成为发病的基础。

（二）感受外邪

肺外合皮毛，外邪犯表，必伤于肺，外有邪气束表，腠理闭郁；内又有痰浊水饮闭肺，内忧外患致肺气郁闭，宣降之令不行，表里上下俱闭，周身气机皆郁。

二、辨证论治

（一）风寒束肺证

主要症状可见咳喘痰多，恶寒肢冷，痰白清稀多泡沫，痰易咳出。咽痒，不发热或低热，口不干渴，鼻塞，流清涕，尿清长，舌淡苔薄白或白腻，脉浮紧或滑。证属风寒束肺，治法宜解表散寒，温阳化饮。方药以小青龙汤化裁。

处方：炙麻黄9g，桂枝9g，白芍12g，制半夏12g，干姜9g，细辛6g，五味子15g，炙甘草6g。先煮麻黄10分钟，去上沫，再加入剩余诸药，煎至200ml，温服，每天1剂。

发热加知母15g，气虚多汗加黄芪30g，痰黏稠转黄色减干姜、细辛用量，加生石膏30g，黄芩15g。痰多者加白芥子、莱菔子，喘甚者加苏子，舌暗者加桃仁。

验案1：王某，女，59岁。既往有慢性支气管炎20余年，肺心病3年。1998年12月5日就诊。3个月前因感受风寒而出现咳嗽，咯白色泡沫痰，量不多，喘息，阵发性呼吸困难，气短不能平卧，纳差，二便尚调。舌质暗，苔白腻，脉滑。用西药抗菌消炎、解痉平喘、化痰止咳治疗，症状无明显改善。辨证为肺肾阳虚，寒水不化，又感受寒邪，壅束于肺，肺失宣降，痰饮停肺，气虚血滞。治宜温阳益气化饮。处方：炙麻黄、桂枝各15g，干细辛3g，椒目、法半夏各10g，干姜9g，熟附片12g（先煎），黄芪、党参各30g，生甘草6g。2剂后症减，服8剂后病情控制，后加服七味都气丸3个月，诸症消失。[湖北中医杂志，2001；23（2）：38]

验案2：陈某，女，58岁，2001年11月3日就诊。主诉：咳喘气短，痰多反复发作20余年，加重3d。20年前无明显诱因出现上述症状，每逢冬春季节遇寒发作，经诊断为"慢性支气管炎，阻塞性肺气肿合并感染"，曾用西药治疗，时轻时重，故来中医门诊。现症见：咳喘、痰多稀薄而黄，夜不能平卧难以入睡，纳少，舌质淡，苔薄黄，脉浮略数。辨为小青龙汤证。药用：炙麻黄15g，桂枝15g，干姜10g，炙甘草10g，五味子15g，细辛3g，半夏15g，杏仁10g，苏子15g，黄芩15g，白芍10g。服药4剂症状好转，咳喘明显减轻，可平卧，少许汗出，方中去麻黄加茯苓15g，白术15g，取其健脾燥湿祛痰化饮，服7剂咳喘症状明显消失，纳食，睡眠尚好，X线胸片回报感染症状消失。为巩固疗效继上方减掉细辛、苏子，桂枝减至10g，服4剂，嘱病人避风寒，忌食辛辣之品，加强体疗，半年随访3次未见复发。小青龙汤温肺散寒，平喘止咳，温化痰饮，如果汗出寒邪去，麻黄不宜久用，恐汗多伤阳气体更虚。小青龙汤应用广泛，只要有饮邪即用之，实乃张仲景"病痰饮者当以温药和之"。[长春中医学院学报，2005；21（3）：16]

讨论：《金匮要略·痰饮咳喘病脉证治》“咳逆倚息不得卧，小青龙汤主之”。外寒内饮所致的喘证，病标在肺，本虚在脾肾。多责之于肾阳不温，脾气不足，心阳不振。故以小青龙汤施治时，重在扶正以祛邪，偏于温阳散寒。类似于现代医学所说的增加肺循环血量，改善肺功能等。方中重用附片、椒目、黄芪、党参之属，以振奋脾肾阳气，可使饮化邪祛。方中麻黄宣发肺气以平喘咳；桂枝温阳以化内饮；干姜、细辛温肺化饮；半夏燥湿化痰，和胃降逆；五味子味酸收敛肺气，芍药和营养血，两药又可制约麻黄、桂枝、干姜、细辛的辛温耗散之弊；甘草益气和中，调和诸药。

（二）风热袭肺证

主要症状见咳喘痰多，痰黄或白黏难咳出，发热恶风。口干咽痛，便干尿黄，鼻塞，流浊涕，舌红苔黄，脉浮滑数。治法宜清肺化痰，降逆平喘。方药以越婢加半夏汤加减。

处方：炙麻黄 6g，生石膏 15g，生姜 3 片，大枣 3 枚，生甘草 5g，清半夏 9g。水煎服，先煮麻黄 10 分钟，去上沫，再纳入诸药，煎取 300ml，每天 1 剂，分 3 次服。

咽痛加牛蒡子、玄参、麦冬；热重痰稠可加海浮石、瓜蒌、海蛤壳等以清热化痰，津伤重者可加天花粉、知母、芦根等以生津润燥；表邪重者可加菊花、薄荷等以辛凉解表。

验案 1：张某，男，71 岁。于 2001 年 3 月 14 日来诊。患慢性支气管炎，阻塞性肺气肿 30 余年，咳痰喘反复发作，经常应用抗生素治疗。今年春季又因外感而宿痰复发，咳喘不得平卧。西医给予头孢唑啉钠、氨茶碱等西药抗炎、平喘治疗半月，病情无缓解，症状如故，故转中医诊治。查体：咳嗽痰白质稠，喘促不得平卧，目如脱状、口干、口渴、便干、时有发热，微恶风寒，舌质红少津，苔黄腻，脉浮数而滑。辨证分析：该患者久患肺疾，肺气已虚，肺失宣降之职，津液不得输布，痰湿内生，蕴于肺内，久则成为宿痰，当时乃阳春三月，阳气上升，外感风温之邪，肺为华盖，首当其冲，内外合邪，引发宿痰，痰热上逆，而成本证，此乃痰热郁肺之肺胀。越婢加半夏汤加减：麻黄 10g，石膏 40g，半夏 10g，生姜 6g，红枣 4 枚，甘草 5g，另加海浮石 25g。服 1 剂后，热退喘减，已能着枕，又连服 5 剂咳喘已消失，纳增，睡眠良好，大便亦正常。继服六君子汤加减培土生金以善其后。[吉林中医药，2002；22（5）：55]

验案 2：李某，女，75 岁。因反复发作痰鸣有声，呼吸困难，不能平卧 30 余年，受寒后复发即来诊。平时常服用氨茶碱和抗生素，本次发病服用氨茶碱未能缓解。见喘促短气，气怯声低，喉有鸣声，咳声低弱，痰吐稀薄，自汗畏风，不能平卧，舌质淡，苔薄白，脉紧。该患者素有劳嗽，外感袭肺而发，为内伤外感相并而喘，投以加味越婢加半夏汤：炙麻黄 6g，生石膏、生山药各 15g，麦冬 12g，清半夏、牛蒡子、玄参各 9g，生甘草 5g，大枣 3 枚，生姜 3 片。服 2 剂后，气息通顺，可平卧，前方麻黄、石膏减半，连服 5 剂，诸症消失，随访半年，未有反复。[实用中医药杂志，2000；16（9）：18]

讨论：《金匮要略·肺痿肺痈咳嗽上气病脉证治》：“咳而上气，此为肺胀，其人喘，两目为脱状，脉浮大者，越婢加半夏汤主之”。越婢加半夏汤治外感袭肺，痰热壅滞，胀而作喘。方中重用麻黄、石膏，辛凉配伍，发越水气，兼清里热，半夏化痰降逆，生姜、大枣调和营卫，甘草调和诸药。

（三）风燥伤肺证

主要症状见干咳无痰或痰少难咯，鼻干咽燥，痰中带血丝，咳甚胸痛。伴见恶风发热或不发热，舌红少津苔薄黄，脉浮滑或浮数。治法宜养阴润燥，宣肺止咳。方药以麦门冬汤化裁。

处方：麦门冬15g，半夏10g，党参12g，甘草3g，大枣4枚。水煎服，每日4次，日3夜1服。

验案：陈某，女，65岁。反复咳嗽咳痰30年，复发加重1周。此次发病因1周前感冒导致咳嗽咳痰，发热，微恶寒，体温38℃，头身痛，口微干，经服用羟氨苄青霉素胶囊后，发热恶寒头身痛症状解除。现症：咳嗽不止，咯白色黏痰，胸闷，口干，舌尖红，苔白略黄，脉细数。胸片提示支气管炎，肺气肿。中医诊断：咳嗽；西医诊断：慢性支气管炎急性发作，阻塞性肺气肿。辨证：肺阴损伤，痰湿留恋，肺气闭郁，余邪未净。治疗：养阴化痰，宣肺止咳，清泄余邪。以加味麦门冬汤加减，药用：炙麻黄9g，前胡、麦冬各15g，生地、苦桔梗、桑白皮各12g，刺蒺藜、金银花、黄芩各15g，甘草6g，地骨皮12g，瓜蒌皮15g，川贝母（打粉，兑服）、广陈皮、杏仁各12g。3剂水煎服。服上药3剂后，胸闷、咯痰症状消失，但仍偶见干咳，苔已变为正常，舌尖不再红，脉细略数。辨证：热病后肺阴虚，以润肺止咳、补益肺脾为主。药用：北沙参20g，麦冬18g，炒白术、茯苓各15g，广陈皮12g，甘草6g。服3剂而愈。［辽宁中医杂志，2005；32（8）：772~773］

讨论：麦门冬汤见于张仲景的《金匮要略·肺痿肺痈咳嗽上气病脉证并治》“大逆上气，咽喉不利，止逆下气者，麦门冬汤主之”。是张仲景对虚热肺痿而设的方剂。麦门冬汤重用麦门冬为主，增加百合润肺清虚火；半夏下气化痰，用量很轻；党参、甘草、大枣、粳米养胃益气；再加丹参凉血活血。使胃得养而能生津，津液充沛，则虚火自敛，咳逆上气等症亦可随之消失。本证风燥伤肺之病机与麦门冬汤主治相符，故效。

（四）痰湿壅肺证

主要症状表现为咳嗽气粗，痰多黄稠。伴见口干口苦，烦躁不宁，大便秘结，小便短赤，舌红苔黄腻，脉滑数。治法宜泻肺平喘，祛痰利湿。方药以葶苈大枣泻肺汤或皂荚丸化裁。

1. 处方：葶苈子30g~60g，大枣30g，每日1剂，水煎煮大枣10分钟，去大枣，加入葶苈子，再煎汁20分钟，1次服完。

辨病论治加白术30g，炙麻黄9g，炙苏子20g，马兜铃9g，白果（连皮打）7枚，鱼腥草30g，甘草3g。出现哮喘持续状态或严重影响工作时，适当加用西药。

验案1：蔡某，女，65岁，2000年12月1日门诊。患者反复咳嗽、咯痰10余年，再次发作4天就诊。刻下咳嗽、咯痰，痰白黏夹泡沫，量多，口干，大便干结，舌质稍红苔白，脉沉细。辨为风寒挟饮、肺实气闭。以葶苈大枣泻肺汤合小青龙汤加减。处方：葶苈子15g，炙麻黄、桂枝、白芍、五味子、杏仁、陈皮各10g，茯苓20g，法半夏30g，甘草6g。日1剂，服用3剂后症状大减，咯痰明显减少，继以金水宝胶囊口服，而未再诊。［安徽中医临床杂志，2002；14（1）：37~38］

验案2：时某，男，36岁，干部。慢性支气管炎病史10余年，感冒发热7天。曾在院外用氨苄青霉素、洁霉素、速效伤风胶囊等治疗无效。现咳嗽、气喘加重，呈半卧位。查体：急性病容，喘促，口唇发绀，痰黏咳吐不利，桶状胸。听诊：心率116次/分，律齐，右肺可闻及细湿啰音。血常规：WBC 11800/mm^3，N 82%，L 10%，E 2%。舌质稍红，苔薄腻稍黄，脉弦滑。证属外邪束表，肺气失宣，痰浊壅肺。治以解表逐饮，宣肺平喘。处方：葶苈大枣泻肺汤加减：葶苈子30g，鱼腥草30g，丹参30g，炙桑皮15g，炙杷叶15g，炙冬花9g，杏仁9g，大枣5g。水煎服，日1剂。服药6剂后诸症减轻。继服2剂，病愈出院。[黑龙江中医药，2003；(04)：37~38]

验案3：杨某，女，64岁，于1994年11月入院。素患慢性支气管炎，喘咳已20余年，入秋冬气候渐凉，导致喘咳再发，下肢浮肿，喘息不得平卧，经治罔效。入院前2日出现全身浮肿，闭目端坐呼吸，不进饮食，气短难续，舌淡胖嫩，脉细沉无力。入院后即给予吸氧，静注西地兰0.4mg，速尿60mg而肿不见消，又给速尿120mg仍不见效。入院第2天速尿量加大至400mg，小便量仅200ml。出现肿喘加甚，手足逆冷之候。于是配合中药治疗。诊后予葶苈大枣泻肺汤：葶苈子30g，大枣5枚，煎后频频饮之，建议停用西药。服中药第2日小便量增多，1周后全身浮肿消失，喘息缓解。后以金匮肾气汤加减，调理月余出院。[河南中医，2000；20(4)：23]

讨论：葶苈大枣泻肺汤具有泻肺平喘、祛痰行水之功，一般认为只宜于实证，对肺虚喘促、脾虚肿满者不宜。现代药理实验证明：葶苈子具有强心甙作用，能使衰弱的心脏收缩力加强，心输出量增加，静脉压降低，对哮喘久而影响心脏功能者，更为适宜。在重用葶苈子的同时，配合大枣和白术，以扶助胃气，加强其健脾补中之力，有培土生金之意，而加白果、麻黄、马兜铃以加强本方的平喘之力。加用黄芪、党参、防风，并重用黄芪，配防风固表而不留邪，防风得黄芪，祛表邪而不伤正。同时还必须加用肾气丸，以及补骨脂、菟丝子等，以温肾纳气使肾气得以封藏，助阳使下元得以摄纳。方中各药配伍相得益彰，切中哮喘之病机，治本治标相结合，扶正驱邪，培土生金，故能收效。

2. 皂荚丸：猪牙皂角500g，酥炙后研末，蜜丸如梧桐子大，每丸约0.2g，6小时服1丸，枣汤送服。或炙皂荚120g，去皮研末，大枣480g，去皮核，蒸后捣泥，和入作丸，每丸1g，每次3丸，每天3次。

验案1：李某，女，53岁。持续咳嗽、咯白色黏稠痰1年余，求治于数医未愈。近4个月来，一有活动则气短加重，但坐不得眠。于1992年2月14日来我院就诊，拍X线胸片发现右肺3~5肋间有片状边缘稍模糊阴影。17日以支气管感染、肺结核，支气管肿瘤待排除而收住院。查体温37℃，呼吸36次/分，脉搏100/分，血压15/10kPa，口腔黏膜紫绀，舌绛红，右肺呼吸音减低，无干湿啰音，心界不大，律齐，无杂音。WBC 7.5×10^9/L，N 0.7，L 0.3，Hb 150g/L。多次痰涂片查抗酸杆菌（－），先后用大量抗生素如青霉素、氨苄青霉素、头孢菌素静滴，链霉素肌注，治疗3月无效。X线片示右肺中叶斑片阴影，于5月28日行纤维支气管镜检，于右上段及右中叶内刷检，未见异常。支刷BK（－），Cac（－），镜下见肺泡腔内充满稠厚的嗜伊红蛋白样物质，过碘雪夫（PAS）反应强阳性，病理诊断为肺泡蛋白沉积症（PAP）。确诊后继用抗生素、抗痨药，并加用糜蛋白酶雾化吸入，又治1月余仍无效，乃请中医会诊。证见咳嗽，咳吐浊痰，其质黏稠，气短胸痛，形神俱衰。舌绛红，无苔，脉弦滑数。此乃阴虚内热，痰浊壅肺之证。遂停用抗生素，抗痨药，给予养阴清肺，散结除痰之皂荚丸，取猪牙皂角500g，酥炙后研末，蜜丸如梧桐子大，每丸约0.2g，6小时服1丸，枣汤送服，日夜共进4丸。同时服汤剂：西洋参、生地、麦冬、黄芩、前胡、蒌仁、贝母、百部、参三七、丹参、知母、蛤蚧

（焙干冲服），每日 1 剂。连服 1 月，胸痛消失，诸症均减。继用本方再进 2 月痊愈出院。出院时嘱病人服固本咳喘片，随访 8 个月未复发。[浙江中医杂志，1995；(02)：59]

验案 2：刘某，男，66 岁。反复咳嗽 20 年，多次住院确诊为慢性阻塞性肺病。本次发病因咳喘症状较重，而入省某医院住院，经抗感染、对症、支持治疗，患者症状改善不甚明显，且有加重趋势。于 1998 年 11 月 19 日请笔者会诊。会诊时症见喘促甚急，憋气欲死，张口抬肩，呼长吸短，喉中痰鸣如拽锯，汗湿衣被，不能平卧，每咳出黄色稠黏冻状痰则喘憋减轻。患者双目外突，四肢厥冷，面色潮红，口渴思饮，烦躁，大便干结，舌红暗而苔少，脉细致而弱。查体：肺气肿征象，两肺呼吸音减弱，两下肺可闻及湿啰音及少量细小哮鸣音，心率 124 次/分，律齐，血常规示：WBC 9.6×10^9/L，N 74%，L 26%，血气分析示：$PaCO_2$ 65mmHg，PaO_2 54mmHg，HCO_3^- 28.6mmol/L。西医诊断：慢性阻塞性肺病合并感染，呼吸衰竭Ⅱ型。中医诊断：肺胀，喘证。辨证为气阴两虚，顽痰阻肺，已显现内闭外脱之危象。治以涤痰开闭，益气救阴，回阳固脱。方用皂荚丸、礞石滚痰丸、参附汤合生脉饮加减。药用：皂荚 6g，法半夏 10g，礞石 20g，沉香木 10g，黄芩 10g，生大黄 10g，西洋参 10g，熟附子 10g，麦门冬 15g，五味子 10g，煅龙牡各 20g，山萸肉 10g。每日一剂，水煎 3 次，每 8 小时服一次。另加服参茸黑锡丸 15g 次，日 2 次。连服 3 天。患者服药后，咳出大量黄黏胶痰，总量约 300ml，大便日 3～4 次，下痰状黏液便多量，随之喘减过半，能平卧而眠，汗出明显减少，诸证改善，效不更方，原方再进 2 剂，喘咳气逆基本缓解，稠黏胶痰消失，大便通畅，1～2 次/日，已无痰状黏液粪便，饮食增加，体力改善，遂以验方益气护卫汤合蠲哮汤加减善后调理半月而愈。[光明中医，2002；17(10)：12～14]

讨论：《金匮要略》皂荚丸为治疗痰浊壅肺的喘咳证而设，原文“咳逆上气，时时吐唾浊，但坐不得眠，皂荚丸主之”。皂荚辛咸，能宣壅导滞，利窍涤痰，枣膏调服，以缓和其峻烈之性，兼顾脾胃，使痰除而不伤正。还可用于慢性阻塞性肺病痰浊阻肺型和肺泡蛋白沉着症。

（五）痰湿犯肺证

主要症状为咳声重浊，夜重日轻，痰黏量多。伴见乏力肢重，面部虚浮，纳呆腹胀，便溏，舌淡胖；边有齿痕，苔白腻，脉濡缓或滑。治法宜健脾通阳，利湿化痰。方药以茯苓桂枝白术甘草汤或五苓散化裁。

处方：茯苓 20g，炒白术 20g，桂枝 10g，炙甘草 5g。每日 1 剂，水煎 2 次，分上下午服用。

咳声重浊加苏子 15g，杏仁 10g，紫菀 10g，款冬花 10g，制半夏 10g，陈皮 6g；寒象明显加细辛 3g，干姜 6g；咳痰量多夹有泡沫者加白芥子 15g，防风 6g；气滞者加枳壳 10g，莱菔子 15g；气虚者加炒党参 15g，黄芪 15g；咳喘甚者加白果 10g，沉香 10g。

验案 1：患者，女性，58 岁，2002 年 12 月 10 日就诊。以反复发作咳嗽、咯痰、气喘 3 年，加剧 5 天就诊。表现为咳嗽，咯痰，痰多胸闷，气喘，食纳不佳，舌苔白腻，脉缓滑。两肺听诊可闻及干湿性啰音，血常规检查无异常，X 线胸透提示肺纹理增粗。曾经西药抗感染、止咳、化痰等治疗，上述症状仍时发时止。改换中医治疗，经苓桂术甘汤加味治疗 1 个月后，诸症基本消失，两肺听诊未闻及干湿性啰音，随访 3 个月无复发。[广西中医学院学报，2005；8(4)：19～20]

验案2：严某，女，46岁，家庭主妇。2003年3月23日就诊，诉患慢性支气管炎多年，常因外感而诱发，每次发病时需口服及静脉点滴大剂量抗生素治疗，也常配合服用止咳化痰的中药（治疗时间长则20余天，短则亦需1周左右）。虽可见效，咳嗽减轻，但难根治，长期咯痰，绵绵不绝，痰呈白色泡沫状，纳食尚可，观患者形体肥胖，舌淡苔白，脉细。中医辨证为痰湿中阻。治予五苓散加减，以健脾通阳，利湿化痰。方药：茯苓20g，泽泻15g，白术10g，猪苓10g，桂枝5g，陈皮10g，法夏10g，甘草5g。3剂后，患者尿量明显增多，而咳嗽、痰多则明显减轻，又于原方中加党参10g，再服2剂后，患者咯痰、咳嗽等症患除。[中医药导报，2005；11（3）：42]

讨论：苓桂术甘汤是仲景治疗痰饮温化法的代表性方剂，属痰饮病的正治法。主要用于脾虚生痰，痰湿犯肺。此病多因饮食不节，或冒雨涉水，地处湿洼，寒湿困脾，脾气损伤，运化失职，聚湿生痰，痰浊犯肺，而致肺虚。或久咳肺虚，痰湿留积，损伤脾气，而致脾虚。两者互为因果，肺虚失其宣降，脾虚则湿痰内生，故咳痰质稀量多，气喘。脾气不足，运化失常，故纳差腹胀，大便不实。治用苓桂术甘汤健脾温化痰饮，苏子、半夏、陈皮祛痰利气，紫菀、款冬花、杏仁止咳平喘。标本兼治，脾肺健，痰湿化，喘息平。患者要做到饮食有节，少吃甜黏生痰之物，戒酒烟，起居有常，加强体质锻炼，增强抗病能力，真正做到“正气存内，邪不可干”，减少或避免复发，达到彻底根治的目的。

（六）肺气虚弱证

主要症状为咳声无力，日重夜轻，多为单咳或夜间咳嗽，痰量少稀白。伴见恶风，自汗，易感冒，舌淡苔薄，脉细弱。治法宜补肺益气固表。方药给予薯蓣丸。

处方：山药80g，人参50g，熟附子25g，干姜20g，麦冬35g，五味子35g，川芎35g，黄芪、生地黄、茯苓各30g，当归、白芍、阿胶、白术、炙甘草、神曲、豆黄卷各20g，柴胡、杏仁、桔梗、桂枝、防风、白蔹各15g。诸药研末，炼蜜为100丸，每丸含生药6g，每次空腹酒服1丸，每日服2次。

验案：患者赵某，男，41岁，1998年10月23日初诊。患者平素身体状况欠佳，不耐体力活动，易于感冒，有吸烟史，现已戒断。2年前因出现低热持续不解，经常规治疗后非但未愈，反而加重，出现咳血症状，经其医院诊断为“肺结核”，经过抗痨治疗后基本痊愈。3个月前又复出现低热不解，午后加剧，盗汗等症状，被确诊为“肺结核”，遂于某专科医院进行治疗，约1个月后病情初步控制后，患者请求兼服中药治疗。初诊时症见：面色皖白无华，神疲乏力，咳声低微，不喜言语，稍动即喘，睡眠多梦、易醒，痰多色白质稀，畏寒肢冷，大便溏薄，不思饮食，形体消瘦。脉浮大，舌淡苔白，边有齿痕。经辨证分析，患者确属气血阴阳俱虚之虚劳证。故用薯蓣丸治疗，嘱患者每日2次，每次1丸，1个月后诸症减轻，且肌肉渐平，3个月后经胸片检查肺结核已基本痊愈，诸证悉平，已基本恢复工作。为巩固疗效，嘱患者继续服药半年以上，以达到“阴平阳秘”之目的。[天津中医学院学报，2001；20（1）：38]

讨论：根据中医“虚劳诸不足、风气百疾薯蓣丸主之”，五脏虚劳重视心、肺、脾、肾，治以甘温扶阳，益气养血，补益心、肺、脾、肾。基本方中山药专理脾胃，人参、黄芪、五味子益气固脱生津，具有较强的抗应激作用，是肺心病急救中之圣药，熟附子、干姜甘温扶阳，辛温入心、脾、肾经，是治疗肺心病阳虚暴脱、亡阳汗出、四肢厥冷、脉微欲绝之臣药；白术、茯苓、豆黄卷、炙甘草益气调中；当归、川芎、白芍、地黄、麦冬、阿胶养血活血滋阴，柴胡、桂枝、防风祛风散邪，杏仁、桔梗、白蔹理气开郁，诸药合用，切中病机，共奏益气、温阳、化瘀、祛邪、理气开郁，以达到急则治其标、缓则治其本、标本兼治的目的。

（七）肺肾阴虚证

主要症状为干咳无痰或少痰，不易咳出，口干咽燥。伴见五心烦热，潮热盗汗，气短眩晕，腰酸肢软，舌红少苔或苔光剥，脉细数。治法宜滋养肺肾。方药给予炙甘草汤化裁。

处方：炙甘草20g，桂枝15g，生姜15g，麦冬20g，火麻仁15g，人参10g，阿胶（烊化）10g，生地黄20g，大枣6枚。以水加适量白酒煎服，每天1剂，分3次温服。

辨病论治加龙眼肉15g，百合15g，牡丹皮15g，五味子15g。水煎煮服。

讨论：本症多见于肺心病往往病程日久，耗损正气，致使机体抗病能力低下。早期多属气虚、气阴两虚，由肺及脾、肾；晚期气虚及阳，以肺、肾、心阳虚为主，或阴阳两虚。病程中因虚致实、痰瘀并存。急性期治标的同时应兼顾本虚。缓解期更应扶正固本，以益气养阴温阳为主，佐以活血，重在益肺、健脾、益肾，辅以养心通脉。炙甘草汤药9味，炙甘草甘温复脉利心气，人参、大枣补益脾气，阿胶、麦冬善养肺阴，地黄、火麻仁长于滋补肾水，与胶地合用有“金水相生”之功。桂枝、生姜辛温通阳复脉，与益气滋阴药相配既可温而不燥，亦可使气血流通，脉道通利。全方偏于温补，心脾肺肾四脏同调，尤以补益心肺之功为大，以本方为主辨证用药，用于治疗慢性肺心病缓解期疗效肯定。

仲景降逆平喘每用厚朴、白前；敛肺平喘专用五味子；泻肺平喘则用葶苈子；止咳定喘多用杏仁、紫菀、款冬花等。为临床治疗肺病咳喘提供了理论依据和范例。

三　支气管哮喘

支气管哮喘简称哮喘，是气道的一种慢性变态反应性炎症性疾病。中医学称为“哮病”，见于《金匮要略》“咳嗽上气”、“肺胀”、“支饮”等病症。

一、病因病机

支气管哮喘，在《金匮要略》中称为“上气”。由宿痰伏肺，复因外邪、饮食、情志、劳倦等因素，致气滞痰阻，气道挛急、狭窄而发病，病证有虚实之异，病性有寒热之分。

（一）内外合邪

哮病的发生可因感受外邪，肺气不得宣畅，气机升降失常而发，若迁延失治，不能及时疏邪外达，可由表入里，内伏于肺，伤及肺气，而久病肺虚，肺卫虚弱，卫表不固，痰饮内停，易受外邪引发或加重。

（二）病久反复多虚实夹杂

痰饮在肺，喘咳反复发作，势必耗伤正气，如痰浊易于化热伤阴，水饮易从寒化伤阳，出现虚实夹杂之候。而痰饮久留，始为肺脾损伤，久则影响及肾，肾失摄纳，可见呼多吸少之证，表现“上气而浮肿，痛息，其脉浮大，《金匮要略》称之‘不治’”，意即病情严重。

（三）实证多以痰饮为患

《金匮要略》所述：“痰稠黏如胶，咯吐不爽，但坐不得眠”。痰与水饮均为人体病理产物，因津液不归正化，停积而成，稠浊者为痰，清稀者为饮。痰的产生与肺脾肾三脏有关，如外邪袭肺，肺失宣肃，津凝成痰，或脾失运化，湿聚为痰，或肾虚水泛为痰，如上阻于肺，肺失宣降，可发为喘证。痰浊阻肺之喘，有痰多黏腻、色白，咯吐不利，胸满闷窒之特点，进一步发展可致痰壅气闭，出现危候。饮的生成，多由水湿浸渍、饮食所伤，使脾的运化转输功能被遏，水谷不得化为精微，输布全身，以致水液停积于某一部位，积水成饮。如饮停胸肺，肺气上逆，可出现喘证，以吐痰量多，白色泡沫状为特征，伴咳逆倚息不能平卧，甚则面目浮肿。总属阳虚阴盛，阴寒积聚而成。若内郁饮邪，复感风热，时邪与里水相搏，或饮邪久留，郁而化热，可表现为寒饮夹热或饮热相杂之候。

二、发作期辨证论治

（一）寒哮

主要症状见喉中哮鸣有声，胸膈满闷，咳痰稀白，面色晦滞。或有恶寒、发热、身痛。舌质淡，苔白滑，脉浮紧。治法宜温肺化饮、止咳平喘。方药以小青龙加石膏汤化裁。

处方：麻黄9g，白芍15g，桂枝15g，、细辛6g，炙甘草6g，五味子15g，干姜6g，半夏15g，石膏15g。以上诸药加水500ml，煎至200ml，温服，每天1剂，分3次温服。

辨病论治加款冬花、紫菀、僵蚕、地龙，痰多者加白芥子、莱菔子；喘甚者加苏子；舌暗者加桃仁。

验案1：男，60岁，2003年12月12日求诊。喘咳、咳痰发作近1个月，痰质清稀水泡状，静滴青霉素及糖皮质激素10d，喘咳未见好转，来本院要求中医治疗。查体：体温36.5℃，脉率55次/分钟，两肺可闻及哮鸣音及散在湿啰音，苔薄白，舌质淡，脉缓。此属阳虚型，以小青龙汤加附子治之。方药：麻黄12g，桂枝10g，白芍10g，干姜6g，细辛6g，五味子6g，制半夏10g，甘草6g，淡附子10g，每日1剂，每剂水煎2次，分2次口服。3d后复诊，患者咳喘明显减轻，肺部哮鸣音消失，嘱服固本咳喘片及金匮肾气丸以巩固疗效。[现代中西医结合杂志，2005；14（20）：2708]

验案2：李某，女，2岁零8个月，1992年12月8日就诊。患儿高热、喘咳、流涕、呕吐、轻度腹泻（每日3~4次）反复发作14天，曾在本院住院1周，诊为喘息性支气管炎，消化不良，经用庆大霉素、氨苄青霉素、氨茶碱、地塞米松及补液、止咳等治疗，病情稍缓，呕泻停止，仍见轻微咳嗽、咯痰。近日因受寒诸症又起，症见咳嗽气喘，烦躁不已，喉间痰鸣，发热多汗，面色皖白，舌质红，苔薄黄，脉浮滑。查T39℃，听诊两肺满布哮鸣音及痰鸣音，X线胸透肺纹理增粗。证属风寒挟饮，郁热内闭，肺失宣降。拟增服小青龙加石膏汤以解表清肺，化痰宣肺，蠲饮平喘。处方：麻黄、桂枝、法半夏、五味子各5g，苏子、白芍、黄芩各6g，僵蚕、干姜、甘草各3g，细辛、全蝎各1g，石膏20g，瓜蒌仁6g。服3剂后，痰化喘平，身热已解，面色红润，惟咳嗽气弱，苔薄白，脉浮。

守原方石膏减为10g，继服3剂，诸症告平，肺部听诊正常。［国医论坛，1994；（04）：12］

讨论：小青龙汤加石膏汤主治外感风寒，内有伏饮，交织阻塞气道的哮证。方中麻黄散寒平喘为君药；细辛、干姜以温肺化饮；半夏、紫菀、冬花降气化痰，止咳平喘共为臣药；僵蚕、地龙祛风解痉；五味子、白芍敛肺止咳为佐药；甘草调和诸药为使药。各药合用，有散有收，为开合兼施之法。现代药理证实小青龙汤有解热、抗炎、镇咳等作用。麻黄中左旋麻黄碱及麻黄挥发油是平喘的有效成分，桂枝能改善机体的易敏状况，细辛挥发油能解除组织胺、乙酰胆碱引起的离体豚鼠气管痉挛；其甲基丁香酚及去甲乌药碱亦有显著的解痉作用，为加味小青龙汤治疗哮喘提供了药理学的支持。

（二）热哮

主要症状见喉中哮鸣有声，气促息涌，胸脯烦闷，呛咳阵作，痰黄黏稠，面红，伴有发热，心烦口渴。舌质红，苔黄腻，脉滑数。治法宜解表化饮，清热除烦。方以越婢加半夏汤化裁。

处方：炙麻黄6g，生石膏15g，麦冬12g，生甘草5g，大枣3枚，生姜3片。每日1剂，分2次服用。

咳嗽加清半夏、牛蒡子、玄参各9g；热重痰稠可加海浮石、瓜蒌、海蛤壳等清热化痰，津伤重者可加天花粉、知母、芦根等以生津润燥；表邪较重可加菊花、薄荷等以辛凉解表。

验案：苏某，男，76岁，于2001年7月20日来诊，自诉患咳喘病40余年，此次因外感风热而使病情加重。症见咳嗽、痰黄质稠，喘促气粗，倚坐不得平卧，口干、口渴，便干，无发热，舌质红少津，苔黄腻，脉滑数。开始患者拒绝服用中药，故予西药抗炎、平喘为主治疗20余天而症状无缓解，后改服中药。查体该患者仍为痰热郁肺之肺胀，故以越婢加半夏汤加减：麻黄、半夏、生姜各10g，生石膏50g，生甘草5g，红枣4枚，天花粉、知母各15g，此方加减共服10余剂而愈。［吉林中医药，2002；22（5）：55］

讨论：金匮原文“咳而上气，此为肺胀，其人喘，目如脱状，脉浮大者，越婢加半夏汤主之”。方中麻黄、石膏辛凉配伍可清热平喘，生姜、半夏散痰饮降逆，甘草、大枣安中以调和诸药。诸药合用主治外感风热所致痰热郁肺的哮证。

（三）风哮

主要症状时发时止，发时喉中哮鸣有声，反复发作，止时又如常人，发前多有鼻痒、咽痒、喷嚏、咳嗽。舌淡苔白，脉浮紧。治法宜祛风散寒，宣肺开痹。方药射干麻黄汤加味。

处方：射干12g，炙麻黄9g，生姜9g，细辛6g，炙款冬花15g，炙紫菀15g，清半夏9g，五味子10g。每日1剂，水煎，分3次服。

辨病论治加大枣6g，白芍25g，杏仁9g，炙枇杷叶12g，蝉蜕12g，甘草6g。干咳无痰或痰少而黏者加贝母、枇杷叶，去法半夏；咽干加麦冬；气促呛咳加苏子；咯吐黄痰者加黄芩、鱼腥草。服药期间应规律生活，避免过度劳累，多饮开水，忌食辛辣、干果和腌咸等刺激之品，少说话。

验案1：某患，女性，40岁，2000年4月23日初诊。外感后咳嗽持续2个月，曾使用抗生素和止咳药治疗1个月，疗效欠佳，吸入治喘气雾剂症状可改善，肺部X线摄片提示两肺纹理增粗，余无异常。刻诊：久咳不愈，痰白量少，咽部有异物感，咽痒，胸闷，脉缓，舌苔薄白。中医诊断：咳嗽；西医诊断：咳嗽变异性哮喘。病乃起于外邪袭表，邪客上焦，肺气宣肃失常，气逆所致。治宜宣肺止咳。拟射干麻黄汤加减：麻黄8g，射干10g，蝉蜕8g，杏仁10g，法半夏8g，炙冬花8g，炙紫菀15g，浙贝母10g，五味子3g。3剂，日1剂，水煎分2次服。4月26日二诊：服药后，咽痒、咽异物感减缓，咳嗽减轻，守方续进3剂。4月29日三诊：每晚偶咳1~2次。5月3日四诊告知：咳嗽已止，诸症悉平。随访3个月未见复发。[国医论坛，2001；16（4）：7]

验案2：李某，男，50岁，1990年11月19日入院。自诉哮喘病史20余年，近3年来加重，尤以冬季为甚，发时呼吸迫促，胸闷气喘，咳嗽，痰白量多，甚则头面汗出，难以平卧。证见：呼吸困难，喉有痰声，颜面浮肿，目闭难张，纳差，小便如常，舌苔白腻，脉象滑而兼数。此为寒邪客肺，痰饮互结，肺气上逆，病发咳喘。治以温肺祛痰，降气平喘。处方：射干9g，五味子15g，麻黄9g，制半夏9g，细辛3g，干姜9g，茯苓15g，杏仁9g，贝母9g，炒莱菔子9g，厚朴9g，生赭石9g（研末）。连服5剂，喘定咳轻，咯痰减少，已能卧睡，饮食量增。方中去赭石，加炒神曲、炙桑白皮各9g，再服4剂，诸证基本解除。后以牡荆油胶丸调理数月，4年未见复发。[新疆中医药，1996；（03）：58~59]

讨论：本证型临床多见于咳嗽变异性哮喘。临床约占主诉为咳嗽病人的1/4。但由于这一疾病的主要症状为咳嗽，往往不为临床医生重视而进行及时检查和诊断，且病人也往往认为其为普通感冒咳嗽、咽炎所致，随便服用止咳药，对症治疗，结果使“咳嗽”长期不愈，病情延误，最终发展成为典型的支气管哮喘，失去了治疗的最佳时机。咳嗽变异性哮喘的临床特点包括以下几个方面：①咳嗽无明显诱因，呈干咳无痰或咳少许痰。时间较长，夜间及凌晨发作，白天无症状，运动、冷空气可诱发其加重；②查体无阳性体征，肺功能正常，胸片正常，五官科检查正常；③存在气道高反应性；④抗生素或止咳药物无效，使用支气管扩张剂或皮质激素有效；⑤许多人有明确的家族过敏史和个人过敏史，过敏原皮肤试验阳性，痰嗜酸性细胞增多；⑥大多有一定的季节性发作，以春秋多见。现代医学治疗此病多采用支气管扩张剂和糖皮质激素，但由于其副作用多，长期使用，病人难以接受。此类病人呈慢性咳嗽，症状时轻时重，反复不愈，肺气耗散，日久势必累及脾胃，导致脾肺两虚。故临床上病人常表现为除了慢性咳嗽长期难愈外，往往伴有神疲乏力，遇冷空气和刺激性气味刺激，症状随之加重，舌质淡红，舌苔白或白厚，脉弦紧或弦滑等症状。射干麻黄汤系《金匮要略》专为治疗痰饮，咳而上气，喉中有水鸡声者而设。方中麻黄开宣肺气，其主要成份麻黄碱具有平喘、松弛支气管平滑肌、增强肺灌流量的作用；款冬花、紫菀相须为用，温而不热，润而不燥，增强化痰降气止咳之力；射干开痰结疗咽痹；半夏祛痰降逆；五味子敛肺止咳；杏仁苦降开泄止咳；蝉蜕疏风利咽。共奏宣肺平喘止咳功效。

（四）虚哮

虚哮发生主要因为肾阳不足，气化失职，津液代谢失常，停聚为伏痰，每因外邪入侵搏击于气道而致本病呈慢性反复状态；肾阳不足则外不能助卫气以抗外邪，内不能助肺气以朝百脉而致肺络瘀阻，病机为肾阳不足为本，兼夹卫气不固和血瘀。临床主要症状为多反复发作，甚者持续发作喘哮，咯痰无力，声低气短，动则尤甚，口唇爪甲紫绀。舌质紫暗，脉弱。治法宜温补肾阳兼益气活血，方药以金匮肾气丸合人参蛤蚧散化裁。

处方：熟地12g，山萸肉10g，山药15g，肉桂2g，炮附子5g，泽泻10g，牡丹皮10g，茯苓10g，人参12g，蛤蚧粉1g。药物的煎服方法：先将药物浸泡20分钟，文火煎，其中肉桂后下，蛤蚧1对，去头、足及鳞，研末，每次1g，药汁冲服，每天1剂，分2次服。

辨病论治加胡桃肉15g，五味子10g，补骨脂12g，川贝6g，苏子10g。加减：兼风寒袭肺加麻黄、杏仁散寒解表；寒痰阻肺加法半夏、桔红化痰利气；兼感风热去桂附加黄芩、瓜蒌清化热痰；阳虚饮停加防己、葶苈、生黄芪益气行水；若喘甚，张口抬肩、气促、心慌烦躁不安者为心肾阳衰的喘脱危象，宜急扶阳固脱、镇摄肾气，兼用参附汤送服黑锡丹、蛤蚧粉；如口干、颧红、汗出如油者，为气阴俱竭，加参麦散益气养阴，汗多加煅龙骨、煅牡蛎敛汗固脱。

验案：李某，男，52岁，工人，于1990年11月20日入院，住院号10068。患者有慢性支气管炎病史6年余，平时病情稳定，每年冬季遇冷则咳喘，常服氨茶碱、螺旋霉素、甘草片等。12d前受凉旧病复发，服用上药无效。入院时，咳嗽连声，咯痰量多色白，甚则喘息汗出，时有心慌气短，不思饮食，舌质淡暗，苔白腻，脉细数。体检：T 36.8℃，R 28次/分钟，P 112次/分钟，BP 14/11kPa。神清，精神差，口唇紫绀，桶状胸，双肺可闻及湿啰音，以左肺为著；心率112次/分钟，律齐，心音遥远；双下肢轻度浮肿。胸透示：慢性支气管炎，肺气肿合并感染。血常规：WBC 9.4×10^9/L，N 86%，L 32%。西医诊断为慢性支气管炎，肺气肿合并感染，肺心病。中医诊断：咳嗽。证属肺肾气虚，痰湿壅滞，治以补肾纳气，化痰止咳为法。金匮肾气丸加味：茯苓、丹皮、泽泻、生地、清半夏各15g，山药、山萸肉各20g，桂枝、杏仁各6g，附子5g，水煎服，日1剂。服5剂后，咳嗽减轻，咯痰减少，心悸、气短消失。效不更方，再进5剂，诸症消失，病愈出院。嘱继服金匮肾气丸1个月，随访2年未复发。［河南中医药学刊，1997；12（4）：39～40］

讨论：《景岳全书·喘促》："虚喘者，慌张气怯，气低息短，惶惶然者气欲断，提之若不能升，吞之若不相及，劳动则甚"。肾气充沛，摄纳正常，能使肺的气道通畅，呼吸均匀。肾虚则根本不固，吸入之气不能归纳于肾，则见呼吸困难，动则气急喘息不止。故其标在肺、其本在肾，重治其本，兼治其标。方中人参大补元气；蛤蚧、胡桃肉甘温入肺肾经，温补肺肾平喘；熟地、山药、补骨脂填精补肾，治虚损劳伤；肉桂、炮附子温暖元阳；山萸肉、五味子敛肺平喘；川贝、苏子降气平喘；两方加减合用，温补肾阳，纳气归肾而取效。虚喘较重的可服2个疗程以上，或时间更长些，同时还可注射一些免疫制剂，如卡介苗等，并适当加强体质锻炼，注意保暖，避风寒，及辛辣厚味饮食等。研究证明，肾气丸能调节支气管哮喘气道炎症的Th1/Th2细胞因子失衡，且能改善肾阳虚和气虚血瘀症状。

三、缓解期辨证论治

（一）肺气亏虚

主要症见平素自汗，怕风，常易感冒，每因气候变化而诱发。发病前喷嚏发作，鼻塞流清涕。舌苔薄白，脉濡。治法宜补益肺气，温化痰饮。方药以茯苓甘草汤合当归贝母苦参丸。

处方：桂枝、茯苓、川贝母、苦参、当归、甘草各10g。每天1剂，水煎分2次温服。

咳嗽加杏仁、厚朴各10g，生姜6g，炙甘草8g，紫菀15g；兼外感者加麻黄、防风各10g；伴心下动悸者茯苓加至15g，酸枣仁15g；唇舌暗紫者，加桃仁5g；热咳甚者加桔梗12g，枇杷叶10g；寒咳者加干姜6g，五味子6g；痰多者加葶苈子10g；无痰而喘者加熟地30g，石膏20g；痰黄或发热者加金银花、连翘各15g，黄芩10g。

验案：张某，男，58岁，1999年12月8日就诊。素有喘息型慢支20多年。近来因感冒诱发喘促，短气自汗，心下悸，微咳，发热38.2℃，痰多白黏稠，咽干不渴，纳呆，唇舌暗紫，苔白腻，脉弦稍数。胸片示：（1）慢性肺气肿；（2）双下肺感染；（3）右心肥大。听诊：双下肺可闻湿性啰音。中医诊断：肺胀（慢阻肺并感染）。方药：茯苓、金银花、连翘各15g，炙甘草8g，桂枝、麻黄（先煎）、杏仁、厚朴、防风、川贝母、黄芩、葶苈子各10g，桃仁6g。服药2剂，每天1剂。12月10日：热退，痰减少，仍有气喘、心下悸。拟方：桃仁、知母、当归各6g，茯苓15g，葶苈子、桂枝、杏仁、厚朴、苦参、川贝母、黄芩各10g，炙甘草8g。服3剂，每天1剂。12月13日：热退，喘气减轻，无咳，纳呆，大便少。守上方加莱菔子15g。服3剂，每天1剂。12月16日：喘、悸、咳俱缓解，舌淡红暗，脉弦不数，仍有心下悸、气短、乏力，痰稍多，肺部啰音基本消失。拟方：杏仁、厚朴、葶苈子、当归、桂枝、苦参、莱菔子各10g，茯苓12g，红参、炙甘草、知母各6g，川贝母8g。上方加减调理善后，喘、悸、咳基本消失。痰量减少后，去葶苈子、莱菔子。[湖北中医杂志，2001；23（7）：33]

讨论：哮病常反复发作，迁延多年为特征，常伴心下动悸，四末不温，动辄气短不足以息。中医辨证，以咳为主时治咳，喘为主时治喘，心下悸为主时治悸。临床证有虚实，实者寒热痰饮，虚者肺脾肾虚。茯苓甘草汤合当归苦参丸治疗缓解期，具有攻补兼施、虚实兼治的作用。当归贝母苦参丸方中，贝母祛痰解痉，苦参清热燥湿，当归止咳活血，合用能改善肺系末端气道与循环阻塞。茯苓甘草汤出自《伤寒论》治“伤寒，厥而心下悸”之痰饮证。方中桂枝配茯苓、生姜以通阳利水、除饮定悸；加桃仁、当归活血，治疗因喘致悸者有一定的效果。

（二）脾气亏虚

主要临床表现为平素有痰，倦怠乏力，食少便溏，每因饮食失当而引发。舌苔薄白，脉细缓。治法宜补肺健脾化痰。方药以薯蓣丸化裁。

处方：山药80g，人参50g，熟附子25g，干姜20g，麦冬35g，五味子35g，川芎35g，黄芪、生地黄、茯苓各30g，当归、白芍、阿胶、白术、炙甘草、神曲、豆黄卷各20g，柴胡、杏仁、桔梗、桂枝、防风、白蔹各15g。诸药研末，炼蜜为100丸，每丸含生药6g，每次空腹酒服1丸，每日服2次。

验案：陈某某，男，55岁。2001年11月5日初诊。有慢性哮喘史20多年，每于秋冬季节受凉即发，10天前因发作症状重，呼吸困难，而住院治疗，病情好转于前日出院，现仍有轻度哮喘，胸部憋气，脘腹闷胀，倦怠纳呆，大便稀溏、小便黄、舌淡胖苔薄白，脉细软，两肺呼吸音粗，可闻及干啰音及哮鸣音，目前处于缓解期，证属脾虚，脾阳不振，治宜健脾为主兼温肺化痰，薯蓣丸加减：山药30g，白术15g，熟地15g，当归10g，阿胶10g，麦冬10g，桂枝6g，干姜6g，杏仁10g，桔梗9g，防风6g，太子参30g，茯苓10g，陈皮9g，葶苈子15g，炙甘草6g。服5剂。11月12日二诊：哮喘基本控制，胸闷脘胀好转，纳谷稍增，大便成形日1次，药已中的，原方再服5剂。11月18日三诊：咳喘止，轻度胸闷，纳增，夜寐汗多，原方去桂枝、干姜，加煅龙骨、牡蛎各30g（打，先煎），枣仁皮各20g，坚持原方先后服药40剂，精神转佳。近2年哮喘未再复发过。[实用中医内科杂志，2004；18（5）：421]

讨论：金匮方中用薯蓣丸治疗虚劳诸不足、风气百疾，其本质是不足，是身体虚弱，故易受风邪侵袭而成疾。“虚则补之”，补虚，是治疗虚劳诸不足的大法。细研薯蓣丸全方，方中用四物、麦冬、阿胶补血，四君、大枣补气，柴胡、桂枝、防风去邪散风，杏仁、桔梗、白蔹上提宣肺，下气开郁，此六味用量轻，在补脾之中起到散其邪热，开其逆郁的作用，使气血平顺，补益得纳，方为至当。临床用于哮喘缓解期治疗疗效良好。

（三）肾气亏虚

主要症见平素气息短促，动则为甚。腰酸腿软，耳鸣，不耐劳累，四肢欠温，小便频数。舌淡，脉沉细。治法宜补肾固本。方药以金匮肾气丸。

处方：金匮肾气丸，1次6g，1日2次，分早晚服。于三伏天的第1天开始服药，连服100天。

讨论：现代医学认为，哮喘是一种气道高反应性慢性炎症性疾病。中医认为“喘有宿根重于痰，其根在肾脾”，肾为元气之根，老年人肾阳多虚，纳气无力而喘。因此治疗应重补肾阳，用中医经典方金匮肾气丸治疗，可治其根本；同时加用睾丸素，增强免疫功能以增加疗效。使用长效激素痛息通穴位注射，疗效迅速而持久，有抗炎，抑制变态反应，拮抗炎性介质，降低气道反应作用，从而起综合治疗作用，即治标又治本。激素治疗哮喘效果早已公认，但副作用大。国内多项研究提示，补肾中药可替代激素，提高人体肾上腺皮质功能。

四　肺间质纤维化

肺间质纤维化是以肺泡间质炎症细胞浸润、纤维母细胞增生和肺泡间质纤维结缔组织沉积为特征的免疫介导慢性炎症性疾病，是多种肺部疾病的最后结局。《金匮要略》称之为“肺痿”，指因肺气虚弱，无力主气，无力布津所致以咳吐浊唾涎沫为主症的一种疾病。《类证治裁》则明确指出此属“难治之证”，清·陈士铎《辨证录》曰：“肺痿之成于气虚，尽人而不知也……肺气受伤，而风寒湿之邪遂堵塞而成痹也”。说明本病存在正气不足，肺络痹阻之病机。近代医家亦认为由各种原因导致的肺痿，为慢性虚损性难治性疾病，预后不良。

一、病因病机

（一）肺有燥热

《金匮要略·肺痿肺痈咳嗽上气病脉证并治》提出：“热在上焦者，因咳为肺痿”。若痰热久咳，肺痿，肺痈日久未愈，或误汗、误下，或热病邪热耗伤阴津，燥热内生，肺阴大亏，肺失津濡，上焦生热，肺燥津枯，致肺之清肃宣降失司而成虚热肺痿。而上述多种原因又可损害胃阴，胃津不能上输，则肺叶不濡，燥热内生而发肺痿。故《医门法律·肺痿肺痈门》说："肺痿者，……总由胃中真液不输于肺，肺失所养，转枯转燥，然后成之"。

（二）肺气虚冷

内伤久咳，虚喘日久，气阴暗耗，或虚热肺痿，经久不愈，阴损及阳，而致肺气虚冷，气不化津，为浊唾涎沫，终成肺痿。即《金匮要略心典·肺痿肺痈咳嗽上气病脉证治第七》所说："肺痿吐涎沫而不咳者，其人不渴，必遗尿，小便数，所以然者，以上虚不制下故也。此为肺中冷，必眩，多涎唾"。可见，正如尤在泾在《金匮要略心典·肺痿肺痈咳嗽上气病脉证治第七》中所说："肺为娇脏，热则气烁，故不用而痿；冷则气阻，故亦不用而痿"。

二、辨证论治

（一）阴虚燥热证

主要症见：久咳气喘，咳吐浊唾，其质黏稠，不易咯出，胶黏长丝不断，或痰中带有血丝，甚则咯血，血色鲜红，咽干而燥，渴喜凉饮，形体消瘦，皮毛干枯，舌红少津、苔少，脉象虚数。治法宜滋阴清热，润肺生津。方药以麦门冬汤加减。

处方：麦门冬20g，党参10g，半夏5g，粳米15g，大枣10g，甘草3g。水煎服，每天1剂，分3次温服。

辨病论治加丹参15g，百合10g，桔梗5g。咯血丝痰加藕节10g，生地10g；气血亏虚者党参加重至40g。

验案1：女，52岁，1995年11月19日来院就诊。自述1个月前因感冒后咳嗽不已，医治多日未愈。近几天出现咳唾涎沫，色白量多，咽干口燥，喉间如火灼之，欲以冷水漱之为快。问之曾无"气管炎"病史，近来大便燥结，午后潮热，微有汗出之象，食欲不振，肢倦乏力。望其形体消瘦，面色不荣。察其舌质红苔少，按其脉细而数。思之良久，此证正与《金匮要略·肺痿》篇"火逆上气，咽喉不利"（三条），"寸口脉数，其人咳，口中反有浊唾涎沫"（一条）的"虚热肺痿"相吻合。病证已明，随证立法——止逆下气，清养肺胃，投以仲景"麦门冬汤"加沙参、玄参、陈皮、石膏以消息之。次日再诊，病症已减，效不更方，恐过用石膏寒伤胃，故去之。续投前方2剂，而获痊愈之功。附处方：麦冬30g，半夏5g，党参12g，大枣12g，甘草4g，沙参15g，玄参21g，陈皮10g，石膏15g，粳米1把。按：《金匮要略·肺痿》篇云："热在上焦者，因咳为肺痿"。即是此病症的成因。患者因感受秋末冬初之燥气，伤及肺胃之阴。肺失宣降则咳嗽不已；咳久不仅更伤其阴，且耗其气，终至肺胃之体虚用衰。体虚即阴不滋，故见咽干口燥如火灼；用衰即气不摄，故见咳唾涎沫；肺胃气虚则食少乏力。如此之证，乍看之：因其咽喉干燥如火灼、潮热、便秘，似属凉膈散证；因其久咳咽干食少，又似沙参麦冬汤证。但结合四诊细察之，此证乃属上焦虚热之证，与上焦实热的凉膈散证虚实有异；此证虽有肺胃阴虚久咳咽干之象，但以气虚失摄的咳唾涎沫为其特征，而沙参麦冬汤证为单纯的肺胃阴虚证，并以干咳无痰或少痰为其主证，二者同中有异。既为虚热肺痿，当宗仲景之旨：清养肺胃，“止逆下气，麦门冬汤主之”。因其阴虚而见潮热便秘之证，故加沙参、玄参、陈皮以助本方滋阴清热之功；因其上焦热盛，故加少量石膏以泻肺胃之火，祛邪以扶正。[现代中西医结合杂志，2004；13（19）：2588~2589]

验案2：李某，男，61岁，农民，住院号29007。患者于1998年6月26日门诊以“肺间质纤维化”收入院。入院时主诉：咳嗽、咳痰3年，喘促半年加重半月，伴纳差、进食后胃脘不适，无法言表，平卧位症状减轻。个人史：养牛7年，其子经营农药3年。查体：呼吸30次/分，脉搏92次/分，体温36.8℃，血压14/10kpa，舌红、无苔，脉细数，消瘦，杵状指，两肺间Velcro啰音，右胸叩诊4肋以下呈浊音，舟状腹，上腹部轻压痛。入院后CT示：两肺广泛纤维化以两外胁为甚，并见有小的肺大泡形成。诊断：中医：（1）咳嗽，（2）肺痿（肺阴亏虚）；西医：特发性肺间质纤维化。给予中药：麦冬、生地各15g，山萸、山药、茯苓、知母各12g，丹皮、泽泻各10g，半夏、川芎各6g，丹参20g，陈皮3g。5剂后，纳差减轻。上方去陈皮、半夏给百令胶囊（冬虫夏草人工培植制剂）4粒，3次每日。治疗30天出院，出院时咳嗽、呼吸困难减轻饮食正常。出院后随访，12个月时患者死亡。特发性肺纤维化晚期病人临床表现同《外台秘要·咳嗽门》所描述的“肺气咳经久将成肺痿，……唾白如雪，细沫稠黏……渐觉瘦悴”相同。故认为此病应归属祖国医学“肺痿”。[四川中医，2002；20（9）：28~29]

（二）肺中虚寒证

主要症见咳吐涎沫，其质清稀量多，易咯出，口不渴，形寒畏冷，呼吸气短，小便数或遗尿，舌质淡润，脉象虚弱。治法宜温肺益气，补土生金。方药以甘草干姜汤加减。

处方：炙甘草6g，干姜3g。水煎服，每天2次。

验案：史某，男，1岁。发热10天始出麻疹，前医屡用清热解毒剂，遂至已现之疹点消退，低热久稽不退，病程已逾一月，西医诊断为“麻疹后肺炎”。蒲老会诊时见：低热，咳嗽，微喘，有痰鸣声，不思饮食，大便日行2~3次，稀水而色绿，面色黯而颧红，肌肉消瘦，皮肤枯燥，脉沉迟无力，舌淡唇淡，无苔，奄奄一息。综合脉证，蒲老的思路是：素体阳虚，先天不足，后天失养，麻疹迟至十日方见疹点，是五虚无力鼓疹毒外出。前医见热投凉，苦寒过剂，而致脾胃阳衰，余毒内陷；颧红是阳虚阴寒，逼阳外浮。疹后多属伤阴，乃其常；此例素禀不足，又过用寒凉，至伤中阳，乃其变。病机既变，便不可拘执于常法，对具体情况作具体的分析和处理。肺炎也要辨证论治，证属虚寒，便当虚寒论治，不要为一个“炎”字束缚住手脚，而放弃辨证思维。病属肺痿，急当扶胃阳，若得胃阳回复，便有生机。方用甘草干姜汤（炙甘草6克，干姜灼至黄色3克），加党参3克，粳米灼黄9克，大枣2枚，2剂。药后胃阳渐复，正气尚虚，二诊仍用甘草干姜汤减量，合四君子汤健脾益气，三诊续以理中合朴姜半甘汤，加苡仁、麦芽，调理而愈。蒲老指出：用甘草干姜汤加味，意在温脾胃之阳，益脾胃之虚，阳施而肺中虚冷始化。同时，脾胃为肺之母气（土生金），虚补其母，故治脾胃即所以治肺，不治肺而肺亦治，此中医隔一之治也。[中医药通报，2006；5（3）：5~7]

讨论：肺痿有因重亡津液，脾无以上奉于肺，肺失濡养，津亡而气竭所致者，以咳吐浊沫、气喘、咽干声嘶、脉虚数为主症，即见所谓“大逆上气，咽喉不利”之麦门冬汤证；亦有因中阳素虚，脾失健运，痰浊内生，上渍于肺而成者，以吐涎沫为主症，即李克光在《金匮要略讲义》中所谓的“吐涎沫而不咳者，其人不渴，必遗尿，小便数，……

必眩，多涎唾”之甘草干姜汤证。清·李用粹曰：“咳之原，皆聚于胃而及于肺，情关母子也”，上焦肺虚之证出，中焦脾胃难辞其咎。故肺痿之治，无论虚寒、虚热，必宗甘缓理虚，虚则补母之旨，总以补脾为要务。肺纤维化病情复杂，缠绵难愈，治疗难于速效。尽管糖皮质激素有确切的抗炎和调节免疫作用，但长期大剂量应用糖皮质激素必将严重影响免疫功能，增加继发感染、呼吸衰竭的可能性。在临床上辅以中药治疗，不仅能调节机体免疫功能，减轻激素毒副作用，还可以预防纤维化形成，显著改善患者的临床症状，提高病人的生活质量。肺纤维化与肺痿病因病机关系密切，《金匮要略》有关肺痿的认识对肺纤维化的治疗有指导意义。

第二节　心血管系统疾病

一　冠心病心绞痛

冠心病心绞痛是由于冠状动脉粥样硬化和冠状动脉功能性改变（痉挛）导致心肌暂时性缺血缺氧而引起的发作性胸痛或胸部不适为主要表现的临床综合征。冠心病又称为缺血性心脏病或冠状动脉粥样硬化性心脏病。属于《金匮要略》中“胸痹”、“心痛”等病证范畴。

一、病因病机

张仲景曰：“夫脉当取太过不及，阳微阴弦，即胸痹而痛，所以然者，责其极虚也。今阳虚知在上焦，所以胸痹心痛者，以其阴弦故也”。《金匮要略》提出“阳微阴弦”一是指脉象，一是言病机。“阳微”乃胸中阳气不足，胸阳不振；“阴弦”为痰饮寒湿太盛。胸乃清阳之府，不为外邪所干，若素体阳虚，水湿不化，痰饮之邪乘其已虚阳位，痹阻脉络，则发为胸痹。由此可见，仲景所论之病因病机，乃本虚标实，本为胸阳不足，标为痰涎壅盛，阴乘阳位而发。原文：“今阳虚知在上焦，所以胸痹、心痛者，以其阴弦故也”。

现代认为其主要病机为气机郁滞、心络瘀阻。若乃情志不遂，忧郁寡欢，或暴怒愤慨、情志怫郁，或宗气不足，营卫失调，温运乏力，心脉失于灌养，则气机郁滞，致使血行失畅，水运乏权，而血瘀、痰痹、寒凝胶结不散，心脉滞泣，络脉痹阻，发为胸痹心痛。

二、辨证论治

（一）心血瘀阻证

主要症状见胸部刺痛、绞痛，固定不移，痛引肩背或臂内侧，胸闷，心悸不宁。唇舌紫暗，脉细涩。治法宜通利心脉。方药以鳖甲煎丸。

处方：醋鳖甲 33g，射干、黄芩、鼠妇、干姜、酒大黄、桂枝、石韦、厚朴、茯苓、阿胶各 9g，柴胡、蜣螂各 18g，白芍、牡丹皮、䗪虫各 15g，瞿麦、桃仁各 6g，半夏、人参、葶苈子各 3g，蜂房 12g，赤硝 36g，共粉碎为末，水泛为丸。每丸含生药 0.5g，口服，每次6丸，每日3次。15天为1个疗程。

讨论：鳖甲煎丸出自张仲景《金匮要略·疟病脉证并治》，方中重用鳖甲软坚散结，通络开痹为主药；大黄、丹皮、桃仁、䗪虫破血攻瘀，疏通经络；蜣螂、蜂房、鼠妇、射干、赤硝破瘀、攻毒、祛风、活络止痛；柴胡、厚朴行气开郁、调达郁结；半夏、茯苓、葶苈子、瞿麦、石韦祛痰除湿，干姜、黄芩协调阴阳，桂枝、芍药调和营卫；人参、阿胶益气养血。全方共奏破血通络，理气祛痰，益气养血，燮理阴阳，调和营卫之功。气机畅达，痰瘀蠲除、阴寒消散，复使气血充盛，阴阳平衡，营卫协和，从而心脉畅通，络脉无阻。现代药理研究证实多数祛风药皆具扩冠、降压、降脂、扩张外周血管、改善微循环、改善心肌血液供给或抗炎、抗凝、抗血栓形成作用，为方中大队通络开痹之动物、虫类药，如鳖甲、䗪虫、蜣螂、蜂房、鼠妇，及畅气开郁之升散药如柴胡、厚朴和燥湿化痰之祛风痰药如半夏、陈皮、茯苓等运用提供了坚实的药理学基础。此外，现代药理研究也表明，大黄、丹皮、桃仁等活血化瘀药不仅扩张血管、改善微循环，而且还可降低血黏度，抑制红细胞聚集，有抗凝和促纤维蛋白溶解，改善心肌缺血功效。治疗冠心病心绞痛的关键在于通利心络，恢复心脉运行，运用该方治疗气滞血瘀型心绞痛是对中医络病理论的发掘和完善，该方不仅直接作用于心脉，通利心络以行气血，而且同时消除各种致病因素，针对本病的各个环节，多途径地发挥了综合性治疗作用。可使临床症状和心电图明显改善，减少了硝酸甘油用量，无任何毒副作用。

（二）气虚血瘀证

主要症状见胸痛胸闷，心悸气短，神倦乏力，面色紫暗，舌淡紫，脉弱而涩。治法宜益气养血，化瘀通络。方药以黄芪桂枝五物汤加味。

处方：黄芪30g，桂枝9g，白芍15g，生姜6g，大枣6枚，每剂加水煎煮2次，将煎液再浓缩至300ml，每次空腹服100ml，每天3次，疗程为2周。

血虚加当归25g。另外还需给以缓解血管平滑肌痉挛，降低心肌耗氧量的硝酸甘油20mg加5%葡萄糖250ml，静脉点滴每日一次，连用3天；并给以溶解血栓药物尿激酶150万u加0.9%生理盐水100ml，静脉点滴，半小时滴完，1次性给药。

验案：孙某，女，78岁，2000年12月26日初诊。患者10天前因突感胸闷胸痛，入他院心内科住院治疗，诊断为急性心肌缺血。治疗后症状缓解，心电图稳定，患者要求出院，现自觉心慌气短、头晕乏力，时有胸痛隐隐，胸闷憋气，活动后明显加重，伴夜寐不安，汗出恶风，形寒肢冷，全身关节疼痛，胃脘时痛，不思饮食，大便难，小便自利。患者素有类风湿性关节炎30余年。查体：精神尚可，形体羸瘦，面色萎黄，指关节变形，舌质淡，苔薄白，脉沉细无力。血压110/65mmHg，双肺呼吸音清，心率：76次/分钟，心律齐，$V_2 \sim V_6$导联ST段水平下移分别为2.5mm、2mm、2mm、1.5mm、1.5mm。证属气虚血瘀，胸阳不振，治宜益气温阳，活血通络。处方：黄芪60g，当归、远志、大枣各10g，桂枝、檀香各12g，白芍、茯苓、麻子仁、生姜各15g，鸡血藤、党参、丹参、伸筋草、透骨草各30g，砂仁3g，麦门冬9g，何首乌20g，炙甘草6g。予3剂，日1剂，水煎，分2次服。宜调情志，保持心情愉快，节饮食，勿过饱，忌肥腻、生冷辛辣之品。经过20余天的治疗患者症状明显好转、心电图复查$V_2 \sim V_6$导联ST段恢复正常。服肠溶阿斯匹林、地奥心血康、归脾丸、维生素E等调理。［中医药信息，2002；19（6）：49～50］

讨论：《金匮要略》黄芪桂枝五物汤原为血痹身体不仁而设。冠心病心肌梗塞多属气虚血瘀为患。加味黄芪桂枝五物汤具有益气养血，活血通阳之效，与冠心病心肌梗塞的病机相吻合，故用之获得较好效果。冠心病心肌梗塞是心内科临床常见的危重病症，以往我们多单纯应用西医救治方案，虽然可以迅速缓解症状而获效，但疗效不稳定。在应用西医救治方案的基础上配合加味黄芪桂枝五物汤内服，不仅可以减少复发，明显提高其远期疗效，而且可以明显降低心肌酶谱量值，减轻心肌损害，加速心肌细胞的修复。

（三）痰阻心脉证

主要症状为胸闷如窒而痛，或痛引肩背，气短喘促，体胖多痰，身体困重。舌苔浊腻或滑，脉滑。治法宜通阳泄浊，豁痰开结。方药以瓜蒌薤白半夏汤加味。

处方：瓜蒌25g，薤白6g，半夏15g，白酒适量，加水煎服，每天1剂，分3次服。

气滞明显者加柴胡10g，川芎10g，香附8g，白蔻仁4g，栀子15g，当归10g，枳壳10g，丹皮15g。

验案1：穆某，女，48岁。于1995年2月21日入院。患者素体肥胖，平素每遇生气劳累后均感胸闷不适，心慌乏力，休息后可缓解。此次又因劳累生气后，而发胸痛，心痛彻背，轻喘，气短乏力。自服速效救心丸未缓解，而来住院治疗。入院时，心痛彻背，胸闷如窒，轻喘，气短乏力，痰多色白，质黏、舌质淡、苔白腻，脉滑略数。P 96次/分钟，BP 18/11kPa。表情痛苦，口唇暗淡，无颈静脉怒张，肺（－），心界不大，律齐，各瓣膜听诊区未闻及病理性杂音。腹软，肝脾未及，双下肢不肿。ECG示：窦性心律，冠状动脉供血不足。予以瓜蒌薤白半夏汤加味：瓜蒌25g，薤白6g，半夏15g，柴胡10g，川芎10g，香附8g，白蔻仁4g，栀子15g，当归10g，枳壳10g，丹皮15g。2剂后，胸痛减轻，不喘，仍感气短乏力，舌淡红苔白腻。6剂后无明显胸痛，阵发性胸闷、气短，P 76次/分钟，复查ECG示：窦性心律，Ⅰ、avF导联T波低平，加入党参30g，丹参15g，继服7剂，症状消失，复查ECG示窦性心律，大致正常心电图，治愈出院。［江西中医药，1995；增刊：127］

验案2：李某，女，49岁，农民，1998年7月21日就诊。患者有冠心病心绞痛病史10余年，曾不断服中西药治疗。近半月因家务琐事生气而致心前区疼痛频剧，轻时每日发作3～5次，重时（轻微地活动）达7～8次之多，再服西药罔效。现症：胸闷痛，咳嗽痰喘，心悸短气，痛甚头额汗出，头晕目眩，周身倦怠乏力。舌质淡灰暗，苔白厚腻，脉沉滑。心电图提示：心肌缺血。实验室检查：眼底动脉变曲变细，胆固醇12.432mmol/L，血压19.95/12kPa。证属痰瘀阻滞，脉络不通。拟益气化痰，活血通络之法。治用瓜蒌薤白半夏汤加味：全瓜蒌15g，薤白15g，制半夏12g，丹参10g，郁金10g，赤芍12g，制乳没各6g，炙甘草6g。日1剂，水煎服。服3剂后，疼痛减轻，发作次数明显减少，其他症状也随之好转，唯睡眠欠佳，上方去制乳没，加夜交藤15g，辰砂1g又服4剂，诸症悉除，复查心电图亦明显改善。继以上方加减又服8剂，以巩固疗效。1年后随访，再未发作。按：《金匮要略》曰："胸痹不得卧，心痛彻背者，瓜蒌薤白半夏汤主之"。根据冠心病心绞痛脉、舌、症分析，其病机是痰瘀阻滞，壅塞胸中，胸阳不振，脉络痹阻不通，恰与条文所论相吻合。故用瓜蒌薤白半夏汤加丹参、郁金、赤芍、炙甘草等化痰通络，活血益气，因药证对，故取效甚捷。［国医论坛，2001；16（2）：7］

讨论：《金匮要略》云："胸痹不得卧，心痛彻背者，瓜蒌薤白半夏汤主之"。本方用于痰涎壅塞胸中所致。故重用瓜蒌以利气宽胸化痰，半夏辛散消痞、化痰散结，白蔻辛温芳香能化湿行气，通阳豁痰，辅以柴胡、川芎、香附、枳壳、当归行气活血，栀子、丹皮凉血利湿，全方共奏通阳泄浊、豁痰开结之功。待症状缓解后，可加党参补助正气，丹参活血化瘀。

（四）阴寒凝滞证

主要症状见胸痛彻背，感寒痛甚，胸闷气短，心悸，畏寒，四肢欠温，面白。舌苔白，脉沉迟或沉紧。治法宜破阴寒、回阳气、救厥逆。方药以四逆汤化裁。

处方：炙附片 10g，干姜 6g，炙甘草 4g，保持 3 药剂量比为 5:3:2，根据患者体质加减药量。用 10 倍量药材的水先煎炙附片 60 分钟，再加入 10 倍量干姜、甘草药材量的水同煎至 10% 浓度，分两次服用。时间间隔 8 小时，日 1 剂。

讨论：四逆汤是张仲景治疗少阴病亡阳厥逆证和厥阴病寒厥的著名方剂，其药简力专效宏，是回阳救逆的祖方。“厥证”的主要临床表现为四肢厥逆、恶寒倦卧、神衰欲寐、脉细微等，其症状表现与现代医学冠心病心绞痛发病相似。从中医病因病机来讲，冠心病心绞痛发生发展的根本原因是各种内外因素作用于机体，导致血液运行不畅致血液凝滞不通，不通则痛。中医认为“血得寒则凝，得温则行”。《本草经读》谓“附子”曰：“味辛气温，火性迅发，可振奋心阳”，《伤寒药性赋》谓“干姜”曰：“能去沉寒”。四逆汤方中以附子伍干姜以增强其温里回阳之功，佐以甘草调和药性，缓和姜、附峻烈之性，三药相伍共举破阴寒、回阳气、救厥逆。现代药理学研究表明，附子可以增强心肌收缩力，增加心排出量以及升高心衰动物的血压，所含的去甲乌头碱具扩张冠状动脉和增加心肌营养性血流量的作用，并可改变实验大鼠的下丘脑－垂体－肾上腺皮质轴的抑制状态；干姜也有强心、保护心肌细胞的作用；甘草则有肾上腺皮质激素样作用。四逆汤合方对心源性休克有明显升压作用，同时能减慢窦性心率，避免单味附子所产生的异位心律失常，并可明显增大心肌收缩幅度，通过改善心肌供氧，增加心肌营养血流，改善心肌能量代谢及抗自由基等途径保护心肌。另外，能显著降低肾上腺中维生素 C 的含量，增加血浆皮质醇含量，以及迅速产生利尿效应。这些作用与现代医学强心、扩血管、利尿的心衰治疗原则是不谋而合的。因此可以肯定其对阳虚寒凝型冠心病心绞痛具有确切疗效。

（五）阳气虚衰证

主要症状见胸闷气短，甚则胸痛彻背，心悸汗出，畏寒，肢冷，下肢浮肿，腰酸无力，面色苍白，唇甲淡白或青紫，舌淡白或紫暗，脉沉细或沉微欲绝。治法宜通阳散结，豁痰下气。方药以瓜蒌薤白白酒汤加味。

处方：全瓜蒌 20g，薤白 9g，白酒适量。每天 1 剂，水煎服，温服每天 2 次，薤白以白酒适量浸泡 30 分钟后再合余药一同水煎。

胸闷气滞者加郁金、茯苓、法半夏、桔梗；兼气虚者加党参、北芪、炙甘草；兼血瘀者加丹参、桃仁、红花；兼心阴不足者加麦冬、五味子。

验案：刘某，男，56 岁，1979 年 11 月 26 日来诊。主诉心前区疼痛 3 周余，此外尚有心悸，口干，气短等。两脉细弦，脉有结代，舌红，心电图检查示“窦性心律”，心电图不正常，ST 有改变。证属心阳虚胸痹，瓜蒌薤白白酒汤合生脉散加减。处方：瓜蒌实、南北沙参、麦冬、丹参各 15g，薤白、五味子、川断各 9g，桑寄生 45g，苦参 30g，炙甘草6g。3剂。1979年11月29日至1979年12月4日继续服用上方15剂，从服上方3剂后自觉症状大减，两脉细弦规则，未见结代，随访半年，病情一直缓解。[刘俊士主编.古妙方验案精选. 第1版，北京：人民军医出版社，1992：117]

讨论：煎煮药物时对薤白的特殊处理，是临床取效关键。仲景在《金匮要略》中已提出了薤白加白酒同煎的科学煎药法。现代药理研究也表明薤白治疗冠心病的有效成分只溶于酒，而不溶于水，因此薤白用白酒浸泡30分钟后再与方中余药同煎，能使药效增加。

（六）气阴两虚证

主要症状见胸闷隐痛，时作时止，心悸气短，倦怠懒言，头晕，失眠多梦。舌红少苔，脉弱或沉迟。治法宜益气养阴、通阳祛痰。方药以生脉散合枳实薤白桂枝汤或人参汤加减。

处方：人参、麦冬、五味子、瓜蒌、薤白、枳实、桂枝、甘草各10g，生姜6g，大枣6枚。每日1剂，水煎，分早晚2次内服，15天为1个疗程。

辨病论治加丹参15g。

验案1：患者刘某，男，58岁。1998年10月6日就诊。主诉：心慌气短，心中痞满半年，加重1周。患者半年来无明显诱因出现心慌气短、心中痞满，动则尤甚，曾在他院诊断为冠心病，给予中西药治疗症状好转。1周来其症状加重，且时有汗出，口渴，自觉气从胁下上逆抢心，头昏等，故前来就诊。心电图示：窦性心动过缓（48次/分钟）及心肌缺血。舌质淡、苔白稍腻，六脉沉迟。证属气阴两虚，痰浊内阻之象。治以益气养阴、通阳祛痰，方用生脉散合枳实薤白桂枝汤加减：人参、麦冬、五味子、瓜蒌、薤白、枳实、桂枝、丹参、甘草各10g，生姜6g，大枣6枚，白芍20g，每日1剂，水煎，分早晚2次内服。用药5剂后症状好转，心率提高到53次/分钟，继服10剂后，症状消失，心率提高到63次/分钟，停药后随访3个月再未复发。[陕西中医，2001；22（2）：77]

验案2：张某，女，54岁，1986年9月23日诊。因子宫肌瘤、阴道出血而造成失血性贫血，于去年10月做子宫全切术。术后时发心前区憋闷感，数分钟缓解，多在劳累后诱发。经常心悸、气短、乏力，动则喘息，出冷汗，畏寒恶风，脘痞腹胀，食欲不振，脉沉细，舌淡苔白。服复方丹参片，冠心苏合丸近1年，病无改善。胸闷发作时含服速效救心丸可缓解。入冬以来病益甚。心电图检查：窦性心律，各导联T波异常。血脂不高。血常规正常。诊断为可疑冠心病。本证缘于阴血下夺，复经手术创伤，终因血病及气，气血衰少，以致脾阳虚衰，心脉失养而发病。当治以补益心脾，助阳敛阴。拟人参汤加味，处方：党参12g，白术、干姜、炙甘草各10g，炮附子6g，山萸肉15g，水煎服。停服苏合香丸、丹参片等香窜、活血药。服药4剂，心悸、汗出、畏寒、脘痞等症好转，守方出入服药半月，心悸等症明显减轻，胸闷很少发作。复查心电图提示：T波Ⅱ、avf、V5由低平双相转为直立。后以归脾汤收功。[河北中医学院学报，1994；9（4）：9~10]

讨论：本证多见于中老年窦性心动过缓，中老年人体质虚弱，气阴不足，胸中阳气不振，痰浊中阻，气机不畅，心失所养而致心慌气短，心中痞满，汗多，口渴，胸痛，头晕，舌淡，脉沉迟之症状。治宜益气养阴、通阳祛痰。方用生脉散合枳实薤白桂枝汤或人参汤加减。前者方中人参、麦冬、五味子、甘草益气养阴；瓜蒌、枳实、薤白、桂枝、丹参以通阳散结，行气祛痰；生姜、大枣健脾和胃，以助气血生化之源。诸药合用，共奏益气养阴、通阳化痰之功效。故此方对中老年窦性心动过缓，心悸胸痹证属气阴两虚、痰浊内阻所致者有较好疗效。现代医学认为，非器质性心脏病的窦性心动过缓，主要是因为迷走神经张力高，使心脏的窦房结兴奋性降低所致。枳实薤白桂枝汤具有调节迷走神经张力、使心脏的窦房结兴奋性升高的作用，这可能与其调节阴阳平衡、补益心肾阳气、活血化瘀的功能有关。

（七）心肾阴虚证

主要症状见胸痛胸闷，心悸盗汗，心烦不寐，腰膝酸软，头晕耳鸣，舌红少津，脉沉细数。治法宜益气温阳，滋阴补血复脉。方药以炙甘草汤加味。

处方：炙甘草、生地黄各30g，党参25g，桂枝10g，阿胶20g，火麻仁、麦冬各15g，生姜3片，大枣5枚。水加适量白酒共同煎煮，每天1剂，分3次温服。

辨病论治加赤芍、红花、黄芪、黄精各15g，每日1剂，煎水350ml，分早晚温服。发作伊始有大汗淋漓者，先予西洋参20g，炙甘草30g，煎水150ml，少量频服。予常规卧床休息、吸氧、止痛等对症处理，急性期予心电监护。

验案1：李某，男，65岁，退休工人，因突发胸骨后刺痛2h而入院。疼痛牵扯至后背，伴胸闷气短，烦躁，乏力，恶心，上身大汗淋漓。既往有冠心病史，有短时心绞痛2次。入院时心电图示：频发室性早搏，Ⅱ、Ⅲ、avF、V4～V6导联ST段弓背向上抬高与T波呈单向曲线，Ⅱ、Ⅲ、avF导联见Q波。心肌酶谱示：CPK 912u/L、CPKMB 120u/L、LDH 284u/L、AST 116u/L，SPECT核素心肌灌注显像见下壁前侧壁心肌缺损。诊断为急性下壁前侧壁心肌梗死。经卧床、吸氧、心电监护、止痛，及西洋参、炙甘草煎水频服后，予加味炙甘草汤治疗，症状逐渐消失。4周后查心肌酶谱正常，8周后查心电图ST段、T波恢复正常，Q波消失，SPECT示心肌缺损消失，痊愈出院。随访3年，患者能进行一般体力活动，无心前区及胸骨后疼痛发作。［安徽中医学院学报，1998；17（3）：29～30］

验案2：邹某，男，58岁。初诊于1996年7月6日，证见心悸胸闷，短气喘息，面色苍白，肢冷，脉弦结，舌淡苔白。近日心前区绞痛，心电图示：完全性右束支传导阻滞。西医诊为冠心病。中医证属阳虚不振，血滞心脉，不通则痛。治宜通阳活血，温经止痛。处方：炙甘草15g，桂枝15g，阿胶（烊）15g，麦冬10g，生地15g，党参15g，大枣10枚，丹参30g，桑寄生30g，三七10g，五味子10g，薤白10g。服药4剂后，心绞痛减少。守本方加减应用7剂，心绞痛消失，未见结脉，治疗半年复查心电图好转，患者诸症缓解，精神愉悦。此乃心阳虚，鼓动无力，血流不畅，瘀血所致。如《金匮要略》中：“心病者胸中痛，支满，胁下疼，膺背肩胛间痛，两臂内痛”。“胸痹不得卧，心痛彻背，背痛彻心”。治以炙甘草汤为主，以滋养阴血，宣痹养心，佐以活血化瘀。加丹参、三七去瘀，加薤白通阳散结，行气导滞。各药配合以益气养血，温经复脉，使之“阴平阳秘，精神乃治”。［甘肃中医，2000；4：30］

讨论：炙甘草汤是张仲景用于治疗“脉结代，心动悸”的方剂。结代脉是脏气衰微、阴盛气结兼痰湿瘀血痹阻经脉所致，现常用于缓慢性心律失常的治疗。原方具有益气温阳、滋阴补血复脉之功。心绞痛属中医“胸痹”、“真心痛”范畴。张仲景为治疗心悸怔忡而设的炙甘草汤，与心绞痛的病机和临床表现相符。方中炙甘草益气补中，化生气血；党参、大枣补气益胃，以助气血生化之源；生地黄、阿胶、麦冬、麻仁补气血，养心阴，以充血脉；桂枝合炙甘草以壮心阳，合生姜以通血脉，使气血旺盛。在此基础上配合少量活血化瘀药物祛瘀生新。

二　心力衰竭

心力衰竭（简称心衰）是各种心血管疾病的严重或终末阶段，因心脏受累、功能障碍出现的一种以心输出量减少、组织器官灌注不足、静脉系统瘀血为临床特征的综合征，多为慢性过程。本病涉及《金匮要略》的“胸痹”、“心悸”、“喘证”、“饮证”、“水肿”等病证范畴。

一、病因病机

《金匮要略》原文说：“夫脉当取太过不及，阳微阴弦，即胸痹而痛，所以然者，责其极虚也。今阳虚知在上焦，所以胸痹心痛者，以其阴弦故也”。“阳微”指寸脉微弱不及，为上焦阳气不足，胸阳不振之象；“阴弦”指尺脉弦实太过，为阴寒太盛，水饮内停之征。可知其病因为阴寒之邪上乘胸阳之虚，其云“太过”者指下焦阴寒盛，“不及”者为上焦胸阳虚，体现了邪实正虚的发病机理。

二、辨证论治

（一）心肺气虚证

主要症状为心悸，气短，乏力，活动后加重。伴见咳喘，面色苍白。舌质淡或边有齿痕，脉沉细或虚数。治法宜益气养心。方药给予薯蓣丸。

处方：山药30份，当归、桂枝、神曲、生地、豆黄卷各10份，人参、阿胶各7份，甘草28份，川芎、芍药、白术、麦门冬、杏仁、防风各6份，柴胡、桔梗、茯苓各5份，干姜3份，白蔹2份，大枣百枚为膏，炼蜜和丸，每丸10g，每天3次，每次1~2丸，黄酒或温水送服，2个月为1疗程。

验案：陈某，女，45岁。1989年10月30日诊。患病毒性心肌炎3年，多次住院中西药治疗，症状时缓时急，终未获愈。面色萎黄，心悸气短，胸闷乏力，头晕目眩，终日嗜睡，稍事活动，诸症加剧，脉迟缓无力，时结代。为心功能3级。心率缓慢，55次/分。心电图：伴室性早搏。心功能测定：每分钟搏血量5.30升，每搏血量60ml，明显减少。胸片示心脏扩大。属心气（阳）不足，心血匮乏。依法服薯蓣丸2个疗程后，临床症状大部分消失，并可从事一般家务劳动，心功能恢复到1级，心率增至78次/分，无早搏，超声心动图：每分钟搏血量7.40L，每搏血量96ml，明显提高。复查胸片、心脏较前缩小。后又间断服药百日，诸症若无，追访2年，未复发。［浙江中医杂志，1994；(06)：257］

讨论：张仲景以薯蓣丸治虚劳诸不足，风气百疾。临床与心肺气虚的心衰病机相合。方以四君益气运脾，归、芍、地、胶、枣滋营养血外，更以桂枝、干姜激发心脾阳气，柴胡、防风、桂枝调和营卫，表散外邪，杏仁、桔梗、白蔹理气开郁，豆卷、神曲除湿运痰，而君药山药尤擅补心气不足，且镇心神，有补虚羸，除寒热邪气、益气力之功。

（二）气阴两亏证

主要症状为心悸，气短，疲乏，动则汗出，自汗或盗汗。次症见头晕心烦，口干，面颧暗红。舌红少苔，脉细数无力或结代。治法宜温肾补精，调和营卫。方药以桂枝加龙骨牡蛎汤化裁。

处方：煅龙骨、煅牡蛎各30g，桂枝10g，白芍15g，生姜5片，大枣10枚，炙甘草5g。每日1剂，水煎2次，取汁兑匀，分2次服用。

若汗出恶风甚者加仙灵脾10g，附子6g；伴盗汗者加益智仁、五味子各10g；伴气短乏力者加党参20g，生黄芪50g；伴心悸失眠者加酸枣仁10g。

验案：陆某，女，66岁，退休工人。有冠心病史20余年，因心悸、气短、双下肢浮肿在某医院治疗，诊断为冠心病心力衰竭，予强心、利尿、扩血管、抗凝治疗后，气喘及双下肢浮肿缓解，但仍心悸，醒时汗出如浴，衣衫濡湿，汗后恶风、气短乏力，畏寒肢冷，腰膝酸软，口干欲饮。该院加用白蛋白与玉屏风口服液治疗，仍未效，患者来我处就治，察此患者面色乏华，目眩发枯，舌质淡红，舌苔薄白，脉细缓，一派心肾阴阳两虚，营卫不和之象。遂投以桂枝加龙骨牡蛎汤加党参20g，生黄芪50g，附子6g，仙灵脾10g，酸枣仁10g。进药5剂，汗出明显减少，畏寒肢冷好转，不恶风，继服10剂，诸症全消。随访1年半，一直未复发。[甘肃中医，2001；14（6）：21]

讨论：心衰之人，心肾俱虚，心肾不交，津失常道，因而出汗，汗不止，精更亏，精亏则阳无以附，而阴阳更虚。《金匮要略》云：“夫失精家，少腹弦急，阴头寒，目眩，一作目眶痛，发落，脉极虚芤迟，为清榖，亡血，失精。脉得诸芤动微紧，男子失精，女子梦交，桂枝龙骨牡蛎汤主之”。原方主治阴阳两虚、心肾不交的失精、梦交之证，与本证病机相符。方中以桂枝汤调和营卫；龙骨、牡蛎、仙灵脾、附子以温肾潜镇摄纳，阳能固摄，阴能内守，则精不致外泄，汗不致外溢，党参、黄芪加强益气固表之功；酸枣仁以宁心安神；生姜、人参、大枣、甘草以加强调和之功。

（三）肺肾气虚证

主要症状见心悸，短气乏力，动则气喘，身寒肢冷。次症见尿少浮肿，腹胀便溏，面色灰青。舌淡胖或有齿痕，脉沉细或迟。治法宜益气温阳，化瘀利水。方药以木防己汤加减。

处方：木防己20g，石膏15g，人参10g，桂枝10g。水煎服，日1剂，分2次温服。

辨病论治加茯苓25g，桃仁10g，红花5g，葶苈子20g，生姜5g，大枣4枚。

若瘀血不明显者，可用金匮肾气丸，6g/次，每天2次。

验案：黄某，女，56岁，农民。8岁时患麻疹。此后咳嗽、气急时轻时重，未细治疗，症状亦从未完全消失。1969年诊断为慢性支气管炎，肺气肿。1991年4月12日，因肺气肿、肺心病合并心衰Ⅲ度在某医院住院，用西药治疗。8d后，并发左侧肢体偏瘫。强心药、利尿药、抗生素等药未能缓解症状。刻见：半卧位，张口抬肩，呼吸困难，咳逆倚息，胸闷心悸，面色黧黑，口唇紫绀，喉间痰鸣，形体消瘦，腹胀如鼓，下肢浮肿，按之如泥，左侧肢体活动不利，舌质紫黯，舌下瘀点多且呈紫黑，舌苔白腻，脉沉细促。查体：体温36.6℃，脉搏96次/分钟，呼吸32次/分钟，血压11.4/6.5kPa。桶状胸，两肺满布哮鸣音和湿啰音，在三尖瓣听诊区可闻及Ⅲ级收缩期吹风样杂音，颈静脉怒张，肝颈静脉返流征阳性，左上下肢肌力Ⅱ。WBC 13.8×10^9/L，中性0.82，淋巴0.18。心电图示，频发室性早搏。X线胸片示，符合肺气肿，肺心病征象。此乃心阳不振，肺肾气虚，水气凌心，心血瘀阻，痰瘀互结，瘀阻脑络。治以温通心阳，大补元气，活血通络，泻肺平喘，投木防己汤加味：木防己12g，丹参、桂枝、生石膏各30g，红花、陈皮、水蛭各10g，平地木、茯苓各20g，新开河参6g，车前子、甜葶苈子各15g。2剂，水煎服，日服1剂。1剂服后，当晚尿量约5000ml。2剂服完，腹水及下肢浮肿基本消退。继则前方人参改用党参30g，加浙贝母、姜半夏各10g。再服5剂，咳逆诸症进一步减轻，唯偏瘫恢复缓慢。以后用木防己汤加减与补阳还五汤加味交替使用。2个月后，临床症状全部消失。[安徽中医学院学报，1994；13（4）：17]

讨论：加减木防己汤由《金匮要略》之木防己汤去石膏加茯苓、桃仁、红花合葶苈大枣泻肺汤而成。其原文谓："膈间支饮，其人喘满，心下痞坚，面色黧黑，其脉沉紧，得之数十日，医吐下之不愈，木防己汤主之"。与临床所见现代慢性心功能衰竭所致瘀血、肺瘀血综合症状极为符合。方中桂枝与人参合用温阳益气，化气行水，茯苓、葶苈子泻肺平喘利水；木防己攻专利水；桃仁、红花活血化瘀，瘀去则水行；大枣、生姜既可补益气血，又可助行水之力。诸药合用共奏益气、温阳、利水、祛瘀之功。根据现代药理研究人参、葶苈子有强心作用；人参、桂枝、木防己、红花、桃仁有扩血管作用；茯苓有利尿作用。研究证明本方有助于慢性心衰患者增高的血浆血管紧张素Ⅱ水平的下降，可望在延长患者的寿命，提高患者的生活质量方面起积极作用。

心衰患者常出现心悸气喘、畏寒肢冷、腰酸无力、尿少、面色苍白或青紫、面浮身肿（腰以下甚并按之凹陷不起）、舌淡苔白、脉沉细或结代等肾阳虚证候。故清·陈士铎《石室秘录评述·本治法》曰："安心当治肾，治肾当安心"。金匮肾气丸出自《金匮要略》，由地黄、山萸肉、淮山药、丹皮、茯苓、泽泻、桂枝、附子组成。方中桂枝、附子，温补肾中之阳；地黄、山萸肉，滋补肾阴，意在"善补阳者，于阴中求阳"；淮山药、茯苓，利水渗湿；牛膝、车前子，益肾泄浊；全方共奏温补肾阳、化气行水之功。药理研究表明，金匮肾气丸具有明显的强心、抗心肌缺血缺氧、抗心律失常、舒张外周血管、改善肾功能和利尿等作用。研究证明本方可使心衰患者水肿消退而减轻心脏前负荷，心肌收缩力加强而泵血量增加，周围血管扩张而减轻后负荷。故治疗后症状和心功能的改善都很明显。此外，服用该药后，畏寒肢冷、腰酸腿软等肾阳虚症状也消除或减轻。应用金匮肾气丸治疗心衰值得临床推广，或者与洋地黄类药物交替使用，尽量减少后者的用药时间和累积剂量。

（四）气虚血瘀证

主要症状见心悸气短，胸胁作痛，颈部青筋暴露，胁下痞块，下肢浮肿。伴见面色晦暗，唇甲青紫。舌质紫暗或有瘀点、瘀斑，脉涩或结代。治法宜益气行水，活血祛瘀。方药以防己黄芪汤加味。

处方：防己15g，黄芪30g，白术10g，生姜3片，大枣5枚。方中加水500ml，煎30分钟，取汁300ml，分2次1日服完。

气阴两虚型加生脉散；痰瘀互结型加半夏、茯苓、丹参、赤芍；阳虚水泛型加附子、桂枝、车前子；胸水加葶苈子；腹水加大腹皮；血瘀甚者加泽兰、赤芍；心阳虚脱型加参附汤。根据病情需要酌情应用强心利尿剂。

验案：邱某，男，69岁，农民。以反复心悸胸闷肢肿3年余，加剧伴咳嗽4d为主诉，于1997年1月13日入院。入院时症见心悸喘息，胸闷气急，咳痰量多，纳呆神倦，小便短少，大便溏薄，面浮肢肿，胁下痞块。查体：血压16/11kPa，颈静脉怒张，双肺底湿啰音，心率120次/分钟，心律绝对不齐，心前区可闻及2/6级舒张期杂音，肝肋下3cm可及，肝颈回流征阳性，双下肢凹陷性浮肿。血常规示：WBC：4.2g/L，N：79.4%；胸片示：主动脉型心脏，肺瘀血，右下肺纹理粗；B超示：肝大（瘀血肝）；心脏多普勒示：①老年退行性心瓣膜病（轻、中度主闭）；②冠心病，左心室收缩功能不全。入院诊断：心悸，水肿（冠心病、房颤、心衰Ⅲ度、肺部感染）。证属心气亏虚，痰瘀互结，水饮内停，治以益气行水，化痰祛瘀。方以防己黄芪汤加味：黄芪30g，防己、茯苓、泽兰、车前子各15g，陈皮、半夏、白术、丹参、赤芍各10g，生姜3片，大枣5枚。水煎服，每日1剂，连服3剂。配合吸氧，予小剂量速尿、地高辛等对症处理，药后心悸减轻，喘息已除，咳痰减少，小便增多，下肢肿消。停用西药，效不更方，以上方续服3剂，其症大减，转以益气养心之法善后。[陕西中医，1998；19（1）：8]

讨论：本方临床常用于充血性心衰患者。方中黄芪甘温补中，以升为主，善益气行水；防己苦寒降泄，以降为主，长于祛风利水，二药升降调和，攻补兼施，配伍白术、甘草健脾祛湿，助防己利水，助黄芪益气，随证加减活血、温阳、化痰、养阴之药。现代药理研究汉防己生物碱可使心肌收缩力增强，对冠状血管有显著的扩张作用；黄芪皂甙则有强心作用，并有扩血管、扩冠作用；白术则有显著、持久的利尿作用；附子、葶苈子均含强心甙成份，丹参、赤芍改善冠脉血供，降低心肌耗氧量；车前子、茯苓亦有一定利尿作用。

（五）阳虚水泛证

主要症状见心悸气喘或不得卧，咯吐泡沫痰，面浮肢肿，畏寒肢冷。烦躁出汗，颜面灰白，口唇青紫，尿少腹胀，或伴胸水、腹水。舌质淡暗或绛紫，苔白滑，脉细促或结代。治法宜温阳化痰，健脾利水。方药以苓桂术甘汤化裁。

处方：茯苓30g，桂枝15g，白术30g，炙甘草15g。水煎服，日1剂分3次温服。

心阳虚较重者桂枝加至20g，服药口干者加麦冬15g；若心气阴两亏者加麦冬18g，五味子10g，太子参40g；心血瘀阻者加丹参30g，桃仁15g；浮肿者加猪苓20g，泽泻30g，车前子20g，桑皮10g；喘咳气短者加葶苈子、苏子各10g；心气虚明显者加人参15g，生黄芪30g；肝肿大者加鳖甲20g，生山楂30g，丹参30g，桃仁10g；心衰合并高血压者加草决明18g，石决明30g，川牛膝15g，钩藤30g；形寒肢冷、脉结代沉迟加制附子8~15g（先煎）；心下痞塞干呕或呕吐加姜半夏10g，生姜10g；若合并有冠心病，心痛，多痰，或舌苔厚腻加三七、石菖蒲、远志各10g。根据病情需要酌情应用强心利尿剂。

验案1：李某某，男，62岁，农民。1997年12月3日初诊。有慢性支气管炎病史15年，每受寒则发。近2年来，体力减退，劳则喘甚，间有心悸、咳嗽、足肿、尿少。5天前受凉后症状复发，咳喘频作，痰多，为白色泡沫痰，纳呆，入夜难以平卧，经抗生素治疗后，咳嗽、咳痰稍减，但气喘仍作，唇绀，睑肿，脘胀，肢肿，尿少，纳呆。舌质紫黯，苔薄滑腻，脉沉细。血象：白细胞$12.3\times10^9/L$，中性0.82，淋巴0.18。胸片提示：慢性支气管炎伴感染，肺气肿。诊断：慢性支气管炎急性发作，阻塞性肺气肿，肺原性心脏病，充血性心力衰竭。辨证属喘证范畴，为阳虚饮停挟瘀，本虚标实之证。急予温阳益气行水、活血化瘀，消补兼施，标本同治。处方：党参、丹参各20g，桂枝、葶苈子、白术、姜半夏、木通各10g，红花8g，车前子、大腹皮各15g，泽泻30g，茯苓12g，生甘草6g，生姜4片，红枣10枚。入水煎，每日1剂，分3次温服。5剂后浮肿、咳痰、气喘均减，尿量增加，纳差。上方去木通，加炒莱菔子10g，7剂后症状基本控制。以上方为主加减调治月余，病情稳定。[浙江中医杂志，2000；(07)：283]

验案2：王某，女，63岁，素有肺心病史10年，因反复心悸、咳喘、浮肿，曾在省级医院治疗2个月后转诊而来。于2003年6月18日在我院中医科治疗。检查摘要：神志清，体温38.8℃，呼吸20次/分，脉搏96次/分，发育营养中等，心律不齐，三尖瓣区听及Ⅲ级收缩期杂音，肺底闻及湿啰音；神经系统检查：瞳孔等大等圆，对光反射存在，腹壁反射存在。血压120/90mmHg。血化验：白细胞$11.10 \times 10^9/L$。尿化验：蛋白（++），隐血（+），胆红素8.6μmol/L，尿胆原66μmol/L。X射线报告：肺气肿合并感染。心电图提示：心律不齐，右心室肥大。西医诊断：慢性充血性心力衰竭，肺源性心脏病，弥漫性肝病，胆囊炎，高原红细胞增多症。中医辨证：心阳气虚，肺肾失摄，痰瘀心肺，水气凌心射肺。治则：温补心阳，益肺肾，消痰瘀。方以苓桂术甘汤加味：茯苓、白术各30g，桂枝12g，炙甘草15g，葶苈子、苏子、麦冬、五味子各10g，桃仁、丹参各18g，红参15g（煎兑），酸枣仁30g。3剂。二诊：服药后，怔忡、喘咳、浮肿均有转机，上药再服2剂。三诊：怔忡、喘肿明显消退，面色指端由紫黑变为淡红色。血化验白细胞$6.8 \times 10^9/L$。血压：120/80mmHg。四诊：上药服至10剂，诸症消失，食纳大增，面唇肢端红润。五诊：停药20天肝肿大复现，怔忡喘悸，呼多吸少，张口抬肩，心下痞硬，轻度腹水，改服膈下逐瘀汤，诊治2次，服药6剂，肝肿大缩小，但怔忡、喘肿加重。七诊：又服都气汤合生脉散化裁，服药6剂，诸症不减。八诊：仍改服苓桂术甘汤加味：茯苓、白术各30g，桂枝12g，炙甘草15g，葶苈子、苏子、五味子各10g，桃仁20g，丹参30g，红参15g（煎兑），酸枣仁30g。出入车前子、生黄芪、麦冬守方18剂，共16诊，心衰痊愈，追访8个月正常。血化验：白细胞$8.7 \times 10^9/L$。苓桂术甘汤治疗心衰，其因不论是冠心病、风湿性、肺源性、高血压性、心肌炎等引起的，只要临证出现心气心阳虚亏，心悸怔忡，气短喘促，浮肿肝大，畏寒等症均有显效。[江西中医药，2004；35（258）：37]

讨论：苓桂术甘汤出自《金匮要略·痰饮咳嗽病脉证并治》："心下有痰饮，胸胁支满，目眩，苓桂术甘汤主之"；"夫短气有微饮，当从小便去之，苓桂术甘汤主之，肾气丸亦主之"。用于肺心病心衰患者。肺心病病理为肺动脉高压引起肺胃等脏器瘀血，以咳嗽、咯痰、腹胀、气喘、乏力、水肿等为临床特征。苓桂术甘汤治疗"痰饮、胸胁支满、短气"，正是肺心病的一系列表现。研究认为益气温阳、活血利水法可以降低血管紧张素水平，从而逆转心室重塑。而这些作用对于心功能的改善具有肯定意义。苓桂术甘汤可以改善肺心病的血液黏度，降低红细胞压积，改善血瘀，防治渗出，降低肺动脉压，能起到阻止和延缓肺心病的发展，改善预后，提高患者生活质量的作用。

（六）痰饮阻肺证

主要症状见心悸气急，咳嗽喘促，不能平卧，咯白痰或痰黄黏稠，胸脘痞闷。伴见头晕目眩，尿少浮肿，或伴痰鸣，或发热口渴。舌暗淡或绛紫，苔白腻或黄腻，脉弦滑或滑数。治法宜益气温阳，健脾利水。方药以五苓散或小半夏加茯苓汤化裁。

处方：泽泻20g，猪苓25g，茯苓30g，桂枝10g，白术10g。水煎服，每日1剂，分3次温服。

气虚加黄芪30g，党参20g，血瘀加当归15g，川芎10g；气滞加木香10g，大腹皮

25g；咳嗽、咯痰加陈皮 15g，半夏 10g，附子 5g，痰黏难咯加瓜蒌 20g，喘息明显加莱菔子 20g，杏仁 15g，头晕、血压高者加天麻 20g，生龙骨、生牡蛎各 30g，血瘀明显者加丹参 20g，泽兰 15g，车前子 18g，如水肿不甚，大腹皮改为 15g，猪苓 15g。服药同时静脉应用西药扩血管剂，适当给予强心剂，如肺部感染者给予广谱抗生素，并注意维持水电解质平衡，对症处置。

讨论：本证多见右心衰竭引起。中医认为，右心衰竭多为久病肺脾肾等脏气衰微，造成气不化水，水气上凌于心肺，或水邪内停、泛溢肌肤，常见于心悸、肺胀、水肿等病证。辨证多为阳气虚衰证，采用五苓散或小半夏加茯苓汤辨证加减。方中用黄芪、党参补益气血；附子、桂枝温肾助阳；茯苓、猪苓、泽泻、大腹皮健脾利水；当归、川芎活血逐瘀；木香、三仙可健脾开胃促进消化，加强水谷精微摄纳，并有助于补药吸收。诸药合用，共奏益气温阳，健脾利水之功。现代药理研究表明，黄芪既能增强机体免疫功能，又有利尿作用（用量 9～30g），可攻补兼备，党参可调节免疫、心血管及消化系统功能，当归、川芎、附子能增加心肌血液供应，改善微循环，降低心肌耗氧量，增强心肌收缩力，附子有明显的强心作用，茯苓亦可增强机体免疫力，其用量 30g 以上有明显利尿作用。

（七）阴竭阳脱证

主要症状见心悸喘憋不得卧，呼吸气促，张口抬肩，烦躁不安，大汗淋漓，四肢厥冷。伴见精神萎靡，颜面发绀，唇甲青紫，尿少或无尿。治法宜壮阳固脱，活血化瘀利水。方药以茯苓四逆汤。

处方：茯苓 20g，制附子（先煎）、红参、汉三七、干姜、甘草各 10g，肉桂 6g。每日 1 剂，凉水浸泡，文火浓煎 2 次混合药汁 400ml，早晚 2 次分服，10 剂为 1 疗程，治疗 2 个疗程。

验案：张某，男，61 岁，干部，1990 年 10 月 25 日 4 时急诊入院。其妻代述：今晨 2 时突发喘促、烦躁、心悸，继而阵发性咳嗽，咳吐粉红色泡沫痰，四肢发凉，大汗淋漓，口唇紫绀。素有冠心病史 7 年。查体：血压 12/9kPa，端坐呼吸，双肺布满大、中水泡音，心界向左下扩大，心率 120 次/分钟，律齐，心尖部闻及Ⅲ级收缩期吹风样杂音。胸透示左室扩大和急性肺水肿。立即给予高流量吸氧、镇静、输液等支持疗法，同时处以重剂茯苓四逆汤加味水煎剂 500ml，先直肠点滴 150ml，间隔 12h 后再点滴 1 次，余药每次 50ml 频服。3h 后，症状渐得缓解，继续用药 1 周，心衰完全纠正。[国医论坛，1996；11（6）：15]

讨论：本证多见肺心病心功能衰竭，是肺系慢性疾病反复发作导致肺脾心肾诸阳皆虚、水湿停蓄、上凌心肺、旁溢胸腹所致。予茯苓四逆汤治疗。方中人参、甘草健脾益气，补虚固本以镇中土；肉桂、附子、干姜温肾暖脾，壮元阳以消阴翳；茯苓、汉三七利水活血。诸药配伍，使肾阳温，脾阳振，心阳通，肺气宣而水湿去，诸症消。药理研究认为，茯苓、附子、甘草、干姜、肉桂具有杀菌、抗炎、抗内毒素作用，对肺心病肺部感染有治疗作用。附子、甘草、干姜（四逆汤）和人参，有增强心肌收缩、提高心肌耐缺氧和抗自由基作用，对纠正肺心病心衰、保护心肌细胞及血管内膜有显著疗效。汉三七有扩张冠状动脉、降低血液黏稠度、促进心肌细胞合成的作用。茯苓有较强的利尿功能，能降低心脏的前负荷。由于该方具有杀菌、抗炎、利尿、强心、扩血管等诸多功能，与西医常规治疗肺心病心衰有协同作用。

三 血脂异常

血脂异常是指血中胆固醇（TC）、低密度脂蛋白胆固醇（LDL－C）、甘油三酯（TG）超过正常范围和（或）高密度脂蛋白胆固醇（HDL－C）水平低于正常范围。即高脂血症，可见于多种疾病。本病属于《金匮要略》“痰饮”、“眩晕”病证范畴。

一、病因病机

张仲景认为其病当属里，阳气亏乏当属虚，水湿停留为患。中医学认为由于饮食不节，或过食膏粱厚味、肥甘之品，肺脾肝肾功能失调，以及情志因素，使三焦气化失常，均可导致津液失化而停聚成水湿，湿聚成痰，郁而化热。湿热浸渍日久，必然由气及血，而致血瘀，使疾病演变发展为本虚标实之证。属中医学瘀血夹痰、痰夹瘀血范畴。

二、辨证论治

（一）痰浊阻遏证

主要症状见头晕、出汗、心慌、四肢乏力或麻木，气虚、纳差、记忆力下降，舌体胖或有齿印。治法宜健脾利湿化浊。方药以加味泽泻汤加减。

处方：泽泻30g，炒白术15g。水煎服，分2次温服，每天1剂。

辨病论治加制首乌30g，生大黄6g，郁金、桑寄生各20g。眩晕甚则加菊花、草决明等；头痛加川芎等；失眠加合欢皮、酸枣仁等；腰膝酸痛加淫羊藿、续断、桑寄生等；耳鸣、耳聋加磁石等。

验案：王某，男，42岁，机关干部。1996年10月以头昏，双下肢无力，上肢麻木前来就诊。主诉：近2月来经常头晕周身无力在就近医院治疗一月余，症状无明显变化，前来门诊就诊。症见患者精神欠佳，面色无华，神经系统检查病理征未引出，查颈颅多普勒示，脑动脉硬化。化验血总胆固醇7.2mmol/L，甘油三酯2.84mmol/L，高密度脂蛋白2.43mmol/L，舌体胖大、舌边有齿印、苔白厚，脉沉缓。根据中医辨证本患者属脾虚痰湿内阻。治以健脾利湿，化痰通络。白术、茯苓各15g，泽泻、山楂、决明子各18g，丹参、牛膝各12g。水煎服每日2次，早晚饭前半小时服。患者服上药8剂后，自觉症状明显减轻，食欲增加，每天可以做一些家务活动。后根据临床症状的变化在本方的基础上进行调整，共服中药26剂，查血脂、胆固醇、甘油三酯、高密度脂蛋白、低密度脂蛋白均在正常范围，随访2年一切正常。[陕西中医，2005；26（2）：103～104]

讨论：降低过高的血脂对于防治冠心病、高血压病、动脉粥样硬化、脑血管意外等疾病均有重要意义。本病的发病机理是本虚标实，本虚以脾胃气虚，肝肾阴虚为主，标实以痰浊、血瘀为主，加味泽泻汤体现了辨证与辨病相结合的用药特点。方中泽泻，甘淡、渗湿、化痰，具有降血脂、抗脂肪肝、降血糖的作用。泽泻可使主动脉内各种脂质减少，特别是胆固醇脂显著减少，其降脂作用可能与其干扰外源性胆固醇吸收和内源性胆固醇代谢有关；炒白术，健脾化湿，有较明显的抗脂质过氧化作用和增加机体免疫功能作用；制首乌，滋养肝肾，具有降脂、阻滞胆固醇、甘油三酯吸收及轻身的效用；生大黄，入胃、大肠、肝经，泻热毒，荡积滞，行瘀血，泻脾胃湿热，去痰浊、瘀血，取其泻下而影响肠管对胆固醇吸收的作用；郁金，疏肝理气，既能降血脂，又有较好抑制血小板凝聚功能；桑寄生，补肾，亦降血脂。数药并用，共达降脂之功效。

（二）脾肾阳虚证

主要症状见畏寒肢冷，眩晕、倦怠乏力，便溏。次症可见食少，脘腹作胀，面肢浮肿。舌淡质嫩，苔白，脉沉细。治法宜健脾利湿，温阳行气利水。方药以茵陈五苓散化裁。

处方：茵陈30g，泽泻、猪苓、茯苓、白术各10g，桂枝6g。每天1剂，水煎2次，分2次服。

辨病论治加山楂10g，丹参15g。

验案：李某，男，57岁，教师，1995年6月1日初诊。主诉：头晕头胀，身困乏力3月余，加重2周，伴食欲下降、懒言。每日上课后乏力加重，不欲说话。在门诊间断服补气养血、滋肝补肾之剂无明显好转，服西药（不详）亦症状改善不明显。近2周病情加重，遂在家人陪同下来诊。查：TG 3.9mmol/L，TC 6.7mmol/L，舌质暗苔腻，脉弦，有阳萎病史，余无特殊。中医诊为眩晕（脾虚湿困型），治以健脾化湿、通阳利水。方药：茵陈30g，白术10g，猪苓10g，茯苓10g，桂枝6g。每日1剂，水煎服。5剂后来诊述头晕诸症明显减轻，又嘱其坚持服至1疗程30天。二诊：查TC 6.0mmol/L，TG 2.4mmol/L，诸症消失。遂改为散剂，坚持服用，以改善其痰湿体质。[河南中医，1998；18（4）：208~209]

讨论：茵陈五苓散方出《金匮要略》，本系仲景治湿热黄疸名方，主要功能清热利湿、降浊退黄。茵陈入血分，清血分湿热，五苓散化气利水，畅三焦水道，使湿邪分利从下焦而去，三焦通畅，水道通调，水行有常，脂质排泄从气分而解。故在原发性高脂血症中，凡脾虚湿盛、痰浊不化、湿热壅滞者，选用该方化气利水、清利湿浊，实为标本兼治之良方。近年来的研究表明，茵陈、泽泻、猪苓、茯苓等均可通过抑制外源性TC、TG的吸收与内源性TC、TG的合成，而影响血脂的分布、运转和清除，并有改善肝内脂肪代谢的作用。

（三）阴虚阳亢证

主症：眩晕，头痛，急躁易怒，面红，口苦。伴见心悸、失眠，便秘，溲赤，舌质红或紫暗，苔黄，脉弦或脉弦细数。治法宜滋阴养血，化瘀通络。方药给予大黄䗪虫丸。每日3次，每次3g，口服。

服药期间多数高脂血症患者，大便次数每日增加1~3次不等或小腹隐痛，1周内自行消失。

讨论：大黄䗪虫丸出自汉代医学家张仲景所著《金匮要略·血痹虚劳病脉证并治第六》中，是以通为补，祛瘀生新，“缓中补虚”之剂。虽以祛瘀为主，但药味多柔润之品，活血化瘀通络，又有滋阴养血之功。药理研究证明，以上药物能改变血小板的结构和功能，改善血液浓、黏、聚状态，促进脂类物质的代谢，抑制体内对脂类物质的吸收，减少脂类物质在血管壁的沉积，降低血中脂类物质水平，扩张血管，增加血流量，改善微循环，调整血液理化特性。通过临床观察，大黄䗪虫丸治疗高脂血症疗效显著，是治疗高脂血症的理想药物。

（四）气滞血瘀证

主要症状见胸胁胀闷，走窜疼痛，心前区疼痛。伴见心烦不安，舌尖边有瘀点或瘀斑，脉沉涩。治法宜破血消痰。方药以桂枝茯苓丸或抵当丸化裁。

处方：桂枝、茯苓、丹皮、桃仁、芍药各等份，炼蜜为丸，每丸3g，每次3~9g，每日2~3次，饭前服用，4周为1个疗程。

验案1：崔某，男，49岁，教师。患高血压病13年，近2个月来头晕，稍胀痛，右侧上肢麻木，语言不流利，胸膈满闷，时有心慌，大便干燥，小便可，舌质淡红、苔白腻，脉弦滑、关盛。BP 22.1/12.7kPa，心电图示ST~T改变，TC 13.8mmol/L，TG 1.9mmol/L。给鱼烯康胶丸口服，治疗月余，除症状稍微减轻外，复查血脂无明显变化。后给桂枝茯苓丸6g，日3次，服用4周后，头晕肢麻减半，其它症状消失，TC 5.6mmol/L，TG 0.94mmol/L。继服1个疗程，以巩固疗效。[江西中医药，1998；29（1）：19]

验案2：朱某，男，69岁。患高血压15年，近2个月头晕胀痛，右上肢麻木，言语不利，胸膈满闷，时有心慌，大便干燥，舌苔黄薄，质暗有瘀斑，脉弦滑。BP 23.5/13.5kPa，ECG示ST~T改变，查血TCh 13.9mmol/L，TG 2.19mmol/L，口服卡托普利及藻酸双酯钠月余，除症状稍有减轻外，复查血脂无明显变化。给抵当丸1粒，每日2次口服，4周后头晕肢麻大减，其他症状消失。查血脂TCh 5.7mmol/L，TG 1.59mmol/L。血压21.5/10.2kPa。ECG示ST~T平坦。继服4周以巩固疗效。[河南中医，2000；20（1）：21~22]

讨论：引起高脂血症的原因有外源性（进食过多的高胆固醇和动物脂肪食品）和内源性（体内脂质代谢失调）两方面。属中医学中的“瘀血夹痰”、“痰夹瘀血”范畴。明·罗周彦《医宗粹言》云：“先因伤血，血逆则气滞，气滞则生痰，瘀与血相聚，名曰瘀血夹痰……若素有郁痰所积，后因伤血，故血随气滞，气痰相聚，名曰痰夹瘀血”。因此本病主要乃痰瘀之浊流于血脉所致。治宜“破血消痰”。给桂枝茯苓丸治疗，故能收到显著疗效。

抵当丸由水蛭、虻虫、桃仁、大黄组成，仲景用于蓄血证。方中水蛭破血逐瘀，现代药理研究主要含水蛭素、肝素、抗血栓素等，水蛭素能阻碍血液凝固，扩张血管，促进血液循环，从而降低血液黏稠度，降低血脂。前贤张锡纯谓：“凡破血之药，多伤气分，惟水蛭味咸专入血分，于气分丝毫无损。”虻虫逐瘀通经，现代药理研究能扩张血管，增加血流量，改善阻织缺血缺氧。大黄攻积导滞，现代医学认为其有利胆、利尿、促进消化、降压降脂作用。桃仁活血化瘀、润肠祛风，其提取物有抗凝血及溶血、降压、降脂作用。综上，抵当丸有抗凝、溶血、抗栓、降压、降脂、改善血流变参数、促进血液循环作用，治疗高脂血症未发现有副作用。

（五）肝郁脾虚

主要症状见神疲乏力，食欲不振，腹胀恶心，肝区撑胀，疼痛不适，病情严重者可见黄疸、鼻衄出血、尿黄灼痛等症状。治法宜疏肝健脾，化痰祛湿。方药以大柴胡汤加减。

处方：柴胡20g，白芍15g，黄芩10g，半夏10g，大黄10g，枳实10g，生姜10g，大枣6枚。辨病加蒲公英30g，丹参15g，生山楂15g；脾胃虚弱者去大黄，加黄芪30g，党参30g，肝区疼痛胀气者加三棱6g，郁金12g，皮肤痒、发黄者加青蒿15g，栀子10g，田基黄30g，肝脾肿大者加浙贝母15g，生龙骨、牡蛎各30g，高血压者加草决明30g，桑寄生24g，菊花10g，伴有头晕、耳鸣、腰酸无力者加山茱萸12g，枸杞子15g，杜仲10g。水煎服，每天1剂，分3次服用，1个月为1个疗程。

验案：郭某，男，48岁，2000年7月10日初诊。近年来时感头晕乏力，纳呆腹胀，大便每天3~4次，便后不畅快，肝区隐痛不适。观其形态较胖，面容不华，舌淡，苔白腻，脉弦滑。TC 4.6mmol/L，TG 2.4mmol/L。血压正常。肝脏B超示：肝脏均匀性增大，切面前半部回声明显增粗，增强，后半部回声消失。超声诊断：中度脂肪肝。中医辨证为肝郁脾虚，痰湿阻络。治以疏肝健脾、化痰祛湿通络。方选大柴胡汤加减。方药：柴胡15g，黄芩10g，白芍15g，蒲公英30g，郁金12g，枳实9g，半夏9g，浙贝母12g，水蛭3g，牡蛎30g，决明子30g，茯苓24g，白术15g。服药6剂后，自觉症状减轻。效不更方，仍守上方，连服5个月，上症消除，面色见红，血脂恢复正常。肝脏B超复查提示：脂肪样变性消失。[吉林中医药，2004；24（7）：14]

讨论：大柴胡汤加味方对高脂血症具有较好的治疗作用，这是方证相符的结果。现代医学认为高脂血症的形成主要与下列因素有关：①外源性脂肪摄取过多；②内源性脂质合成过多；③人体脂质代谢能力的下降或紊乱。通过抑制肠道脂类吸收、抑制内源性脂质合成、提高人体脂质代谢能力等，便可达到治疗高脂血症的目的。本方还可以治疗脂肪肝。脂肪肝是中性脂肪在肝内蓄积过多所致，常常能引起肝细胞破坏损伤或纤维化。中医多认为舒肝健脾、祛湿化痰、活血化瘀为其治疗大法。方中柴胡辛凉，微苦寒，入足厥阴肝经，疏肝解郁，清热解毒，可溶解于脂肪积聚代谢的不同环节；白芍酸甘微苦，酸甘化阴，入肝经，养血柔肝，改善微循环，增加肝血流量；半夏燥湿化痰，开结除满；大黄、枳实、黄芩、蒲公英清热通腑攻下，丹参、生山楂活血化瘀、消积导滞。诸药合参，标本兼治，既醒脾健运，又舒肝调气，使湿痰无所生，肝络无瘀患，脂肪无存积，故而获效。药理研究表明：大柴胡汤既能改善血脂代谢和血液流变，又可疏通微循环，从而预防免疫复合物的积聚，大大降低了肝内甘油三酯和胶原蛋白合成，以阻止脂肪积存和纤维化改变。

（六）脾虚血瘀证

主要症状见形体肥胖，眩晕头重，胸闷气短，心悸，肢麻沉重，乏力，舌胖苔厚腻，舌质紫暗或有瘀点，脉滑弦或涩细。治法宜健脾益气，活血化瘀。方药以加味苓桂术甘汤。

处方：桂枝3g，炙甘草6g，茯苓12g，白术15g，制半夏10g，泽泻15g，丹参20g，红花5g，川芎15g，黄芪12g，山楂10g。每日1剂，水煎取400ml，每次服200ml，每日2次。

讨论：本证多因为饮食不节、过食肥甘厚腻之品，损伤脾胃所致。脾失健运，则水谷不能化生精微，反而停聚成饮，故仲景提出“病痰饮者，当以温药和之”之法则，而苓桂术甘汤乃为温阳化饮的代表方剂。笔者以苓桂术甘汤为基础方结合临床头晕、冒眩病证加用泽泻汤，同时又考虑到水饮停聚势必影响血脉的畅通，血行不畅则进一步妨碍水液的运行，故配以丹参、红花、川芎等活血行滞之物，使“血行则水行”。是方以桂枝、炙甘草辛甘化阳；配以茯苓、白术健运脾气、振奋脾阳；制半夏、泽泻清热除湿化痰；佐以红花、丹参、川芎活血化瘀；生山楂活血化瘀消滞。如此配伍则标本兼治，而起到降脂作用。药理研究发现，泽泻有降胆固醇作用，并可升高血中高密度脂蛋白水平；丹参有抑制细胞氧化的作用；红花有降血脂抗动脉硬化作用；山楂可降低血清胆固醇及低密度脂蛋白水平。

四 高血压病

高血压病是以动脉血压增高为主要临床表现的疾病。本病属于《金匮要略》“眩晕”、“痰浊”等病证范畴。

一、病因病机

高血压是在体质因素或精神、饮食、劳倦、虚损等原因相互作用之下，阴阳平衡失调（尤其以肝肾为主）所致。初期表现为肝肾阴虚，久病不愈，阴损及阳，则往往导致肾阳不足。

二、辨证论治

（一）肝火亢盛证

主要症状见眩晕，头痛，急躁易怒。伴见面红、目赤、口干、口苦、便秘、溲赤、舌红苔黄，脉弦数。治法宜清热泻火，平肝熄风。方药以泽泻汤化裁。

处方：泽泻 20g，白术 10g，车前子 30g（包煎），益母草 15g，夏枯草 15g，牡丹皮 15g，钩藤 10g，桑寄生 15g，草决明 15g。其中泽泻、车前子最大量可以用至 60～100g。

若肝阳上亢型（头痛头晕，口苦咽干，心烦易怒，目赤尿黄，舌质红，苔薄黄，脉弦滑或弦数），多见Ⅰ级高血压，基础方酌加菊花、龙胆草；若阴虚阳亢型（头晕耳鸣，视物昏花，腰膝酸软，手足心热，舌干便燥，舌红苔白，脉弦细），多见于Ⅱ级高血压，基础方酌加生地黄、葛根、玄参、枸杞子；若气阴两虚型（头晕目眩，头重足轻，心悸气短，腰膝酸软，月经不调，舌质淡或红，无苔，脉沉细或弦细），多见于Ⅱ、Ⅲ级高血压或更年期综合征之女性患者，基础方酌加杜仲、仙茅、仙灵脾、生地黄；若血瘀阻络型（头痛头晕，健忘耳鸣，肢体麻木或短暂舌强语謇，或胸闷心悸，舌质暗或舌有瘀点瘀斑，脉涩或数），多见于Ⅲ级高血压病，基础方酌加牛膝、地龙、赤芍、红花、丹参。头晕者加天麻 6～10g；内热者加黄芩 6～10g；便秘者加大黄 3～10g。

每日 1 剂水煎，分 2 次温服，9 剂为 1 个疗程。

讨论：高血压多以风、火、痰、虚立论，视之临床，湿邪为患居多，由于人们的生活水平提高，膏粱厚味摄入过多，运动量减少，体重增加，形成多湿多痰之体，成为该病发生的重要病理产物和致病因素，湿痰郁久化火与肝阳风动、阴虚、血瘀等合而为病。泽泻汤源于《金匮要略》，笔者取其化“浊”功能，通过降浊祛痰以治本，行气解郁以治标，从而标本兼治。方中泽泻、车前子渗湿利尿为主药；益母草、桑寄生助其利尿祛湿，又能滋补肝肾，活血化瘀通络；钩藤、夏枯草、牡丹皮清肝火，熄风定眩；决明子清肝润肠，使湿热从大便而泻。诸药合用共奏清热利湿、平肝熄风之功。现代药理研究认为上方诸药均有不同程度的降压、降脂作用，尤其泽泻、车前子还有抗血小板聚集，降低血液黏稠度，调整代谢综合征紊乱，改善心、脑等重要脏器缺血缺氧状态的功能。泽泻汤为主治疗各级高血压病，在降压的同时，又能够控制血脂水平，有助于预防、逆转靶器官的损害，也就有可能降低心血管并发症的发生。

（二）阴虚阳亢证

主要症状见眩晕，头痛，腰酸，膝软，五心烦热。伴见心悸、失眠、耳鸣，健忘，舌红少苔，脉弦细而数。治法宜祛风散邪，潜阳镇逆。方药给以侯氏黑散加减。

处方：菊花40g，白术10g，细辛3g，茯苓3g，牡蛎3g，防风10g，桔梗8g，人参3g，矾石3g，黄芩5g，当归3g，干姜3g，川芎3g，桂枝3g。

临床症状突出者改用汤剂，菊花最多用至80g。症状缓解后，按原药量比例制成散剂（或装入胶囊），每服4~5g，每日3次。症状如无明显寒热偏颇，方中药量比例一般不作增减。服药2个月为一疗程，一般服用3个疗程。

验案1：曲某，男，56岁，职工。自诉患高血压性心脏病3年，伴血脂升高，常服多种降压、降脂及扩冠等药物。近年来虽心脏病症状稳定，但血压仍有波动，血脂不降。就诊前感手指麻木，伴头晕头痛，虚烦少寐。检查：舌红苔薄腻，脉弦滑小数，血压210/130mmHg，脉搏81次/分钟，神清，体胖，心律整齐，各瓣膜无杂音，两肺未闻及异常，腹平软，肝在肋下2cm，无触痛，胸透、心电图均未见明显异常，血胆固醇11.1mol/L，甘油三脂5.46mol/L。诊为肝阳上亢伴血瘀痰阻所致，先予侯氏黑散（汤剂）。处方：菊花50g，白术10g，细辛3g，茯苓6g，牡蛎10g，防风10g，桔梗8g，人参3g，矾石3g，黄芩5g，当归6g，干姜3g，川芎6g，桂枝5g。连服4剂，血压即降至190/120mmHg，症状顿减。又进4剂，血压再次降至180/120mmHg，手指麻木消失。嘱其停服其他降压、降脂药物，按原制为散剂，每服4g，每日3次，连续服用3个疗程，多次复查血压，一直稳定在140/90mmHg，胆固醇7.5mol/L，甘油三脂3.3mol/L。［医药论坛杂志，2003；24（17）：60~61］

验案2：陈某，男，55岁，干部。患者身体肥胖，患高血压10余年，收缩压经常波动在190~220mmHg之间。自觉头昏，手足麻木，步履艰难。近1年多来，语言涩滞，行动迟呆。经常服用“脉通”、“罗布麻”、“降压灵”等药品，但只能将血压暂时降低，停药后即又回升，后给予侯氏黑散共180g，研为细末，每次3g，凉开水送下，日服2次，共服半月，服完后血压降至180/120mmHg。此后患者对此药很有信心，长期服用，血压一直稳定到140/100mmHg。《中药大辞典》介绍，菊花治高血压有效，根据本人临床经验，菊花用量要大，需60g以上，但方中其它药物份量的比例最好不要作无原则的更改，尽量保持原意，以便观察、总结。［实用中医内科杂志，2001；15（1）：27］

讨论：仲景把此方列为《金匮要略》中风之首方，应用范围为“主治大风四肢烦重，心中恶寒不适者”，临床报道用于原发性高血压病，收效良好。方中当归、川芎养血活血；白术、茯苓、人参、干姜补脾益气；白术、茯苓健脾燥湿以绝生痰之源；防风、菊花、细辛、桂枝祛风散邪；矾石、桔梗化痰降逆；黄芩、牡蛎清热敛阴，方中菊花用量极大，是本方其他药物的数倍。历代文献均载菊花能“平肝火，熄内风”，凡“内火内风震撼不息，而菊花能治之”，具有“抑木气之横逆”的独特功效，与其他十三味药物配合，共奏清热祛痰、化浊散湿、活血通瘀及扶正之效，经多年临床应用，此方无毒副作用，并可制散装囊服用方便。现代药理研究，菊花含挥发油，油中为龙脑、樟脑、菊油环酮等，对中枢神经有抑制作用，大量菊花有显著的解热和降血压作用，有扩张冠状动脉作用；人参有调节胆固醇代谢，抵制高胆固醇病症的发生；干姜有兴奋心血管系统作用；矾石有降血脂作用；茯苓有慢而持久的利尿作用；黄芩有降压、利尿作用；诸药合用，有良好的降压降脂作用，而无毒副作用。

（三）痰湿内阻证

主要症状见头昏目眩，头痛脑胀，胸闷、体胖乏力，呕吐痰涎，纳呆口干不欲饮，小便量少，舌胖，苔黄白或厚腻，脉弦滑。治法宜化痰泄浊，清热利湿。方药以茵陈五苓散化裁。

处方：茵陈10g，白术、茯苓各15g，泽泻30g，桂枝6g，丹参20g，夏枯草、半夏、草决明各10g，山药15g，甘草6g，焦山楂20g。每天1剂，水煎2次，分2次服。

验案：张某，女，58岁，曾患高血压3年，经常头昏、头痛脑胀，血压持续24/16kPa，经常服降压胶囊、卡托普利等，疗效不明显，头昏头痛以昏闷为主，头不清晰，口干不欲饮，小便量多，查：BP24.5/16.5kPa，体胖，神清，精神不振，两肺（-），心率88次/分钟，肝脾未及，肠鸣可，下肢肿胀欠温，舌淡苔白厚，脉弦滑。诊为高血压病，头痛，证属脾虚湿阻，痰浊上扰，予以健脾利湿、化痰降浊之茵陈五苓散加减，每天1剂，继服卡托普利2片，3/d，心痛定10mg，3/d。中药服3剂后，头昏闷痛大减，目眩眼花消失，守法服15剂，血压降至20/12kPa。头昏闷痛消失，舌淡红苔薄白，脉弦细，停服中药，改用中药碾细装胶囊，每次6粒，3/d，停服心痛定，卡托普利，给以脉通维持巩固疗效。[现代中医药，2002；4：22]

讨论：茵陈五苓散出自《金匮要略》，仲景本意用来治疗湿热黄疸，小便不利，偏于湿重者，与高血压痰湿阻滞病机相合，故运用本方加味，使湿去痰消，运化正常，气血畅通，头昏脑胀自消。方中茵陈利湿，白术、猪苓、云苓、山药健脾化湿，泽泻利尿消肿，陈皮理气化痰降逆，丹参、焦楂、草决明、夏枯草祛瘀消脂降浊，桂枝化气助阳，甘草和中。全方达健脾、湿去、痰消、瘀通之目的。方中泽泻、丹参、焦楂、草决明现代研究有降血脂作用，服药后，头昏目眩，头闷痛很快消失。对无效病人，尽管血压未降，临床感觉均有不同减轻。

（四）阴阳两虚证

主要症状见眩晕，头痛，腰酸，膝软，畏寒肢冷。伴见耳鸣，心悸，气短，夜尿频、舌淡苔白，脉沉细弱。治法宜滋阴助阳。方药以金匮肾气丸加味。

处方：熟地24g，山药12g，山茱萸12g，泽泻9g，茯苓9g，丹皮9g，桂枝3g，炮附子3g，川芎6g，桃仁9g，地龙12g。水煎服，每天1剂，分3次口服。

验案：林某，女，43岁，外科医生。眩晕1个月，伴心悸易惊，性情急躁，夜睡多梦，胸膈痞闷，食欲尚可，大便较干。血压在21.5~19/16~15kPa之间，服降压药能暂时下降，但又时上升，半年内晕厥2次，西医拟诊：①高血压；②植物神经紊乱。患者面部微浮，舌淡苔白厚，脉象细缓。拟是肾阴亏虚，肾阳不足，水火失济，肝木失涵。阴虚阳浮而为晕，阴阳不相接续而为厥。法宜滋阴温阳，养肝纳肾。予金匮肾气丸改汤加牛膝、女贞子、蒺藜。共服50余剂，诸症消失，血压正常，已重操外科手术工作。[福建中医学院学报，1994；4（3）：1~3]

讨论：本证多见于老年单纯收缩期高血压患者。方中重用熟地滋补肾阴，填精益髓，使肾中真阴得复，善疗肾阴不足；附子温化阳气，助阳化气，使肾中真阳得补，善疗肾阳不足，与熟地合用，阴中求阳，阳中求阴，阳生阴化，使肾中阴阳互根互化，以达肾气，主持阴阳和合。山药补脾益气，使脾生化气血以填补肾精，使肾精充盈，以化生肾气；桂枝辛温通阳，助附子壮阳；山茱萸强健筋骨而固精；泽泻泻熟地之滋腻，以冀补而不壅；茯苓助山药益气又渗利山药之壅滞；丹皮既助滋阴药以养阴，又制温燥药而免伤阴；川芎活血行瘀，散风止痛；桃仁活血行瘀，润燥滑肠；地龙平肝镇痉，利水定喘。诸药相伍，既滋肾阴，又补肾阳，活血行瘀，润燥滑肠，镇痉利尿，相互为用，温而不燥，滋而不腻，共疗肾之阴阳不足证，兼活血利尿润肠，治疗老年单纯收缩期高血压正合病机，验之临床，确有效果。现代药理学研究表明，川芎具有解痉、镇静、降压、扩血管的作用；桃仁具有镇静、消炎解毒、通便作用；地龙具有清热、镇惊、定喘、降压作用。肾气丸具有改善肾功能，增加尿量，促进钠氯的排泄，改善糖代谢，降低血糖、胆固醇、甘油三酯，升高高密度脂蛋白，改善微循环，防治动脉硬化，使灼伤动物肾上腺皮质造成的高血压下降作用。

第三节　风湿免疫系统疾病

一　类风湿性关节炎

类风湿性关节炎是一种以关节病变为主的慢性全身性自身免疫性疾病。本病属于《金匮要略》“湿病”和“历节病”范畴。

历节病病名始见于张仲景的《金匮要略·中风历节病脉证并治》篇，因肝肾先虚，气血不足，风寒湿邪侵袭所致，以遍历关节疼痛，不可屈伸，甚则肿大变形为主症的一类疾病。因其疼痛遍历关节而得名。历代医家对本病有“鹤膝风”、“鼓槌风”、“骨痹”、“顽痹”、“白虎历节”等记载。

一、《金匮要略》对类风湿性关节炎病因病机的认识

《内经》有云：“粗理而肉不坚者，善病痹”、“风寒湿三气杂至，合而为痹也”。即指出了本病的发生与人体正气亏虚，外感风寒湿邪有关。仲景继承《内经》旨意，融古创新，以虚实立论，进一步阐明了类风湿性关节炎的病因病机。

（一）正气不足

仲景认为，它是本病发病的决定因素，主要包括营卫气血的亏虚与肝肾两脏的虚损。《金匮要略·中风历节病脉证并治第五》云：“少阴脉浮而弱，弱则血不足，浮则为风，风血相博，即疼痛如掣”。即指出了气血亏虚则卫外不固，腠理疏松，外邪乘虚而入，由表侵及血脉，正邪相搏，以致经脉痹阻，气血瘀滞，不通则痛，发为本病。同时又云：“寸口脉沉而弱，沉即主骨，弱即主筋，沉即为肾，弱即为肝。汗出入水中，如水伤心，历节黄汗出，故曰历节”。不但指出了肝肾精血不足，筋骨虚弱为发病之本，加之外邪乘袭，足以导致本病的发生，而且还初步认识到本病的好发部位在筋、骨，这与现代医学对类风湿性关节炎的认识是一致的。“盛人脉涩小，短气，自汗出，历节痛，不可屈伸，此

皆饮酒汗出当风所致”。盛人即肥胖之人，外盛而中虚，气虚湿重，最易感受风邪而致“历节痛，不可屈伸”。心主血脉，肾主藏精，少阴脉弱为精血不足的表现，风邪可乘精血不足而入侵血脉，因而导致经脉痹阻，血行不畅，故有疼痛如掣的表现。先天因素，如禀赋薄弱、家庭遗传倾向等可出现肝肾亏虚、气血两虚；后天因素如疾病、年老体弱、妇女经带胎产等，也可致肝肾亏虚、气血两虚。

（二）感受风寒湿邪

《金匮要略·痉湿暍病脉证并治第二》载：“太阳病，关节疼痛而烦，脉沉而细者，此名湿痹”。又曰“病者一身尽疼，发热，日晡所剧者，名风湿。此病伤于汗出当风，或久伤取冷所致也”；“风湿相搏，骨节疼烦掣痛，不得屈伸，近之则痛剧”，即指出了风夹湿邪，乘虚入侵，累及关节，而发为本病，从而出现“骨节疼烦”、“掣痛”、“不得屈伸”等症状。“风湿相搏，一身尽疼痛，法当汗出而解，值天阴雨不止”；“汗出入水中，如水伤心，历节黄汗出，故曰历节”。汗出被风吹，贪凉受寒，太阳病外受风寒，劳动、运动汗出入水中，阴雨连绵湿气太盛等，均可使人体感受风寒湿邪，致营卫不和、气血凝滞而关节疼痛。趺阳脉浮而滑为胃有蕴热再外感风湿。

（三）饮食失调

《金匮要略·中风历节病脉证并治第五》“味酸则伤筋，筋伤则缓，名曰泄。咸则伤骨，骨伤则痿，名曰枯。枯泄相搏，名曰断泄。营气不通，卫不独行，营卫俱微，三焦无所御，四属断绝，身体羸瘦，独足肿大，黄汗出，胫冷。假令发热，便为历节也”。辛甘酸苦咸五味调和适当可以养人，如五味偏嗜太过，反能伤人。如酸味本能补肝，过食酸却反伤肝。肝主筋而藏血，肝伤则筋伤血泄。筋伤驰缓不用，不能随意运动。咸味本能益肾，过食咸却反能伤肾。肾主骨而生髓，肾伤则骨伤髓枯，骨伤则痿弱不能行立。肝肾亏虚，元气不能运行于三焦，四肢得不到气血营养而成为历节病，因而关节疼痛。

（四）胃有蕴热

复感风湿之邪的历节病因。“趺阳脉浮而滑，滑则谷气实，浮则汗自出”。原文中以趺阳脉专候脾胃，脉滑则谷气实，表示胃热盛；脉浮为风象，风性疏泄，腠理易于升发，内热盛而腠理开泄，故汗出当风，或汗出入水中，则内热与外邪相搏发生历节病。

二、辨证论治

（一）湿热痹阻证

主要症状见关节肿痛而热，发热，关节屈伸不利，晨僵，关节畸形。次症见口渴，汗出，小便黄，大便干。舌质红，苔黄厚腻，脉滑数或弦滑。治法宜祛风除湿，温经行痹，养阴清热。方药以桂枝芍药知母汤。

处方：桂枝 9g，白芍 12g，赤芍 9g，炙甘草 6g，生麻黄 9g，生姜 3 片，炒白术 9g，知母 12g，防风 9g，炮附子 6g（先煎）。水煎服，每日 1 剂，每天 3 次。

验案：患者崔某，女，39 岁。1995 年 5 月 10 日就诊。因居处阴暗潮湿而患类风湿性关节炎，曾服抗类风湿性及激素药物，病情时重时轻。就诊时见面色青紫，气短乏力，双手指关节肿胀疼痛，固定不移，晨起、遇寒、气候变化均有所加重，双足趾关节疼痛不肿胀，步履稍难，舌质淡红，少苔，脉沉迟无力。证属肝肾亏虚，风寒湿之邪流注关节，治以补肝肾之虚，温以散寒，祛风止痛。方用桂枝芍药知母汤加减，处方：桂枝、白芍各15g，白术12g，麻黄8g，知母13g，防风10g，制附子（先煎）15g，甘草、细辛各6g，生姜10g，羌活、独活、葛根各15g，大枣12枚为引。煎服7剂症状有所减轻，守原方加减继服30剂，肿胀疼痛均有所缓解，但遇劳累、天气变化疼痛较为显著，上方加重白芍、细辛的用量，又服25剂，诸症消除，恢复正常工作。本病为外感风寒湿之邪，寒湿凝于筋脉、关节、肌肉之历节病，病程较长，久则伤阴耗气，形成典型的阴虚寒湿内盛之证，故用桂枝芍药知母汤化裁治疗，温经通阳以散寒，祛风通络以止痛，病症复杂，药味较多，服用时间亦长，37剂后肿胀疼痛才缓解，又用25剂，病症才康复。后随访两年，病症未复发。[中国科技信息，2005；14：255]

讨论：桂枝芍药知母汤在《金匮要略》中主治“诸肢节疼痛，身体魁羸，脚肿如脱，头眩短气，温温欲吐”。此乃风湿痹阻关节，郁久化热伤阴之证。方中桂枝、麻黄、防风祛风散寒、除湿走表；芍药、知母滋阴清热于里；白术、附子除湿助阳通痹；生姜、甘草和胃调中。诸药相伍，全方共奏祛风除湿、温经散寒、滋阴清热之效，施之本证，自然诸症自除。当世医家以本方酌加藤类、虫类药治疗类风湿性关节炎急性发作期证属寒热错杂者，多获良效。

（二）寒湿痹阻证

主要症状见关节冷痛而肿，遇寒痛增，得热痛减，关节屈伸不利，晨僵，关节畸形。伴见口淡不渴，恶风寒，阴雨天加重，肢体沉重。舌质淡，苔白，脉弦紧。治法宜温经散寒，宣痹通络。方药以乌头汤。

处方：炙麻黄12g，芍药30g，黄芪60g，炙甘草15g，制川乌、制草乌各30g，蜂蜜60g。川草乌先煎30分钟后再下余药，再煎30分钟，分2次，1日服完。

验案：李某，53岁，工人，1998年2月18日初诊。双腕及双手多关节肿痛，活动不利1个月，伴晨僵。患者有类风湿性关节炎（RA）病史20余年，多次发作，双手指、足趾关节呈类风湿性关节炎晚期特征性改变。此次因劳累和接触冷水发作，双腕及双手指多关节肿胀，疼痛较甚，畏寒喜暖，得温稍减。查体见双手指尺侧畸形，2、3、4指近侧指间关节肿胀呈梭形，压痛，屈伸受限，双腕关节肿胀，压痛，皮肤无红热。ESR80mm/h，ASO <400KIU/L阴性，RF >1：80阳性。舌质淡红，苔白滑腻，脉弦缓。诊断为类风湿性关节炎，证属寒湿痹阻，脉络失宣。治宜温经散寒，宣痹通络。给乌头汤加味，药用制川乌6g，制草乌6g，炙麻黄10g，白芍20g，黄芪20g，桂枝10g，细辛3g，生甘草6g。服药7剂。2月25日二诊，双腕及诸指关节疼痛肿胀晨僵有减轻。上方改制川乌8g，制草乌8g，细辛5g，加苍术10g，服药7剂。3月4日三诊，称服上方2剂后疼痛顿减，肿胀大消，双手如释重负，惟药后感全身欲汗出，鼻孔有热气。方中辛热之品起效。查ESR18mm/h，RF阳性，守方调治2周，复查ESR、ASO、RF正常，以六味地黄丸调治渐愈。（周福贻教授运用乌头汤的经验）

验案2：赵某，女性，45岁。患者诉四肢关节疼痛14年，加重2个月。曾服用激素及应用理疗、中药治疗，疗效不佳而来诊。诊见四肢关节疼痛，小关节尤著，痛处固定，晨起加重，活动后减轻，得热则舒，遇寒加重，睡眠欠佳。面黄，舌质淡，苔白腻，脉沉细而缓。检查类风湿反应阳性，血沉增快。患者素体阳气不足，复感寒湿之邪，致气血痹阻不通。诊为痹证（痛痹），予通阳开痹，祛寒胜湿，活血祛瘀，缓急止痛之法。乌头汤化裁：川乌 10g，草乌 10g，桂枝 15g，甘草 10g，黄芪 20g，天麻 10g，防风 15g，赤芍 20g，当归 25g，海桐皮 15g。并根据治疗效果随症加入没药、寄生、二活等以增强活血祛瘀祛风之效。治疗后一般症状消失，类风湿反应阴性，血沉正常。嘱继服中药巩固疗效，随访 1 年未见复发。类风湿性关节炎属中医“历节”、“顽痹”等范畴，多因素体虚弱，阳气不足，腠理空虚，营卫不固，风寒湿邪乘虚侵袭，以致经络阻闭，邪浊瘀结于关节，气血运行不畅所致。乌头汤可通阳开痹，祛寒胜湿，活血祛瘀，缓急止痛，方中乌头、桂枝通阳开痹，祛寒逐湿；甘草、赤芍、黄芪、当归开血痹以通经脉，使气血畅行；天麻、防风、海桐皮祛风除湿止痛；甘草调和诸药，用于临床收效满意。［中国民间疗法，1999；8：43］

讨论：《金匮要略·中风历节病脉证并治第五》云：“病历节不可屈伸，疼痛，乌头汤主之”。即由于寒湿之邪留于关节，经脉痹阻不通，气血运行不畅而致，此为阴寒重症，仲景以急则治标的原则，施以温经散寒、除湿解痛之法。方中乌头配麻黄能搜剔入骨之风寒，辅以黄芪益气固卫，芍药养血，甘草缓痛解毒，全方共奏温经散寒、逐瘀止痛之功。目前临床上，此法多用于类风湿性关节炎急性期属风寒湿痹者。

（三）肾气虚寒证

主要症状见关节冷痛而肿，遇寒痛增，得热痛减，关节屈伸不利，晨僵，关节畸形。伴见面色㿠白，精神疲惫，腰膝酸软。舌质淡，苔白，脉沉细弱。治法宜温补肾阳，散寒止痛。方药以甘草附子汤化裁。

处方：白术、附子、甘草各 15g，桂枝 30g。水煎服，每日 1 剂。

关节畸形加松节、寻骨风、丹参、姜黄、红活麻根；贫血严重加当归、桑寄生、红参、鸡血藤；气虚者加黄芪、人参；上肢为主者加羌活、五加皮、桑枝；下肢为主者加木瓜、牛膝、独活、伸筋草；浮肿甚加防己、秦艽；关节红肿灼痛加知母、白芍、焦柏、地骨皮；症状缓解后加淫羊藿、续断、黄芪、当归、巴戟、姜黄。

验案：汪某，女，56 岁，1986 年 5 月诊。患类风湿关节炎 16 年，在成都市某医院诊断为类风湿。曾服中西药无数，效果欠佳。诊见：面部及下肢浮肿，全身骨节疼痛，手足关节畸形，左上肢不能活动，腋下溃烂，舌体微胖，苔白，脉沉滑。心脏收缩期Ⅱ级杂音。血红蛋白 70g/L，血沉 164mm/h，类风湿因子阳性。本病为感受风寒湿邪日久，湿邪不能外达，寒湿凝滞筋骨，痹阻关节，累及脏腑，辨证为寒痹。法当温经散寒，除湿消肿止痛。处方：甘草、附子、白术各 15g，桂枝 30g，秦艽、防己各 20g。服 2 剂后，全身微微汗出，手脚掌出汗如珠，肿退，疼痛稍减。上方去防己、秦艽，加寻骨风、松节各 20g，红活麻根 30g。服 8 剂后，诸症大减，左上肢可活动。去木瓜，加淫羊藿、巴戟、黄芪、当归各 20g。连服 16 剂后，患者来院自诉已无明显不适。继上方出入服药 6 个月，畸形关节功能明显改善，心脏杂音消失，类风湿因子转阴，能做一般农活。1988 年 9 月随访未复发。［四川中医，2001；19（11）：27］

讨论：甘草附子汤出于《金匮要略》，是治疗风湿表里阳气皆虚之重症的方剂。方中附子、白术温经散寒、祛除筋骨之风湿，桂枝宣行营卫、祛散肌表之风湿而发汗消肿，体现了一表一里，使阴寒之邪得解，湿邪有出路。甘草缓急止痛。再配以祛风除湿、强筋健骨之药，使药力更佳，症状缓解后加入活血化瘀、补益肝肾之药，以求治本。类风湿虽属中医痹症范畴，但病变累及心肝脾肾等脏腑，所以待标邪去后，应着重调理脏腑以求治本，方可收功。药理研究，甘草附子汤具有强心利尿、增加肾上腺皮质功能、降低血糖、保护肝脏、促进肺部血液循环的作用，故久服基本无副作用。

（四）肝肾阴虚证

主要症状见关节肿胀疼痛或酸痛，关节屈伸不利，晨僵，关节畸形。伴见腰膝酸软，头晕目眩，五心烦热，咽干，潮热。舌质红，苔少，脉沉细弦。治法宜宣通血脉，敛阴合营。方药以桂枝汤加味。

处方：桂枝12g，白芍12g，生姜9g，大枣6枚，炙甘草9g。水煎服，1日2次，早晚各1次。

辨病论治可加茯苓、苍术、牛膝、木瓜、威灵仙、柴胡。若湿邪偏胜，可辅用茯苓、白术和苓桂术甘之意，健脾除湿，佐威灵仙、木瓜、牛膝以祛风通络；热邪偏胜，可辅用"三妙"黄柏、苍术、牛膝清热燥湿，佐威灵仙、防己祛风湿通经络，忍冬藤、秦艽更有除热痹之专功；寒邪偏胜可辅用肉桂、独活，温经散寒，佐制牛膝、寄生、苍术益肾祛湿。

验案：王某，女，52岁。2001年8月23日来诊。10年前患关节炎，右指、膝关节逐渐变形，今年因去江西小住，时阴雨，归后右膝关节及左肩酸痛加重，右膝肿痛，屈伸不利，下肢沉重。查右膝关节轻度肿胀变形，按之有波动感。右掌指关节尺侧梭状变形。舌质黯，脉沉紧，血沉25mm/h，白细胞中性85%。膝关节X光片：髌骨下缘及骨髌间骨皮质呈现硬化型增生，增生型改变。中医诊断为痹证（着痹），西医诊断为类风湿性关节炎。治宜调和营卫，健脾去湿，散瘀通络。药用：桂枝、白芍各20g，甘草10g，茯苓20g，牛膝15g，木瓜20g，威灵仙15g，柴胡10g，姜枣为引。6剂，水煎服。二诊：右膝肿胀略消，酸痛减轻，仍有膝关节屈伸拘急感。上方去柴胡、茯苓，加黄芪25g，鸡血藤20g，6剂。三诊：右膝关节肿消痛止，屈伸自如，但口干纳差，脉细略数。查血沉15mm/h，白细胞计数正常。上方加生地15g，杜仲、麦芽各20g，6剂，水煎服。服药30剂，症状消除，痊愈出院。随访至今未发作，偶有不适。［辽宁中医学院学报，2004；6（4）：317～318］

讨论：《金匮要略》用桂枝汤补虚弱，以治杂病。方中主药桂枝，性温味辛，调和营卫，宣通血脉，祛风解表；辅酸苦微寒之芍药，敛阴合营。两者互伍于解表中寓和里之意，和营中具调卫之功。佐以辛温宣散之姜以助桂，益气调中之枣以助芍；使以甘味炙草与桂枝辛甘以助阳，与芍药酸甘以和阴，且调诸药。笔者用之治痹，恰中痹证普遍发病环节，亦是发病内因——营卫失调；而加味运用则是针对痹证之特异发病环节，亦是发病外因——风寒湿热。方中用柴胡即转少阳之枢以利邪从内达外，又畅气机以解肝郁，用黄芪既扶正祛邪，又补气而固表。用杜仲既可强筋健骨，又能兼除余邪，且合痹有"肾虚为本"之训诫。心痹为痹证特殊证型，即《内经》"心痹者，脉不通，烦则心下鼓，暴上气而喘"之谓。《难经》有"损其心者，调其营卫"之旨，故用桂枝汤为主，辅用酒炒常山、苦参、半夏、炙甘草，即文献报道的"抗早搏汤"直抑早搏，佐独活、寄生、茯苓去风湿，散寒除湿，有意想不到的疗效。

（五）气虚瘀血痹阻证

主要症状见关节肿胀刺痛，或疼痛夜甚，头节屈伸不利，晨僵，关节畸形。伴见皮下硬节，关节局部肤色晦暗，肌肤干燥无光泽，或肌肤甲错，妇女月经量少或闭经。舌质紫暗，有瘀斑或瘀点，脉沉细涩。治法宜益气活血通络。方药以黄芪桂枝五物汤加味。

处方：黄芪30g，桂枝12g，白芍12g，生姜15g，大枣9枚。每日早、中、晚3次饭后服。

辨病论治加当归10g，川芎10g，羌活10g，独活10g，制川乌10g，细辛6g，穿山甲15g，全蝎6g，蜈蚣2条，鸡血藤30g，海风藤30g，络石藤30g。若上肢关节疼痛为主者加桑枝30g，青风藤30g；下肢关节疼痛为主者，加桑寄生30g，杜仲15g，牛膝30g，川断15g。

验案：封某，男，50岁。以全身关节疼痛，屈伸不利，活动受限伴右手指关节肿胀两年加重1月为主诉。患者两年前因受潮湿后引起全身关节疼痛，伴右手指关节肿胀，遂在延大附属医院就诊。查血沉85mm/小时，类风湿因子（+），拟诊类风湿性关节炎。经住院治疗两月后，口服雷公藤甙片及英太青效果不明显，时轻时重，在天气变化时明显。1月前无明显诱因，上述症状有所加重，经人介绍服用蚁王风湿灵治疗月余，症状不但不减，反而加重，四肢活动明显受限，疼痛加剧，穿衣、下蹲均困难，患者精神不振，形体消瘦，舌质淡，苔薄白略腻，脉细弱。证属气虚血瘀，经络痹阻，治宜益气、养血、活血、通络。药用生黄芪30g，当归10g，川芎10g，炮山甲15g，蜈蚣2条，全蝎8g，制川乌10g，羌活10g，独活10g，秦艽10g，苍术10g，薏苡仁30g，鸡血藤30g，海风藤30g，络石藤30g，威灵仙15g，桂枝10g，赤芍10g。上药冷水浸泡2小时，武火煎沸后，文火煎30分钟，取汁200ml，两煎加水200ml，煎30分钟，取汁100ml，两煎混合100ml，早、中、晚饭后服，服药一疗程后，关节活动如常，无疼痛之感，肿胀消退，上方加倍，改为丸剂，连服两月，查血沉10mm/小时，类风湿因子（-）。［实用中医内科杂志，2004；18（5）：434］

讨论：益气活血疗法现代医学阐明有扩张血管，改善微循环，改善血液的流变性，抑制纤维组织增生，促进纤维组织降解和细胞再生的作用。另外，可以提高血浆纤维结合蛋白水平，增加网状内皮系统吞噬功能，提高免疫力。加味黄芪桂枝五物汤方中黄芪、当归、桂枝、赤芍、川芎、牛膝具有益气、养血、活血化瘀的作用；山甲、蜈蚣、全蝎具有搜风通络等作用；羌活、独活、秦艽、制川乌具有祛风散寒除湿的作用；海风藤、络石藤、鸡血藤具有舒筋活络的作用。

二　系统性红斑狼疮

系统性红斑狼疮是一多因素（遗传、性激素、环境、感染、药物、免疫反应）参与的自身免疫性疾病，突出表现是全身各系统、各器官均可受累，并有多种自身抗体，属《金匮要略》“阴阳毒”病证范畴。

一、病因病机

本病是由于先天禀赋不足，后天七情内伤，致使人体阴阳不调，气血失和，复因日光曝晒，毒邪伤及血脉而致。本病“肝肾亏虚、阴血耗损为本，风毒痹阻、络热血瘀为标”。阴血耗损，郁热内起，化生风毒，毒热锢结，郁于血分，若再遇日晒、情怀不畅或外感扰动，则外见皮肤红斑，疹点隐隐，肌肤瘙痒，关节肿痛；内而络损血瘀，脏腑受累，症见低热绵绵，或高热鸱张，反复难已，甚或热盛神昏，腰酸胁痛，心悸气喘，尿多浊沫。种种见症均由风毒瘀热而来，这与《金匮要略》“阴阳毒”的致病因素“邪毒”是相吻合的。

阴毒、阳毒之病理属性均属热。阳毒以邪毒炽盛、血脉瘀滞、热毒外发为主，阴毒以邪毒深伏、血脉瘀滞、热毒内蕴为主，故阳毒症状表现明显，且在表；阴毒症状表现隐现，且在里。正如尤在泾所言：“但以面赤斑斑如锦纹，咽喉痛，唾脓血，其邪著而在表者谓之阳；面目青，身痛如被杖，咽喉痛，不唾脓血，其邪隐而在表之里者谓之阴耳”。又如赵以德《金匮玉函经二注》：“在阳经络则面赤斑斑如锦纹，唾脓血；在阴经络则面目青，身如被杖，此皆阴阳水火动静之本象如此，岂是寒热之邪乎？”由此可见，阴阳二字确非寒热之义，而是对阴阳毒病机证候的概括。

二、辨证论治

主要症状见起病急骤，高热持续不退，两颧红斑或手部红斑，斑色紫红，神昏。伴见烦躁口渴，关节疼痛，尿短数。舌红绛苔黄，脉洪数或弦数。治法宜清热解毒，凉血化斑。方药以升麻鳖甲汤合犀角地黄汤化裁。

处方：升麻 15g，当归 10g，蜀椒 10g，鳖甲 10g，雄黄 2g（冲服）。水煎服，每天 1 剂，一次服完。

辨病论治加赤芍 20g，生地 20g，水牛角 30g，银花 20g，紫草 20g，丹皮 10g，麦冬 10g，生石膏 60g。

验案：赵某，女，26 岁，工人。1996 年 5 月 3 日初诊。面部红斑 5 年，在南京某医院确诊为“系统性红斑狼疮”，经激素及抗凝等治疗病情曾数度缓解。今年 3 月份感冒后面部红斑加重，并出现高热，体温达 40℃，四肢关节轻微疼痛，又下肢亦出现散在红斑，在本院内科应用激素及多种抗生素治疗 1 月，其间并用大剂量氟美松 150mg/d，连续冲击 3 天，关节疼痛虽有所缓解，但高热始终不退，遂求治于余。诊见患者面部及双下肢红斑，无瘙痒及脱屑，高热达 39.5℃~40℃，一般发热从午后开始持续到第 2 天上午，不恶寒，轻微汗出，口微渴，不喜饮，饮食尚可，小便略黄，大便正常，舌质淡，苔薄，脉细数。辨证为阳毒入于阴分，血热亢盛，拟清热解毒，凉血化斑，升麻鳖甲汤合犀角地黄汤化裁：升麻 15g，当归 10g，赤芍 20g，生地 20g，水牛角 30g，银花 20g，紫草 20g，丹皮 10g，麦冬 10g，生石膏 60g，3 剂。复诊时体温降至 38.3℃，发热持续时间较原来缩短，上方去石膏，水牛角加至 40g，再服 5 剂后，热退至 37.7℃，下肢红斑消失，面部红斑减轻，关节痛消失，原方水牛角量减至 20g，并加黄芪 20g，白术 10g，防风 10g。服 10 剂后体温正常。[浙江中医药，2001；(02)：80~81]

讨论：升麻鳖甲汤出自张仲景《金匮要略·百合狐惑阴阳毒病脉证并治第三》：“阳毒之为病，赤斑斑如锦文，咽喉痛，唾脓血，五日可治，七日不可治，升麻鳖甲汤主之。阴毒之为病，面目赤，身痛如被杖……升麻鳖甲汤去蜀椒、雄黄主之”。本病热毒伤及血脉是其病机关键，故祛邪解毒，行血和脉乃为治疗阴阳毒的主要法则。升麻鳖甲汤加减二方正为此而设立。方中既有辛温升降之品，又有甘润咸寒之药，一面能发散蕴蓄不解之邪，一面能安养被邪气干扰之阴。方取解毒透邪之升麻为一方之主，以透毒外解，并率诸药上升外达，且其自身解毒之功甚佳。《本经》谓升麻能“解百毒，辟温疫瘴气，邪气蛊毒”。鳖甲入血脉，可攻除留滞之毒，且甘寒咸润，可顾护邪扰之阴。《日华子本草》谓其“去血气，破癥积、恶血”。当归辛温走散，可运行气血，助鳖甲行血和脉。《本经》言其能“破恶血，养新血，补五脏肌肤”，并引升麻入血分而解脉中之毒邪。重用甘草清热解毒，利血脉，调和诸药，共奏其功。雄黄破骨节积聚，辟鬼邪恶邪；蜀椒通利血脉，和调关节，逐骨节皮肤死血，去留结破血，治天行时气。雄黄、蜀椒二药均有清热解毒、消散瘀血之功，为何阳毒用之，阴毒去之？阳毒用之是仲景治疗杂病“因势利导”的体现。一则阳毒配雄黄可解毒辟秽，助散邪之功，配蜀椒可行走窜发散之力；二则仲景原文方后云“取汗”，意在使邪毒随汗透解，而雄黄辛温，蜀椒辛热，二药可取汗以使邪从汗解；三则雄黄、蜀椒均为有毒之品，但又可去毒，故用二药有以毒攻毒、因势利导之意，正如尤在泾所云：“其蜀椒雄黄二物，阳毒用之者以阳从阳散其速效”。阴毒不用之，是仲景为了防其劫阴。前已言之，阴毒是邪毒蕴结，深伏于内，血脉瘀滞，病势向内，邪毒内攻脏腑，正气抗邪之力不足，故不用雄黄、蜀椒等辛热雄烈之品散邪，以防耗伤阴气，而用鳖甲、当归为主药入血脉，行血和络，祛除蕴结于内之邪毒。

三　强直性脊柱炎

强直性脊柱炎是以骶髂关节和脊柱慢性炎症为主，也可累及内脏及其他组织的周身性风湿病。特征性病理改变是肌腱、韧带附着点炎。其特点为几乎全部累及骶髂关节，常发椎间盘纤维环及其附近韧带钙化和骨性强直。其主要临床症状为疼痛和运动障碍。本病属于中医学骨痹、肾痹范畴。见于《金匮要略》“历节病”、“湿病”、“虚劳病”、“五脏风寒病”、“趺蹶”等篇。

一、病因病机

本病的基本病机是肾督虚寒。肾、督不足为先，风寒湿邪深侵入肾、督，造成骨损、筋挛、腰脊僵痛，导致形体尪羸。临床多见先天禀赋不足或后天失养，遗精滑精，房室过度，劳累过极，产后失血，月经过多等而致肾、督正气不足，正不胜邪，风寒湿三邪深侵肾、督。督脉督一身之阳，受邪，则阳气不得开阖失于布化。寒邪深侵，肾生髓主骨，主腰膝和二阴，肾受邪则髓不能满，骨失淖泽，而致骨损。肝肾同源，母病及子，肝木失养，则血海不足，冲任失调，筋骨失养，痹而不已致筋挛。肾督两虚，脊背腰胯之阳气失于布化，阴精失于营荣，寒则凝涩而致腰脊疼痛；督阳失布，气血不化而致脊柱僵曲废用，形成强直性脊柱炎。病程中由于人的体质有阳性、阴性之不同，再兼地域、气候、生活、饮食、年龄、受寒轻重等因素的影响，导致寒湿贼风、痰浊瘀血互为交结，凝聚不散，经络闭阻，气血不行，又加重病情发展。

《金匮要略》相关病因病机论述，感受风寒湿热邪气：“太阳病，关节疼痛而烦，脉沉而细者，此名湿痹”。湿邪伤人如风寒之邪在太阳，湿邪痹着，阳气不通，故关节疼痛而烦。“湿家，但头汗出，背强”。外感寒湿，阳气不能外达，反逆而上出，故但头汗出。湿困经脉，故背强。“风湿相搏，一身尽疼痛”，外感风湿，流注关节，卫外之气痹阻，故一身尽疼痛。“病者一身尽疼，发热，日晡所剧者，名风湿。此病伤于汗出当风，或久伤取冷所致也”。风与湿合，湿邪易化热化燥。本病多由湿从外侵所致。“历节痛，不可屈伸，此皆饮酒汗出当风所致”。肾督不足，“寸口脉沉而弱，沉即主骨，弱即主筋，……汗出入水中，如水伤心，历节黄汗出，故曰历节”。肝主筋，肾主骨，肝肾精血亏虚，精血不能充养筋骨，最易感受寒湿之邪，而形成本病。“少阴脉浮而弱，弱则血不足，浮则为风，风血相搏，即疼痛如掣”等。

二、辨证论治

（一）寒湿痹阻

主要症状见腰骶疼痛，脊背疼痛，腰脊活动受限，晨僵，疼痛夜重，或刺痛。伴见肌肤干燥少泽。舌暗或有瘀斑，脉沉细或涩。治法宜温阳散寒，宣痹通络利关节。方药以葛根汤化裁。

处方：葛根30g，麻黄10g，桂枝10g，白芍15～30g，甘草6g，生姜10g，大枣7枚。水煎服。

辨病论治加黄芪30g，狗脊15g，牛膝15g，川芎15g，地龙15g，土元15g，乳香、没药各3g（溶服）。

验案：患者，男，33岁，颈腰板痛5年。患者5年前始觉腰背板痛，口服消炎痛、强地松等药，疼痛暂得缓解，但颈腰板痛逐年加重，常年靠服消炎镇痛药度日。2年前因颈腰板痛加重，僵硬，不可转侧，经地区医院确诊为强直性脊柱炎，服雷公藤片、小活洛丹、壮骨关节丸、消炎痛、地塞米松等药物治疗，仍无明显好转，颈腰部僵硬疼痛逐日加重，不可转侧，腰背无汗，遂求治于中医。根据上述病理表现，辨证为肾督亏虚，风寒湿邪侵袭关节，闭阻脉络，致关节黏连、增生、僵硬。治以驱风散寒、温经通阳、解肌除湿、补肾、强筋壮骨为主，佐以活血化瘀、通络、缓急止痛，给予上方治疗。10剂后自觉疼痛减轻，颈腰活动较前灵活。效不更方，守方继服，嘱其将药渣晾干做药枕，加强功能锻炼。20剂后自觉颈腰痛大减，腰以上有汗，且汗后倍觉轻松，脊柱功能活动范围大增。嘱其配合药枕和功能锻炼，继服上方，共服药50剂，除颈部功能活动略受限外，其余自觉症状全部消失，已能从事一般体力劳动。遂将原方改制成丸剂，每服9g，早晚各1次，巩固治疗2个月，注意避风寒。随访1年无复发。［中国社区医师，2005；21（289）：36］

讨论：本病虽以肾督亏虚、筋脉失濡为本，但其主要病因为风寒湿邪侵袭关节，经络痹阻所致。因此，本病单以温补肾督达不到治疗目的，须以驱风散寒、温经通阳、解肌除湿为主，方能获得良效。葛根汤出自《伤寒论》太阳病中篇，原文“太阳病，项背强几几，无汗，恶风者，葛根汤主之”。又《金匮要略》痉病篇，原文“太阳病，无汗而小便反少，气上冲胸，口噤不得语，欲作刚痉，葛根汤主之”。都比较详细地描述了本方用于治疗因风寒湿邪侵袭、脉络痹阻所致之项背僵硬、无汗等的病理表现。此虽言太阳病，但脊柱僵硬疼痛、无汗等的病理机制实与本证相同。方中以葛根汤驱风散寒、温经通阳、解肌除湿、利关节、舒筋、缓急止痛为主，以黄芪、狗脊、牛膝补肾、强筋壮骨；佐以川芎、地龙、土元、乳香、没药活血化瘀、通络止痛、软化关节，切合病机，故收效显著。

（二）风寒痹阻

主要症状见腰背及下肢疼痛，屈伸不利，遇寒则急，手足不温或麻木不仁，舌苔薄白，脉弦紧。治法宜祛风散寒，温经通痹。方药以乌头桂枝汤。

处方：制川乌4.5g，川桂枝9g，白芍9g，生姜9g，炙甘草6g，大红枣7枚。每日1剂，水煎服。辨病论治加萆薢、薏苡仁、威灵仙、土茯苓、防己等。

讨论：强直性脊柱炎由于正气不足，使寒邪侵蚀，痰浊内生，流于经络、关节中，阻滞气血流通所致。仲景以乌头桂枝汤治疗寒疝剧痛，正合该病病机。

（三）肾阳亏虚

主要症状见腰疼痛，脊背疼痛，腰脊活动受限，晨僵，局部冷痛，畏寒喜暖，手足不温，足跟痛。伴见精神不振，面色不华，腰膝酸软，阳痿，遗精。舌淡、苔白，脉沉细。治法宜补肾固本，温经通络。方药以金匮肾气丸加味。

处方：熟地黄20g，山药15g，山茱萸15g，丹皮10g，茯苓10g，泽泻10g，附片10g，桂枝10g。水煎服，日1剂。

辨病论治加淫羊藿10g，巴戟天10g，杜仲15g，牛膝15g，威灵仙20g，秦艽10g，黄柏15g，红花10g。

验案：杜某，男，44岁。1997年10月14日入院，腰背部疼痛反复发作10年，加重1周。入院时症见：腰背酸冷疼痛，腰椎活动受限，前屈15°，后伸0°，左右侧弯各5°，胸扩受限，取第四肋间隙测量，胸扩≤2.5cm，夜寐不宁，舌质淡，苔薄白，脉沉迟。测血沉38mm/h，类风湿因子阴性，HLA－B27阳性。X线摄片示：胸腰椎椎体均呈竹节样改变，骶髂关节边缘模糊。中医诊断为寒痹，乃肾气虚弱，阴寒内生，督阳不化，寒凝筋脉。治以补肾固本，温阳祛寒。处方：熟地20g，山药20g，山茱萸10g，丹皮10g，茯苓10g，泽泻10g，附片10g，桂枝10g，淫羊藿10g，巴戟天10g，杜仲15g，牛膝15g，威灵仙20g，秦艽10g，黄柏15g，红花10g。水煎服，日1剂，并配合针刺华佗夹脊穴、肾俞、委中、风府、腰阳关，一日1次，以舒筋活络，温补肾气。治疗1周后腰背疼痛明显缓解，但腰椎活动仍受限明显，血沉30mm/h，继续治疗1个月后，腰背疼痛消失，腰椎活动度较前显著增加，前屈30°，后伸10°，左右侧弯各10°，骶髂关节间隙恢复正常，血沉15mm/h。［甘肃中医，1998；11（5）：20］

讨论：《济生方·痹》曰："皆因体虚，腠理空疏，受风寒湿气而成痹也"。其病多位于腰骶、脊柱，腰为肾之府，脊柱为督脉循经所在，督脉"贯背属肾"，肾主骨生髓，为先天之本，故补肾固本为治疗强直性脊柱炎的关键。以金匮肾气丸温补肝肾以治本，加淫羊藿、巴戟天、杜仲、牛膝温补肾气，强筋壮腰；秦艽、淫羊藿有祛风通络之功，除湿止痛；红花活血祛瘀；黄柏一味可清退肝肾之虚热；诸药共奏补肾固本，温经通络之功。

第四节　消化系统疾病

一　慢性萎缩性胃炎

慢性萎缩性胃炎是慢性胃炎的一种类型，病理检查胃黏膜萎缩变薄，腺体成分减少或消失。临床表现为胃脘胀满或胀痛、嗳气、嘈杂、食欲不振、消瘦等。本病属于中医胃脘痛、痞满、嘈杂范畴。属于《金匮要略》“腹满”、“腹痛”、“宿食病”病证范畴。

一、病因病机

本病多因饮食不节或情志所伤而致，其病机有湿、滞、虚、瘀四个方面。该病病机错综复杂，临床表现虚实夹杂，但根本原因不外乎人体的正气不足和邪气壅实。

二、辨证论治

（一）肝胃不和证

主要症状见胃脘胀满或胀痛，胁肋胀痛，嗳气，泛酸。伴见胸闷，食少，大便不畅，舌红苔薄黄，脉弦。治法宜疏肝和胃。方药以大柴胡汤。

处方：炒柴胡12g，炒黄芩10g，白芍18g，炒枳实12g，姜半夏12g，制大黄12g，生姜12g。水煎服，每天1剂，分3次温服。

辨病论治加焦山楂30g，谷芽、麦芽各12g，炙甘草5g，陈皮12g，黄连3g，吴茱萸5g。

验案：患者，女，72岁，1998年1月12日初诊。患者胃脘胀满，反复发作7年，加重1月。7年前因胃脘胀满，嗳气频作，时感恶心，胃镜检查提示：慢性萎缩性胃炎。经中成药、西药综合治疗，症状时轻时重、反复不愈。近月又感胃脘胀满且痛，不思饮食，得食更甚，口苦且干，嗳气欲呕，大便数日1次，舌红苔黄，脉弦数。此证乃因肝气郁结，日久化热，邪热犯胃，证属肝胃郁热而致的胃脘痛。治宜疏肝和胃，内泻热结。处方：炒柴胡12g，炒黄芩10g，白芍18g，炒枳壳12g，姜半夏12g，制大黄12g，焦山楂30g，谷芽、麦芽各12g，炙甘草5g，陈皮12g，黄连3g，吴茱萸5g。5剂，水煎服，每日2次，忌生冷、辛辣。1月18日二诊，服药后自觉中脘有气推动，胃脘胀满好转，恶心欲呕略减，大便已行，经前方治疗，虽见成效，但邪浊未消。仍守原法，上方连服7剂。1月25日三诊，胃脘作胀，口苦欲呕，经疏肝和胃，内泻热结治疗后，症状明显好转，食欲较前增进，大便1日1次，自觉神疲乏力，少气懒言。此邪去而正虚，上方去制大黄、黄连、吴茱萸，加党参12g，炙黄芪18g，炒白术12g，再服7剂。2月1日四诊，经上方治疗，诸证已除、食欲振进，略感疲乏。原方继服7剂，巩固疗效。［浙江中医学院学报，2001；25（2）：43～44］

讨论：慢性萎缩性胃炎多从虚寒论治，但兼热的萎缩性胃炎十分常见。因胃为阳土，气机一旦郁闭，则热自内生，胃脘胀满，口苦且干，大便秘结，舌红苔黄腻，均为胃中灼热。胃热多是郁闭所致，治疗通腑泻热，给邪以出路，得效最捷。大柴胡汤用柴胡、黄芩疏肝泄热；半夏和胃降逆；甘草、白芍缓急止痛；枳壳、陈皮理中焦之气；焦山楂、谷芽、麦芽消食健胃、活血化瘀；制大黄泻火解毒、消积健胃，有泻下健胃之功，并无攻伐败胃之弊。肝胃有热，加左金丸；胃脘胀满，恶心欲呕已除，则去制大黄、黄连、吴茱萸；久病体虚，加党参、黄芪、白术健脾益气，共奏疏肝和胃、健脾益气之功。

（二）脾胃虚弱证

主要症状见胃脘胀满或隐痛，胃部喜按喜暖，大便稀溏，乏力，舌质淡，边有齿痕。伴见食少，气短，懒言，呕吐清水，口淡，脉细弱。治法宜温中益气健脾，扶正固本。方药以黄芪建中汤加味。

处方：炙黄芪30g，桂枝10g，白芍30g，炙甘草6g，生姜3g，大枣3枚，饴糖30g。每天1剂，煎2次，去滓，内胶饴，微火消解，每天服3次。

辨病论治加党参20g，炒白术10g，当归10g，陈皮10g，枳壳10g，佛手10g，疼痛甚者可加乌药、延胡索、川楝子；气滞明显者加柴胡、香附、川芎；有瘀血征象者加丹参、赤芍、桃仁、红花；胃阴不足可酌加沙参、麦冬、生地等。

验案：女，58岁，1997年2月21日初诊。胃脘部胀闷不适年余，曾在某医院诊为慢性萎缩性胃炎，先后服多种中西药治疗，未见好转。刻下：胃脘部胀闷、隐痛，食后尤甚，喜温喜按，纳呆，神疲乏力，畏寒，舌质暗淡，苔薄白，脉沉细。胃镜示：胃窦至胃体中下部黏膜充血，红白相间，以红为主，可见黏膜下血管网。证属脾胃虚寒，治以温中健脾养胃为主，佐以活血化瘀。拟方加味黄芪建中汤加柴胡6g，延胡索10g。服5剂后症状减轻，1个疗程结束，自觉症状消失。2个疗程后胃镜复查，胃黏膜基本正常，随访1年未复发。[山东中医杂志，1999；18（3）：120~121]

讨论：黄芪建中汤是《金匮要略》名方，“虚劳里急，诸不足，黄芪建中汤主之”，具有温中补虚、和里缓急的功效。方中黄芪补中益气，温三焦，壮脾胃，桂枝温经脉，温阳化气，党参、白术、甘草等益气健脾，可不断加强胃黏膜的修复与再生；而当归、陈皮、丹参、赤芍、枳壳等理气活血药的运用，经现代药理学研究证实可使萎缩的胃黏膜血液循环得到改善，抑制炎性反应。生姜、大枣调和营卫。相关研究证实，黄芪建中汤能增强自然杀伤细胞、白细胞介素-2及免疫干扰素的活性，整体调节机体的免疫功能；能改善胃肠道血流微循环，扩张局部血管，增加黏膜血流量，改善组织缺氧状态等。临床治疗3个月以上，需复查胃镜，以检测病情的变化。在治疗本病的同时，应注意自身调摄，保持乐观心态；讲究饮食卫生，饥饱适度；饮食宜清淡，忌食辛辣肥甘，生冷坚硬等不易消化之品；起居有常，保持良好的生活规律。

（三）脾胃湿热证

主要症状见胃脘胀满，胀痛，口苦，恶心呕吐，舌质红，舌苔黄腻。伴见胃脘灼热，口臭，尿黄，胸闷，脉滑数。治法宜健脾和胃，清利湿热。方药以半夏泻心汤化裁。

处方：半夏10g，黄芩10g，黄连6g，干姜9g，党参15g，炙甘草9g，大枣4枚。每日1剂，水煎服。

疼痛者加白芍、延胡索，吐酸者加乌贼骨，内热盛者去干姜加蒲公英，阴虚甚者去干姜加麦冬、石斛，瘀血重者加丹参、当归，食少纳差者加麦芽、山楂、山药、扁豆，肝胃气滞者加柴胡、香附、紫苏梗，脾虚甚者加白术、茯苓，寒邪甚者加吴茱萸、花椒，伴有肠上皮化生或不典型增生者加莪术、白花蛇舌草。服药期间注意饮食规律，防止过饥过饱，忌食生冷、辛辣及煎炸食物，禁烟酒，避免七情太过。

验案1：患者，男，43岁，1998年8月20日初诊。自觉胃脘胀满痞重，隐痛，胸闷嗳气，进食生冷或饱食后疼痛加重，时恶心欲吐，食纳差，倦怠乏力，大便干燥，舌质暗红，舌苔黄腻，脉沉。经胃镜检查及胃黏膜组织病理检查确诊为中度慢性萎缩性胃炎。辨证为脾失健运，食积湿滞，蕴而化热。治以消痞散结，健脾和胃，理气活血。处方：半夏15g，黄芩9g，党参10g，枳实15g，白术10g，干姜5g，甘草3g，丹参15g，败酱草30g，乌梅9g，鸡内金15g（冲服），神曲、炒麦芽各12g，炒大黄9g。水煎服，每日1剂，2次服用。治疗1个月后症状基本消失，连服上方30余剂痊愈。后经胃镜检查，胃黏膜病变恢复正常。[中国社区医师，2005；21（288）：31]

验案2：李某，女，48岁。2002年9月5日初诊。患者于1998年7月因与人口角后，出现胃脘胀闷，不思饮食，未予注意，后病情逐渐加重，于2002年1月在沈阳陆军总院做胃镜及病理组织活检，确诊为慢性萎缩性胃炎，伴十二指肠球部溃疡。曾口服养胃苏等药物未见明显好转。现自觉胃脘胀闷，灼热隐痛，喜按，口臭纳呆，嗳气心烦，周身乏力，口干苦，便秘，舌暗红边有齿痕，苔薄黄略干，脉弦细略滑。查体：上腹部有轻度压痛，无肌紧张及反跳痛。西医诊断：慢性萎缩性胃炎；中医诊断：胃痛（肝胃郁热型）。治宜疏肝清热、健脾益气、化瘀通络。用半夏泻心汤加味方。服用6剂后，胀痛减轻，纳食稍增，嗳气减少，便通。又进9剂后，症状明显好转。以后原方随症加减，巩固半年。胃镜及病理组织活检显示近期治愈。以后随访一年，病未复发。[实用中医内科杂志，2005；19（5）：449~450]

讨论：方中半夏苦辛温燥，入脾胃经，辛开苦降能散结消痞，并散脾经之寒及和胃降逆。干姜辛热，温助脾阳以去中焦之寒。黄芩、黄连苦寒，清泄胃腑之热。党参、大枣、炙甘草之甘温，能补虚益气、健脾和中。如此配伍，寒热并用，补泻同施，临证加减，调畅中焦气机，气得升降，胃腑得养，而诸症悉平。现代药理研究证实，半夏主要含有β固甾醇葡萄糖苷和游离β固甾醇等，具有镇静、止呕、祛痰作用。干姜所含的挥发油能促进血液循环，所含姜辣素能刺激胃液分泌、促进消化而起健胃作用。黄芩、黄连对幽门螺杆菌具有明显的抑制作用。党参能提高胃黏膜屏障及其防御功能，可抗胃黏膜损伤。甘草中含有生胃酮，可促进胃黏膜之再生。诸药合用，可防治胃黏膜上皮和腺体萎缩，有利于肠腺化生和不典型增生的消失。

（四）胃阴不足证

主要症状见胃脘胀满，灼痛，胃中嘈杂，饥不思食，口干，舌红少津，苔少。伴食少，干呕，大便干燥，脉细。方药以乌梅丸加减。

处方：乌梅390g，细辛180g，干姜100g，川黄连180g，当归身120g，炮附子180g，蜀椒120g，党参180g，桂枝180g，炒黄柏180g。取乌梅肉用米醋180g拌制，干燥后与余药粉碎成细粉，炼蜜为丸，每服6g，每天3次。

验案：潘某，男，50岁。2001年7月8日初诊，诉：胃脘胀痛明显，口干，口苦，胃脘灼热，纳差无味，神疲乏力，舌质稍红、苔黄，脉细数。纤维胃镜诊为：慢性萎缩性胃炎，幽门螺旋杆菌检出阳性。中医辨证为寒热夹杂型，治疗用乌梅丸加减：党参18g，当归10g，乌梅15g，桂枝5g，干姜、川连各3g，川椒2g，黄柏8g，甘草、枳壳各12g。每日1剂，水煎2次，共500ml，分2次口服。7月15日复诊，诉症状明显减轻，上方川连改为2g，黄柏6g，连服30d。8月15日复诊，诉症状减轻，进食后上腹稍胀，纳增。口稍干苦，精神好转，体力增加，苔薄微黄，脉细稍数。守方再进日1剂，10月8日复诊，症状消失，纳食正常，工作生活正常，胃镜及胃黏膜病理切片，示萎缩性转浅表性，肠上皮化生减轻，螺旋杆菌转阴性。[陕西中医，2004；25（1）：6~7]

讨论：慢性萎缩性胃炎以往被认为由胃阴虚所致。临床多表现为虚实兼存，寒热交错的病理现象。用乌梅丸加减治疗扶正与祛邪相结合。方中党参、甘草健脾益气；当归活血养血生肌；乌梅酸敛生津；枳壳行气宽中；干姜、桂枝、川椒温煦中焦；黄连、黄柏苦寒清泄邪热；与干姜、桂枝、川椒组成辛开苦降之势，使脾胃升降功能得以恢复；当归、乌梅性柔，可防干姜、桂枝、川椒、黄连、黄柏之过于刚燥；全方共同起到补泻兼施，寒温共调，刚柔相济之功。黄连、黄柏、乌梅等对幽门螺旋杆菌有明显的抑制作用，对慢性萎缩性胃炎的炎症控制、黏膜损害的修复、脾胃功能的调整等都有较好的效果。

二　慢性非特异性溃疡性结肠炎

慢性非特异性溃疡性结肠炎系一种原因不明的，以直、结肠的表浅性、非特异性炎症病变为主的疾病。本病属于《金匮要略》“下利”、“下血”、“肠痈”病证。

一、病因病机

本病的病因主要是由于感受外邪、饮食所伤、情志不畅等因素导致脾胃虚损、运化无力、肠道传导失司，致使湿热或寒湿之邪蕴结于肠腑。气机郁滞则下痢；病久入络，气血与之搏结，则腹痛；血络受伤，血溢络外，瘀阻腐败则化为脓血。气血不畅，大肠传导失职，不利于浊邪从肠道排出，亦影响肠道内和肠络的气血运行；肠中糟粕与浊邪蕴结，壅阻肠络，气血留聚而形成。现代医学认为与人体免疫功能减退、遗传及细菌或病毒感染、饮食失调、精神刺激等因素有关。

二、辨证论治

（一）湿热内蕴证

主要症状见腹泻，脓血便，里急后重，腹痛灼热，发热。伴肛门灼热，溲赤，舌红苔黄腻，脉滑数或濡数。治法宜清热解毒凉血。方药以桃花汤或白头翁汤加味。

处方：赤石脂30g（其中15g入煎剂，15g研粉冲服），粳米（或薏苡仁）30g，干姜10g。每日1剂，水煎分3次服。

辨病论治加炒白芍、冬瓜仁各30g，苍术、白术各15g，广木香10g。脾肾阳虚者，加补骨脂、肉桂；湿热蕴结者，加炒黄连、黄芩；气滞者，加厚朴、枳壳；血便较甚者，加生地榆、仙鹤草；病程较长，久泻滑脱者，加诃子、乌梅；有瘀者，加少量焦大黄。

验案1：张某，男，40岁，干部，1993年10月8日初诊。患者反复腹泻1年余，日行4~5次，大便稀薄夹有血性黏液，伴有腹痛、肠鸣、里急后重。久服西药乏效，特前来求诊。大便常规示：黏液（+++），白细胞（++），红细胞（+++），未见阿米巴滋养体和包囊培养阳性。纤维结肠镜检查：结肠充血、水肿，有数个大小不同的溃疡，上面覆盖着带血的渗出物。形体消瘦，面色萎黄，畏寒肢冷，神疲乏力，下利脓血及黏液，日行7~8次，五更必泻，伴有肠鸣腹痛，舌质淡红，苔薄黄腻，脉沉细，诊为慢性溃疡性结肠炎。此湿热秽毒蕴结大肠，伤及血络，致正气损伤，脾肾阳虚。治当标本兼顾，予以扶正固本以健脾肾，化湿清肠以解秽毒，行气活血以推陈致新。拟桃花汤加味：赤石脂、生薏苡仁、冬瓜仁、山药、焦山楂各30g，党参、苍术、白术、茯苓、炒白芍、广木香、补骨脂各15g，炒黄连、炒吴萸、干姜各10g。每日1剂，煎服3次。7剂后脓血便减少，腹痛减轻，原方继服14剂。后宗前方，随症化裁，2个疗程后大便成形，检查正常，随访1年未复发。[安徽中医学院学报，1997；16（4）：16~17]

验案2：林某，男，45岁，干部，1992年6月17日初诊。咽肿痛伴大便次数多，里急后重月余，曾服中西药，症虽可减但停药后即复发。诊见舌红，苔黄厚腻，脉数。予白头翁汤加射干、木香方。3剂知，守方调理旬日而安。[国医论坛，1994；4：16]

讨论：本症多见于细菌性痢疾。为外感湿热疫毒，内伤饮食，邪壅肠中，气血凝滞，化为脓血而痢下赤白。治宜清热解毒化湿，兼以调气行血导滞。秦伯未先生指出，治痢不宜止涩太早，亦忌大下分利，除苦化湿热、消导积滞外，必须佐以调气活血。本方即依此而拟，方中白头翁、秦皮、黄芩、黄连、金银花清热解毒燥湿；陈皮、木香、厚朴行气导滞；当归、赤芍活血散瘀；地榆凉血止血。诸药合用，清热解毒、调气行血而收功。治疗方法：加味白头翁汤：白头翁、秦皮、黄连、金银花各15g，黄芩、木香、厚朴、陈皮、赤芍、地榆各12g，当归10g；伴畏寒、发热者加葛根25g，荆芥10g。水煎服，每日1剂，水煎分3次服；儿童剂量酌减。对全身中毒症状较重，吐泻严重，出现脱水及电解质紊乱，体温超过38.5℃的患者给予补液，加用妥布霉素、环丙沙星，病情缓解后再予中药治疗。方解：白头翁清热凉血解毒，善治热毒血痢；黄连清肝火，入肠胃，清热燥湿止利；黄柏走下焦，泻火燥湿；秦皮清肝热，止热痢。

（二）脾胃虚弱证

主要症状见腹泻，脓血便，食少，腹胀，肢体倦怠，神疲懒言，舌质淡胖或有齿痕，苔薄白，脉细弱或濡缓。治法宜温中补虚。方药以小建中汤化裁。

处方：饴糖30g，桂枝9g，白芍18g，炙甘草6g，生姜9g，大枣12枚。每天1剂，分3次温服。

验案：翟某，男，38岁，1997年11月23日初诊。腹痛，里急后重，下痢黏液脓血反复发作5年。5年前因腹痛，里急后重，下痢黏液脓血，行纤维结肠镜检查示溃疡性结肠炎。刻诊：腹中隐痛，大便日行5～6次，中杂白垢如涕，或带血丝，轻度里急后重，食欲减退，倦怠乏力，恶风自汗，面色萎黄。舌淡、苔白，脉微弱而缓。药用：白芍15g，桂枝、炙甘草、白芷各10g，生姜5g，大枣5枚，饴糖30g（分冲）。每日1剂，水煎服。[山西中医，2004；20（2）：44～45]

讨论：小建中汤重用饴糖甘温入脾，温中补虚，配芍药酸甘化阴养营血，加桂枝、甘草、生姜、大枣能调和气血、平补阴阳、温养中气，俾中阳得运，则泄泻可除。

（三）脾肾阳虚证

主要症状见腹泻，腹痛，喜温喜按，腹胀，腰酸，膝软，食少。形寒肢冷，神疲懒言，舌质淡胖或有齿痕，苔白润，脉沉细尺弱。治法宜温肾健脾，清利湿热，活血化瘀。方药以薏苡附子败酱汤化裁。

处方：薏苡仁30g，制附片6g，败酱草15g。每日1剂，水煎，早、晚2次分服。

脾虚甚加炒党参、炒白术、炒茯苓各12g；偏热加白头翁20g，秦皮、黄芩各10g；偏寒或五更泄泻加干姜6g，补骨脂15g，肉豆蔻（煨）6g，吴茱萸2g；便血量多加仙鹤草20g，槐花炭10g；腹痛即泻加炒陈皮、炒防风各6g。

验案1：王某，男，38岁，2002年5月13日初诊。腹痛、腹泻，黏液脓血便反复发作3年，曾在某院诊断为“慢性细菌性痢疾”，用抗生素治疗效果不佳。经我院电子纤维肠镜及镜下黏膜组织活检确诊为“慢性溃疡性结肠炎”。现证：大便5～6次/天，为黏液脓血便，伴腹痛、里急后重，形体日渐消瘦，舌淡胖、边有瘀点，苔黄腻，脉滑。证属脾胃虚弱、兼夹湿热瘀血。治以温中益气，兼清热利湿化瘀。方用薏苡附子败酱汤加党参、白术、砂仁、茯苓、赤芍、红藤、炙甘草。7 剂后，腹痛、腹泻减轻，大便 3～4 次/天，脓血便消失，但仍有黏液。继服上方 15 剂，大便恢复正常，腹痛消失。上方去红藤再服 15 剂，症状全消，复查纤维肠镜肠黏膜溃疡病灶及炎症均消失，随访 1 年无复发。［中国中医药信息杂志，2005；12（3）：77］

验案 2：李某，男，50 岁，1998 年 3 月初诊。患者 1 年前因患痢疾，自恃身体强壮，仅口服“痢特灵”3 日，腹泄及里急后重消失后即停服药。但随后即稍有饮食不慎即出现腹泻，且时好时坏，日渐加重，体质每况愈下，遍服各种药物，也无法根治。某大医院曾考虑为“慢性非特异性溃疡性结肠炎”，给予磺胺类药及激素治疗未效。初诊时患者形消骨立，面色萎黄，神倦乏力，不耐劳作，头晕目眩，腰膝酸冷，尤畏风寒，四肢不温，不思饮食。发作时腹满疼痛，腹中肠鸣而泻，时有里急后重，挟有白色黏液，经化验为白细胞（+++），舌质淡，苔白微腻，给予薯蓣丸大补虚羸，每日 2 次，每次 1 丸，服药未及 10 日，腹泄即止，四肢亦温，饮食渐复，再继服 1 个月，诸症消失，大便化验未见白细胞，患者体质渐复，饮食如常，虽有不慎饮食及感受风寒，亦无腹痛腹泄发作，肌肉渐见丰满。嘱患者继续服药 1～2 月，以求巩固疗效。［天津中医学院学报，2001；20（1）：38］

验案 3：陆某，男，43 岁，教师。2002 年 9 月 20 日就诊。反复腹痛、腹泻，排黏液、脓血便 4 年余，大便稀薄，每日达 4 次以上，每遇情绪变化、饮食失调或劳累后则发，曾多次来我院就诊，均予柳氮磺胺吡啶、灭滴灵、黄连素等治疗而缓解，但仍反复发作。近 1 个月来症状加重，遂要求中医药治疗。刻诊：大便日行 3～5 次，呈稀糊状，伴黏液脓血，且有腹痛，里急后重，腹胀纳少，神疲乏力，郁闷不舒，夜寐尚可，小便尚调，舌淡红，苔薄黄腻，脉细弦。实验室检查：大便常规示：红细胞（+++），白细胞（++），大便细菌培养连续 3 次均无致病菌生长。血液检查示：白细胞计数 $9.1\times10^9/L$，红细胞计数 $4.5\times10^{12}/L$，血红蛋白 128g/L，红细胞沉降率 18mm/h，C 反应蛋白 28mg/L。纤维结肠镜检查：乙状结肠黏膜充血、水肿，黏膜散在浅表溃疡形成，大小 0.3cm×0.5cm，质软；直肠黏膜散在糜烂。病理活检：乙状结肠黏膜慢性炎症。肝功能检查正常；B 超已排除腹部其他病变。西医诊断为溃疡性结肠炎；中医诊断为痢疾。中医辨证属肝郁气滞，脾胃虚弱，正虚邪恋，湿热留滞。治以清热利湿，疏肝健脾，寒热并用，凉血止血。治予薏苡附子败酱散加味：生薏苡仁、熟薏苡仁、败酱草、生黄芪各 30g，全当归、地榆炭、赤石脂（煅）、白术各 12g，秦皮、炒白芍药、炒枳实各 10g，柴胡、黄连、熟附子、炙甘草各 6g。水煎服，每日 1 剂。连服 14 剂后，大便形态基本正常，日行 2 次，偶有腹胀，稍有便血。续用药 7 日后大便正常，日行 1～2 次，无其它不适。遂继续以此中药加减调理 1 个月，并嘱慎食油腻及酒、辛辣之品。2 个月后复查，血液检查示：血常规、红细胞沉降率、C 反应蛋白均为正常范围；大便常规检查示：正常；纤维结肠镜检查示：结肠黏膜基本正常。后嘱服补中益气丸 1 个月，随访 2 年未复发。［河北中医，2005；27（3）：196～197］

讨论：目前研究的热点集中在感染、遗传及免疫三大因素及其相互作用上。西医治疗以柳氮磺胺吡啶、糖皮质激素为主，但疗效差、疗程长、药物毒副作用大，患者往往难以接受而求治于中医。薏苡附子败酱汤乃仲景为虚寒夹湿型慢性肠痈而设，组方精简严谨。方中薏苡仁入脾、大肠经，利湿健脾、消肿排脓为主药；配伍败酱草既可清热解毒，又兼活血祛瘀；佐以附子之辛热，既可温补脾肾，又可以辛散结。三药合用，共奏温肾健脾、清热利湿、活血祛瘀之功效，正切本病之病机。本方虽为治疗肠痈之古方，但可老方新用，临床再根据寒、热、虚、实、瘀之轻重辨证加减，可收到满意疗效，且临床未见不良反应。现代药理及临床研究认为，薏苡附子败酱散中诸药有促进组织修复，改善血液循环及营养状况，增强消炎和免疫功能，从而使坏死细胞恢复活力的作用。

（四）肝郁脾虚证

主要症状见痛泻，腹泻前有情绪紧张或抑郁恼怒等诱因，食少，胸胁胀闷。伴见嗳气，神疲懒言，舌质淡红苔薄白，脉弦或弦细。治法宜疏肝健脾，清化湿热。方药以吴茱萸汤加减。

处方：吴茱萸5g，党参15g，生姜5g，大枣10g。水煎服，每天1剂，分3次温服。

辨病论治加黄连6g，焦白术15g，赤白芍各15g，防风10g，广木香10g，红豆蔻5g，陈皮6g，黄连6g，焦苡仁30g。肝旺脾虚加柴胡9g，鸡内金10g；腹痛拒按，舌常有瘀点加川芎9g，延胡索10g；湿热蕴结加白头翁10g，秦皮6g；寒湿积聚加小茴香5g，茯苓12g；脾胃虚弱加山药30g，炒扁豆10g；食滞加神曲、炒山楂各10g；脾肾阳虚加巴戟天8g，补骨脂12g；久病致瘀加紫丹参、肉豆蔻、茜草炭、蒲黄炭各10g。

验案：金某，男，43岁，1994年9月25日初诊。近5年来经常腹泻，晨起即感腹痛，痛有定处，泻下黏液样血便，里急后重，伴四肢乏力，脘闷腹胀，食欲不振，畏寒身困。二旬以来，腹胀肠鸣，腹痛泄泻，大便日行4~5次，为色暗不鲜黏液脓血便，左下腹胀痛明显，里急后重，面色萎黄，神疲纳差，舌淡红，边有齿印，苔薄白，脉细无力。经上海市某医院检查，大便常规：黏液脓血便，脓细胞（++），红细胞（++），粪便二次培养无致病菌，未发现溶组织阿米巴，纤维结肠镜检查见升、横、降结肠各段黏膜散在充血，水肿。乙状结肠、直肠段黏膜充血。报告：慢性溃疡性结肠炎，距肛门11cm处的黏膜二块活检结果为慢性炎症改变。诊断为慢性非特异性溃疡性结肠炎。中医辨证属肝旺脾虚湿滞。治宜疏肝燥湿健脾，清化湿热，佐以涩肠止泻。处方：吴茱萸5g，黄连6g，党参15g，苍术10g，防风10g，赤白芍各10g，广木香10g，枳椇子10g，红豆蔻5g，陈皮6g，焦苡仁30g，佛手片10g，地锦草15g，炮姜炭5g，生甘草5g，柴胡5g。服药二旬后，大便日一行，已成形，且无黏液脓血便，左下腹胀痛消失，纳食渐增。原方加香砂养胃丸10g（包煎），续服10剂。1疗程结束后，大便常规多次检查已正常，后经纤维结肠镜复查，肠黏膜恢复正常。随访追踪1年未复发。［北京中医，1997；(01)：19~20］

讨论："治泻之本，无不由于脾胃"。本证病机由于肝郁克土，使清气不升，浊气不降，肠胃紊乱，故治疗宜疏泄肝气，恢复脾胃升清降浊功能为要。方用吴茱萸汤散寒止痛，以痛泻要方补脾泻肝，以白术燥湿健脾，加木香、红豆蔻、赤芍行气导滞，活血化瘀解毒，黄连配吴茱萸，燥湿健脾，定痛止泻。

（五）阴血亏虚证

主要症状见大便秘结或少量脓血便，腹痛隐隐，午后发热，盗汗。伴见五心烦热，头晕眼花，神疲懒言，舌红少苔，脉细数。治法宜益气养血，清化湿热。方药以加味当归芍药散。

处方：当归10g，白芍30g，川芎15g，茯苓15g，白术15g，泽泻20g。每日1剂，加少许白酒煎，分3次口服。

辨病论治加党参、败酱草各15g，川黄连、秦皮、木香各10g，干姜8g。脾虚甚者加黄芪15g；肝郁甚者加柴胡、枳壳各10g；阳虚者加附片（先煎）10g，桂枝6g，或合桃花汤；湿热重者加苍术10g，黄柏10g，血虚者加阿胶（烊化）10g；黏液偏多者加乌药10g，薏苡仁15g。

验案：患者，女，35岁，干部，1995年10月12日初诊。主诉腹泻、腹痛、解黏液血便3年。3年前不明原因地发生腹泻、腹痛，解黏液血便每日4~5次，伴里急后重，发热，口渴，经中西医治疗，症状稍有缓解。曾于1994年5月，因症状稍有加重，到某市医院检查，经肠镜检查结果为乙状结肠黏膜有溃疡性改变，诊断为“慢性非特异性溃疡性结肠炎”，予西药为主治疗，症状缓解，现经人介绍求治于中医。诊查：腹泻日行2~3次，大便质稀以黏液血便为多，左下腹隐痛而不胀，纳差，口味略淡，常感周身疲乏，舌淡江、苔白厚腻中有浮黄，体质略瘦，脉弦细重按无力；血常规Hb70g/L，大便常规红白细胞（++），肠镜报告（外院资料）：乙状结肠溃疡。西医诊断同上，中医辨证为肝脾不调，气血不和，湿热郁滞。治以柔肝健脾，益气和血，清化湿热，用加味当归芍药散治疗，药用：当归10g，白芍30g，川芎6g，白术15g，茯苓15g，泽泻10g，党参15g，干姜8g，败酱草15g，川黄连10g，秦皮10g，木香6g。3剂水煎服，日服3次，忌冷食及油腻之品。二诊：服药后大便次数稍减少，日解2次，便质较前为溏，仍带黏液及血，时有腹痛，舌淡红，苔白厚湿腻，中略有浮黄，脉弦细仍无力；方药略起效用，守方5剂。三诊：大便溏烂带黏液，无血，日解2次，腹不痛，纳食略增，精神稍好，舌淡红，苔白厚湿，脉滑细，症状大有改善。肠道湿热之滞已解，脾胃虚弱之气未复，肠壁未固，改以柔肝健脾，益气固肠为主，上方减败酱草、秦皮，川黄连减量为6g，加黄芪10g，陈皮10g，乌梅10g，7剂水煎，服法如前。后续诊2次，症状体征消失，嘱其服药至一月复查肠镜，结果肠镜示结肠及直肠黏膜无病变。[广西中医药，2000；23（6）：16~17]

讨论：当归芍药散首载于《金匮要略》“妇人怀妊，腹中疞痛，当归芍药散主之”，“妇人腹中诸疾病，当归芍药散主之”。胎为气血所养，若孕妇气血素体不足，血养胎而不藏于肝则肝气不舒，气养胎而使脾不健运则湿浊内生，肝脾不和，血虚湿生则气血运行不畅，胎失所养，故腹中疞痛，为“血不足而水侵之也”。以方测证揣度腹痛的病因病机，当是肝脾两虚，血瘀湿滞，肝血不足，筋脉失养，腹中筋脉挛急故腹痛；血行瘀阻，水湿停滞腹中，筋脉阻滞不通亦腹痛，表现为气血水同病但以血为主。当归芍药散能提高腹部的气血运行，流通津血，柔和筋脉，激发并恢复肠的正常的生理功能，通过肠自身的功能来祛除瘀积在肠中的湿、浊、瘀血等有形积滞。方中川芎、当归、白芍活血而不峻猛，白术、茯苓、泽泻除湿而不伤脾。本方有补泻兼施，泻中寓补，津血并调以血为主，肝脾同治以肝为要的特点。依据“腹以通为用，腹疾以通为补”的法则将气血、脏腑、经络在该病发病中的作用融为一体，重视从肠络气血运行的变化来阐述其病理机制。当归芍药散起到调气和血、祛瘀通络，以祛邪毒致病之因改善肠络血运，溃破自愈。通过大量的临床病例观察发现当归芍药散对改善肠黏膜的微循环，增加肉芽组织血供具有良好的作用，从而可以达到溃疡的最终愈合。

（六）气滞血瘀证

主要症状见腹痛，腹泻，脓血便血色紫暗或黑，胸胁胀满，腹内包块。伴见肌肤甲错，妇女月经异常，舌紫或有瘀斑瘀点，脉弦涩。治法宜清热化湿，活血和络，祛腐生肌。方药以白头翁汤化裁。

处方：白头翁30g，黄连10g，黄柏10g，秦皮10g。水煎服或灌肠。

辨病论治加赤石脂20g，姜炭15g，乳香10g，党参10g，甘草6g。脓血多者加地榆、三七；腹痛甚者加延胡索、白芍；溃疡面多者加锡类散。

讨论：溃疡性结肠炎病机以脾虚为本，湿热邪毒为标，瘀血阻络贯穿始终，而湿热邪毒蕴结，壅滞肠中，脉络失和，血败肉腐，内溃成疡是其病理变化，故清热化湿，活血和络，祛腐生肌是治疗关键。方中白头翁、黄连、秦皮、黄柏能清肠化湿，解毒消肿；赤石脂、乳香能活血化瘀，祛腐生肌；地榆、姜炭能止血、止泻；三七止血、活血化瘀；延胡索、白芍能缓急止痛；党参健脾益气；锡类散有清热解毒、祛腐生肌之功效，能加速溃疡面的修复愈合。应用本方法灌肠治疗不仅改善临床症状，而且也改善了肠镜黏膜及病理组织学指标，疗效确切，无任何不良反应，是治疗溃疡性结肠炎的有效方法。

三　消化性溃疡

消化性溃疡大部分发生在胃或十二指肠，简称溃疡病，临床表现以腹痛为主，疼痛限于上腹部，有慢性、周期性和节律性3个特点。本病相当于《金匮要略》“腹痛”“肠痈”病症。

一、病因病机

《金匮要略·脏腑经络先后病脉证第一》明确提出：“千般疢难，不越三条”，腹痛的病因亦不外乎此，腹腔内的所有脏器，因六淫外感，内外损伤，虫、食、石、粪阻痹，气滞血瘀，或气血阴阳亏虚等所导致的各种急慢性病变，都可能产生腹痛。其发病原因与情志不畅、饮食失节、劳倦、脾胃虚弱等关系密切。由于脾胃升降失调，气机郁滞逆乱，即所谓“不通则痛”或脾胃虚寒、邪热郁阻的寒热夹杂；或素体不足、脾胃虚弱、中焦虚寒，则阳气不舒而气机郁阻逆乱。

现代医学认为，消化性溃疡的发生是由于胃、十二指肠黏膜有损害作用的侵袭因素与黏膜自身防御修复因素之间失去平衡的结果。幽门螺杆菌感染是消化性溃疡的主要病因。但最终形成溃疡是由于胃酸－胃蛋白酶自身消化所致。

二、辨证论治

（一）气滞证

主要症状见胃脘胀痛，两胁胀闷，遇情志不遂则加重，嗳气或矢气则舒，善怒，喜太息。伴见胸闷食少，泛吐酸水，舌苔薄白，脉弦。治法宜消导气机。方药以加味厚朴三物汤。

处方：厚朴15g，枳实10g，大黄10g（后下）。水煎，分3次口服。

辨病论治加木香10g，川楝子10g，赤芍药15g，延胡索10g。1个疗程结束后，再复查胃镜。随症加减：嗳气泛酸加瓦楞子10g；纳少加佛手6g，白豆蔻6g；出血糜烂型胃炎，胃及十二指肠溃疡加三七粉（冲）6g，白芷6g；胃脘灼热加白芍15g，柴胡10g。

验案：王某，女，41岁，农民。2001年8月17日初诊。主诉：胃脘痛8年，服中西草药颇多，病情时而反复。近年来住院2次亦未见好转。近1个月来胃脘饱胀作痛，痛连双胁，日夜不休，影响睡眠，嗳气频作，感觉胃脘灼热，饮食少进，形瘦神疲，大便不爽，日1~2次，尿黄，舌红，苔薄黄，脉弦细。心、肺、肝功能检查正常，B超报告排除胆道疾患。胃镜检查结果报告为慢性浅表性萎缩性胃炎。中医诊断肝胃气滞型胃脘痛。治宜疏肝理气，清热导浊。予加味厚朴三物汤治疗。药用：厚朴15g，枳实10g，大黄炭15g，木香10g，川楝子10g，延胡索10g，赤芍药15g。水煎服，日1剂。服1个疗程后，胃脘胀痛等症状减轻80%，纳增，精神好转。由于久病脾气虚，原方减大黄炭、延胡索、赤芍药，加党参、焦白术、山药、焦三仙以调理之。3个月后复查胃镜，结果报告为单纯性浅表性胃炎。[河北中医，2004；8（26）：585]

讨论：气滞型腹痛，病机为脾胃升降功能失调，气机郁滞不畅为本，气滞日久必致血流不畅，瘀阻胃络，气滞必致脾胃运化功能失常而导致脾气虚，故气滞是本病的根本，而理气是其治疗大法。方中重用厚朴三物汤为君，取其行气导浊，使气机通畅，脾胃运化功能正常。厚朴行气燥湿除满，能兴奋平滑肌，增加胃黏膜之血流，具有抗菌抗溃疡作用。大黄主要成分含蒽醌衍生物，包括大黄酸、大黄酚，能促进肠蠕动以及推进功能，炒炭后取其消导胃肠壅滞之气机，而不在于泻下，木香有促进胃液分泌、消食健胃的作用。据现代药理研究：木香含挥发油，其主要成分木香内酯具有松弛平滑肌，解痉止痛的作用。赤芍药凉血化瘀，消肿散结，同时可以制厚朴之温燥。延胡索活血化瘀，行气止痛，为血中之气药。出血糜烂性胃炎、胃溃疡及十二指肠溃疡加三七活血化瘀，去腐生肌。白芷破宿血，生新，止痛，排脓生肌。经临床观察，加味厚朴三物汤对由慢性胃炎、消化性溃疡引起的胃脘胀痛，痛连双胁，嗳气泛酸，属气滞型胃脘痛者，能使气机通畅，瘀热下泄，从而达到制酸，保护胃黏膜，改善局部病灶血液循环，减少炎症渗出，促进炎症和溃疡病灶的吸收和愈合。

（二）郁热证

主要症状见胃脘痛势急迫，有灼热感，食入疼痛明显缓解，或食入易痛，口干而苦，舌红苔黄，脉弦或数。治法宜清热利湿，畅通气机，制酸敛疮，祛瘀生肌。方药以半夏泻心汤化裁。

处方：姜半夏15g，黄连6g，黄芩、干姜各12g，炙甘草12g，大枣5枚。每天1剂，水煎分3次服。

辨病论治加当归、茯苓、制大黄各10g，黄芪、党参、乌贼骨各15g。脾胃虚寒型加吴茱萸，干姜；脾胃湿热型减大枣，干姜减量，加茵陈、佩兰、蒲公英；胃阴不足型加天冬、麦冬、花粉；胃络瘀阻型加砂仁、檀香、丹参、赤芍；肝胃不和型加柴胡、郁金、川楝子；出血者加三七或大黄粉（冲服）。

验案：患者，女，38岁。十二指肠球部溃疡病史2年。近来因饮食失节加之劳累过度，胃脘痛又作。症见：胃脘痞满胀痛，空腹或夜间痛甚，伴嗳气吞酸、口苦黏腻、大便黏滞，舌红、苔黄腻，脉弦滑。胃镜示：十二指肠球部溃疡约20cm×23cm（活动期）。

证属脾胃湿热型。治宜清热利湿、敛疮生肌。处方：法半夏12g，黄芩9g，黄连6g，党参10g，公英30g，白蔻6g，白及15g，茵陈30g，乌贼骨25g，丹参20g，柿蒂15g，元胡12g，甘草6g。水煎服，每天1剂。连服7天后，疼痛大减。其后，根据湿热轻重程度，随症加减治疗3周，诸症缓解。胃镜复查十二指肠球部溃疡愈合，随访1年未复发。[中国实用乡村医生杂志，2005；12（7）：45]

讨论：郑树珪《七松岩集》曰："凡胃脘作痛，定因气滞而痛，痛则水谷亦停滞，所以胃脘痛者，先戒饮食为要。若饮食不节，其痛不止"。本病脾胃虚寒多属病本，是言其因；邪热郁阻为病标，是言其化。因此，消化性溃疡属寒热夹杂，气机郁阻、逆乱，肝气郁结、胃气失和为其基本病机。半夏泻心汤中半夏降逆止呕，干姜温胃和中，二药配伍散结除痞之功倍增；黄芩、黄连苦寒泄热除痞；人参、甘草、大枣补益脾胃之虚，以收健运之功。现代药理研究证明方中半夏能显著抑制小鼠胃液分泌和胃液酸变，对应激性溃疡有明显抑制作用；大黄、黄芩具有很强清除幽门螺杆菌、抑制胃蛋白酶作用，大黄还有祛瘀生新，改善微循环，调整植物神经功能的作用；黄连清热和胃，能扩张内脏血管，提高胃肠黏膜血运供应，抑菌消炎，并可清除HP；甘草保护胃黏膜，对幽门螺杆菌有抑杀作用；人参能滋补强壮以增强人体免疫力。诸药配伍，具有健胃止呕、抗菌消炎、解痉止痛、收敛强壮等功效，对消化性溃疡疗效确切，且无任何毒副作用值得临床推广应用。

（四）虚寒证

主要症状见胃痛隐隐，喜暖喜按，每遇冷或劳累易发作或加重，空腹痛重，得食痛减，食后腹胀，舌质淡嫩，边有苔痕，苔薄白，脉沉细或迟。伴倦怠乏力，神疲懒言，畏寒肢冷，大便溏薄。治法宜益气温中，和胃止痛。方药以黄芪建中汤加减。

处方：桂枝15g，甘草15g，白芍30g，黄芪20g，生姜10g，大枣10g，饴糖30g。每日1剂，水煎后去滓，纳饴糖分3次温服。

辨病论治加玄胡15g，香附10g。患者如疼痛甚者用玄胡加川楝；呕吐清水者加干姜、吴茱萸、半夏温胃化饮；脾胃虚甚者重用黄芪（每剂40g），加百合；湿热重者加车前子15g。若兼湿热症见泛酸，苔黄微腻，口微苦，于本方轻用黄芪，去桂枝、白芍，加茵陈10g，白蔻仁10g，苏子15g，黄连10g。胃胀明显者，加柿蒂、代赭石消胀理气；嗳气频繁者加沉香、白豆蔻降逆和胃；胃脘冷痛，寒较甚者，加附子、吴茱萸补阳温中祛寒。在服药期间，忌食酸、辣、茶、咖啡及白酒，避免服用对胃、肠有损伤的药物如非甾体类消炎药等。同时注意劳逸结合，睡眠充足，精神愉快，按时就餐，饮食适中。

验案：患者，男，39岁，1997年5月12日初诊。患者有上腹痛病史8年，经常不规则口服雷尼替丁、猴头菌片等。近月来因食毛笋、白酒之类，导致上腹痛明显加重，伴有腹胀、便溏，舌质淡，苔薄腻，脉濡细。胃镜检查示：十二指肠球部溃疡（活动期）。中医辨证属胃脘痛（脾胃虚寒），治宜温中健脾养胃，施治以黄芪建中汤化裁：黄芪18g，桂枝12g，芍药18g，炙甘草5g，生姜9g，大枣15枚，饴糖50g，降香6g，煅瓦楞子30g，每日1剂，忌生冷硬性食物及白酒等，连服20剂，胃镜复查球部溃疡已基本愈合，续服10剂，随访2年未复发。[现代中西医结合杂志，2001；10（9）：852]

讨论：张仲景《金匮要略》黄芪建中汤，由黄芪、桂枝、白芍、甘草、生姜、大枣、饴糖组成，主治"虚劳里急，诸虚不足"。后世医家常用之治疗脾胃虚寒之证。消化性溃疡归属于中医胃脘痛范畴，虚寒性胃脘痛主要由于素体不足、劳倦过度、饮食所伤，或久病脾胃受损、肾阳不足，失于温煦，导致脾胃虚弱，中焦虚寒，致使胃失温养作痛。黄芪建中汤中黄芪补中益气，小建中汤温中补虚、和里缓急，二者合用，共奏温中建脾、和胃止痛之功。现代研究认为黄芪建中汤不仅具有抑制溃疡病人的胃酸分泌，尤其是降低基础酸排量，使溃疡病人的高酸状态降为正常或基本正常，而且能降低胃蛋白酶活性，调节血清胃泌素，对溃疡病有直接治疗作用。动物实验还表明黄芪建中汤能促使自然杀伤细胞（NK 细胞）、白细胞介素 -2（IL -2）及免疫干扰素的活性增加，调节机体整体的免疫功能，恢复各种低下的功能状态。临床应用可在消化性溃疡常规使用雷尼替丁的基础上应用黄芪建中汤，加强了治疗和调节的双重作用，不仅疗效好，而且可以减少复发。

（五）瘀血证

主要症状见胃痛如刺如割，痛处不移，舌质紫黯或有瘀点、瘀斑。伴见疼痛剧烈，可痛彻胸背，肢冷，汗出，呕血或黑便史。治法宜温中健脾，理气和胃。方药以黄芪桂枝五物汤加减。

处方：黄芪 30g，桂枝 10g，白芍 30g，生姜 15g，大枣 9 枚。日 1 剂，分 3 次温服。忌生冷辛辣食物。

辨病加乌贼骨 30g，煅瓦楞子 30g，元胡 20g，白及 30g，陈皮 20g，炙甘草 10g。气滞明显者，加川楝子、木香、枳实等；血瘀重者，加当归、丹参；湿滞甚者，加苍术、砂仁；热象重者，加黄连、蒲公英；痰凝重者，加半夏、胆南星水煎服，

验案：患者，女，38 岁，因“上腹部疼痛半年，加重 1 月”于 1996 年 12 月 12 日就诊。半年前因贪凉饮冷而出现上腹疼痛，时轻时重，遇寒痛甚，经当地医院治疗，效不佳。近 1 月因情绪不畅而腹痛加重，伴叹息嗳气，舌质红苔白，脉细弱。钡餐透视：十二指肠球部溃疡，胃窦炎。中医诊断为胃脘痛，属虚寒型。治以温中健脾，理气和胃。方选黄芪桂枝五物汤：黄芪 30g，桂枝 10g，白芍 30g，乌贼骨 30g，煅瓦楞子 30g，元胡 30g，白及 30g，川楝子 15g，香附 15g，陈皮 15g。3 剂后上腹疼痛明显减轻，嗳气略减，原方加代赭石 30g，6 剂后上腹只隐隐作痛，继服 14 剂，诸症皆除，X 线复查十二指肠壶腹部溃疡愈合。随访至今未复发。[江西中医药，2005；(05)：22]

讨论：胃与十二指肠溃疡病患者多定时发作，傍晚或夜间发作较多，伴吐酸水、纳呆等症状。黄芪桂枝五物汤内含桂枝汤，桂枝汤系仲景用以调和营卫之方，中医学认为：营卫之气昼行于表，夜行于里，往返循环调和气血。胃与十二指肠溃疡夜间发作较多，此乃营卫之气循环内脏之时，若营卫不和则出现气滞血瘀，日久形成溃疡，方中选用桂枝汤即用此意。本症多喜温喜按，此乃中脏虚寒象，故重用黄芪以补中益气，桂枝温通散寒，用煅瓦楞子、乌贼骨以抑酸和胃，白及祛腐生新，修复溃疡面，全方与症状相合，病机相投，故能取得较好疗效。

四　病毒性肝炎

病毒性肝炎是由多种肝炎（包括甲型、乙型、丙型、丁型与戊型等）引起的传染病，临床主要表现为乏力、食欲减退、恶心、呕吐、肝肿大及肝功能损害，部分患者可有黄疸和发热，隐性感染亦较常见。本病属于《金匮要略》“黄疸”、“水气病”范畴。

一、病因病机

仲景认为湿邪是发病的基本因素。《金匮要略·黄疸病脉证并治》云："寸口脉浮而缓，浮则为风，缓则为痹，痹非中风；四肢苦烦，脾色必黄，瘀热以行"。"缓"为湿阻的脉象，"痹"当言病机，即湿邪痹阻之意。张仲景于众多黄疸症状中仅举"四肢苦烦"一症，可知黄疸的病位主要在于脾胃。此乃遵《内经》之意：脾主湿，主四肢，在五色为黄。四肢不痛而苦烦正是湿热内郁于脾，外应于四肢之象。又言："然黄家所得，从湿得之"。脾不运化，脾湿郁遏，是黄疸发病的基本因素。

瘀热是重要因素。《金匮要略·黄疸病脉证并治》言："脾色必黄，瘀热以行"。一个瘀字，便见其黄"皆发于血分，凡气分之热不得称瘀"。血分"瘀热"，是黄疸病发病的重要因素。其"热"的来源可有三：一为风邪（外邪）不解，入里化热；二为气分湿郁，可化为热；气分热郁之甚则波及营血，最终形成血分"瘀热"，此其三。"瘀热以行"即血分瘀积之湿热由脾经转输，行于体表，故发为黄疸。明确了黄疸病为血分病，应为黄疸最终的病理结果，此为湿热发黄的特异性病机。

风邪为诱发因素；脾湿郁遏，是黄疸发病的基本因素。如外邪不得及时表散，或湿邪久郁，均可化热；热甚入于血分，血分瘀热外蒸，行于体表则必发黄疸。"风"、"湿"是其发病过程中的部分因素，而"瘀热以行"则是决定湿热发黄的重要因素，为病机关键。"脾色必黄"强调了黄疸发病的病位主要源于中焦脾胃，而其是否发黄，则与血分密切相关。

二、辨证论治

（一）肝胆湿热证

主要症见身目俱黄，黄色鲜明，胁肋疼痛，脘闷腹胀，烦热，口干而苦，小便黄赤，舌质红，苔黄腻。伴见食欲不振，恶心呕吐，困倦乏力，皮肤瘙痒，大便秘结或稀溏，脉弦滑数。治法宜清热利湿。方药以茵陈蒿汤化裁。

处方：茵陈30g，山栀子10g，生大黄10g。上药常规水煎，每日1剂，分3次服。

辨病论治加六月雪20g，平地木20g，虎杖15g，丹参30g，猪苓20g，茯苓20g，白术20g，甘草6g。纳呆恶心呕吐者加半夏、竹茹各10g；脘腹胀满甚者加厚朴、枳壳各10g；胁肋刺痛重者加延胡索、川楝子各10g；舌苔厚浊者加藿香10g，佩兰10g。

验案：邓某，男，44岁。患慢性乙型肝炎10余年，近2年来肝功能反复异常，ALT波动100u/L左右，近日因劳累而加重，ALT 157u/L，AST 146u/L，TBIL 82.4μmol/L，DBIL 55.5μmol/L，IBIL 26.9μmol/L。面目发黄，黄色晦暗，四肢乏力，右胁肋疼痛，小便黄，舌质淡暗有瘀斑，舌苔白厚干，脉沉细涩。证属瘀血发黄，治宜活血化瘀退黄，药用茵陈蒿汤加减：茵陈20g，酒制大黄7g，郁金15g，栀子、桂枝、法半夏各10g，焦白术、黄芪各30g，山楂15g，大枣6枚。上方服用5剂后胁肋疼痛减轻，精神好转，继用原方再进10剂，然后去大黄，加丹参30g，茯苓15g，调理半月，黄疸消退，临床症状缓解，检查肝功能指标均恢复正常。[湖南中医杂志，2005；21（4）：66~67]

讨论：本证多见急性肝炎或慢性肝炎急性发作黄疸期。《金匮要略》云："黄家所得，从湿得之"。"瘀热在里，身必发黄"。中医学认为，黄疸多为湿热蕴蒸肝胆、气滞血瘀、胆汁外溢肌肤所致。故治之法，必清利湿热。张锡纯《医学衷中参西录》云：“茵陈，善清肝胆之热，兼理肝胆之郁，水消郁开，胆汁入小肠之路毫无阻隔也”。方中白术、茯苓、猪苓健脾清热利湿，并有护肝作用；丹参、虎杖活血化瘀，诸药合用，则清热利湿与活血化瘀并举，使肝气得疏、脾气健运，从而加速降酶、退黄的作用，缩短治疗时间。现代医学认为病毒性肝炎的病理变化主要是肝细胞肿胀、变性，由于肝细胞变性，肝脏摄取和排泌胆红素的功能减弱，故胆红素滞留于血液；又肝细胞肿胀，汇管区细胞浸润和水肿等因素，使胆汁排泄受阻而形成黄疸。实验证实茵陈蒿汤能明显促进胆囊收缩，加快胆汁排泄。方中茵陈对肝细胞肿胀、气球样变、脂肪样变及坏死等均有抑制作用；栀子、大黄利胆利尿、促进胆汁排泄，大黄还可增强细胞免疫功能；丹参、虎杖活血化瘀，可改善肝脏微循环，加快内毒素排泄，恢复肝细胞的正常代谢和血供，促进受损肝细胞的修复和再生，且具有抗肝纤维化作用；六月雪含有齐墩果酸等，能明显减轻肝细胞的变性、坏死以及肝组织的炎性反应和纤维化过程，促进肝细胞再生，加速坏死组织的修复；茯苓、猪苓中的多糖能提高细胞免疫功能；白术能升高白蛋白，纠正白/球蛋白的比例，保护肝脏。故茵陈蒿汤加味治疗病毒性肝炎高黄疸疗效较好。

另外瓜蒂散亦可主治本证。

瓜蒂散加味：瓜蒂50g，赤小豆25g，秫米25g，研极细末，装瓶备用。用时给药量每次1g，分4等份，交替吹入两鼻孔内，间隔20分钟，4天喷药1次，喷药6次后改为6天喷药1次。

病者喷药后均不同程度地流出鼻液黄水，流液一般在300ml~800ml之间，流液可引去湿热黄疸及毒物，使中焦湿邪从上窍越之而化解；药后如咽喉干痛或鼻中出血，即为用药过量，再用时应减量；喷药时口中含漱冰糖水能增强疗效，减轻副反应；惟瓜蒂有毒，临床用之宜慎。

验案：刘某，男，35岁，农民，乙型肝炎4年，1997年3月20日因呕恶、腹胀、厌油腻、纳少、肝区痛而就诊。刻诊：精神不振，皮肤和巩膜发黄，肝右肋下二横指，压痛明显，脾左肋下三横指，无压痛，腹水征（-），舌质红、苔黄厚，脉弦滑稍数。肝功：ALT 280U/L，TBiL 1086μmol/L，乙肝表面抗原（+），核心抗体（+），e抗原（+），治疗给以瓜蒂散喷鼻。治疗1月，纳食即增，体力渐复，治疗2个月诸症悉除，查肝功ALT、TBiL降至正常，HBsAg（-），肝脾已回缩至正常范围，随访1年未反复。[中医外治杂志，2002；11（1）：15]

讨论：张仲景《金匮要略》载瓜蒂用于涌吐和治诸黄，瓜蒂的作用是引去湿热、利胆退黄，使湿热之邪从上窍化解；赤小豆利湿解毒，性善走行，协助瓜蒂引流黄水毒液；秫米养胃护阴、调和诸药。三药相伍，引去湿热黄疸，祛邪而不伤正。

（二）湿邪困脾证

主要症状见脘闷腹胀，或身目俱黄，黄色晦暗，口淡不欲饮，大便稀溏，舌苔白腻。伴见胁肋疼痛，头重身困，恶心呕吐，食欲不振，脉弦滑或濡缓。治法宜温中健脾，行气利水。方药以茵陈五苓散或茵陈术附汤合五苓散化裁。

处方：茵陈30g，猪苓15g，泽泻15g，炙白术15g，茯苓15g，桂枝9g。水煎服，日1剂，早晚分服。

验案：许某，男，29岁，农民，1992年9月7日就诊。自诉：半月前畏寒发热，头重身困，食欲减退，恶心呕吐，厌油腹胀，小便色黄，曾在某院诊为传染性肝炎，治疗1周，罔效，慕名而来。症见：身目俱黄，色如橘皮，头重身困，胸脘痞满，小便如浓茶样，大便溏垢不爽。检查：肝区压痛，脉象濡缓，舌苔厚腻微黄。诊断：黄疸（湿重于热型）。辨证：湿盛热壅，遏郁发黄。治则：清热利湿退黄。方用：茵陈五苓散。茵陈30g，猪苓15g，泽泻15g，炙白术15g，茯苓15g，桂枝9g。嘱其用瓦罐水煎，温服，1日1剂，1剂3煎。连服5剂。二诊：诸证减轻，精神转佳，黄退近半，但脘仍痞闷，于原方中加藿香10g，白蔻仁9g，又予5剂。三诊：食增纳香，身目黄退，精神正常，唯小便时有微黄，余恐其湿热未能尽除，改投茵陈大枣汤善后。处方：茵陈30g，大枣8枚，5剂，日1剂，煎汤代茶。1月后随访，体健如初。[河南中医，2002；22（3）：14~15]

讨论：《素问·六元正气大论》曰："溽暑湿热相搏……民病黄疸"。本例湿重于热型黄疸，根据《金匮要略》"诸病黄家，但利其小便"的治疗法则，故投茵陈五苓散治之。方中茵陈苦寒清热，利湿退黄；五苓散化气利水。湿热去，其黄自退。

（三）肝郁气滞证

主要症状见胁肋胀痛，脘痞胀胀，恶心嗳气，脉弦。伴见食欲不振，烦躁易怒，时时太息。治法宜扶正祛邪，疏肝健脾。方药以小柴胡汤化裁。

处方：柴胡15g，黄芩10g，姜半夏10g，党参25g，生甘草5g，生姜10g，大枣6枚。每天1剂，早晚2次煎服，3个月为1疗程。

辨病论治加猪苓15g，黄芪25g，丹参30g，赤芍20g，蚤休20g，蒲公英30g，白花蛇舌草30g。

验案：患者，男，26岁，工人，1997年3月20日初诊。自诉患乙型肝炎3年，乙肝系列检查为大三阳，曾服多种中西药物但效果欠佳。症见右胁隐痛，脘腹胀满不适，纳食不香，倦怠乏力，心烦善忧，尿黄，便溏软，面色萎黄，巩膜无黄染，舌淡，苔微黄而腻，脉弦细。颈部见数枚蜘蛛痣，肝右肋下2.5cm，质地中度，肝区叩击痛明显，脾肋下2.0cm。复查中除HbsAg、HbeAg、HbcAb均阳性外，ALT188μ。诊为慢性乙型肝炎。予小柴胡汤加减方治疗，1月后症状及阳性体征消失，食欲增加，肝功能恢复正常。服药2个疗程后乙肝病毒标志物均转阴，肝脾回缩到正常范围之内，随访1年未复发。[浙江中医学院学报，1999；23（3）：36]

讨论：张仲景小柴胡汤主症："往来寒热，胸胁苦满，嘿嘿不欲饮食，心烦喜呕"，以及少阳证提纲"口苦、咽干、目眩"，与肝炎患者常有的纳差厌油、口苦口干、乏力微热、两胁胀痛或胀闷不适、小便不利或黄、情志异常等临床表现颇为相似；小柴胡汤次证中"胸中烦而不呕，或腹中痛，或胁下痞硬，或心下悸、小便不利，或不渴、身有微热"等，大多也是肝病临床中常见的症状，加上仲景明示"但见一症便是，不必悉具"，显示出多年来医家选用小柴胡汤治疗肝炎的临床基础所在。本方以柴胡为君，和解少阳、升举阳气、疏肝解郁，黄芩苦寒，能清肝胆郁热，与柴胡配伍，一升一降，使胆气得以条达疏畅。半夏宣畅中焦，升降气机，以和合于胆，使胆气藉中气以行，与柴胡相合以宣散升发，与黄芩相合以降泄止逆。生姜助柴胡以宣郁散邪，与半夏相合以降逆和胃。人参、甘草、大枣甘补调中，益气健脾，有"见肝之病，知肝传脾，当先实脾"之意，脾土健旺，枢机通利，则有助于肝气条达、气机疏畅。诸药相合，升中寓降，降中寓升，使气机升降协调，祛邪以扶正，扶正以祛邪，体现了辨证的统一。

（四）肝郁脾虚证

主要症状见胁肋胀满，食后腹胀或腹胀午后加重，倦怠乏力，食欲不振，大便稀溏或时溏时干。伴恶心嗳气、烦躁易怒，时时太息，神疲懒言，舌质淡，脉弦或弦缓。治法宜疏肝理气，行湿散满。用四逆散合五苓散化裁。

处方：柴胡10g，炒枳壳12g，白术12g，猪苓10g，泽泻12g，茯苓60g，桂枝10g，生甘草6g。水煎服，日1剂分3次温服。

辨病论治加车前子15g，赤芍、白花蛇舌草、丹参各30g，醋炒鳖甲、黄芩、炒山楂各15g。

验案：孙某某，男，50岁，干部。肝区疼痛反复发作3年，顽固性腹水一年。1989年仲春，经西医诊断为“肝硬化腹水”，疑及肝癌。多次用保肝、利尿及中药治疗，收效甚微，故由其家属抬送来院，延余诊治。时见发热，腹胀如鼓，肝脾肿大，肝区剧痛，纳食不馨，有时鼻衄，皮下广泛出血点，身尽黄染，口渴饮水不多，小便黄赤短少，大便时干时稀，双下肢浮肿，舌质暗红，苔黄厚腻，脉弦滑数。细询病史，患慢性乙肝十余年，喜嗜烟酒。因思湿热凝聚，气机壅滞，血脉瘀阻，肝、脾、肾三脏实质损害，三焦决渎失司，水湿不化，聚而成水。水蓄日久，湿热未清，瘀症未去，遂成臌胀。拟宜疏肝解郁、行气活血、利水祛湿并凉血止血之法以为治，药用四逆散合五苓散加减，处方：柴胡、猪苓各10g，炒枳壳、金铃子、白术、泽泻、玄胡各12g，茯苓60g，车前子15g，赤芍、白花蛇舌草、丹参各30g，醋炒鳖甲、黄芩、炒山楂各15g，5剂。水煎内服，1日1剂。且嘱其家属买市上黑鱼合萝卜煨汤为食。1周后复诊，患者精神大振，自能行走，发热已解，肝区疼痛减轻，腹水渐退，纳食增进，小便次数增多，其他症状亦有缓解，续用上方前后服用60余剂，诸证好转，后以疏肝健脾，养血活血之法调理而愈。

（五）肝郁血瘀证

主要症状见胁肋刺痛，痛有定处，肝脾肿大，蜘蛛痣，肝掌，舌质紫暗或有瘀斑、瘀点。伴见面色晦暗，肌肤甲错，脉弦涩或涩。治法宜扶正祛邪、消癥化积。方药以鳖甲煎丸加减。

处方：炙鳖甲18g，阿胶30g，炒蜂房40g，鼠妇30g，蜣螂60g，土鳖虫50g，赤硝石120g，柴胡60g，黄芩30g，半夏10g，人参10g，干姜30g，厚朴30g，桂枝30g，炒芍药50g，射干30g，桃仁20g，牡丹皮50g，大黄30g，凌霄花30g，葶苈子10g，石韦30g，瞿麦20g。加酒适量制成水丸或粗散，水丸每次10～15g，每日3服。病情重者，以粗散酌情加味煎服，稳定后仍改为水丸内服，必要时配其它支持方法。服药2个月为1个疗程。

验案：男，36岁，患乙型肝炎4年，曾到过多家医院就诊治疗，长期服用中西药物，病情时轻时重，ALT持续不降，于1999年3月来诊。主诉右胁肋疼痛，固定不移，伴有头晕，性情急躁，易怒，纳呆腹胀，小便黄。慢肝病容，舌质红，苔薄黄，舌两边有瘀斑，脉弦涩，肝肋下1.5cm，质韧，脾肋下3～4cm，肝区有叩击痛。B超检查，肝光点粗大，脾大5.5cm。肝功能检查，ALT 460U/L，A/G倒置（39/41），HBsAg（+）。西医诊断：病毒性乙型肝炎，慢性活动性早期肝硬化。中医辨证：肝郁脾虚，气滞血瘀。方用鳖甲煎丸3g，每日3次。服1个月后同时加促肝细胞生长素100mg加入10%葡萄糖注射液静滴1个月停用，继续服用鳖甲煎丸2个疗程后，临床症状消失，A/G为43/38，ALT恢复正常，肝肋下可及，质软。服用鳖甲煎丸 6 个疗程后，肝功能检查正常，脾肋下 4.0cm。随访至今未复发。[山东中医杂志，2001；20（10）：605]

讨论：慢性活动性肝炎、肝硬化由于门静脉系统的肝静脉血流障碍及门静脉压力增高，脾瘀血导致脾肿大，脾脏由于血流瘀滞及巨噬细胞增进活跃，使脾脏破坏血细胞的作用增强，以及脾脏释放能抑制骨髓造血细胞的物质，出现脾功能亢进症状。采用具有活血化瘀、软坚散结功能的桃仁、丹参、鳖甲、内金、土元等中药治疗，可提高肝脏血流量，抑制贮脂细胞的活性，提高肝组织胶原酶活性，从而促进肝内胶原的分解代谢，减少胶原含量，干扰肝窦基底膜的形成。肝微循环改善后，增加了肝细胞的血液供应。黄芪、白术等可调整机体免疫功能，有利于受损肝细胞的修复。解除了瘀血因素后，减轻了门静脉压力，临床症状很快消失，脾脏肿大可明显回缩。另外，能否痊愈与生活、心理、服药等密切相关。

（六）脾肾阳虚证

主要症状见畏寒肢冷，腰膝酸软，食欲不振，倦怠乏力，腹胀便溏，舌质淡胖，苔白。伴见面色不华或晦暗，腰膝少腹冷痛，完谷不化或五更泄泻，小便清长或尿频，脉沉细或沉迟。治法宜温补脾肾，化气利水。方药以加味五苓散或八味肾气丸加减。

处方：猪苓 15g，茯苓 30g，泽泻 20g，炒白术 10g，桂枝 10g。水煎服，每天 3 次。1 月为 1 疗程。

辨病论治加柴胡 10g，丹参 30g，赤芍 15g，田七粉 3g，生黄芪 15g，制附子、干姜各 10g。合并黄疸者，去生黄芪，加茵陈，重用赤芍 30～60g；脾肿大明显者，加莪术、鳖甲；大量腹水者，加葫芦壳、黑丑；胎甲球蛋白明显增高者，加半枝莲；肝肾阴虚明显者，加北沙参、麦冬、生地。此外白蛋白明显减少者，每周补充白蛋白 10～20g，大量腹水者，短程使用小剂量双氢克脲塞、安体舒通或氨苯喋啶；腹水感染者，配合抗菌素治疗。

验案：刘某，男，24 岁，工人。因腹部胀大如鼓二月余，于 1997 年 5 月 16 日就诊。症见：腹胀如鼓，食后尤甚，神疲乏力，纳少，尿少，双下肢肿，大便正常，舌偏淡暗，苔白腻，脉弦细。查体：神清，轻度贫血外观，未见肝掌、蜘蛛痣，腹壁静脉不怒张，腹部稍隆起，腹部叩诊移动性浊音（+），肝脏肋下未触及，脾脏左肋下触及约二指，质软，无触痛，双下肢压之轻度凹陷。肝功能示：白蛋白 41g/L，球蛋白 31g/L，总胆红素、直接胆红素等均正常。辨证为：肝郁脾虚血瘀。治以舒肝健脾利水，化瘀软坚。处方：柴胡 10g，猪苓 15g，茯苓 30g，炒白术 15g，桂枝 10g，丹参 30g，赤芍 15g，三七 3g，鳖甲 10g，莪术 10g，生黄芪 15g，生山楂 20g。服方后症状渐减，尿量由每日 800ml 增至 2200ml 左右，治疗 2 个月后诸症消失，B 超复查示，腹水消失，脾脏回缩至左胁下 3～2cm，肝功能正常。以上方去生山楂，加党参 15g，再服 2 月，病情一直稳定，至今未发。[中医研究，1998；11（5）：24～25]

讨论：本证多见肝硬化腹水。其中医病机为气滞、血瘀、水湿三者相合，病变涉及的脏腑主要为肝、脾、肾三脏。因此选用具有健脾渗湿、化气利水之功的五苓散加疏肝健脾、活血化瘀之柴胡、生黄芪、丹参、赤芍、田七和温补阳气的制附子、干姜为基本方辨证论治，能明显增加尿量，利水作用持久稳定，而且不破坏机体电解质平衡。现代药理研究表明，方中五苓散既能利尿又不破坏水电解质平衡，柴胡、丹参、赤芍、田七均具有良好的抗肝纤维化作用，对防止肝硬化的进一步发展有一定的延缓作用。

（七）热毒炽盛证

主要症状见发病急骤，黄疸迅速加深，色黄如金，小便黄赤，高热，烦躁口渴，甚则神昏谵语，舌质红绛，舌苔黄腻或黄燥。伴见脘腹胀满，大便秘结，衄血、便血、尿血，脉弦数或滑数。治法宜清热解毒利水，活血化瘀。方药以茵陈蒿汤合下瘀血汤或大黄硝石汤化裁。

处方：茵陈30g，山栀10g，制大黄、桃仁、炒白术各10g，土鳖虫、炮山甲各3g，丹参20g，炙黄芪、醋鳖甲各30g，党参、茯苓各15g，炙甘草6g。煎服法：土鳖虫烘干与炮山甲分别研成细末。将600ml水放入锅内，入鳖甲先煎半小时后，加入其它诸药煎至药汁300ml滤出，药渣加水再煎至药汁300ml，两药汁混合，冲土鳖虫、炮山甲末，早晚分服，每日1剂。每月连服10天，半年为一个疗程。

右胁下疼痛或刺痛加延胡索、三七；鼻衄、齿衄加仙鹤草、益母草；黄疸加金钱草、田基黄；阳虚者加巴戟天、肉苁蓉、仙灵脾、菟丝子各10g；阴虚者加生地、女贞子、枸杞子、怀牛膝各10g；腹胀甚者加槟榔、鸡内金、厚朴、枳壳各10g；恶心呕吐者加陈皮、法半夏各10g；腹水者加大腹皮、汉防己各30g，泽泻20g；谷丙转氨酶升高者加升麻30g，蚤休10g。

验案：男，56岁，1996年3月6日初诊。患者有乙肝病史20年，近3周来出现腹部胀大，右胁刺痛，夜间为甚，纳差、乏力，伴头晕，便溏日3~4次，小便黄，舌质淡暗，苔薄白，脉细弦，形体消瘦，全身皮肤巩膜微黄，肝掌明显，无蜘蛛痣，腹部膨隆，肝未触及，脾大右胁缘下3横指，腹水征（+++），移动性浊音明显。白细胞、红细胞、血小板等均降低，间接胆红素22.4μmol/L，总胆红素49.8μmol/L，总蛋白81g/L，白蛋白37.8g/L，球蛋白43.2g/L，ALT 860μ/L，HBsAg阳性，抗HBe阳性，抗HBc阳性，甲胎蛋白（AFP）209.6μ/L，蛋白电泳示：白蛋白51.2%，γ球蛋白32.8%。B超提示：肝硬化并中量腹水，脾大4.6cm。中医诊断：鼓胀，属肝郁脾虚并气滞血瘀型。西医诊断：肝硬化腹水。给予下瘀血汤加味：黄芪、丹参各30g，白术、白芍、茵陈、金钱草、大腹皮各20g，茯苓、当归、鳖甲（先煎）、鸡内金、泽泻各15g，大黄、桃仁各12g，土鳖虫、柴胡、厚朴各10g，甘草6g。水煎服，每天1剂。并适当给予人血白蛋白静滴。共用药3个月，诸症减轻，腹水消失。总蛋白79g/L，白蛋白43.8g/L，球蛋白35.2g/L，ALT 53μ/L，甲胎蛋白（AFP）36.6μ/L，蛋白电泳示：白蛋白62.8%，γ球蛋白19.6%。临床近期治愈。［山东中医药杂志，2000；19（12）：728~729］

讨论：肝为藏血之脏，宜藏而不宜瘀结。肝硬化多由湿热邪毒或虫蛊、酒毒为害日久所致。从瘀论治肝硬化已为大多数医者所接受。《金匮要略》下瘀血汤中大黄荡涤瘀血，桃仁活血化瘀，土鳖虫逐瘀破结，三味相合，以增强破血之力；丹参入心肝二经，有活血祛瘀、凉血消肿之功；炮山甲咸能软坚，性善走窜，鳖甲味咸气寒，入肝脾血分，软坚散结，两药均对肝硬化、肝脾肿大有明显的疗效；“见肝之病，知肝传脾，当先实脾”。故用黄芪合四君子汤健脾益气以培土荣木，健脾护肝。以上诸药攻补兼施，共奏活血化瘀、软坚散结之功。若久病及肾，命门火衰，加用巴戟天、仙灵脾、肉苁蓉、菟丝子等温补肾阳；若肝肾阴虚，则需加用生地、枸杞子、女贞子、怀牛膝等滋补肝肾。对临床上常见的诸如胁痛、黄疸、腹水等症状，作相应的对症处理。现代药理研究表明，大黄可减轻肝细胞肿胀、变性、坏死的程度，桃仁改善血流阻滞，丹参、土鳖虫等改善肝内微循环，抑制肝纤维增生，防止肝硬化的发生、发展。

五　功能性消化不良

功能性消化不良是指持续或反复发作的，包括上腹痛、上腹胀、早饱、嗳气、恶心、呕吐等上腹部症状的一组临床症候群。中医学称为“痞满”。属于《金匮要略》“腹满”、“宿食”病证范畴。

一、病因病机

（一）脾肾阳虚，阴寒内盛，气机阻滞。

（二）食滞或湿热内停，胃肠传导功能失司，气机阻滞不通。

（三）肝脾胃气机失调。病因多由忧思郁怒，肝木横逆犯胃或饮食劳倦，损伤脾胃所致。

二、辨证论治

（一）肝胃不和证

主要症状见胃脘胀满，胸闷喜太息，常因情志因素而加重。伴见攻窜作痛，痛连两胁，恶心嗳气，大便不爽，苔薄白，脉弦。治法宜健脾和胃。方药以小柴胡汤化裁。

处方：柴胡 15g，半夏 9g，黄芩 15g，党参 9g，甘草 6g，生姜 6g，大枣 4 枚。水煎服，每日 1 剂分 3 次服。

肝胃不和加枳壳、瓜蒌、焦楂，肝胃郁热去党参加黄连、苍术、茵陈；中虚气滞加佛手、白芍、白术、陈皮；脾胃虚寒加桂枝、干姜、白术、黄芪。

验案：男，36 岁，2003 年 5 月 8 日初诊。胃痛、纳差 3 月，近日突然加重，恶心欲呕，不能进食。单位医务室曾给予三九胃泰、快胃片治疗，暂时好转，但仍胃部隐痛不适，食后腹胀，倦怠乏力，大便稀溏。舌质淡，苔薄白，脉细弱。胃镜检查：胃窦部黏膜充血水肿，红白相间，散在糜烂，黏液分泌增多，可见黄白色渗出物。西医诊断为慢性浅表性胃窦炎；中医辨证为脾胃虚寒，胃失和降。治以温中健脾，和胃止痛。方用小柴胡汤去黄芩加枳壳 9g，砂仁 5g，白芍 15g，竹茹 9g，干姜 3g，日 1 剂，水煎服。1 周后胃隐痛明显减轻，便溏改善。继续调服 2 疗程，自觉症状完全消失，胃镜复查胃黏膜恢复正常，追访至今未复发。[山东中医药大学学报，2005；29（3）：203～204]

讨论：多见于功能性消化不良和慢性浅表性胃炎。《素问·六元正纪大论》上有：“木郁之发，民病胃脘当心而痛，上支两胁，隔咽不通，饮食不下”。“在志为思，思伤脾”。小柴胡汤被称为“少阳机枢之剂，和解表里之总方”，是一首传统名方，主治少阳证。功能性消化不良的临床表现大都与少阳证相同，所以临床运用往往能奏效。在动物实验中，小柴胡汤能显著抑制正常大鼠的胃液分泌量、总酸排出量及胃蛋白酶活性，并增加胃壁结合黏液量。小柴胡汤组方严谨，药味简单，通过健脾和胃疏肝而使脾气升、胃气降、肝气畅达，脾胃功能恢复。

（二）饮食停滞证

主要症状见脘腹痞闷，恶心欲吐，嗳腐吞酸，苔厚腻。伴见嗳气厌食，大便不调，脉弦滑。治法宜健脾益气，行气消痞。方药以加味枳术汤。

处方：白术 15g，枳实 10g。水煎服。

辨病论治加太子参 15g，茯苓 15g，苏梗 15g，佛手 10g，甘草 5g，麦芽 20g。肝气郁结或兼胁痛者加柴胡、郁金、延胡索等；胃肠湿滞或湿热者加蒲公英、茵陈、萆薢、蚕砂等；肠燥结者加厚朴、决明子、大黄等；胃阴虚者加玉竹、麦冬、石斛等。

验案：朱某，男，66 岁，退休职工，不食则脘痞，食后则脘胀，食粥为快，历时半载。心下按之柔软。面色少华，神疲乏力，不耐劳累，大便溏软，舌质淡红，舌苔薄白，脉缓。证属气虚纳化无力，胃气中阻。治以补虚健胃，理气消痞：生白术 60g，炒枳壳 60g，党参 15g，炒薏苡仁 15g，茯苓 10g，炒扁豆 10g，山药 10g，桔梗 6g，炒谷芽 30g，水煎服，1 剂/d，15 剂痊愈。[天津中医药，2003；20（6）：46]

讨论：方中枳实、白术为主药，《本草通玄》："白术，补脾胃之药，更无出其右者。土旺则能健运，故不能食者，食停滞者，有痞积者，皆用之也"。《本草汇言》："白术，乃扶植脾胃，散湿除痹，消食除痞之要药也"。枳实，《别录》："破结实，消胀满、心下急痞痛、逆气、胁风痛，安胃气"。二药配伍，健脾理气，和胃降逆消痞。现代医学研究，枳实、白术单味及配伍皆能明显改善食积小鼠胃肠运动功能减弱的状态，证实二药作用于胃肠运动方面，属相使关系。

（三）脾胃湿热证

主要症状见脘腹痞满，食少纳呆，口干口苦，舌红苔黄腻。伴见身重困倦，恶心呕吐，小便短黄，脉滑。治法宜通腑泻热。方药以加味大承气汤。

处方：大黄（后下）15g，厚朴 10g，枳实 9g，芒硝 9g。上药加水 500ml，煎成 200ml，分 2 次口服。

辨病论治加莱菔子 30g，桃仁 9g，赤芍 15g。痰盛者加半夏 9g，茯苓 12g，白术 12g；脾虚者加党参 20g，黄芪 20g；阴虚者加麦冬 10g，石斛 10g，天花粉 10g，知母 8g。气结者，去赤芍药，重用厚朴、木香。

验案：魏某，男，13 岁，学生。因阵发性腹痛并发呕吐半月、便秘 1 周，于 1998 年 11 月 20 日入院。询问病史，半年前行阑尾炎切除术，3 个月前行肠粘连松解术。查体：腹胀如鼓，拒按，肠鸣如雷声。腹部平片见小肠明显扩张，并见多个液平面。诊断为急性粘连性肠梗阻，在基础治疗的同时，用大承气汤加沙参 10g，白花蛇舌草 10g，每日 1 剂，分 2 次服下。服用 3 剂后，开始排气通便，服药 1 周后症状消失出院。2000 年元月因进食冰糖葫芦诱发急性粘连性肠梗阻再次入院，口服大承气汤 4 剂无效，后改用胃管注入给药 3 次，前 2 次未及片刻即呕出，第 3 次尽量抽空胃液后，注入浓煎剂 60ml，2 小时后突然通便排气，腹痛骤减，继服大承气汤加减 2 周后治愈出院，至今未发。[江西中医药，2003；（12）：18]

讨论：祖国医学认为"六腑以降为顺，以通为用"，"所谓食则呕吐，物盛满而上逆"。其病机为通降失司，治疗宜以通为主，本虚者通补兼施，恢复胃之通降。本方药用大黄通里攻下，厚朴、枳实宽中理气、除中散满；莱菔子降气消食，芒硝泻热通便、软坚散结，赤芍、桃仁活血行瘀，诸药调和收通里降逆、散满宽中之功效。现代药理学研究证实，大黄可刺激胃肠增加推进性蠕动，促进排便；枳实通过调节小肠平滑肌钙离子浓度，既可降低胃肠平滑肌张力，有解痉作用，又可兴奋胃肠增进其逆蠕动，其双向调节有利于恢复胃肠运动的协调性；桃仁、赤芍活血化瘀，改善微循环，可能有利于增加胃动素等胃肠激素分泌。通过与对照组比较，证实加味大承气汤可促进胃肠功能恢复，增加胃肠蠕动，明显缩短胃排空时间，改善胃轻瘫综合征的临床症状。需要注意的是芒硝攻下之力强劲，体虚者应慎用，以免引起不良后果。治疗过程中要注意腹部体征，如出现明显腹痛，应停药观察。

（四）寒热错杂证

主要症状见胃脘痞满，遇冷加重，嘈杂反酸，口干口苦，肢冷便溏。伴见嗳气，纳呆，舌淡，苔薄白，脉弦数。治法宜燥湿和中。方药以半夏泻心汤加减。

处方：半夏 10g，干姜 10g，黄芩 10g，黄连 6g，炙甘草 6g，大枣 5 枚，党参 15g。水煎服，每日 1 剂分 3 次温服。

辨病论治加柴胡 10g，枳壳 10g，白术 10g。随证加减：胃痛重加元胡 20g，泛酸重加瓦楞子 10g，腹胀重加莱菔子 10g，有呃逆加旋覆花 10g，代赭石 30g，纳差加焦三仙各 10g，病程日久加三七粉 3g（冲服）。

验案：张某，男，28 岁，1998 年 10 月 6 日初诊，胃脘痞满胀痛 7 个月，X 线钡餐透视诊为胃窦炎。经中、西医药治疗有所缓解，3 天前饮酒后诸症加重，心下痞满胀痛，胃脘灼热，嘈杂，有时呕吐，喜冷饮，口干苦，自汗，精神疲惫，舌质红，苔黄腻，脉滑数。详参脉证，系湿热互结，胃中不和，升降失常，复又饮酒，脾胃湿热蕴蒸，气机郁滞。治以清热除湿、和胃降逆止呕。处方：半夏 12g，黄连 12g，龙胆草 9g，蒲公英 15g，大枣 5 枚，炙甘草 9g。水煎服，1 日 1 剂，3 剂后呕吐止，心下痞满，胀痛，胃脘灼热，嘈杂已明显减轻。舌红，苔薄略腻，故上方去龙胆草加生石膏 15g，又服 3 剂，症状基本消失，再继续服药半月巩固疗效。1 月 X 线钡餐复查上消化道未见异常变化。［黑龙江中医药，2003；(01)：27］

讨论："呕而肠鸣，心下痞者，半夏泻心汤主之"。全方辛开苦降，复中焦升降功能。具有和胃降逆、开结除痞、协调阴阳之功。现代药理对半夏泻心汤研究也表明，该方对胃肠运动具有双向调节作用，胃运动受抑时，其促进胃动力作用强于吗丁啉，在胃运动增强时，具有抑制胃运动作用，而吗丁啉无此作用。且该方还具有保护胃黏膜，提高免疫力作用。故患者在治疗中取得较好疗效。

（五）脾胃虚弱证

主要症状见上腹疼痛或不适，尤其是餐后加重，上腹饱胀，早饱，嗳气，食欲不振，恶心呕吐，烧心和反酸等。病程超过 4 周以上。治法宜温中散寒，健脾和胃。方药以大建中汤加味。

处方：蜀椒 9g，干姜 12g，党参 20g，饴糖 40g。每天 1 剂，水煎去滓，入饴糖，饭后服，每天 3 次。

辨病论治加桂枝 9g，川朴、白芍各 12g，黄芪 20g，木香、半夏、大枣各 15g，砂仁、甘草各 10g。

验案：李某，男，66岁。患慢性胃炎3月余，近因饮冷茶复发，胃脘隐隐作痛、嗳气，饭后闷胀，神疲乏力，手足不温，舌质淡，苔白，脉沉细无力。辨证：脾胃虚弱，挟宿食积滞。方用：大建中汤去川朴加枳实、建曲各12g。连服3剂痛缓解，以后去枳实、建曲，服7剂病愈，胃镜复检正常。[四川中医，2002；20（6）：45]

讨论：本证多为饮食不节，饥饱不均，纵恣口腹，或不拘寒凉生冷而伤脾胃，朝伤暮损，日积月深，脾气不健，胃失和降。正如《素问·痹论》云："饮食自倍，肠胃乃伤"。《金匮要略》"心胸中大寒痛，呕不能饮食，腹中寒，上冲皮起，出见有头足，上下痛而不可触近，大建中汤主之"。患者因食因寒者亦皆无不由于气，食停则气滞，寒留则气凝，此是寒食郁结不行，阻气不运故痛，所以振奋中阳、行气消食、散寒止痛为要，使胃脘痛止，病遂治愈。

六　泄泻

泄泻是外感六淫、饮食不节、情志失调及脾肾虚弱等致使脾胃运化功能紊乱，传导失司引起的常见疾病，临床主要表现为大便次数增多，每日3次以上，便质稀溏或水样便。本病包括西医学感染性腹泻病中急、慢性肠炎和多种非感染性腹泻病。属于《金匮要略》"下利"、"泄泻"病症范畴。

一、病因病机

泄泻的病因主要为风、寒、湿、暑、热之邪侵袭肠胃；或暴食、暴饮、过食油腻、多食生冷、误食不洁之物，损伤脾胃；或情志失调，肝气郁结，横逆犯脾；或脾胃素虚，运化失司以及肾阳虚衰，不能帮助脾胃消化吸收水谷等。其主要病变在脾、胃和大、小肠，湿为其主要病理因素，脾虚湿盛是发病关键。

急性泄泻多因湿邪伤脾，或食滞生湿，病属实证，慢性久泻多为脾虚生湿，或在脾虚的基础上，肝郁乘脾，或肾阳虚不能助脾腐熟水谷所致，病属虚证或虚实夹杂证。虚实之间往往相互转化。

二、辨证论治

（一）寒湿证

主要症状见泻下大便清稀或如水样，腹痛肠鸣，舌苔薄白或白腻。伴见食欲不振，脘腹闷胀，恶寒，脉濡缓。治法宜分消肠间痰饮。方药以《金匮要略》己椒苈黄丸加味。

处方：防己10g，椒目10g，甜葶苈子10g，土炒大黄10g，粉碎，炼蜜为丸，饭前服1丸，每天3次。

辨病论治加茯苓10g，厚朴6g。或为汤剂，日1剂，水煎分3次，饭后温服。口渴加芒硝，兼肝郁者加柴胡、香附；兼肾阳虚者加补骨脂、五味子；兼脾虚者加党参、白术。待肠间痰饮渐去，腹泻缓解后，予健脾化湿之参苓白术散并随证加减以巩固善后。

验案：张某，男，37岁，农民。因觉腹中肠鸣如雷鸣，大便时结时溏，溏便时夹白色黏液，每天1~3次；便结时大便如羊粪，3天1次，夜难成寐。肠镜、大便常规及B超等检查，未见异常。诊见：形瘦，面色晦滞，神情忧郁，诉腹中有气走动，腹中肠鸣，难寐多梦，大便秘结，小便黄，口苦，舌质红、尖有红点，苔黄白相间、薄而少津，脉弦数。证属饮停肠道，气机不畅，伴心经郁火，热扰心神。治当利水化饮行气，佐以清心宁神。用己椒苈黄丸加减为主治疗。处方：防己、麦冬、葶苈子各10g，茯苓30g，大黄、枳壳、厚朴各8g，酸枣仁20g，合欢皮15g，黄连、花椒、甘草各6g。每天1剂，复煎，分2次温服。辅以安定片每次25mg，每天2次，服3天。3天后，大便已通，肠鸣明显减缓，睡眠稍好，情绪较开朗，守方再进3剂，自觉肠鸣消失，睡眠渐好。后间服温胆汤加酸枣仁、龙骨等。3月后已能从事正常的工作。[新中医，2000；32（6）：27]

讨论：现代医学认为，肠管的分泌、消化、吸收功能障碍是慢性腹泻的病理基础；肠功能紊乱，肠蠕动快，肠管中水气多，则肠鸣亢进。此正合《金匮要略》“水走肠间，沥沥有声，谓之痰饮”之说。本病热结轻而痰饮重，痰饮下趋，故泻下黏液或水样稀便，是症异证同，故治亦同。循异病同治、证同治亦同之理，所用己椒苈黄丸中防己、椒目辛宣苦泄，导痰饮从小便而去；用甜葶苈子较苦葶苈子势缓，降气逐痰饮而不伤胃；大黄土炒，可折其寒下之力而增健脾益胃之功；茯苓甘淡渗湿，健脾止泻；厚朴下气除满，燥湿消胀，使肠间痰饮渐去而诸症瘥减。攻逐之品恐伤正气，不可久用，痰饮去之八九则当立止，改用健脾祛湿或温肾之品以遏制痰饮之源而图治本。

（二）湿热证

主要症状见泻下急迫或泻下不爽，大便色黄秽臭，舌苔黄腻。伴见肛门灼热，腹痛，烦热口渴，小便短黄，脉濡数或滑数。治法宜清下湿热。方药以大承气汤。

处方：大黄（后下）15g，芒硝（冲服）10g，川厚朴10g，枳实10g，水煎服。

验案：宋某，男，72岁，干部，住院号13324。于2000年12月7日以“间断性腹泻4个月，胸闷、心前区不适感4小时”为主诉由门诊收入院。患者有间断性腹泻病史4个月，腹泻时服黄连素、氟哌酸可缓解。有糖尿病史6年，中风病史3年，冠心病史2年。4小时前无明显诱因出现左前胸心前区不适，在门诊测血压26.67/14.67kPa，心电图示窦性心律，陈旧性下壁心肌梗死、前侧壁心肌缺血。入院后西药给予扩冠、降压、抗凝药物。中医辨证为气阴不足，血瘀心脉，给予生脉饮加丹参饮及活血化瘀药物。胸闷、心前区不适感迅速缓解但腹泻加重，即在上方中加入诃子、煨肉蔻、焦三仙、炒玉米。患者腹泻无好转亦无加重，每日腹泻1~2次，上方服至12剂时腹泻加重，呈稀便每日3~4次，无脓血，无里急后重，舌质红，苔薄黄，脉弦细。治疗改为补肾固涩，止泻，予四神丸合赤石脂、禹余粮，加健脾止泻之品，服药2剂，腹泻加重，一晚上腹泻8次。患者自己无法控制，又请西医内科会诊，给以贝飞达、舒利启能治疗，腹泻反而加重，每日泻20余次。内科会诊：患者精神尚好，语声高，面色红，食欲、食量正常，口干，口臭，稀水样便，有腐臭味，腹泻前腹胀，腹中肠鸣，泻后胀减，有肛门灼热感，无里急后重，无脓血，体温38℃，舌质红，苔黄而干，脉弦有力。结合上述表现，诊为胃肠积热，燥屎内结，治以清热泻下之法，方选生大黄（后下）15g，芒硝（冲服）10g，川厚朴10g，枳实10g，急煎100ml，口服。药后泻出稀便内夹杂质硬之粪块约5~6枚，第2次为稀便，臭秽，随之腹胀、腹中肠鸣明显减轻。上方继服2剂，大便每日1次，已成形。患者继服和胃消导、健脾之剂以善后。[上海中医药杂志，2003；37（3）：28~29]

讨论：本证多见热结旁流证。为腑热炽盛，积滞内结不出，迫肠中浊液从旁而下所致。六腑以通为用，故治疗以寒下通之，宜用大承气汤下其实热，即“通因通用”之法。

（三）肝郁乘脾证

主要症状见泄泻腹痛，每因情志不畅而发或加重，泻后痛缓，脉弦。伴见胸胁胀闷，嗳气，食欲不振，舌质淡红，舌苔薄白。治法宜抑肝扶脾，和解调达。方药以小柴胡汤加味。

处方：柴胡15g，黄芩12g，党参12g，制半夏15g，生姜12g，炙甘草12g，大枣6枚。每日1剂，水煎分3次温服。

辨病论治加炒白芍、炒白术各10g，煨葛根15g。脾胃亏虚者去黄芩，加黄芪、山药各15g；肾阳亏虚者亦去黄芩加补骨脂、肉豆蔻各10g；湿热未净，腹痛肛灼者加木香10g，黄连6g。

验案：孙某，男，53岁。干部。患慢性结肠炎10余年，平时每日大便溏泄4~5次，常因情志、劳累、饮食等因素而加重，每日达10余次，曾四处求医，历服六君、理中、小建中、痛泻要方、四神丸及西药抗菌、补液等鲜效。后于1998年4月18日来我处求治。诊见大便每日10余次，腹痛时作，肠鸣漉漉，泻后痛减，旋而复泻，脘胁满闷不舒，纳呆乏力，短气，舌淡红、苔薄白中微黄，脉弦缓而细。此乃肝脾失调，久泻伤及中气，治宜抑肝扶脾益气为法。处方：柴胡、黄芩、生姜、法半夏、炒白术各10g，炒白芍、煨葛根、党参、山药各15g，黄芪20g，炙甘草6g，大枣5枚，水煎温服。药进5剂，腹痛止，大便减至每日5~6次，原方出入继服10剂，大便每日1~2次，余症皆瘥，嘱服逍遥丸，香砂六君子丸调理1月，一切正常，复查纤维结肠镜未发现异常。［浙江中医杂志，2002；(04)：144］

讨论：慢性腹泻属中医“久泻”范畴。张景岳指出：“泄泻之本，无不由于脾”。脾气失运，土虚木乘；或肾阳不足，脾失温煦，肝、脾、肾三脏功能失调，是导致久泻的主要原因。小柴胡汤有和解调达之功，故可稍作加味而取用。方中以柴胡疏木为主；黄芩助柴胡清肝，且能燥湿止泻；党参、甘草、大枣培土；半夏、生姜调升降；再加芍药柔肝止痛，白术健脾燥湿，葛根升提中气，俾肝脾协调，升降相宜，水湿运化，分清别浊，则泄泻自止。

（四）脾胃虚弱证

主要症状见大便时溏时泻，饮食稍有不慎即发或加重，舌质淡。伴见食后腹胀，食欲不振，倦怠乏力，神疲懒言，苔薄白，脉细弱。方药以乌梅丸加减。

处方：乌梅12g，细辛3g，炮姜10g，黄连12g，当归10g，制附片6g，蜀椒10g，桂枝6g，党参10g，黄柏6g。水煎服，每日1剂，分3次服。

辨病论治加煨肉豆蔻3g，砂仁3g，生楂肉15g，焦白术10g，吴萸3g，炒薏苡仁15g。

验案1：曹某，男，39岁。1997年11月3日初诊。10年前因饮食不洁引起急性腹泻，由于疏忽调治，腹泻迁延多日后形成慢性腹泻。辗转多处，曾服多种中西药物无效。每于晨起时腹痛欲泻，泻后痛减。大便稀薄，每日2~5次，常夹不消化状食物，腹胀不显，腹有冷感，受凉则腹痛腹泻。近年来性欲淡漠，四肢清冷，口干，舌质红，苔薄白腻，脉细濡。证属脾肾两虚，寒热夹杂，湿阻气滞。治拟苦甘辛酸合法，健脾温肾，化湿行气。仿乌梅丸化裁。处方：乌梅5g，党参10g，黄连5g，炮姜5g，制附片6g，肉桂（后下）3g，煨肉豆蔻3g，砂仁3g，生楂肉15g，焦白术10g，炒薏苡仁15g。11月17日二诊：服上方7剂后，腹泻减少至每日1～2次，继服7剂后腹泻基本控制，唯觉胃脘时有嘈杂感。于原方中加入吴萸，与黄连合为左金丸清肝和胃之义。服上方7剂后诸症基本痊愈。嘱每日服参苓白术丸6g，每日2次以巩固疗效。［江苏中医药，2002；23（12）：20～21］

验案2：张某，男，45岁，2003年4月12日初诊。患慢性结肠炎3年余，经常腹中冷痛，大便溏薄、夹杂黏液，日3～4次。常服补脾益肠丸治疗，症状时发时止，始终不愈。近年来因工作紧张，常觉疲劳，结肠炎症状加重，大便次数及黏液增多。同时出现性欲下降，阴茎萎软不举，已有半年多不能进行正常性生活。诊见形体消瘦，精神萎靡，阴茎短缩，不足3cm，龟头冰凉，阴囊冷缩。诉阳痿不举，神疲乏力，腰冷肢软，食欲不振，脐周腹痛，大便溏薄，每日4次，夹杂白色黏冻，查舌质淡胖、边有齿印、苔白灰腻，脉弦细。实验室检查大便常规白细胞（＋＋）、黏液（＋＋＋）。性激素测定无明显异常。西医诊断：慢性结肠炎，功能性ED。中医辨证为命门火衰。治宜温肾壮阳。方用乌梅丸加味。炮附子30g（开水先煎1h），党参50g，炒当归、炒白术、补骨脂、鹿角片、乌梅各15g，蛇床子、阳起石、焦六曲各20g，桂枝、干姜、台乌、九香虫各10g，焦黄柏12g，细辛6g，炒川连3g，炒花椒30粒。14剂，每日1剂，连续水煎3次，每次取汁200ml，混匀后分早、中、晚3次温服。4月27日二诊，畏寒肢冷大减，龟头阴囊转温，腹痛及大便黏液消失，已有性欲感，但阴茎仍不能勃起，舌质淡红，苔白，脉缓。守原方加蜈蚣3条，再服14剂。5月11日三诊，精神较好，龟头温暖，阴茎自然增长至4.5cm，阴囊温暖松软，性欲增强，阴茎能勃起，性生活尚欠满意，大便成形无黏液。守二诊方再服14剂。5月25日四诊，性功能康复如常，每周能进行2次正常性生活，为巩固疗效，将二诊方中炮附子减至15g，去花椒及阳起石，再服14剂后随访半年无复发。［实用中医药杂志，2005；21（6）：368］

讨论：《景岳全书·泄泻》中说："泄泻之本，无不由于脾胃"。又说："久泻无火，多因脾肾之虚寒也"。因此治疗慢性泄泻，多从脾虚湿蕴、脾肾虚寒论治。乌梅丸出自医圣张仲景《伤寒论》，主治胃热肠寒的蛔厥证，具有较好的治疗效果，以至长期以来视乌梅丸为治蛔的专方。前辈医家程郊倩就曾指出："名曰安蛔，实是安胃，故并主久利。见阴阳不相顺接，厥而下利之证，皆可以此方括之也"。可见，从张仲景始即开始应用乌梅丸治疗久泻之症。乌梅丸方中，有君药乌梅酸以入肝，既能柔肝缓肝，治疗肝郁克脾，又有酸涩敛止之性；有甘淡之人参益气健脾以补中治本；有黄连苦寒燥湿；有干姜、附子温脏驱寒。故用于久泻尤宜。

（五）肾阳虚衰证

主要症状见晨起泄泻，大便清稀，或夹不消化食物，舌质淡胖，苔白。伴见脐腹冷痛，喜暖喜按，形寒肢冷，腰膝酸软，脉沉细。方药以肾着汤化裁。

处方：甘草、炒白术各12g，干姜、茯苓各24g。水煎服，每日1剂，分3次温服。以腰中温为度。辨病论治加煨木香、砂仁各10g，炒山药30g，吴茱萸9g，五味子6g。

验案：李某，男，48岁，2001年11月25日初诊。慢性腹泻6年。每于鸡鸣前少腹胀满，脐下隐痛，肠鸣漉漉，大便溏薄，挟有黏液，或有不消化食物，日行5～6次，形瘦懒言，面白无华，稍进油腻则腹泻。曾服中西药物收效甚微。舌淡苔白，脉沉无力。证属脾肾阳虚。药用：甘草、炒白术各12g，干姜、茯苓各24g，煨木香、砂仁各10g，炒山药30g，吴茱萸9g，五味子6g。每日1剂，水煎早晚温服。6剂后泻次减少，已2d鸡鸣时不泻，腹痛减。药已对病，前方加党参18g，续服12剂，饮食佳，便成形，腹泻腹痛俱除。后服香砂六君子汤1月，形体渐胖，面色有华，未再腹泻。1年后随访，病未再发。［河南中医，2004；24（7）：14］

讨论：肾着汤又名甘姜苓术汤，具有温肾散寒、健脾除湿之功。本方原出自张仲景《金匮要略·五脏风寒积聚病脉证并治》“肾着之病，其人身体重，腰中冷，如坐水中，形如水状，反不渴，小便自利，饮食如故，病属下焦，身劳汗出，衣里冷湿，腰以下冷痛，腹重如带五千钱，甘姜苓术汤主之”。泄泻久病由脾及肾，致脾肾阳虚。正合肾着汤主治病机。

（六）湿寒内淫，脏气不固

主要症状见下利脓血，或滑脱不禁，腹痛喜温欲按，精神萎靡，舌淡苔白，脉弱细。治法宜养肠固脱，止血和中。方药以桃花汤化裁。

处方：赤石脂30g，炮姜6g，粳米30g。先以水煮米熟，去滓，加入赤石脂末，每天3次。若一服愈，余勿再服。

辨病论治加败酱草30g。重症可另加赤石脂末10g，热利可加黄连、当归各12g。

验案：李某，女，52岁，1999年5月2日就诊。患者于10日前因天气炎热贪食冷饮致腹痛腹泻，排脓血大便，1日10余次，伴里急后重。在当地镇卫生院诊治，经诊断为“急性重型细菌性痢疾”。静脉输液滴注“庆大霉素”等西药未效，且诸症渐增。故要求服中药，转余诊治。症见：腹痛腹泻，痢下红色黏液便，赤多白少，昼夜近20次。肛门有坠迫感。伴身热口干，头晕乏力，不思饮食，小便少，形体消瘦，精神萎靡，面色无华，口唇干燥。舌红苔薄白而干，四肢微温，脉虚数。体检：体温39℃，中等度脱水，心肺正常，下腹部明显压痛，肠鸣音亢进。血常规：白细胞7.2×10^9/L，中性0.58，淋巴0.04，嗜酸0.02。大便：外观红色，质稀，黏液（+）。镜检：红细胞（+++++），白细胞（+++）。察其脉证，究其病因，此乃寒邪直犯少阴，当属少阴下痢。由于阴寒较盛，逼迫虚阳浮越于外，故身热；口渴、肛门坠痛，虚坐努责，乃泻下无度，津伤气虚之故。于是遵仲景“少阴病，下利，便脓血者，桃花汤主之”。投桃花汤加味，温涩固下。方药：赤石脂20g，干姜6g，五味子12g，罂粟壳、肉豆蔻各10g，粳米30g（包）。1剂，日3服。另用红参30g，煎汁频服。是日晚随访查视：服上方二煎，大便次数亦大减。口渴及精神较昨夜大有好转。嘱以原方再煎服1次。翌日诊视：患者精神恢复。询知昨夜大便3~4次，质软，肛门坠迫已愈大半。口微渴，身热退（体温37.6℃），舌红，苔薄白，脉细。药已对症，效不更方，继用上方去罂粟壳，加山药15g，再进1剂，日3服。5月6日诊察：患者热退（体温37.1℃），神爽，今晨食米粥1两，大便已成形，腹痛及肛门坠痛感告失，惟觉疲乏。复查大便：色黄质软，红细胞（+），白细胞（+），改投理中汤加减，以巩固疗效，服药4剂治愈，后随访未复发。［湖北中医杂志，1999；21（增刊）：76］

讨论：本证病变部位多在结肠。方中赤石脂甘酸温，可排脓血，疗溃疡，生肌。干姜补中气，杀灭残余病菌，粳米合败酱汤取治肠痈之意，两药可入胃与大肠，清热消肿，排脓生肌。

第五节　泌尿生殖系统疾病

一　慢性肾炎

慢性肾炎是由多种原因引起的原发于肾小球的一组免疫性炎症疾病，主要表现为蛋白尿、血尿、水肿及高血压。本病属于中医学水肿、虚劳、腰痛范畴，见于《金匮要略》“虚劳”、“小便不利”、“水气病”。

一、病因病机

（一）感受外邪，寒气外束，卫阳被郁，肺失通调或肾阳不足，寒从内生。《金匮要略·水气病脉证并治》曰：“寸口脉弦而紧，弦则卫气不行，即恶寒，水不沾流，走于肠间”。寸口主肺，又气通肺，寸口脉弦而紧，是寒邪外束，卫阳被郁，即恶寒。肺气不利，不能通调水道，下输膀胱，故津液不能随气运行，潴留于肠间而形成水肿，此为感受外邪所致者。本条继续指出：“少阴脉紧而沉，紧则为痛，沉则为水，小便既难”。少阴主肾，紧主寒痛，沉主里主水，此为肾阳不足，寒从内生，阳气不能随三焦敷布全身，因而骨节、身体疼痛，阳虚不能化气，所以小便难，于是形成水肿病。

（二）感受外邪和水湿内郁及肝脾功能失调。原文：“病有风水，有皮水，有正水，有石水，有黄汗，风水其脉自浮，外证骨节疼痛，恶风；皮水其脉亦浮，外证胕肿，按之没指，不恶风，其腹如鼓，不渴，当发其汗。正水其脉沉迟，外证自喘；石水其脉自沉，外证腹满不喘”。风邪袭表，肺主皮毛，皮毛受邪，肺失通调，水湿潴留于肌表者，为风水；脾失健运，水湿阻滞脾络而致病者为皮水；正水和石水与肾的关系密切，肾阳不足，水气停蓄，影响肺之肃降功能而喘者，为正水；阴寒凝结，下焦结于少腹而硬满不喘者为石水。

二、辨证论治

（一）脾肾气虚证

主要症状见腰脊酸痛，疲倦乏力，或浮肿，纳少或脘胀。伴见大便溏，尿频或夜尿多，舌质淡红，有齿痕，脉细。治法宜补肾健脾，益气消肿。方药以防己黄芪汤加味。

处方：防己 15g，黄芪 30g，白术 15g，炙甘草 6g，生姜 9g，大枣 6 枚。水煎服每日 1 剂，分 3 次温服。

辨病论治加薏苡仁 30g，山药 30g，牛膝 15g，益母草 30g，枸杞 15g。兼有外感热毒者加白花蛇舌草 20g，半枝莲 15g 以清热解毒；兼有湿热者加金钱草 20g，车前子 15g 以清利湿热；若小便蛋白持续在（+++），可加水陆二仙丹，金樱子 15g，芡实 20g 以益肾涩精；下焦虚寒，形寒肢冷者可加附片 20g，肉桂 5g 以温中回阳；兼有眩晕，血压偏高可加全蝎 6g，僵蚕 15g 以熄风通络；若肉眼血尿，尿检 RBC（+++），可加白茅根 15g，仙鹤草 20g 以收敛凉血止血。

验案：胡某，男，21岁。患者1989年8月因全身浮肿20天，抗炎利尿治疗不效收入病房，确诊为慢性肾炎肾病型。患者卧床不起，面目浮肿，恶风畏寒，气短乏力，腰以下肿甚，双下肢肿胀发亮，腹部可叩及移动性浊音，舌质淡胖，苔白腻满布，右脉弦大，左脉沉。证属气虚水泛，阳气不振，气化失司。治拟健脾益气，复振心阳，利水消肿。处方：黄芪50g，防己、炙甘草、生姜皮、芡实、冬瓜皮各10g，党参、白术、金樱子各15g，茯苓皮、橘皮、桑白皮、连翘各12g，益母草30g。此方加减服15剂，双下肢肿胀明显消退，加龟版30g以达滋阴之功。服35剂，水肿完全消退，尿蛋白由（+++）降至（+），好转出院。[上海中医药杂志，2004；38（9）：20~21]

讨论：本证病机为正虚邪实。正虚为脾肾亏虚。邪实主要指外感热毒，湿热（浊），瘀血错杂为病。脾肾气虚，统摄无权，血不循常道而下泄于溲中而致血尿；“肾为封藏之本”，脾主统摄升清，若脾肾俱虚，则肾不藏精，或脾不升清，精气下泄而出现蛋白尿；脾虚不能运化水湿，肾虚阳不化气，体内水液潴留，泛溢肌肤，故见水肿；脾肾亏虚，不能运化水湿，造成水湿内停。气虚血运无力，血脉瘀滞不行，导致血瘀内阻。防己黄芪汤出自《金匮要略·水气病篇》，原治“脉浮身重，汗出恶风”之内有水气，外感风邪之风水证，以补卫固表祛水邪。方中黄芪、白术、苡仁、山药健脾益气，利尿消肿，其中黄芪为治疗肾炎蛋白尿的有效药物。防己利尿消肿，现代研究有明显的降压作用。防己、黄芪二药合用益气利水相得益彰，枸杞滋肾益精，益母草活血祛瘀，利尿消肿，牛膝引药下行，直趋下焦，强壮腰膝。全方紧扣病机共奏补肾健脾、活血祛瘀、利尿消肿之功。

（二）肺肾气虚证

主要症状见颜面浮肿或肢体肿胀，疲倦乏力，少气懒言，易感冒，腰脊酸痛。伴面色萎黄，舌淡，苔白润，有齿痕，脉细弱。治法宜培土健运，调和营卫，补气益血，滋阴潜阳，缓中填精。方药以薯蓣丸加味。

处方：山药600g，当归、桂枝、神曲、生地、扁豆、炙甘草各560g，人参、阿胶各140g，川芎、芍药、白术、麦门冬、杏仁、防风各120g，柴胡、桔梗、茯苓各100g，干姜60g，白蔹40g，黄芪400g，蝉蜕300g，共为细末，大枣200枚去核为膏，炼蜜和丸。上1料，分300丸，为1疗程。

验案：庄某，男，51岁，干部。1981年5月21日初诊。肾炎迁延4年，屡经中西药治疗，皆未能根治。3日前因感时邪，症见咳嗽，鼻塞，面目浮肿。尿检：蛋白（+++），红细胞（+），管型少许。舌淡红，边齿印，苔薄黄根浊，脉浮数重按乏力。予麻黄连翘赤小豆汤去姜枣加蝉蜕、茅根、滑石、玉米须。3剂表邪解，肿消，小便清长。续以猪苓汤加蝉蜕、玉米须、小蓟方5剂。尿检：蛋白（+），红细胞（-），管型（-）。诊其舌淡胖，苔白，脉缓弱。嘱备薯蓣丸加黄芪、蝉蜕，服2个疗程。随访10年，未见复发。[国医论坛，1994；1：19~20]

讨论：薯蓣丸，仲景用治虚劳诸不足，风气百疾。方中以山药为君，取其性味甘平，伍以苓、术、草、豆、曲、姜益气健脾；归、芍、地、芎、麦、胶、枣滋营养血；柴胡、防风、桂枝调和营卫，疏畅气机；杏仁、桔梗、白蔹上提宣肺，下气开郁，全方中含有桂枝汤、炙甘草汤、八珍汤，故有培土健运、调和营卫，补气益血、滋阴和阳，缓中填精的功能，可提高体机抗病免疫力。

（三）脾肾阳虚证

主要症状见全身浮肿，面色㿠白，畏寒肢冷，腰脊冷痛（腰膝酸软），纳少或便溏（泄泻、五更泄泻）。伴见精神萎靡，性功能失常（遗精、阳痿、早泄），或月经失调，苔白，舌嫩淡胖，有齿痕，脉沉细或沉迟无力。治法补肾精，温肾壮阳。方药以金匮肾气丸改丸为汤。

处方：炙附片、桂枝各6g，熟地25g，山萸肉15g，山药15g，茯苓10g，泽泻10g，丹皮10g。水煎服，日3次夜1次温服。

验案：李某，男，51岁，农民。患水肿证9年余，经某院诊为慢性肾小球肾炎。长期靠激素维持。1986年11月7日经友人介绍，求治于余。刻下：面色灰滞无华，怯寒神疲，全身浮肿，腰以下尤甚，按之凹陷不起，心悸气短，腰腿冷痛酸重，脉沉，舌质淡胖，苔白，大便溏，小便不利。检查：尿蛋白（＋＋＋＋），颗粒管型（＋＋＋），小圆上皮细胞（＋＋＋），红细胞（＋），诊断水肿（阴水）。辨证属肾阳衰微。治宜温补肾阳，利水消肿。方用：浓缩金匮肾气丸（河南宛西生产），3瓶，每日3次，每次10粒。配以蒲公英30g，黄芪30g，淫羊藿15g，车前子15g，牛膝10g。煎汤送服，连服2月。病告痊愈。［河南中医，2003；23（8）：7］

讨论：慢性肾炎本虚表现为以肾气虚为主，标实有水湿、瘀血、热毒。仲景一则肾气丸立千古补肾之法门。方中以熟地、山萸肉、山药、附子、肉桂之五补阴中求阳，培补肾气，又有茯苓、泽泻、丹皮之三泻寓泻于补，兼治湿、瘀、热邪，本方补泻开合，相辅相成，与慢性肾炎病机、病情相洽。在慢性肾炎疾病中有广泛的适应证。

（四）气阴两虚证

主要症状见面色无华，少气乏力，或易感冒，午后低热，或手足心热，腰痛或浮肿。伴口干咽燥或咽部暗红、咽痛，舌质红或偏红，少苔，脉细或弱。治法宜益气养阴，清利湿热。方药以加味猪苓汤。

处方：猪苓、茯苓、泽泻、滑石（包煎）、阿胶（烊化）各10g。水煎服，每日1剂，分3次口服，3个月为1疗程。

辨病论治加生地、枸杞子、泽兰各10g，太子参、生黄芪各15g。若血压高者，加潼、白蒺藜，天麻；血尿素氮、血肌酐高者，加生牡蛎、制大黄；血尿酸高者，加玉米须、丝瓜络；血脂高者，加决明子、荷叶；兼有泌尿系感染，尿检有脓细胞、白细胞者，加荔枝草、车前草、白花蛇舌草；女性患者兼有妇科炎症白带量多、有腥味者，加椿根皮、蒲公英。

讨论：加味猪苓汤对慢性肾炎气阴两虚湿热证，是一首行之有效的复方。方中猪苓汤中猪苓、茯苓、泽泻、滑石、阿胶合用能滋阴清热利水。黄芪为补气圣药，且无留滞之弊，既补气健脾，又能补气固表，补气生血，利水退肿，具有一药多效之能。太子参具有益气生津、补脾润肺之功，用于气阴两伤之证。二药相须为用，其益气健脾之功甚佳，体现了“其制在脾”的治疗方法。即使长服、久服亦无助热留邪之虞，因此，是益气的最佳“药对”。养阴之品主用生地、枸杞子。生地滋阴清热，凉血补血，而慢性肾炎尿血（镜下血尿）是一个难以控制的一个症状（指标），生地能泻其血分热邪，清热凉血，从而达到消除尿血的目的。枸杞子长于滋阴、益精、养血，为肝肾亏虚之要药。二药相配，滋补肾阴，效力甚优。益气养阴之品对恢复正气具有积极作用，阿胶与养阴之生地、枸杞子相配，其益阴养血之力更强。泽兰虽为“女科上剂”，由于其具有活血化瘀、利水消肿、解毒消痈之效，用于治疗慢性肾炎疗效相当满意。中医认为慢性肾炎湿热内蕴，日久必瘀，而现代医学亦证实慢性肾炎存在着血液流变学方面的异常，因此使用泽兰的活血化瘀，以通肾络，属方中之佐药。诸药合用，可达到益气养阴、清利湿热之效。

二　慢性肾功能衰竭

慢性肾功能衰竭（CRF）是各种慢性肾脏疾病发展到晚期所致的一种严重综合征，以肾脏的排泄功能、内环境稳定功能和内分泌功能紊乱为特征。临床主要表现为毒性代谢产物潴留，水、电解质、酸碱平衡紊乱，以及全身多系统的损害，常见倦怠、恶心、呕吐、贫血、水肿等症状。本病属于中医学溺毒、虚劳、关格等病症范畴，属于《金匮要略》“虚劳”、“水气病”、“小便不利”范畴。

一、病因病机

慢性肾功能衰竭的病因病机为久病及肾，正虚邪实；血不利则为水，水血互患，以致脾肾阳虚（衰），湿浊毒邪潴留，瘀血蓄积内停。最终导致正虚邪实之证，病变波及五脏。

（一）久病及肾，正虚邪实。慢性肾功能衰竭的发生是多种因素综合作用的结果。由于先天禀赋不足，常因体质因素所致易感性而致肾虚；或后天失养，诸如外感六淫，饮食不节，过食咸味，或情志所伤，劳倦过度，或生育过多、房劳伤肾及各种慢性病“久病及肾”，亦有多种慢性肾脏疾患失治、误治转归而来，或使用肾毒性药物害肾等均可导致肾脏的虚损，功能的衰竭。《金匮要略·虚劳病》篇提出，五脏虚损，尤重脾肾。因肾为先天之根，主水，司开阖，“久病及肾”，“久病多虚”，则肾阳虚衰，气不化水，阳不化浊，而湿浊潴留。脾为后天之本，主运化，若肾阳亏虚，亦不能温煦脾阳，故脾阳虚则健运失司，升清降浊的功能紊乱，导致湿浊内生，日久必化为浊毒。气血周行不利日久，即“久病入络”，“久病多瘀”，故瘀血停滞。可见，脾肾阳虚为病之本，是慢性肾功能衰竭病机的关键。邪实是以湿浊毒邪潴留，瘀血蓄积内停为标。

（二）血不利则为水，水血互患。《金匮要略·水气病脉证并治》：“寸口脉沉而迟，沉则为水，迟则为寒，寒水相搏。趺阳脉伏，水谷不化，脾气衰则鹜溏，胃气衰则身肿。少阳脉卑，少阴脉细，男子则小便不利，妇人则经水不通。经为血，血不利则为水，名曰血分”。本条以脉象推论其病因病机，明确指出肺失通调、脾失转输运化、肾失蒸化、三焦决渎失司、膀胱气化不利，均可导致水液代谢失调，尤以肾主水、司开阖的功能失职为病机要点。因此，水病及血，血病及水。其中，“血不利则为水”精辟地阐明水血互患的重要立论。“血不利则为水”，说明血分与水分并不能截然分开，许多情况下是相互影响的。临床常见肾小球疾病发生时，即产生了血瘀与水湿。两者既是病理产物，又是致病因素，常相互影响，形成恶性循环。即血瘀加重了水肿，水肿又阻碍了血行，本虚标实愈演愈烈。可见，水血互患是慢性肾功能衰竭发生、发展的病理基础，也是导致慢性肾功能衰竭病势持续发展的重要根源。

二、辨证论治

（一）脾肾阳虚证

主要症状见畏寒肢冷，倦怠乏力，气短懒言，食少纳呆，腰酸膝软。伴见腰部冷痛，脘腹胀满，大便不实，夜尿清长，舌淡有齿痕，脉沉弱。治法宜温阳散寒。方药以五苓散加减。

处方：桂枝15g，白术、泽泻、猪苓、茯苓各12g。每日1剂水煎，早晚3次服。

辨病论治加淫羊藿、巴戟天各15g，鹿角片10g。

讨论：五苓散见于《金匮要略·痰饮咳嗽病脉证并治》篇："脉浮，小便不利，微热消渴者，宜利小便，发汗，五苓散主之"。该方现代药理研究具有较强的利尿作用，而且作用缓和、维持时间长，并可使尿中Na^{+}、K^{+}、Ca^{2+}、Mg^{2+}等电解质的排出量增加，对肾功能不全有较佳的防治作用。从中医理论看：五苓散以泽泻为主，直达下焦利水渗湿；辅以二苓增强利水之力；白术健脾气而运化水湿，佐桂枝既解表又助膀胱气化。五药合用，利水渗湿力较强。对脾肾阳气不足，水湿不利的肾功能不全有较好疗效。

（二）湿浊证

主要症状见恶心呕吐，肢体困重，食少纳呆。伴见脘腹胀满，口中黏腻，舌苔厚腻。治法宜调和气机，降逆化浊。方药以橘皮竹茹汤加减。

处方：橘皮、竹茹各10g，红枣8g，炙甘草、生姜各5g，红参须8g。将上药加水500ml，泡30分钟，后煎成180～200ml药液，分4次服，每天1剂。

辨病论治加法半夏12g，黄芪25g。糖尿病去甘草，加怀牛膝15g；尿少者加白术18g，茯苓12g，血压高者加钩藤15g；大便结或数日不解者加生大黄8g。治疗期间，嘱患者进低盐低蛋白饮食，并禁食辛辣刺激性食物。

验案：陈某，男，26岁，丰城镇涧下村农民，1993年7月24日初诊。患者因面部浮肿，症状逐渐加重，10天后至全身浮肿，无尿，神志模糊，谵妄，而转广州南方医院治疗。诊断为"急性肾小球肾炎并急性肾功能衰竭"。经住院抢救，15天后病情虽好转，但患者因经济困难，且见其全身浮肿又少尿，欲放弃治疗，自动出院。回家后试来找中医治疗。初诊时，患者神志不太清楚，时谵语，全身浮肿，下肢肿甚，按之凹陷久久不复，小便每天250ml左右，恶心，时吐清水，纳呆，舌淡胖；脉沉细数。BP 21/12.4kPa，BUN 28.4mmol/L，尿常规：蛋白（+++），管型1～2，RBC（++），WBC 1～3。因体弱病重又无钱住院，拟用平和轻淡之橘皮竹茹汤加黄芪、白术、钩藤治之，嘱按上法煎药，慢慢喂之。2天后，来人说病情稳定，呕吐大减，谵语也减，尿量稍增，家人渐增信心，嘱原方续服。再1周后来诊。神志已清，恶心呕吐已除，尿量已增至每天800～1200ml，BP 19.2/12kPa，BUN 17.1mmol/L，尿蛋白（++）。主症已除，改用健脾固肾泄浊之法调治，3个月后病愈。[新中医，1996；(09)：40～41]

讨论：肾功能衰竭可归属中医关格、癃闭等范畴，其病位主要在于脾肾，病机是湿浊充斥于内，正气不得升降，故当以调和气机，降逆化浊为主治之。仲景说：哕逆者，橘皮竹茹汤主之。本方药味虽然平和轻淡，但有很好的调节脾胃气机升降，清化湿浊的作用，故本此用来治疗肾功能衰竭以恶心、呕吐、腹胀、纳呆为主症的湿浊证。

（三）湿热证

主要症见恶心呕吐，身重困倦，食少纳呆，口干口苦。伴见脘腹胀满，口中黏腻，舌苔黄腻。治法宜益气扶正，利湿化浊。方药以小柴胡汤合升降散加减。

处方：柴胡 12g，黄芩 12g，半夏 10g，党参 15g，生姜 10g，甘草 6g，大枣 6 枚，大黄 15g，僵蚕 8g。水煎温服，日 1 剂，3 个月为 1 个疗程。严重呕吐不能口服者，上方煎成 200ml，每次 60ml 作直肠保留灌肠。

辨病论治加黄芪 30g，熟附子、桃仁、蝉蜕各 8g，白术各 10g。给予少量优质蛋白、高维生素饮食。

验案：李某，女，45 岁，1993 年 3 月 22 日初诊。患慢性肾炎 15 年，常辗转于本市几家市级医院住院治疗，时好时坏，一直未愈。今次头晕，恶心呕吐，饮食减少，小便少而来本院就医。刻诊：面色腊黄，脘腹胀闷，食少纳呆，腰瘘乏力，耳鸣如蝉，行走时双腿软弱无力，夜寐欠安，口苦，舌淡胖嫩，苔白腻，脉沉细。体查：心率 80 次/分钟，心尖部可闻及Ⅲ级双期杂音。血压 15.5/10.5kPa，左下肢呼吸音稍弱，腹平软，肝脾未及，双下肢浮肿（+），尿检：蛋白（++），白细胞（+），红细胞（++），颗粒管型（++），比重 1.020；BUN 35.91mmol/L，Cr 519μmol/L，CO_2 CP32μmol/L，HGB75g/L；心电图示左心室肥大，心肌劳损；X 线胸片示：主动脉迂曲增宽，双肺纹理粗。西医诊断为慢性肾功能衰竭（尿毒症），中医辨证为升降失调，脾肾两虚，湿浊内蓄。治以调升降，补脾肾，除浊毒。处方党参 15g，熟附子、柴胡各 12g，法半夏、蝉蜕、僵蚕各 8g，桃仁、白术、大黄、黄芩各 10g。每日 1 剂，水煎服。上方服 42 剂后食欲增加，恶心减轻，精神好转，尿量正常，大便日行 2 次。继用上方减大黄 5g，加当归 10g，连用 1 个月后，面色转佳，食欲增。1993 年 5 月 22 日复查：BUN 19.91mmol/L，Cr 322μmol/L，大黄量改为 3g，连续服用 2 个月，至今一般情况尚可。[新中医，1997；29（8）：24～25]

讨论：本证主要由于脏腑功能失调，脾肾衰败，气阴两虚，湿毒内蕴，气机升降失常所致。主要病机为正虚邪实。治疗应以调节阴阳、扶正祛邪为主。小柴胡汤本为和解少阳之主方，主治伤寒少阳证。CRF 主要表现呕恶、纳差、尿少、尿闭、浮肿、神疲等。根据《伤寒论》“但见一症便是，不必悉具”的原则，我们选用小柴胡汤为基本方，同时针对其病机特点——正虚邪实，配合益气养阴、排毒泻浊药等，以扶正祛邪，调整机体阴阳平衡。方中柴胡轻捷升散，重在升清；黄芩苦寒降火；半夏和胃降逆；配焦大黄降泄浊邪，开启脾胃升降之枢；人参、太子参益气养阴；丹参、益母草活血化瘀；车前草、茯苓淡渗利尿。诸药合用，共奏益气扶正、利湿化浊、调节阴阳之功。本方有较明显的利尿、降低 BUN、Scr、Ch、TG 和提高血浆蛋白作用。据报道小柴胡汤还具有较强的抗菌消炎作用，能有效地预防感染和减轻肾局限性炎性反应。长期服用可以改善症状，延长生存期，提高生活质量，减慢 CRF 的发展速度。

（四）水气证

主要症状见水肿，胸水，腹水。治法宜开腠祛邪，宣达阳气，温化水湿。方药以麻黄加术汤加减。

处方：麻黄、桂枝、白术各 15g，杏仁 10g，甘草 5g。将上药清水浸泡 20 分钟，煮沸 15 分钟，三煎取汁 300ml，每天 3 次，每天 1 剂，连服 2 周，药后入睡保暖，有微汗为度。

偏气虚者加黄芪、泡参各30g，偏血虚者加当归15g，心悸者加丹参15g，枣仁10g。

验案：周某，男，55岁。患水肿病10年，反复住院治疗多次，均以地塞米松、地黄丸、双氢克尿塞、氨体舒通等药治疗，水肿虽有消退，停药即肿。2年来反复出现无尿，每次以速尿解急。5年前推速尿无作用而入我院。继以氢化可的松100mg，利尿合剂静脉滴注，24小时内排尿500ml。请中医会诊，诊得全身水种，腹大胸满，卧则喘促，一身倦怠，面色苍白，纳差，舌淡胖，苔白腻，脉沉细无力。尿常规检查：蛋白尿（+++），管型细胞（+）。肾功能检查：血红蛋白、血浆蛋白减少，血尿素氮36mmol/L。诊断为慢性肾功能衰竭，氮质血症所致血尿素氮增高。中医诊断为水肿病，阳虚水泛型。治以麻黄加术汤加味。麻黄、桂枝、白术各15g，杏仁10g，甘草5g，黄芪30g，当归15g，附片10g（先煎1小时）。将上药清水浸泡20分钟后煮沸，三煎取汁300ml，分3次服，日服1剂，药后入睡加被有微汗出，尔后一身轻爽。次日小便量700ml，水肿略有消退，腹大胸满感减轻，基本能平卧。效不更方，连投3剂后，精神倍增，食欲转佳，水肿基本消退，每日尿量1500ml，连服2周，自觉症状全部消除。实验室检查：蛋白尿转阴，管型细胞阴性，肾功能检查已恢复正常，血尿素氮由36mmol/L降至正常。再进2剂告愈，随访至今未复发。[实用中医药杂志，1998；14（9）：13~14]

讨论：本证治法是以发汗代偿部分肾脏功能。终末期肾衰患者，常常出现皮肤瘙痒，干燥脱屑，皮肤上可见有白色的结晶，即汗腺分泌的尿素霜。《内经》云：其在皮者，汗而发之。麻黄加术汤方中桂枝旺盛血行，鼓动阴血发汗，麻桂合用，功效倍增；白术健脾燥湿利水，助脾运化，固表止汗，制约麻黄发汗过盛而伤阳；再加黄芪、当归益气养阴，补其不足，汗出不伤正气。患者服药后，遍身漐漐汗出，较多的BUN随汗排出，对全身气血阴阳的整体调节有作用。

（五）血瘀证

主要症状见面色晦暗，腰痛。伴见肌肤甲错，肢体麻木，舌质紫暗或有瘀点瘀斑、脉涩或细涩。治法以活血化瘀，温阳理气。方药以大黄附子汤加减。

处方：大黄10g，附子10g，细辛3g。将上药用冷水浸泡半小时后，用武火煎开，再改用文火煮半小时后，共取汁400ml，每日1剂，分2次温服，30天为一疗程。不能口服者，改用中药直肠点滴，高位保留灌汤（至少保留3h），每日2次。

辨病论治加丹参20g，益母草10g，当归30g，黄芪30g，陈皮10g，竹茹10g，黄连6g，甘草10g。

验案：赵某，女，42岁，陕西礼泉人。于2002年2月26日上午以头晕、恶心、纳差、乏力两月余为主诉来我科门诊求治。查血压：19.3/12kPa，面色萎黄，双肾区叩痛（+），双下肢膝以下轻微凹陷性水肿。追问病史，两年前曾患“肾小球肾炎”，在当地住院治疗好转后未予重视。目前肾功能化验：BUN 16.04mmol/L，Scr 452.6μmol/L。收其住院治疗，但因患者经济困难，不愿住院，要求门诊治疗。即在门诊口服中药，以上方服用15剂后，复诊，自述头晕减轻，恶心基本消失，但仍感纳差、乏力。效不更方继进15剂后，再诊，头晕、恶心已不明显，食纳增多，乏力好转，小便量可，双下肢水肿基本消失。已服药一个疗程，复查血压：16.7/10.7kPa，肾功能BUN 10.60mmol/L，Scr 316.26umol/L，血脂：CH 3.52mmol/L，TG 3.32mmol/L，HDL 1.29mmol/L。[现代中医

药，2003；(1)：31～32]

验案2：郑某某，男，28岁，已婚，木工，遂宁市中区河沙镇人。1992年9月7日初诊。患者于1991年3月初因患感冒治愈数天后，出现全身浮肿，小便少，色黄，神疲乏力，查小便常规：蛋白，红细胞（+），管型（+），诊断为急性肾小球肾炎。经当地医院用中西药（药名不详）治疗后，水肿消退。1992年8月23日天始，面部浮肿及双下肢水肿日渐加重，24h尿量仅300～700ml。肾功能检查：血肌酐395μmol/L，血尿素氮14.1mmol/L。尿比重1.011。经当地西医用安体舒通40mg，速尿40mg口服治疗多日，尿量仍然很少，病情毫无改善。经人介绍，由其爱人搀扶前来我处就诊。刻诊：病人面部浮肿，苍白光亮，双眼睑肿胀，左眼尤甚，肿状如卧蚕，不能睁眼，双下肢水肿，按之没指。24h尿量约300ml，尿色深黄，时见烦躁，恶心呕吐，上腹部疼痛，不思饮食，大便已5日未行，舌质淡红，苔薄白，脉浮紧。中医诊断：关格。辨证：阳虚水停，湿浊内结。西医诊断：慢性肾功能不全（尿毒症期）。治法：温阳通便，宣肺降浊，去菀陈莝。药用：制附子、陈皮、大黄各12g，细辛4g，麻黄10g，竹茹15g，生姜皮20g。水煎服2剂。1992年9月9日二诊：病人自述，其服药6小时后始排大便1次，先干后稀，排尿明显增加，日排尿液约2400ml。现患者面部浮肿好转，眼睑水肿明显消退，双下肢水肿减轻。思药已对证，宜守方续服。故用前方随症加减，治疗月余后，患者面部及下肢水肿完全消退，不适症状全部消失，食欲及精神状况如常人。肾功能复查：血肌酐153μmol/L，血尿素氮6.8mmol/L，小便常规未见异常。继用六味地黄丸加减治疗1月，经巩固疗效。[成都中医药大学学报，1999；22(2)：24～25]

讨论：慢性肾功能不全多属中医“血瘀证”范畴。现代医学认为与肾内微循环障碍有关，由于凝血障碍，肾血流量减少，导致肾小球纤维化，最终发生不可逆性肾功能衰竭。所用方药以大黄为主药，配以附子、丹参、益母草、当归、黄芪、陈皮等，取其活血化瘀、温阳理气之功。既符合祖国医学水肿之脾肾阳虚，久病必瘀的观点，又符合慢性肾衰、肾内微循环障碍之病机。其主药大黄，虽属泻下类中药，但久煎即以活血化瘀为其主要功能。近年来用以治疗慢性肾衰的报道颇多，其机理亦逐渐被临床所认识。大黄能降低血脂，提高高密度脂蛋白，抗自由基形成，防止造成肾功能进行性损害；可抗肾小球内凝血及血黏度增高，改善肾脏微循环，扩张肾血管，增加肾血流量，提高肾小球滤过率，对慢性肾衰高血压有不同程度的下降；同时，大黄还能促进肠中氮质排出和防止氮质在肠中吸收，纠正氮质代谢；丹参，益母草有抗肾小球纤维化，及降低肌酐、尿素氮作用。临床观察及研究发现，黄芪、当归合用，可促进肝脏的蛋白合成，降低血中尿素氮。又用竹茹、黄连，取其降逆止呕、清热泻火之效，以减轻肾衰时胃肠道症状，甘草调合诸药，解毒利水。如此，全方共奏活血化瘀、温阳理气、利水止呕之效，既切合慢性肾衰的病理特点，又能很有效的减轻临床症状。临床观察，能降低血压、血脂，改善肾功能，延缓慢性肾衰的透析时机。综上所述，中医从“瘀”治疗慢性肾衰，不失为一行之有效的方法，值得在临床推广。所观察病例，治疗前后，对肝功能无不良影响。

三　慢性前列腺炎

慢性前列腺炎是一种好发于青壮年男性，以下尿路症状、前列腺触痛及前列腺按摩液异常为主要表现的疾病。并有病情复杂、缠绵难愈、容易复发等特点。其中主要以细菌性和非细菌性两种为主，后者大约是前者的8倍。另外，还有前列腺痛和前列腺液中白细胞高于正常的无症状性慢性前列腺炎。本病属于中医学精浊、劳淋范畴。属《金匮要略》“小便不利”、“淋病”范畴。

一、病因病机

慢性前列腺炎多由脾肾阳气虚弱，气化失司，或由饮酒过多，过食辛辣厚味，房事不节，或外感热病，余热留恋等因素，导致湿热毒瘀阻滞下焦。湿热、瘀血为标，肾虚为本，虚实错杂。其病机特点为瘀浊阻滞。瘀不仅指血瘀还包涵有淤积不通，也就是指前列腺的腺小管因炎症刺激、纤维变性致管腔狭窄或结石，或炎性前列腺液引流不畅致腺小管内淤积不出而梗阻。浊为秽浊之分泌物。

二、辨证论治

（一）湿热下注证

主要症状见尿频、尿急，尿痛。伴见尿道灼热，尿道白浊，阴囊潮湿，尿后滴沥，舌红苔黄或黄腻，脉滑。治法宜清热利湿解毒。大便干结者用麻子仁丸加减；湿毒较重者，五苓散化裁。

麻子仁丸方：麻子仁200g，白芍200g，炒枳实200g，大黄200g，厚朴100g，杏仁100g，以上六味，除麻子仁、杏仁外，大黄等四味为细末，再与麻仁、杏仁掺研成细粉，炼蜜为丸，每服6g，日3次，温开水送下。

五苓散方：泽泻15g，猪苓9g，茯苓9g，白术9g，桂枝6g。水煎服，或制为散剂，每服6g，日3次，温水送下，初服后多饮暖水取微汗。

尿末或大便时尿道口滴白者加车前子、石菖蒲；阴囊潮湿者加龙胆草、泽泻。

验案：患男，30岁，就诊时间1997年6月3日。有婚外性生活史，3年前曾患急性淋病，经治疗痊愈，而后出现尿频、尿急、尿点滴、小腹坠胀、性欲减退，长期西药治疗无效。衣原体、支原体培养阳性。血清学试验：抗体阳性，前列腺不对称性肿大，质硬。舌边红，苔腻微黄，脉弦。此为湿热邪毒蕴结于下，气化失司所致，宜五苓散化裁。处方：桂枝10g，白术10g，茯苓10g，泽泻10g，猪苓10g，七叶一枝花20g，白花蛇舌草15g，败酱草10g，栀子6g，龙胆草10g。服5剂症状明显减轻，又服5剂症状消失，继服20剂复查各项阳性指标转为阴性，停药6个月未复发，应患者要求调补剂1料，至今安好。方中白术、泽泻、茯苓、猪苓均有渗湿之功，不乏扶正之效；桂枝通经化气；关于栀子、龙胆草之用，《内经》文：“肝经布两胁，循少腹，绕阴器”，此之“阴器”即指男女内外生殖器，前列腺可属此也，此二药可除湿热，亦可归经也；七叶一枝花、白花蛇舌草、败酱草可解毒邪。本方可谓标本兼治，攻补兼施，用于前列腺炎湿热较重者。[现代中西医结合杂志，2003；12（21）：2328～2329]

讨论：慢性前列腺炎患者除排尿异常等典型症状外，常伴有大便干燥等异常的现象。而且经过有效治疗前列腺炎后，大便异常改变也往往获得了显著性的改善。祖国医学对大小便异常之间的关系早有认识，《金匮要略·五脏风寒积聚》将小便数、大便坚、趺阳脉浮而涩概括为脾约证：“趺阳脉浮而涩，浮则胃气强，涩则小便数，浮涩相搏，大便则坚，其脾为约，麻子仁丸主之”。杨子建《万全护命方》则云：“凡人小便频数不计度数，便茎内痛不可忍者，此疾必先大腑秘热不通，水液只就小肠，大腑愈加干竭”。认为大便秘结可引起小便数，小便数可加重大便秘结，如此两者之间形成恶性循环，而大便秘结是矛盾的主要方面。据此，对于慢性前列腺炎伴有脾约证者，我们均从脾约论治。后世医学家对脾约证的释义颇多，有“胃强脾弱”、“脾阴不足”、“脾不能为胃行其津液”、“湿热相搏，气机郁滞，升降失调，致使津行失常，水津偏渗膀胱”等。慢性前列腺炎脾约证多由饮酒过多，过食辛辣厚味，房事不节，或外感热病，余热留恋等因素所致。其病机为湿热下注。湿热下移大肠，耗伤津液则大便坚。脾气升清无力，湿热困脾，湿热随水液偏渗膀胱则小便频数。应用麻子仁丸加萆薢、黄柏、虎杖、蒲公英等通腑降浊，清化湿热，使湿热从大便而去，常能迅速使二便恢复正常，而前列腺炎多数亦随之好转。

（二）气滞血瘀证

主要症状见会阴部、外生殖器区、下腹部、耻骨上区、腰骶及肛门周围坠胀，或以上部位疼痛。伴见尿后滴沥，尿刺痛，舌质黯或有瘀点瘀斑，脉弦或涩。治法宜活血理气，化瘀散结。方药以桂枝茯苓丸加味。

处方：桂枝 12g，茯苓 12g，丹皮 12g，桃仁 12g，赤芍 12g。每日 1 剂，分早晚 2 次口服。

辨病论治加白花蛇舌草 12g。伴有尿急、尿频、尿痛者加蒲公英 30g，双花 20g；伴会阴下坠感明显者加升麻 6g；伴性欲低下、阳痿、遗精、性交疼痛者加川楝子 9g，淫羊藿 10g；伴有头晕、神疲、乏力、失眠多梦加黄芪 20g，当归 12g；糖尿病人加降糖药物。

或服用桂枝茯苓胶囊，每次 3 粒，每天 3 次。忌食辛辣醇酒厚味，20 天为 1 个疗程。

验案：王某，男，48 岁，2002 年 8 月 18 日初诊。尿急、尿道灼热、疼痛 5 天并加重，伴尿时点滴而出或为鲜血滴沥 1 天，在乡医院经用抗生素治疗 3 天，未见显效，而来我院求治。症见小腹胀满，疼痛拒按，心烦口渴，食少，大便 3 日未行，舌红、边有瘀斑，苔黄，脉弦。肛诊，前列腺 1 度肥大。残余尿测定 65mL。诊为慢性前列腺炎急性发作。证属瘀热结聚下焦，致水液气化失常。治以清热化瘀，破坚散结。方拟桂枝茯苓丸加减：桂枝 4g，丹皮、桃仁各 10g，赤芍 15g，蒲公英、半边莲各 30g，虻虫、水蛭各 6g，泽泻 15g，茯苓 10g，大黄 10g（后下），白茅根 15g。服药 3 剂，大便通，尿血止。按上方增损连服 10 剂，诸症殆尽。又服 10 剂，小便通畅。肛诊，前列腺正常。残余尿测定为阴性，告病愈。[中国民间疗法，2004；12（1）：56～57]

讨论：本证病机特点为瘀浊阻滞。瘀不仅指血瘀还包涵有淤积不通，也就是指前列腺的腺小管因炎症刺激、纤维变性致管腔狭窄或结石，或炎性前列腺液引流不畅致腺小管内淤积不出而梗阻。浊为秽浊之分泌物。治疗时应重在恢复前列腺的生理功能，即前列腺的分泌、排泄功能。同时应在清热解毒杀灭病原微生物及活血化瘀改善前列腺供血环境的基础上，遵循中医的“腑以通为用”的治疗原则，选用排浊之品，保证前列腺腺小管内之炎性分泌物排出，保持管腔通畅。前列腺虽不是六腑之一，然其排泄功能则与六腑相似。本方中丹皮、赤芍、桃仁活血祛瘀；三棱、莪术消癥逐瘀；桂枝温阳行气通阳；云苓渗湿健脾；双花、红藤清热利湿排毒、活血止疼；牡蛎软坚散结；川牛膝活血祛瘀，补肝肾，引药下行；甘草调和诸药。全方共奏活血化瘀、排浊利湿、消癥散结、去邪不伤正、扶正不留邪之作用。从而达到使瘀、浊清，湿热祛，膀胱气化功能恢复，气血津液通畅则病自愈。

（三）湿热瘀血并重证

本证主要症状见腰膝酸痛，小腹及会阴部不适，小便黄浊，淋沥涩痛，舌暗红，苔黄腻，脉沉细滑。治法宜清热化浊，化瘀散结。方药以薏苡附子败酱散化裁。

处方：败酱草 30g，薏苡仁 20g，附片 6g。水煎，每日 1 剂，一次服完。2 周为 1 疗程。

辨病论治加酒大黄、牡丹皮、桃仁、红花、冬瓜仁、红藤、穿山甲。有明显湿热者去附片加茯苓、黄柏、车前子；有明显阳虚者重用附子加桂枝；偏阴虚者加女贞子、旱莲草；疼痛明显加制乳香、制没药、醋制延胡索。

验案：刘某，男，56 岁，1992 年 4 月 15 日初诊。慢性前列腺炎 3 年，时轻时重，小便黄浊，尿后淋沥涩痛，小腹及会阴部位不适，大便溏烂，舌暗红，苔黄腻，脉沉细滑。辨证为湿热瘀浊久恋下焦，精窍不利。治疗拟清热散结、化浊利窍，用薏苡附子败酱散加味：薏苡仁 30g，熟附子 3g，败酱草 15g，山栀 10g，赤茯苓 10g，赤芍 15g，车前子 20g。3 剂，淋痛减轻，尿渐清。续进 10 剂，症状消失，改用知柏地黄汤加减巩固。［江西中医药，1996；增刊（2）：141］

讨论：本证多见细菌性慢性前列腺炎。《素问·痿论》：“思虑过度，所愿不得，意淫于外，入房太过，宗筋弛纵，发为筋痿，及为白淫”。《医宗必读》亦云：“心动于欲，肾伤于色，或强忍房事，或多服淫方，败精流溢，及为白淫”。其病因病机虽错综复杂，但总属“败精、瘀浊夹湿热、瘀血结于精室，久则伤及脾肾，脾气下陷而不化湿，肾精不足则虚象毕露”。湿热、瘀血为标，肾虚为本，虚实错杂，是其难治的根本原因。大黄牡丹皮汤和薏苡附子败酱散是张仲景治疗肠痈之经方，前者荡热解毒，消肿排脓，逐瘀攻下；后者排脓消肿、振奋阳气。分别用于脓未成和脓已成之肠痈。两方稍作加减则能寒热并用，泄热化瘀、消肿排浊，与慢性前列腺炎之病机证治甚合。其中，酒大黄通便泻热，合牡丹皮、桃仁、红花、败酱草、红藤活血化瘀解毒，经现代医学研究对大肠杆菌、变形杆菌、金黄色葡萄球菌等具有明显抑制作用。薏苡仁、穿山甲祛瘀排浊，冬瓜仁清热利湿通淋，配伍附子温阳扶正，祛邪固本。诸药合用使邪祛正复而病自愈。

（四）寒凝血瘀证

本证主要症状见小腹拘急冷痛，小便点滴不畅，阴囊湿冷，舌质紫暗，脉弱而涩。治法宜散寒止痛。方药以乌头桂枝汤化裁。

处方：乌头 10g，白芍 15g，桂枝 10g，生姜 15g，炙甘草 6g，大枣 6 枚，蜂蜜 15g。先以蜂蜜煎乌头 30 分钟，后入余药加水煎服 20 分钟。分 2 次温服。

辨病论治加柴胡 10g，石韦 20g，橘核 10g，丹参 15g。

验案：男，35 岁，就诊时间 2001 年 8 月 5 日。主诉为小腹拘急疼痛，小便点滴不畅。3 年前经有关医院检查为非淋菌性前列腺炎，予西药口服、静脉给药无效，近 15d 又行前列腺局部注射用药、介入疗法、微波治疗等均无效，病情趋重。指诊前列腺缩小、质硬，指压无前列腺液泌出，无法做病原菌培养，血清学试验衣原体抗体阳性。只能选择中药治疗。患者舌质紫暗，脉弱而涩，此为寒凝经脉血瘀气滞所致。拟乌头桂枝汤合鳖甲煎丸化裁，组方：鳖甲 50g，柴胡 10g，白芍 15g，桂枝 10g，乌头 10g，甘草 6g，石韦 20g，橘核 10g，丹参 15g，服 5 剂疼痛逐渐减轻。二诊仿上方加泽泻 15g，服 5 剂疼痛消失，小便较前畅意。三诊拟以固定处方，仿上方加七叶一枝花、白花蛇舌草、败酱草、连翘，50剂后症状全部消失，前列腺恢复弹性，卵磷脂小体80%，病原菌培养阴性，随访1年未复发。[现代中西医结合杂志，2003；12（21）：2328~2329]

讨论：本证患者为阴寒阳弱之体，病程较长，杀伐之药用之过多，导致寒凝经脉，不通则瘀，不通则痛。方中柴胡归经；鳖甲软坚；芍药、甘草缓急止痛；桂枝温通经脉；乌头、橘核散寒结，止疼痛；丹参活血化瘀；石韦通利；七叶一枝花、白花蛇舌草、败酱草、连翘解除毒邪，以除病原。

（五）肾阳不足证

肾阳不足证主要症见畏寒肢冷，腰膝酸痛，尿后滴沥，精神萎靡，阳痿，或早泄，舌淡苔薄白，脉沉迟。治法宜温阳化气，健脾利水为主，佐以活血化瘀。方药以肾气丸加减。

处方：制附片12g，肉桂10g，熟地黄25g，山茱萸15g，淮山药15g，白茯苓10g，泽泻10g，牡丹皮10g。每天1剂，水煎2次，空腹温服。10天为1个疗程，连用2~3个疗程。

辨病论治加车前子15g，川牛膝10g，穿山甲12g，益母草10g，黄芪20g。服药期间禁烟酒、辛辣、煎炒、荤腥、油腻之品。

验案：章某，男，72岁，农民，1992年10月6号初诊。主诉：小腹、会阴胀痛，小便滴沥难出10d。患者6个月前夜尿次数渐渐增多，量少，排尿涩滞，似欲解点滴难出，尿道口可见黏液状物，血尿，腰骶酸痛，小腹、会阴等处胀痛。近10d前病情加重，小便滴沥难出，来我院求治。B超检查为肥大性前列腺炎，尿化验：白细胞（+），红细胞（+++）。因小腹及会阴胀痛，排尿困难，小腹膨隆，外科行留置导尿治疗10d，仍不能拔除导尿管而请中医会诊。患者除上述症状外，尚见小腹拘急胀痛，头昏，耳鸣，腰膝酸软，乏力，舌胖、苔白质淡，舌根有瘀点，脉沉细涩。诊断：肾虚挟瘀之癃闭。治疗以温肾化气，健脾利水为主，佐以活血化瘀。处方：制附片10g，肉桂12g，熟地黄20g，山萸肉10g，淮山药15g，黄芪20g，白茯苓12g，车前仁10g，泽泻10g，川牛膝10g，穿山甲12g，益母草10g。每天1剂，水煎2次，空腹温服。服5剂药后，即能拔除导尿管，小便自解，但仍有涩滞感，余症均有减轻，舌苔少白、质转红，脉沉稍细。继以原方15剂。临床症状消失，尿化验正常，后用六味地黄丸补肾调理治疗，病告痊愈，随访3年，未再复发。[江西中医药，1997；28（1）：13]

讨论：本证多见非淋菌性前列腺炎或老年性前列腺炎。多由脾肾气虚而导致发病。诚如《景岳全书》谓："凡癃闭之症……唯是气闭之症，则尤为危候"。气闭在这里主要是脾肾之气不足。脾主运化，脾在运化水谷精微的同时，还把所需要的水液运送到周身各处。若脾失转输，不能升清降浊，也可导致癃闭的发生。肾主水液司两便，因年老体衰，肾阳不足，气化失常，故排尿困难，尿流变细，尿道滴白，尿频，尿后余沥，又如尿中有物梗阻。其原因如张景岳说："或以败精，或以积血阻塞水道而不通也"。《证治准绳》谓："有瘀血而小便闭者"。可见尿道中有梗阻，故产生腰骶酸痛，小腹、会阴、睾丸、精索等处胀痛，尿道疼痛，尿血等。梗阻之物可以由于肿块，可以由于败精，亦可以由于其他异物。这些肿块，败精、异物均类似前列腺肥大之物。本人根据发病之源为脾肾阳虚，不能气化，气血瘀滞而发病。在治疗中以制附片、肉桂温肾化气，熟地黄、山萸肉、黄芪、淮山药为益气补肾，白茯苓、泽泻、车前仁、川牛膝下行利水，穿山甲、益母草二药专入阴器，活血化瘀。诸药合用共奏温阳化气、健脾利水、活血化瘀之效。

四 前列腺增生

前列腺增生症也称前列腺肥大，属中医癃闭范畴。为老年男性泌尿生殖系统的一种多发病，国内中老年发病率为38.3%，60岁以上的占55%以上。临床以排尿困难、点滴而下，甚则闭塞不通为特点。

一、病因病机

（一）肾虚气弱是基础

前列腺增生症多发生于50岁以上老人，年老则正气渐衰，脏腑颓弱，而以元气亏虚为主。从临床表现来看，该病早期表现为夜尿频数，继则尿细无力，尿后余沥，皆为下元不充，肾虚膀胱气化无力。《素问·上古天真论》男子“七八……天癸竭、精少，肾脏衰，形体皆极。”肾精不足，必然累及肺脾之气不足，从而影响三焦正常的气化功能。肾虚气弱是该病发生的基础。

（二）瘀滞痰凝为病机

脾肺气虚，气化无能。一则气虚则血运无力，瘀血阻滞；二则气虚湿阻，聚集为痰，痰瘀凝结成核，胶结下焦，水道不通，为癃为闭。

（三）下焦湿热是其标

由于饮食不节，脾胃受损，运化失职，湿热内生或下阴不洁，秽浊上侵，注入膀胱，致湿热蕴结于下焦，日久而致。

（四）肺失宣肃亦为病

热壅上焦，肺气不能肃降，热气闭阻，水道不利，上窍闭而下窍不出，则大小便俱不通，可通后窍以启前窍，降肺气，复膀胱气化之权。

二、辨证治疗

（一）肾气不足证

主要症见排尿困难，尿频急，尤以夜尿频短为甚。治疗宜温补肾阳，化气利水，方以肾气丸加减。

处方：桂枝10g，附子6g，熟地黄25g，山萸肉15g，山药15g，茯苓10g，泽泻10g，牡丹皮10g。每日1剂水煎服，10天为1个疗程，待症状消失后，每周服2剂，连续服药3个月以资巩固。

辨病论治加黄芪30g，淮牛膝30g，桔梗5g，丹参15g，若小便滴沥不畅，尿如细线，小腹胀满疼痛等瘀浊阻塞者加琥珀、五灵脂、蒲黄。若见胁痛腹胀等肝郁气滞证者，加柴胡、枳壳、青皮。若膀胱结石伴尿血者，加海金砂、鸡内金、白茅根、茜草。

验案：张某，男，56岁，1987年5月24日初诊。患者诉近来排尿困难，滴沥难尽，或尿流中断，夜尿增多约4~5次，伴形寒腰酸，面色㿠白。直肠指诊：前列腺体积增大Ⅱ度，质韧、有弹性，中央沟消失。B超提示：前列腺良性增生约5.3cm×4.5cm×3cm，光点均匀。前列腺液化验（-）。舌淡苔薄微腻，脉细弦。证属肾阳不足，气化不利，治以温补肾阳，益气利水。处方：熟地30g，淮山药20g，山萸肉10g，丹皮10g，桂枝10g，附子10g，牛膝10g，泽泻15g，桔梗5g，丹参30g，车前子30g，茯苓20g。10剂，水煎服，每日1剂，日2服，连服10d药后，尿流通畅，形寒有减，再服上方10剂，排尿如常人，以后隔天服药1剂，连续3个月，随访2年未见复发。[南京中医药大学学报，1999；15（4）：252]

讨论：前列腺增生，好发于中年过后，此时肾中精虚，阳气始衰，患者常现面色㿠白、齿枯舌淡、头晕心悸、形寒肢冷、腰膝酸软、小便不利等一系列肾阳虚损的症状。《素问·热论》曰："肾者胃之关，关门不利，故聚水而从其类也"。又考《素问·五常政大论》曰："涸流之征，其病癃闭，邪伤肾气"。又谓："肾为水脏、主津液司开合"。金匮肾气丸原名是肾气丸，又名八味丸。本方纳桂附于滋阴药中，意不在补火，而微微生火，即肾气，故命名为肾气丸。熟地甘温，滋阴为主药，《本草经疏》谓"补肾家之要药"。辅以山茱萸、山药，补肝益脾，以补充精血。山茱萸酸微温，补肝肾，涩精气，《本草逢源》说："仲景八味丸用之，肾气受益，则封藏有度，肝阴得养，则疏泄无虞，乙癸同源也。"山药味甘性平，健脾益精，《本草正》云："山药，能健脾补虚，滋精固肾，治诸虚百损，疗五劳七损。"三药合用，补肾阴，养肝阴。与熟地合之，达到补肾填精之目的。使肾气得充，精能化气，肾精所化之气即为"肾气"。伍以附子、肉桂，温肾助阳，化气行水。附子，甘温而热，回阳救火，散寒除湿，因其性善走，为通行十二经络之要药，故前人谓"救阴中之阳"。肉桂，辛甘大热，浑厚凝降，守而不走，下行补助肾阳，并纳气归肾，引火归元，以息无根之火，故前人谓"救阳中之阳"。两药相须为用，以达温化肾气之目的。佐以泽泻通调水道，茯苓健脾渗湿，丹皮清泄肝火。三药合用，协调肝脾之脏，与熟地、山药、山茱萸相辅相成，补中有泻，以泻助补。全方滋而不腻，温而不燥，补阴之虚以生气，助阳之弱以化水，使肾阳振奋，气化复常，则诸症自除。

（二）瘀血阻滞证

主要症见排尿困难，点滴而出，甚则小便闭塞不通，或尿流无力，尿流变细，或排尿次数增多，排尿中断。治宜化瘀通络，方以抵当汤加减。

处方：桃仁、生大黄各10g，炒水蛭、炒虻虫（去翅足）各6g。每日1剂，水煎温服，1天分2服。30天为1疗程。

辨病论治加穿山甲10g。若排尿无力，或点滴而出者加黄芪、桂枝；尿闭者加三棱、莪术；尿血者加紫草、丹皮；尿痛者加蒲黄、牛膝；尿频、尿急、尿道灼热疼痛者加蒲公英、泽泻；小腹胀痛者加乳香、没药，大便通畅酌减大黄用量。

验案：张某，男，56岁，1996年6月26日初诊。尿急、尿道灼热疼痛2天，尿时点滴而出或为鲜血滴沥，小腹胀满疼痛拒按，心烦口渴，食少，大便4天未行，舌红苔黄，舌边有瘀斑，脉弦涩。肛诊：前列腺肿大，残余尿测定65ml。有前列腺肥大史3年，诊为淋证。证属瘀热结聚下焦，致水液气化失常。治以清热化瘀，破坚散结。方以抵当汤加味：蒲公英、半边莲、花粉各30g，生大黄、桃仁、穿山甲、生地、泽泻各10g，炒水蛭、炒虻虫（去翅足）、乳没各6g。1剂大便通，尿血止。3剂尿如线出，10余剂后排尿通畅，诸症殆尽。以后加减用药，又进10剂，小便通畅，肛诊前列腺正常，残余尿测定为阴性，病愈。随访2年未再复发。[陕西中医，2004；25（12）：1087~1088]

讨论：抵当汤治疗气血瘀结之顽症。《金匮要略》用之治妇人瘀血内结，经水不利，亦治男子膀胱满而有瘀血。其用水蛭、虻虫破血逐瘀，散结消肿，生大黄苦寒泻火清热，桃仁苦甘而润，能活血化瘀，滑利血脉，穿山甲善于走窜，性专行散，能通经络而达病所。诸药相合，有清热化瘀、散结消肿之效。笔者依此理用抵当汤加味治疗前列腺肥大，使热瘀肿结清化消散则水道自通，小便自利。

（三）气虚瘀结证

主要症见小便滴沥不畅，小腹坠胀，神疲乏力，面色少华，舌暗红，苔薄白，脉缓等。治宜宣肺开窍，化湿利水，方以当归贝母苦参丸加减。

处方：当归12g，贝母12g，苦参12g，共为细末，炼蜜为丸，每服6g，亦可作汤剂，水煎去滓，入蜂蜜少许冲服。

验案：夏某，男，65岁，于1999年11月15日就诊。有前列腺增生病史3年，近2天来尿频、尿急至滴沥不畅，小腹坠胀，神疲乏力，面色少华，舌暗红，苔薄白，脉缓，直肠指诊前列腺肿大，质硬，中间沟变浅，轻度压痛，B超示前列腺肥大，残余尿350ml。证属气虚瘀结不通，膀胱气化不利。处方：当归、浙贝母、泽兰叶各10g，苦参、生黄芪、党参、车前子（包）各15g，益母草、昆布、海藻各20g，石菖蒲5g。5剂，药后小便明显通畅，尿频亦减，原方加减续服20余剂，诸症悉除，直肠指诊前列腺质软，触痛消失，残余尿少于50ml，随访1年未发。[实用中医药杂志，2002；18（11）：14]

讨论：前列腺增生症属中医"癃闭"范畴。病机为膀胱气化失常，水道淤结不通。治疗当以助膀胱气化为主。当归贝母苦参丸出自《金匮要略》，其曰："妊娠小便难，饮食如故，当归贝母苦参丸主之"。治疗病在下焦，血虚有热的妊娠小便不通，用治前列腺增生症，为异病同治。方中当归养血活血；浙贝母宣肺利气，清热散结，宣上通下；苦参利湿散结；泽兰、益母草化瘀利水；石菖蒲开窍利湿；海藻、昆布软坚散结。诸药合用散瘀结，利小便，可使尿频、尿急、排尿不畅症状缓解。

第六节　内分泌代谢系统疾病

一　糖尿病

糖尿病是一种多病因的代谢疾病，其特点是慢性高血糖，伴随因胰岛素分泌及/或作用缺陷引起的糖、脂肪和蛋白质代谢紊乱。本病属于《金匮要略》消渴范畴。《金匮要略·消渴小便不利淋病脉证并治》对消渴病的病机、证治及并发症的治疗都有详细阐述，对我们临床治疗糖尿病有重要的指导意义。

一、病因病机

（一）仲景重视脾胃在糖尿病发病中的作用

《素问·奇病论》云："有病口甘者……名曰脾瘅……此人必数食甘美而多肥也，肥者令人内热，甘者令人中满，故其气上逆，转为消渴"。仲景进一步阐明糖尿病的病机与脾胃的关系以及临床表现。《金匮要略·消渴小便不利淋病脉证并治》篇曰："趺阳脉浮而数，浮即为气，数即消谷而大坚；气盛则溲数，溲数即坚，坚数相搏，即为消渴"。又云："趺阳脉数，胃中有热，即消谷引食，大便必坚，小便即数"。仲景通过趺阳脉论述出现消谷善饥、小便数、大便坚的病机。趺阳脉以候脾胃，脾与胃相表里，同居中焦，燥湿相济，升降有序。脾为胃运化水谷，转输升达，内之五脏六腑，外之四肢百骸，充养肌肤。故《内经》曰："饮入于胃，游溢精气，上输于脾，脾气散精，上归于肺……水精四布，五经并行"。若趺阳脉浮数，浮为胃气有余，数为胃热亢盛，胃热气盛必致脾虚不运。胃热气盛则消谷善饥，渴欲饮水；而脾虚不能为胃散精升达，充养肌肤，精微下注，渗入膀胱，肠道失润，故见身体消瘦，小便数，大便坚。正如《内经》云："中气不足，溲便为之变。"仲景指明其消渴病之病机，重视脾胃，指出消渴病之症状，即消谷善饥，渴欲饮水，小便数，大便坚。后世称之为"中消"证。

（二）肺胃热盛，津气两伤

热能伤津，亦易伤气，气虚不能化津，津亏无以上承，所以口干舌燥而渴。《金匮要略》曰："渴欲饮水，口干舌燥者，白虎加人参汤主之"。后世医者认为此条秉承《内经》"心移热于肺，传为鬲消"之学术思想，归为三消中的"上消"。

（三）肾气虚弱，阳气衰微

肾气虚弱，阳气衰微则上不能蒸腾津液于肺而敷布于全身，下不能气化达于膀胱致开阖失司。《金匮要略》曰："男子消渴，小便反多，以饮一斗，小便一斗，肾气丸主之"。后世宗之为"下消"。

二、辨证论治

（一）阴虚热盛证

主要症状见咽干口燥，心烦畏热。伴见渴喜冷饮，多食易饥，溲赤便秘。舌红苔黄，脉细滑数，或细弦数。治法宜养阴清热润下。方药宜白虎加人参汤或麻子仁丸加减。

白虎加人参汤方：太子参30g，石膏50g，知母15g，甘草10g，粳米10g。将前述药物加水浸泡30分钟后，煎煮20分钟，取汁300ml。每日3次，每次100ml。若原服有口服降糖西药者，药物及剂量不变。

麻子仁丸加味：麻子仁30g，白芍10g，杏仁15g，大黄10g（后下），枳实15g，厚朴10g。辨病论治加黄精、生地各12～20g，山药、天花粉各20～30g。大便通后或临床无便秘者用酒大黄5～6g，并与其它药物同下煎煮。肺燥明显加知母、石膏，胃热甚者加葛根、川连；肾阴虚加山萸肉、五味子；畏寒肢冷、腰膝酸软、饮一溲一之肾阳虚者忌用。1日1剂，水煎2次，合液分2次口服，连续饮用90天。同时嘱患者控制饮食。

验案1：某女，23岁，1998年3月18日诊。患糖尿病2个月。现症：烦渴多饮，多尿，体重下降，舌红，苔薄黄，脉数。查空腹血糖26.3mmol/L，尿糖（++++）。诊断：消渴病——肺胃热盛，津气两伤。处方：白虎加人参汤化裁。药用：生石膏60g，知母20g，甘草6g，粳米1撮，葛根15g，麦冬30g。日1剂，水煎服。3月26日二诊：服药7剂，诸症大减，查尿糖（++）。原方加黄芪30g，山药30g，五味子15g。又服15剂，诸症消失。查空腹血糖8.0mmol/L，尿糖（-），上方略作加减，制成丸剂，以巩固疗效。[河南中医，2000；20（4）：5~6]

验案2：王某某，男，46岁。工人。于1986年5月24日初诊。患者口干舌燥，烦渴欲饮，饥不择食，溺出频频已3个月，加重半月，在当地医院服用六味地黄丸和维生素类西药，疗效不佳，转我院检诊，遂求治于余。刻诊：神志清楚，形体消瘦，饮水量每日约8000ml，进食量每日约2kg，尿量每日约7000ml。双下肢有散发性多个小疖肿，午后或入夜皮肤瘙痒，肢体偶感痛麻不适，烦躁不安，精神不振，倦怠疲乏，劳累后更甚。舌质暗红、舌苔白黄相兼，舌面燥而欠润，脉弦数。实验室检查：空腹血糖320mg%，尿糖（++++）。西医诊断：糖尿病；中医诊断：消渴。证属肺胃热盛，气津两伤。治宜清热益气生津，方选仲景白虎加人参汤化裁：生石膏45g，知母15g，白参15g，粳米30g，甘草15g，花粉15g，石斛15g，丹参15g，生地15g，7剂，水煎服。药后诸症好转。守原方减生地，加淮山药30g，再进10剂。自觉症状基本缓解，守方继进10剂。药后病情明显好转，工作无不适，判为临床治愈。嘱继服杞菊地黄丸半月，以善其后，巩固疗效，追访1年，未再复发。[湖南中医杂志，10（02）增刊：8~9]

验案3：毛某，男，54岁，干部。主诉口渴、多饮、尿频十余年，加重两个月。患者97年始感口渴欲饮，每次饮约两热水瓶，纳多，小便频数，身体消瘦，本单位医院查血糖8.4mmol/L，尿糖（++），按糖尿病给予控制饮食、口服中药治疗，病情好转。十余年来每遇饮食不慎、劳累复发，近两月因出差劳累、饮食不规律而加重，体重减8kg，口苦干渴，午后尤甚，小便日十余次，色黄，大便四五日一行，于本院门诊中药治疗40余日效不明显。于1997年7月30日住院治疗。查：体瘦，神差，面黄，舌红，苔黄燥而干，脉细滑略数，血糖13.44mmol/L，尿糖（+++）。遂投以麻子仁丸之汤剂，加黄芩10g，滑石15g。服7剂后大便通畅，小便次数减少，即减黄芩、滑石各至6g，改生大黄为酒大黄5g。服30剂，血糖10.34mmol/L，尿糖（+），守方加减治疗60剂，血尿糖连续3次化验正常，末次血糖5.3mmol/L，症状消失而出院。嘱服中成药麻子仁丸合六味地黄丸三个月以巩固疗效，随防一年未复发。[现代中医药，2003；1：29~30]

讨论：白虎加人参汤由人参、生石膏、知母、炙甘草、粳米五药组成，原书用于治疗阳明热盛、气阴两伤外感热病，具有清热泻火、益气生津之功。因其疗效确切，而被历代医家所喜用。临床研究表明白虎加人参汤可以改善2型糖尿病患者常见的口渴多饮，多食易饥，倦怠乏力，自汗盗汗，气短懒言，五心烦热等临床症状。该方与口服降糖西药联合应用，对原西药未能满意控制病情的2型糖尿病患者，有降低其FBG、PBG、UG、TG和TC水平的作用，显示其与原西药合用所发挥的协同降糖和调节血脂的作用。

麻子仁丸为润下良剂，主治肠胃燥热、津液不足之便秘、尿频。方中麻子仁为君，杏仁降气润肠，白芍养阴而清热，枳实、厚朴以行气滞，而大黄的使用为其关键。依据临床病人情况，选用大黄的不同炮制方法、用量和煎法。大便干燥者，大黄生用，量为6~9g，且后下，以发挥其泻下通便使用，如无便秘或药后便秘已纠正，宜用酒大黄，用量减少至5~6g，应与其它药物同下，取其活血化瘀、通经活络之效。研究表明，酒大黄泻下作用降低95%左右；实验研究证实，大黄在治疗糖尿病时可使动物肝细胞内的糖原及核糖核酸含量明显增多。提示大黄确有促进血糖进入肝细胞合成糖原而被贮存和转化成其它物质，同时也减少了肝糖原的分解使血糖降低；大黄还可提高胰岛素受体的结合力，改善糖脂代谢障碍；提高血浆渗透压，使组织水分向血管内转移，有利于微循环障碍的解除。同时又遣润燥、清热、养阴之麦冬，知母，川连等药物，法当药适，效果持久、良好，为今后糖尿病的治疗开拓了新的思路和途径。

（二）湿热困脾证

主要症见胸脘腹胀，或食后饱满，头身困重。伴见体形肥胖，心胸烦闷，四肢倦怠，小便黄赤，大便不爽。舌红苔黄腻，脉滑而数。治法宜清泄郁热，健脾化湿，方药以大柴胡汤或小柴胡汤化裁。

处方：柴胡12g，白芍15g，黄芩、法半夏、枳实各10g，大黄6g，生姜15g，大枣6枚。每天1剂，水煎2次分3次温服。

辨病论治加白术、泽泻各10g，黄芪30g，山楂20g。

验案：贾某，男，48岁，干部，1998年8月20日初诊。糖尿病史4年，服美吡达10mg，1日2次；盐酸二甲双胍0.5g，1日3次。在药物和饮食控制等其他因素不变的情况下，每因夫妻生气而血糖升高。此次来诊，症见情绪不稳，心烦急躁，失眠多梦，焦虑不安，口苦，口干渴但饮水不多，纳差，胸脘满闷，舌边尖红质稍暗，苔薄黄，脉弦细。查空腹血糖11.6mmol/L，餐后2h血糖14.3mmol/L。辨证属肝气郁结，郁热内蕴。用小柴胡汤加减。处方：柴胡12g，黄芩9g，太子参15g，天花粉15g，杭白芍15g，酸枣仁25g，郁金15g，枳壳9g，丹参15g，陈皮12g，茯神15g。6剂，日1剂，水煎早晚分服。降糖西药同前继服。1周后复诊，查空腹血糖9.5mmol/L，情绪稳定，余症亦明显减轻。以上方12剂继服，半月后复诊，查空腹血糖6.9mmol/L，餐后2h血糖8.1mmol/L，诸症缓解。近3年来每月复诊1次，血糖一直控制良好。［河南中医，2003；23（5）：11~12］

讨论：小柴胡汤属和解之剂，以和解少阳为主治。方中柴胡升阳达表，散半表之邪为主药；黄芩降泄退热，清半里之邪为辅药；半夏和胃降逆止呕，人参（党参）、甘草味甘和中补气扶正，以助抗邪外出，和解转枢，共为佐药；生姜、大枣辛甘合化，以助和解营卫之功，为使药。其方清透并行，调和营卫，开通上焦，调理肝肺，平泻肝火，清散郁热，通行津液，和顺胃气，扶正祛邪。在糖尿病及其合并症的中医辨治中，遵仲景“有柴胡证，但见一证便是，不必悉具”的原则，据证灵活加减，可收到显著疗效。

（三）气阴两虚证

主要症状见咽干口燥，倦怠乏力。伴见多食易饥，口渴喜饮，气短懒言，五心烦热，心悸失眠，溲赤便秘。舌红少津液，苔薄或花剥，脉细数无力，或细而弦。治法宜温阳化气，生津润燥。方药以瓜蒌瞿麦丸加味。

处方：瓜蒌根30g，瞿麦30g，山药45g，茯苓30g，附片45g（先煎去麻味）。水煎服，每天3次，每日或隔日1剂，或炼密为丸，6g，每天3次。30剂为1疗程。以小便利，腹中温为度。

伴皮肤瘙痒加蛇床子20g，伴乏力、气短加红参15g，黄芪30g，伴知觉障碍、麻木等症加全蝎6g（研细兑服），䗪虫15g；伴高血压加天麻、牛膝各15g。

验案：罗某，女，72岁，1996年11月19日初诊。口渴，尿多伴尿中大量泡沫半年。诊时述口渴喜热饮，量多，每日约3000～4500ml，同量尿量明显增多并含大量泡沫，排尿时有不爽利感，颜色较清亮。食欲尚正常，食量无明显改变。全身畏寒，伴有腰膝酸软，外阴瘙痒。查尿糖（+++），空腹血糖8.9mmol/L。诊断为糖尿病。患者要求中药治疗。查舌质淡，苔白，脉沉细无力。辨证为阴阳两虚之下寒上燥证。予瓜蒌瞿麦丸治疗：瓜蒌根30g，瞿麦20g，山药45g，茯苓30g，附片45g（先煎去麻味），蛇床子20g（包煎）。水煎服，每日3次。服药2剂后，口渴开始减轻，尿量亦随之减少，尿中泡沫不似以前严重。药中病机，效不更方，再进10剂，上述症状大部分消失。上方附片减为30g继续治疗，前后共进30余剂，一切症状消失，复查尿糖阴性，血糖降至正常（4.8mmol/L）。遂以瓜蒌根30g，瞿麦15g，山药30g，茯苓15g，附片20g（先煎去麻味）巩固治疗1月，再次复查血糖正常，尿糖阴性而停药。随访1年未复发。［四川中医，1999；17（1）：24］

讨论：瓜蒌瞿麦丸原本主治小便不利者，有水气，其人苦渴证，说明口渴是其主要表现之一，糖尿病气阴两虚型符合原方病机，方中瓜蒌根、山药生津润燥，瞿麦、茯苓渗泄水湿浊邪，附片温阳化气，使津液上蒸而止渴。是治疗糖尿病气阴两虚型的优良方剂。

（四）阴阳两虚证

主要症状见神疲乏力，咽干口燥，腰膝酸冷，或手足畏寒，夜尿频多。伴见头晕眼花，心悸失眠，自汗易感，气短懒言，颜面肢体浮肿，尿多浊沫，或小便量少，男子阳痿，女子性欲淡漠，大便干稀不调。治法宜益肾固摄，方药宜肾气丸。

处方：熟地黄24g，山药12g，山茱萸12g，泽泻9g，茯苓9g，牡丹皮9g，桂枝9g，附子9g。水煎热饮，早晚分服，每日1剂。

气虚者，加黄芪、人参；血瘀者，加三七、丹参、当归；阳虚甚者，重用附子、桂枝；阴虚甚者，加西洋参、玉竹；血虚者重用熟地黄，加阿胶；视物模糊者，加菊花、枸杞子；肢体麻木或不遂者，加全蝎、地龙、鸡血藤；失眠者，加龙骨、酸枣仁。服药1月为1个疗程，服药期间严格控制饮食，加强体育锻炼，保持心情舒畅。

验案1：某女，46岁，1996年11月20日诊。患“糖尿病”8年。现症：渴饮热饮，尿多，夜间更甚，畏寒怕冷，腰膝酸软，全身瘙痒，面色㿠白，消瘦，舌淡，脉沉细。查空腹血糖14.6mmol/L，尿糖（++++）。诊断：消渴病——肾阳衰弱、气化失司。处方：肾气丸改汤化裁。药用：生熟地黄各15g，山茱萸15g，山药15g，茯苓12g，牡丹皮9g，泽泻9g，制附片9g，肉桂9g，覆盆子20g，金樱子20g，鹿茸粉（冲服）0.6g。日1剂，水煎服。上方随症稍事加减，共服60余剂，诸症消失。查空腹血糖7.9mmol/L，尿糖（-）。再以丸药善其后。

验案2：张某，男，68岁，干部，患糖尿病8年。症见：小便频数，混浊如膏，饮一溲一，面色黧黑，晨起头晕，腰膝酸软，形寒肢冷，双下肢麻木疼痛，便干，舌质淡，脉沉细无力。化验：空腹血糖11.2mmol/L，餐后2h血糖15.6mmol/L，尿糖（++），24h尿糖定量14g，胆固醇6.7mmol/L，甘油三脂3.7mmol/L。诊断：消渴。证属肾阳虚衰。治宜补肾壮阳。肾气丸加减：熟地黄60g，山药30g，山茱萸18g，牡丹皮10g，泽泻10g，茯苓10g，肉苁蓉15g，覆盆子15g，桑寄生20g，五味子6g，牛膝10g，车前子10g，桂枝10g，附子10g，全蝎6g。每日1剂，水煎服。服药20剂，多饮多尿减半，腰膝酸痛已愈，便已不干，尿糖（+），血糖7.8mmol/L。前方熟地黄改为45g，山茱萸为12g，山药为24g。又服20剂，诸症消失，查空腹血糖6.8mmol/L，尿糖阴性。原方改为丸剂巩固疗效，半年后查空腹血糖6.0mmol/L，尿糖阴性，血脂正常。［河南中医，2004；24（4）：10］

讨论：糖尿病后期主要责之于肾，肾中阴阳亏耗，是本病的根本所在。《金匮要略》中云："男子消渴，小便反多，以饮一斗，小便一斗，肾气丸主之"。金匮肾气丸治疗阴阳两虚型2型糖尿病具有较好效果，一方面能直接抑制胰高血糖素分泌，另一方面还可改善胰岛B细胞功能。能降低空腹血糖、餐后2小时血糖及糖化血红蛋白。附子所含乌头多糖A及微量元素，桂枝所含挥发油均具有降糖作用，并改善微循环，有防止动脉硬化的作用；方中茯苓、熟地黄、山茱萸等均有明显的降糖作用。因此本方治疗2型糖尿病证属肾阴阳两虚型者，疗效显著。

（五）血瘀脉络证

主要症状见胸痛，胁痛，腰痛，背痛，部位固定，或为刺痛，肢体麻木，疼痛夜甚。伴见肌肤甲错，口唇紫暗，面部瘀斑，健忘心悸，心烦失眠。舌质暗，有瘀斑，舌下脉络青紫纡曲，脉弦，或沉而涩。治法宜化瘀通络。方药以乌梅丸或抵当汤化裁。

乌梅丸方：乌梅12g，细辛3g，炮姜10g，黄连12g，当归10g，制附片6g，蜀椒10g，桂枝6g，党参10g，黄柏6g。辨病加煨肉豆蔻3g，砂仁3g，生楂肉15g，焦白术10g，吴萸3g，炒薏苡仁15g。水煎服，每日1剂，分3次服。

抵当汤方：桃仁、生大黄各10g，炒水蛭、炒虻虫（去翅足）各6g。水煎服，每日1剂，分3次服。

验案1：某男，52岁，1997年4月15日诊。患糖尿病6年，并发神经病变4个月。现症：口渴、多饮，消瘦，腹泻，日7~8次，双下肢凉痛麻木，夜间甚，舌边尖红，苔薄白，脉弦细。查空腹血糖18.3mmol/L，尿糖（++++）。诊断为消渴病。处方：乌梅丸化裁：乌梅45g，黄连、黄柏、人参、当归各15g，附片、桂枝各10g，细辛7g，川椒、干姜各6g，花粉20g，木瓜、鸡血藤各30g。每天1剂，水煎服。4月26日二诊：上方10剂诸症好转，查尿糖（++）。继服10剂，后据原方略事调整，共服药40余剂，诸症消失。查尿糖（-），空腹血糖7.9mmol/L，以丸药巩固疗效。［河南中医，2000；20（4）：5~6］

验案2：朱某，男，50岁。患糖尿病半年余，口渴多饮，咽干舌燥，心烦不安，饥而欲食，但食而不多，全身乏力，小便清长，腰酸肢软，阳事不举，舌尖红，苔薄黄而干，脉偏数。查空腹血糖12mmol/L，尿糖定性（+++）。此肺胃热盛，脾肾虚损之证。治以清热解渴，宣肺布津，滋阴补肾。用乌梅丸加减。乌梅30g，细辛、制附子、川椒各3g，黄连、山萸肉各12g，党参、当归、生地、山药、白芍各15g，桂枝、甘草各6g。5剂，服药后症状基本消失，查空腹血糖4.2mmol/L，尿糖（-）。前方减细辛、附子、桂枝、川椒，加黄柏12g，花粉、丹皮、云苓、白术各15g，又服30余剂，体力和精神完全恢复正常，长驱步行10多里不觉疲累，查空腹血糖5.6mmol/L，尿糖（-），1年后随访，一切正常。［实用中医药杂志，2004；20（1）：35］

验案3：王某，男，62岁。1999年7月19日来诊。口干多饮、消瘦16年，水肿头晕2年，加剧20天。诊为2型糖尿病、糖尿病肾病。服用卡托普利和糖适平，诊时并见口干不欲多饮，形寒怕冷，体倦无力，面色㿠白，腰酸膝软，苔白腻、舌淡紫，脉细弦涩。BP22/13kPa，心率72次/分，空腹血糖9.6mmol/L，尿蛋白，尿糖+。病机为阳虚血瘀，水毒内停，风痰上扰。治疗在原用药基础上，给予中药益气温阳，活血利水平肝。处方：黄芪30g，益母草30g，制大黄10g，桃仁10g，猪苓、茯苓各10g，防风、防己各10g，苍术、白术各10g，泽兰、泽泻各10g，玄参15g，制附子5g，水蛭5g，桂枝5g，阿胶20g，钩藤20g。每日1剂，水煎2次分服。用药1周后水肿头晕显减。原方去防风己、泽兰泻、白术，继续调理，随访半年病情稳定。[江苏中医药，2002；23（12）：12～13]

讨论：本证多见于糖尿病并发症期。药理研究证明乌梅丸可降低血糖，阻止四氧嘧啶对胰岛B细胞的破坏，对胰岛B细胞有一定的保护作用，其可能机制为促进损伤的胰岛B细胞修复，提高机体胰岛素水平，增加肝糖原含量，加速葡萄糖合成糖原或转化为脂肪，降低血糖。

活血化瘀代表方之一的抵当汤由水蛭、虻虫、桃仁、酒大黄组成，功效为攻逐蓄血。原为治下焦蓄血发狂、善忘、少腹硬满、小便自利、大便易而色黑、脉沉结之症，临床上广泛用于瘀血证的治疗。糖尿病晚期之瘀血证因于气虚又兼气虚，因而加用大剂量益气药黄芪，则可获更好的疗效。

二　甲状腺炎

甲状腺炎（桥本病）属于自身免疫性疾病。其发病机制尚未完全阐明。近年发病逐渐增多，多见于中年妇女。本病属于中医学瘿病、热病范畴。

突出表现为甲状腺肿，起病缓慢，常于无意中发现，大多为正常甲状腺的2～3倍大小，表面光滑，大的腺体表面可能形成分叶状，常可触及椎体叶，明显结节则少见，质地坚韧有弹性如橡皮，不痛，与四周无粘连，可随吞咽运动活动。

一、病因病机

中医认为，本病的发生一般总因情志不遂，忿郁恼怒或长期精神紧张，导致肝郁气滞，肝失条达，克伐脾胃，脾失健运，水津运化布散异常，水湿内停，凝聚成痰，痰气交阻于颈，气滞痰凝聚于局部，阻碍气机，气滞血循受阻，气血痰凝聚于颈前发为瘿病。素体阴虚之人，痰气郁滞易于化火，更伤阴精，虚火灼液成痰，痰凝血瘀交阻于颈前，常使病程缠绵。久病耗伤正气又致气虚。气滞、痰凝、血瘀、正虚四个病理环节往往兼夹为病，各有偏重。

二、辨证论治

（一）气郁湿阻证

主要症状见情志抑郁，胸闷胁痛，颈前肿大，疼痛，压痛，可有压迫感或放射性痛。伴见脘胀纳呆，大便粘滞，舌质稍黯，舌苔薄白或腻，脉弦或数。治法宜解郁化痰。方药以小柴胡汤化裁治疗。

处方：柴胡 15g，黄芩、半夏、党参、甘草各 10g，生姜 9g，大枣 6 枚。水煎服，每日 1 剂，每天 3 次。

上呼吸道感染加蒲公英 30g，连翘 10g，赤芍 10g，紧张、劳累诱发加黄芪、白术各 15g，生气着急诱发加木香、厚朴、枳壳各 15g。

讨论：甲状腺炎（桥本病）多见于 20～40 岁的妇女，可伴有甲状腺轻度弥漫性肿大，甲状腺抗体滴度 TGAb、TPOAb 均为阳性。临床上一部分患者是以甲状腺功能减退的表现来就诊。但是从发病过程来看，大多数患者是先有外感不愈（伤寒五六日，中风，往来寒热，胸胁苦满），又引发心理反应（心烦喜呕，嘿嘿不欲饮食），抑郁思虑伤肝脾，从而形成少阳病的全过程。这就是小柴胡汤治疗该病的临床依据。小柴胡汤作为和解少阳证以及免疫调节剂，在中国和日本被广泛地应用于治疗慢性肝炎和其他炎症性疾病，在美国开始应用于丙型肝炎的二期临床观察。小柴胡汤治疗本病主要原因在于小柴胡汤具有双向调节作用，使免疫功能得到改善，机体阴阳获得平衡，疾病得愈。

（二）气滞痰凝

本证发病常与精神因素有关。全身症状可伴有：神疲气短，胸闷心慌，易劳累，喜太息，情志较抑郁，易怒。舌淡红苔薄白腻，脉缓或滑。治疗当予以疏肝理气，健脾化痰，方选半夏厚朴汤加减。

组成：半夏 15g，厚朴 6g，茯苓 10g，苏叶 10g，生姜 10g。水煎服，日 1 剂，分温 4 服，日 3 夜 1 服。

辨病论治加香附 10g，柴胡 10g，川楝子 10g，党参 10g，白术 10g，甘草 6g，夏枯草 15g，瓜蒌皮 10g 等。

讨论：气滞、痰凝、血瘀是甲状腺疾病的基本病理变化，气虚、阴虚是发病的根本。气郁痰阻多见于甲状腺疾病的初期患者。方中半夏厚朴汤可疏肝理气，四君子汤可健脾，瓜蒌皮宽胸理气化痰，夏枯草软坚散结。

第七节　血液系统疾病

一　白细胞减少症

白细胞减少症是临床常见的血液病。凡因骨髓损伤、周围循环粒细胞分布异常、血管外组织内的粒细胞需求增加、消耗加速及混合因素等，导致外周血液中白细胞计数低于 $4.0\times10^9/L$ 时，统称为白细胞减少症。其主要表现为起病缓慢、头晕、乏力、心悸、失眠、低热、咽喉炎和黏膜溃疡等。伴外周血液白细胞计数减少。本病属《金匮要略》“虚劳”范畴。

一、病因病机

根据中医脾藏营、肾藏精、肝藏血理论，白细胞减少症的根本系阴血不足、脾肾两虚及某些药物、化学物品、放射性物质等各种致病因素侵袭，伤及营血，使肝脾肾更亏，均能导致白细胞减少症的发生。

二、辨证论治

（一）心脾两虚证

主要症见神疲乏力，心悸，气短，失眠，纳呆食少，腹胀，便溏。次症见头晕目眩，面色少华，舌质淡，苔薄白，脉细弱。治法宜补肺健脾益肾，益气养血生精。方药以薯蓣丸加减。

处方：山药600g，当归、桂枝、神曲、生地、扁豆、炙甘草各560g，人参、阿胶各140g，川芎、芍药、白术、麦门冬、杏仁、防风各120g，柴胡、桔梗、茯苓各100g，干姜60g，白蔹40g，黄芪400g，蝉蜕300g，共为细末，大枣200枚去核为膏、炼蜜和丸。上1料，分300丸，为1疗程。

或为汤剂：薯蓣（山药）30g，人参（另兑）10g，白术10g，茯苓10g，川芎10g，熟地10g，阿胶（烊化）10g，鹿角胶（烊化）12g，补骨脂10g，枸杞子12g，杏仁6g，桔梗5g，甘草5g，大枣5枚，生姜3片，大豆黄卷10g，麦曲20g。每日1剂，水煎，早晚各服1次，连服14天。

讨论：本证多见化疗引起的骨髓抑制毒性反应。首先表现为白细胞减少，继而血小板减少，严重时全血象减少，成为化疗的剂量限制性毒性，化疗常因此而被迫中断，直接影响肿瘤的治疗和病人的生存质量。常用的西药升白细胞类药物较多，但疗效往往欠佳或毒性较大，集落刺激因子虽然对升白细胞有特效，但价格昂贵，难以普及应用。而用中医药治疗则具有明显的优势。中医认为化疗后骨髓抑制是由于药毒内侵，耗气伤血，脏腑机能受损，肺、脾、肾亏虚所致。属“虚劳”范畴。主要症状表现为神疲乏力，动则汗出，头晕，纳差，腰膝酸软，有时低热等。《理虚元鉴》云：“治虚有三本，肺、脾、肾是也。肺为五脏之天，脾为百骸之母，肾为性命之根”。故补肺健脾益肾，益气养血生精为本病的治疗大法。薯蓣丸为张仲景所立，善治“虚劳诸不足，风气百疾”。原方减去桂枝、防风、白蔹、柴胡、麦冬，加鹿角胶、补骨脂、枸杞子等，切中病机。方中薯蓣《本草正》谓之“健脾补虚、滋精固肾，治诸虚百损，疗五劳七伤”是为主药；人参归肺脾经，能补脾益肺，大补元气，合白术、茯苓、当归、白芍、川芎、熟地、甘草、大枣、生姜组成八珍汤，以健脾益气补血；鹿角胶、阿胶、枸杞子、补骨脂生精填髓；桔梗、杏仁一升一降调肺气，以利一身之气机宣降；大豆黄卷、麦曲健脾除湿助运，使诸药补而不滞。现代药理研究证明，薯蓣含有皂甙、糖蛋白、自由氨基酸、维生素C、甘露聚糖等有效成分，甘露聚糖已被临床广泛用于免疫增强及升白细胞。人参茎叶提取物人参皂甙能刺激骨髓造血功能，具有明显的升白细胞作用，此外还有调节中枢神经系统，改善植物神经功能，增加食欲，抗疲劳和强壮身体的作用。八珍汤能升高白细胞，显著促进网织红细胞成熟。鹿角胶、阿胶、枸杞子、黄芪、补骨脂等均可升高白细胞。配合足三里穴位注射。足三里穴为强壮要穴，黄芪注射液足三里注射对升白细胞及改善化疗的其他毒副作用疗效均十分显著。

（二）营血亏虚证

主要症见头晕耳鸣，腰膝酸软，潮热盗汗，咽痛，口糜，阴蚀。次症见五心烦热，烦躁易怒，健忘，遗精，尿赤，便秘，舌红，少苔或无苔，脉细数。治法宜滋阴养血，补益精气。方以桂枝汤加味。

处方：桂枝 10g，炒白芍 20g，炙甘草 6g，大枣 10 枚，生姜 10g。每天 1 剂，水煎分 2 次服。15 天为 1 疗程。

辨病论治加虎杖 20g，绞股蓝 30g，制黄精 30g。

验案：患女，37 岁，1991 年 12 月 10 日初诊。反复头晕、倦怠乏力、低热 2 年，加剧 7d，伴畏寒、懒言、心悸、眠差梦多、腰膝酸软等症。查：双肺听诊（－），肝脾未触及，舌淡红，苔薄白，脉细迟。实验室检查：白细胞计数 $2.6\times10^9/L$；心肺胸透、心电图、腹部 B 超、肝功能、血肌酐、尿素氮等检查均未发现异常。曾用中西药治疗效果不显。诊断：白细胞减少症。中医辨证：虚劳（营血亏损，脾肾两虚）。治疗以桂枝汤加味，水煎服。每天 1 剂，分 2 次服。连服 10 剂后低热退，头晕、倦怠乏力、失眠心悸等症明显改善。复查血象 3 次，白细胞总数 $4.1\times10^9/L$ 以上，疗程结束时升至 $4.9\times10^9/L$，再服上方 7 剂，以资巩固。随访 1 年，白细胞总数正常。［山东中医药杂志，1996；15（5）：206～207］

讨论：桂枝汤原为太阳病中风表虚证而设，有调和气血、健脾运、通阳温肾作用，因此选用桂枝汤加味治疗本证。方中桂枝解表通阳，温经复脉，芍药养血和阴，补肝血，二者相合，敛阴和营，使桂枝辛温而不致伤阴。药理研究证实二药还有抗菌抑病毒作用。炙甘草、大枣、生姜补脾益气，温中和胃，调和营卫；制黄精补脾润肺，与桂枝相合益精补肾；虎杖有活血止血、利湿润肺、杀虫解毒之功效；绞股蓝称南方人参，有人参样作用，却无人参服用过量或不当而中毒的副作用，其功效补中益气、健脾胃、益阴生津，药理研究有升高外周血白细胞作用。

若患者加见神疲乏力，易于感冒属营虚卫弱之候者，则可以黄芪桂枝五物汤化裁：黄芪 50g，白芍 10g，桂枝 10g，太子参 20g，补骨脂 15g，红枣 20g，炙甘草 5g。日 1 剂，文火煎 2 次取药汁 600ml，分 2 次温服，10 天为 1 疗程。服药期间停止放化疗及放射工作。黄芪桂枝五物汤出自《金匮要略·血痹虚劳脉证并治》篇，原为血痹营虚卫弱病证而设。方中黄芪、太子参、炙甘草补气固表，能促进白细胞生成、发育和成熟，能促使红白细胞、网织红细胞、巨核细胞低下恢复到正常水平；桂枝、白芍、红枣调营和卫，亦能促进红白细胞生成；补骨脂补肾，能对抗抑制骨髓造血功能，有促进白细胞回升之作用。综观本方，集益气补肾、调和营卫、促进白细胞生成之用于一体，故疗较佳，且停药后不易复发。

（三）气阴两虚证

气阴两虚证白细胞减少症患者主要症状为神疲乏力，心悸失眠，自汗、盗汗，咽痛，口糜。伴见面色少华，五心烦热，舌质淡，苔薄白，脉细数。治法宜益气养阴。方药以炙甘草汤化裁。

处方：炙甘草、生地黄各 30g，党参 25g，桂枝 10g，阿胶 20g（烊化），火麻仁、麦冬各 15g，生姜 3 片，大枣 5 枚。每天 1 剂，加水 500ml，煎成 300ml，分 2 次饭前服，3 周为 1 个疗程。

辨病论治加鸡血藤 15g，菟丝子 10g，黄芪 20g，炮穿山甲 10g，苦参 15g。

讨论：本证多由于禀赋不足，后天失养，久病失调，积劳内伤所致。多以气虚为主，兼有阴虚、血虚，或阴虚火旺，或血虚郁滞，或气虚卫外不固，外邪袭扰。故治疗以益气养阴为主，为兼顾可能出现的虚热、瘀热，佐以清虚热、瘀热之品。炙甘草汤方出自东汉医家张仲景所著《伤寒论》的“心阴心阳两虚证”篇，由甘草、生姜、人参、生地黄、桂枝、阿胶、麦冬、麻仁、大枣组成，具有通阳复脉、滋阴养血之功，原用于脉结代，心动悸为主的心阴心阳两虚的证候。炙甘草汤益气养阴，加菟丝子补肾养阴，鸡血藤活血化瘀，炮穿山甲滋阴潜阳，苦参苦寒清热；去桂枝、生姜避其辛散太过，诸药相合，共达益气养阴之效。研究表明，党参、大枣、炙甘草、菟丝子、鸡血藤、阿胶、炮穿山甲、苦参能够增强骨髓干细胞的分化能力，具有提升白细胞的作用。

（四）脾肾阳虚证

主要临床表现为头晕目眩，阳痿，遗精，夜尿频数。次症见畏寒肢冷，腰膝酸软，舌质淡，舌体胖有齿痕，脉沉细。治法宜温补脾肾阳气，填精益髓。方药以金匮肾气丸加减。

处方：熟地黄30g，山茱萸12g，干山药12g，泽泻9g，茯苓15g，丹皮9g，附子12g，肉桂15g。每天1剂，分3次温服。

辨病论治加女贞子30g，鸡血藤30g，何首乌15g。

验案：李某，男，53岁，住院号19967。因右上肺中心型肺癌于1997年9月5日起用EP方案化疗。化疗前查白细胞$7.3\times10^9/L$，化疗1周期结束后，9月17日查白细胞$1.8\times10^9/L$，即开始服用金匮肾气丸加味，每天1剂，连服10天后，9月27日查血象，白细胞为$3.5\times10^9/L$，继服5剂，再次查白细胞为$6.8\times10^9/L$。之后在化疗开始即服中药汤剂，白细胞一直保持正常，直至化疗结束。[河南中医药学刊，2001；16（5）：47～48]

讨论：本证用于肿瘤化疗后气血阴阳俱损患者，化疗药物在攻邪同时更加克伐正气，而致肝肾阴虚，精血不足，以致阴阳两虚。祖国医学认为：金匮肾气丸滋补肝肾阴阳，填精益髓，增补脾肾，益先天而生后天，补后天以资先天。加入女贞子、鸡血藤、何首乌能补肝肾、益精血。现代医学认为：肾气丸能增强网状内皮系统功能，并可显著提高免疫球蛋白，增强骨髓造血功能。女贞子、鸡血藤、何首乌有提升白细胞的功效。在临床实践中，肾气丸不仅能治疗化疗所致的白细胞减少症，而且在化疗前使用，能起到预防白细胞下降的作用，从而能解决部分因多次化疗所致的严重骨髓抑制问题。

二　过敏性紫癜

过敏性紫癜是侵犯皮肤或其它器官的毛细血管及细小动脉的一种过敏性血管炎。临床表现以皮肤及黏膜紫癜为主要特征，常伴腹痛、关节痛、便血、尿血。属中医紫斑、肌衄、阳斑范畴。

一、病因病机

本病是多种原因酿成毒，病及血脉、肠腑，病机是血热炽盛，灼伤脉络，血妄行，或气虚不摄，血液不循常道，血从肌肤腠理溢于脉外。离经之血，留滞于内形成瘀血，血热与血瘀互为因果，瘀热相搏，动则出血。

二、辨证论治

（一）血热壅盛证

过敏性紫癜血热证临床表现为皮肤出现针尖至米粒大小的瘀点、瘀斑，色紫红，大小不等，按压不褪色，略高出皮面或融合成片，以双下肢及臀部多见。伴腹痛、关节痛、尿血或蛋白尿；舌质红，苔薄黄，脉细数。检查血小板计数及出、凝血时间均正常。治法宜通腑凉血化瘀以止血。方药以大黄牡丹皮汤化裁。

处方：大黄 15g，牡丹皮 10g，桃仁 10g，冬瓜子 10g，芒硝 6g（烊化）。水煎服，每日 1 剂，水煎早晚 2 次分服。15 日为 1 疗程。

辨病论治加生槐花 30g，茜草炭 30g，金银花炭 20g，蝉蜕 6g。伴腹痛者加白芍药、延胡索、木香；皮肤瘙痒较剧者加地肤子、白鲜皮；关节疼痛加秦艽、忍冬藤、海风藤；尿血者加白茅根、小蓟、生蒲黄；便血者加大蓟、生地榆，咽痛症状明显，可加用金银花 30g，儿童、便溏者用制大黄；便秘者加芒硝。

验案：隆某，男，13 岁，学生。1997 年 12 月 6 日初诊。3 周前因受凉后双下肢出现大小不等的紫红点，微痒，渐增多，并向臀部发展，伴咽痛、全身无力、腹痛，小便如常，大便干结，2 日 1 行。检查：双下肢伸侧皮肤有散在米粒大小的紫癜，压之不褪色，皮损稍高出皮面。实验室检查：血小板和出、凝血时间均正常。尿常规：蛋白（＋＋）、潜血（＋＋）。舌质红，苔薄黄，脉细数。西医诊断为过敏性紫癜。中医辨证属血热壅盛兼外感风热，迫血妄行，血溢脉外。治宜通腑泻热，止血消斑。予大黄牡丹皮汤加白芍药 10g，延胡索 10g，白茅根 30g，小蓟 10g。日 1 剂，水煎服。服 15 剂而愈，随访 1 个月未复发。

讨论：肺主皮毛，肺与大肠相表里。大黄牡丹皮汤方中大黄性寒清热，味苦通腑泻热，活血止血，现代药理研究发现，大黄能增强毛细血管致密性，改善其脆性，故可广泛用于内外伤出血；牡丹皮、茜草炭凉血止血，化瘀消斑，生槐花、金银花炭清热凉血止血，清解血中毒热，现代研究证实上药具有抗炎、抗过敏、抗变态反应的作用；丹皮酚的抗变态反应作用，不依赖垂体－肾上腺轴，而与抑制体内补体及其自体活性物质的活化释放、降低毛细血管通透性有关；桃仁破血祛瘀，有研究表明其具有显著降低血栓长度、湿重及干重作用；冬瓜子清肠中湿热，蝉蜕透发斑疹，现代研究发现上药有镇静作用。全方宗叶天士“入血直须凉血、散血”之意，故取效显著。

（二）气虚血瘀证

临床表现为非血小板性紫癜，皮肤和黏膜均可出现瘀点，面色萎黄，乏力，纳呆，舌质淡红，有瘀点或斑块，脉沉涩。可伴有关节痛、腹痛和肾脏的改变。治法宜益气养血，活血通络。方药以胶艾汤化裁。

处方：川芎 10g，阿胶 10g（烊化），生甘草 6g，艾叶 15g，当归 15g，生地黄 30g，白芍 12g，清酒少许。水和适量清酒合煮诸药，每天 1 剂，分 3 次温服。

辨病论治加桃仁 9g，红花 10g，生黄芪 30g，荆芥炭 15g，栀子炭 15g，仙鹤草 30g，白茅根 30g。腹痛者加醋延胡索 15g；关节痛者加秦艽 10g；肾脏损害者加白及 15g，杜仲 6g，白茅根 30g；消化道出血者加三七粉 6g，生蒲黄 15g。

验案：卢某，男，12岁，学生，1999年2月21日初诊。患过敏性紫癜反复发作3月，曾在本县医院用西药治疗1周，病情不减，遂来我科就诊。查见患者面色萎黄，腹部疼痛，四肢伸侧成批出现红斑，伴小便黄，舌质淡红，有瘀点，脉沉涩。化验血尿常规均正常。证属血溢肌肤，瘀血内停。用基本方加减：当归10g，川芎9g，生地黄15g，阿胶10g，白芍12g，桃仁10g，红花10g，生黄芪30g，荆芥炭15g，栀子炭15g，仙鹤草30g，白茅根30g，生甘草6g，艾叶6g，醋延胡索10g。服药10剂后腹痛消失，双下肢红斑减少。随症加减又服5剂后痊愈。[河南中医，2004；24（3）：15]

讨论：本证气不摄血，瘀血阻络，故用胶艾汤养血和血，加荆芥炭、栀子炭加强止血之力；加桃仁、红花即为桃红四物汤，旨在养血和血基础上功专活血化瘀；方中加生黄芪益气补虚，气行则血行；方中艾叶较原方量小，取其温阳之气而不燥也；配仙鹤草功能温通经络，又能凉血止血，更能引诸药直达病所，使血止瘀祛。正如《血证论》所述：止血为第一法，消瘀为第二法，宁血为第三法，补虚为收功之法。此四者为通治血证的大纲。

第八节 肿瘤

一 肝癌

原发性肝癌指自肝细胞或肝内胆管细胞发生的癌肿，为我国常见的恶性肿瘤之一。原发性肝癌起病多隐匿，早期症状不明显，一出现症状，病情多已进入晚期，又通常以肝硬变为背景，故在临床中常见胁下肿块、疼痛难忍、腹大胀满、消瘦浮肿等症状。属于中医学癥瘕、积聚、肝积等范畴。见于《金匮要略·水气病脉证并治》，称为“肝水”。

肝癌是世界上最常见的10种恶性肿瘤之一，居我国癌症死亡的第三位。手术治疗仍是治疗肝癌的最佳方法，远期疗效优于其他疗法。但我国约有77%~92%的患者合并有程度不等的肝硬变，严重肝硬变者多难以耐受手术，同时肝癌患者一旦出现临床症状而就诊，多进入中晚期而失去手术机会。由于同样的原因，肝癌的放化疗也难以施行，且疗效不佳。故中医中药为相当多数晚期肝癌患者的治疗首选，在改善肝癌患者的生存质量，延长生存期，减少放、化疗、介入治疗的毒副作用及延缓复发等方面具有不可替代的作用。

一、病因病机

肝积起病可与六淫侵袭、饮食不节、情志郁结、脏腑失调、正气虚弱有关。由于肝脏特殊的生理病理特点，在肝癌的发病病机上往往涉及到肝脏、脾脏、肾脏、胆腑等。《灵枢·九针》说：“四时八风之客于经络之中，为瘤病者也”。六淫邪毒，客侵人体，日久化热积毒，阻滞气血；恣食厚味醇酒，辛辣炙煿，损伤脾胃，中焦运化失司，聚湿生痰，蕴热化火，痰毒瘀阻；七情不畅，肝失疏泄，必致气滞血瘀，而木失条达，横克脾土，亦致痰湿内生。气、血、痰、毒相互胶结，在局部即表现为癥积肿块。但肝积发生的关键，乃五脏虚弱，六腑失调，阴阳失衡所致。正如《医宗必读》所说：“积之成者，正气不足而后邪气踞之”。由于正气虚弱，脏腑功能失调，血脉瘀阻，经络阻塞，各种外感内伤等致病因素乘虚而入，而正虚无力不能祛邪外出，致气滞血瘀，痰凝毒聚，肝积由此发生。故肝积是本虚标实之病，其全身属虚，局部属实，无论外感还是内伤，虚决定了积之发生的必然性。气滞、血瘀、痰凝、热毒乃在此基础上，在致病因素作用下而发生的一系列病理改变。

二、辨证论治

（一）气滞证（肝郁气滞）

肝癌气滞证主要症见右胁闷胀窜痛，胸闷，喜太息，情志抑郁，易怒，右胁肋下痞块。伴见纳呆食少，脘闷嗳气，时有恶呕、腹泻。舌苔薄腻，脉弦。治法宜和解少阳，扶正祛邪，方药以小柴胡汤加味。

处方：柴胡15g，黄芩、半夏、党参、甘草各10g，生姜9g，大枣6枚。水煎服，每日1剂，每天3次。

验案：黄某，女，48岁。农民。腹部臌胀加剧2天。患者卵巢癌根除术后4年，经4次化疗后一般情况尚好。3月前始出现腹胀，胃纳略减，自以为胃病，自服吗丁啉等药无效，腹胀渐剧，腹部膨大，小便量少，来院门诊作上腹部B超，提示肝内多发性占位，大量腹水。门诊投服利尿剂治疗2周，尿量仍不多，腹胀不减，且日见加重，腹大如鼓状，胀甚难卧，胃纳欠佳，精神疲软。入院前2天，因腹胀剧烈而滴水未进，昼夜解尿不足200ml，大便3日未解，伴有胸闷气促，于1999年4月8日入院。查体：体温37.8℃，血压13/8kPa，强迫半卧仰位，呼吸26次/分，两肺呼吸音粗，未闻及啰音，心律98次/分，率齐无杂音，腹膨大，腹壁静脉隐露，脐孔外凸，腹围106cm，腹水征（+++），肝脾无法触诊。入院后腹穿，腹水中找到腺癌细胞。肿瘤标志物检测：CA125为87.3u/ML，CEA15.4μg/L，AFP < 20μg/L，ALP368iμ/L，GGT573u/L，肝功能：ALT85u/L，AST48iμ/ML，总蛋白72.7g，白蛋白32.7g，总胆红素34.8umol/L，结合胆红素11.6umol/L，胆汁酸21umol/L，血肾功能正常，血常规红细胞277万，血色素8.7g，血小板11.2万，白细胞4700。西医诊为卵巢癌术后肝转移。入院后口服氨体舒通，腹腔放液2000ml，并用卡铂和5-氟脲嘧啶腔内化疗1次。治疗后腹胀减轻，能进少量稀粥，但尿量仍不多，伴有发热。要求加用中医药治疗。刻下精神萎软，面色萎黄，腹部膨大，青筋隐露，口中干腻，小便短赤，大便不通，午后低热，舌苔黄腻，舌质暗红，脉细弦数。中医诊为臌胀，辨证为肝郁气结，脾虚失运，湿水热毒瘀积腹中，闭阻阳气，阻塞脉道。治宜舒肝理气通阳，益气健脾清利，方选小柴胡汤合五苓散之意，药用细柴胡、淡黄芩、川桂枝、生积实、青皮、陈皮、制半夏、郁金、广木香、厚朴各10g，大腹皮、半枝莲、半边莲各15g，腹水草、泽泻、赤苓、猪苓、陈葫芦各30g，生甘草5g，生姜片3片，水煎日服1剂。服药1周后尿量明显增至600ml，腹胀大减，大便通畅，入晚能半卧，胸闷气促缓解，精神好转，舌苔黄腻略化，舌质暗红，脉细弦，瘀血亦显，故前方加赤芍、莪术各15g，粉丹皮10g，加强化瘀清热之功。并继配用腹腔化疗，每2周1次，1月后发热退清，腹胀不显，小便量增加至1000ml以上，胃纳增加，能食干饭。上腹B超复查，肝内多发性占位未见明显增大增多，腹水少量。测腹围明显缩小至86.2cm，后再配合全身化疗，患者坚持随访治疗11个月，病情始终稳定。［实用中医内科杂志，2002；16（4）：192~193］

讨论：小柴胡汤集扶正与和解少阳、清热解毒为一体。方中柴胡有很强的解热作用，并能配合黄芩抗多种病原菌、病毒而发挥消炎、控制炎症渗出作用；柴胡、黄芩还能明显缓和植物神经紧张和镇静、镇痛、消除肌肉紧张和平滑肌痉挛，故能有效地消除发热、胸胁苦满诸症；人参、甘草、大枣能加强消化吸收，提高全身免疫功能；半夏、生姜能调整胃肠蠕动，除去胃内留饮及痰湿。对体内环境可有综合调整作用。小柴胡汤能增强 NK 和 LAK 的活性，保护肝细胞，使损伤肝细胞加快修复，直接抑制肝纤维化。通过免疫机制调节，可抑制微小肝癌的发展，实验证明本方有预防和治疗肿瘤的作用。此外，小柴胡汤还具有非激素样抗炎、抗溶、抑制过氧化物产生、降脂等作用，能保护血管内皮细胞，防止动脉硬化和血栓形成，目前已用于预防肝硬化患者的癌变。

（二）血瘀证

本证主要症状表现为胁下痞块巨大，胁痛引背，痛处不移，拒按，脘腹胀满，面色晦暗。伴见纳呆食少，神疲乏力，形体消瘦，嗳气，大便溏结不调。舌质紫暗，有瘀斑、瘀点。脉沉细或弦涩。治法宜软坚散结，活血化瘀。方药以鳖甲煎丸，或大黄䗪虫丸。

鳖甲煎丸处方：炙鳖甲 18g，阿胶 30g，炒蜂房 40g，鼠妇 30g，蜣螂 60g，土鳖虫 50g，赤硝石 120g，柴胡 60g，黄芩 30g，半夏 10g，人参 10g，干姜 30g，厚朴 30g，桂枝 30g，炒芍药 50g，射干 30g，桃仁 20g，牡丹皮 50g，大黄 30g，凌霄花 30g，葶苈子 10g，石韦 30g，瞿麦 20g。加酒适量制成水丸或粗散，水丸每次 10～15g，每日 3 服。

大黄䗪虫丸处方：制大黄 300g，黄芩 60g，甘草 90g，桃仁 120g，杏仁 120g，芍药 120g，干地黄 300g，干漆 30g，制虻虫 45g，制水蛭 60g，蛴螬 45g，䗪虫 30g。共为细面，炼蜜为丸，每服 6g，黄酒少许加水调服。

肝区胀痛，嗳气纳呆，加香附、郁金、旋覆花、焦三仙疏肝理气，降逆消导；肝区肿块坚硬如石，推之不移，疼痛剧烈，舌紫暗有瘀斑，脉弦滑，重用白芍，加甘草、夏枯草、三棱、元胡，以柔肝软坚，活血止痛；出现黄疸时，加用茵陈、赤小豆、栀子清热退黄；腹水浮肿、小溲短赤者，加泽泻、商陆、大戟等；脾虚泻泄，消瘦乏力，舌淡而胖，脉沉滑者，加人参、淮山药、薏苡仁、补骨脂、罂粟壳等补中健脾、涩肠止泻；出现癌性发热，舌红绛，脉弦细数，加青蒿、地骨皮、生地、干蟾皮、丹皮等以滋阴清热凉血解毒；呕血便血加三七粉、白及、鲜旱莲、水牛角粉以凉血止血，此时注意慎用桃仁、莪术、三棱等活血破血之品；出现肝性脑病，神昏谵语、嗜睡，加服安宫牛黄丸以开窍醒脑。

验案：单某，女，64 岁。1990 年 4 月因发热、腹痛、黄疸，确诊为胰腺癌，手术切除后 7 个月，又出现不规则发热、厌食，腹胀，腹泻，右上腹疼痛伴消瘦乏力，B 超、CT 检查见肝右叶有 2. 5cm × 3. 5cm，5cm × 4. 5cm 的实质性肿块，中度腹水。诊断为继发性肝癌。诊见患者面黄消瘦，两目黯黑，神疲乏力，肝掌，腹泻便溏，腹胀如鼓，青筋显露，腹水征（ + + + ），下肢浮肿，舌质紫黯，少苔，脉细数。辨属久病伤正，瘀阻肝络，脾胃受损，水饮内停之证。治拟化瘀通络，益气行水，方用大黄䗪虫丸加减，处方：熟大黄、䗪虫、丹参、木香、白术各 15g，茯苓、黄芪各 30g，白芍、水蛭各 12g，参三七、甘草各 6g。每日 1 剂，文火水煎，2 次分服。治疗 20 天后，腹痛、腹泻消失，腹满缓解，腹水减少，体重增加；治疗半年后，腹水又剧增，经抽取腹水，静注人血白蛋白后继服上方，病情一直较为稳定，现精神、食欲尚佳，多次复查肝内肿块未见增大，腹水仍

中度，已带癌存活 4 年。[新中医，1996；(02)：44~45]

讨论：中医治疗肝癌存在不同学术观点，或破血消癥、软坚散结，或清利湿热、活血解毒，或补益虚损、扶助正气，各有侧重。鳖甲煎丸虽强调软坚散结、活血化瘀，但是在治疗肝癌中的运用可谓综合了多方的论点，达到辨病与辨证、扶正与祛邪、治本与治标的高度统一，是传统经方在现代疾病治疗中变通运用的良好体现。鳖甲煎丸在参与肝癌治疗中亦有良好疗效，如早期肝癌术后中药治疗防止复发，提高 5 年生存率；与介入治疗配合提高疗效，减轻毒副反应等方面都具有积极意义。方中鳖甲为重用之主药，其味咸、性寒，入肝经。《本经》记载其能"主心腹癥瘕坚积、寒热，去痞息肉"，并重用白芍、大黄为辅药。白芍柔肝平肝，补血敛阴，"可主邪气腹痛，除血痹，破坚积，寒热疝瘕"，大黄"下瘀血……破癥瘕积聚"。土鳖虫、桃仁、莪术活血化瘀；生黄芪、猪苓、茯苓、葶苈子健脾利湿；女贞子、怀牛膝、仙鹤草滋补肝肾；柴胡、黄芩、白花蛇舌草、知母疏肝解郁，清热解毒。本方突出软坚散结、活血化瘀，肝脾肾三脏兼顾，攻补兼施，标本同治，驱邪而不伤正，使气滞得疏，瘀血得化，癌毒得清，痰湿得除。

(三) 湿热证 (或热毒)

主要症状为心烦易怒，口苦口干，胁肋胀痛灼热，黄疸，溲赤便干，胁下痞块。次症见纳呆食少，发热烦渴，脘腹胀满，头晕耳鸣。舌红或绛，苔黄腻，脉弦滑或滑数。治法宜清热祛湿，健脾和胃。方药以加味茵陈蒿汤。

处方：茵陈 30g，栀子 15g，大黄 15g。每日 1 剂，煎水 200ml，分 3 次服。

辨病论治加党参 15g，白术 15g，法半夏 12g，石菖蒲 15g，鸡骨草 30g。热甚者，加溪黄草、蒲公英、黄芩；湿重者，加车前子、滑石、白蔻仁；气虚甚者，加黄芪、淮山药；阴虚甚者，加元参、生地、沙参；夹瘀血者，加乳香、没药、桃仁、红花。

验案：崔某，男，43 岁，已婚，干部。1993 年 4 月就诊。因肝区疼痛半个月入院，经 CT 扫描增强见肝右叶有 5cm×6cm×7cm 及 4cm×5cm×3cm 低密度病灶，AFP1020u/L，肝穿活检病理为肝组胞癌。准备先作栓塞化疗，二期手术切除。常规经股动脉插管于肝动脉，注入阿霉素 50mg，丝裂霉素 20mg，5-氟尿嘧啶 1.0g，超液化碘油 50ml 混合乳剂。化疗后常规静滴甲硝唑 100ml、氨苄青霉素 3.0g，每日 2 次。第 3 天患者出现发热，热度波动在 37.8℃~38.9℃之间，间服消炎痛。1 周后仍发热，查血象 7.9×10^9/L，中性白细胞 0.70，淋巴细胞 0.28。停用抗生素、消炎痛等，继续静滴 10% 葡萄糖、10% 氯化钾、维生素 C、肝安等，病人除发热外，伴轻度目黄、面黄、尿黄，腹胀，口苦，口干，疲倦乏力。舌红、苔黄腻，脉滑数。证属湿热蕴结，脾胃失和。治以清热利湿、退黄，佐以健脾和胃。处方：大黄 15g，茵陈 30g，栀子 15g，车前子 15g，党参 15g，薏苡仁 30g，陈皮 6g，白术 15g，法半夏 12g，石菖蒲 15g，鸡骨草 30g。每日 1 剂，早晚各 100ml 口服。服药第 3 天，体温渐下降，尿增加。第 5 天体温恢复正常。1 周后停服中药，体温一直正常，2 个月后行二期手术切除。[江苏中医，1998；19 (2)：30~31]

讨论：本证多见于晚期原发性肝癌经肝动脉栓塞化疗治疗中、后发热患者。现代医学认为肝动脉栓塞化疗后，肿瘤供血受阻，癌组织坏死，产生分解产物所致。处理主要用镇痛退热剂，如复方氨基比林、地塞米松、安乃近、消炎痛等药物，往往效果不能持久，复发率高，或者病人出汗较多，患者不愿久用。对此种情况，解决问题的关键应尽快排出肿瘤坏死组织分解产物。从中医观点看，肿瘤坏死组织分解产物吸收所致的发热，认为系湿毒内聚，蕴久化热，湿热蕴伏，清浊相混，胃失和降，脾失升清所致。表现为热而不甚，经久不已。每伴黄疸，故以茵陈蒿汤为主加味，取其清热、利湿、退黄之意以达到退热。方中以茵陈、鸡骨草清热利湿；栀子通利三焦，导热下行，引湿热自小便出；大黄泻热逐瘀退黄，通利大便；再以党参、白术、法半夏、石菖蒲等健脾和胃化湿，以达到利尿通便、祛湿退热之目的。实验研究表明，茵陈蒿汤有明显促进胆汁分泌作用，加强胆管、胆囊收缩排泄作用，这显然有利于肝癌坏死组织分解产物从胆汁排出。

二　放化疗减毒/增效作用

放射治疗和化学治疗是肿瘤治疗的主要手段，但两种治疗都会对身体造成一定损伤，如肝肾功能损害，骨髓、免疫功能抑制及恶心呕吐、食欲减退、乏力、脱发等症状。中药放化疗辅助用药可具有减毒或增效作用，减毒作用是使上述症状减轻或减少，增效作用是通过应用中药可提高放化疗的有效率。

一、减毒

（一）肝功能损害

小柴胡汤是中医治疗慢性肝脏疾病临床常用方剂之一，大量临床实践已证实了它对慢性肝炎的有效性。对癌症患者化疗药物性肝功能损伤有明显的防治作用。实验证明小柴胡汤可促进肝细胞的再生，该方还具有类固醇和非类固醇样抗炎作用，垂体－肾上腺素轴促进作用，及激活巨噬细胞和淋巴细胞所致免疫增强作用。

处方：醋柴胡、炒黄芩、法半夏、大枣、炙甘草、茵陈、丹参、鸡内金各15g，潞党参20g，生姜3片。水煎服，每日1剂分3次温服。

方中小柴胡汤疏肝健脾和胃，加茵陈清热利湿退黄，丹参活血化瘀，鸡内金健脾消食。共同组方进行保肝治疗。

张仲景之小柴胡汤长于和解少阳，疏利肝胆气机，使气机和畅，毒邪易于外达排出，郁热得解。临床以小柴胡汤之和解为主法，配以活血化瘀、清热解毒、舒肝利胆、祛湿健脾、养阴培本等法治疗肝癌癌性发热疗效理想。

（二）放射性肺炎

放射性肺炎是指胸部肿瘤如乳腺癌、食管癌、肺癌和其他恶性肿瘤接受放射治疗后，在放射野内的正常肺组织受到放射性损伤，表现的炎性反应。轻者可自行消散，重者肺脏发生广泛纤维化，导致呼吸功能损害，甚至呼吸衰竭。放射性肺炎归属于《金匮要略》“肺痿”范畴。电离辐射（放射治疗）是一种热性杀伤物质，“阴虚”与“热毒”则为放射治疗最常见的副反应。该病为放射线之毒热灼阴，津枯肺燥，渐至肺叶枯萎，故治疗重点宜放在养阴润燥及清热解毒两方面。兼有肺纤维化者，可加用活血化瘀药物，方可达到滋阴活血、润养肺叶的治疗目的。临床以麦门冬汤加减治疗。

处方：半夏6g，麦冬10g，人参10g，粳米12g，大枣3枚，炙甘草3g。水煎服，每日1剂，分3次温服。

辨病论治加沙参、天花粉、生石膏、鳖甲各20g，石斛、野菊花各10g，金银花15g，鱼腥草30g。潮热者加银柴胡、地骨皮；音哑、咽喉不利者加紫菀、天冬；痞结者去生地、麦冬，加橘络、瓜蒌；泄泻者加山药、茯苓；盗汗者加白术、白芍、五味子；有瘀血表现者加丹参、赤芍。

验案：赵某，女，48岁。自诉于1999年8月发现右乳房有一肿物，约2cm×3cm大小。9月20日行右乳腺癌根治术。术后病理诊断为：右乳腺浸润型腺癌，并有右腋下淋巴结转移。术后行放射治疗，放疗结束后又进行化疗（CAF方案），于2002年10月结束。2003年1月12日发现右胸骨旁第3、4肋间有一0.5cm×0.5cm的结节，诊为乳腺癌局部复发。至1月20日又发现右锁骨上有蚕豆大小的淋巴结肿大、质硬、不活动，故于1月28日开始在本院行第二疗程放疗。放疗结束半个月后，出现干咳痰少，气短胸闷，至5月初咳嗽加剧，痰少色黄，低热，X线检查诊断为放射性肺炎，以右侧为重。此后给青霉素、先锋霉素、丁胺卡那霉素等治疗，诸症未减，于5月15日转诊中医科。初诊：剧咳不止、干咳痰少色黄，伴气喘，胸闷，心慌气短，发热（T 37.8℃~38.4℃），右胸痛，口干，汗多，纳差，舌燥、苔黄微厚，脉细数。体检：放射部位皮肤萎缩和硬结，局部毛细血管扩张，右肺可闻及干啰音和摩擦音。中医辨证：热毒炽盛，日久灼伤肺胃之阴。治以清热解毒、养阴润肺，佐以化瘀止痛。处方：金银花、沙参、鱼腥草各30g，黄芩、麦冬、野菊花、丹参各10g，天花粉、枇杷叶各15g，生地、生石膏、鳖甲、百合各20g。4剂，日1剂，水煎服。二诊：热退，剧咳、气短、胸闷等症明显减轻，食欲渐有好转，唯大便稍干，苔薄黄，脉细数。守上方加瓜蒌20g，继服6剂后，患者症状进一步改善，食欲正常，大便通畅，咳嗽、气短、胸闷诸症消失。继以基本方加减治疗2周后，X线胸片复查示肺部放射性炎症已基本吸收。[湖北中医杂志，2004；26（12）：35]

（三）癌症放化疗后并发呕吐

癌症中晚期化疗后，化学药物毒性易损伤气血津液，造成脏腑失调，脾胃功能受损；脾失健运，胃失和降则上逆而恶心、呕吐。目前治疗化疗所致的呕吐，西医常用胃复安。胃复安是通过阻滞多巴胺受体达到止呕目的的。其止呕效果不够理想，且还有明显的神经毒性，病人常出现头昏、震颤、斜颈等，临床上一般用苯海拉明来对抗其锥体外系的毒副作用，却又出现嗜睡、头昏等副反应。小半夏汤方出自张仲景所著《金匮要略》，由半夏、生姜组成，功能祛痰降逆，主治痰饮停胃、胃气上逆所致的呕吐。症见呕吐清水痰涎、胸痞痰多、苔腻不渴。由于其降逆止呕力量强大，故后世尊为止呕之祖方。

处方：半夏、生姜各15g，辨病论治加茯苓30g。水煎服。

方中半夏、生姜温化寒凝，行水散饮，降逆止呕；茯苓健脾益气，渗利水湿，导水下行，降浊升清。脾胃气虚者合四君子汤，中阳不足者合理中汤，时发寒热、呕吐苦水者合小柴胡汤，胃阴不足者合益胃汤，胃热者加黄连、竹茹等。药理研究表明，制半夏有抑制呕吐中枢和胃液分泌的作用，并能抑制癌细胞的生长，所以治疗化疗所致的呕吐疗效确切可靠。生姜挥发油能促进血液循环而发汗，反射性增加止吐，并可制半夏之毒。

验案：王某，女，48岁，1999年5月8日初诊。患者为乳腺癌Ⅱ期，于手术后4个月行COF化疗方案。于化疗第1疗程第5次时，患者出现恶心、呕吐，纳呆，食欲不振，舌淡红有瘀点，苔薄黄少泽，脉沉弦。治以疏肝和胃，健脾止呕。予小半夏汤加减：姜半夏5g，生姜10g，佛手10g，代代红5g，藿香10g，竹茹10g，神曲10g，服5剂后患者未再呕吐，恶心减轻，舌暗红，苔薄黄，脉弦细，于上方中加黄芩10g，继服10剂，6月23

日复诊时化疗已完成，化疗期间呕吐持续仅1d，恶心亦明显减轻，食欲改善。[黑龙江中医药，2000；4：45]

（四）宫颈癌放疗后并发腹泻、便血

宫颈癌放疗后放射物质灼伤胃肠道，致热毒蕴结，久则气阴耗伤，出现腹泻、便血、后重、脱肛等不良反应。临床常以白头翁加甘草阿胶汤治疗。

处方：白头翁15g，黄连、黄柏各6g，秦皮、甘草、阿胶（烊化）各10g。水煎服，每日1剂，早晚温服。

合并便血者，加白及10g，研末冲服；腹泻后重脱肛者，加黄芪30g，枳壳、防风各6g；白细胞减少者加黄芪30g，当归15g。方中白头翁、黄连、黄柏清解肠中余毒，甘草、阿胶益气补中、养血止血。

验案：王某，女，49岁。干部。1993年4月26日初诊。患者2年前因腹痛阵作，带下量多块有血丝，在北京肿瘤医院诊为子宫颈癌。因惧怕手术，遂予以放射治疗。2个疗程后，诸症减轻。但半年后出现腹泻后重，时有便血。经北京肿瘤医院诊为放疗后并发症。经服药（具体不详）治疗，腹泻减轻，但仍有后重便血现象。服中药槐角丸治疗无效，改服补中益气汤治疗仍不效。现患者肛门灼热，大便稀，日2~3次，便时带血，色鲜红，量不多，伴后重脱肛，乏力嗜卧。察舌淡红、苔薄微腻，脉细滑无力。诊为余毒未尽，气虚下陷。予白头翁加甘草阿胶汤加黄芪、枳壳、防风，再加白及粉吞服，每日1剂，3剂后诸症大减。继服5剂，病获痊愈。[浙江中医药杂志，1996；9：395]

（五）多发性骨髓瘤化疗后发热、自汗出、恶风、乏力、口腔溃疡

多发性骨髓瘤是骨髓内浆细胞异常增生的一种恶性肿瘤，可引起溶骨性破坏、肾功能损害等，属中医“虚劳”、“骨痹”范畴，见于《金匮要略·血痹虚劳病脉证并治》篇。化疗后多见于气血虚弱证表现，治疗以补益养血，健脾和中，方以黄芪建中汤治疗。

处方：生黄芪30g，桂枝10g，白芍20g，生甘草3g，肉桂6g，茯苓20g，生姜3片，红枣6枚。水煎服，每日1剂，分3次温服。

验案：樊某，女，50岁，中学老师。患者因“左侧腰部间隙性疼痛30余年”，于2000年7月19日入鼓楼医院治疗，当时骨髓穿刺报告为：骨髓增生活跃，粒、红、白三系均增生活跃，浆细胞比值10.5%。B超提示：左肾多发性结石伴肾积水，后经血液科确诊为：1，多发性骨髓瘤；2，左肾多发性结石伴肾积水。入院予以爱克兰、表阿霉素、西艾可、环磷酰胺、司莫斯汀等化疗，具体用量不详。化疗效果满意。2001年3月29日骨髓穿刺报告为骨髓增生活跃，粒、红、白三系均增生活跃，浆细胞比值6%。2001年4月28日就诊于南京中医药大学门诊部，就诊时第四次化疗已结束。刻诊：慢性病容，面目虚浮，面色萎黄，着羽绒服，恶风、恶寒，周身冷痛，自汗出，间隙性发热，体温波动于36.0℃~40.0℃，平均37.9℃，乏力，口腔溃疡，入寐后易早醒，腹痛喜按，食欲正常，大便先干后溏，小便正常，舌暗，苔薄白，脉沉弱。证属中医之“虚劳”，即黄芪建中汤证。遂以此方加减：生黄芪30g，桂枝10g，白芍20g，生甘草3g，肉桂6g，茯苓20g，生姜3片，红枣6枚，7剂，水煎服，每日1剂。5月12日二诊：服主药7剂后，已换成春衣，恶寒、恶风消失，自汗及口腔溃疡明显减轻，近1周未出现发热。现仍觉乏力，夜寐早醒，周身冷痛，舌脉如前。予上方加制附片6g（先煎半小时），茯苓加至30g，

7剂，水煎服，每日1剂。5月26日三诊，顺利完成第5次化疗，未出现不适感。近1周未出现发热，自汗消失，周身冷痛减轻，乏力、睡眠稍有改善，余同前。在5月12日方基础上，制附片加至15g，（先煎1小时），7剂，水煎服，每日1剂。后嘱继续服用5月26日方，11月2日笔者随访患者已顺利完成第8次化疗，未出现发热、自汗出、恶风、乏力、口腔溃疡等上述化疗毒副反应。[现代中医药，2002；（03）：60~61]

二、增效

（一）瓜蒌薤白半夏汤加味联合化疗治疗老年肺癌、食管癌

瓜蒌薤白半夏汤出自《金匮要略》，用于治疗“胸痹不得卧，心痛彻背者”。以此为基础方加减用于治疗肺癌、食管癌，是缘于中医学对于两病病机的认识。肺癌、食管癌的发病部位均在胸中，而人身诸阳受气于胸而转行于背，故胸被谓之“阳位”。年老体衰，易致胸中阳气不振，继而津液难以输布，停而为饮，聚而为痰，进而或阻遏阳气，或障碍血行。阳遏血瘀，久则生变，在食管可成为噎膈，在肺可成为肺积。鉴于此，治疗当通阳散结、祛痰宽胸，而瓜蒌薤白半夏汤正具此功。

处方：全瓜蒌30g，薤白15g，生半夏9g。水煎取汁400ml，分3次口服，每日1剂。

辨病论治加杏仁、夏枯草各15g，生南星9g，桂枝、苏子、草河车各12g，生姜、大枣为引。

方中加桂枝意在通阳散瘀；加杏仁、苏子肃降肺气，由于肺胃经脉相连，其气相通，故进而可降胃逆；加南星可化痰散结，夏枯草可泄热散结，草河车可清热解毒，此三味经临床与实验证实均具有一定抗癌作用。

验案：张某，男，76岁，2002年11月9日就诊。主诉：右肩背疼3月余。曾行CT检查提示：右上肺结节状阴影2cm×25cm，予以抗炎及中药单方治疗，效果欠佳。2天前复查CT提示：阴影明显增大至5cm×65cm，并伴纵膈淋巴结肿大，即行肺部穿刺活检，病理示：肺腺癌。因病人拒绝手术治疗，遂求治于本科。治疗方法：紫杉醇90mg/m^2（平均150mg）+5%葡萄糖注射液500ml，静脉滴注，3~5h，第1、8天。预处理：地塞米松5mg，于紫杉醇前15分钟静脉注射；苯海拉明20mg，于紫杉醇前15分钟肌肉注射；甲氰咪胍0.4g，静脉注射，日2次，第1、8d。PDD（顺铂）6mg/m^2（平均10mg），第1~8d，PDD前静脉注射地塞米松5g，肌肉注射胃复安10mg。中药处方：全瓜蒌30g，薤白、杏仁、夏枯草各15g，生半夏、生南星各9g，桂枝、苏子、草河车各12g，生姜、大枣为引。水煎取汁400ml，分3次口服，每天1剂。治疗2周期后，复查CT提示：肺部阴影缩小为15cm×2cm。治疗过程顺利，未出现明显副作用。现病情稳定，间断服用中药维持治疗。[四川中医，2004；22（7）：43~44]

（二）小柴胡汤联合化疗治疗晚期乳腺癌

小柴胡汤是传统的和解少阳之剂，主要用于肝胆等系统的病症。近年来，国内外均发现小柴胡汤对癌症有较好的疗效和生物特征。其作用主要有：①抑制肿瘤生长；②诱导癌细胞凋亡；③抗肿瘤免疫调节作用，通过激活巨噬细胞和淋巴细胞功能，增强机体非特异性和特异性免疫反应；④抑制肿瘤复发和转移。临床研究表明应用小柴胡汤配合化疗治疗晚期乳腺癌，总有效率提高，减轻了不良反应，提高患者生存率和生活质量。

（三）鳖甲煎丸治疗胃小弯癌性溃疡

胃小弯癌性溃疡患者，胃脘部隐痛，胃纳减退，极度消瘦，中上腹可触及 8cm × 6cm 隆起的肿块，质坚硬，不易移动，舌质紫黯，辨证为忧郁气结，气滞血瘀。用鳖甲煎丸理气活血，消肿软坚。枸杞、橘叶、枳壳、陈皮、八月札、香橼、丁香、佛手、玫瑰花、槟榔、丹参、赤芍、牡蛎、蜈蚣、木香、香附、薏苡仁、合欢皮、川楝子、茯苓，随症加减并加用云南白药。连续服药 3 年余（未用任何西药），大便色由黑逐渐转黄，中上腹肿块逐渐缩小以至消失，最后钡餐透视，胃无异常。17 年后随访，病员仍健在。[山东中医药大学学报，2003；27（1）：24 ~ 26]

第九节　热病及其它

一　流行性感冒

流行性感冒也称“流感”、“时行感冒”，是指感受时令之邪而引起的以发热恶寒、头身疼痛、乏力、鼻塞流涕为主要临床表现的一种急性外感热病。

一、病因病机

中医认为，时行感冒，由于四时主气不同，感受的外邪性质有别，且因人体正气盛衰不一，感邪轻重深浅不同，故临床表现不尽相同，但其病因、病理及发病规律基本一致。因人体正气偏虚，卫表不固，风寒暑湿之邪夹时行之邪气侵入人体，通常从口鼻、皮毛而入。因肺合皮毛而通鼻窍，肺气失宣，卫表失和，故可出现恶寒、发热、无汗、身体酸痛等症状，此卫阳被遏，营卫失和，正邪相争所致。肺卫之邪化热入里，郁闭于肺，则见烦躁。

二、辨证论治

（一）邪在肺卫证

邪在肺卫证感冒主要症见发热，微恶风寒，头身疼痛。伴见鼻塞流涕，咽红。舌质正常或红，舌苔薄白或薄黄，脉浮而有力或浮数。治法宜解表散寒，发汗清热。方药以大青龙汤化裁。

处方：炙麻黄 10g，桂枝 10g，石膏 30g，杏仁 12g，炙甘草 6g，生姜 3 片，大枣 10 枚。石膏打碎先煎 10 分钟，然后纳诸药武火煎 5 分钟。2 煎共取汁约 400ml，分早晚 2 次温服，每日 1 剂，服后勿当风，若汗出热退即止服。

验案：郭某，男，63 岁，1997 年 1 月 12 日初诊。患者发热恶寒 2 天，自服感冒通等药未效，遂来就诊。诊见：形体壮实，面色微红，发热恶寒，无汗，头痛，周身骨节疼痛，鼻塞声重，呼吸气粗。舌红，苔薄白，脉浮紧。证属风寒束表，兼有内热，予荆防败毒散合栀子豉汤化裁。服药 3 剂后，诸症未愈，又增心烦躁急，此太阳伤寒表实兼内热烦躁证也，予大青龙汤。处方：生麻黄 10g，桂枝、炙甘草、苦杏仁各 6g，大枣 6 枚，生姜 3 片，生石膏（先煎）20g。3 剂，每天 1 剂，水煎 2 次，分 2 次温服，得汗停服。患者仅

服药3次，即全身得汗，热退喘平而愈。[新中医，2002；34（9）：66]

讨论：仲景曰：病溢饮者，当发其汗，大青龙汤主之。大青龙汤主治素有水饮，复感风寒的溢饮证。本证发热，微恶风寒，头身疼痛，为伤寒表实证，咽红为阳郁于内发热，与大青龙汤病机相符。大青龙汤以麻黄开腠发汗，辅以桂枝解肌发表，既助麻黄发汗解表，又可缓解肌体疼痛，佐以杏仁宣泄肺气，又以石膏清热除烦，直趋病所。综合全方，既有麻桂以散表寒，又以石膏以泄里热，各司其职，各得其所。据现代药理研究，石膏主要成分为含水硫酸钙，此外尚有少量硅酸、氢氧化铝、硫化物及微量的铁、镁等。内服经胃酸作用，变成可溶性钙盐，经肠道吸收入血后，能增加血清钙离子的浓度，通过调节体温中枢的亢进而产生解热作用。至于大青龙汤中药物剂量及煎服法，仲景原方用麻黄6两，嘱先煎之，去上沫，然后纳诸药。药理研究证实，麻黄中主要成分麻黄碱及麻黄挥发油具有强烈的发汗作用，是方用量较大，故先煎去沫以减轻其发汗作用，本方亦可减麻黄用量而不必先煎去上沫。而且在应用此方时，根据"重煎入里，轻煎走表"的传统方法，先煎石膏以清里热，使其药性入里；将麻桂等药武火后煎以散表寒，使其药性趋表，实践证明，确能达到效专力宏，事半功倍的效果。

（二）肺热壅盛证

肺热壅盛证感冒主要症见壮热不退，不恶寒，咳嗽，气喘，咯痰黄稠。伴见面赤，咯血，口渴，舌红，苔黄厚，脉滑数。治法宜解肌发表，清热解毒退热。方药以柴葛解肌汤合麻杏石甘汤。

处方：柴胡、黄芩、贯众、桔梗、牛蒡子各15g，葛根、羌活、白芷、防风、荆芥、杏仁各12g，麻黄、甘草各6g，石膏20g。水煎20分钟2次，共取药400ml，早晚各温服200ml。

若发烧38.5℃以者，可给肌肉注射安痛定2ml；若体虚者可给静滴注葡萄糖、维生素C、能量合剂等支持治疗；WBC 1.2×10^9/L以上者可给抗生素。

验案：姜某，男，33岁，民工。2001年11月6日以发热，咽痛，咳嗽，全身疼痛3d之主诉前来就诊。自述近日工地好多人患感冒，自己被感染。服速效伤风胶囊2d无效果。现发烧，咳嗽，全身疼痛，不思饮食，嗜睡，大便干，小便黄。查体：T 38.5℃，R 20次/分钟，P 88次/分钟，BP 13.2/9.3kPa，精神差，面潮红，唇干，咽红，扁桃体不大，全身皮肤无斑疹及出血点。双肺呼吸音粗，无干湿啰音，心率88次/分钟，律齐，未闻及病理性杂音。腹部未见异常，既往体健。舌红苔黄，脉浮数。血常规：WBC 11×10^9/L，N 0.7，L 0.3，未见异淋。尿常规：正常。西医诊断：病毒感冒。中医诊断：时行感冒（肺卫郁热）。治疗：清热解毒，宣肺止咳，柴葛解肌汤合麻杏石甘汤3剂水煎服。安痛定2ml肌注。3d后症状减轻，上方继服4剂痊愈。[陕西中医，2003；24（3）：234~235]

讨论：时行感冒，古代医家早有认识，用中药治疗效果良好。《诸病源候论·时气病诸候》说："夫时气病者，皆因岁时不合，温凉失节，人感乖戾之气而生，病者多相染易，故预服药及为方法以防之"。《景岳全书·伤风》说："伤寒之病，本由外感，但邪甚而深者，传遍经络，则为伤寒；邪轻而浅者，上犯皮毛，即为伤风。皮毛为肺之合，上通于鼻。故其在外则鼻塞声重，甚者并连少阳、阳明之经，而为头痛或为憎寒发热。其在内则多为咳嗽，甚则邪实在肺而为痰为喘"。本病初期为风寒表证，接着出现肺卫郁热证。

临床就诊者多在此期，用柴葛解肌汤（《伤寒六书》）意在辛凉解肌发表，兼清里热，麻杏石甘汤（《伤寒论》）意在透热宣泄止咳。两方药理研究均有清热抗病毒的作用。方中柴胡、桔梗、牛蒡子、黄芩清热解毒，治咽痛；葛根、羌活解肌合表止全身疼痛；白芷引药上行治头痛；防风、荆芥疏风解表；贯众清热解毒，可防流感；麻黄、杏仁宣肺止咳、化痰；石膏清肺热；甘草调合诸药加强抗病毒作用，故两方合用治疗时行感冒获得良好效果。

（三）邪毒内陷证

主要症见高热不退，烦躁不安，时有谵语，甚或昏迷，头痛、呕吐。伴见颈项强直。舌质红绛，无苔或黄苔，脉细数。治法宜辛凉和解，方药以大柴胡汤化裁。

处方：炒柴胡12g，炒黄芩10g，白芍18g，炒枳实12g，姜半夏12g，制大黄12g，生姜12g。水煎去渣，入冷黄酒30g，蜜15g，和匀冷服。

验案：赵某，男，59岁。感受风寒1周，畏寒发热、头身疼痛，服用解热镇痛西药未效。诊时体温39℃，汗出稍减，寒热往来，时有咳嗽，痰白胶黏难咯，小便短赤，大便3日未行，舌红苔薄黄，脉弦数。证属邪郁少阳、热结阳明，治当和解退热，疏郁开结，宜于大柴胡汤。药用：柴胡15g，黄芩15g，白芍12g，半夏12g，杏仁9g，枳实15g，大黄6g（后下），生姜6g，大枣3枚。药服3剂，大便通畅，每日2次，体温降至正常，后以沙参麦冬汤养阴善后。[中医研究，2003；16（1）：62～63]

讨论：方中柴胡、黄芩、白芍、薄荷、僵蚕、蝉蜕辛甘而苦，可开腠理，和解少阳，去怫郁之热。黄柏、黄连、栀子可清热解毒除烦。大黄、姜黄、枳实通宣腑气，以涤热邪。陈皮、生姜和中，降逆止呕。诸药和用，既能开腠理，又能通宣腑气，外邪得解，内热得出。

（四）外感挟湿证

本证主要症状见发热，头痛，头重如裹，恶心呕吐，肠鸣腹泻。伴见肢体困倦。苔白腻，脉滑或浮数。治法宜疏风清热，利湿固表。方药以柴胡桂枝汤化裁。

处方：柴胡12g，黄芩、人参、半夏、白芍、桂枝各10g，炙甘草8g，生姜3片，大枣3枚。水煎服，每日1剂，分3次温服，7天为1疗程。

辨病论治加黄芪20g，白术12g，防风15g。恶寒重，发热轻，无汗，身痛重者，加荆芥、细辛；发热恶风，汗出，痰黄咽燥者，加二花、连翘；咽喉肿痛者，加马勃、牛蒡子；夏日感冒，身热不扬，头重如裹者加藿香，佩兰；身热，微恶风，口干，干咳少痰者，加玉竹，白薇；纳差，苔厚者加神曲，麦芽。

验案：杜某，男，70岁，农民。2年来反复感冒，经常在上次感冒愈后1至2周，或因受凉，或因劳累，或不明原因又复感外邪，出现恶寒发热，流清涕，喷嚏，咳嗽，气短发热，身困肢倦，胸胁苦满，口苦纳差，少寐头晕，偶有小便不利。经西医用胸腺肽、丙种球蛋白治疗，中医多方调理，疗效不理想，前来门诊诊治。查体：精神差，形体消瘦，面色萎黄少华，舌质淡、苔白略腻，脉浮数。双肺呼吸音粗、可闻及散在干鸣音，心膈未见异常。血常规：WBC $8.6\times10^9/L$，HGB 116g/L，N 0.74，L 0.26。X线提示：慢支、肺气肿。给柴胡桂枝汤合玉屏风散：柴胡、防风各15g，黄芩、人参、半夏、桂枝、白术各10g，生黄芪20g，炙甘草8g，生姜3片，大枣3枚，水煎服，每日1剂。连服3剂后，体温正常，恶寒发热，流清涕之症消失，咳嗽气短，身困肢倦，胸胁苦满明显减轻，连服1周后，上述症状完全消失。为了巩固疗效，继续服用此方1周后，面色红润，饮食增进，睡眠正常，嘱患者适度户外活动，并注意饮食和情志的调适，随访1年，再未有感冒罹患。[陕西中医，2005；26（3）：206~207]

讨论：小柴胡汤在外感热病中起外达透邪，阻断病邪内陷的作用。方中柴胡疏邪外达，黄芩清胆内泄，亦可视柴胡为少阳表药，黄芩为少阳里药，共奏疏肝泄胆之功；党参、半夏、甘草为脾胃之药，其中党参补气扶正，半夏和胃顺气，甘草有甘守津回之意，三药合用，起调和脾胃，扶正祛邪之功；生姜、大枣辛甘透达，温养阳气，为调营和卫而达表的要药，用小柴胡汤治疗外感表证，是透达外邪，调理脾胃，调和营卫，治邪在半表半里而偏于表的首选方；加桂枝辛甘温化，取其发表散寒，温经通阳的作用，能增强小柴胡汤透达解表之功。

二　疟疾

疟疾是以疟原虫为病原体，以按蚊为传播媒介的传染病。临床特点为周期性发冷、发热、出汗、贫血与脾肿大。本病的中西医病名相同。见于《金匮要略·疟病脉证并治》分为“温疟”、“瘅疟”、“牝疟”、“疟母”。

一、病因病机

疟病主要是感受疟邪引起，进入人体后在半表半里的少阳部位，邪出表与阳气相争则发热，入里与阴气相争则发冷，故出现寒热往来，先寒后热，发作有时及脉弦等证。

二、辨证论治

（一）瘅疟

瘅疟以发热多，发冷少甚至无发冷，手足亦热，呼吸短促，胸中烦闷不舒，呕吐，肌肉消瘦等为主要症状。治法宜清热益气并养阴，方药以白虎加人参汤。

处方：生石膏20g，知母12g，粳米12g，人参30g，甘草6g。水煎温服。

（二）温疟

主要症状以热多寒少，但热不寒，汗出不畅，头痛身痛，口渴引饮。伴见面赤，头晕，便结尿赤，舌红苔黄，脉弦数。治疗宜清里热，调营卫。方用白虎加桂枝汤。

处方：桂枝9g，生石膏50g，知母20g，粳米20g，炙甘草6g。水煎服，每天3次，有汗出即可。

讨论：仲景以白虎加桂枝汤主治温疟，以其“身无寒但热”，为里热炽盛，“时呕”，为热伤胃气，故用白虎汤清热生津以止呕逆；又以“骨节疼烦”，挟有表寒，故加入桂枝以解表邪。可见白虎加桂枝汤证为七分阳明三分太阳。

（三）寒疟（牝疟）

寒疟因痰饮内停，阳气被痰饮阻遏，主要症状为恶寒发热，寒多热少，口不渴。伴见胸胁痞满，神疲肢倦，舌苔白腻，脉弦迟。治疗宜温化寒痰。方药以蜀漆散。

处方：蜀漆（酒洗去腥）12g，云母（烧二日夜）9g，龙骨9g，共为细末，每服6g，于发作前2小时服用。或为汤剂水煎服。

讨论：吴昆《医方考》云："牝，阴也，无阳之名，故多寒为牝疟"。牝疟多寒，乃阳气为痰饮所遏，不能外出肌表所致，所谓"无痰不作疟"也。蜀漆即常山幼苗，能吐疟痰。痰去则阳伸而寒愈。云母、龙骨既能治疟（《长沙药解》：云母"泄湿行痰，故治牝疟"；《纲目》：龙骨"止阴疟"），又能收敛神气（《本经》：云母"除邪气、安五脏"；《别录》：龙骨"养精神、定魂魄"），不使蜀漆上越过猛致伤神气。然而服用本方，必须在发作前2小时许，过早过晚，均难获效，所以仲景提出"未发前"服药，这是临床经验的总结。

（四）疟母

疟病日久，胁下出现痞块，用手推之不移动，也不会自行消散。是疟邪深入血络与气血痰结聚不散所致。治疗宜行气消痰散瘀，方用鳖甲煎丸。

处方：鳖甲54g，人参3g，葶苈子3g，黄芩9g，厚朴9g，牡丹皮15g，石韦9g，蜂房9g，朴硝36g，射干9g，阿胶9g，柴胡18g，干姜9g，大黄9g，土鳖虫15g，桂枝9g，蜣螂18g，鼠妇9g，瞿麦6g，法半夏3g，紫葳9g，白芍15g，桃仁6g。共为细末，用鳖甲裙边同酒煮如胶，合药末为丸，如梧桐子大。

讨论：古称疟母，即现今脾脏肿大之谓。疟母之形成，大多由于疟疾日久不愈，反复发作，正气日衰，疟邪假血依痰，结为癥瘕，处于胁下，故宜"急治之"。鳖甲煎丸方中重用鳖甲为君药，取其软坚散结以消疟母，且能扶正；辅以䗪虫、桃仁、大黄、牡丹、芍药、赤硝、蜣螂、鼠妇、紫葳以破血消瘀，厚朴、半夏、葶苈、乌扇、蜂窠、瞿麦、石韦以理气通利；佐人参、阿胶调和气血，干姜、黄芩止其寒热，柴胡、桂枝和解表里，益以灶灰消导、清酒行血，用丸代煎，徐消癥瘕，而为消瘀理气、寒热并用、攻补兼施的大方。本方虽消瘀理气而不嫌其峻，一日三服而不嫌其急。且不独专治疟母，某些癥瘕，亦可选用。正如王孟英在《温热经纬》鳖甲煎丸方论后云"有形癥瘕，按之不移者，即非疟母，亦可借以缓消"。但本方虽有扶正之药，仍以驱邪为主，久病体弱者，可与补益剂合用，其效相得益彰。

三　痄腮

痄腮是感受风温时邪，侵袭少阳，郁而不散，结于腮部，形成的一种时行疫病，以发热、耳下腮部漫肿疼痛为主要临床特征。本病相当于西医的流行性腮腺炎。

一、病因病机

中医认为，"痄腮"属温毒范畴，其病因系外感风温时毒之邪，自口鼻而入，或感受风寒，郁久化热，内有积热蕴结，蕴热风邪互结，壅阻少阳、阳明经络，经脉失通，气血郁滞，凝结局部，发为腮部漫肿疼痛。若瘟毒炽盛，化火内陷心肝，可见神昏惊厥；少阳与厥阴互为表里，可相互传变，足厥阴之经脉，贯胁腹，绕阴器，故还可伴发睾丸肿痛。西医认为是由腮腺炎病毒引起的急性呼吸道传染病。

二、辨证论治

（一）热毒蕴结证

本证主要症状为壮热，耳下腮部漫肿、灼热、疼痛拒按，烦躁，头痛。次症见口渴，身痛，乏力，食欲不振，咽红明显，舌质红，苔黄，脉数有力。治法宜清热解毒，疏肝泄火。方药以奔豚汤化裁。

处方：甘草、川芎、当归各10g，半夏、黄芩各9g，生葛根12g，芍药15g，生姜5片，甘李根白皮30g。水煎服，日3、夜1服。或不拘时间，少量频服。

辨病论治加牡丹皮、黄连各9g，板蓝根、银花各15g，羚羊角粉1～3g（分冲）。

验案：努某，女，3岁，维族。症见：寒热往来，头疼，体温40.7℃，心烦，喜呕，口渴欲饮，双腮红肿如鸡卵，热疼拒按，口不堪张，饮食困难，小便短赤，大便3日未行，舌苔燥，脉洪大，此为少阳经热并阳明腑实。治宜清少阳热，通腑泻火。方药为加味奔豚汤减半夏，加大黄9g（后下），2剂热退，腑通，头疼消失，诸症明显减轻，大黄减为6g，继服3剂，双腮肿消痊愈出院。［江西中医药，1996；增刊：19～20］

讨论：奔豚汤出自《金匮要略》原文“奔豚气上冲胸，腹痛，往来寒热，奔豚汤主之”。该条病机为肝经气火上逆所致，故治疗宜养血清肝，平降冲逆。痄腮病机既具有肝经气火上逆，疫毒内炽，三焦热盛，故以奔豚汤养血清肝，平降冲逆，另以长于清热凉血之丹皮，解毒泻火之黄连、银花、板蓝根增强清热解毒之力。羚羊角平肝熄风，清热解毒。

（二）毒窜胁肋证

主症见腮部肿胀，上腹、左胁肋下疼痛，发热，恶心呕吐。伴见恶寒寒战，不思进食，泄泻或便秘，舌质红，舌苔黄，脉弦数。治法宜疏解少阳，解毒通络。方药以小柴胡汤化裁。

处方：柴胡9g，黄芩9g，清半夏9g，党参6g，大枣（擘）3枚，生姜3片，生甘草6g。每日1剂，水煎2次，取汁合并后分3次服下。

辨病论治加生石膏20～60g，桔梗6g，连翘9g。

验案：患者，男，6岁，2001年4月19日本院急诊室会诊。其父代述，患者腮肿痛，高热2日，体温持续在38.7℃～40℃，静脉输抗生素等药物治疗2日。就诊时体温39.2℃，不恶寒。患者神情淡漠，双耳下肿胀，肿势延及下颌、项部，微红触痛有弹性，张口难，流涎，不思饮食，大便2日未行，小便可，舌诊未成，脉弦滑数。于中西医检查排除其他感染性疾患，诊为“痄腮”。证属邪入胆胃，痰热阻络。治宜清胆和胃，化痰散结。拟方：柴胡9g，黄芩9g，生石膏45g，连翘9g，夏枯草5g，僵蚕6g，清半夏9g，桔梗6g，党参6g，生甘草6g，大枣（擘）3枚，生姜3片。2剂，每日1剂，水煎2次，取汁再煎，余200ml，少量频服。次日其父来告，患者当晚体温已趋正常，大便行，今晨思饮食，肿痛减，体温35.6℃。问余药可服否，嘱继服无妨。［北京中医，2005；24（5）：284～285］

讨论：痄腮的特征为“耳下肿”，其部位为足少阳经所过，故病位主在少阳已为医家共识，且《伤寒论·辨阳明病脉证并治》载有：“阳明中风，脉弦浮大……耳前后肿……

与小柴胡汤”。“痄腮”之腮部漫肿多不成脓，与痈证之“热盛则肉腐，肉腐则成脓”有异，反映出其肿痛主因为痰气郁滞，热为其次。而小柴胡汤中之半夏，燥湿化痰最宜，加入桔梗，既可引药上行，又能化痰散结，行滞止痛。由此推论，痰热壅阻少阳为该病主要病机所在。小柴胡汤疏解少阳，恰合病机。加入生石膏、桔梗、连翘清化痰热也至关重要。如李杲言：桔梗“利胸膈、咽喉气壅，破滞气及积块”。而连翘清热解毒，又善散结消肿，入手足少阳、阳明经。李杲言：连翘“散诸经血结气聚、消肿”。重用生石膏，因其味甘、辛、淡，清热又有疏通之能，故《本经》言：石膏“主中风寒热、腹中坚痛、产乳、金疮”。初起腮痛未发热者，生石膏少用，但不能不用。

第十节　儿科疾病

一　小儿厌食症

小儿厌食症是指小儿较长时间食欲不振或减退，进食入量明显减少，甚至拒食为主症的疾病，是儿科的常见病症。年龄多以 1～6 岁为主，长期厌食患儿，可发生营养不良，体重减轻，抗病力下降，甚至影响生长发育和智力的健康成长。本症属中医学厌食、恶食、伤食、食滞等证的范畴。

一、病因病机

小儿厌食症多因喂养不当，致脾失健运，胃气呆滞，纳运功能失调。病由食而积，由积而滞，由滞而满，由满而实。

二、辨证论治

（一）胃肠积滞证

胃肠积滞证主要症状见厌食或拒食，面色萎黄，精神稍差，肌肉松软，或形体消瘦，大便不成形或夹不消化食物。舌质淡，苔白，脉无力。治宜健脾导滞，方以大黄甘草汤。

处方：大黄 9g（后下），甘草 5g，每日 1 剂，水煎分 2 次服。

验案：王某，女，2 岁。其母代诉自 10 月龄断乳后即予奶粉、饼干及麦乳精等喂养，现患儿食欲明显减退。诊见精神不振，烦躁不安，消瘦，青筋显露，舌苔黄腻，指纹红赤。证属胃肠食积，纳运失常。治宜清热导滞，予大黄 6g（后下），甘草 3g，每日 1 剂，水煎分 2 次服，3 剂后精神及食欲明显好转。再服 3 剂食量大增，随访半年无异常。[中国民间疗法，2000；8（2）：38]

讨论：大黄甘草汤以大黄为君，荡涤胃肠实热，伍以甘草缓急和胃，又令热去而胃气和降，积滞得除而收效。

（二）脾胃气阴两虚证

脾胃气阴两虚证主要症见厌食或拒食，面色㿠白，形瘦，口干，食少饮多，甚则每食必饮，烦热不安，便干溲赤，舌质红，苔净或花剥，脉细无力。治宜健脾和胃，调和营卫，方以桂枝汤加味。

处方：桂枝6g，白芍6g，生姜2片，红枣5枚，炙甘草3g。水煎，每日1剂，取药汁100ml，可加入冰糖5g，分数次温服。服药半月为1疗程。

辨病论治加陈皮、炒山楂各6g，炒白术、太子参各10g，炒谷芽、炒麦芽各10g。

验案：陈某，女，3岁2个月。1999年6月3日初诊。厌食3月。患儿开始喜食高糖、高蛋白饮食，不喜食米饭、牛奶等主食，逐渐发展成不喜食主食、零食，每日进食量很少，日渐消瘦。体检除轻度贫血、尿木糖排泄量偏低外均正常，诊断为厌食症。曾用助消化、补锌等治疗，收效不显。诊见：厌食，消瘦，面色㿠白，神疲乏力，盗汗。舌淡红、苔薄润，脉象较弱。证属脾胃气虚，脾失健运，胃失和降，治拟健脾和胃，调和营卫，药用桂枝汤加减。处方：桂枝、炙甘草各3g，生姜2片，红枣5枚，炒麦芽、炒谷芽各6g，陈皮、炒扁豆、炒山楂、茯苓各5g。每日1剂，水煎，可加适量冰糖，分次服用。7剂后食欲开始振作，15剂后面色逐渐转为红润，进食量明显增加。30剂后纳食情况正常，血红蛋白增加1.2g/L，体重增加0.02kg，尿木糖排泄量达到正常范围，体质明显增强。[浙江中医杂志，2001；(07)：300]

讨论：小儿生机蓬勃，发育迅速，但毕竟形气未充，气血未壮，脾胃尤为薄弱。若喂养不当，或进食习惯不良，更易导致脾胃运化不健，而显厌食诸症，治疗当以健脾醒胃，调和气血为主。本方以桂枝汤加减，意在健中调营卫。方中桂枝、生姜通调阳气，温补健中，可激扬脾气，以运化水湿，助益胃阳，以腐熟水谷；太子参、白术、大枣、甘草健脾益气，养血和营；加用炒谷芽、炒麦芽、炒山楂、陈皮，以消食行气，苏醒胃气，增强其脾胃的消化功能。长期厌食常致气血不足，营卫不和。本方既调和营卫，又通利心气，使舌知五味，增强食欲。

（三）肝旺脾虚证

本证主要症状是厌食或拒食，面色㿠白，性躁易怒，好动多啼，咬齿磨牙，便溏溲少，舌光苔净，脉细弦。治宜健脾和胃。方以小柴胡汤加减。

处方：柴胡、法半夏各6g，党参10g，黄芩、大枣各5g，甘草3g。每日1剂，水煎分服，10日为1疗程。

辨病论治炒白术、焦山楂、炒麦芽各10g。

验案：吴某，男，4岁零3个月。初诊日期：2000年4月8日。患儿近半年纳食不香，时有进食后呕吐，烦躁，稍有不称心则大吵大闹，夜卧不安，大便溏，体弱多病，服用多种中西药物，疗效不佳。诊见：形体消瘦，面色少华，毛发稀黄，舌质淡红苔白厚，脉细滑。治拟疏肝和胃，健脾消滞。用小柴胡汤加减。3剂后，家长欣喜来告，食欲增加，烦躁减轻。前方既效，击鼓再进，续服原方5剂，食欲恢复正常。后以参苓白术散口服，以资巩固。半年后随访，未见复发，体趋强壮。[四川中医，2003；1(11)：72]

讨论：本证多因喂养不当，饮食不节，伤及脾运，导致积滞，积滞不去，厌食不已。盖脾主运化，胃主受纳，故健脾和胃为治疗小儿厌食症之常法。然而正如《血证论》所述："食气入胃，全赖肝木之气以疏泄之，而水谷乃化，若肝之清阳不升，则不能疏泄水谷，渗泄中满之症，在所不免"。临证时若忽视养肝疏滞，非但事倍功半，还会导致肝郁阴伤，久延成疳。小柴胡汤中柴胡、黄芩、法夏疏肝和胃，党参、白术、大枣健脾扶正，山楂、麦芽，鸡内金消食导滞，诸药合用，使肝体得养，气复条达而疏泄司职，中焦得以健运，正所谓“土得木而达”也。本方有补有泄，有升有降，不塞不滞，每用于小儿厌食症堪称效验彰彰。

二　小儿外感发热

小儿外感发热是小儿时期最常见的疾病，以发热、鼻塞、流涕、喷嚏、咽部刺激症状为主要临床表现，具有热证多寒证少、年龄愈小兼证愈多的特点。本病相当于现代医学急性上呼吸道感染的范畴。

一、病因病机

小儿脏腑娇嫩，形气未充，对疾病的抵抗力较差，加上寒暖不能自调，一旦调护失宜，则风邪易随稚阳而传变。

二、辨证论治

（一）风寒束表证

风寒束表证主要症见发热恶寒，伴见鼻塞流涕，喷嚏，咳嗽，无汗，肢体疼痛，头痛，舌苔薄白，脉浮紧。治法宜发汗散寒，解肌清热。方以大青龙汤加减。

处方：生麻黄6g，生石膏30g，桂枝6g，杏仁12g，生姜（去皮）6g，甘草6g，大枣4枚。上药二煎共计200～300ml，分4次，每隔4h服1次，药前先服少量热开水或热面汤。

验案：高某，女，14岁。因高热3d谵妄抽搐24h入院。周围血常规 WBC 10.8 × 10^9/L，N 0.66，L 0.21；脑脊液检查为无色透明，潘氏实验（+），WBC 13.0 × 10^9/L，单核0.98；多核0.02；糖含量4.55mmol/L；氯化物123mmol/L；蛋白定量121mg/dl，以病毒性脑炎入院治疗。体查 T 39.8℃，神志不清，谵语躁动，四肢不时强直性抽搐，颈抗，克氏征、布氏征、巴氏征均为阳性。经西医脱水、降颅压、抗病毒，药物及物理降温治疗等措施治疗，仍高温不退。病儿肌肤炕热无汗，四肢末端不温，神志不清，时有抽搐，舌质深红、苔薄微黄，脉弦数，大便3天未行。予石膏60g，菖蒲10g，生麻黄、桂枝各6g，杏仁8g，生姜、甘草各3g，大枣4枚，经鼻饲2剂后汗出，四肢温暖，体温降至37.8℃，再配合以上西药综合治疗14天痊愈出院。[陕西中医，2000；21（8）：346]

讨论：大青龙汤为发汗峻剂，方中重用麻黄配桂枝、生姜发汗解表，大枣和中以资汗源，石膏可除内热，使在里之郁热向外透解。所以本方有外解束表之风寒、内泄不宣之蕴热，能走内达外；具开上泄中、表里双解之功效。

（二）风热犯表证

主要症见发热重，恶寒轻，咽红。伴见有汗或无汗，头痛，鼻塞，流稠涕，咳嗽，烦热口渴，舌红苔薄黄，脉浮数。治宜疏风清热，方以奔豚汤或麻杏甘石汤化裁。

处方：甘草、川芎、当归各10g，半夏、黄芩各9g，生葛根12g，芍药15g，生姜5片，甘李根白皮30g。将上药煎汤取汁，服时将羚角粉搅入药汁中，分次将药服下（4岁以下服量少而次数多，4岁以上一般每天服5次）。

辨病论治加杏仁12g，牛蒡子15g，羚角粉1～3g（分冲）。

验案：李某，女，4岁，1998年3月10日来诊。患儿于去冬因感冒发热未及时治疗而高热抽搐，后每发热稍高（39℃以上），即惊风抽搐，多方治疗，效果甚微。今日旧病又作，急来求治。症见高热（39.7℃）神昏，鼻柱青黑，烦躁不宁，时见手足抽动，舌红苔黄，脉弦数。证属热陷厥阴，引动肝风。治宜清热平肝，息风镇惊。方选奔豚汤加减：葛根、石膏、生牡蛎各12g，白芍、当归、黄芩、知母、钩藤各6g，川芎、半夏、甘草、僵蚕各4g。水煎服。药进1剂抽搐即止，2剂热减（38.2℃）神清。续服3剂而愈。随访半年，病无复发。[四川中医，2001；19（1）：75]

讨论：从病理特点上看，小儿发病容易，传变迅速，头面口鼻咽腔首先受到风邪侵袭，邪郁于内则迅速引起发烧、鼻塞、咳嗽等症，究其病机之为邪郁化热。奔豚汤仲景虽为肝气郁结化热，随冲气上逆所致病证而设，但二者病机同为郁而化热，故用奔豚汤加减治疗。方中葛根、黄芩、牛蒡子、羚羊角具有清热疏风利咽之功，当归、白芍、川芎滋阴养血散郁之效；甘草、半夏、杏仁和中降逆、化痰止咳。诸药合用，疏风清热。临床可用于治疗小儿外感发热和急性扁桃体炎。

（三）食滞证

主要症见发热，兼见腹胀，不思饮食，或伴呕吐，口中秽气，大便溏臭或秘结，舌苔垢或黄厚，脉滑。治宜消食行滞清热。方以枳术汤。

处方：枳实6g，白术10g。水煎服，每天1剂，分3次温服。

壮热者加麻黄、石膏、桔梗、杏仁宣肺平喘，便秘者加少量大黄通腑泻热；干咳、唇焦烦渴者加麦冬、花粉、玄参、贝母以生津止咳；腹泻者加诃子、乌梅、芡实以涩肠止泻。

验案：罗某，男，6岁，1992年4月12日初诊。患儿5d前因发热经西医输液抗炎治疗3d，一度热减，但很快热复原样，伴腹痛，2d未大便，要求中药治疗。查体温39.2℃，腹胀如鼓，压痛，无包块，微汗出，口渴，但不欲饮。舌红，苔黄腻。本病属正（脾胃）虚，邪（食积和外邪）实。治宜消食理脾行气兼清里热。药用枳术汤加减，枳实12g，白术、莱菔子各7g，川朴、黄芩各8g，大黄4g。2剂后腹痛减，大便已行，腹胀已基本消失，体温37.8℃。纳呆，伴咳嗽。此时大邪已去，脾气未健兼有余热，用上方加减：白术10g，枳实6g，淮山药12g，太子参、黄芩各8g，砂仁5g，又服2剂后热退，饮食渐增，面黄唇淡，时有头汗出，治宜健脾益气，用六君子汤、补中益气汤加减治疗数周病告痊愈。[湖北中医药，1997；19（2）：26]

讨论：小儿脾胃虚弱，水气饮食停滞肠胃，脏腑功能失调，则导致发热绵绵不退。枳术汤功能行气消食理脾，食消热自除，小儿易虚易实，用药中病即止。

三　小儿泄泻

小儿泄泻是婴幼儿时期的一种常见病，以大便次数增多、便质稀薄为主要表现，可由不同的病因引起。本病相当于现代医学的婴幼儿腹泻病。

一、病因病机

婴幼儿腹泻是儿科常见病，6个月~2岁为好发年龄，有显著流行性，究其病因不外乎外感、内伤。一是小儿形气未充，稚阴稚阳，藩篱不密，易感外邪，加之阳气本弱，邪易传变。故往往表邪未解，已影响膀胱气化，出现小便不利，而大便泄泻。二是小儿“脾常不足”。喂养不当，损伤脾土，运化失司，不能腐熟水谷，则“水反为湿”，“谷反为滞”，水湿困脾，则生泄泻。

二、辨证论治

（一）伤食证

主要症见大便酸臭，或如败卵。伴见腹部胀满，口臭纳呆，泻前腹痛哭闹，多伴恶心呕吐，舌苔厚腻，脉滑有力。治当行气通便，荡涤积滞，予以大承气汤加味。

处方：大黄10g，芒硝5g（冲服），枳实10g，川朴10g。上药水煎取汁30ml，放入芒硝溶化，温服150ml，每天3次服。

辨病论治加莱菔子15g。

验案：张某，男，2岁半，1996年7月16日初诊。其母代诉：6天前患儿出现腹泻，呈水样大便，量多，伴有低热，赴某乡医院诊治，给予口服小儿复方新诺明，后又输注小诺霉素等药物罔效，发热波动在38℃~39℃之间，又服健脾止泻中药参苓白术散2剂，病情增剧，腹泻由每日10余次增至后来无法计次数。诊见：呈昏睡状态，呼吸浅表微弱，精神萎靡，皮肤苍白，弹性差，提起后不易平复，眼窝凹陷，无涕泪，口唇干燥，腹部凹陷，有压痛，四肢厥冷，体温40℃，平卧于床，肛门常有少量黄色水样物流出，气臭秽，肛门周围呈红色，舌红少津，苔黄干厚，脉沉细。病情十分严重，凭症、舌、脉诊为湿热积滞大肠，有形燥屎阻结之热结旁流证，应急下存阴，采用“通因通用”法。处方：大黄（后下）6g，芒硝（分冲）45g，枳实6g，厚朴6g，生地黄6g，太子参10g，水煎分3次喂服，并给予液体支持疗法，服1剂即大便通利，泻下燥屎如玉米粒大小3~4枚，热退，涕泪出，腹泻止，能进稀粥，后又服四君子汤加养阴消导之剂2剂以善后。[上海中医药杂志，2003；37（3）：28~29]

（二）风寒证

主症见大便色淡，带有泡沫，无明显臭气。伴见腹痛肠鸣，或伴鼻塞，流涕，身热，舌苔白腻，脉滑有力。治疗以葛根汤。

处方：葛根10g，麻黄5g，桂枝5g，白芍5g，生姜2片，大枣2枚，甘草5g。水煎，取汁100ml，少量多次喂服，每日1剂。

验案：陈中秋，男，6个月，1998年3月11日就诊。患儿于1998年2月14日开始出现流涕，咳嗽，气促，继而腹泻，呕吐，在当地乡镇医院和祁东县人民医院住院治疗均无效。现患者泄水样大便，每日6~7次，伴有呕吐乳汁，气促，微咳，喉中有细小痰声，不发热，口不渴，舌苔薄白，指纹红，隐现在风关之内。此乃太阳阳明合病，方用葛根汤主之。葛根10g，麻黄5g，桂枝5g，白芍5g，生姜2片，大枣2枚，甘草5g。每日1剂，水煎，少量多次喂服。两剂后，患儿泄泻、呕吐俱止，其它症状亦随之消失。为巩固疗

效，原方继进2剂，病获痊愈，未再复发。[湖南中医杂志，2001；17（6）：52]

讨论：本证多见于春季小儿病毒性肠炎，常发生于3～4月间，多见于3个月至1岁的小儿。本病初起患儿有咳嗽、气促、流涕等太阳病表证（上呼吸道感染症状），若因失治或误治，表邪不解，内传阳明，患儿继之出现泄泻水样大便、呕吐等阳明病症状（胃肠道症状），辨证为太阳阳明合病。“太阳阳明合病，必自下利，葛根汤主之”。遵仲景之旨，采用葛根汤治疗本病确能取得桴鼓相应、药到病除之效。

（三）湿热证

主要症见泻如水样，每日数次或数十次，色褐而臭，可有黏液。伴见肛门灼热，小便短赤，发热口渴，舌质红，苔黄腻，脉数。治疗方法正规补液，控制感染和抗病毒治疗为主，辅以甘草泻心汤治疗。

组成：炙甘草6g，黄芩4g，半夏3g，黄连3g，干姜4g，党参6g，大枣2枚，每剂加水200ml，煎取80ml，分1～2天服下。以少量频服为主。尤其对呕吐较剧的患儿，更宜少少饮之，令胃气和调，不拘时服。此方剂量可随患儿体质和月龄大小稍增减，药味一般不必更改。但如有便如水样者，可酌加车前子5g（包煎），茯苓4g，米壳3g，以利小便，实大便，涩肠以固脱。

讨论：病毒性腹泻，值秋冬季节交替时发病。秋为肺主季节，夏秋炎热之气留伏肺经，造成上有余热的病理基础；冬为肾主季节，冬寒应肾，天气由暖转寒，造成下有阴寒的病理基础。一旦感受寒热邪气或病毒侵犯机体，每易寒热互杂，肺热下移大肠与下焦阴寒之气相互搏结，致使阴阳不调。热邪被阴寒之气阻滞于上，则为腹胀甚则吐逆，寒邪伤损阳气，清阳虚弱，无力升举而为泄泻。正如《内经·阴阳应象大论》所述：“清气在下，则生飧泄；浊气在上，则生䐜胀”。方中黄芩、黄连以泄心肺伏火；半夏辛温以散脾胃之寒；干姜温暖下焦，使肾阳壮旺，津液正化，离空当照，并恢复肾为脾胃之枢机的职能；参枣甘温益气；甘草补虚缓急，使邪去胃复，逆气自平。现代医学发现，黄芩可抑菌，黄连抑制病毒，甘草可抗菌、抗病毒，缓解平滑肌痉挛等作用。全方共奏平调寒热、辛开苦降、和胃安中之功。也体现“治中焦如衡，非平不安”的原则。

（四）寒湿证

主要症见大便每日数次或数十次，色较淡，可伴有少量黏液，无臭气。伴见精神不振，不渴或渴不欲饮，腹满，舌苔白腻，脉濡。治宜温化寒湿，方以五苓散化裁。

处方：猪苓10g，茯苓12g，焦白术、泽泻各10g，桂枝3g。每日1剂，水煎浓缩至60ml，分3次服完。

辨病论治加六一散（包）9g。寒湿困脾加炮姜5g，肉豆蔻9g；脾虚湿滞加炒怀山药15g，炒白扁豆12g；湿热困脾加炒黄芩、葛根各6g，苍术9g。

验案：肖某，男，8个月。初诊日期：2003年10月8日。腹泻3天。4天前因受凉出现鼻塞流涕，夜间发热，外院急诊，予“阿莫西林、美林”口服，热退。次日腹泻起，近3日大便次频，日达10余次，色黄，呈水样并挟不消化物。患儿烦躁哭吵，渴欲引饮，思食，食下即泻，时伴呕吐，小便不利。体检：神志清楚，面白无华，哭尚有泪，前囟1cm×15cm，稍凹，心肺正常，肠鸣音亢进。实验室检查：血白细胞5.3×10^9/L，N 42.6%，L 49.8%。大便常规：黄色，水样，脂肪球（+）。指纹紫红，达风关，舌淡红，苔薄白腻，脉浮滑。证属外邪传里，膀胱气化失司，治拟温阳化气，健脾利湿。宜五苓散加味。处方：桂枝3g，猪、茯苓各12g，焦白术、泽泻各10g，炒怀山药、炒白扁豆各15g，砂仁（后下）、白豆蔻仁（后下）各3g，车前子（包）15g，炒神曲、六一散（包）各9g。10月10日二诊：服药1剂，即小便通利，大便次数明显减少，日仅2次，呈稠糊状，精神愉快。今晨大便1次，成形尚软，舌淡红，苔薄白润根腻，指纹淡红，未达风关。腹泻已和，脾运尚弱，再拟调理脾胃，益气扶元。投参苓白术散出入善后。[辽宁中医杂志，2004；31（7）：582~583]

讨论：小儿泄泻的治疗要把握“泄泻之本无不由于脾胃”，“无湿不成泻”的规律，以调理脾胃、运脾利湿为第一要务。因脾为湿土，喜燥恶湿，得阳始运，遇湿则困，但纯以补脾，则易呆滞气机；单以渗湿，则脾阳未振。故治当温阳化气，健脾利湿。五苓散是仲景为太阳蓄水证而设之方，主治外有表邪未解，内有水湿为患。方中用猪苓、泽泻，直达膀胱，淡渗利水去湿；加白术，茯苓健脾气而运化水湿，所谓“崇土制水”，其中桂枝既解太阳之表，又通阳化气，助膀胱气化，使脾阳得运，水湿全化，为五苓散中关键之药。临床常加六一散、车前子可分利小便，湿去泻自和。所谓“治湿不利小便，非其治也”。素体脾虚阳弱，寒湿内滞患儿须加党参、炒怀山药、炒白扁豆，益气健脾，运化水湿；炮姜、肉豆蔻温阳散寒，运脾化湿，使脾阳得运，寒湿得蠲；水湿郁久化热，湿热困脾，则取黄芩清热坚肠，葛根升清化湿，苍术燥湿运脾，清热利湿。

（五）脾虚证

脾虚证泄泻主要症见久泻不止，或反复发作，大便稀薄，或呈水样，带有奶瓣或不消化食物残渣。伴见神疲纳呆，面色少华，舌质偏淡，苔薄腻，脉弱无力。治疗宜健脾益气，渗湿固肠。口服中药苓桂术甘汤加味。

处方：桂枝4g，茯苓5g，白术5g，甘草3g。浓煎两次约100ml，6个月~1周岁每次25ml，4次服完；1周岁~2周岁每次33ml，3次服完。每日1剂。

辨病论治加泽泻、诃子各4g，焦山楂、车前子（布包）各5g，干姜3g，党参6g。

验案：赵某，男，4个月。1992年11月20日初诊。主诉泄泻2周。病前家长喂炒虾仁后引起患儿腹泻，日行5~7次，水样便，臭如败卵。患儿平时纳差，易感冒。证见哭吵少泪，前囟微凹，面晄白，舌质淡，苔白腻。大便常规：脂肪球（+）。证属素体脾虚，饮食失节，运化失司，泻久脾阳更虚。苓桂术甘汤加味：茯苓、苍术、陈石榴皮各10g，桂枝、炙甘草各5g，炮姜炭2g，生薏苡仁15g。水煎服，日服1剂。3天后大便次数减半，1周后大便成形，遂合香砂六君子汤调治善后。[上海中医药杂志，1994；（8）：22]

讨论：本证婴幼儿腹泻由于小儿脾胃虚弱，若饮食不节或外感寒邪，则运化功能不健，不能熟腐水谷，水谷不能化生精微，水反为湿，谷反为滞，合污而下，形成泄泻。故治疗泄泻，应当健脾益气，渗湿固肠为主。桂苓术甘汤加味中桂枝、干姜温中扶脾；党参、白术、茯苓、甘草具扶脾益气之效；车前子、泽泻利水渗湿；山楂消食导滞，酸性收敛；诃子固涩止泻之效。从而使婴幼儿腹泻得到有效的治疗，无毒副作用。

四　小儿多动症

小儿多动症又称轻微脑功能失调、注意障碍、注意障碍伴多动、多动儿童等，是儿童中常见的一种以注意力缺陷和活动过度为主要特征的行为障碍综合征。可同时伴有学习困难和行为异常。其发病一般在7岁前就表现出来，典型年龄为3岁，8~10岁为发病高峰期。国内调查，约占学龄儿童的5%~10%左右。本病严重影响广大儿童的身心健康，并且也给家庭、学校、社会带来不良的影响。本病并未在《金匮要略》中记载，但现代研究以《金匮要略》方治疗本病疗效良好多有报道，因此补充总结于此，以示经方对后世影响之广。

一、病因病机

小儿多动症的病因病机主要有先天禀赋不足、后天饮食失养及外伤、病后失养，均可导致心肾不足、阴阳失调。而且儿童具有生长发育旺盛、脏腑娇嫩、肾精未充、肾气未盛的特点，故而易出现阴精不足、阳常有余的多动症。或因为各种急慢性精神刺激；疾病中出现保护性反射动作，延续下来而成习惯，模仿他人动作等形成。

二、辨证论治

（一）心肾不足证

主要症见患者身体瘦弱、手脚不停，精神尚好，寐而易醒，纳少，便燥，舌红，苔薄白，脉弦数。治宜养心安神。方以甘麦大枣汤加减。

处方：甘草10g，淮小麦50g，大枣10枚。先将淮小麦洗干净，冷水浸泡2小时，文火煎熬至麦熟为止，然后加入甘草、大枣再煎。至枣烂易于去皮为止。令患儿饮汤食枣，上、下午各1次，连服3个月。

验案：患儿，男，9岁。4~5岁时即有多动表现，近几年来有增无减，常因多动而跌破头皮或损伤手足，上课时思想不集中，爱做小动作，甚至在教室内外走动。患儿形体瘦弱，但精神甚旺。问其饮食起居，寐则易醒，纳少，便燥。脉弦数，舌红，舌中心见微薄白苔。证属小儿心肝之阳有余，心阳浮越，神不守舍，风阳鸱张，乃动摇不止。予甘草10g，淮小麦50g，大枣10枚，以柔肝宁神。服法：先将淮小麦洗干净，冷水浸泡2小时，文火煎熬至麦熟为止，然后加入甘草、大枣再煎。至枣烂易于去皮为止。令患儿饮汤食枣，上、下午各1次，连服3个月，多动渐收敛，能安坐课堂听讲，学习成绩明显提高。[中国社区医师，2005；3：42]

讨论：《金匮要略》原文："妇人脏躁，喜悲伤欲哭，象如神灵所作，数欠伸，甘麦大枣汤主之"。取其养心宁神，甘润缓急之用。宋·钱乙认为小儿体质"三有余（心、肝、阳有余），四不足（脾、肺、肾、阴不足）"。其病理变化以心肝之阳偏亢为主。心阳浮亢则散神少寐，肝阳偏盛则好动易怒。甘麦大枣汤以甘草为君，取"肝苦急，急食甘以缓之"之意，伍以小麦、大枣有养心宁神之效，且此方平和，宜于小儿服用。

（二）阴阳失调证

主要症见浮躁不安，手脚不停，精神亢奋，回答问题心不在焉，舌质红，苔薄白或苔少，脉数。治宜益阴潜阳，养心安神。方以桂枝加龙骨牡蛎汤加减。

处方：桂枝12g，白芍、龙骨、牡蛎各15g，生姜12g，甘草2g，大枣6枚。水煎服，每2日1剂。8剂为1疗程，连续服2~6个疗程，并且辅以心理治疗。

辨病论治加酸枣仁、莲子心、百合、佛手各10g。心烦易怒属偏热重者，桂枝减至6g，加黄连、淡竹叶、胆南星各6g；出汗多，夜间睡眠差者，加五味子6g，浮小麦、夜交藤各10g。

验案：陈某，男，9岁，1999年12月6日因多动不宁、情绪不稳就诊。其母代诉：患儿从小爱活动，婴幼儿期比别的儿童好动，爱哭，脾气倔强，动则发怒，生活懒散。上学后听课不专心，爱搞小动作，一心数用，教室外稍有响动均可干扰其注意力，作业马虎潦草，成绩每况愈下。就诊时患儿精神饱满，说话滔滔不绝，面色潮红，舌质红，苔少，脉细数。中医辨证：阳浮阴弱，心神被浮越元阳所扰。给予益阴潜阳，养心安神，佐以疏肝法。处方：桂枝、甘草、黄连各6g，白芍15g，大枣12g，龙骨、牡蛎各20g，百合、酸枣仁、佛手、郁金各10g。5剂后诸症悉减，上课能安静坐20分钟，时间长仍不能坚持，看电视能静坐1小时，夜间能睡7~8小时，但大便结，饮食稍减，与方中龙骨、牡蛎重镇、收涩有关。舌质红，苔少，脉细数。上方龙骨、牡蛎减量至各10g，加生地黄、莱菔子各10g。10剂。二诊：患儿基本恢复正常，学习成绩上升。以后每周服2剂，坚持服3月痊愈。随访2年，未再复发。[四川中医，2003；21（10）：75~76]

讨论：儿童多动症中医尚无确切病名及具体方论。西医80年代主张用精神兴奋剂类治疗，如利他林，或苯丙胺等，但副作用大，具体疗效不理想。中医认为该患属阴阳不调，阴亏阳旺，阳气浮越，扰动心神，致躁动不安。小儿生长发育旺盛，阴常不足，阳常有余，神发育未完善，神易被扰，外界稍有刺激，即易干扰注意力。再则睡眠少而多动、出汗，易伤阴，阴亏阳易亢，故治疗从调和阴阳、抑阳扶阴、潜镇养心安神着手。桂枝加龙骨牡蛎汤是仲景原用治失精之方，今移用治小儿多动症，是取方中桂枝相须白芍调和阴阳；白芍酸敛，收敛浮越阳气；百合、酸枣仁养心益阴、安神；莲子心清心除烦；龙牡重镇安神，潜纳亢阳；白芍配郁金、佛手柔肝行气解郁，宣泄情绪，使气机调畅，精神安和；大枣、甘草调和诸药。儿童多动症药物治疗困难，服药期间心理治疗不可忽视，药物仅能改善注意力、多动及冲动性，而对已存在的学习困难及社会适应性问题，需要社会人士共同帮助。

（三）营卫失调证

主要症见患儿局部一组肌肉突然出现收缩，注意力分散时抽搐减轻。不自主挤眉弄眼，龇牙咧嘴，摆头扭颈，缩臂耸肩，点足抖腿，睡眠不安，或伴夜惊、遗尿等。治疗以调和营卫，解痉祛风。方以桂枝汤加减。

处方：桂枝12g，白芍20g，炙甘草6g，生姜4片，大枣4~8枚。水煎服，日1剂，7天为1疗程。

验案：徐某，男，4岁，于1991年4月8日就诊。其母代诉：患儿为早产儿，孕34周。出生体重2.3kg，易感冒。近半年来每因听到异声或见异物后出现抽搐，时摆头扭颈，时缩臂耸肩，睡眠不安，夜惊，间断发作，数日1次或1日数次不定。曾用西药钙剂、维生素B_6及镇静剂，中药钩藤等熄风之品治疗，抽搐仍未减轻，现逐日加重，每日发作4~9次，或点足抖腿，或挤眉弄眼，须臾即止。抽后嗜睡，或抽后如常，四肢欠温，舌淡，苔白，脉迟缓。该病缘于小儿形气未充，加之先天禀赋不足，致筋脉失养，营卫失和，治宜调和营卫，解痉祛风。方药：桂枝6g，芍药15g，炙甘草4g，大枣4枚，生姜4片。7剂后诸症减轻，发作次数减少，继服7剂痊愈。[湖北中医杂志，1994；16（3）：33]

讨论：小儿脾常不足，肝常有余，神气不足，胆气未充，若乍见异物，乍闻异声，或不慎跌仆，最易伤神而致神志不宁，惊惕不安，营卫失和，筋脉失养，故见痉挛抽搐。桂枝汤解肌祛风、调和营卫，方中桂枝辛温，解痉祛风，芍药酸寒敛阴和营，与甘草合用可解痉缓急，生姜辛散，大枣味甘补中益阴和营，炙甘草调和诸药，共奏温通祛风、缓急和营之功。

第十一节　妇科疾病

《金匮要略·妇人杂病脉证并治第二十二》谓曰："妇人之病，因虚、积冷、结气，为诸经水断绝，至有历年，血寒积结，胞门寒伤，经络凝结"。尤怡注曰："此言妇人之病，其因约有三端：曰虚、曰冷、曰结气。盖血脉贵充悦，而地道喜温和，生气欲条达也"。是故"因虚、积冷、结气"为妇人杂病病因病机之总纲。

一　月经不调

月经不调，指月经周期、经期和经量发生异常，以及伴随月经周期出现明显不适症状的疾病。其发生与脏腑功能失调、气血不和导致冲任二脉的损伤密切相关，辨证应着重于月经期、量、色、质以及伴随月经周期出现的症状，其治疗则应以治本调经为主。本病属于《金匮要略》"经水不利"病证范畴。

一、病因病机

月经不调多由先冲任虚寒，外感寒邪或情志不调而导致血行不畅、瘀血阻滞所致。临床常见月经先期、月经后期、经期延长、经行不利、闭经等。

二、辨证治疗

（一）血虚寒凝证

主要症见月经周期正常，经期延长，量少、色紫黯、夹小血块，小腹冷痛，腰酸畏寒，舌淡红、边有瘀点、苔薄白，脉细涩或细弱。治宜温经散寒，活血通瘀，方以胶艾汤加减。

处方：熟地15g，当归10g，白芍12g，艾叶炭6g，阿胶10g，川芎6g，甘草6g。每天1剂，以水加适量清酒，合煮，去滓，纳胶烊化，分3次温服。

小腹胀痛加香附、元胡、丹参、红藤各15g，腰酸痛、畏寒加巴戟天、川断、菟丝子各15g，气虚加党参15g。

验案：陈某，女，37岁，已婚。1995年3月9日初诊。1994年2月上环后，每次月经持续10～15d，周期30～32天，末次月经1995年2月27日，至今未净，量少色如酱油汁样，形寒肢冷，舌紫黯、苔薄白，脉沉细。辨证为寒凝血瘀，瘀滞胞宫。以胶艾汤为基本方加减：当归、白芍、熟地、艾叶炭、阿胶各15g，川芎6g，丹参、红藤各15g，3剂。1995年3月12日二诊：服药后血止，守上方5剂以巩固疗效。嘱月经前5～7天服药，连服3个月经周期，经期正常3～5天净。[江西中医药，1997；28（3）：60]

讨论：《金匮要略》云："妇人有漏下者，有半产后因续下血不绝者，有妊娠下血者，假令妊娠腹中痛，为胞阻，胶艾汤主之"。说明子宫出血而断续不停，有3种原因：一种是月经漏下，平日血虚又客寒邪；一种是因小产后失血而虚；一种为怀孕胞阻下血。前一种漏下，即为月经淋漓不易净之经期延长，胶艾汤所主证为血虚寒凝之少腹疼痛、崩漏不止等，只因方药对证，则获效卓著。

（二）血瘀寒凝证

主要症见月经先后不定期，伴小腹冷痛，形寒肢冷，神疲腰酸，舌暗有瘀点，脉细涩。治宜温经通脉，活血化瘀。方以温经汤化裁。

处方：吴茱萸9g，桂枝、川芎、丹皮、当归、芍药、阿胶（烊化）、人参、生姜、制半夏、麦冬、甘草各6g。水煎服，阿胶烊化与两煎相混，分早晚空服温服，每日1剂。

偏寒重用吴茱萸，丹皮减量；偏热重用丹皮，吴茱萸减量；偏虚重用人参；偏瘀重用当归、川芎；腹痛甚者重用芍药；出血量多者重用阿胶。

验案：李某，32岁，已婚，农民。1999年6月12日初诊。患者半年来月经提前1周左右，每次月经期10余天不尽，量多，色紫暗。本次月经5月30日来潮，开始量多，下血如崩，继则淋漓不断，曾服安络血、宫血宁、云南白药等止血药物，效果不佳，求治中医。刻诊：诉经色暗红，淋漓不断，有时夹紫黑色血块，少腹疼痛，畏寒肢冷，口淡不渴，舌质暗、舌边有瘀点，脉沉细且涩。B超提示：子宫附件大小正常，宫内无肿块。中医辨证为冲任虚寒，瘀血阻滞，治宜温经散寒，养血祛瘀，予温经汤。处方：吴茱萸15g，当归、川芎、芍药、人参（另炖）、桂枝、麦冬、阿胶（烊化）各10g，丹皮4g，生姜、制半夏各6g，5剂，日1剂水煎分2次服。2诊：药后漏红渐止，其它诸症悉减，仍以原方固守，部分药物适当调整。处方：吴茱萸、当归、川芎、芍药、人参（另炖）、麦冬、阿胶（烊化）各10g。丹皮4g，桂枝、生姜、制半夏各6g，5剂，日1剂，水煎分2次服。药后，诸症皆无，精神倍增，随访6月，月经周期正常，经期4～6天，量中等，色鲜红，无血块。

讨论：温经汤有吴茱萸、桂枝温经散寒，温通经脉；当归、川芎等养血活血，祛瘀而不伤血；阿胶、芍药酸收敛血；人参大补元气，益气摄血；麦冬滋养阴精；丹皮凉血化瘀；生姜、半夏和中。诸药合用，温通血脉以散寒，补气养血以培本，稍佐祛瘀之品，使瘀血去而新血生，冲任和而经自调。

（三）血瘀证

主要症状见经期延长，量多或少，色紫有块，经行不畅，小腹或少腹疼痛，痛处不移，伴见口干不欲饮。舌质紫暗或有瘀点瘀斑，脉弦或涩。治宜祛瘀消浊，方以桂枝茯苓丸化裁。

处方：桂枝4.5g，云茯苓10g，桃仁泥9g，牡丹皮9g，赤芍9g。每日1剂，水煎2

次温服。

辨病论治加茜草10g，海螵蛸10g，三七粉3g（冲）。气虚加黄芪15g，焦白术10g；脾虚加大枣10g；血虚加阿胶10g；虚寒加炮姜3g；湿热加栀子6g；气滞腹痛加香附10g；出血甚加生地榆20g。

验案：马某，女，32岁，1994年12月25日初诊。近3个月来，经期延长。此次经行已10余日未净，血色紫红，量少有血块，伴少腹胀痛，喜温喜按。西医妇科诊为“子宫内膜炎”，予抗生素治疗无效。察舌暗有瘀点，脉弦涩。辨证属寒邪瘀阻胞宫而致经期延长。治予桂枝茯苓丸加味：嫩桂枝4.5g，茯苓10g，牡丹皮9g，桃仁9g，赤芍9g，茜草10g，海螵蛸10g，炮姜3g，三七粉3g（冲）。服4剂血止。3个月后随访，月经正常。[山西中医，1997；13（4）：20]

讨论：经期延长与西医的黄体萎缩不全型有排卵功血及子宫内膜炎等病临床症状相似。血瘀冲任致经期延长者较为多见。方中桂枝通血脉而消瘀血；赤芍散瘀血而止腹痛；桃仁、丹皮破血消瘀；茯苓祛痰利水；三七粉、茜草活血止血；海螵蛸收敛止血；全方祛瘀浊，生新血，调阴阳。再结合辨证加减，则更能切合病机，取得预期效果。

二　痛经

痛经最早见于《金匮要略·妇人杂病脉证并治》“带下、经水不利、少腹满痛，经一月再见”。指在月经指在月经来时，或经期前、后，下腹及腰部疼痛，甚至剧痛难忍，影响正常生活与工作。西医临床分为原发性与继发性两种：原发性痛经多见于青年妇女，自初次月经起即有痛经；继发性痛经继发于生殖器官器质性病变，如盆腔炎症、子宫内膜异位症等。属于《金匮要略》“经水不利”、“妇人腹痛”病，见于《金匮要略·妇人杂病脉证并治》篇。本文主要述说原发性痛经的治疗。

一、病因病机

本病发生的主要原因一为寒冷积气，气血凝滞的实证，经前疼痛。因经水为血所化，而血又随气行，若气充血沛，气顺血和的话，则经行通畅无阻，自无疼痛之患。如气虚血少或气滞血瘀，使经行涩滞不畅，以致“不通则痛”。《诸病源候论》中认为：“妇人月水来腹痛者，由劳伤气血，以致体虚，受风冷之气客于胞络，损伤冲任之脉。”二是气血虚弱，一般为经后痛，属于虚证，即“不荣则痛”。

二、辨证治疗

（一）瘀血凝滞证

主要症见妇女月经不利（畅）、少腹胀满疼痛，月经多块，脉弦涩，舌紫暗等。治宜活血化瘀，方以抵当汤加减。

处方：水蛭8g，䗪虫8g。桃仁15g，酒制大黄12g。水煎服，病情稍缓者可服散剂或为蜜丸，每服3g，黄酒或童便少许，和水调服，每日1剂，日2次分服。

辨病论治加延胡索12g，蒲黄10g，金铃子15g，五灵脂15g，滑石15g，车前子12g，木通10g，没药15g。

验案1：患女，21岁，2000年3月12日初诊。患者初潮15岁，尚规则，2年后经期腹胀，月事难下，来潮时腹痛，块下则舒，脉弦涩，舌有紫点，用张仲景活血化瘀法治之。组方：当归10g，炒白芍6g，川芎6g，苏木10g，丹参12g，杜红花6g，通草5g，桃仁3g，乌药6g，香附6g，炙干草5g，3剂。二诊：服药胀甚，经水仍未下，采理气调冲法，组方青皮10g，川芎10g，陈香橼10g，香附10g，乌药10g，广木香5g，当归15g，桂枝5g，炒小茴5g，炙甘草5g。服药后，次日来潮，胀满全消，块下痛除，次月来潮，仍按上方加减，2个月后经水自利。本案所述，理血未愈则理气。尽管气血相生，但症状各有偏重，临证时，须细心体察，随机应变。理血未愈则理气，正是从理气未愈则理血中领悟得来。[现代中西医结合杂志，2006；15（7）：864~866]

验案2：林某，女，19岁，2001年5月9日初诊。患者月经不畅，行经腹痛3年。每遇月经来潮则行经不畅，色暗，伴血块，且小腹胀满，疼痛难忍，并常影响大小便排泄，食纳减少。舌苔微黄，脉象弦涩，诊断：痛经。遵仲景活血化瘀法拟抵当汤加减治之。处方：桃仁12g，大黄9g，当归15g，赤芍15g，川芎12g，红花9g，牛膝12g，通草6g，益母草15g，香附12g，延胡索12g，甘草6g，嘱连服4剂。二诊：服上方后，月经渐畅，同时下有大小不等之血块10余枚，腹胀腹痛骤减，且食纳增加，二便如常。舌苔薄白，脉弦。嘱于经前10日连服上方10剂，3月后月经以时下，腹胀腹痛消失，精神饮食正常。[云南中医学院学报，2003；26（3）：8~10]

讨论：瘀血凝于胞宫、胞脉，气血不畅，不通则痛，表现为痛经。因此活血化瘀是本病的基本治法，抵当汤方中水蛭破瘀而不伤新血；原方中虻虫破血逐瘀之力峻，服后可致暴泻，故以䗪虫易之，其功同水蛭；大黄、桃仁荡涤邪热，导瘀下行，破血行血。

（二）脾虚肝郁证

主要症见经前少腹疼痛，胸胁胀痛，心烦易怒，舌质红苔白，脉细弦。治疗宜养肝扶脾，方以当归芍药散加减。

处方：当归10g，川芎10g，炒白芍30g，白术15g，茯苓12g，泽泻15g。于行经前5天开始服，水煎服或制为散剂，每服6g，黄酒调服。每日1剂，分3次服。

辨病论治加桂枝12g，桃仁12g，元胡15g，乌药12g，制香附12g，川牛膝20g，丹参20g，甘草12g。寒凝重者加小茴香、肉桂；气血亏虚者加黄芪、党参、熟地、大枣；湿盛者加茯苓、泽泻；月经量多者加三七粉；胸胁胀痛者加枳实、柴胡。

验案1：患女，26岁，工人，2003年5月7日初诊，经血尚准期。先期乳头刺痛3~4d，来潮时少腹痛，便稀，易动肝气，纳差，体素消瘦，脉细弦，舌质略胖，脉证合参，肝郁克脾，中土失和。拟养肝和脾，当归芍药散加减：当归15g，炒白芍30g，川楝子5g，焦白术10g，炒刀豆子12g，郁金10g，焦六曲10g，香附6g，乌药10g，广木香5g，甘草5g，5剂。二诊：服药后，中土得和，运化有力，肝郁得舒，少腹痛消，经水自利。近日转纳香，便成形。次月再服上方加减，后访月事正常，痛胀未发。本案肝郁脾虚之腹痛，与仲景当归芍药散证大体相同。而同中有异的是：彼之肝郁，郁在血分。故重用芍药，合以川芎、当归以调肝养血。本案肝郁兼及气血。除用归、芍养肝以外，尚需川楝子、郁金、香附、乌药以舒肝之气。彼之脾虚，表现湿胜而肿，除用白术健脾燥湿外，乃合茯苓、泽泻以渗湿泄浊。本案脾虚，表现为消化不良，除用白术健脾益气外，又合六曲、甘草以消导和中。同中有异，异中有同，这就需要加减化裁，灵活运用。[现代中西医结合

杂志，2006；15（7）：864~866］

验案2：李某，女，29岁，已婚，1999年3月1日初诊。患者近一年来，每遇行经则少腹疼痛难忍，伴双乳胀痛，逐渐加剧，并逐感乏力，食纳锐减，消瘦。曾行腹部B超，胃肠钡餐造影等检查，仅现附件炎症。舌质淡，苔白，脉象细弦。究其病史，近一年情绪不定，易怒引动肝气。辨证：肝郁克脾。遵仲景养肝扶脾之法，以当归芍药散加减治之。处方：当归15g，芍药15g，茯苓12g，白术15g，川芎12g，香附18，郁金12g，延胡索15g，台乌12g，川楝子12g，甘草9g。嘱服上剂。此方经连用3个月经周期，腹痛消失，食欲正常，情绪稳定。［云南中医学院学报，2003；26（3）：8~10］

讨论：当归芍药散是首载于《金匮要略》治疗"妇人怀妊"，"腹中痛、妇人腹中诸疾痛"的名方。肝郁可导致气滞，气滞则可耗伤肝阴。肝郁又可克脾，脾气因之而虚。在治疗上，肝宜养，脾宜扶，少腹乃肝经循行之处，若肝郁气滞所致之少腹痛，应养肝扶脾。张仲景用当归芍药散，盖为此也。《金匮要略·妇人杂病脉证并治》篇："妇人腹中诸疾痛，当归芍药散主之"。《金匮要略·妇人妊娠病脉证并治》篇："妇人妊娠，腹中疼痛，当归芍药散主之"。当归、芍药以养肝，白术、茯苓以扶脾，佐川芎以理血中之气，伍泽泻以佐渗湿泄浊之功。

（三）寒凝瘀滞证

主要症见经前或经后小腹冷痛，喜按，得热则舒，经量少，经色黯淡，小便清长，舌质淡红，苔白润，脉沉。治宜温经化瘀，方以温经汤加减，或服桂枝茯苓丸。

处方：吴茱萸9g，桂枝6g，川芎6g，牡丹皮6g，当归6g，芍药6g，阿胶6g（烊化），党参6g，生姜3片，甘草6g，麦门冬15g，半夏15g。每天1剂，每剂煎煮3次混合，取汁500ml，分3次口服。每个月经周期自经前3天开始服药，连服5天，至经潮第2天，连续治疗3个月经周期为1疗程。

气虚乏力者加黄芪30g，去半夏；腰腿酸软、手足畏寒者去麦门冬，加附片20g（先煎），艾叶10g。

验案1：女，22岁，学生，2002年12月12日就诊。14岁初潮，月经色量尚正常，19岁时因下田劳动时，涉足水地，适经转，又生冷不忌，致每月来潮剧痛，自汗淋漓，呕吐，便意增加，经来不利，以温经汤方意加减：淡吴萸6g，川芎10g，生姜5g，桂枝6g，艾叶6g，炒当归15g，附子5g，生甘草5g，延胡索12g，泽兰10g，炒白芍12g，连服2个月，阴霾驱散，真阳益生，月事正常。本例仅取温经之意，未用原方阿胶、丹皮、麦冬等物，复加附子通行十二经，助吴茱萸、川芎、当归之力，用于寒凝瘀滞之痛经颇有疗效。推敲张仲景方意，因患者有"暮即发热"，"手掌烦热，唇口干燥"等症，故于温经之品中掺入丹皮、麦冬凉血润燥。而本案系寒证实证，故纯用温通之品。［现代中西医结合杂志，2006；15（7）：864~866］

验案2：赵某，女，23岁，于1998年7月12日初诊。患者月经错后已1年余，1年前，曾于月经未完时游泳，继之每当月经来潮时，则少腹冷痛，经期逐渐错后。查其脉沉缓，舌苔白。辨证：冲任虚寒，月经错后。治宜温经祛寒化瘀，方用温经汤治之。处方：吴茱萸12g，当归12g，川芎9g，白芍12g，党参10g，桂枝9g，阿胶12g，丹皮12g，半夏9g，麦冬12g，甘草9g，生姜5片。此方连服6剂，治疗3月，月经周期恢复正常。［云南中医学院学报，2003；26（2）：8~10］

验案3：张某，女，22岁，未婚。1999年3月5日初诊。患者15岁初潮，经期5~7日，周期28~30日，经量中等，色黑黯有块。近6个月来经行小腹冷痛，得热痛减，曾先后口服元胡止痛片及消炎痛治疗，疼痛暂缓。此次月经来潮，小腹冷痛，恶心呕吐，随即出现面色苍白，冷汗自出，故来我院就诊。刻诊：小腹冷痛，面色苍白，手足不温，恶心呕吐，乏力，月经紫黯有块，量少，小便清长，舌质淡，苔薄白，脉沉紧。B超示：子宫附件未见异常。诊断为痛经。证属寒湿凝滞型。予桂枝茯苓汤加减：桂枝9g，茯苓10g，桃仁9g，丹参20g，白芍药20g，延胡索12g，香附15g，五灵脂12g，川牛膝12g，代赭石12g，半夏10g，干姜8g，甘草9g。6剂，水煎服，日1剂。服药2剂后疼痛减轻，6剂后症状消失。此后，每次经前3~5日服上方6剂，共服3个月经周期。随访6个月未再复发。[河北中医，2002，24（10）：773]

讨论：本证多发生于青春期少女，此时少女正处于生长发育阶段，先天禀赋不足，肾气欠盛，加之学业繁重，思虑过度，暗耗肾精，以及情怀不畅，气滞血瘀，“邪之所凑，其气必虚”。经期摄生不慎，冒雨涉水或过食寒凉生冷，使寒湿客于冲任，寒邪与血相搏结，凝滞不畅，不通则痛，痛经乃作。病性乃肾虚为本，寒凝血瘀为标，治宜经前经期温经散寒、祛瘀止痛以治标，方中吴茱萸、桂枝温经散寒，兼通血脉以止痛；当归、川芎、赤芍、丹皮养血活血祛瘀；配合香附、乌药、延胡索、川楝、法半夏以行气，气行瘀自除；蒲黄、五灵脂、没药化瘀止痛；白芍、甘草缓急止痛。诸药合用，共奏温经散寒、祛瘀止痛之功。西医学认为痛经的发生与月经时子宫内膜释放前列腺素有关。前列腺素诱发子宫痉挛性收缩导致组织缺血而引起。现代药理学研究认为白芍具有镇痛、镇静、解痉，松弛平滑肌等作用，甘草中含有的类黄酮成分是平滑肌收缩的抑制剂，二药合用可抑制子宫收缩。吴茱萸、蒲黄、延胡索、当归均有明显的镇痛作用。当归、川芎、延胡索、赤芍、蒲黄还能扩张血管，增加血流量，改善子宫平滑肌的营养和缺氧状态，使痛经得到缓解。笔者体会还应当重视经后期的调理，针对肾虚气滞而设，乌鸡白凤丸温补肝肾，益气养血；归芍调经片疏肝健脾，使“肾气充盛，冲任流通”，才能达到根治的目的。同时告诫患者避免紧张，保持精神愉快，注意经期卫生，少食寒凉生冷等。

（四）血虚寒凝证

主要症见经期或经后小腹冷痛，喜按喜揉、得热痛减，月经量少，经色淡或暗滞，手足寒冷，面稍苍白，腰腿酸软，小便清长，苔白、脉沉细。治疗宜温经散寒，养血通经，方以当归四逆汤加减。

处方：当归12g，桂枝9g，芍药9g，细辛1.5g，炙甘草5g，通草3g，大枣25枚。每日1剂，水煎2次，分2次口服，3天为1疗程。

若血块多者加蒲黄、没药、五灵脂；呕吐者加半夏、白芥子；寒痛甚者加香附、元胡、艾叶、小茴香；腰膝酸软者加桑寄生、续断、菟丝子。

验案：李某，女性，25岁，未婚。有痛经史3年，每次均服用芬必得、元胡止痛片等药。收效甚微，且久之胃脘疼痛时作。曾针灸治疗，中药温经汤、少腹逐瘀汤、八珍汤亦服用，疗效不显，自述经期疼痛剧烈，少腹欠温，饮热水则舒，四肢无力，白带清稀，经量少而暗。刻诊：面色苍白，手足逆冷，言语低微，双手护其少腹。舌质淡，苔薄白，脉沉迟细弱。中医诊断：痛经。西医诊断：原发性痛经。治宜养血散寒，温经止痛。当归四逆汤加味：当归15g，白芍药15g，桂枝15g，细辛10g，炙甘草6g，通草6g，大枣12

枚，台乌药10g，熟附片5g，红花5g，水煎服。1剂服已，痛减十之六七，连服3剂，诸症若失。嘱其此后每次月经前3天连服上方3剂，连服3月而愈。该例患者从舌脉，面色可知其肝血不足，寒凝经脉。前方重在散寒止痛殊不知正气不足，抗邪无力，徒耗正气而增其苦。上方桂枝、附子、细辛、当归之品温经散寒。大枣、白芍药、甘草养血和营，水足则渠通，更伍以通草以疏利经脉，则寒湿自去而经水自通，用该方此三味必不可少，且芍药、甘草相配，酸甘化阴以缓急止痛，桂枝、甘草辛甘化阳以温其表。再加台乌药、红花者，增其行气活血止痛之力也。[上海中医药杂志，2002；(3)：25~26]

讨论：肾为冲任之本，胞脉系于肾而络于胞，肾阳虚弱，虚寒由生，冲任胞宫失煦，虚寒滞血，故而经期或经后小腹冷痛，经少色暗，得热则凝滞稍减，故疼痛减缓，非实寒所凝聚，故喜揉喜按。肾阳不足，故腰腿酸软，小便清长，在临床上只要掌握“经期或经后痛、经量少，得热痛减”这一辨证要点，治以补血温经，散寒止痛即能够切中病机。当归四逆汤，由当归、桂枝、芍药、细辛、甘草、通草和大枣组成，治疗虚寒型痛经，取得了良好的效果。方中当归养血、活血调经，与芍药合而补血虚，桂枝温经散寒、兼通血脉以止痛，与细辛合而除内外之寒。延胡索、香附配合加强了理气调肝止痛之效，半夏和中，甘草、大枣缓急止痛，益气健脾，既助归芍补血，又助桂辛通阳。更加通草通经脉，使阴血充，客寒除。

三　乳腺增生

乳腺增生是以乳房疼痛和出现肿块为主要临床表现的一种慢性疾病，本病属中医“胁痛”、“乳核”、“乳癖”等范畴。

一、病因病机

乳腺增生主要与冲任失调和肝郁气滞有关。其基本病机是痰瘀互结。冲任二经为气血之海，上为乳汁，下为月水。女子以肝为先天，肝藏血，主疏泄。若木失条达，肝气郁结，横逆于土，致脾失健运，日久冲任失养，上不能灌养乳络，气滞日久化火，炼液成痰，阻滞于经络，致血行不畅，凝而为瘀。痰瘀互结，积于乳房，导致乳房疼痛和出现肿块。乳腺增生症是乳房的一种非炎症性疾病，现代医学认为与卵巢功能失调有关，由于孕激素水平相对不足，雌激素水平相对过高，雌孕激素之间的比例失调，使乳腺组织周期性增生与复原失常，复旧不全而致。

二、辨证论治

（一）肝郁气滞证

主要症见胸胁乳房胀痛，可按及肿块，心烦易怒，喜叹息，面色少华，舌红苔薄白，脉弦。治宜疏肝解郁，方以小柴胡汤加减。

处方：柴胡24g，黄芩15g，半夏15g，党参24g，生姜9g，大枣6枚。水煎取汁500ml，分早晚2次服用，服2剂停1天，经期停服，连服3个月。

辨病论治加生牡蛎30g，浙贝母9g，夏枯草30g。胸胁乳房胀痛或刺痛者加郁金、川楝子；伴痛经或经色紫黑量少，有血块者加丹参、穿山甲；面色少华，精神萎靡，腰酸痛，白带多者加仙灵脾、杜仲；局部有热感，疼痛明显者加蒲公英、黄药子；体虚乏力者加黄芪；纳呆者加白术、砂仁。

验案：寇某，女，40岁，1988年10月初诊。自述右乳发现硬结，疼痛4个月，流血水1个月。4个月前于经前出现右乳有轻微胀痛，并发现一杏核大的硬结，以后每次经前均出现胀痛。近1个月来，平时亦胀痛，且流血水，在外院做钼靶照像，诊断为乳腺小叶增生。患者口苦咽干，头晕目眩，两胁胀满，纳呆，全身乏力，月经不调。查体：右乳外上象限有2.5cm×2.5cm光滑硬结，与深部组织及表皮均无粘连，有压痛，用力挤压右乳时有红色液体流出。舌苔薄白，脉弦。辨证：邪陷少阳，乳络瘀滞。治则：和解少阳，通经活络。处方：柴胡24g，黄芩9g，法半夏9g，党参15g，生姜9g，甘草9g，大枣3个，丝瓜络15g，王不留行15g，大贝粉3g，路路通12g，川楝子9g。水煎服，6剂后，乳房痛减，血水停流。18剂后，自觉症状消失，结节变软缩小，36剂后，结节消失，作钼靶照像复查，结节消失。[北京中医药大学学报，1996；19（2）：35~36]

讨论：《外科正宗》云："忧郁伤肝，思虑伤脾，积想在心，所愿不得志者，致病络痞涩，聚结成核，初如豆大，渐如棋子。"阐明了该病的病因和病机。脾为后天之本，气血生化之源，脾气虚弱，运化失职则痰浊内生。肝为风木之脏，性喜调达，肝木失调则气滞不畅，气滞则易血瘀。因此，气滞、血瘀、痰凝，使经络气血瘀阻，聚结成核是发生乳腺增生病的病理基础。小柴胡汤为《伤寒论》中的和解少阳之主方，主治伤寒少阳证。以本方加减为主方随证化裁，具有行气、解郁、祛痰、活血之功，使壅者通，郁者达，结者散，从而肿消痛止，诸症悉除。

（二）痰瘀互结证

主要症见临床主要表现为一侧或双侧乳房疼痛，扪及肿块，呈片块或颗粒结节样，质中或韧，扪之游移，触之痛著，经前加重，经后有减，或伴胸胁、肩臂牵痛，或伴月经不调、痛经、闭经，甚或不孕。治以化痰散结，活血通络，方以桂枝茯苓丸加减。

处方：桂枝12g，茯苓12g，赤白芍各10g，丹皮10g，桃仁10g。每日1剂，分2次煎服，饭前服。或炼蜜为丸，每次9g，温水送服，每天2次。经期酌情服用或停服，连续治疗2~3个月经周期。

辨病论治加当归10g，丹参10g，乳香6g，没药6g，橘核12g，青皮10g，甘草3g。痛引胸胁、肩臂者加炒柴胡6g，香附10g；经行腹痛者加艾叶6g，玄胡10g。

或服桂枝茯苓胶囊，每次3粒，每天3次，连服1个月或1个月经周期为1个疗程。间隔3~5天再服用下个疗程。

验案：王某，女，29岁，2000年1月4日初诊。双乳疼痛伴肿块4年余。4年前停止哺乳后发现双乳疼痛，并扪及肿块，以月经前为重，月经干净后症状消失，未予治疗。1年后症状逐渐加重，疼痛较剧，或见刺痛，肿块增大增多，有块状，亦有颗粒结节样，质韧不坚，按之游移，触之痛甚。患者形体丰满，面现黧黑斑，询知月经后期量少，色黑有块，经血下之不畅，伴痛经，察其舌质紫暗，边见瘀斑，苔白腻，脉滑。此乃痰瘀互结，乳络不通，胞脉痹阻，发为乳癖。治拟化痰散结，活血通络。药用基本方配合调经治疗，经前期加红花10g，益母草10g；行经期加炒艾叶6g，生蒲黄10g，五灵脂10g；经后期加山药15g，苍术6g，白术12g；经间期加鹿角霜12g，菟丝子12g，炒川断12g。经治疗3个月经周期，乳房疼痛消除，肿块消散，月经期、量、色、质正常，痛经亦愈。嘱患者继

以桂枝茯苓丸进服，以资巩固。半年后随访未见复发。[国医论坛，2003；18（5）：8]

讨论：女子以肝为先天，因肝主疏泄，肝气失疏，肝脾失调，气不化水，水湿内停，聚湿成痰，壅滞乳络，则血行不利；或脏腑功能失常，气血失调，痰瘀并结，阻滞乳络，积而成块，不通致痛；痰瘀阻滞，新血不生，乳络失养，其痛益甚。桂枝茯苓丸出自《金匮要略》，本方中桂枝和茯苓为君药，桂枝能化气，温通血脉；茯苓渗利湿气，又益心脾之气，使脾土健运，从而痰生无源；《滇南本草》云：丹皮破血行血，消癥瘕之疾。芍药归肝、脾经，丹皮、赤芍相须为用，共为臣佐药清血热，合桃仁化瘀血。桂枝、芍药，一阳一阴，茯苓、丹皮，一气一血，诸药合用，共奏其效，使得阴阳调和，气血流畅，达到活血化瘀，缓消癥块的目的。

四　不孕症

育龄妇女，夫妻同居2年以上，男方生殖功能正常，而女方不怀孕者，或曾有过生育，而间隔2年以上，不再受孕者，称为不孕症。前者称原发性不孕症，后者称继发性不孕症。本病与现代医学卵巢功能失调、子宫发育不良、盆腔炎、子宫内膜异位症、阴道炎等有关。见于《金匮要略·妇人杂病脉证并治》篇中“妇人少腹寒，久不受胎”。即不孕症。

一、病因病机

（一）冲任虚寒

《金匮要略·妇人杂病脉证并治》：“妇人之病，因虚、积冷、结气，为诸经水断绝，至有历年，血寒积结，胞门寒伤，经络凝坚”。胞宫虚寒，多为妇女在经期淋雨涉水感寒，或经期、新产生活不节所致。

（二）瘀血阻胞

女子以经、孕、产血为用，尤其是经、产用血之时，血室正开，稍有所逆，则可积滞成瘀，影响冲任和调，导致不孕。诸贪凉饮冷、冒雨涉水，以致寒凝血瘀；或素性忧郁，经所伤以致气滞血瘀；或经期、产后余血未净、血室正房帏，或因人流、药流损伤冲任，均可使邪毒内侵，胞血互结，影响冲任不能摄精成孕。

二、辨证论治

（一）瘀血阻络证

主要症见小腹压痛，腰骶疼痛，红少苔或有瘀斑，脉细小或涩。治宜活血化瘀通络，方以桂枝茯苓丸加减。

处方：桂枝12g，茯苓12g，牡丹皮12g，桃仁12g，赤芍12g。水煎服，每日1剂，分3次温服。

辨病论治加当归12g，穿山甲10g，路路通12g，夏枯草12g，丹参15g，蒲公英30g，地丁12g，仙灵脾15g，紫石英20g，甘草6g。气虚者加党参、黄芪；肝气郁滞者加柴胡、青皮；输卵管积水者加猪苓、茯苓皮、泽兰；少腹胀痛者加川楝子、延胡索。

验案：李某，28岁，1996年8月就诊。自诉于1993年6月因妊娠60天行人工流产术，术后3年未孕，曾多次间断治疗。1996年2月在某医院行输卵管泛影葡胺造影，示为双侧输卵管远端不通。症见：两侧少腹坠痛，经期劳累后加重，纳可，二便调，白带量正常。月经规律，经期5~6天，量中，色暗红，有血块，舌质红，苔薄白，脉细涩。妇科检查：外阴、阴道正常，宫颈光滑，宫体前位，正常大小，活动度可，双侧附件增粗，有压痛。基础体温、B超监测有排卵，男方精液正常。治以活血化瘀，通络散结法。药用加味桂枝茯苓丸：桂枝10g，茯苓12g，牡丹皮10g，桃仁10g，赤芍15g，路路通12g，当归12g，穿山甲10g，夏枯草12g，王不留行15g，蒲公英30g，地丁12g，益母草12g。水煎服，每日1剂。治疗2个疗程，于1997年4月因停经42天，查尿妊娠试验阳性，诊为早孕。于1997年12月自然分娩一女婴。[吉林中医药，2000；(5)：31]

讨论：输卵管阻塞所致不孕症病机为湿毒蕴结，瘀阻胞脉，气滞血瘀，久而成瘕，导致输卵管炎症阻塞，治疗上采用桂枝茯苓丸活血散结，破瘀消癥，抗炎，改善局部微循环，促其炎症软化和吸收而达到使输卵管通畅。方中桂枝温经行气，宣通心阳，辛散瘀滞；牡丹皮，桃仁活血祛瘀，消癥散结兼清湿热；茯苓渗湿健脾；赤芍缓急止痛，行血中之滞；五药共建通阳行水，化瘀消癥之功，行活血散结，破瘀消癥之效。通过促其血脉畅通，促其瘀血炎症的消散，对急性、亚急性或慢性炎症有明显抑制作用。

（二）冲任虚寒证

主要症见月经周期延后，量略少，色淡，伴小腹坠胀冷痛，性欲低下，双下肢凉感，舌淡苔少，脉沉细。治疗宜温经通脉，养血祛瘀，方以温经汤加减。

处方：吴茱萸、桂枝、半夏、麦门冬各9g，当归12g，芍药、党参、阿胶各10g，川芎、牡丹皮、生姜、甘草各6g。水煎服，每日1剂，分3次温服。

腹痛加玄胡9g，腰痛加杜仲10g，月经不调加醋炒香附12g，益母草15g，小腹冷痛甚者，去丹皮、麦冬，加艾叶12g。

验案：王某，女，28岁，1986年10月初初诊。婚后7年未孕，患者形体消瘦，面色萎黄，经期腹痛，少腹冷痛，经量少，有紫血块。舌苔白，脉沉细。妇科检查提示：幼稚子宫。此证属冲任虚寒，经血不调。治宜温经散寒、活血调经为主，拟用温经汤加减。治疗3个疗程诸症消除。停经45天后，作妊娠试验为阳性。于1988年元月顺产一女婴。[湖北中医杂志，1994；16（6）：16]

讨论：胞脉空虚，寒邪乘虚侵袭直客胞宫，引发胞宫实寒证。胞宫实寒迁延日久，久病多虚，可延变为胞宫虚寒，或身体虚弱，阳虚寒自内生，引发胞宫虚寒，导致寒凝血阻，冲任损伤，瘀滞作痛及胞宫藏泻功能异常，血脉运行失常，经血不能如期而至。温经汤可温通经脉，养血祛瘀。方中吴茱萸、桂枝温经散寒，当归、川芎、白芍、丹皮活血祛瘀、养血调经；阿胶、麦冬养阴清虚热，党参、甘草、半夏、生姜宣通调理气血，使气血协调，五脏安和，经脉通畅，冲任脉盛，则自能摄精受孕。

（三）肝郁气滞证

主要症见以月经错后，量少不爽，经前乳胀，小腹腰骶胀痛，心烦易怒、舌黯红或有瘀点，脉弦涩。治宜疏肝理气，调脾活血，方以四逆散加减。

处方：柴胡6g，丹皮、枳实各10g，白芍12g，甘草4g，当归15g。每日1剂，水煎，早、晚分服。

肾虚者加沙苑子、菟丝子、枸杞子等养肝补肾之品；肝郁气滞者加香附、青皮等疏肝理气活血之品；痰湿者加半夏、白术、白芥子等燥湿化痰之品；气滞血瘀者加郁金、川芎、丹皮等行气活血之品。

验案：刘某，女，26岁，干部。于2002年6月25日初诊。婚后3年未孕，夫妻生活正常，月经周期28~30d，持续3d，量少色暗红，时有血块，经前乳房胀痛。腰困乏力，小腹胀痛，妇科检查，外阴、阴道子宫大小均正常，双侧附件压痛（+），排卵期B超检测无排卵，舌质淡、苔薄白，脉弦细。证属：肝郁气滞，瘀阻胞宫。治疗宜疏肝解郁，活血调经。方药：柴胡、枳壳、白芍、郁金、牛膝、山栀、甘草各10g，路路通、穿山甲各6g，柴石英、香附各30g。5剂，水煎服，分早、晚服用。二诊：2002年7月26日，月经量较前增多，小腹胀痛减轻，排卵期B超检测卵泡1.0cm，继上方加菟丝子、牛膝各10g，连服10剂。3诊：2002年8月25日，以上症状消失，排卵期B超检测，卵泡1.6cm。上方去穿山甲、路路通，加杜仲15g，连服10剂，于2003年元月检查已怀孕2月。[陕西中医，2006；27（6）：664~665]

讨论：肝为五脏之一，有藏血、宣散疏泄的功能，对气机调畅有重要的作用，气机调畅时，才能气血和平，心情舒畅，冲任通盛，月事如期，如肝失疏泄，气机不利，血脉为之不畅，子宫藏泄失司，阴不化阳，阳不助阴，卵泡不能正常排出，只有肝气调和，血海充盈，精气旺盛，才能达到经孕正常。四逆散加味具有疏肝理气、调脾活血之功，因气为血帅，血为气母，气行则血行，气旺则血生，血旺则气足，气血运行通畅，才能有子。现代医学认为，本方有良好的调节内分泌系统，兴奋性腺，促进卵泡发育成熟和雌激素分泌，并调整脑垂体与卵巢的机能，从而促进排卵受精。

五　盆腔炎

盆腔炎是指女性内生殖器及其周围的结缔组织、盆腔腹膜炎症的总称。炎症可局限于一个部位，也可同时累及几个部位，或延至整个盆腔脏器及腹膜。其病理改变包括子宫内膜炎、子宫肌炎、输卵管卵巢炎、盆腔结缔组织炎及盆腔腹膜炎，其中以输卵管卵巢炎最常见。盆腔炎按其发病过程，临床表现可分为急性和慢性两种。急性盆腔炎发展可引起弥漫性腹膜炎、败血症、感染性休克，严重者可危及生命；若急性期未彻底治愈，则转为慢性盆腔炎，往往经久不愈，可反复发作，影响患者的健康、生活和工作，亦可造成家庭和社会负担。本病属于中医学妇人腹痛、痛经、带下、癥瘕等范畴。

一、病因病机

其病因多端，经期、人工流产、产后胞脉空虚，正气不足，湿热之邪乘虚侵袭，留滞下焦及冲任二脉而发为急性盆腔炎。慢性盆腔炎多由急性盆腔炎失治或久治不愈而来，病程较长，余邪寒湿痰瘀滞留下焦，损伤冲任胞宫胞脉而致气血失调。若不及时治疗或治之有误，加之湿性黏滞，缠绵难愈，本病常迁延日久，反复发作，转为慢性盆腔炎。其病机为日久寒湿之邪相夹，痰瘀互结，损伤冲任胞宫脉络而致气血失调。邪气与气血相搏结留而不去，瘀阻胞脉而致女性生殖器及周围结缔组织盆腔腹膜发生炎症、黏连、积块，渐而成瘕。

二、辨证论治

（一）湿毒壅盛证

主要症状见下腹剧痛或胀痛拒按，高热恶寒，或发热不恶寒，带下量多色黄，或脓血相兼，质稠秽臭。伴见头痛，恶心，纳差，口干喜饮，月经量多期长或见阴道不规则出血，小便黄少，大便燥结或腹泻。舌质红，苔黄腻，脉弦滑或滑数。治宜清热利湿，解毒化瘀，方以大黄牡丹皮汤加减。

处方：生大黄（后下）15g，桃仁15g，牡丹皮10g，冬瓜仁15g，芒硝（冲服）6g。水煎后去滓，内芒硝，再煎沸。一次服完或分2次服。

辨病论治加元胡索、益母草各10g，薏苡仁20g，紫丹参15g。若湿热蕴结，少腹痛拒按，低热起伏不退，附件增厚压痛，带下量多，色黄质稠如脓，原方加鱼腥草15g，红藤12g，苦参、椿根皮各10g；邪毒壅盛，发热口渴，加野菊花、连翘各10g，芒硝3g（冲服）；若瘀血停滞，腹痛且胀，或刺痛难忍者加红花6g，生蒲黄、五灵脂、枳壳、香附各10g，柴胡8g；若病程日久，少腹疠痛，属气虚者，加黄芪12g，党参10g；阴虚血少，加黄精、鳖甲、何首乌各10g；带下夹血丝，加海螵蛸、茜草根各10g；阴道瘙痒加苍耳子10g，苦参15g。另可用药渣加白酒炒热外敷腹部相应部位，每天1次，每次30分钟。月经第5天开始，敷10天停药，连敷3个月。

验案：杜某，女，25岁，1996年10月16日初诊。因宫外孕流产而引起少腹疼痛，腰酸胀坠，带下量多，经西医检查输卵管堵塞，确诊为盆腔炎，曾行输卵管通水等治疗，效果欠佳，停药后就诊中医。诊见少腹酸痛拒按，腰酸痛如断，带下量多，色黄质黏稠，味腥臭，经期腹痛加重，经行量少夹有血块，质紫暗。舌质红，苔微黄，脉弦而细数。妇科检查：阴道脓性分泌物多，子宫颈Ⅰ°糜烂，宫体后倾，活动欠佳，压痛明显。中医诊断：带下病（湿热型）；痛经。治以清利湿热，活血祛瘀。处方：生大黄（后下）、牡丹皮、桃仁、冬瓜仁、元胡索、益母草各10g，薏苡仁20g，紫丹参15g。月经第1天服用，每日1剂，连服3天。月经第5天以上方加炮山甲、鸡血藤各10g，每日1剂，连服10天。并用药渣加白酒拌匀炒热外敷少腹，每日1次，每次30分钟。按此法连续治疗4个月经周期，自觉症状消失，停经45天，尿液妊娠试验阳性。［江苏中医，1995；16（7）：15］

讨论：方中重用大黄能泄无形之邪，又能除有形之秽滞；薏苡仁、冬瓜仁协助大黄清热利湿，以达到消炎散瘀止痛的目的；桃仁、益母草、元胡索活血祛瘀生新；丹参一味功同四物，有补有行，与益母草同用则有补血祛瘀之功。全方清热利湿，解毒化瘀，扶正养血。针对湿毒瘀蕴结下焦的盆腔炎有良好疗效。

（二）瘀毒内结证

主要症状见下腹胀痛或刺痛，腰骶胀痛，低热起伏。伴见神疲乏力，带下量多，色黄气臭，经期腹痛加重，月经量多或经期延长，或见阴道不规则出血，小便黄赤，大便干结。舌质红或暗红，边尖瘀点或瘀斑，苔黄腻或白腻，脉弦滑或弦数。治宜消瘀破癥。方以大黄䗪虫丸。

方药：大黄䗪虫丸6g，每天3次。忌生冷酸辣肥甘厚味，忌暴饮暴食，调节情志。

验案：狄某，女，28岁，住院号9032。因停经50天，阴道不规则出血，小腹胀痛40天。于1986年10月15日住院。查体：心肺正常。肝脾未扪及。阴道后穹隆饱满，触痛阳性，子宫稍大，不活动，盆腔扪及一4月孕大之囊性包块，与子宫相连，不活动。Hb95g/L。尿HCG（-）。B超揭示陈旧性宫外孕，入院诊断为陈旧性宫外孕。给口服大黄䗪虫丸6g，每天3次，肌注青链霉素防感染。住院25天，盆腔包块缩小如50天孕大，出院继续服大黄䗪虫丸1月，于1986年12月15日复查，包块消失，子宫及附件均正常。[陕西中医学院学报，1996；19（2）：29]

讨论：本证多见于盆腔炎有包块患者，属癥的范畴。其病因病机多为产后（包括人流）胞脉空虚或经期血室正开，风寒乘虚侵袭，凝滞气血；或暴怒伤肝，气逆血留；或经期，新产房室所伤、气血凝滞；或忧思伤脾，气虚血滞等。大黄䗪虫丸为去瘀生新，攻补兼使之剂。方中大黄、䗪虫、干漆、桃仁、水蛭、虻虫、蛴螬等活血通脉，消瘀破癥以祛邪，即尤在经所说："润以濡其干，虫以动其瘀，通以去其闭"之理。地黄、芍药、甘草濡养血脉，和中缓急以扶正，亦即祛邪勿忘扶正之意。服之使人瘀血去，新血生，正气复然，癥自消也。临床上应用时注意对干漆过敏者禁用。

（三）湿热蕴结证

主症见下腹胀痛，腰骶胀痛，带下量多，色黄气臭。伴见低热起伏，神疲乏力，月经量多或经期延长，或见阴道不规则出血，经期腹痛加重，小便黄，大便干燥或溏而不爽。舌质红，苔黄腻，脉弦滑或滑数。治宜养血活血，健脾化湿。方以当归芍药散加减。

处方：白芍30g，当归10g，川芎10g，茯苓12g，白术12g，泽泻15g。水煎加酒服，或制为散剂，每服6g，黄酒调服。

辨病论治加牛膝12g，赤芍12g，连翘15g，柴胡10g，延胡索10g，鸡血藤30g。白带量多者加苍术12g，炒白术15g，泽泻15g，茯苓15g；腹痛为寒邪凝滞者减连翘，加肉桂6g；腰痛重者加续断10g，杜仲10g；腹胀坠重者加乌药6g，柴胡15g，延胡索15g。

验案：患者，36岁，1998年3月2日初诊。自1996年1月怀孕45d行人工流产，此后经常下腹坠胀疼痛不适，伴腰酸痛，白带量多、色黄，每遇劳累、性交及经期腹痛加重，月经规律，舌尖红、苔稍厚微黄，脉沉弦滑。妇科检查：子宫后位，大小正常，活动差，压痛明显，双侧附件均增粗压痛，B超提示子宫、附件均未见明显异常。诊断为盆腔炎。处方用：当归10g，白芍20g，茯苓15g，白术15g，泽泻15g，川芎12g，苍术12g，牛膝12g，赤芍12g，连翘15g，延胡索15g，柴胡15g，乌药6g。水煎服，每日1剂。服药1个疗程后腹坠胀痛明显减轻，白带减少，2个疗程后腹、腰均不痛，性交时腹部无痛感，白带正常，妇科检查子宫附件均无压痛。为巩固疗效，用上方6剂，随访半年未复发。[吉林中医药，2000；3：27]

讨论：本证多见由于经期、产后等胞宫空虚，如因摄生不洁或因手术损伤以致邪气乘虚而入，伤及胞宫而发病，多为正气不足，气血凝滞，虚实夹杂。治疗当活血化瘀，扶正固本，兼理气止痛。当归芍药散加味方中当归、川芎、牛膝、赤芍、鸡血藤活血化瘀、养血，白芍、延胡索、柴胡调肝理气止痛，茯苓、白术、泽泻健脾渗湿，连翘清热散结，方中当归配白芍调肝止痛，养血活血，与健脾除湿并举，是祛湿以补后天之本，助气血生化的重要配伍。全方具有养血柔肝、活血化瘀、健脾利湿、理气止痛功效。现代实验研究已经表明，本方及组成药物具有消炎、镇痛、镇静、改变血液流变性和调整植物神经功能等作用。因此，服用本方后可使炎性组织吸收，利于本病痊愈。［吉林中医药，2000；3：27］

（四）湿热瘀结证

主症见下腹部坠胀，疼痛及腰骶部酸痛，带下量多，色黄味臭。时有低热，神疲乏力，月经量多或经期延长，或见阴道不规则出血，经期腹痛加重，小便黄，大便干燥或溏而不爽。舌红或紫暗，苔黄腻，脉滑数或濡数等。体征有子宫后屈，活动受限或粘连固定，输卵管呈索条状增粗，并有轻度压痛等。治宜清热利湿，活血化瘀。方以薏苡附子败酱汤化裁。

处方：薏苡仁 30g，败酱草 30g，附子 6g。水煎服，顿服。或共为细末，每服 6g，每天 3 次。

辨病论治加红藤 15g，白花蛇舌草 30g，赤芍 15g，白芷、皂刺、丹皮、浙贝各 10g，青皮、制军各 6g。有寒者加吴萸，有瘀者加三棱、莪术，腰痛者加虎杖、豨莶草，气虚者加黄芪。

验案 1：王某某，女，27 岁，已婚，初诊时间 2000 年 7 月。自述小腹痛 3 年，近 2 个月腹痛加重，白带色黄，苔黄腻，脉沉细，舌紫暗有瘀斑。妇检：双附件增厚有压痛。治以清热利湿，理气化瘀止痛。方药：薏苡仁 10g，附子 3g，败酱草 15g，丹参 9g，赤芍 10g，木香 9g，桃仁 10g，公英 7g，茯苓 10g，红藤 15g，元胡 10g，5 剂水煎服，静滴阿奇霉素 0.5g。5 日后复诊，诸症减轻，此后单纯用中药治疗 15 天，诸症均除，随访 1 年未复发。［内蒙古中医药，2002；3：20～21］

验案 2：李某，女，32 岁，已婚，初诊日期 1995 年 6 月 14 日。患者曾生 2 胎，小产 2 次，1988 年 2 月间第 2 次人工流产后，发热四月余未退，伴少腹及腰酸痛，经某医院使用抗菌素治疗热退，少腹仍有不适，时有胀痛，压痛，解尿时尤为不舒，大便时肛门有后重感且劳作后加剧，每月经来潮少腹疼痛苦不堪言，腰骶酸胀，间有潮热，带下黄白相杂，有秽臭气，时有红色。刻诊：面苍形瘦，神怠，舌红边带瘀点，苔薄黄，脉弦数。妇检：子宫（－），两侧附件增粗，压痛明显，宫颈举痛。B 超示：盆腔附件炎症伴增粗，腹腔内少量积液。辨证为湿热内蕴，胞脉受阻，清阳不升。处方：薏苡仁 30g，败酱草 30g，附子 6g，红藤 15g，柴胡 6g，党参 15g，黄芪 24g，白芷 10g，皂角刺 10g，莪术 12g，丹皮 10g，白花蛇舌草 30g，赤芍 15g，乳香 8g，没药 8g，甘草 6g。每日 1 剂，7 日后复诊，少腹及压痛大减，后重感消失。入夜口干，纳差，上方去丹皮、乳没，加花粉 12g，麦芽 30g，浙贝 10g，再服 7 剂，时值月经来潮，已无痛苦感觉，精神转爽，再以上方加减调理 1 个月，各项检查均正常，追访半年未复发。［中国民间疗法，1997；（04）：49］

讨论：《金匮要略》薏苡附子败酱散所治肠痈属湿热蕴毒已衰，阳气不足，正不胜邪之慢性肠痈，表现与慢性盆腔炎相似，从药理分析全方具有抗菌消炎、增加免疫吞噬作用，能改善血液循环，增强炎症的渗出吸收与修复功能。方中败酱草、薏苡仁、附子治下腹部炎症，丹参、赤芍、元胡、桃仁等理气活血化瘀止痛，茯苓除湿。诸药合作清热除湿，理气活血化瘀止痛。

（五）气滞血瘀证

主症见下腹部胀痛或刺痛，痛处固定，腰骶胀痛，经行腹痛加重。伴见月经过多或经期延长，经色暗红，夹血块，胸胁或乳房胀痛，白带量多色白或黄。舌质暗红，或见瘀点或瘀斑，脉弦或弦涩。治宜破血逐瘀，理气止痛，消除癥积。方药下瘀血汤加味。

处方：大黄 9g，桃仁 9g，地鳖虫 6g。水加适量白酒煎服，或共为细末，炼蜜为丸，重 9g，每服 1 丸，黄酒送下，每天 3 次。

辨病论治加三棱、莪术、元胡、乌药、赤芍、仙灵脾各 10g，水蛭 3g（研粉吞），党参、当归各 15g，生黄芪 30g。湿热明显者加黄柏 10g，忍冬藤 15g，月经过多或经期延长者加炒蒲黄 10g，花蕊石 20g，久病体虚者加黄芪、党参各 20g，脾胃虚弱者加炒白术、云苓各 10g，水煎内服，每天 1 剂，15d 为 1 疗程。经行期照服。

验案：王某，28 岁，工人，已婚，1997 年 10 月 10 日初诊。经行腹痛呈进行性加剧年余。二年前曾行人流术，术后半年出现经行小腹疼痛，逐月加剧，经量增多，经期延长，经色淡并有瘀块，经后头晕乏力，腰酸腿软。二年来未再怀孕。诊见面色少华，纳谷欠馨，舌淡有瘀斑，脉沉细。妇检：外阴已婚式，阴道通畅，宫颈光，后穹窿处触及黄豆大样结节 2 粒，有触痛，子宫后位，正常大，两附件（－）。西医诊断为子宫内膜异位症。中医诊断为痛经，癥瘕。此乃素体脾肾气虚，人流后冲任受损，离经之血滞留胞脉，日久成癥，不通则痛。现值经前，予基本方去大黄、仙灵脾加桂枝、炮姜、制乳没、炒小茴香，7 剂。药后经行腹痛明显好转，血块减少，5 天经净。继用基本方随症加减，3 个月后腹痛消失，月经量色正常，妇检后穹窿结节一粒消失，一粒明显缩小。继以前法治疗，1998 年 4 月 8 日因停经 45 天来院尿检 HCG 阳性，嘱注意摄生养胎。［四川中医，2001；19（5）：49～50］

讨论：本证多见于子宫内膜异位症。其症状的产生是因为移植在宫腔外的子宫内膜在月经期中也会随卵巢激素水平的下降而脱落出血，这种出血因异位于胞宫之外而无出路，成为“离经之血”，也即是“瘀血”，久则瘀血逐渐增多，症灶周围纤维组织增厚而成癥积。因此在临证时抓住“瘀血”这一主要病机，不论患者月经量多或少，经色鲜红或黯滞，有血块或无血块，均应以化瘀为治疗原则，方能切中病机。正如唐容川所说：“世谓血块为瘀，清血非瘀，黑血为瘀，鲜血非瘀，此论不确，盖血瘀离经，清血也，鲜血也，然既是离经之血，清血鲜血亦是瘀血，离经既久，则其血变作紫色”。下瘀血汤由大黄、桃仁、䗪虫组成，为《金匮要略》治产后瘀血腹痛方剂。方中大黄善攻逐瘀血，桃仁破血行瘀，䗪虫逐瘀通经破结，三药合用，破血逐瘀之力颇猛。加入桃仁、地鳖虫、水蛭、莪术、三棱破血逐瘀，尤以水蛭、地鳖虫能搜剔脏腑经络间之瘀血。张锡纯谓“水蛭专入血分，于气分丝毫无损，但破瘀血而不伤新血”，说其“善破冲任之瘀”，三棱、莪术为化瘀血之要药，性非猛烈而建功甚速。诸药合用，紧扣“祛瘀”这一治疗原则。现代药理研究，这些药物有抗凝溶纤作用，对改善和消除内异症存在的瘀血有直接作用，这样能使局部瘀血、水肿得以消散，纤维组织溶解，包块缩小而达到治疗目的。攻“瘀”不忘扶正，养正以除积聚。“虚人之积，不便攻治者，亦宜攻补兼施以求克敌”。方中加用黄芪、党参、仙灵脾以益气温肾助阳，推动血液运行，助活血祛瘀药清除瘀血消除癥积。同时这些药能调节人体内分泌，增强免疫功能，起到扶正作用，达到抵抗异位内膜的侵入和阻止其发展。

（六）寒湿凝滞证

主症见下腹胀痛有冷感，腰骶胀痛或冷痛不适，带下量多，色白质稀。形寒肢冷，经期腹痛加重，或见月经延后，量少，色紫暗。舌质淡暗，苔白厚或滑腻，脉沉弦或弦紧。治法宜遵循非温不化、非破不行、非行不散的原则。消瘀不能伤正，补益不可留邪。方药桂枝茯苓丸化裁。

处方：桂枝12g，茯苓12g，牡丹皮12g，赤芍12g，桃仁12g。水煎服，或为蜜丸，每次饭前温水送服1丸，每天2次。不知，加至每天3丸。

湿热阻滞型治宜清热利湿、行气止痛，上方去桂枝加红藤、败酱草各30g，柴胡10g，泽泻15g。伴盆腔炎性包块者加黄芪30g，三棱、莪术各15g，偏寒加香附、川楝子各10g。寒湿痰瘀凝滞型治宜温经散寒，燥湿化痰，理气活血化瘀，桂枝茯苓丸加苍术、白芥子各15g，穿山甲10g。1月为1个疗程，一般治疗3个月。

验案：韩某，女，33岁，已婚，初诊日期2000年6月12日。患者于1999年8月放置节育环后腹痛，逐渐加重，牵扯腰痛，遂将节育环取出。但腹痛并未缓解，虽经抗生素治疗，症状亦未消除。同年12月B超检查发现右下腹肿块，于1999年4月10日以慢性盆腔炎、右侧附件囊肿行剖腹探查术。术中见盆腔内有炎性渗出液约8ml，双侧卵巢囊肿。行双侧卵巢囊肿剥除术，术后抗炎治疗。但患者腹痛、腰痛始终未见明显减轻，经前、经期加重，下坠感明显，性生活后腹痛难忍。1999年10月26日B超检查：①左侧卵巢囊性包块4.1cm×4.8cm。②盆腔积液。行后穹窿穿刺术，抽出盆腔积液6ml。镜检RBC满视野，WBC 5~8个。穿刺术后患者腹痛加重，故来我院门诊就诊。妇科检查：子宫后位，活动度差，双侧附件组织增厚，压痛明显，于左后方触及4cm×4cm×3.1cm大小肿块，触痛明显。治拟活血化瘀，消瘀散结。拟方：桂枝12g，茯苓15g，牡丹皮12g，赤芍10g，桃仁10g，白芥子15，穿山甲10g，黄芪30g，三棱、莪术各15g。上方加减，并配合理疗，共治疗2个月（服药46剂），症状及体征均恢复正常。妇科检查及B超检查：左侧附件包块消失，子宫及附件未见异常。[吉林中医药，2005；25（3）：28]

讨论：本证病机为日久寒湿之邪相夹，痰瘀互结，损伤冲任胞宫脉络而致气血失调。邪气与气血相搏结，留而不去，瘀阻胞脉而致女性生殖器及周围结缔组织盆腔腹膜发生炎症、粘连、积块，渐而成瘕。治法应遵循非温不化、非破不行、非行不散的原则。桂枝茯苓丸中桂枝味辛、甘，性温，入心肺、膀胱经，能宣通心阳，温通膀胱，辛散瘀滞。茯苓甘淡，入心、脾、膀胱经，能健脾养心，祛痰行水。芍药味酸入肝，缓急止痛，柔养刚脏，兼顾化源，行血中之滞。牡丹皮、桃仁味辛苦性寒，活血化瘀，消癥散瘀，兼清瘀热。本方主治血瘀证，尤其是治疗妇科炎症包块、积液、小腹隐痛或腹痛拒按等效佳。桂枝茯苓丸还可降低全血黏度，改善局部血液循环，对急性、亚急性或慢性炎症均有明显抑制作用。

六　转胞

转胞之名首见于《金匮要略》，指膀胱扭转，膀胱之系缭绕不顺致脐下急痛，小便不通的病证，与现代医学的尿路结石、尿潴留有关。张仲景将转胞一病列于《金匮要略·妇人杂病脉证并治》篇，属于妇人杂病。亦有医家认为转胞为妊娠后期，胎气压迫水道，尿不得出。

一、《金匮要略》对转胞病因病机的认识

（一）肾气虚弱

原文："问曰，妇人病，饮食如故，烦热不得卧，而反倚息者，何也？师曰：此名转胞，不得溺也。以胞系了戾，故致此病。但利小便则愈，宜肾气丸主之"。其病机在于肾虚而膀胱气化不行。由于病在下焦，故饮食无碍，又因水不下行，浊气上逆，可见烦热而不得卧、倚儿而息等症。

（二）血寒积结

《金匮要略·妇人杂病脉证并治》："妇人之病，因虚、积、冷、结气……血寒积结，胞门寒伤，经络凝坚"。"虚"为肾虚，"积"为癥瘕积聚，"冷"包括阳虚和外寒。"血寒积结，经络凝坚"，可能为子宫肌瘤等病。"以胞系了戾，故致此病"可能指诸如子宫肌瘤等病理产物压迫膀胱所致的小便不利。

后世认为妊娠胎气不举，下压膀胱，或忍尿入房亦可导致转胞。

二、《金匮要略》对转胞的治疗

（一）肾气虚弱证

主要症见下腹胀急痛，小便不通，烦热喘息，不得卧寝，腰膝酸软，畏寒肢冷，舌淡，苔薄白，脉沉迟等。治宜补肾温阳，化气利水，方以肾气丸。

处方：金匮肾气丸 6g，每日 2 次。或金匮肾气丸改汤剂加减：熟地黄 25g，山茱萸 15g，山药 15g，牡丹皮 10g，茯苓 10g，泽泻 10g，桂枝 6g，附子 6g。共为细末，炼蜜为丸，每服 9g，每天 2 次，白水加酒或淡盐汤送下。或为汤剂，加酒少许水煎服，每日 1 剂，分 2 次温服。

验案：患者，女，27 岁，2000 年 4 月 3 日初诊。妊娠 8 个月，胎动正常，但突然小便不利，日趋点滴不通，腹部胀大，胀满不舒，在某医院施以导尿后，腹胀大减，回家后仍时欲小便而不通。刻诊：患者腹大如鼓，常感腰腿酸软，畏寒肢冷，舌淡，苔薄白，脉沉迟而虚。诊为转胞。治以补肾助阳，化气行水。方用金匮肾气丸加减：熟地黄 15g，山茱萸 12g，山药 12g，牡丹皮 6g，茯苓 15g，泽泻 20g，桂枝 6g，附子 3g。每日 1 剂，水煎，早晚分服。3 剂后即能自行小便，腹已不胀，但仍腰腿酸软。改服丸药，3d 后小便如常。[中国中医药信息杂志，2006；13（1）：84]

讨论：金匮肾气丸于大队滋阴益肾药中稍加桂附以温肾阳，目的在于阴中求阳，少火生气，故以"肾气"名之，治疗主证皆由肾气不足所致。方以附子、桂枝温肾阳而利膀胱，可促使膀胱气化复常，尿路通畅，潴留之尿液顺流而下；辅山萸、干地黄、山药滋肾阴，助肾阳，阴中求阳；佐茯苓、泽泻利小便，以利水通阳，使以丹皮通血脉，解除膀胱之系缭绕不顺。

（二）血寒积结证

主要症见下腹胀急痛，拒按，小便不通，烦燥不安，口干欲饮，舌质暗，苔薄少，脉细涩。治宜攻逐瘀血，化气利水，方以下瘀血汤合猪苓汤加减。

处方：大黄9g，桃仁9g，地鳖虫6g，猪苓10g，茯苓10g，泽泻10g，滑石10g，阿胶10g（烊化）。水加适量白酒煎服，去滓，阿胶分2次烊化服。每天1剂，分2次温服。

验案：张某，女，28岁，1990年10月8日诊。产后第五天，突感脐下胀满急痛，小便点滴而出，气急胸闷，呼吸急迫，急诊来院。测体温38.5℃，血压15/10kPa，血常规、X线检查、心电图均无异常。证见面色发青，口唇紫绀，坐立不安，小腹拒按，口干欲饮，发热恶寒，舌质暗，苔薄少，脉细涩。证属《金匮要略》之转胞范畴，乃由于恶露瘀阻，上迫胞系所致。治拟攻逐瘀血，化气利水。下瘀血汤合猪苓汤加减：大黄6g，桃仁、猪苓、茯苓、滑石（布包）、车前子（布包）、川芎各10g，炮姜3g，甘草5g。水煎服。2剂后恶露下，小便通。4剂后呼吸平，腹痛止，病告痊愈。［四川中医，2000；18（10）：36］

讨论：本方常见因尿路结石或子宫肌瘤等病理产物压迫膀胱所致的小便不利。

七 崩漏

崩漏是指妇女非经期不规则的阴道出血，是妇科中一种常见病、多发病。多属现代医学的功能性子宫出血、子宫肌瘤、更年期综合征及不全流产症等。阴道大量出血者为崩中，最早见于《素问·阴阳别论》“阴虚阳搏谓之崩”。漏，始见于《金匮要略》，称之为“漏下”，见于《金匮要略·妇人杂病脉证并治》篇。

一、病因病机

（一）冲任损伤

崩漏的发病原因有失于调养、喜怒不节、疲极过度、行经时同房等。发病机理是由于各种原因所致冲任损伤，不能固摄以及瘀血内阻、新血不得归经所致。如《诸病原候论·妇人杂病诸候》说：“崩中之状，是损伤冲任之脉。冲任之脉皆起于胞内，为经脉之海，劳损过度，冲任血气，不能制约经血”。月经是否以时下与冲任二脉是否通盛有着很大的关系，而冲任二脉又隶属于肝肾，还赖于脾之生化充养，肾藏精，肝藏血，脾统血。冲任二脉与肾、肝、脾关系极为密切。

（二）虚寒相搏

如《金匮要略》原文：“寸口脉弦而大，弦则为减，大则为芤；减则为寒，芤则为虚；虚寒相搏，此名曰革。妇人则半产漏下”。

二、辨证论治

（一）冲任虚寒

主要症见前阴下血数十日不止，少腹里急，腹满。或伴疼痛拒按，夜暮发热，手掌烦热，唇口干燥等症。多有半产病史，致冲任虚损。治宜温经活血，方剂用温经汤加减。

处方：吴茱萸9g，桂枝、炮姜炭、制半夏、炙甘草、川芎、炒白芍、丹皮、当归、人参、麦冬、阿胶（烊化）各6g，水煎服，分3次温服。

恶心呕吐或纳呆者，半夏加至10g，去炮姜炭加生姜、砂仁各6g；苔白滑腻、舌淡或经血黯淡质稀者去丹皮、麦冬、半夏，炮姜炭加量至10g，加艾叶炭6g；经血量多而无腹痛，无血块者，加党参30g，川断15g；有血块伴腹痛者，加蒲黄15g（包）；经血淋漓不断者加蒲黄、木香各10g；舌红者去半夏、炮姜炭，加茜草，煅乌贼骨各10g。以上均为经前3～5天及经期方药，连续服药3个月经周期为1个疗程。

验案1：江某，女，29岁，2001年5月12日就诊。第一胎，孕40天，于3月28日行药物流产后，阴道出血45天，量多，夹瘀块（但较平时经量少），下腹隐坠痛。经B超证实孕囊已排出。症见倦怠乏力，面色萎黄，舌淡苔薄白，脉细弱。此乃药物流产后阴道出血时间延长。予温经汤减麦冬，加服三七粉3g，荆芥炭6g。服药1剂后下瘀血块约2cm×2cm，随即出血量减少，腹痛缓解，再予温经汤3剂，阴血止。随访3月月经恢复正常。[实用中医药杂志，2004；20（7）：360]

验案2：王某某，女，40岁，2002年4月2日初诊。患者既往月经规律，近两年月经20～60天一潮，持续20余日，需服止血药止血。曾行诊断性刮宫，病理报告：子宫内膜单纯性增生。末次月经2002年3月10日，至今20余日未止，量时多时少，色淡红，有血块，伴头晕乏力，腰酸，心烦易怒，舌质淡黯，苔薄白，脉弱。证属气虚血瘀。治宜益气固摄，化瘀止血。处方：吴茱萸3g，当归12g，白芍、丹皮各15g，川芎、半夏、麦冬、党参各10g，桂枝、甘草、生姜各6g，阿胶（烊化）9g，生牡蛎、仙鹤草各30g，黄芪25g，三七粉（冲服）8g。7剂，水煎服，日1剂。二诊：服药后血止，余症减轻。上方去生牡蛎、仙鹤草，加炒川断、旱莲草各15g，再进3剂，如法调理3个月，随访月经正常。[四川中医，2003，21（12）：52]

讨论：温经汤出自《金匮要略·妇人杂病脉症并治》，云“妇人年五十所……曾经半产，瘀血在少腹不去……当以温经汤主之”。《医宗金鉴·妇科心法》云：“凡胞中虚寒，一切经病，皆因经水来多，胞虚受寒所致。或因受寒过期不行，小腹冷痛者，宜用大温经汤”。崩漏病机为气血阴阳亏虚，胞宫滞寒，冲任失调，兼瘀阻胞脉所致。温经汤中有参草四物汤（去熟地）益气健脾，养血和营；吴茱萸，炮姜炭，桂枝温经散寒止血；阿胶、麦冬滋阴养血止血；制半夏燥湿化痰止呕；丹皮活血化瘀。现代药理研究，当归、吴茱萸能兴奋子宫肌，收缩子宫；白芍、桂枝、丹皮能改善子宫肌及子宫内膜血循环。方中寒热并用，气血阴阳双调，标本兼顾，补而不滞，攻而不峻，故对功能性子宫出血有良好疗效，尤其适合因冲任失调，气血亏虚，胞中虚寒兼瘀，而引起的月经过频，经期延长，经量过多或淋漓不尽者。

药物流产致冲任损伤而不固，不能摄血养胎，胎元不固而胎下，但阳气也随血而泄，使冲任虚寒而不能摄血。离经之血不去，瘀血阻滞，则新血不安，所以阴道出血时间延长。《金匮要略》用温经汤治“曾经半产，瘀血在少腹不去”之崩漏，“亦主妇人少腹寒，久不受胎，兼取崩中去血，或月水过多，及至期不来”之冲任虚寒、夹有瘀血证，与药物致流产后经血时间延长的病机相符。

（二）冲任不固

主要症见经血非时而漏下不止，血色浅淡，伴面色㿠白少华，心悸气短，舌淡苔薄白，脉沉细弱。冲任虚损失于固摄，与肝不藏血、脾不统血、肾失封藏有关，非血热和血瘀。治宜调补冲任，养血止血。方用胶艾汤加减。

处方：熟地黄15g，白芍12g，当归9g，川芎6g，阿胶9g，艾叶炭6g，甘草6g。水加适量白酒合煮，去滓，纳入阿胶烊化，每天1剂，分3次温服。

辨病论治加炮姜炭10g，棕榈炭15g，煅乌贼骨20g。肾虚者加川断、杜仲各10g；血瘀者加赤芍15g，桃仁9g；血热者加黄芩10g，栀子12g，生藕15g；阴虚血热加黄芩、知母各15g。每月月经前5d开始服用，连服10剂，应用3个月。

验案1：张某，女，43岁，已婚，2000年3月9日初诊。自述从1999年7月开始，月经周期紊乱，经量过多，长达半年之久，经用西药治疗疗效不显。此次因工作劳累，经行淋漓不断1月未净，量多色鲜红无块，头昏神疲，心慌气短，腰酸困，腹隐痛，面色苍白，舌质淡、脉细弱。证属失血过多、气血两虚、气不摄血、血不归经。治宜养血固冲、益气摄血。处方：黄芪20g，党参15g，当归、白芍、生地、阿胶（烊化）、山茱萸、女贞子、旱莲草各10g，地榆炭、小蓟炭、仙鹤草、茜草各15g，焦艾叶、焦芥穗、生甘草各6g。经连服4剂血止，诸症减轻。后以归脾汤加生地、阿胶、鹿角胶、女贞子、旱莲草，以巩固疗效继服5剂，诸症平复。半年后随访月经周期、经量正常。[甘肃中医学院学报，2002；19（1）：41]

验案2：患女，26岁，2002年2月12日初诊。16岁初潮，5年之内月经尚正常，21岁时，适经期，过度劳累，量多，拖10天。曾用丙酸睾丸酮及中药固涩之品，病情曾有好转。这次1月28日来潮，至今未断，腰部下坠。脉虚细，舌苔薄白，舌质淡。系冲任失守，气不摄血所致，当温经止血，胶艾汤加减：阿胶珠15g，当归炭12g，炒杜仲12g，菟丝子30g，艾叶炭5g，乌贼骨12g，狗脊炭12g，远志炭5g，生地炭12g，熟地炭12g，炙黄芪24g，升麻炭1g，炙甘草5g，5剂。服后血止，无痛感，次月过期来潮，量不多，再采用前方加减，去升麻、炙黄芪，改用藕节，6天血自净。随访均正常，次年怀孕。[现代中西医结合杂志，2006；15（7）：864~866]

验案3：宋某，女，32岁，已婚，1998年2月25日初诊。患者月经淋漓不断半年余，色淡质稀，伴面色不华，腰痛不适，头昏乏力。妇科检查诊为功能性子宫出血。舌质淡白，舌边有齿痕，苔薄白，脉象细弱。辨证：冲任不固，气不摄血。拟胶艾汤加味治之。处方：阿胶15g，艾叶9g，当归15g，川芎12g，白芍12g，焦杜仲15g，菟丝子15g，女贞子15g，枸杞子15g，焦地榆15g，黄芪15g，甘草6g。此方连服10剂，月经基本干净，继服10剂，腰痛消失，头昏乏力明显好转。此后月经1月1行，量色正常。[云南中医学院学报，2003；26（2）：8~9]

讨论：妇人崩漏或胎漏，下血愈多则血愈虚，血虚往往导致气虚，气虚不能摄血则下血愈多，二者互为因果。欲求其本，必须养血止血，张仲景对漏下、妊娠下血，半产续下血，以胶艾汤为通治之方。《金匮要略·妇人妊娠病脉证并治》曰：“妇人有漏下者，有半产后因续下血都不绝者，有妊娠下血者，假令妊娠腹中痛，是为胞阻，胶艾汤主之”。胶艾汤即四物汤加阿胶、艾叶、甘草，存调理冲任之意，临床用作虚寒型月经过多、崩漏、胎漏的常用方。全方具有补血调经、活血祛瘀、行气止痛之功，使补中有通，补而不滞血，通而无破血之忧，补中有散、散中有收，是为止血之妙方。但必须随证加减，特别在治胎漏时，当归、川芎更须慎用。对冲任虚损、阴血不能内守的月经过多、持续不断及崩漏，因阿胶补血止血，艾叶暖宫止血，且配合芍药、甘草缓急止痛，确有一定疗效。

（三）肝郁血滞

主要症见经血非时而下，时下时止，或淋漓不断，伴胸胁、乳房、小腹胀胁、乳房、小腹胀满或刺痛，善太息，舌体略紫暗，脉芤中带弦。为七情不遂，肝郁血滞，胞脉瘀阻，致经血非时而渗溢宫外。治宜行气解郁，活血止漏。方剂用旋覆花汤。

处方：旋覆花 10g，葱白 4 茎，茜草 6g。水煎煮，每天 1 剂，顿服。

辨病论治加车前子 20g，蒲黄 12g，当归、赤芍、川芎各 10g。

验案 1：张女，32 岁，药物流产后 2 月余仍淋漓不尽，少腹时痛，痛时见红，时止时行，腰酸痛，脉细弦，舌质淡红苔白，曾用抗菌、止血西药及温补化瘀汤剂治疗无效。现 B 型超声提示：宫腔内见约 36mm × 24mm × 17mm 增强团块及少量液性回声。此为瘀结少腹，滞而不通。予旋覆花汤：旋覆花 12g，茜草 15g，青葱管 10 根，当归、赤芍、桃仁各 10g，川芎 6g，甘草 6g，益母草 20g，3 剂后下瘀血数块，血渐止，痛消失。复查超声“宫腔内未见异常回声，黏膜线显示清晰”。继进调补气血剂而复原。［河北中医药学报，2000；15（4）：26］

验案 2：陈某，23 岁。1998 年 8 月 12 日诊。妊娠停经 2 月，昨因负重突发少腹刺痛而下血，夜难入眠。舌淡、苔薄，脉弦细。曾有流产史。诊为半产漏下，瘀滞为患。方用旋覆花汤加味：旋覆花（布包）12g，青葱管 6 支，蚕茧少许，茜草、五灵脂（布包）各 10g。每日 1 剂，水煎顿服。连服 2 剂，排下瘀血数块及白色肉样物一块，随之痛减血止。续予补气养血之剂善后，月经也如期来潮。原方中新绛一味现缺，可以茜草丝棉或蚕茧代之，以行化瘀止血之功。［浙江中医杂志，2002；04：143］

验案 3：叶女，27 岁，3 月前经停 10 余日复行，量不多，间断下血不净，少腹时或收引不适及隐隐阵痛，反复用过抗菌、止血及温化中西药，症情依旧。诊脉弦软，舌质淡红苔白，B 型超声示：宫底部宫腔内直径约 32mm 增强团块回声，边界清楚，下缘宫腔内见线状不规则液性回声。证属瘀血结滞无疑，投旋覆花汤治之。处方：旋覆花、茜草各 15g，青葱管 10 根，车前子 20g，蒲黄 12g，当归、赤芍、川芎各 10g，3 剂。药未尽剂腹痛加剧，下瘀血块中夹有一白色团状物，从此腹痛不再，下血亦止。B 型超声显示宫腔内回声正常。续用十全大补剂收功。［河北中医药学报，2000；15（4）：26］

讨论：《金匮要略·妇人杂病脉证并治》有“妇人则半产漏下，旋覆花汤主之”的条文。《金匮要略》中“半产漏下”脉证条文有三处，独于妇人杂病脉证篇中示出处方。半产漏下，其在失血方面，固属虚寒，但漏下原因往往为半产留有瘀血所致，瘀血不去，漏下奚止。少腹乃肝络所布，旋覆花善通肝络而行气散结，更以新绛活血化瘀，青葱管助通阳气温散结滞，使结开则漏止，不必补也。方中新绛一药，陶弘景谓“绛，茜草也”。目今临床所谓漏下，自然流产有之，更多药物流产者，往往淋沥日久。借助现代先进的超声手段见宫内有残留物，辨证属虚寒而温补少效者，治用旋覆花汤去瘀散结，每收现刮宫之效。

八　阴道炎

阴痒是妇科较为常见的一种疾病。临床以外阴及阴道瘙痒不堪，甚或痒痛难忍，搔破流水为主要特征，并常伴有带下量增多等，亦称“阴门瘙痒”，“阴虱”。本证与现代医学的滴虫性阴道炎、霉菌性阴道炎、老年性阴道炎、外阴湿疹、外阴白色病变、外阴苔癣等病有关。

一、病因病机

外阴瘙痒是由于忽视个人卫生，久居阴湿之地，以致湿邪䘌虫侵入阴部；或因情怀不畅，肝郁脾虚，肝郁化火，脾虚生湿；或过食辛辣刺激食物，湿热蕴郁生虫致阴痒；或者因年老体弱，久病不愈，肝肾不足，精血两亏，血虚生风化燥，阴部肌肤失养而致阴痒。

二、辨证论治

（一）脾虚湿盛证

主要症见自觉前阴中湿冷，阴中瘙痒，白带甚多，伴见胸闷不舒，乏力，舌淡苔白，脉沉细迟等。治健脾燥湿，杀虫止痒，外洗方以蛇床子散加减。

处方：蛇床子30g，研末，以少量铅白粉和丸，为椭圆形如枣子大，直接纳入阴中。或为汤剂外洗，每天1次或2次。

辨病论治加苦参30g，花椒15g，百部15g，土茯苓30g，明矾15g，白头翁30g。局部搔破溃疡者，去花椒，加黄柏20g；瘙痒甚者，加苍耳子20g；外阴湿疹者，加石榴皮20g，地肤子20g；外阴白斑者，加白鲜皮30g，地骨皮20g；滴虫性阴道炎者，可配合外用灭滴灵等。用法：上药加水3000ml，煎沸10分钟后，滤出药液（药渣备第2次用，每剂药可煎洗2次）先熏后洗，每次坐浴20~30分钟。已婚妇女可用干净纱布蘸洗阴道口内，将阴道内分泌物清洗排出，使药液能较多的进入阴道，则疗效更佳。

验案1：张某，女，31岁，已婚，本校职工，2001年6月8日初诊。患者婚后孕3产1，曾做人流术2次。近2月来，阴部瘙痒不适，甚则破溃疼痛，浸淫流溢，白带甚多，每日需换内裤2次，带下呈乳白色凝块状，伴胸闷不舒，身倦乏力，精神不爽，舌质淡红，边有齿痕，苔白腻，脉弦滑。妇查：阴道口及阴道内布满凝乳状薄膜样分泌物，阴道壁及外阴红肿，取白带化验：霉菌（+++）。证属肝郁脾虚，湿盛作痒。治宜疏肝健脾，燥湿止痒。给予加味蛇床子散并加地肤子20g外洗，同时配服逍遥散加味3剂。二诊：经内外合治，患者阴痒大减，诸症好转，续用外洗方3剂熏洗。1周后，告知阴痒消。[河南中医，2003；23（8）：45~46]

验案2：女，39岁，农民，2002年3月12日初诊。平日尿解刺痛，白带腥臭，外阴有湿疹奇痒，复擦破。纳减，腰酸。脉濡数，苔腻。白带涂片滴虫、霉菌（+）。当收涩除湿，内外夹治。组方：苦参12g，土茯苓12g，地肤子12g，鱼腥草30g，蛇床子10g，鹤虱10g，薏米仁30g，凤尾草10g，车前草10g，白毛藤10g，甘草10g，7剂。药水加明矾石少许，打碎，烊化，外洗，连续1周，湿除尿清，白带恶臭全消。二诊清扫余邪，健脾化湿：苍、白术各10g，炒扁豆花10g，山楂10g，茯苓皮15g，蛇床子10g，薏米仁15g，忍冬藤15g，陈皮6g，车前草10g，生甘草6g，白毛藤10g，7剂。5~6d后，带水全消，涂片复查，滴虫、霉菌（-）。[现代中西医结合杂志，2006；15（7）：864~866]

讨论：阴痒以婚后妇女多见，而尤以30~45岁者发病率最高。从城乡发病率比较，农村则多于城市。按中医辨证分型，则以脾虚湿盛和肝经湿热者多见。从临床检验来看，则以霉菌和滴虫感染多见。因此，本病的发生，与妇女的生理和病理特点有着密切的关系。加味蛇床子散用于临床，疗效较为满意，对各种致病因素引起的阴痒，均有良效。方中蛇床子、花椒、百部杀虫灭虱，活血止痒；苦参、土茯苓清热燥湿，杀虫利水；明矾、白头翁燥湿收敛，清热解毒。诸药合用，共奏燥湿利水、清热解毒、活血化瘀、杀虫止痒之功效。不能否认《金匮要略》蛇床子治疗阴痒的专药作用。

九 经期感冒

经期感冒，即在月经来潮前或经期发生的感冒，病程较一般感冒长。可随着行经结束而逐渐自愈。至下次月经来潮之际，感冒随即再现，与月经周期关系密切。《金匮要略》称之为“妇人中风”。

一、《金匮要略》对病因病机的认识

在月经来潮前或正值经期，由于血室空虚，卫外之正气减弱，外邪余热乘虚而入，与正气相争，搏结于血室，即为热入血室，导致感冒之病发生。《金匮要略·妇人杂病脉证并治》篇：“妇人中风七八日，往来寒热，发作有时，经水适断，此为热入血室，其血必结，故使如疟状，发作有时，小柴胡汤主之。……妇人中风，发热恶寒，经水适来，得之七八日，热除，脉迟，身凉和，胸胁满如结胸状，谵语者，此为热入血室也。当刺期门，随其实而泻之”。妇女以血为本，经前胞宫尚未渗泄经血，若气血虚弱以气虚为主者，感邪易从寒化，临床经期感冒以风寒型患者居多。

现代医学认为妇女月经周期受神经内分泌的调节控制，经期雌激素、孕激素水平明显下降。雌激素水平下降使全身代谢水平低下，抗病能力明显减退，易受外邪感染。

二、辨证论治

（一）邪入血结证以小柴胡汤加减

主要症见经血不畅，恶寒发热，或往来寒热如疟状，鼻塞流涕，恶风，身痛酸楚，咽干燥而痛，心烦，脉弦，苔薄白等。治宜和解少阳，方药用小柴胡汤加减。

处方：柴胡20g，黄芩、人参、半夏、生姜、甘草各9g。水煎服，每天1剂，分3次温服。辨病论治加黄芩、陈皮、玄参、白芍、白术各10g，防风6g。

验案1：金某，女，35岁。恰逢月经来潮，外出办事，路上被雨淋约半小时，当晚回家高烧达39.5℃。服多种抗生素、退烧药。次日，寒热往来，先寒后热，体温最高39℃，继则汗出，体温稍降，恶心纳差，口苦口干，头痛，大便干结，尿黄，脉弦滑，就诊时体温38.6℃。此值月经来潮5天，经期刚过，尿黄，舌尖稍红、苔黄，脉弦滑。此即经期外感，热入血室证，用小柴胡汤加减治疗：柴胡15g，黄芩10g，煮半夏10g，党参15g，甘草3g，葛根15g，瓜蒌仁15g，天花粉15g，薄荷10g，白蒺藜10g。嘱加生姜3片，大枣5枚，3剂。服完1剂，体温未再升高，大便易解，服完2剂，体温在37.5℃左右，头痛、恶心等缓解。服尽3剂后，除稍感疲乏、口干外，余无不适，其舌质淡、苔薄白，脉和缓，守上方，去瓜蒌仁、白蒺藜，2剂而愈。[江西中医学院学报，2002；14（2）：39]

验案2：孙某，女，38岁，已婚，农民。1999年12月23日初诊。自诉每逢经期必发感冒，已两年余。每次月经来潮前4~5d即开始感冒，经期6~7d/27~30d，感冒延续时间约两周左右。曾多次服过克感敏、病毒灵、羚翘解毒丸等中、西药无效。其感冒症状是：咽干，咽喉疼痛，咳嗽，痰量不多，鼻塞流涕，晚上入睡前先有畏寒（冬季重，夏

季轻），后觉发热，但体温不高，有汗，心烦易怒，全身疼痛无力。脉象两手寸关弦细，尺无力。治用和解少阳，以小柴胡汤为主加味治之。处方：玄参、白术各15g，柴胡、黄芩、党参、陈皮、半夏、白芍、神曲各10g，防风、桂枝、甘草、生姜各3g，大枣4枚，水煎服，3剂。服上药后12月29日月经来潮，未感冒。为防止经期感冒再现，予补中益气汤与小柴胡汤交错服用治。经随访3个月未复发。[陕西中医，2002；23（10）：920～921]

验案3：患者朱某，女，31岁，在门诊初诊日期1996年6月16日。因月经提前、量多，一年以来在我院门诊给予健脾养血、固冲止血的方药，疗效欠佳，在此期间突发外感风寒，发热体温39℃，头痛心烦，恶心欲呕，胸满闷胀，不思饮食，舌质淡，脉滑细数。辨证为邪侵少阳，热入血室。治以和解少阳、清热凉血，投方药如下：柴胡15g，黄芩15g，党参20g，法半夏12g，生地15g，丹皮15g，地骨皮15g，青蒿12g，玄参15g，生姜3片，大枣3枚，甘草5g，三七10g。服上方3剂后，阴道出血已止，体温正常，寒热已退，饮食增加，精神好转，仍感有头晕，胸满闷胀，二便不调，上方去三七，续服4剂，诸证皆除。患者原为功能性子宫出血，病程以一年余，6月6日月经适来，量较多，色鲜红，挟有大血块，已持续10天不断，当此宫虚之际感受外邪，热入血室，见有邪入少阳的典型证候。治以和解少阳，清热凉血。方用小柴胡汤加生地、丹皮、地骨皮、青蒿养阴清热凉血，黄芩清解上逆之郁热，三七活血止血，药证相符，收效甚速。[湖南中医药导报，2002；8（6）：315]

讨论：妇人月经来潮时患外感病发热恶寒持续七八日，呈发作有时，而经水适断，为邪乘血室空虚袭入与血相结。这恰与《伤寒论》“血弱气尽，腠理开，邪气因入，与正气相搏……小柴胡汤主之”病机特点相符。诊断本证有四个特点：①有外感证；②与月经或大、小产后有关；③有神志症状；④有肝脉不利的胸胁、少腹部症状。

（二）风寒外袭证以柴胡桂枝汤加减

主要症见经期出现寒热、恶风、口苦、头痛、鼻塞、全身骨节酸困胀痛，咽干燥而痛，舌淡红，苔薄白或薄黄，脉象浮数或细数等外感症状。治以疏散风寒，方以柴胡桂枝汤加减。

处方：柴胡10g，桂枝10g，黄芩10g，杭芍15g，党参30g，半夏10g，生姜6g，大枣10g，炙甘草12g。风热型易党参为沙参30g，于经前3天服3剂，每日1剂，水煎服。3个月为1个疗程。

验案1：李某，女，40岁，职工，2001年10月6日初诊。患者自诉，每逢月经来潮时，1～2天发生感冒症状，已有2年余，多次服用青霉素V钾、维C银翘片、康必得、伤风胶囊、螺旋霉素等中西药物，症状不减。此次发病同以前一样，精神萎靡不振，发热重（体温38℃），恶寒轻，咳嗽痰黄而稠黏，咯吐不利，头痛，全身骨节酸困，汗出多，口苦咽干，喉痛声哑，轻微恶心，心慌，月经量大，色黑有块，小便黄赤短少，舌质尖红，苔薄黄缺津，脉象浮细数，用上方，重用金银花、黄芩、麦冬。处方：柴胡12g，黄芩25g，党参30g，半夏12g，桂枝12g，白芍15g，桔梗12g，桑叶12g，麦冬30g，荆芥10g，甘草12g，金银花40g。上方每日1剂，分2次水煎。服3剂后，邪去热退，症状缓解。又照上方服用2剂，病情痊愈。月经过后，嘱服归脾丸2盒。随访未再复发。《素问·评热病论》云：“邪之所凑，其气必虚”。妇人在月经来潮前或正值经期，由于血室空虚，卫外之正气减弱，邪气乘虚而入，导致感冒之病发生，出现寒热、口苦、头痛、鼻塞、全身骨节酸困胀痛，舌淡红，苔薄白或薄黄，脉象浮数或细数等外感症状。方中柴胡和解少阳在经之风寒，黄芩、金银花，清解少阳在腑之里热，半夏和胃降逆，桂枝发汗解肌，芍药敛阴和营，桑叶、桔梗、麦冬宣肺止咳，荆芥解表，党参、甘草益气和中。诸药合用，可达清里解表、调和营卫、扶正祛邪之目的。[河南中医，2002；22（5）：71]

讨论：妇女经期来临之际，随着气血下注胞宫，全身脉络相对空虚，邪气易于趁虚而入，说明经期愈近而越易感外邪，感冒随月经来临而加重，经停后可逐渐自愈。针对其发病特点，应于经前正气尚能抗御外邪之时，或正邪相争于表里之时，即处以柴胡桂枝汤充营卫而实腠理，正如《内经》所云："正气存内，邪不可干"。现代药理研究也证实本方能激活幼鼠的免疫功能，提高反复呼吸道感染患儿免疫功能。妇女以血为本，经前胞宫尚未渗泄经血，若气血虚弱以气虚为主者，感邪易从寒化。临床观察，经期感冒以风寒型患者居多。柴胡桂枝汤所具调和阴阳营卫气血之功与该病病机相吻合，更适于风寒型患者。针对经期感冒的发病特点，用中医药预防和治疗有着独特的优势。

十　先兆流产

先兆流产是指妇女妊娠12周以内出现以阴道少量出血，伴小腹疼痛或腰酸胀痛等为主要临床表现的疾病。本病属于中医学胎漏、胎动不安、妊娠腹痛等病症范畴。属于《金匮要略》妊娠腹痛、胎动不安范畴。

一、病因病机

本证病因多因肾虚，或劳累、跌仆、情志不遂等引起气血虚弱、血凝湿聚、冲任不固等而下血不止，与肝、脾、肾关系密切。病机多为下焦阳气虚弱，命火不足，虚寒之气内盛，子脏开而不合，胎儿有欲坠之势；冲任脉虚，胞中气血不和，胞脉阻滞，或冲任之气虚寒，虚则不能摄血而漏下，寒则气血凝滞而腹痛；或肝郁脾虚，脾虚不仅生血之源不足，而且生湿，湿盛则肿；肝郁则气机不调，血虚则运行不畅，故腹中痛。

二、辨证论治

（一）冲任不固、脾胃失和证

本证主要症状为阴道少量出血，色淡暗，质薄；小腹坠痛，腰酸痛，两膝酸软。伴见头晕耳鸣，夜尿频多，或曾屡有堕胎。舌质淡，苔白，脉沉细略滑。治宜调冲任，养胎固胎，方以小柴胡汤加减。

处方：柴胡20g，黄芩、人参、半夏、生姜、甘草各9g。水煎服，每天1剂，分3次温服。

辨病论治加白术10g，茯苓10g，陈皮6g，红枣6枚。腰酸明显加桑寄生、续断、杜仲、菟丝子；腹痛加白芍药、苏梗、木香；呕吐加竹茹、砂仁；阴道流血加苎麻根、地榆炭、血余炭、阿胶珠。服药期间，嘱病人卧床休息，禁房事。

验案：周某，28岁，工人。1998年2月16日初诊。停经60日，阴道流血5日。1995年10月结婚，婚后2年自然流产2次，均发生在妊娠2个月左右。本次流产于1997

年5月3日。此后心情紧张，害怕怀孕。经期32~37日1潮。末次月经1997年12月16日。本次月经60日未潮。1998年2月12日阴道流血，时下时止，量少，血色咖啡样，腰酸，少腹隐痛，伴泛恶，胃脘不舒，舌边尖红，苔白，脉细弦滑。尿妊娠试验阳性，B超检查宫内孕囊大小与孕期相符，并见胚芽及胎心搏动。西医诊断：先兆流产。中医辨证：情志不畅，气机失运，脾胃不和，胎失所固。治宜调畅气机，调和脾胃，养胎固胎。方取小柴胡汤加味：柴胡6g，姜半夏10g，党参12g，炙甘草6g，大枣6枚，生姜2片，苏梗10g，桑寄生15g，白术10g，茯苓10g，陈皮6g，苎麻根30g，地榆炭10g，炒续断15g。水煎服，每日1剂。服药3剂后阴道流血止，余症减轻。以此方出入，每日进服1剂至妊娠3个月，以资巩固。1998年9月20日足月分娩，母子平安。［河北中医，2001；23（4）：313］

讨论：先兆流产属于祖国医学胎动不安、胎漏范畴。然女子以血为本，经、带、胎、产无不与血有关。现代女性精神常处在紧张状态，气机易失于调达，气血失和，受孕之后易出现胎动不安、胎漏之证。再者孕妇阴血下聚养胎，冲脉之气颇盛，冲脉附于阳明，冲气犯胃，胃气上逆，脾胃不和。小柴胡汤虽为治疗少阳病之方，但从组方分析，柴胡轻清升散，疏肝达外；黄芩苦寒泄热；党参、半夏、甘草、生姜健脾和胃顺气；大枣味甘补血和中；加用白术、陈皮、茯苓则健脾和胃作用更强，而且黄芩与白术相配，清热安胎，为保胎良药。临证运用可调达气机，调和气血，调理脾胃，使胎有所养，胎有所固，达到母强子健的目的。

（二）阳虚阴盛证

主要症见妊娠六七月，腹痛恶寒，少腹阵阵发冷如风吹样感，胎愈胀大，自觉发热。脉弦。治宜温阳散寒，暖宫安胎，方剂选附子汤。

处方：熟附片8g（先煎），炒白术15g，茯苓、杭白芍各10g，人参6g。水煎服，日3次温服。

辨病论治加枣仁、黄芪各10g，炙甘草5g，大枣10枚。若腹痛加枳壳、砂仁，腰痛加杜仲、桑寄生，阴道出血加阿胶、艾叶。视病情可连服7剂，临床症状缓解后可5~10天服1剂，服至临床症状完全消失后停药。

验案：高某，女，26岁。婚后5年妊4胎均流产，其中2胎妊7月胎死腹中。3胎均求他医服安胎药数十剂无效。曾到上级医院作过病理遗传检查，未见异常。此次停经2月，妊娠试验阳性，求余诊治，自述少腹怕冷时痛，阴部如有冷风外袭，双下肢逆冷，入夜更甚，腰疼便溏，观其舌质淡，苔薄白，脉沉弱无力，两尺尤甚。处方：熟附片8g（先煎），黄芪、党参、白术、茯苓、枳壳、杜仲各10g，砂仁、炙甘草各5g，红枣10枚。连服3剂后腹冷痛及下肢逆冷大有好转，故守原方再进2剂，诸症消失。三诊守原方减熟附片为5g，10天1个疗程，连服2个月，足月顺产一女婴。［时珍国药研究，1996；6（4）：8］

讨论：附子汤治妊娠腹痛，以“腹痛恶寒，少腹如扇”为辨证要点，皆为下焦阳虚、阴寒腹痛之证。《金匮要略》书中未载方药，注家均认为是《伤寒论·辨少阴病脉证并治篇》之附子汤（炮附子二枚，芍药、茯苓各三两，白术四两，人参二两）。其主要功用在于补脾益气，壮阳温肾，暖宫散寒，止痛安胎。张潞玉指出：“用附子汤以温其脏，则胎自安。世人皆以为坠胎百药长，仲景独用以为安胎圣药，非神而明之，莫敢轻试也”。仲景列方于此是本着“有病则病受，去病即安胎”之义，只要符合辨证特点，症状表现为舌质淡胖，苔白而滑，脉沉细而滑，用之无妨。如阴寒不盛，小腹虽冷痛，而不是像扇冷风袭入者，宜附子汤去附子、白芍，加巴戟天、仙茅、仙灵脾之类，以温养肾阳而固胎，较为安全而有效。

（三）气血虚弱证

本证主要症见阴道少量出血，色淡红，质清稀，小腹坠痛或伴腰酸痛，神疲肢倦。伴见心悸气短，面色无华或萎黄。舌质淡，苔薄白，脉细缓略滑。治宜养血健脾。方以加味当归散。

处方：当归12g，芍药12g，黄芩10g，白术10g，川芎10g。水煎服，或为散剂，每服6g，米饮服下，每天2次。

辨病论治加菟丝子12g，杜仲12g。畏寒肢冷，腰腹冷痛者加巴戟天10g；小腹下坠甚者加黄芪15g；脾肾不足，出现腹胀矢气、大便偏溏者加苏梗5g，煨木香3g；心烦不得眠者加钩藤15g，炒枣仁6g，茯神10g。

讨论：胎动不安的发生，与肝、脾、肾及阴血不足有关。当归散源于《金匮要略·妇人杂病脉证并治》，由当归、芍药、黄芩、白术、川芎等药物组成，具有养血健脾、清热安胎之功，为中医妇科常用方药。方中当归、白芍补肝养血益冲任，其中白芍还有养血柔肝、缓中止痛的作用；川芎可行气血之滞；黄芩清热凉血，血不妄行而安胎；白术健脾益气，“气以载胎”；杜仲、续断、寄生、菟丝子皆为强腰壮肾安胎之品；配合阿胶补血止血安胎。纵观全方，共奏健脾益气、养血柔肝、补肾安胎之功，施用于临床，效如桴鼓，故张仲景《金匮要略·妇人妊娠病脉证并治》中说：“妇人妊娠宜常服当归散主之”。患者需注意饮食起居，按时服药，慎房事和预防外邪侵袭。

（四）血滞湿聚证

主症见阴道少量出血，色鲜红或深红；小腹拘急疼痛不舒或腰胀痛；口干咽燥。舌质红，苔黄，脉滑数或弦滑。治疗方法养血疏肝，健脾利湿。方药当归芍药散化裁。

处方：当归9g，芍药48g，茯苓、白术各12g，泽泻、川芎24g，散研细末，每次6g，以酒送服，日3次。

验案：李某某，女，26岁，2002年11月4日初诊。停经45d，下腹部绵绵作痛，时作时止7d，曾服3剂中药无效来诊。腹痛，纳食尚可，时有呕恶，口干喜饮，大便正常，小便略黄，舌质淡，苔薄黄，脉滑。查尿HCG（+），B超可见：子宫倾后约4.5cm，宫内见1.6cm×1.3cm孕囊，双附件阴性。此为气血不和，妊娠腹痛。治以调理气血，益肾固胎。用当归芍药散合寿胎丸化裁：当归、炙甘草、白术、茯苓、苏梗各10g，白芍30g，菟丝子、桑寄生、川断各15g。水煎2剂后腹痛减轻，再服2剂腹痛消失。以后腹痛未见反复，届时足月顺产一女婴，母女健康无恙。［中国中医基础医学杂志，2005；11（12）：943～944］

讨论：当归芍药散以气血不和、脾虚有湿为组方依据，加酒则取其引药入血。原方中各种药物的比率是归：芍：苓：术：泻：芎＝3：16：4：4：8：8。以其大剂量的白芍和小剂量的归、芎配伍，既可养血止痛，又可防归、芎动血。当然，根据临症情况，药物的比率应该相应变化。砂仁、苏梗可调气安胎，而葱白能通阳散寒安胎。对于轻症的妊娠腹痛或妊娠腰痛，单用当归芍药散合寿胎丸即可。

（五）劳累或跌仆损伤证

主要症状见阴道少量出血，色红；小腹疼痛或腰胀痛；有外伤史。伴见精神倦怠。舌质红，苔薄白，脉滑无力。治宜和血养血，调冲固胎。方以胶艾汤。

处方：川芎、阿胶、甘草各6g，艾叶、当归各9g，芍药12g，干地黄20g，加清酒少许合煮，去渣后再加入阿胶熔化即可温服。

验案1：杨某，女，28岁，干部，1998年6月22日初诊。主诉停经3月，末次月经3月20日来潮，昨日劳动后引起腰脊酸痛，少腹疼痛，且有下坠感。阴道大量出血，即到妇产科检查，尿妊娠试验阳性，初诊为先兆流产，医嘱卧床休息，同时肌注黄体酮等药，2d后血仍未止，求余用中药治疗。症见面色苍白，头晕眼花，四肢困倦，胃纳呆滞，胎动不安，少腹坠痛连及腰部，似有临盆预兆，阴道内有较多褐色血液，宫颈着色，宫底在耻骨上约三横指，并稍有压痛，脉象微弱，舌苔薄白。此因劳累过度，耗伤气血，冲任虚亏，中医诊断为胎动不安（气血虚型），西医诊断为先兆流产。治以养血安胎摄血为主。方用胶艾汤加味。方药：黄芪15g，党参12g，当归身6g，生地黄10g，白芍10g，阿胶（烊化）10g，川芎2g，砂仁3g，续断15g，桑寄生12g，广艾叶炭6g，血余炭12g，苎麻根6g。共服3剂。二诊：前药服后，腹痛基本消失，阴道出血明显减少。上方去川芎加菟丝子12g，继进3剂。药后所有症状消失，病愈。随访已生育一男孩，母子俱安。［河南中医，2004；24（3）：16］

验案2：李某，女，28岁，农民。1978年8月27日初诊。主诉：停经3月，末次月经为5月24日。昨日上午在田间劳动时不慎跌倒，下午即感腰酸腹痛，既而见红少许，渐至流血不止。现症：面色苍白，头晕目眩，四肢无力，不思饮食，少腹下坠，似有临盆预兆。检查：血压、体温正常，尿妊娠试验（+），脉象细数，舌苔薄白。此为劳伤过度，冲任受损所致。诊断：坠胎（先兆流产）。治宜止血安胎，拟胶艾汤加味。处方：阿胶（烊化）10g，艾叶9g，当归9g，川芎4g，熟地黄12g，白芍12g，续断10g，炙杜仲10g，苎麻根15g，甘草6g，2剂，水煎服。二诊，流血尽止，腹已不痛，饮食增加，但感口干微苦，时而胎动。大抵怀孕母气多火，得芩则安。随以上方去苎麻根，加黄芩10g，又2剂后，诸症全失，后足月顺产一女婴。［河南中医，2006；26（5）：16］

验案3：患女，30岁，职工，2002年10月17日初诊。经水过期2个月，尿检妊娠阳性，前晚腹痛，晨见少许漏红，下午转多。有流产史。而近3天骑车不慎，跌倒。脉弦滑、苔薄白。胶艾汤加减：阿胶珠10g，炒白芍12g，苏梗5g，狗脊12g，炙黄芪15g，焦白术12g，当归身15g，仙鹤草15g，艾叶炭3g，淮山药12g，炙甘草5g，苎麻根炭10g，红参10g，3剂。服后血止少许，腹仍痛，再服3天，腹痛亦缓，血全止。足月生一男孩，母子均安。由外伤造成胎气内损，胎动不安，故用阿胶、当归身养血止血，艾叶、白芍止痛止血，配以益气、固涩之品，标本同治，胎安血止。当时如果全盘照抄，将川芎之类用上，不免落井下石。［现代中西医结合杂志，2006；15（7）：864~866］

验案4：俞某，26岁，已婚，工人。1997年5月20日初诊。自述妊娠45天，近2天阴道少量流血，色淡红，质稀薄。伴有小腹绵绵痛，头晕神疲，面色萎黄，心悸少寐，纳差，舌淡苔薄，脉细滑。此血虚气弱，濡养不足，胎气不固之胎漏。西医诊断为先兆流产。治宜养血益气安胎。方选胶艾汤化裁。药用阿胶（烊化）15g，艾叶6g，白芍20g，炙甘草10g，当归6g，生地、熟地各10g，党参15g，白术10g，酸枣仁6g，砂仁（后下）3g。5剂，每天1剂。并嘱其绝对卧休息，禁房事。复诊阴道流血止，再予上方去当归，加川断15g，寄生15g，调治一月而愈。后经随访知其自然分娩生得一子。[时珍国医国药，2000；11（5）：431~432]

讨论：《医宗金鉴》曰："三月未成形象者，谓之坠胎"。冲为血海，任主胞胎，受孕之后，阴血聚于冲任，以养胎元。平素气血虚弱，气虚不足以载胎，血虚不足以养胎，加之劳累过度，加之跌仆闪挫，以致冲任受损，伤及胎元出血不止。如不及时治疗，或治不得法，势必导致坠胎流产。更兼怀孕以后劳累或跌仆有离经之血溢出，故下血不止。用本方加减以益气养血，固肾安胎。方中阿胶补血止血；艾叶利阴气，止痛安胎；当归、熟地黄、白芍养血安胎；甘草调和药性；加杜仲、续断、苎麻根补肝肾利血脉，止血安胎。诸药合用，共奏调补冲任、固经养血、止血安胎之功，血止胎安，豁然病愈。

十一　妊娠呕吐

妊娠妇女早期出现轻度恶心、呕吐等症状称为妊娠呕吐，或妊娠恶阻。见于《金匮要略·妇人妊娠病脉证并治》篇。现代医学称之为早孕反应，一般6周左右开始，12周以后自然消失。

一、病因病机

妊娠呕吐多是患者平素脾胃虚弱，阴血不足，由于妊娠之后，血聚养胎，则血海偏虚，而冲脉之气相对有余，失其冲和之职，冲气便随经脉上逆犯胃，致胃失和降，而出现恶心呕吐、不欲饮食等症。或素日脾胃虚弱，寒饮内停，妊娠后冲脉之气上犯于胃，挟饮邪一并上逆。

（一）脾胃虚弱

主要症见育龄妇女停经2月左右，出现恶心呕吐，不欲饮食，舌淡苔薄白，寸关脉平和有力，惟尺脉稍弱，无恶寒发热。治宜调理脾胃，协调阴阳。方以桂枝汤加减。

处方：桂枝9g，芍药9g，炙甘草6g，生姜9g，大枣12枚。水煎煮，去滓，温服。若恶寒者重用桂枝、生姜，气虚者加西洋参6g；痰浊中阻加茯苓、香薷各15g；肝胃不和加炒枳壳、陈皮、香附各15g。

验案1：帅某，女，25岁，干部。1999年5月8日初诊，闭经55d，以往月经正常，现呕吐10d，经门诊妇检、B超及化验室检查确诊为"早孕反应"，经用维生素B_6等药输液，呕吐不止，前来中医就诊。自诉近2d来不思饮食，呕吐加剧，面色苍白，头晕乏力，恶寒较重，舌淡苔白，脉细弱。处方：桂枝12g，白芍10g，生姜12g，甘草6g，大枣3枚，西洋参6g，3剂，每日1剂，文火煎，分3次饮服。5月12日再诊，恶寒呕吐已止，饮食增加，但仍感到头晕乏力，此乃病虽去气仍虚，再予桂枝汤原方加入西洋参8g，4剂善其后。随访，2000年12月顺产1男婴，母子均健。[吉林中医药，2003；23（6）：32]

验案2：蔡某，34岁，2004年11月3日初诊。患继发不孕5年，经过治疗后已经妊娠，末次月经9月29日。全身毛耸，瑟瑟发冷，胃脘不适、隐痛，多睡，晨起口苦，腰坠。舌稍红，苔薄白，脉细。治法：调和营卫，温中清热。方剂：阳旦汤加味：桂枝6g，炒白芍6g，炒黄芩6g，炙甘草6g，半夏10g，砂仁（冲）4g，陈皮10g，生姜5片，大枣5枚。3剂，水煎服。11月6日二诊：身冷减轻，口苦、胃脘痛均除。舌脉如上。治法：调和营卫，温中降逆。方剂：桂枝汤加味：桂枝6g，炒白芍6g，炙甘草6g，半夏10g，砂仁（冲）4g，甘松10g，生姜5片，大枣5枚。3剂，水煎服。11月9日三诊：身冷恶阻消失，大便软，晚间脘胀，口微苦。舌脉如上。拟香砂六君子汤加佛手10g，葛根10g，甘松10g，以善其后。[河南中医，2005；25（7）：11～12]

讨论：《傅青主女科·妊娠》载："妇人怀娠之后，恶心呕吐，思酸解渴，见食憎恶，困倦欲卧，人皆曰妊娠恶阻也"。《金匮要略·妇人妊娠病脉证并治》述："妇人得平脉，阴脉小弱，不能食，无寒热，名妊娠，桂枝汤主之"。其病机关键在于妇人受孕后气血下聚于冲任以养胎，给机体带来一系列变化，即气血紊乱，营卫失调，脾阳虚失其健运，不能食，且常恶寒，胃气虚失其和降，则上逆作呕。桂枝汤本为太阳中风证而设，如文"太阳中风，阳浮而阴弱，阳浮者，热自发，阴弱者，汗自出，啬啬恶寒，淅淅恶风，翕翕发热，鼻鸣干呕者，桂枝汤主之"。此间因妇人素来脾胃虚弱，阴血不足，孕后冲脉之气挟胎气上逆，而出现恶心、呕吐、不欲食之症，故以桂枝汤调理脾胃，使脾胃和则化气调和阴阳，中气健则启发气血生化之源，以养胎气。

（二）胃虚饮逆证

主要症见妊娠呕吐不止，时间持久，呕吐物多呈清水涎沫，并伴头晕心悸，口渴不欲饮，舌淡苔白略滑，脉弦。治以温中补虚，降逆蠲饮，方以干姜人参半夏丸。

处方：干姜、人参各3g，半夏6g。上3味，研细末，用生姜汁糊为丸剂，每丸重3g，每次1丸，每天3次。

验案1：女，28岁，干部，2003年4月12日初诊。孕2个月，呕恶已1个月，纳少便稀，胃脘胀闷，知饥而不善食，每食即呕，喜暖。素有脾虚病史。孕后体形明显消瘦，下腹隐痛。经妇科、内科检查，属于妊娠症之中焦虚寒型，以张仲景干姜人参半夏丸化裁：炒党参15g，玫瑰花6g，陈皮5g，淮山药12g，焦白术12g，干姜15g，炒白芍9g，姜半夏10g，炙甘草5g，砂仁3g，3剂。服后胃中得和，呕恶自止。二诊继用前方出入，除半夏，加炒扁豆、川朴，10d后饮食如常，5个月复查，胎儿发育正常，足月产一男孩，母子均健。[现代中西医结合杂志，2006；15（7）：864～866]

验案2：陈某，女，24岁，2001年3月22日就诊。患者自述停经2月余，开始胃纳不佳，饮食无味，倦怠嗜卧，晨起头晕恶心，干呕吐逆，口涎增多，时或吐出痰涎宿食。自以为属妊娠反应，未加治疗。近1周来，食入即吐，所吐皆痰涎清水，头晕，心烦胸满不思食，膈间有水，心悸气短，面色苍白，喜热畏寒，四肢发凉，舌淡苔白而滑，脉迟。此乃脾胃阳虚，胃有寒饮所致。治宜温中健脾，和胃降逆。药用：干姜10g，半夏9g，人参12g，茯苓12g，炒白术12g，陈皮10g，砂仁10g，甘草6g，生姜3片。水煎分2次频服。服3剂后，呕吐已止，唯饮食欠佳，继以异功散5剂调理善后，诸症消失。后随访顺产一女婴。[北京中医杂志，2002；21（6）：358～359]

讨论：《金匮要略》第二十篇第六条："妊娠呕吐不止，干姜人参半夏丸主之"。此方对胃虚兼有寒饮的妊娠恶阻确有良效。方中干姜温阳散寒化饮，人参补脾益胃养胎，半夏降逆蠲饮止呕，用生姜汁糊为丸以加强化饮降逆止呕。清·尤怡曰："有寒则逆"，"逆则饮必从之"，故用温中降逆之方药。在原方基础上增入健脾理气之药，其效更佳。

十二　妊娠小便不利

妊娠小便不利，以尿频、尿急、淋沥涩痛为主症者后世称为“子淋”；以妊娠肢体肿胀为主症者，后世称之为“子肿”。见于《金匮要略·妇人妊娠病脉证并治》篇。

一、病因病机

（一）妊娠小便难主要因为妊娠期血虚热郁，孕妇津血常不足，气相对有余，则生热郁；或胞胎逐日增大，压迫膀胱变小，使下源津液储存减少，见小便不利等症。

（二）妊娠气化受阻，水气泛溢肌肤或肾气虚膀胱气化障碍等引起。

二、辨证治疗

（一）血虚热郁证

主要症见妊娠小便不利，淋沥不尽，或涩痛，或小便有灼热感，而饮食如故。治疗宜养血润燥，解郁清热，方以当归贝母苦参丸加减。

处方：当归、贝母、苦参各12g。上3味，炼蜜和丸，重约3g，每次3丸，每日服3次，或作汤剂，水煎服。

验案：罗某，女，25岁，干部。1992年7月10日初诊。患者妊娠2个月，大便干结半月余。刻下大便干结难下。1周1行，伴五心烦热，忧心重重，失眠多梦，小便欠畅，纳食尚好。舌尖红点、苔薄腻黄白相兼，脉弦细滑。辨为血虚热郁，下窍不利。治宜治病兼顾安养胎元，以当归贝母苦参丸治之。处方：当归18g，川贝母12g，苦参9g，肉苁蓉12g。3剂水煎服。药后两便畅利，嘱多食香蕉，并远辛辣，戒烦劳，病未复发。[江西中医药，1994；25（3）：19～20]

讨论：当归贝母苦参丸出自《金匮要略》，其曰：“妊娠小便难，饮食如故，当归贝母苦参丸主之”。治疗病在下焦，血虚有热的妊娠小便不通，方中当归养血活血；浙贝母宣肺利气，清热散结，宣上通下；苦参利湿散结；泽兰、益母草化瘀利水；石菖蒲开窍利湿；海藻、昆布软坚散结。诸药合用散瘀结、利小便，可使尿频、尿急、排尿不畅症状缓解。

（二）气化受阻证

主要症见身体浮肿，洒淅恶寒，起即头目眩晕，小便不利，口中淡腻，舌苔白腻，脉象沉滑。治宜通窍利水。方药用葵子茯苓散加减。

处方：冬葵子18g，茯苓9g。上2味，研细末，每次服3～6g，1日3次或作汤剂。

验案1：患女，30岁，2000年3月27日初诊。妊娠6个月，身水肿，头眩，近10天水肿加剧，腹部隆起，小便不利，西医检查羊水过多，伴高血压，腹围160cm，测血压186/110mmHg（1mmHg＝0.133kPa）。脉滑数，苔白腻，行动气促，卧不安，当淡渗利湿，健脾导水。予葵子茯苓散合千金鲤鱼汤加减：葵子10g，猪苓10g，茯苓10g，泽泻10g，焦白术24g，车前子10g（包煎），黄芩6g，扁豆10g，赤小豆15g，太子参12g，冬瓜皮15g，5剂。另用鲤鱼1条（忌铁），清蒸分食，3天吃1条。服5剂，水肿渐退，腹围缩小 18cm，头眩减轻，小便量明显增加，能安卧。二诊再进原方 7 剂。产科复查羊水确已减退，胎音、胎动比前阶段好转，后除鲤鱼，服药改为白术、茯苓、冬瓜皮、车前子，直到分娩。因盆腔狭窄胎儿过大行剖腹产术，母子俱安。妊娠水肿在早期过用淡渗分利之剂，将影响胎儿，宜从脾考虑；后期胎元固体质好，张仲景二方用于临床确有效果，但对有流产史者以避、慎为好。[现代中西医结合杂志，2006；15（7）：864～866]

验案2：袁某，女，23 岁。1996 年 5 月 21 日诊，产后次日早晨即发现小便点滴而下，渐至闭塞不通，小腹胀急疼痛。西医拟诊为膀胱麻痹，尿路感染。经用青霉素、庆大霉素、新斯的明、乌洛托品等药治疗 5 天未效。无奈放置导尿管以缓解小腹胀痛之苦。闻其语音低弱，少气懒言；观其面色少华，舌质淡、苔薄白；察其脉缓弱。处方：炒冬葵子（杵碎）、云茯苓、党参各 30g，黄芪 60g，焦白术 12g，桔梗 3g。第 1 剂后，小便即畅通自如，小腹亦无胀急疼痛感，3 剂服完，诸证悉除，一如常人。《素问·灵兰秘典论》曰："膀胱者，州都之官，津液藏焉，气化则能出矣"。患者产时失血耗气过多，致肺脾气虚，不能通调水道，膀胱气化不及，故产后小便不通。葵子茯苓散化气行水、滑利窍道；加桔梗提壶揭盖，以利通调水道；参、术、芪补益肺脾之气虚，助膀胱气化复元，故小便自通。[浙江中医杂志，1997；07：309]

验案3：胡某，女，28 岁，1998 年 4 月 16 日初诊。患者妊娠 7 月，小便量少，下肢及双足浮肿。查血压 16/12kPa，平素体健，舌苔白腻，脉象滑数。辨证：妊娠水肿。遵仲景淡渗利湿之法，拟葵子茯苓散加减治之。处方：茯苓 20g，泽泻 12g，猪苓 15g，白术 12g，白茅根 30g，车前子 30g，桔梗 9g，杏仁 12g，白扁豆 15g，贝母 12g。服上方 3 剂后，尿量明显增多，水肿逐渐减轻。后间断用至分娩时，血压保持正常，水肿不著。[云南中医学院学报，2003；26（2）：8～10]

讨论：《金匮要略·妇人妊娠病脉证并治》篇："妊娠有水气，身重、小便不利、洒淅恶寒，起即头眩，葵子茯苓散主之"。按照《医宗金鉴·订正金匮要略注》的阐释，妊娠外有水气则水肿，内有水气则小便不利，"用葵子茯苓者，是专以通窍利水为主也"。小便不利的形成与肾气相关，治疗采用通窍利水法，使小便通利，水有去路，水去则阳复，膀胱气化功能转入正常。即后世叶天士所谓："通阳不在温，而在利小便"之意。方中冬葵子味甘，性寒滑利，能通利二便，滑胎，下乳。《本经》言其主治"五癃，利小便"；茯苓淡治利水，此二味药，通窍利水，使水去阳通，气化复常。此方用治妊娠肢体水肿，面色白润，口中淡腻，心悸，头眩，舌苔白腻，脉象沉滑者较宜。本方可活用于产后胞衣不下、小便不通，或其它原因引起的小便不利证。

十三　产后腹痛

生产后少腹部疼痛的疾病。现代医学妇女生产后子宫回缩时有宫缩痛，一般 3 天自行消失，严重者则需要治疗。见于《金匮要略·妇人产后病脉证并治》篇。

一、病因病机

（一）里虚寒滞

产后营血已虚，阳气亦虚，阳虚生寒或胞门寒伤，血虚则经脉失养而挛急，寒邪凝敛收引，则腹中拘急不舒，绵绵作病。

（二）气郁血滞

气郁化热则烦，气机不畅则满，气血阻滞则痛。

（三）瘀热内结

产后瘀血阻滞，阳热素旺，产后恶露未尽，瘀滞为热，热结气实，以致瘀血蓄结胞宫。此为瘀热下结之实证。

二、辨证治疗

（一）血虚里寒证

主要症见产后腹中疼痛，拘急不舒，绵绵而痛，时有减轻，喜温喜按，喜热饮食，舌淡苔薄，脉沉细迟。治宜养血温中，散寒止痛。方剂宜当归生姜羊肉汤加减，或小建中汤加减。

处方：当归9g，生姜15g，羊肉125g。水煎煮，温服，1日3次。

寒甚加大量生姜，腹痛兼呕者加橘皮、白术。

验案：李某某，32岁，售货员，于2000年2月18日以“人流术”后腹痛剧烈就诊。该患者一天前因停经44天行“吸宫术”，术后腹痛不适有下坠感，至夜疼痛加重，腰膝酸软无力，阴道少量粉红色白带，舌质暗淡，脉弦细。处方：桂枝、甘草、延胡索各15g，白芍、饴糖（可用市售高粱饴）各30g，生姜、大枣、蒲黄各10g。每日1剂，水煎服。服前方3剂，疼痛明显减轻，阴道粉红色白带消失。再服3剂后腹痛止。半月后随访，一切复原。[中医药信息，2001；18（3）：41]

讨论：本证的病机，为产后营血已虚，血虚挟寒，阴寒滞于血分，则腹中绵绵而痛。此为血虚寒滞之产后腹痛，故用温养血脉之法主治。

（二）气郁血滞证

主要症见产后腹胀痛，胸满心烦，不能安卧，腹胀满甚于疼痛。治宜行气散滞，和血止痛。方剂用枳实芍药散加减。

处方：枳实（烧黑）、芍药各12g。研细末，每次服6～9g，用大麦粥服药，1日3次，或作汤剂煎服。

验案1：患女，32岁，农民，2003年12月初诊。产后50天，恶露淋漓不断，少腹胀满而痛，生产16天，因家庭口角，抑郁不欢，平日体质素弱，脉来虚弦，舌苔白腻，采用张仲景枳实芍药散方意，兼扶正生新，组方：炒白芍15g，当归炭12g，血余炭10g，炙甘草5g，枳实15g，益母炭10g，焦白术12g，藕节15g，沙苑子15g，乌贼骨12g，升麻5g，3剂。服药次日，腹痛胀消，恶露增加。第3天，色淡量减，复诊时已全清净。再拟扶正调经方巩固。白芍、枳壳与沙苑子均有收缩解痉、调和营卫作用。产后扶正为本，酌加升举、生新之品，故恶露除，胀满消。张仲景芍药枳实散原用于产后气血郁滞、腹痛属实者，而临床所见产后腹痛，多虚实夹杂，故根据临床体会，应该参以扶正，从而化瘀理气又不伤正。同时还应根据整体状况酌情加减，如胃纳不佳者当扶正健脾；元气不足者，酌加培补元气之品。[现代中西医结合杂志，2006；15（7）：864～866]

验案2：姜某，女，30岁。1998年3月12日初诊。患者素日体弱消瘦，周身困倦，纳差，月经周期尚可，经色较淡。婚后2年始孕，于3月4日超月分娩，产1女婴，但产后子宫收缩不良，少腹胀满隐痛，恶露不断。查脉细略数，舌苔白微腻。辨证：据病人产后少腹胀满隐痛，乃气滞血瘀，但以气滞为主，且思患者素日气血不足，拟枳实芍药散合补中益气汤加味。处方：枳实15g，芍药15g，当归12g，益母草20g，焦杜仲15g，棕榈炭12g，焦白术12g，黄芪12g，柴胡9g，升麻7g，陈皮12g，甘草6g。水煎，嘱服5剂。服5剂后，其母来诉，服此方3剂后，腹胀减轻，腹痛消失，恶露减少。又经复诊两次，以归脾汤、人参养荣汤加减，先后服21剂，婴儿满月后，母女均健。[云南中医学院学报，2003；26（2）：8~10]

讨论：妊娠腹痛有因气滞、血瘀、里寒等，病因不一，其症不同。张仲景的鉴别之法，气滞者“烦满不得卧”，血瘀者脐下有癥块，即“干血著脐下”，里寒者则“肢中刺痛不止，呼吸少气”。而临床以气滞为常见。《金匮要略·妇人产后病脉证并治》：“产后腹痛，烦满不得卧，枳实芍药散主之”。本方适应于产后气郁血滞之腹痛证治。病机是气郁化热则烦，气机不畅则满，气血阻滞则痛，故用调气和血之法治之。本证烦满不得卧，而不是痛不得卧，还是以气滞为主，瘀血次之。本方药虽简单，但在产后仍须慎重。方中枳实烧黑存性，调气而行血分之滞，用芍药和血以止痛。二味为散，用麦粥下之，以固护胃气而养胃阴以除烦。产后服能使气机畅利，瘀血消散，胸中烦满解除。而本方未伍活血药，正如朱丹溪所说“气滞则血滞，气行则血行”之意。由于此证以烦满为主，而腹痛次之，故不须配伍活血药。

（三）瘀血内结证

主要症见产后小腹疼痛如刺，痛点固定，拒按，按之有硬块，口燥舌干，大便燥结，舌质紫红，苔黄而燥，脉沉涩有力。其病理为阳热素旺，产后恶露未尽，瘀滞为热，热结气实，以致瘀血蓄结胞宫。治宜破血逐瘀润燥，方剂用下瘀血汤。

处方：大黄9g，桃仁12g，䗪虫（熬）12g。共研细末，炼蜜和为4丸，每丸约重9g，取1丸，用适量酒煎煮，顿服。亦可作汤剂水煎服。服药后泻下之血色如猪肝样。

验案：黄某，女，25岁，1997年10月15日初诊。2年前正常生产，至今一直少腹疼痛，如锥刺状，且白昼痛减，每入夜加重。刻下：少腹疼痛，拒按，面色青白，四肢不温，舌质黯，苔白滑，脉弦涩。证属瘀血内停，胞络受阻。治宜活血祛瘀，通络止痛。方用下瘀血汤：桃仁30g，大黄10g，䗪虫15g，5剂。10月20日来诊，谓药后腹痛渐止，遂守方继进3剂而愈。经随访1年余，未复发。[甘肃中医，2000；（5）：20~21]

讨论：《金匮要略·妇人产后病脉证并治》曰：“产妇腹痛……此为腹中有干血著脐下，宜下瘀血汤主之”。产后下焦蓄血不去，少腹疼痛如锥刺。血属阴，夜本属阴，故腹痛入夜发作，白昼缓解。腹痛拒按，舌质黯，苔白滑，脉弦涩，此血证也。故投下瘀血汤图治。方中桃仁主破死血；大黄主攻瘀血；䗪虫主开血闭，所谓“开门逐寇”，蓄血一去，通则不痛矣。

十四　产后尿潴留

产后尿潴留是指产后6至8小时不能自行排尿或排尿不畅以致尿液不能排净。属于中医癃闭范畴。

一、病因病机

产后尿潴留多见于产后 7 天之内，此时正值恶露余血排出体外之机，若排出不畅，瘀阻下焦，影响膀胱气化功能，导致小便不利。《三因方》曰："治产前后淋闭不同，产前当安胎，产后当去血"。

二、辨证治疗

（一）瘀血阻滞证

主要症见小腹胀急，不能自主排尿，口渴引饮，纳呆神疲，面色苍白，舌淡胖，苔薄白而干，脉芤等。治宜益气化瘀通溺，方以桂枝茯苓丸加减。

处方：桂枝、茯苓、桃仁、芍药、丹皮各 10g。水煎服，每日 1 剂分 3 次温服。

辨病论治加木通 10g。气虚者加人参 10g，黄芪 30g，白术 10g；伤津者加北沙参 30g，麦冬 15g，五味子 15g，人参 10g；元阳亏虚者加附子 10g，肉桂 3g，巴戟天 10g。一般用药 1~3 剂小便复通，用药 3 天后仍小便不通者，结合针刺或艾灸双侧三阴交穴，最多 2 次，即可小便自解。

验案：吴某某，女性，24 岁，初产妇，正常分娩，1989 年 12 月 27 日初诊。产后 3 天，小便不通，小腹胀急，产科已导尿 2 次，患者尿意频频但努挣不出，因分娩时出血过多，头昏乏力，少气懒言，昨日输血后头昏好转，但仍不得溺，且口渴引饮，纳呆神疲，自汗不止，大便亦 3 天未行，但无便意，面色苍白，唇淡，舌淡胖、边有齿印、苔薄白而干，脉芤。证属因产失血伤阴，气随血耗。治当速补元气，益气通溺，救阴固脱兼活血化瘀。处方：炙黄芪、北沙参各 30g，麦冬、五味子、白芍各 15g，红参、桂枝、木通、茯苓各 10g，桃仁、丹皮各 6g。2 剂药后，两便畅通，头昏大减，汗渴亦止，脉转沉细。续以原方去桂枝、木通、茯苓，3 剂以善后。[江西中医药，1997；28（1）：31]

讨论：产后尿潴留属中医学的产后癃闭证，历代医书多从虚论治，然而实际临床中产后癃闭多挟瘀血停聚，治疗宜攻补兼施。《医宗金鉴·妇科心法要决》曰："产后淋闭腹胀痛，热邪挟血渗胞中。"说明产后癃闭，不纯属虚，多兼瘀血阻滞胞中，以致膀胱气化失司所致。《金匮要略》桂枝茯苓丸原方主治妇女少腹宿有癥块，按之痛，腹挛急，脉涩，或妇女月经困难，经停腹痛，难产，胞衣不下，死胎不下，产后恶露不尽而腹痛拒按等症。笔者借用此方治疗产后癃闭，取桂枝、木通、茯苓温化膀胱而通利小便，且桂枝又能温通血脉，散下焦蓄血；桃仁、丹皮、芍药破瘀开闭，通利下焦，诸药合用，共奏开堤决壅、水血俱利之效；气虚或因产伤气者加人参、黄芪、白术以大补元气，益气通溺；因产伤津者加北沙参、麦冬、五味子、人参以益阴生津，增液通溺；元阳亏虚者加附子、肉桂、巴戟天以温补元阳，益火之元，助阳化气而通溺。溺通即停药，善后调理可据辨证而定。

（二）气阴两伤证

主要症见小腹胀满，不能自主排尿，口干气急，窘迫不安，脉细滑数，舌淡红，苔白少津。治当以通阳化气利水，治以五苓散加减。

处方：泽泻 15g，猪苓 9g，茯苓 9g，炒白术 9g，桂枝 6g。水煎服，或为散剂，每服 6g，日 3 次，温水送下。初服后多饮暖水取汗。

辨病论治加黄芪30g，当归12g，木通3g，路路通12g。气虚加党参或人参，阳虚加附子，血虚加阿胶，便秘加肉苁蓉、火麻仁。

验案：患者，女，26岁，农民，1988年11月1日初诊。1988年10月20日入本院待产，入院诊断为：怀孕2次，第1胎怀孕期39周+3天，胎位枕左前位待产，因头盆不称，入院第3天，行子宫下段剖宫产术。产后因顽固性尿潴留而邀中医会诊。剖腹产术后患尿潴留，一直留置尿管至今。曾采用温开水冲洗外阴、自动排尿、热敷下腹部、暗示、肌肉注射卡巴可或新斯的明等措施，同时采用抗菌素、输液，并用针灸治疗等。诊时见患者面色苍白，呻吟不断，汗出较多，少腹胀硬，饮食减少，拨除导尿管后，小便点滴不下。脉弦细，舌质淡白，舌苔白腻。辨证为产后气血空虚，影响膀胱气化而致尿闭。治宜补养气血，温阳化气利水。方用加味五苓散：猪苓、茯苓、泽泻各15g，桂枝6g，炒白术、当归各12g，黄芪30g，路路通12g，木通3g，砂仁（后下）6g，制厚朴12g，1剂后傍晚小便即通。服完3剂后，诸症消失，痊愈出院。随访患者身体健康，未见复发。[浙江中医学院学报，1997；21（3）：26]

讨论：本症多因分娩过程中冲任受损，气血大伤，导致膀胱气化不利，小便不通，属本虚标实之证，故治宜益气养血，化气行水。五苓散原系治疗太阳病表邪不解，循经入腑，膀胱气化失司，小便不利的方剂，正与产后癃闭之病机切合，故用于临床果取佳效。五苓散中之桂枝辛温通阳，化气行水，是方中利尿之主药，但产后多汗出表虚，用量以不超过10g为宜。车前草利尿之力优于车前子，且以鲜品为佳。

第十二节　外科系统疾病

一　慢性胆道感染、胆石病

胆道感染、胆石病是常见多发病，包括：急慢性胆囊炎，急慢性胆管炎，胆囊、胆总管、肝内胆管结石，急性梗阻性化脓性胆管炎等。结石与炎症常互为因果。本病在中医学中属胁痛、腹痛、黄疸、胆胀、癖黄、结胸发黄等范畴。属《金匮要略》胁痛、腹痛、黄疸病范畴。

一、病因病机

慢性胆囊炎病因病机多为饮食不节、情志抑郁、湿热内蕴而致肝郁气滞、疏泄失常，湿热蕴结于肝胆，肝络失和，胆不疏泄，横逆犯脾，升降失常，所以木不疏土，土壅困木，互为因果，长期反复不愈所致。

胆结石的病机关键在于浊邪内停，气机升降失常。或胆汁郁积，或外邪入里化热，或寒凝肝脉，或蛔虫上扰，阻滞胆道，影响胆的通降下行功能，使胆气郁结，因此瘀热互结，气机郁滞，湿热阻遏，胆液凝结，肝失疏泄，胆失通降，肝胆结石因此形成。

二、辨证论治

（一）肝胆气郁证

主要症状为右胁胀痛或心下痞满，脉弦。疼痛、闷胀因情志变化而增减，胸闷不舒，纳食减少，嗳气频作，大便干结或艰难。治宜疏肝利胆，化瘀消石，方以大柴胡汤或硝石矾石散加减。

大柴胡汤方：柴胡、黄芩、芍药各15g，半夏、大黄各10g，枳实20g，生姜6g，大枣5枚。水煎服，每日1剂分3次温服。

发热重者加银花、蒲公英、黄连、栀子；有结石者加金钱草、鸡内金、海金砂；有蛔虫者加苦楝根皮、槟榔、使君子；大便燥结不通加芒硝。

硝石矾石散方：硝石、矾石各1g，研为极细末以汤剂冲服。以麦粥汁和服或以枣汁和服。

肝胆湿热型药用柴胡6g，金钱草、海金砂、茵陈各30g，大黄、木香、黄芩各10g，枳壳、白芍各15g；肝气郁结型药用柴胡6g，枳壳、白芍各15g，鸡内金、香附各10g，金钱草、海金砂各30g。

验案1：田某，女，56岁。患慢性胆囊炎，胆结石，反复发作30余年。2d前因与人口角后而致右上腹疼痛，阵发性加剧，伴寒热往来，恶心呕吐。曾在当地乡村医生处打针、服西药治疗，其症不减。于1994年8月6日来我处就诊。病人体温38.9℃，寒热时作，痛苦呻吟，身目发黄，腹痛拒按，并向右肩放射，腹满而硬，恶心呕吐，口干渴，小便赤，大便数日未解，舌红苔黄，脉弦数。诊断为胆绞痛，属少阳、阳明合病。方以大柴胡汤加减：柴胡、黄芩、栀子、厚朴、川楝子各15g，半夏12g，枳实、蒲公英、白芍、银花各30g，大黄（后下）、芒硝、胆草、甘草各10g，郁金20g，水煎服1天3次，服药后当晚即解稀大便数次，次日痛大减，寒热退，呕吐止，效不更方，续进3剂后上述症状消失，继予补气、疏肝、利胆之剂治疗1月，观察3年未再发作。[陕西中医，2003；24（7）：592~593]

验案2：患女，38岁，教师，1998年6月13日初诊。患者于1个月前因患胆结石曾自购复方胆通片等成药内服，疼痛稍有减轻，但时而出现右上腹绞痛伴呕吐，于昨天上午出现右上腹绞痛呈持续性加剧，身热微恶寒，口苦喜呕，目眩心烦，小便黄，大便秘结，苔黄，脉弦数。证属少阳兼里实证。治以和解少阳，通腑排石。方用大柴胡汤合四金汤加减：柴胡10g，黄芩10g，法夏10g，白芍10g，枳实15g，大黄10g，郁金10g，海金砂10g，生内金10g，金钱草10g，玄明粉10g，青皮10g。水煎服12剂。二诊：1998年6月26日，服上药后患者诸症基本消失，但时有右上腹疼痛及喜呕便溏，守上方除玄明粉，再服12剂。后随访病情痊愈，至今未见复发。[江西中医药，2004；（07）：56]

验案3：黎某，女，37岁，农民。右上腹阵发性绞痛1年，加剧7天，来我院门诊求治。患者主诉1年前始起确诊为肝内结石。每次发作均在当地给予抗感染及对症处理，可缓解疼痛，就诊前因情绪不畅致右上腹疼痛，呈阵发性绞痛，伴胸闷脘痞，嗳气，两胁胀痛不舒，舌红苔薄黄，脉弦。B超检查提示肝内多发性结石，最大直径约0.9cm。中医辨证属肝郁气滞型，予硝石矾石散加味，每日1剂，服药3剂后疼痛缓解，连续守方治疗近2个月，B超复查提示结石消失，随访至今未再发作。[湖北中医杂志，1996；2：42~43]

讨论：《金匮要略》的大柴胡汤系表里双解之剂，因邪在少阳，多见寒热往来，胸胁苦满，故用柴胡、黄芩以和解少阳；里有实热，证见痞硬满痛，郁郁微烦，大便不解，故用大黄、枳实以泻热结；半夏伍生姜以治呕不止；大黄伍白芍可治腹中实痛；枳实配白芍并治烦满不得卧；遇有中虚不足者可加党参以益气补中。根据临床观察，大柴胡汤加减治疗胆绞痛，具有较好的解痉止痛、泻热通结作用，除可使病人热退痛止外，对排出结石也有较好作用。

结石病位在肝胆，与脾胃关系密切，胆为中精之府，胆汁源于肝之余气，胆石的形成多因情志不畅，肝郁化火，灼伤肝阴，炼津为痰；或过食肥甘辛辣之品，炙而化热生痰，流注肝脉，胆失通降，胆汁郁积，或外邪入里化热，或寒凝肝脉，或蛔虫上扰，阻滞胆道，影响胆的通降下行功能，使胆气郁结，因此痰热互结，气机郁滞，湿热阻遏，胆液凝结，肝失疏泄，胆失通降是形成肝胆结石的基本病机。结石为有形之邪，非一日所能形成，且石性坚硬，若不投以软坚散结之品则不为所动。矾石清热燥湿，消痰软坚散结，硝石有能化七十二种石之说，合而用之具有消瘀化石软坚之效。二药皆为石药，易伤胃耗血，故以麦粥或枣汁和服，以护胃气。

（二）肝胆湿热证

主要症状见右胁部胀满疼痛，口苦咽干，恶心纳呆，大便干，小便短赤；或见黄疸，舌质红，苔黄腻，脉弦。方以加味茵陈蒿汤。

处方：茵陈30g，山栀子15g，大黄（后下）10g。水煎服，日1剂，分3次温服。

辨病论治加金钱草30g，海金砂15g，陈皮30g，川楝子10g，白芍15g，枳壳10g，甘草6g，煎煮2次，取汁300ml，加入猪胆汁5ml混合均匀，分2次饭前服，每天1剂。气虚加白术15g，黄芪30g；气郁加柴胡10g，香附15g；血瘀加姜黄15g，郁金15g；湿热加龙胆草6g，蒲公英15g；食滞加山楂15g，麦芽15g；阴虚加生地15g，乌梅10g；疼痛剧烈重用白芍60g，甘草18g以缓急止痛。无感染时给予脂餐饮食，煎鸡蛋每天2个或焖猪脚每天1斤。

验案1：患者，男，45岁。因右上腹阵发性胀痛3年，再发加重2天来我院诊治。症见：右上腹阵发性胀痛，伴嗳气，食欲不振，进食油腻食物后症状明显，无发热、黄疸。检查：右上腹压痛明显，默非氏征阳性，舌质淡红，舌苔薄白，脉弦。B超检查提示：①慢性胆囊炎；②胆囊多发性结石（大小0.5~1.2cm×0.6~1.3cm）。诊断为胆石症（气郁型），以基本方加柴胡、香附煎服，配合脂餐饮食。治疗21天，症状体征全部消失，B超检查2次未发现结石。治愈，随访3年未见复发。［右江民族医学院学报，2005；(04)：575~576］

验案2：兰某，男，56岁，干部。因发热、右胁疼痛、巩膜肌肤黄染、解柏油样大便6天，于1995年4月10日入院。查体：体温38.1℃，呼吸20次/分钟，脉搏110次分钟。呈急性重病容，巩膜及皮肤黄染，面色萎黄，两眼无神；上腹压痛，无反跳痛；默非征阳性。血常规：白细胞14.5×10^9/L，红细胞1.94×10^{12}/L，血色素62g/L；大便潜血检查（+）。B超示：肝脾肿大，肝炎，胆汁瘀积。CT片示：胆囊炎、胆总管变窄。肝功能正常。舌淡红，苔黄厚腻，脉细数。西医诊断：急性胆囊炎。中医辨证：中焦湿热。治疗原则：清热利湿，退黄止血。拟茵陈蒿汤加味：茵陈、泽泻各30g，大黄6g，茯苓20g，金钱草40g，栀子、蒲公英、法半夏、竹茹各15g，郁金12g，甘草5g，水煎服。日1剂。

以上方为主随症加减，服药20天，自觉症状逐步改善，精神转好，黄疸消退，大便由柏油样转黄色软便，胃纳佳。继以健脾化湿，予参苓白术散加减：党参30g，茯苓、薏苡仁、淮山药各20g，陈皮6g，白术、莲子各15g，扁豆12g，砂仁3g，甘草6g。以上方加减治疗，10天复查血常规：RBC 4.03 × 10^{12}/L，Hb102g/L；大便潜血检查阴性而出院。[安徽中医学院学报，1997；16（3）：46]

讨论：现代医学认为胆石症与胆道感染后胆汁淤积和胆汁成分改变有关，结石的种类有胆固醇结石、胆红素结石和混合性结石等三种，目前西医以手术治疗为主要手段。但是手术治疗不能解决术后复发和并发症问题，所以寻找有效的保守治疗方法十分必要。茵陈蒿汤具有清热利湿功效，是治疗湿热黄疸的常用方剂；金钱草、海金砂是治疗结石的常用药物。现代药理实验证实，猪胆汁富含胆汁酸及胆汁酸盐，胆汁酸中的猪去氧胆酸有显著利胆和促进胆囊收缩作用，鹅去氧胆酸具有溶解胆固醇结石作用；茵陈蒿汤、金钱草能促进胆汁分泌，增加胆汁酸及胆汁酸盐含量，有助于胆红素结石的溶解；陈皮能够溶解胆固醇结石；基本方中有多种药物能促使胆囊收缩，促进胆汁排泄和排石，解除胆汁淤积状况；茵陈、大黄、金钱草、川楝子等药物能抗菌消炎，有助于消除病因。关于脂餐饮食，在胆道感染急性阶段或有胆道梗阻的时候，是应该严格控制，避免加重病情，但在慢性期和无明显胆道感染的情况下，只要注意防治感染，适当的脂餐饮食能够增加胆汁分泌，促进胆囊收缩，有利于胆道结石排出。加味茵陈蒿汤治疗胆石症特别是胆囊、胆总管部位的结石疗效肯定，但是对于肝内胆管结石疗效较差。

（三）肝胃郁热证

本证主要症状为脘腹或右上腹痞胀不适，或右胁胀痛，纳呆恶心，口苦泛酸，嗳气等。治宜清泻肝胃郁热，方以半夏泻心汤或乌梅丸化裁。

半夏泻心汤方：半夏12g，黄芩10g，川黄连4g，干姜6g，党参10g，炙甘草6g，大枣4枚。1日1剂，水煎服，1日2次，每次约200ml。

胁痛明显加金铃子、玄胡各10g；大便干结加生军10g（后入）；胆囊内有沙石加鸡内金10g，海金砂12g，金钱草30g；肝胆有热加焦栀子10g，蒲公英20g；食少纳差加鸡内金6g，谷麦芽各10g；腹胀甚加木香10g（后入）；背胀加姜黄10g。

乌梅丸方：乌梅12g，细辛3g，炮姜10g，黄连12g，当归10g，制附片6g，蜀椒10g，桂枝6g，党参10g，黄柏6g。日1剂，每剂煎2次，共煎300ml，每日2次，温开水兑服。

若腹胀者加大腹皮10g，苏梗10g；胃纳差加焦谷芽10g，山楂15g，神曲10g；热盛而便秘者加大黄10g（后下），全瓜蒌15g；恶心呕吐者加竹茹15g，半夏10g；痛重加延胡索15g，川楝子15g；胁胀加柴胡15g，郁金10g。

验案：林某，女性，38岁，1998年3月2日初诊。脘腹部反复痞满胀痛3年，加重1月。患者反复发作脘部连及右胁痞满胀痛，食油腻后更甚3年。曾经某医院B超检查，诊断为“慢性胆囊炎”。每次予消炎利胆片等西药治疗可获缓解，但经常复发。今年春节后，饮食油腻及难消化之物稍多又复发。现诊：右胁胀闷，脘腹痞胀，右上腹按之为适，口苦纳呆，恶心泛酸，厌食油腻，嗳气矢气，舌苔薄腻微黄，脉弦。证属邪浊痞中，寒热错杂，升降失常。治当辛开苦泄，消痞散结。拟半夏泻心汤加味：半夏12g，黄芩10g，川连4g，干姜6g，党参10g，鸡内金6g，木香10g（后入），炙甘草6g，大枣4枚。服5剂。3月7日二诊：脘腹痞胀、嗳气矢气、恶心泛酸、口苦诸症显减，纳食转振，右胁尚胀痞，舌脉如前，效不更法。拟前方加海金砂12g（包），5剂后复诊，各症状若失。后在此方基础上随症加减，治疗1个月而愈。经随访1年余，未再发病。［浙江中西医结合杂志，2005；15（7）：421］

讨论：慢性胆囊炎属消化系统疾病，常表现为脘腹或右上腹痞胀不适，或右胁胀痛，纳呆恶心，口苦泛酸，嗳气等消化不良症状。胆隶属于肝，肝胆疏泄失常，致木不疏土，脾气失运，浊邪壅塞，升降失常。饮食稍有不慎，即可导致土壅，又可反侮肝木。所以木不疏土，土壅困木，互为因果，长期反复不愈。根据临床表现，分析中医的病机，关键在于浊邪内停，中焦脾胃功能失调，气机升降失常。因此，单用疏肝理气（疏肝利胆）药治疗疗效不佳。半夏泻心汤以半夏为君，泄浊和胃，降逆消痞；芩、连苦寒泄热而和中；干姜辛温暖脾可散结；人参（党参代）、甘草、大枣甘温以补脾胃之虚，复脾胃升降之机。诸药相合，辛开苦降，寒温并用，阴阳并调，使壅滞之浊邪开泄，中焦之气机调畅，则痞满胞胀之症自消。

乌梅丸的主要功效在于温脏祛寒，养血通脉，调和阴阳。此方治疗寒热错杂，正气虚弱的慢性胆囊炎最为适宜。方中重用味酸之乌梅为君药敛肝之真气，臣以附子、桂枝、干姜、花椒、细辛温阳而理气，疏木达郁，遵从《内经》“肝欲散，急食辛以散之，用辛补之，酸泻之”的治疗主旨。佐以人参（以党参代之）、当归之甘味温益脾胃，调和气血，培土荣木。黄连、黄柏清利湿热，又能缓和方中诸药之过于温热，以防伤阴之弊。方中黄连、黄柏用量之和一般应大于附子、桂枝、干姜、花椒、细辛用量之总和，疗效才佳。

二　急性乳腺炎

急性乳腺炎相当于中医“急性乳痈”。是由邪毒入侵乳房的急性化脓性疾病，多因饮食不节、肝气郁结、胃热壅滞或授乳不当、外邪入侵等导致乳汁瘀积而发病。

一、病因病机

本病常由寒邪羁滞太阳经脉，内传阳明，积于乳络而发病，故治疗应以解表散寒、疏通乳络为先。因邪结于内而化热可酿成脓成毒之变，以致肿疡破溃。本病之成，外由产后哺乳期，乳头破损，内由厥阴之气不行，阳明胃热蕴结，兼感外邪，风热炽盛，气血瘀滞，导致乳络闭塞，故红、肿、痛、热，乳汁郁而不除。

二、辨证论治

（一）气滞热壅证

主要症见乳汁瘀积结块，乳内胀痛难忍。脉弦数。伴见皮色不变或微红，恶寒发热，头痛，或周身疼痛，口渴，便秘。治宜疏达壅滞，清热解毒，汗出结散，乳络通畅，络通肿消。方以葛根汤加味。

处方：葛根30g，麻黄10g，桂枝15g，赤芍12g，大枣30g，生姜3片。每日1剂，加水1000ml，煎沸20～25分钟后取汁400ml，分3次饭后服。

辨病论治加杏仁12g，细辛6g，丝瓜络15g，金银花30g，连翘15g，甘草6g，发热者加石膏、黄芩；胁肋胀痛者加枳壳、青皮；苔厚腻者加草果仁、槟榔；便秘者加大黄；患处红肿者加王不留行、夏枯草、蒲公英。

验案：刘某，女，25岁。1989年3月4日初诊。患者哺乳期，病程1d就诊。头痛、发热、恶寒。检查：体温39.7℃，右乳房肿胀，外上部红、肿、热痛，触之内有硬块如鸡蛋大，无汗，乳汁郁而不出，口不渴，脉浮紧而数，舌质红，苔白。诊断：急性乳腺炎，证属卫阳被郁，风邪热毒蕴滞。治宜解肌散邪。方药：葛根30g，麻黄10g，桂枝10g，白芍10g，生甘草6g，金银花30g，连翘15g，瓜蒌10g，青皮10g，生姜10g，大枣3枚。水煎服，日1剂。3月5日，二诊，服药后汗出，恶寒、发热已退，乳房肿胀消其半，仍服原方加党参10g，1剂痊愈。[吉林中医药，2003；23（10）：24]

讨论：急性乳腺炎属中医学“乳痈”范畴，多发于哺乳期，以乳房硬肿疼痛，或红肿化脓为主症。治宜通法为主，解表邪以通卫气，通乳络以祛积乳，和营卫以散瘀滞。葛根汤出自《伤寒论》，即桂枝汤加葛根、麻黄而成，是为太阳病津不上润，筋脉失养而见项背强急者所设。具有解肌发汗、舒通络脉的作用。加金银花、连翘清热解毒消肿，瓜蒌散结通乳，青皮疏肝散结消滞。诸药合用，共奏疏达壅滞、热清毒解、汗出结散、乳络通畅、络通肿消之功，每遇急性乳腺炎初起者，屡用皆效。

（二）邪毒壅滞证

主要症见乳头破碎，感染邪毒，乳汁瘀积结块，皮色不变或微红。肿胀疼痛，或伴有恶寒发热，头痛，身痛，口渴，苔薄，脉弦数。治宜疏肝理气，清热解毒，方以小柴胡汤加减。

处方：柴胡20g，黄芩10g，法半夏10g，人参10g，生姜10g，大枣6枚，生甘草6g。水煎服，每日1剂，每天3次。

辨病论治加鱼腥草12g，贝母10g，川楝子26g，蒲公英10g，银花15g。

验案：游某，女，26岁。2000年6月12门诊，自述生小孩后乳汁多而未及时吸吮，出现右侧乳房胀大，疼痛不适，自已按抚但无肿块，略感肌肤发热，微恶寒，自认为是感冒，在某诊所服西药（药物不详），未见明显好转，即到我院查治。化验血象：白细胞12 $\times 10^9$/L，其他正常。诊断为乳腺炎。因哺乳，要求服中药而转余处诊治。见右侧乳房胀大，按之疼痛，无肿块，肌肤微热，睡眠、饮食、二便正常，舌苔薄黄、质淡红，脉浮缓略弦。分析为肝气郁滞，疏泄条达不畅。治予疏肝理气，清热消肿，试投小柴胡汤加减：柴胡10g，法夏8g，党参10g，黄芩10g，生甘草5g，鱼腥草12g，贝母10g，川楝子26g，蒲公英10g，银花15g。3剂，日1剂，水煎分2次服。二诊：患者自诉用上药1剂后，自觉舒适，疼痛明显减轻，2剂后，疼痛基本消失，3剂后痊愈，药证合拍，嘱其按原方继服3剂，随访半年未再发病。[江西中医药，2005；（5）：37]

讨论：本证发病部位乳房属肝经所循行部位，肝郁气滞，气机疏泄不利，加之乳汁未及时吸吮，气机郁滞于乳房，滞而不通，故见乳房胀大，小柴胡汤具有轻清宣通、理气之功，加鱼腥草、贝母、川楝子、蒲公英、银花，加强其清热解毒、散肿消胀之功，达到治疗目的。

第十三节　皮肤科疾病

一　寻常痤疮

寻常痤疮是一种毛囊与皮脂腺的慢性炎症性皮肤病，多发病于青春期，中医学称为粉刺、肺风粉刺、面疱。好发于面部、上胸及背部等皮脂腺发达部位。

一、病因病机

多因饮食、情志等使湿热内蕴，汗出不畅，或心火郁遏，导致气血瘀滞，津停痰阻。

二、辨证论治

（一）风热证

主要症见黑头或白头粉刺居多，伴红色丘疹。伴见颜面潮红，皮肤烘热或灼热，鼻息气热，可有痒痛。舌边尖红，苔薄黄，脉浮数或数。治宜祛风清热解毒。方以麻杏石甘汤加味。

药方组成：麻黄8g，杏仁6g，石膏30g，甘草3g。水煎服。

辨病论治加地肤子9g，白蒺藜9g，皂角刺9g。脓疱性痤疮加用连翘9g，并嘱禁用一切面部擦洗剂。

讨论：寻常痤疮在《黄帝内经》记载“汗出见湿，乃生痤痱，劳汗当风，郁乃痤”。因此痤疮与体内有湿热，汗出不畅，汗孔闭塞有关。麻黄有辛温发汗、通汗孔的作用，石膏为辛凉，入阳明经，而面部为阳明经所主，因此石膏有清面部之热，杏仁有助肺气宣通，宣发皮毛的功用，地肤子主治肌肤中热，白蒺藜有疏风止汗之能，皂角刺有托里排脓之治，连翘为“疮家之圣药”，诸药共奏开鬼门、洁净府、清里热之功效，使闭塞的汗孔复通，因此能有效治疗痤疮。

（二）湿热证

主要症见皮肤油腻，以疼痛性丘疹或脓疱为主。伴见间有结节，或伴口臭，便秘，尿赤，舌质红，苔黄腻，脉滑。治宜解毒散郁，清利湿热，方以栀子豉汤。

处方：淡豆豉、栀子各10g，水煎服。

辨病论治加连翘、皂角刺、赤芍、丹皮、浙贝、天花粉、黄芩、半夏、柴胡各10g，黄连6g。如面部油垢，酌用茵陈、苦参、龙胆草、徐长卿、桑叶；大便干燥者，酌用承气汤类；伴有习惯性便秘者，酌用牛蒡子、前胡、紫菀、杏仁、桑白皮宣降肺气；脉象弦而无力，舌质淡者，合用党参、生黄芪、当归、鸡血藤；脉象紧而有力或痤疮色暗者，酌用麻黄连翘赤小豆汤、荆芥、白芷等；舌质红少苔者，酌用元参、石斛；额部和面颊多者，酌用葛根；失眠者，酌用远志、菖蒲；痤疮大如疙瘩者，酌用地龙、僵蚕，并重用皂角刺15~30g；月经不调者，酌用泽兰、牛膝、茜草等。

验案：刘某，女，33岁，2002年3月4日诊。下颏及右嘴角处有散在红色痤疮，脸部其他部位萎黄，两脸颊有黄褐斑。寸脉弦滑，关部无力。此痰热兼有脾虚。处方：淡豆豉、栀子、连翘、元参、生石斛、皂角刺、赤芍、丹皮、扁豆各10g，薏米15g，柴胡、黄芩、半夏各6g，蜈蚣3条（研末吞服）。6剂。二诊：下颏皮损改善，右嘴角的痤疮有了脓点，此佳兆也，加重透脓之力兼以补虚。处方：淡豆豉、栀子、生地、当归、赤芍、丹皮、浙贝母、天花粉、僵蚕、柴胡、生黄芪、党参各10g，知母、黄柏、黄芩、半夏、黄连、胆南星各6g，皂角刺30g，蜈蚣3条（研末吞服）。6剂。三诊：右嘴角的3、4粒大的痤疮变小，下颏部痤疮几乎消失，但左嘴角有一小的新生痤疮。上方继服6剂痊愈。上方加麦冬、五味子各10g，皂角刺改为15g，继服6剂以资巩固。[四川中医，2002；20(9)：66~67]

讨论：栀子豉汤常用治热郁胸膈证，但心烦、微烦、烦热、燥、虚烦不得眠、烦躁不得眠、卧起不安、心中结痛、心愦愦、谵语、怵惕等症状无不关乎于心。故笔者认为栀子豉汤涉及的病位主要是在心，主治心中郁火证。而心其华在面，心火不得发越，必易循其经络上燎其面。故《内经》曰："诸痛疮痒，皆属于心"。心中郁火是导致面部痤疮的主要病机，栀子豉汤是治疗痤疮的的对之方。火热郁遏，导致气血瘀滞，津停痰阻，也是痤疮形成并难以较快痊愈的一个重要原因。故用栀子豉汤清透心经火热以除其热毒。尤其是栀子既可清泻心火，又可导心火下行，同时还可通利血脉，诚为治疗痤疮的对之药。《神农本草经》记载栀子可治"白癞、赤癞、创疡"，姜春华著《经方应用与研究》将这些病解释为皮肤病、疮疡初起。方中加用连翘是因为连翘主入心经，轻清芳透，善清心经郁火，古人又称其为"疮家之圣药"；连翘、小量黄连实能加强栀子豉汤清透心经郁火之力；赤芍、丹皮活血凉血；贝母、花粉、半夏、皂角刺清热化痰，散结消痈；再伍以柴胡、黄芩泻肝火以断其资助，使痤疮暗消于无形矣。

（三）血瘀或痰凝证

本证主见皮损为结节及囊肿，色暗，反复发作，容易形成疤痕。伴见囊肿质较硬，舌质暗，有瘀点或瘀斑，脉涩为血瘀；囊肿质软圆滑，腹胀便溏，苔滑或腻，脉滑者为痰凝。治宜通经化痰，化瘀消积，方药大黄䗪虫丸。

处方：大黄䗪虫丸，每次1丸，每天2次，连服42天。

验案：患男，21岁。2002年9月14日面部起痤疮5年余，反复发作，近日加重，大便秘结，舌质红，苔黄，脉弦。皮肤科检查：面下额颈部暗红色丘疹，结节或见囊肿，色素沉着。西医诊断：痤疮。中医诊断：肺风粉刺。辨证为血瘀痰凝，治以活血化瘀散结，予大黄䗪虫丸3g，日3次。连服1个月，皮疹消退95%，痊愈。

讨论：痤疮是毛囊皮脂腺的慢性炎症性疾病，其发病与多种因素有关，如皮脂分泌过多、毛囊口角化异常、痤疮丙酸杆菌过度繁殖、炎症反应等。皮脂的大量瘀积潴留，病原微生物参与的炎症反应是囊肿性痤疮的重要发病因素。中医认为囊肿性痤疮多与血瘀痰凝有关，特别是与血瘀的关系密切。大黄䗪虫丸来源于《金匮要略·血痹虚劳病脉证并治第六》："五劳虚极羸瘦，腹满不能饮食，食伤、忧伤、饮伤、房室伤、劳伤、经络营卫气伤，内有干血，肌肤甲错，两目黯黑。缓中补虚，大黄䗪虫丸主之"。其方义是将"补不足，损有余"融于一方，瘀、虚兼顾，可达扶正不留瘀，祛瘀不伤正，使瘀血去而新血生。方中䗪虫、虻虫、水蛭、蛴螬虫能化瘀血、通经络，消癥瘕痞块，软坚散结；大黄、桃仁、干漆活血逐瘀；干地黄、芍药滋阴凉血，养血润燥；黄芩清热解毒；杏仁润肺胃，宣畅气机，布化津液，润泽皮毛；甘草、白蜜甘润补中益气，调和诸药。诸药配伍，通经化瘀，扶正消积，使气血运行通畅，消除癥瘕痞块，濡养肌肤。现代临床研究表明大黄䗪虫丸能改善改善局部血液循环、促进细胞代谢和组织修复；抗菌消炎；减少皮脂分泌；抑制纤维化，减少胶原沉积等多个途径阻断结节或囊肿性痤疮发病环节。

二　黄褐斑

黄褐斑是一种获得性色素沉着皮肤病，表现为色素对称性沉着，呈蝶翅状，轻者为淡黄色或浅褐色，点片状散布于面颊两侧，以眼部下外侧多见；重者呈深褐色或浅黑色，似面罩般遍布于面部。本病多发于中青年女性，少数男性也患此症。中医又名“黧黑斑”、“肝斑”、“妊娠斑”。

一、病因病机

（一）精血受损（冲任不调）

房室过度，不正常的孕育史或久病，导致肾气、肾阴的亏耗，肝肾同源，精血之间相互滋生与转化，衰则同衰。精血同亏，水亏不能制火，虚火上炎，颜面不能荣润而发褐斑。

（二）情志不遂

情志的失调，如肝气郁滞、忧虑伤脾、惊恐伤肾，使人体气机紊乱，气血逆勃。在临床中最为常见的是持久的情志异常，影响肝的疏泄功能，导致肝气郁结。气为血之帅，气血相互依存，气行血则行，气滞血则瘀，瘀久则耗气，阴亦伤，气滞血瘀血虚则生褐斑。

“气血瘀滞，经络不通，气血不能上荣于面”，是黄褐斑的主要病机。此外，一些慢性疾病、精神刺激、紫外线照射、不良化妆品的使用等都可导致本病的发生。

二、辨证论治

（一）肝郁血虚证

主要症见面部皮损为浅褐色至深褐色斑片，大小不定，轮廓易辨，呈地图状或蝴蝶状，对称分布于两颧、目周，伴见胁胀胸痞，烦躁易怒，纳谷不香，女子月经不调，或经前斑色加深，乳房作胀或疼痛，舌苔白，脉弦滑。治宜养血疏肝，方以当归芍药散加减。

处方：当归9g，白芍药30g，川芎9g，白术12g，茯苓12g，泽泻15g。水煎服，或制为散剂，每服6g，黄酒调服。

辨病论治加玉竹、白芷、白僵蚕各10g。肝郁化热者加柴胡、香附、牡丹皮、炒栀子各10g；气滞血瘀者加丹参、泽兰、益母草各15g；血虚者加黄芪、鸡血藤、夜交藤各30g；脾虚湿热内蕴者加苍术、黄柏各10g，薏苡仁、土茯苓各30g；肾虚者加女贞子、墨旱莲、菟丝子各15g。另用部分药液熏洗面部患处10~15分钟。

验案：崔某，女，28岁，2001年3月初诊。自诉：面部黄褐斑3年之久，月经期加重，经后减轻，经量少却淋漓不净，常觉面部粗糙干燥，润肤化妆品用之无效。诊见面上部褐斑布满，约占面部2/3，两颊额部呈黑褐色，符合重度标准。脉弦细，弦中含滑，两尺沉，左关稍紧。舌质淡，苔腻，两边有暗紫斑。证属肾虚肝郁，脾湿痰阻，遂予加味当归芍药散，日1剂，水煎2次共400ml，分早晚2次服，服药期间，避免进食辛辣刺激生冷之品。服药7天，褐色斑痕减退，面有光泽，其它症状也有好转，续服7剂，降为轻度，再服7剂，黄褐斑全部消失告愈。随访1年未复发，其月经不调亦愈。[甘肃中医，2004；17（4）：27]

讨论：黄褐斑属祖国医学面尘、肝斑、黧黑斑等范畴。中医认为系因肝气郁结，横逆犯脾，脾虚生湿，湿滞瘀阻，使颜面气血失和而发病。故用当归芍药散养血疏肝，健脾除湿，并加入玉竹、白芷、白僵蚕以养阴润肤，散风退斑。《神农本草经》载：玉竹"久服去面䵟，好颜色，润泽，轻身不老"；白芷"长肌肤，润泽颜色，可作面脂"；白僵蚕"灭黑䵟，令人面色好"。现代医学认为黄褐斑的发病原因与性激素失调和卵巢机能不全有关。日本学者通过研究证实，口服当归芍药散有调节垂体—卵巢内分泌的功能，可改善血液流变学及微循环，为本方治疗黄褐斑提供了依据。

（二）瘀血阻滞证

主要症见鼻、颧、额、口周呈深褐色至黑褐色斑片，伴面色灰暗，口唇发绀，头昏，头痛，胸肋胀痛，腰痛，口渴，月经紊乱伴痛经。舌暗红带瘀斑，脉弦涩。治宜活血化瘀，通络消斑。方选桂枝茯苓丸加减。

处方：桂枝6g，茯苓12g，赤芍9g，牡丹皮9g，桃仁9g。每日1剂，水煎，早晚分服。

辨病论治加丝瓜络12g，丹参30g，红花9g，薏苡仁30g，白扁豆20g，白薇12g，车前草20g，甘草6g。大便干燥加生大黄10g，炒枳壳10g；月经不调加川芎10g，益母草30g；更年期加淫羊藿15g，仙茅、山萸肉各15g。

验案1：李某，女，31岁，于1999年7月28日初诊。产后6个月开始出现面部色素沉着，日渐加剧，面颊两侧出现深褐色斑块，每月经行腹胀痛，月经量多，有血块排出，经色暗红，舌紫暗，脉细涩。证属气滞血瘀。处方：桂枝6g，丹皮9g，桃仁9g，丝瓜络12g，茯苓12g，赤芍9g，丹参30g，红花9g，薏苡仁30g，白扁豆20g，白薇12g，车前草20g，甘草6g。连续服药20余剂后，面部色斑消失。随访1年，未见复发。[甘肃中医，2003；17（2）：13~14]

验案2：陈某，男，42岁，1999年5月4日来院就诊。主诉面部起黄褐色斑6年余，逐渐严重，曾长期服用六味地黄丸未见明显好转。前额、两面颊部可见成片褐色斑，局部深褐色。平时纳谷欠佳，四肢倦怠，偶见阳痿。脉沉细，舌淡苔薄。此为寒湿束阳，气滞血瘀所致，治以温阳化湿，消瘀散结，给予桂枝茯苓丸口服，每日3次，每次3粒。2月后复诊，便溏、阳痿等症状有明显好转，前额部色斑减轻，时至夏日，嘱其避光护肤，继服此药。3月后，面部色斑全部消退，纳佳便调，阳痿症状消失。黄褐斑的发生原因颇多，妇女口服避孕药、妇科疾患以及肝病、结核、慢性酒精中毒、日光照射等都是其重要发病因素之一，有实验证实桂枝茯苓丸有调节免疫，调整肝、脾、肾脏的功能等功效，对于慢性妇科疾患有很好的治疗作用。本案患者为从事地质工作的工程师，在野外环境下工作风餐雨露日晒较多。中医认为此为外感寒湿困遏脾肾阳脉，气滞血瘀成斑，故选用桂枝茯苓丸治疗。方中桂枝温通血脉，辛散寒瘀；茯苓健脾祛湿；桃仁、牡丹皮活血化瘀；白芍药养血柔肝，全方共奏祛寒湿、调气机、化瘀血之功。[上海中医药杂志，2004；38

（12）：21］

讨论：桂枝茯苓胶囊处方来源于汉代张仲景《金匮要略》中的桂枝茯苓丸方，由桂枝、茯苓、牡丹皮等中药精制而成，桂枝茯苓丸中桂枝辛甘温，入心、肺、膀胱经，能宣通心阳，温通膀胱，辛散瘀滞。茯苓甘淡，入心脾、膀胱经，能健脾养心，祛痰行水。芍药味酸入肝，缓急止痛，柔养肝脏，兼顾化源，行血中之滞。丹皮、桃仁，味辛苦寒，活血化瘀，消瘀散结，兼清瘀热。五味药共建通阳行水，化瘀清热之功，其特点是祛邪以固本，下瘀不伤正，行水不伤阴，阴阳兼顾，气血并调，多系统、多范围地调控人体功能，但重在活血化瘀，缓慢消除斑块，治疗本病有较好的疗效。

三　寻常型银屑病

寻常型银屑病是一种常见、多发性皮肤病，皮疹的特点为红斑、丘疹表面覆盖多层银白色鳞屑。

一、病因病机

本证多因感受风热毒邪，日久不得宣泄，经络痹阻，肌肤失养所致。

二、辨证论治

（一）风热证

主要症见新皮疹不断出现，以丘疹、斑丘疹为主，疹基底皮肤颜色鲜红，刮去鳞屑见点状出血，可有同形反应。初发或复发，可有不同程度瘙痒，心烦口渴或口干，便秘尿黄，舌质红，苔黄，脉数。治宜疏风止痒，清热解毒，养血润燥。方以升麻鳖甲汤加味。

处方：升麻9g，鳖甲6g，当归6g，川椒3g，雄黄3g，甘草9g。水煎服，雄黄研末，分2次冲服。

瘙痒明显，加地龙12g，乌梢蛇9g；皮疹鲜红加赤芍9g，丹皮6g；皮疹紫黯，加三棱、莪术各6g，鳞屑肥厚加牡蛎30g，桃仁9g。

验案：姚某，男，42岁。1991年6月24日诊。患银屑病10余年，曾用多种中西药物治疗，时愈时发。现见头面、四肢、躯干泛发斑块红色皮疹，表面鳞屑白薄，易于剥离，剥离后基底鲜红，可见点状出血，伴剧烈痒感，口干溲赤。舌质红、苔薄黄，脉弦数。辨证为风邪袭表，热毒炽盛。治宜疏风止痒，清热解毒。处方：升麻、鳖甲各15g，当归10g，甘草8g，川椒、雄黄各6g，赤芍9g，丹皮、地龙各6g，乌梢蛇12g。服药1月后，瘙痒大减，皮疹亦消退大半。去地龙、乌梢蛇，雄黄改为3g，续进15g，皮疹退尽。1年后随访，未见复发。若瘙痒明显，加地龙12g，乌梢蛇9g；皮疹鲜红，加赤芍9g，丹皮6g；皮疹紫黯，加三棱、莪术各6g；鳞屑肥厚，加牡蛎30g，桃仁9g。［浙江中医杂志，1995；（02）：67］

讨论：方用升麻能升能散，祛肌肤风热；鳖甲咸寒入阴，引风邪外出；当归养血润燥，则血行风灭；雄黄祛风解毒止痒；川椒辛散强烈，以助消除稽留不解之风邪；甘草清热解毒，且能和中调药。唯川椒、雄黄药性温燥有毒，用量宜轻，且须中病即止。

四 湿疮

湿疮是常见瘙痒性皮肤病，因发病部位不同而有不同名称，如浸淫疮、血风疮、旋耳疮、湿毒疮、茧疮、绣球风、乳头风等。湿疮的发病原因由风、湿、热邪侵袭，内因禀赋不耐，致反复发病。但无论名称及病因如何，临床研究均以湿疮命名。见于《金匮要略·疮痈肠痈浸淫病脉证并治》篇。本病可见于西医的湿疹、淤积性皮肌炎等疾病。

一、病因病机

外因多为风、湿、热客于肌肤引起；内因多由脏腑失调，肝胆郁火，脾湿不化，血虚风燥所致。本病常因饮食失节或过食腥发动风之品，伤及脾胃，脾失健运，致使湿热内蕴，造成脾为湿热所困，复感风、湿、热邪，内外两邪相搏，充于腠理，浸淫肌肤，发为本病。湿性重浊黏腻，易耗血伤阴、化燥生风，故缠绵不已，反复发作。湿疹与"湿"相关，内因性湿称为内湿，是指肠功能不佳，食物不能充分消化吸收，形成湿浊之气停留在体内，日久渐成湿热体质。

二、辨证论治

（一）急性湿疹

急性湿疹多因风、湿、热客于肌肤蕴郁而成，症见急性病程，瘙痒较重，渗出明显，伴皮肤红斑、灼热。伴见心烦、口渴、尿黄、大便干，舌质红，苔黄腻，脉滑。治宜凉血祛风、清热利湿为主，方以桂枝芍药知母汤加减。

处方：桂枝12g，附子10g，白术15g，麻黄6g，白芍9g，防风12g，生姜10g，知母12g，甘草6g。水煎服，每天3次温服。

验案：吕某，男，60岁，2004年6月25日初诊。无明显诱因出现胸前散在粟粒大小红色丘疹、水疮，瘙痒难耐，逐渐蔓延全身，皮肤潮红，伴胸闷纳呆，精神倦怠，便干溲黄，舌质红、苔薄黄微腻，脉弦细。证属湿热蕴郁肌肤所致，拟桂枝芍药知母汤加减，药用：桂枝、赤白芍、银花各12g，知母、垂盆草、青风藤、海风藤、山栀、秦皮、黄柏、牛膝各15g，苍白术、晚蚕砂（包）各30g。7月1日二诊：全身皮损显著减轻，仅四肢外侧散在水泡及少许渗液，部分结痂，皮损颜色变暗，瘙痒减轻，乃肝经湿热未清，原方加明玳瑁9g，生石决明、寒水石各15g，生石膏10g。7月8日三诊：皮肤干燥脱屑，留色素沉着，但仍瘙痒，二诊方加乌梅、防风各9g，去苍白术。7月22日四诊：湿疹已退，双手掌见湿疹退后鳞屑，及红掌，舌质红胖边有齿痕，苔薄，脉沉细。三诊方去乌梅、防风、生石膏继服以巩固疗效。[山西中医，2005；21（3）：14]

讨论：桂枝芍药知母汤出之《金匮要略》，原主治风寒湿痹证。其中桂枝行阳，知母、芍药养阴。擅治热痹，据实验研究，具有免疫抑制的作用。急性湿疹多因风、湿、热客于肌肤蕴郁而成，宜凉血祛风清热利湿为主，方中桂枝、白芍和营，赤芍凉血，垂盆草、青风藤、海风藤祛风止痒，银花、山栀、秦皮、黄柏、苍白术、牛膝、晚蚕砂清热利湿。本病有过敏特点，故治宜加入乌梅、防风抗过敏，生石膏、寒水石、明玳瑁、生石决明镇肝宁心。

湿疹患者应避免饮用酒、咖啡、辛辣刺激与油炸的食品，饮食应清淡，多吃水果蔬菜。榴莲、芒果、荔枝等属热性水果少吃。患者可多吃绿豆、冬瓜、莲子、苦瓜等清热利湿食品。

（二）淤积性皮炎

淤积性皮炎，又称静脉曲张性湿疹。其病机多由久站，负重或劳倦失宜，脾失运化，水湿停聚，湿邪下趋，致经络阻塞，气血凝滞而成。症见瘙痒，皮损以丘疹或丘疱疹为主，皮肤色暗淡或有鳞屑，少许流出。伴见食少乏力，腹胀便溏，小便清长或微黄，舌淡胖，苔薄白或腻，脉濡。治宜健脾利湿，方选仲景茯苓泽泻汤加减。

处方：茯苓30g，泽泻15g，桂枝6g，白术15g，生姜12g，甘草6g。水煎服，每天3次温服。

辨病论治加当归10g，丹参20g，川牛膝10g，白鲜皮10g。肿胀较甚者加车前子10g，猪苓15g；皮损色红、灼热者加金银花20g，公英15g；皮损增厚，皮色暗褐者加三棱10g，莪术10g；大便干结者去干姜加生大黄6～9g；大便溏薄者加山药30g，生薏苡仁30g；瘙痒剧烈者加苦参10g，蛇床子10g；气虚者加生黄芪10～30g，党参10～20g；血虚者加鸡血藤20g，枸杞子10g；腰膝酸痛者加续断10g，桑寄生10g。

验案：杨某，男，51岁，工人，于1996年3月7日以双下肢起暗红色斑片，丘疹伴瘙痒1年余为主诉就诊。患者发现下肢静脉曲张5年余，双小腿下1/3处经常出现轻度水肿，朝轻暮重，劳累时更甚，休息后减轻。1年前小腿内踝以上起红色斑片和米粒大小散在性丘疹，自觉瘙痒，曾先后在本市数家医院就医，诊断为“下肢静脉曲张”、“淤积性皮炎，”予以“当归片”、“三七片”、“维生素C片”等内服，效果不佳。近2个月来，下肢肿胀较前加重，红斑、丘疹增多，瘙痒加剧，搔抓后有少量渗液，又在本市某医院以“湿疹”为诊断给以“炉甘石洗剂”外搽，用药后瘙痒有所减轻，皮损及肿胀均无改变。今前来门诊求治。现双下肢肿胀，有大片红色、暗红色斑片及丘疹，瘙痒较甚，下肢沉困乏力，纳差，小便如常，大便溏，舌暗红，苔黄微腻，脉濡数。皮肤科检查：双下肢静脉曲张明显，双侧胫前有大片红色及暗红色斑片，丘疹呈散在性，并可见抓痕。右踝关节上有一1.5cm×1cm之糜烂面，有少量渗液，双小腿部有凹陷性水肿。血常规检查：HB 120g/L、WBC 9.7×10^9L，GR 0.83，LY0.16。诊断：淤积性皮炎，证属脾失健运，湿热蕴积，治以健脾利湿清热。内服中药：茯苓30g，泽泻10g，白术15g，干姜6g，桂枝6g，猪苓15g，车前子10g，当归10g，丹参20g，川牛膝10g，金银花20g，公英15g，苦参10g，蛇床子10g，焦三仙各10g，甘草6g。每日1剂，水煎服。糜烂处以三黄洗剂外搽，每日3次。服药6剂后，双下肢肿胀明显消退，局部皮损色泽变暗，糜烂处干燥结痂，瘙痒减轻，饮食有增，但仍感下肢乏力，大便溏薄，舌暗苔白，脉沉细。血常规复查：HB 120g/L，WBC 8.6×10^9/L，GR 0.73，LY 0.27。依据症状舌脉变化，遂停用外用药物，内服方以前方去车前子、猪苓、金银花、公英，加生黄芪15g，山药30g，生薏苡仁30g，三棱10g，莪术10g，继续服用。1周后痂皮脱落，留有色素减退斑片，丘疹部分消失，偶有瘙痒，饮食一般，大便微溏，舌暗苔白，脉沉细。病情好转，即再以上方去苦参调理。共治疗32天，局部糜烂面愈合，丘疹消退，暗红色斑片变淡，瘙痒消失，双下肢不肿，活动自如，精神佳，饮食好，二便如常，舌淡红，苔薄白，脉沉细。疗效判定为治愈。随访3个月无复发。［河南中医，1997；17（5）：268～270］

讨论：茯苓泽泻汤是仲景治疗胃有停饮，呕渴并见的方剂。淤积性皮炎，又称静脉曲张性湿疹，属中医“湿疮”病范畴。其病机多由久站，负重或劳倦失宜，脾失运化，水湿停聚，湿邪下趋，致经络阻塞，气血凝滞而成。其证候虽与茯苓泽泻汤迥异，但其病机相同，故投用本方，可获良效，此即祖国医学“异病同治”之谓。

（三）肛门湿疹

肛门湿疹一般认为多由肝经湿热下注所致。然细究之，与心火关系极密。首先，情绪忧郁或过度兴奋等情志刺激可引起心火亢盛，出现心烦、瘙痒，因心主神志也；其次，湿热下注，或过食膏粱厚味致火从内生，故患处潮红、灼热，盖心主火也；其三，火热邪气易灼伤脉络，迫血妄行，故见红斑、丘疹；其四，小便短赤，脉滑数，为心火移热于小肠也。以上病机的认识可从古典文献中得到佐证：《素问·至真要大论》云：“诸痛痒疮，皆属于心”；《诸病源侯论》云：“浸淫疮是心家有风热，发于肌肤”；又《医宗金鉴》记载：“粟疮作痒属心火内郁，外感风邪”。浸淫疮、粟疮都类似现代医学的“湿疹”。近人赵炳南先生亦指出：“红色丘疹自觉灼热瘙痒，多属心火过盛，外感风邪”。故其治宜清心泻火，燥湿解毒，方以泻心汤加减。

泻心汤处方：大黄（后下）、黄芩各 15g，黄连 10g。日 1 剂，水煎 2 次取汁 600ml，分 3 次温服。

热重于湿者，加白鲜皮 15g，丹皮 10g；湿重于热者，加炒山药、薏苡仁各 30g，炒白术 15g。

外用苦椒汤薰洗：苦参、川椒、百部各 30g，枯矾、五倍子、荆芥各 15g。日 1 剂，水煎 3 次，取汁 2000ml，先薰后洗，每次 30 分钟。1 周为 1 疗程，疗程间隔 2 天，治疗 2～3 个疗程。并忌食辛辣刺激食物。

验案：李某，男，38 岁，1998 年 7 月 6 日初诊。述其肛门周围渗水，瘙痒发作，经服扑尔敏、息斯敏等药及外涂皮康王软膏、皮炎平软膏等无效。查：肛门四周潮红，绿豆大红丘疹密布，部分糜烂、渗水、瘙痒难忍。伴肛门灼热，大便干结，小便短黄，舌质红、苔黄腻，脉滑数。诊为肛门湿疹，辨证为热重于湿。遂用前泻心汤方加白鲜皮、丹皮、公英内服，并如法外洗和涂药。嘱其忌食辛辣食物，多吃西瓜。7 月 14 日复诊：经治 1 疗程后丘疹消失，糜烂处结痂，瘙痒基本消失，唯夜晚稍有痒感。大便通畅，日 1 次，苔转白腻，脉滑。此热邪已去，湿邪尚存，守前方去公英、丹皮，加六一散、炒山药、炒白术。外洗药停用，只涂药膏。又继用 1 个疗程，症状消失，皮肤洁净而告愈。[内蒙古中医药，2001；（1）：6]

讨论：泻心汤为张仲景治疗血热吐衄而设，针对心火亢盛，迫血妄行之病机，取三黄苦寒清泄，直折其热，肛门湿疹亦心火亢盛所致，取芩、连清心火，除湿邪，解热毒；大黄既清热凉血，又通腑排毒。此中医学“异病同治”之精华也。外用苦椒汤可除湿热止瘙痒而疗其标。如此内外兼治，标本同疗，故疗效倍增。

（四）阴囊湿疹

阴囊湿疹属中医“肾囊风”，中医认为多由于禀赋不耐，风、湿、热邪阻于会阴部肌肤所致。因湿性黏滞，缠绵难愈，其病迁延日久，渗水过多，又致伤阴耗血，血燥生风，亦可因长期服用苦寒燥湿或淡渗利湿之品，造成阴血亏虚。治疗如单利其湿则更伤其阴，单滋其阴血则有碍于湿，故治宜养血润燥、清热利湿，方以之当归贝母苦参丸加味。

处方：当归15g，苦参15g，贝母15g。共为细末，炼蜜为丸，每服6g，亦可作汤剂，水煎去滓，入蜂蜜少许冲服。

辨病论治加生地、黄柏、徐长卿各12g，苍术9g，苡仁30g，甘草6g。渗出明显者加龙胆草、车前子各12g，茯苓15g；瘙痒甚者加地肤子、白鲜皮各15g，龙骨、牡蛎各30g；皮疹潮红热盛者加丹皮、赤芍、栀子各12g，紫草15g；皮损粗糙肥厚者加丹参、鸡血藤各30g，桃仁、红花各9g。治疗期间避免局部烫洗、搔抓，忌食辛辣刺激性食物。

验案：王某，男，30岁，2002年9月10日诊。于3个多月前因田间劳动后出现阴囊部起红斑丘疹，痒甚，抓后有少许渗出，用盐水外洗及皮康王软膏涂擦后效果不佳，皮损逐渐加重，糜烂并扩散至整个阴囊，痒痛不适，行走困难。查阴囊皮肤潮红肿胀，密集丘疹及片状糜烂，部分表皮剥脱，大量渗出、结痂，阴茎腹侧亦有类似皮损，包皮轻度水肿。诊断：阴囊急性湿疹。处方：当归、苦参、龙胆草、茯苓各15g，苡仁30g，浙贝母、生地、黄柏、徐长卿、黄芩、车前子各12g，甘草6g。日1剂，水煎分3次口服，同时外用自制湿疹溶液湿敷患处，每日3次，每次1h。1周后皮疹明显好转，痒痛不适症状减轻，渗出基本消退，继续服上方7剂，皮疹大部分消退，遂减龙胆草、黄芩、茯苓、车前子，续服5剂皮疹消退，随访1月未见复发。[实用中医药杂志，2004；20（4）：181]

讨论：当归贝母苦参丸出自《金匮要略》，其原方主治血虚夹有湿热，病在下焦的妊娠小便不通之症。方中当归无滋腻碍湿之嫌，且能减少皮疹的复发；贝母功专治肺，肺气得降，则小便畅利，水湿浊邪自除；生地滋阴清热，苡仁健脾除湿，二妙散清热利湿，徐长卿祛风止痒，甘草调和诸药，诸药合用，可清热除湿，疏通脉络，滋养阴血，从而使皮疹消退。

（五）龟头、包皮念珠菌病

龟头、包皮念珠菌病是由白色念珠菌所致之急性或亚急性真菌病。本病属中医“阴痒”，“阴䘌”范畴，病因乃湿热邪毒下注阴部，房事不洁，用物不净，感受虫毒所致。治宜清热利湿，解毒杀虫。方以蛇床子散加减。

处方：蛇床子30g。水煎外洗患处，每天1~2次，每次30分钟。

辨病论治加苦参30g，百部30g，地肤子30g，明矾15g，黄柏30g，龙胆草30g，白鲜皮30g，冰片0.3g。局部潮红甚者加旱莲草15g，赤芍15g；肿胀明显加露蜂房15g。治疗期间忌食辛辣和油腻之物，避免性生活。

讨论：蛇床子散源于《金匮要略·妇人杂病脉证并治》，原为坐药，外用治女性阴痒。笔者用其加减组方，治龟头、包皮念珠菌病疗效满意。方中主药蛇床子、苦参味苦性寒，功专清热燥湿，杀虫止痒，现代药理实验证实蛇床子、苦参对皮肤真菌有较强的抑制作用。龙胆草、黄柏、白鲜皮、地肤子清利湿热，除湿止痒。《本经逢原》谓龙胆草“主茎中痒痛，或发痒生疮”。现代药理实验证实黄柏对致病性皮肤真菌、阴道滴虫、钩端螺旋体有杀灭和抑制作用；地肤子可止痒杀虫，收敛除湿，促进局部炎症的消退。百部、明矾可灭虱杀虫，收敛除湿。冰片可清热止痛生肌，为治痈疽疮疡，溃后不敛的外科用药。诸药合用，共奏清热解毒、除湿消肿、杀虫止痒之功。

第十四节　眼科疾病

一　浅层点状角膜炎

浅层点状角膜炎，又名角膜上皮点状剥脱或角膜上皮糜烂。临床上比较多见，多为双眼发病。属中医学“聚星障”、“白涩症”范畴。

一、病因病机

浅层点状角膜炎病位在肝（角膜归中医之肝脏），累及于肺（球结膜和巩膜，归中医之肺脏），故本病与肝、肺关系密切。多因外感风热，或风寒外袭，郁而化热，上犯肺系，致肺经风热壅盛，侵袭黑睛浅表，变生浮嫩之星翳。临床上多为肺肝风热，上犯目系所致。现代西医学认为，浅层点状角膜炎，可能是在角膜上皮轻度擦伤后继发病毒感染，或与角膜上皮的坚韧性及机体的抵抗力之强弱密切相关。《审视瑶函》谓：“不肿不赤，爽快不得，干涩昏朦，名曰白涩”。

二、辨证论治

本病患者自觉眼内干涩不适，轻度怕光，视物模糊，荧光素染色可见角膜点状着色，严重时出现干涩灼热、怕光流泪等症状，着色点布满整个角膜。治疗宜疏风清热，凉肝解毒。方以当归散加减。

处方：当归9g，白芍9g，川芎6g，黄芩6g，白术6g。水煎服，或为散剂，每服6g，米饮调下，每天2次。

辨病论治加生地、赤芍、木贼草、生栀子各9g，甘菊、白蒺藜各12g，紫草10g，甘草6g，蝉蜕9g。风热盛加板蓝根、金银花、连翘；病久，反复发作缠绵难愈加生黄芪、怀山药、天花粉、桑白皮等。

验案：王某，男，45岁。1995年5月6日初诊。自觉双眼磣涩不适，羞明流泪，视物模糊，反复发作6个月。曾用多种西药治疗无效，故而要求中医药治疗。眼检：双眼视力4.8，结膜充血 + +，睫状充血 +，角膜层可见点状浸润聚合成片，荧光素钠染色阳性。舌淡红、苔薄白，脉数。辨证：风热毒邪上扰，犯于眼目，袭于黑睛。治宜疏风清热解毒，退翳明目。方用：当归、生地、生栀子、蝉衣各9g，甘菊花、白蒺藜各12g，紫草10g，甘草6g。5剂。局部用0.1%利福平眼药水和0.1%无环鸟苷眼药水交替滴患眼，每2小时1次，每次1滴。二诊：自觉症状减轻，双眼结膜、睫状充血显著减轻，角膜点状浸润尚留少数。乃于上方中去栀子，加桑白皮、怀山药，7剂。药后诸症消失，视力达5.2而获痊愈。[浙江中医药，1998；4：173]

讨论：方中当归、赤芍、生地清热凉血、养血平肝；甘菊花、白蒺藜、木贼草、紫草、蝉衣疏风清热，退翳明目；黄芩、生栀子清肝泻火解毒；甘草泻火解毒，调和诸药。现代药理研究表明，本方中药物大多有抗病毒，提高或改善机体免疫功能，调节血液循环等多方面作用。

二　闪辉性暗点

闪辉性暗点属于血管性偏头痛症状之一，又名暂时性不完全性黑矇。为眼科门诊常见病，但临床报道较少，其发病机理为大脑枕叶视皮质血管痉挛而致的视觉功能障碍。该病可给患者带来很大的痛苦，影响学习和工作。本病属中医“目黑候”范畴。

一、病因病机

本病多因劳倦气耗或饮食不节伤脾，导致气虚，气虚失煦，寒从内生。寒为阴邪，其性收引，感之可抑阳而使气机运行不畅，气为血帅，气阻则血滞，滞则不通，不通则痛。现代医学研究认为与5－羟色胺代谢紊乱有关，多见于女性。

二、辨证论治

本病发作频率因人而异，发作前无症状，患者眼前突然弧光闪烁，呈金样闪光边缘如锯齿，其面积向外扩散，继之视物朦胧，并出现暗点或偏盲，数分钟后消失，也有数小时后消失者，接着一侧前额部发生搏动性头痛，发病时眼底网膜动脉痉挛并伴有视网膜贫血或水肿。头痛开始后此等改变即行消失。辨为寒气内盛，上逆迫头目，治宜温中散寒降逆，方药用吴茱萸汤。

处方：吴茱萸6g，党参15g，大枣6枚，生姜20g。每日1剂水煎服，早晚空腹分服。

验案：刘某，男，52岁，退休工人。于1974年开始每年发作1～2次，发作时，首先在注视点的一边发现轻度模糊，然后出现同侧偏肩性傍中心暗点，周围发出火花状闪辉性马蹄形齿轮圈，不超越视野的中间分界线。浮动的闪光现象迟缓地向视野的周边移动，由小变大、而傍中心暗点则逐渐消失，发作过后头痛、恶心、呕吐涎沫，曾经多方医治无效。诊断为闪辉性暗点。1989年3月，改用吴茱萸汤，每日1付水煎，早晚空腹口服，共服10付。用通信联系随访2年，未见复发。［河南中医，1995；15（2）：77～78］

讨论：本病发作前毫无预兆，发作时间短暂，目前发黑，故发作时病人往往就地闭目休息片刻即好转。等来医院诊治时，已是发作过后。虽反复发作一般不影响视力，仅于发作过后出现偏头痛，恶心、呕吐涎沫，持续2～4d，影响儿童发育与学习。严重病例亦可出现暂时性语言障碍以及手背麻痹，一眼出现暂时盲目现象。严重遗传病例，亦可发展到永久性偏盲状态。西医认为本病发作系大脑皮层或视路上的暂时性血循环障碍反致，中医认为其机理是寒气内盛，上逆迫头目反致。吴茱萸汤方中以吴茱萸温中散寒、下气降逆，人参、大枣补虚益胃，生姜散寒止呕，合而温中、补虚、散寒、下气、降逆、止呕。

三　糖尿病视网膜病变

糖尿病视网膜病变是糖尿病最常见的慢性微血管并发症，主要表现为视网膜出现微血管瘤、出血斑、硬性渗出、水肿、棉絮斑、视网膜血管病变、黄斑病变、玻璃体及视神经病变等病理损害，严重者可引起玻璃体出血、牵引性视网膜脱离和新生血管性青光眼等，可致患者失明。本病属于中医学消渴目病范畴，见于视瞻昏渺、云雾移睛等眼病。

一、病因病机

糖尿病视网膜病变的病因责于阴虚、血瘀、痰浊、气虚、血虚诸端，病机总由脏腑虚损，真元耗伤，气血在经络输布失常所致。西医所述蛋白非酶糖基化、山梨醇代谢异常、脂代谢紊乱、血管壁损伤、血液流变异常等是糖尿病视网膜病变的共同病理生理基础。

二、辨证论治

（一）气阴两虚

主要症见眼外观端好，视物昏花，目睛干涩，倦怠乏力，气短懒言，五心烦热，口干咽燥。伴见口渴喜饮，心悸失眠，溲赤便秘，舌体胖大，舌红少津，脉细数。治宜养阴清热，活血利水，方药以猪苓汤化裁。

处方：猪苓、茯苓、泽泻、阿胶（烊化）、滑石各9g。水煎服，每天分3次温服。

辨病论治加当归、丹参、旱莲草、生地、玄参、枸杞、益母草、蒲黄、三七粉、车前子。肾虚加枸杞、菟丝子；血脂高加何首乌、山楂；脾虚去阿胶、玄参，加神曲、陈皮、白术；机化物形成去旱莲草，加昆布、海藻、牡蛎。

验案：罗某，男，65岁，干部。1998年4月5日初诊。主诉左眼视物不见1d。患者患糖尿病2年，平素常服降糖药，血糖控制较稳，昨日晨起时无明显原因发现左眼前有雾样黑影遮挡，致左眼视物不见，遂来我院门诊就诊。门诊检查血糖8.9mmol/L，尿糖（+），左眼视力：指数/眼前，左矫正视力1.0，双眼外眼未见异常，眼压R5.5/6 = 1.94kPa，L5.5/5 = 2.3kPa，托比卡胺点眼散瞳后查右眼玻璃体见大片棉絮状，条索状混浊，眼底看不见。给予猪苓汤加减内服。服药20剂，矫正视力0.8，玻璃体只见尘埃状细小混浊，眼底清晰可见，血糖6.3mmol/L，随访3个月未复发。[陕西中医，2000；21（11）：48]

讨论：猪苓汤养阴增液，活血利水，使积血稀释，防其成团成块，也可望改善细胞外液，对陈旧积血有浸之润之之意，利于积血消散；还可改善血循环，加速体液代谢，消除积血。

（二）血行瘀滞证

主要症见视物昏花，目睛干涩，面色晦暗。次症见肌肤甲错，肢体麻木，舌质紫暗或有瘀点瘀斑，脉涩或细涩。治宜行气化瘀活血。方药用大黄䗪虫丸。

处方：大黄䗪虫丸，1丸，每天2次。

讨论：糖尿病视网膜病变的发生是由于视网膜微循环中微血管病变并微血栓的形成引起，这一病理生理与血小板活化增强有关。血小板黏附和聚集功能随着糖尿病的发生、视网膜病变的发生发展而逐步增高，成为形成视网膜内微血栓的主要因素，促使视网膜病变的发生发展。大黄䗪虫丸能抑制血小板的活化，从而降低了微血栓的形成。

第十五节 耳鼻喉口腔系统疾病

一 鼻窦炎

鼻窦炎是鼻科常见多发病，有急慢性之分，以慢性多见。指以鼻塞、脓涕、头痛、鼻道见有脓性或黏脓性分泌物等为主要临床表现的鼻病，属于中医的“鼻渊”。

一、病因病机

肺经之郁热或大肠经之热上攻传入肺，因肺开窍于鼻，与大肠互为表里，在生理、病理上有着密切联系。肺司呼吸，鼻为呼吸出入之门户，由于风热犯肺郁久化热，或大肠经之热上攻传入肺，邪热稽肺，肺失清肃，邪滞不去，而致使肺经蕴热循经附气（呼吸之气）上蒸于鼻，薰灼肌膜。因为鼻窦与鼻腔通道之天然开口小，由于炎症水肿引起窦口狭窄或阻塞，影响鼻窦腔通气和引流，而致鼻塞，流黄浊鼻涕，头痛、头昏、头胀，嗅觉减退等症，发为鼻窦炎。

外感六淫，误治失治，病邪不解，侵入少阳，邪热内迫，胆热上移而发为鼻渊，多见副鼻窦炎。

二、辨证论治

（一）外邪犯肺

主症见间歇性或持续性鼻塞，鼻涕黏白而量多。伴见嗅觉减退，前额及上颌窦区疼痛，发热恶风，咽痛咳嗽，舌红苔薄白，脉浮。检查可见鼻甲充血肿大，中鼻道可见有黏性或脓性分泌物。治宜清热解表，方以白虎加桂枝汤加减。

处方：生石膏75g，桂枝15g，知母20g，粳米15，甘草6g。水煎服。

辨病论治加鱼腥草15~30g，怀山药12g，黄芩10~15g，薏苡仁15g，麻黄3g，菊花10g，辛夷花6g，金银花15g，风寒表证重加荆芥、防风各6g；脾虚痰甚者加半夏10g，茯苓15g，陈皮6g；痰火内甚者加胆星6g，竹茹10g；头痛明显加白芷6g；体倦乏力，汗出易于感冒者加黄芪18g，白术12g，防风10g。

验案：王某，女，52岁。1999年3月11日初诊。主诉：近10年来，反复鼻塞流浊涕，伴嗅觉减退，头昏，头胀痛，诊断为慢性鼻窦炎，经多方治疗，症状可暂时缓解但不能根治，每遇受凉感冒或疲劳后加重。半月前因受凉致旧病再发，在五官科治疗未见好转而来诊。症见鼻塞不通，吐出黏稠的黄色浊涕，前额胀痛，睁眼或弯腰时加重，午后尤甚。伴头昏耳鸣，畏寒乏力，纳呆，二便如常，不闻香臭，舌苔黄稍腻，脉细滑无力。诊为鼻渊，予白虎加桂枝汤加减，药用：生石膏50g，桂枝5g，薏苡仁、怀山药各15g，黄芩10g，麻黄3g，鱼腥草20g，杏仁、菊花各10g，辛夷花6g，金银花、茯苓各15g，半夏、藿香各10g。每日1剂，水煎分2次内服，连服5剂，头痛，鼻塞明显减轻，浊涕明显减少，仍有乏力，纳差，上方去黄芩加黄芪15g，白术、陈皮各10g，再服5剂，诸症

基本消失，精神好转。半年后随访患者没有再发作。［辽宁中医学院学报，2005；7（5）：473］

讨论：《类证治裁》曰：“鼻塞甚者，往往不闻香臭，有脑漏成鼻渊者，由风寒入脑，郁久化热”。《医宗金鉴》亦谓：“鼻渊内因胆经之热，移于脑髓，外因风寒，凝郁火邪而成”。可见古人早已有此看法。白虎加桂枝汤出自张仲景《金匮要略》，是治疗热痹的有效方剂，方中石膏辛甘大寒，归肺胃二经，具有清热泻火之功。张锡纯在《医学衷中参西录》中谓石膏善治脑漏，认为此病不仅因脑为风袭，还因肝移热于脑。主张重用石膏为主，不宜单以辛温散之。临床实践中还发现石膏除有清热泻火减少鼻流脓涕之作用外，还有明显的通鼻窍作用。配与黄芩、知母、银花、鱼腥草等增强清热解毒之功。伍以薏苡仁、怀山药代替原方中的粳米，达到健胃利湿，防止大队苦寒药伤及脾胃。佐与桂枝辛温通络，引领清热药深入窦窍发挥作用。麻黄、辛夷花宜肺而通鼻窍，有快速缓解鼻塞不通之作用。菊花清利头目，甘草调和诸药。全方寒温并用、表里同治、标本兼顾。

（二）胆腑郁热

主症见鼻塞，鼻涕黄浊量多。伴见嗅觉减退，头昏痛，口苦心烦，咽干口渴，两胁胀闷，舌红，苔黄腻，脉弦滑。检查可见鼻黏膜充血，鼻甲肿大，中鼻道可见有脓性分泌物。治宜和解少阳，清泻胆腑郁热。方以小柴胡汤加减。

方药组成：柴胡15g，黄芩15g，半夏9g，人参6g，炙甘草6g，生姜9g，大枣3枚。水煎服。

若两侧头痛甚者，加川芎；额部痛剧者加白芷、葛根；鼻塞甚者，加苍耳子、鹅不食草；流黄色浊涕者，加金银花、蒲公英。

验案1：患者，男，26岁，农民，2003年12月28日初诊。刻诊：主诉头痛1月，服用感冒通，强力银翘片，效果不满意，两侧前额痛甚，周身酸楚，咽干，头目眩晕，视物模糊，神疲，不思饮食，鼻塞流涕，色黄质黏稠，舌苔微黄，脉弦数。实验室检查：WBC $12.0\times10^9/L$，N 0.84；副鼻窦X线摄片示双侧上颌窦炎，筛窦炎，窦腔内有脓液。辨证为邪入少阳，胆热上移而成鼻渊（副鼻窦炎）。治宜和解少阳排脓通窍，用小柴胡汤加减。方药：柴胡15g，黄芩15g，半夏9g，炙甘草6g，天花粉20g，桔梗20g，大黄6g。服药6剂，头痛好转，躯体较前有力，鼻道稍通利，头目、咽部觉畅快。继服药4剂，仅觉轻微鼻塞，余症消失。将上方取药3剂粉碎后装胶囊，每次6粒，每日3次。服完胶囊，患者前来，副鼻窦X线摄片阴影消失，白细胞计数及分类均恢复正常数值，临床症状完全消失，邪去而康复。［河南中医，2004；24（11）：13］

验案2：孙某，女，33岁，1995年10月8日就诊。主诉：鼻塞流黄脓涕6天。6天前因受凉引起鼻塞、流黄脓涕，头胀痛，伴见恶寒，发热，口苦咽干，不欲食，二便尚可，自服感冒药及消炎药治疗，不见好转。局部检查：双侧鼻黏膜充血，双下鼻甲充血肿大，左中下鼻道可见少许脓性分泌物。舌淡红，苔薄白，脉弦略数。柯瓦氏位片示双侧急性上颌窦炎。证属邪郁少阳，阻塞鼻窍。治宜和解少阳，散风清热透窍。药用柴胡10g，半夏10g，黄芩10g，菊花10g，白芷10g，辛夷10g，车前草30g，草河车10g，甘草6g，水煎服，每天1次，共服6剂痊愈。急性上额窦炎属中医之鼻渊。风热犯肺，肺失宣肃，邪热循经入于少阳，内犯鼻窍而致该病。如《素问·气厥论》云：“胆热移于脑，则辛頞鼻渊”。故用小柴胡汤加减，清胆泄热，宣通肺窍。［河南中医药学刊，2000；15（5）：

30～31]

讨论：《伤寒论》101条："伤寒中风，有柴胡证，但见一证便是，不必悉俱"。方中柴胡解热散邪，透达少阳之邪；黄芩泻胆火而清少阳之热，二药合用，一散一清共解少阳之邪。半夏和胃降逆，消痞散结；人参、甘草扶正护中。本方加大黄是上病下取之意，使病从大肠而解；桔梗、天花粉排脓；苍耳子、鹅不食草通利鼻窍；金银花、蒲公英清热解毒。诸药合用，共奏扶正祛邪之功效。正所谓"预壮里气，使里不受邪而和，还表以作解也"。

（三）肺胃湿热证

主症见鼻塞，鼻涕黄浊量多。伴见嗅觉减退，头闷头胀，体倦乏力，纳呆脘闷，舌红，苔黄腻，脉滑数。检查可见鼻黏膜充血肿胀，鼻甲肿大，中鼻道可见有大量黏性或脓性分泌物。治宜清热解毒，祛风散湿，方以麻杏甘石汤加减。

处方：麻黄6g，杏仁10g，石膏30g，甘草6g。每日1剂水煎服。

辨病论治加薏苡仁20g，辛夷15g，苍耳子15g，桂枝6g，葛根10g，赤芍15g，郁金10g，桔梗10g。黄浊脓性鼻涕多者，薏苡仁用至30g，加败酱草、金银花、黄芩、皂角刺、车前子；鼻塞流清涕者去石膏或减量，加白芥子、细辛；头痛重者加菊花、白芷、川芎、藁本；鼻塞重者加皂角刺、穿山甲、石菖蒲；大肠热结便秘者加酒大黄、芒硝、枳壳；有外感表证者选加荆芥、防风、薄荷、菊花、连翘；气虚者加黄芪、白术、党参、升麻；阴虚者加沙参、麦冬、何首乌；纳差者加谷麦芽、鸡内金、砂仁、莱菔子。

验案：患者，男，28岁，1994年4月25日就诊，患鼻窦炎多年，屡治不愈，每患感冒鼻部先受其累，继之头痛、头昏、头胀、鼻塞流黄浊涕，嗅觉减退，神倦。近半月余其症状加重，舌质淡红，苔薄黄，脉弦细，鼻窦摄片示：两侧上颌窦、筛窦窦腔混浊，密度增高，其余窦道无病变，诊为急性上颌窦筛窦炎。处方：麻黄6g，杏仁10g，石膏30g，甘草6g，薏苡仁20g，辛夷15g，苍耳子15g，桂枝6g，葛根10g，赤芍15g，郁金10g，桔梗10g，菊花30g，荆芥10g。3剂后诸证明显减轻，又服6剂痊愈。为防止复发，又调服数剂以善后。[现代中西医结合杂志，2003；12（20）：2198～2199]

讨论：麻杏石甘汤具有辛凉宣泄、清肺平喘之功。主治外感风热袭肺或风寒郁而化热壅遏于肺所致病证。临床实践结合现代医学，认为鼻窦炎的发病与肺经郁热或大肠经之热有密切关系，因肺开窍于鼻，与大肠互为表里，在生理病理上都有着密切的联系。肺司呼吸，鼻为呼吸出入之门户，由于风热或风寒犯肺郁久化热，或大肠之热上攻入肺，邪热稽肺，肺失清肃，邪滞不去，而致使肺经蕴热循经附气（呼吸之气）上蒸于鼻，熏灼肌膜。因鼻窦与鼻腔通道之天然开口小，且炎症水肿引起窦口狭窄或阻塞，影响鼻窦腔的通气和引流，而致鼻塞、流黄浊涕、头痛、头昏、头胀、嗅觉减退等症，发为鼻窦炎。本病绝大多数属多种致病菌混合感染，故用麻杏石甘汤清肺经之蕴热以治本，佐辛夷、苍耳子、桔梗、薏苡仁等清热通窍、除涕排脓，止痛为辅；杏仁入肺经大肠经，可除肺热、降气行痰，润燥而通大肠气秘；桂枝、葛根有通阳、升阳之功，能升清化浊，使清阳得以上达清窍，又能扩张血管，促进血运，增强排脓止痛作用。又因病久移入血络，鼻黏膜慢性充血而肥厚，故用赤芍、郁金凉血活血以消肿。全方具有调整机体免疫功能、抗菌消炎和改善鼻窦黏膜血液循环及血管通透性的作用。

二 复发性口疮

口疮是指口腔黏膜上皮反复溃疡引起疼痛的口腔黏膜损害疾病，复发性口疮为口腔黏膜呈不定期或周期性在口腔黏膜任何部位出现孤立或多发的口腔黏膜溃疡。见于《金匮要略·百合狐惑阴阳毒病脉证并治》篇。

一、病因病机

一般而言，口疮的病因以“火”居多，但临床辨证时，宜详审病候，因“火”分虚实，实火宜泻为主，补为辅；虚火宜补为主，泻为辅。

湿热复发性口腔溃疡是其致病的重要因素，《素问·气厥论》说：“膀胱移热于小肠，膈肠不便，上为口糜”，充分说明了口疮是因膀胱水湿泛滥和胃肠积热、脾经湿热，日久湿热蕴结，化为热毒循经上行，熏蒸口舌，腐蚀肌膜。

二、辨证论治

（一）胃火上炎证

本证主见溃疡形状不规则，边缘平坦或稍隆起，表面覆有黄白色膜，周围有充血的环状红晕，疼痛明显，影响语言与饮食。次症见心烦易怒，渴喜冷饮，口气热臭，口干舌燥，咽喉干痛，大便干结，小便黄，舌红苔黄，脉滑数或弦数。治宜清热泻火，通便除烦，方以栀子大黄汤加味。

处方：栀子15g，枳实10g，大黄6g，豆豉10g，水煎服。每天分3次温服。

辨病论治加黄芩9g，青黛3g，合欢皮10g，麦冬10g，菖蒲10g，乌梅10g，甘草5g。治疗期间，应避免精神紧张和刺激，注意劳逸结合，生活要规律。忌烟酒及辛辣食物，多食清淡新鲜菜肴，并保持大便畅通。口腔溃疡重者可给予半流质饮食，食后以淡盐水漱口，避免过热过冷食物。

验案：张某，女，51岁，1997年7月5日初诊。3年前患口腔黏膜溃疡后即反复发作，期间曾服用中药及多种维生素并外用溃疡膜，虽治疗期间略有好转，但不久即又行发作，反复迁延不愈已3年。刻诊可见口颊黏膜、软腭及舌面散在分布黄豆大小溃疡多处，溃疡表面覆盖有黄色假膜，周缘充血明显而形成环状红晕，灼痛难忍，难以进食，大便干燥难解，心烦口渴，夜卧不宁。舌红苔黄腻，脉滑数。给予栀子大黄汤加味内服，处方：栀子10g，枳实10g，大黄（后下）6g，黄芩10g，青黛（包煎）3g，合欢皮10g，麦冬10g，菖蒲10g，乌梅10g，甘草5g。同时予以0.5%的普鲁卡因50ml，令其每日饭前以10ml含漱3分钟。经上述方法治1个疗程，溃疡全部愈合。为巩固疗效，守方继续治疗2个疗程，随访至今未见复发。[甘肃中医学院学报，1999；16（4）：35~36]

讨论：沈金鳌指出：“凡口疮者，皆病之标也，治者当求其本焉”。本证口腔溃疡均为实火所致，故方中重用苦寒清热泻火之品如栀子、黄芩、大黄、青黛等为主，大清实火以治本。其中，大黄除了清热泻火之外，还兼有泻下里实，保持大便通畅之功。这一点，对复发性口腔溃疡的治疗甚为重要，因大便通畅可减轻症状，加速溃疡愈合。火盛则易伤阴，故辅以麦冬、乌梅，甘酸化阴以补充火邪所伤之阴。菖蒲通达气机，合欢皮安神定志兼活血消肿止痛，均有利于减轻症状，加速溃疡的愈合。综观全方，既有泻火清热以治本之功，又有通便、滋阴、安神、止痛而治标之效。饭前使用普鲁卡因含漱，可减轻患者进食时的痛楚，从而增加进食，补充营养，有利于溃疡的愈合。如此清补兼施，标本同治，收到了良好的治疗效果。此外，在本病治疗过程中，如辅以心理疏导，令病人少怒少忧，保持心情愉快，并忌食烟酒及辛辣食物，可提高临床疗效。

（二）心脾积热证

主要症见溃疡大小不等，圆或椭圆形，可由小米粒到绿豆或黄豆大小，溃疡数目较多，可相互融合成片，周围可红肿高起，中央凹陷。局部灼热疼痛，口渴欲饮。伴见面红口鼻灼干而热，烦热，便干，尿黄赤。舌质舌尖偏红而干，苔黄或腻。治宜清热化积，调和心脾，方以甘草泻心汤。

处方：甘草12g，黄连6g，黄芩10g，干姜10g，半夏10g，人参6g，大枣6枚。每日1剂水煎，分早、中、晚3次服用。

辨病论治加桔梗15g。溃疡面多、深加白及10g，生肌敛疮；阴虚火旺表现低热，咽干，盗汗，舌质红，脉细数，加生地10g，元参10g，石斛10g，麦冬20g，黄柏10g，知母10g。

验案：郑某某，女，53岁，工人，2003年4月20日就诊。患者患复发性口腔溃疡多年，西医每以维生素类及消炎药治疗乏效，中药或清热解毒，或苦寒攻下，或活血祛瘀等，亦无寸功。遂来我处就医，症见：下唇内侧有一约0.5cm×0.5cm的溃疡面，疼痛明显，进食更甚，灼痛难忍。伴见口苦，口黏，口干不欲多饮，神疲肢乏，汗出恶风，胃脘冷感明显，喜温喜按（常以电吹风吹之），纳食一般，睡眠欠佳，小便稍黄，大便偏干，舌淡暗，舌苔白厚腻、根部浮黄，脉沉细。证属上热下寒（心经有热，脾胃虚寒），拟用甘草泻心汤：炙甘草10g，法半夏10g，黄连5g，黄芩10g，干姜10g，党参15g，大枣3枚，苏梗10g，炒谷麦芽各15g。5剂，每日1剂，水煎分两次服。二诊：药后，溃疡面明显缩小，已不疼痛，口不苦但稍黏，胃脘冷感有所改善，但偶有嗳气，纳可，睡眠较前好转，小便稍黄，大便软，舌淡暗、苔白根部厚腻，脉沉细。守上方，黄连改为3g，加薏苡仁15g，白扁豆15g，陈皮10g，广木香10g。5剂，水煎分两次服。三诊：口腔溃疡面已愈合，精神好转，仍汗出恶风，舌脉同前。守上方合玉屏风散，6剂。四诊：药后诸症缓解，以参苓白术散合玉屏风散善后。随访1年，未发。[江西中医药，2004；12：51]

讨论：湿热复发性口腔溃疡是致病的重要因素，《素问·气厥论》说：“膀胱移热于小肠，膈肠不便，上为口糜”，充分说明了口疮是因膀胱水湿泛滥和胃肠积热、脾经湿热，日久湿热蕴结，化为热毒循经上行，熏蒸口舌，腐蚀肌膜。临床除见口腔黏膜溃疡以外，兼见口苦而黏，不欲饮水，苔黄腻，脉濡数。常与大便的正常与否有关，患者在发病时大便干燥或稀薄，口糜好转后，大便即正常，另有的患者平素大便燥结，口疮发作后反而正常，其表现因人而异，这就更进一步说明了口疮是由于湿热弥漫于肠胃所致，甘草泻心汤具有清热、燥湿、健脾和发散郁热的作用。《内经》云：“热郁而发之”，《金匮要略》狐惑病说：“蚀于上部则声嘎，甘草泻心汤主之”。“蚀于上部”现指口腔黏膜疼痛性溃疡，故用甘草泻心汤治疗湿热郁久，蕴滞不消的口腔溃疡。尤其是经久不愈、缠绵反复复发性口腔溃疡，久服此方大多能根治，为本病的治本之法。

（三）脾虚湿困证

症见溃疡大而深在，边缘发红水肿高起，溃疡基底不平坦，有灰白或灰黄渗出，愈合缓慢，病程可达数周以上，大便溏泻不畅，腹胀，口黏不渴。伴见面色萎黄，肢体困乏无力，尿清长，或黄赤。舌淡质嫩齿痕，苔白或滑腻。治宜健脾化湿利水，方以五苓散化裁。

处方：泽泻15g，猪苓10g，白术12g，茯苓10g，桂枝6g。日1剂，水煎2次取汁混匀分早晚温服。

辨病论治加肉桂（后下）6g，制附子（先煎）9g，党参15g，炙甘草6g。嘱治疗期间避免精神紧张和劳累，生活要有规律，忌食辛辣、肥甘厚味及饮酒，多食清淡食物及蔬菜；避免冷、热刺激，食后宜用淡盐水漱口，并保持大便通畅。

验案：王某，男，53岁，工人，2000年10月20日初诊。患口腔溃疡2年余。2年前无明显诱因出现舌下及口腔黏膜溃疡，吃饭时痛甚，经某医院检查排除癌变，屡经中西药治疗，其效不彰。刻诊：患者舌下及口腔黏膜有黄豆大溃疡面3处，色白微痛，边缘清楚，伴畏寒肢冷，腰膝酸软，夜尿频，舌体胖大，舌边有齿痕，舌苔白，脉沉无力。证属脾肾阳虚，虚寒内生，寒水上泛，浸渍唇舌。治宜温补脾肾，化气利水。方用五苓散加味：猪苓10g，泽泻12g，白术12g，茯苓15g，桂枝9g，制附子（先煎）9g，肉桂（后下）6g，干姜9g，党参15g，炙甘草6g。水煎服。10月28日二诊：溃疡面明显缩小。继用原方共服药18剂，口腔黏膜溃疡痊愈，余症皆除。随访1年未复发。［国医论坛，2004；19（3）：6］

讨论：《景岳全书》指出："口疮连年不愈者，此虚火也"。《寿世保元》中亦有"口疮白，脾脏冷"的记载。本病虽发于口腔局部，但却与全身脏腑功能失调有关。特别是反复不愈的口腔溃疡，多伴见溃烂处水肿、四周苍白，此乃阴寒内盛、寒水上泛所致；而腰膝酸软、夜尿频频乃是阳虚阴盛所为。上述症状与五苓散主治证颇吻合，故可用五苓散加减治之。

（四）阴虚火旺证

症见溃疡大小不等，多为米粒大小，渗出少，基底平，数目少1~3个，色淡稍红，周围微红，易反复发作，手足心热，盗汗。伴见心悸失眠、多梦、心烦口渴，面色潮红或淡红，唇红干，口渴喜冷饮，腰膝酸软，头晕耳鸣。舌质偏红，苔薄黄，脉沉细数。治宜滋阴降火，方以麦门冬汤加减。

处方：麦冬50g，半夏10g，人参10g，甘草6g，粳米6g，大枣6枚。每天1剂，水煎分早晚2次服。

辨病论治加山药12g，白芍9g，丹参10g，桃仁6g。服药期间忌辛辣酸甜等刺激性饮食，以清淡为主。

讨论：《金匮要略》以麦门冬汤为治虚热肺痿的方剂，关键在于冲气上逆。复发性口疮，其反复发作，以虚火为多见。无论何种原因，均与冲气上逆有关；因冲脉居于少腹两侧，上行与足阳明胃经相通，下连及足少阴肾经，真阴亏虚，虚火上炎，口疮乃生。故取麦门冬汤降逆平冲、滋阴降火，则口疮可愈。方中麦门冬、山药、白芍滋阴固肾，敛肾之冲气；党参（太子参）、甘草、大枣健中益脾收脾胃之冲气，半夏降胃安冲，麦冬、甘草、大枣滋养心阴，取之降心火平冲气之功；桃仁、丹参活血通络生肌止痛，更可开下行之路，使上冲之气下行。

（五）脾肾阳虚证

主症见溃疡色淡，红肿不著，渗出少而色淡，边缘略高起。面色㿠白，形寒肢冷，下利清谷，少腹疼痛。舌质淡，舌苔白滑或腻，脉沉。治宜温中健脾，温阳补肾，方以肾气丸合理中汤。

处方：熟地25g，山茱萸15g，山药15g，茯苓10g，泽泻10g，丹皮10g，附子6g，肉桂6g，党参15g，炙甘草15g，白术15g，干姜12g。每日1剂，水煎取汁分3次温服，服药期间禁忌生冷。

若头昏、乏力、畏寒甚者加炙黄芪、巴戟天、仙茅各20～30g；大便溏薄者易白术为焦白术，熟地减至15g，加肉豆蔻12g；腹胀、纳差者加砂仁、鸡内金各10g。

验案：陈某，女，57岁，2000年9月27日初诊。诉口腔溃疡反复发作2年余，常在1年内数次发作。曾用维生素B_2、葡萄糖酸锌、黄连素片和清热泻火中药治疗，效果不佳，且溃疡面逐渐加大，溃疡点逐渐增多。诊见下口唇内侧、舌面、左颊黏膜有多个小如米粒、大如黄豆的凹陷性溃疡点，边缘红润隆起，中心有白苔覆盖，口腔内涎水较多，但肿痛不明显，进食后有刺痛感，伴头昏、乏力、四肢倦怠，舌质淡，苔白滑，脉沉迟而细。西医诊断为复发性口腔溃疡；中医诊为口疮，证属脾胃虚寒、肾阳不足、虚火上炎。治宜温中健脾、补肾温阳、佐以引火归源。投基本方加炙黄芪、巴戟天、仙茅各25g。药进3剂，溃疡面逐渐变平，诸症减退。守方再进3剂，病告痊愈。随访1年来未再复发。［湖北中医杂志，2002；24（12）：32］

讨论：复发性口腔溃疡临床以心脾积热等实证多见，但不乏病属虚证者。其病机与脾肾关系最为密切。脾开窍于口，肾为元阳之根，本病病程较长，又反复发作，久病必以脾肾虚证为多，加之过用或误用苦寒之品损伤阳气，伐其生机，从而导致脾胃虚寒、肾阳不足、虚火上炎，继而腐蚀口舌、发为口疮。故用理中汤温中健脾以补其虚，方中党参补中益气，干姜温中扶阳，白术健脾燥湿，炙甘草补中扶正。使用金匮肾气丸并加重附子用量，意在温阳补肾以引火归源。两方合用，随证增减，相得益彰，从而达到治疗求本之目的。

三　失音

失音是指声音不扬，甚至嘶哑不能出声。可以发生在以喉为主要病变的时候，也可以作为全身性病变的伴随症状。临床上常因急慢性喉炎、喉气管支气管炎、喉脓肿、白喉等喉部疾患所致，属于中医“喉喑”范畴。

一、病因病机

咽喉连于肺胃，为气机呼吸之门户，饮食消化之通道，会厌是声音之门户，其开合不利是造成失音的一个主要原因。古人称之为喉喑，认为其发病有急慢之分，急性者发病急，病程短，以风寒、风热、火热之邪外侵为多；慢性者，发病缓慢，病程长，多为阴虚、气（阳）虚、痰瘀所致。正如明·张景岳《景岳全书》所述：“喑哑之病，当知虚实。实者，其病在标，因窍闭而喑也；虚者，其病在本，因内夺而喑也”。《素问》说：“所谓入中为喑者，阳盛已衰，故为喑也。内夺而厥则为喑俳，此肾虚也”。因肺脉通会厌，而肾脉挟舌本。故本病的病变主要在肺系，而关系到肾。

二、辨证论治

（一）麻黄附子细辛汤证

主要症见声音突然嘎哑，伴头痛，发热，恶寒，咳嗽痰稀，咽喉痛或痒，口不渴，舌苔薄白，脉浮紧。并见声带轻度红肿。治当疏风散寒，宣肺开闭，方宜麻黄附子细辛汤加味。

处方：麻黄10g，炮附子9g，细辛3g。水煎服。

验案1：程某某，男，30岁。1997年3月12日初诊。感冒咳嗽音哑已20余天，曾服桑菊、银翘等中药和抗病毒、抗生素等西药，均未见好转。今面色㿠白，虽穿厚衣而仍畏寒，声音嘶哑，脉沉细无力，舌质淡胖而嫩、苔薄白。证属邪入少阴，风寒客于会厌而致音哑，治拟助阳解表，宣肺散寒，麻黄附子细辛汤加味：麻黄10g，细辛、甘草各3g，炮附子9g，桔梗6g，蝉衣5g，生姜3片。服1剂，顿觉声哑减轻；服2剂，畏寒已除；服3剂，音声已不嘶哑而病愈。[浙江中医杂志，2000；2：83]

验案2：刘某某，女，36岁，1992年11月10日初诊，患者2个月前感冒咳嗽，喉内发痒，声音嘶哑，耳鼻喉诊为咽喉炎，投以抗生素等西药，乏效。转请中医治疗，服苦寒清热中药10余剂，收效甚微。现患者自述咽喉干燥疼痛，吞咽尤甚，喉痒，咳嗽，痰白而稀，量少，四肢肘膝部发凉，神形憔悴，体温37.3℃，舌体胖嫩，边有齿痕，舌质微红，苔白，脉沉细。证属风寒外束，失于宣散，寒邪内闭化热之“寒包火”之喉喑，方用麻黄附子细辛汤加味：麻黄6g，附子15g（先煎），细辛3g，大黄6g，半夏10g，僵蚕6g，桔梗10g，甘草3g。服药3剂，声嘶好转，背寒已除，四肢渐暖，仍以上方出入调理，共12剂，病情康复。本例喉喑，证属风寒外束，失于宣散，苦寒早授，致寒邪内闭，客于少阴，上犯咽喉，此即朱丹溪所云：“风冷能令人卒失音”。患者喉痒咳嗽，微有发热，为表邪未尽，故用麻黄附子细辛汤两解太少，反佐大黄清泻少阴之郁热，桔梗、半夏、僵蚕散结利咽，用药切当，病起霍然。[光明中医，1997；(06)：50~51]

（二）麻杏甘石汤证

主要症见音哑咽痛，伴发热、头痛，咳嗽痰少黄稠，口干，舌质淡红，苔黄，脉浮数。察其咽关内外可见轻度红肿或但红不肿。治当疏风清热，宣肺开音。方选麻杏甘石汤化裁。

处方：麻黄5g，杏仁6g，石膏15g，甘草5g。水煎服，日1剂，早饭后30分钟及睡前分服。

咽干痛、呛咳无痰者加玄参、桔梗、马勃、薄荷；咳吐黄痰者加贝母、半夏、鱼腥草；咽痛剧烈者加山豆根、薄荷。治疗期间，首要禁声。应注意劳逸结合，少食辛辣及肥甘厚味。

验案：胡某，男，48岁，工人。1997年6月就诊。1周前因酒后汗出当风致发热头痛，声嘶哑如耳语状，伴鼻干唇燥，咽干痛，舌红苔黄，脉细数。此患者为素体阴虚蕴热，复感疫毒致肺气郁闭，失其宣发肃降之权，则金实而不鸣。治以辛凉宣泄，滋阴清肺复鸣。给予麻黄5g，杏仁6g，石膏18g，甘草5g，生地15g，麦冬15g，玄参20g，贝母6g，薄荷6g，二花10g，连翘10g。麻、杏、石、甘宣肺而不助热，清肺而不留邪；生地养肾阴，麦冬养肺阴，玄参清虚火而解热毒。热盛灼津，必炼液为痰，配以贝母化痰，薄荷利咽。佐以二花、连翘解其疫毒。诸药合用，共奏养阴清肺、宣肺复鸣之功。日1剂，水煎服，4剂而告愈。[河南中医药学刊，1999；14（3）：44~45]

讨论：肺为娇脏，主身中气机之肃降。温邪上受，首先犯肺。喉为肺系，肾脉挟咽系舌本。肺肾阴虚，虚火上炎，复感疫毒，则肺气郁闭，失其宣发肃降之权，而为失音，乃“金实不鸣”之象。药后邪毒外解，肺气宣通，肺复“金空则鸣”之常，故声出而愈。

（三）乌梅丸证

主要症见卒然失音，胸闷胁胀，精神抑郁，舌苔薄白，脉弦。治宜扶正祛邪，和血宁神，方以乌梅丸加减。

处方：乌梅9g，蜀椒4g，干姜4g，黄连6g，细辛3g，黄柏9g，熟附片4g，桂枝3g，党参5g，当归6g。水煎服。

验案：徐某，女，26岁，未婚。患者母亲代诉，其女于2000年8月6日因下夜班回家途中受惊吓致失语，其他均正常，在县医院住院治疗3天无好转，于8月10日到我院诊治，诊断为癔病性失音。方用乌梅汤：药用乌梅9g，蜀椒4g，干姜4g，黄连6g，细辛3g，黄柏9g，熟附片4g，桂枝3g，党参5g，当归6g。水煎2次对匀，分2次温服。服药1剂，即可说话，如同常人，守原方服3剂以巩固疗效，随访3月未见复发。[实用中医内科杂志，2002；16（2）：66]

讨论：癔病性失音属祖国医学“厥证”、“郁证”、“失音”等范畴。多因忧思郁怒，或突受惊恐，而致气机郁闭，声喑不出。本病因受恐吓致使肝失条达，气血不和，厥气上冲，乱其神识。治宜泄肝宁神，调和气血。乌梅汤为治厥阴之总方，其具有扶正泄肝，和血宁神之功，故用乌梅汤治疗癔病性失音而收痊效。

（四）麦门冬汤证

主要症见声音嘶哑，口燥咽干喉痒，干咳少痰，或鼻气烘热，大便干结，咽喉及声带干燥少津并暗红无泽，声带运动无力，舌质红，苔薄白或光剥，脉弦细数。治宜清肺润燥开音。方选麦门冬汤加减。

处方：麦冬25g，粳米9g，人参10g，法半夏9g，甘草6g，大枣4枚。水煎服，日3夜1服。

验案：张某，女，35岁，教师。1996年10月20日初诊。患者于10月5日因下痢声音欠扬，曾投胖大海等泡饮，症状加重。现患者声音嘶哑，不能出声，咽燥口干，咳声低微，无痰，舌红无苔，脉细数。病属肺燥津伤，治以滋阴润肺，拟麦门冬汤加减：麦冬、粳米各15g，元参、桔梗各10g，蝉蜕5g，法半夏、甘草各3g，大枣3枚，2剂。药后语能出声，又3剂，声音如常。[内蒙古中医药，1997；（02）：37]

讨论：患者系下痢后，精血津液耗伤，复因语言过多，损伤肺气，气阴俱伤，咽喉失养，故致失音。故以麦门冬汤清燥热，复阴液，肺得滋润，脾胃得养。

四　急性咽炎

急性咽炎是咽黏膜发生急性炎症的一种常见疾病，常侵及咽部淋巴组织。本病相当于中医学急喉痹。

慢性咽炎，中医习称“阴虚喉痹”或“虚火喉痹”，为常见咽喉病之一。其证看似轻浅，却是缠绵难愈。病程短则数月，长则数年或数十年。

一、病因病机

风热邪毒侵袭咽喉，内伤于肺，相搏不去，致咽喉肿塞而痹痛；或邪热壅盛，由肺卫传里，热邪循经灼伤咽喉，使咽喉肿痛而成喉痹。或为肺肾阴虚，虚火上炎，熏蒸咽喉所致。

二、辨证论治

本病是以咽喉疼痛，咽部红肿，喉底或有颗粒突起，喉核肿胀不明显，全身有风热症状为主要临床表现的咽部急性炎症。治宜清热解散，宣肺开结。方药以桔梗汤加味：桔梗15g，甘草9g。水煎服。或以开水闷泡后代茶饮，反复加水3~4遍频服。

辨病论治加银花6g，大海6g，牛蒡子6g，玄参6g。急性咽炎者加山豆根6g，板蓝根6g，伴口渴者加麦冬6g，声音嘶哑者加蝉衣6g，痰多者加大贝6g。

验案：曲某某，男，干部，47岁，患慢性咽炎10余年，长期以含化药维持，不得尽除，近一周来因生气上火致咽炎加重，发烧，咽痛，干咳，声音嘶哑，静滴青霉素5天，体温正常，余症不除，以桔梗汤加减：桔梗10g，甘草12g，银花6g，大海6g，牛蒡子6g，玄参6g，山豆根6g，蝉衣6g。服用方法：每日1剂，冲洗干净，以开水闷泡后代茶饮，反复加水3~4遍频服。6天后，诸症大减，再服6剂，咽恙悉除，年余追访未复发。朋友柳君，男，32岁，厨师，患咽炎4年余，咽部如有物阻，或涩痛声嘶，干咳，反复发作，吸烟及心情不畅则加重，以上方加麦冬8剂愈，以后每复发即饮是药病必除。急性咽炎者加山豆根6g，板蓝根，伴口渴者加麦冬6g，声音嘶哑者加蝉衣6g，痰多者加大贝6g。［光明中医，2002；17（101）：46~47］

讨论：桔梗汤乃《金匮要略》中治肺痈名方，方中桔梗辛苦开泄，宣肺豁痰，甘草甘平泻热，清热解毒，两者并用，有清热解毒、宣肺开结、止咽喉痛的作用，对急慢性咽炎无不效者。李濒湖曰：“其治少阴证，二三日咽痛，亦用桔梗甘草，取其苦辛散寒，甘平除热，合而用之，能调寒热也。后人易名甘桔汤，通治咽喉，口舌诸痛”。原方中加入银花、大海、牛蒡子、玄参等药物以增加其清热解毒，宣肺开结利咽喉的作用，且将煎剂改为泡服法，频频服之，更能加强其治疗效果。

五　慢性咽炎

慢性咽炎属于中医喉痹范畴，为气血郁滞，痰瘀互结而致，若喉底颗粒较多，亦称“帘珠喉痹”。参考《金匮要略》“梅核气”病症治疗。

一、病因病机

慢性咽炎病因病机多以肺肾阴虚、虚火上炎为主，或痰热互结，或痰热互阻，搏结于咽喉而致，但往往与职业因素有关。从现代医学的角度看，本病由急性咽炎反复发作而致，与各种细菌、病毒感染、烟酒过度、粉尘及有害气体的刺激有关，长期的刺激又导致咽部黏膜及黏膜下微循环障碍，组织缺氧，腺体分泌功能失调，代谢紊乱，咽部末梢神经处于长期的慢性刺激状态，继而使症状进一步加重。本病的发生与七情不利有关，多数病人均诉本病与情志变化有明显关系。

二、辨证论治

（一）痰瘀互结证

痰瘀互结证主要表现为咽部不适，异物感，发干，易恶心，刺激性咳嗽。治宜行气化痰，降逆散结。方以半夏厚朴汤化裁。

处方：半夏12g，厚朴9g，茯苓12g，生姜9g，苏叶6g。水煎服，不拘时呷少量含咽，使药力持久作用于咽部。体虚者加人参10g，黄芪15g。

验案：王某，女，35岁，2002年11月10日就诊。患者自述咽部有异物感，干呕，有时微痛半年。经某医院五官科诊断为慢性咽炎，用抗菌消炎及西瓜霜含片等治疗效果不佳，遂来我门诊就诊。查：咽腔黏膜呈暗红色充血，咽反射敏感，悬雍垂增粗，软腭边缘变厚并伴有经前乳房胀痛，善太息，舌苔薄腻，脉弦，诊断为慢性咽炎（气郁型）。病机：七情郁结，津聚为痰，结于咽喉所致。治则：理气开郁，化痰散结。方用：半夏厚朴汤加味：半夏10g，茯苓15g，苏梗15g，厚朴10g，香附15g，青皮10g，沙参15g，青果10g，生姜3片，5剂，1日3次，水煎服。[河南中医，2004；24（9）：8]

讨论：本证与《金匮要略》中“妇人咽干如有炙脔”，咯之不出，吞之不下的半夏厚朴汤证相近，本病用药不当往往经久难愈。方中半夏、茯苓化痰开结；厚朴、苏叶行气开郁；生姜辛温散结，诸药合用共奏行气散结、降逆化痰之功而获效。

（二）湿热瘀结

慢性咽炎湿热瘀结证患者常见口干不甚，或虽渴而不欲饮或饮而不多，舌红，苔薄黄，脉弦。治宜泻热化瘀，散结消肿。方以大黄牡丹皮汤。

处方：大黄12g，牡丹皮9g，桃仁12g，冬瓜子12g，芒硝6g（冲）。水煎服。

辨病论治加元胡15g，薏苡仁30g。痰黏稠、不易咯出者，加用花粉30g，并重用冬瓜子45g，以助利痰排痰；咽痒甚者加苦参15g，连翘15g，桔梗15g；咽干、口干者，加用元参18g，麦冬24g，生地18g；自觉咽中哽哽不利，似有异物，然不碍于饮食吞咽者，多因气、痰、湿热、瘀所致，酌加旋覆花10g，苏梗15g，半夏15g，厚朴18g；咽痛明显者，加牛蒡子18g，板蓝根18g，马勃15g；淋巴滤泡增多者，加香附15g，赤芍12g；伴声音嘶哑者加蝉衣15g。

讨论：慢性咽炎病人，多有口咽干燥及咽痒之感。病变之初，其因多归于津液之变。肺胃津伤，肝肾阴亏则阴液不能上润咽喉而口咽干燥；肺经阴液亏损，燥热内生，煎炼津液而为痰，黏附于咽喉，有碍其清利则咽痒而伴干咳；但病变日久，阴液亏损、血脉不充、血液凝聚、运行不畅而成血瘀阴虚证。因其瘀在络脉中，有碍津液布散，甚而瘀久化热。在临床实践中，对于日久难愈之咽炎，并详查脉症，确有瘀热者，运用经方“大黄牡丹皮汤”加减治疗该病，疗效显著。方中大黄泻湿热瘀结之毒，兼活血散瘀；桃仁、丹皮凉血散血，破血祛瘀；冬瓜子消痈排脓；去芒硝，加用当归、川芎之类化瘀通络之品，共奏泻热破瘀，散结消肿之功。

六 急性非化脓性中耳炎

耳胀痛是指以耳内胀闷、耳窍闭塞感，或耳窍疼痛不甚，或伴耳鸣，听力下降等为主要临床表现的耳部疾病。本病可见于西医学的急性非化脓性中耳炎。亦有谓之“分泌性中耳炎”、“卡他性中耳炎”。

一、病因病机

本病为外感风热或风寒化热，犯于肺经，宣降失常，水道失调。肺宣发肃降功能对咽鼓管的开合、吸清、排浊发挥着调节作用，肺气宣发，则咽鼓管开启畅达，呼吸之清气入耳，卫外之气阻止邪气从管口侵入，肺气肃降，则咽鼓管闭合收缩，浊气残液外排出耳；若肺失宣降，则咽鼓管开合失调，清气不入，浊液不出。

或因脾气虚不能化气生血上奉于耳病。脾受湿，湿困于脾，蒙蔽耳窍，以至耳疾。

二、辨证论治

（一）风热袭耳证

风热袭耳证临床主症为耳内胀闷，疼痛或微痛，听力下降，自听声增强，耳鸣。伴见口干，畏风发热，鼻塞，黏涕多，头昏头痛，舌红苔薄黄，脉浮数。治宜清解少阳，疏风散热，方以小柴胡汤化裁。

处方：柴胡10g，黄芩10g，半夏10g，党参15g，甘草6g。日1剂，水煎服。

辨病论治加白芷10g，辛夷10g，川芎10g。

验案：魏某，女，40岁，1996年4月5日就诊。主诉：双耳闷堵，听力下降1周。1周前因感冒鼻塞流涕，用力擤鼻涕后引起双耳闷堵不适，听力下降，伴见咽干、口苦、心烦，曾服用头孢氨苄胶囊等药物治疗无效。局部检查：双耳鼓膜内陷、轻度充血、无明显积液征；音叉试验：双耳呈传导性聋；双侧下鼻甲轻度肥大充血，总鼻道及双侧咽鼓管口有少许黏性分泌物。舌质淡，苔薄，脉弦。证属风邪犯肺，邪郁少阳，经气不舒，阻塞耳窍。治宜和解少阳，宣通耳窍。药用柴胡10g，黄芩10g，半夏10g，党参15g，甘草6g，白芷10g，辛夷10g，川芎10g，路路通10g，车前草30g，水煎服。外用呋麻液滴鼻。服用3剂后诸症明显减轻，继服3剂，听力恢复正常。［河南中医药学刊，2000；15（5）：30～31］

讨论：本证多继发于上呼吸道病毒和细菌感染，造成耳堵闷、耳痛、听力减退，反复发作可长久损害听力。目前西医治疗主要是应用抗生素，但对病毒感染无效。本病属中医“耳胀痛”范畴，因于外感风邪犯肺，邪闭鼻窍，继而循经传入少阳，经气痞塞则窍闭，气血运行不畅，清阳之气不能上输于耳所致。《伤寒论》说：“少阳中风，两耳无所闻”。

故用和解少阳之小柴胡汤加减而取效。

（二）湿滞清窍证

本证主要症见耳内阻塞胀闷感较重，听力下降，或平卧时暂时减轻，自听增强，耳鸣。伴见头昏，头闷重，身重乏力，腹胀纳呆，大便溏泄，舌苔腻，脉滑。治宜利水化湿，方以猪苓汤加味。

处方：猪苓、滑石、茯苓、泽泻、阿胶（烊化）各10g。水煎服。

辨病论治加黄芪、石韦、益母草、赤芍各9g，桑白皮、葶苈子、白术、黄芩各6g，仙鹤草20g。

讨论：本证多见于渗出性中耳炎，好发于6岁以下儿童。渗出性中耳炎以渗出为主，积液停聚，见耳鸣间歇，随体位变动，头部运动或打哈欠、擤鼻涕时可有气过水声。此为水液代谢失常所致。临证治疗中以利水化湿为主，亦可活血利水，一则利水达到活血目的；一则活血化瘀而利水。所以活血之法应贯彻本病治疗的始终，尤其是病程较久，反复发作转成慢性者。慢性者以脾肺气虚为多见。脾气虚不能化气生血上奉于耳为病。脾受湿，湿困于脾，蒙蔽耳窍，以至耳疾。因虚致湿，湿遏脾运，脾失健运，健脾利湿不失为常法，方取猪苓汤为主健脾利湿，活血利水外，亦多加活血之品，以活血化瘀。肺主气，气与水同源，气止则水止。肺失通调水道之职，水留耳窍，故除健脾利湿外，还应补肺益气，泻肺利水，故常于方中加用黄芪、桑白皮、葶苈子、桂枝、杏仁等品，使宗气、中气俱充，气化水行，血行水行而痊愈。

第十六节　骨科系统疾病

一　骨折延期愈合

骨折是指外力作用所致的骨或骨小梁连续性中断的一种损伤性疾病。属于中医学伤骨的范畴。

一、病因病机

骨折延期愈合其病因常因患者气血肝肾亏虚，精血不足所致，或寒凝血瘀，使新血不生，骨不能得到滋养而不能愈合。

二、辨证论治

（一）气滞血瘀证

气滞血瘀证临床症见骨折未连或骨连未坚，痛减，肿消未尽。伴见舌质暗红，苔薄黄，脉弦。治宜益气温阳，化瘀利水。方用防己黄芪汤加四君子汤。

处方：黄芪15g，防己12g，白术9g，生姜6g，甘草6g，大枣6枚，茯苓15g。水煎服，日1剂。早晚分2次分服。

辨病论治加桂枝15g，丹参30g，当归15g。

验案：张某，男，49岁，素体瘦弱，1993年8月17日初诊。患者6个月前跌伤致右胫腓骨骨折，在南通附院行切开复位，加压钢板的内固定术，术后石膏托固定6周后拆除，但小腿及踝部肿胀踝关节活动受限，经内服三七片，外敷中药历时2月，疗效甚微。来院见右小腿下段及踝部、足部皮色发暗肿胀明显，按之凹陷，右踝关节活动受限，苔薄、质暗，边有齿痕，脉沉细。X线示：骨折对位对线好，骨痂多，骨折线模糊。诊断为右胫腓骨骨折愈合后肿胀。证属中阳不足，运化无力，致瘀血水湿留滞，治拟健脾益气，温阳化瘀利水，药用防己黄芪汤加四君子汤及桂枝15g，丹参30g，方中重用黄芪、党参各30g，7剂，嘱加强功能练习。二诊：8月28日，肿胀开始减退，但行走后肿胀明显，宗原法，上方去丹参、桂枝加生苡仁30g，泽泻10g，再进7剂。三诊：9月4日，肿胀进一步消退，踝关节活动改善，继守原方7剂，巩固治疗，并以中药下肢损伤洗方外洗，7剂，10月份复查肿胀已消失，下肢活动较便利。[南京中医药大学学报，1995；11（3）：23~24]

讨论：《内经》云“诸湿肿满皆属于脾”。患者禀赋不足，损伤日久，脾肾俱虚，运化无力，离经之血与水湿滞留于肌肤，故肿胀久久不退。防己黄芪汤中黄芪益气温阳，白术健脾化湿，防己化湿利水，合用四君子汤，加强健脾化湿之力，加桂枝、丹参通阳化瘀，佐苡仁、泽泻分清化浊，渗湿利水，合奏健脾、温化、通利之功。

（二）血虚寒凝证

血虚寒凝证临床主要表现为骨连未坚，头晕眼花，面色淡白。伴见少气懒言，神疲乏力，舌淡，脉细。治宜温经通脉，活血散寒。方以当归四逆汤加味。

处方：当归、桂枝、芍药、细辛、通草、炙甘草、大枣，每日1剂，9天为1疗程。

年老体质弱、肿胀加黄芪、丹参、泽兰；上肢肿加姜黄、桑枝；下肢肿加牛膝、独活；肿胀严重并伴有发热者加黄柏、苍术、防风。

讨论：当归四逆汤原方用于“手足厥冷，脉细欲绝”之血虚寒凝证。骨折损伤后由于血溢脉外而为瘀，脉道不通，阳气受阻；血瘀日久，化为痰水，寒水与瘀血互结，肿胀长期不消。由于寒邪凝滞的部位不同，而有不同的见症。然欲化寒水，必先通血脉，故可用当归四逆汤治之。方中当归辛温通经脉，活血散寒为君药。桂枝温经通络，细辛泄血分之寒，两药合用，则温运气血之力更胜，而血脉得通共为辅药。芍药、大枣、甘草调和营卫，营卫和则脉通也，又芍药与当归合而补血虚，甘草助芍药缓急，甘草、大枣益气健脾，既助当归、芍药补血，又助桂枝、细辛通阳祛邪；泽兰、通草通利水湿，共为佐药。诸药配伍，使瘀血通、寒凝散、气化水行而肿胀自消。故骨折后期肢端肿胀属血虚寒凝者，投用本方剂治之可以收到很好的治疗效果。

（三）肝肾亏虚证

肝肾亏虚证主要症见骨连未坚，腰膝酸痛，肢体萎软。伴见神疲乏力，舌淡红，苔薄，脉细。治宜滋补肝肾，方以金匮肾气丸。

处方：金匮肾气丸9g，每日2次，温淡盐水空腹送服。

讨论：骨折是指骨骼的连续性或完整性发生中断，是骨科临床中常见病、多发病之一。一般而言，骨折病人经过正规治疗，手法整复、夹板或石膏外固定，或者切开复位内、外固定，多能按期复合，而不留后遗症或发生并发症。可是极少数病人因多方面因素而发生延期愈合，使外固定不能按期拆除，病人不能早期功能锻炼，而致关节僵直等，给患者造成很大痛苦。其临床治疗颇为棘手。金匮肾气丸由熟地、山药、山萸肉、茯苓、丹皮、泽泻、肉桂、制附子组成。方中六味地黄丸（熟地、山药、山萸肉、茯苓、丹皮、泽泻）乃滋阴补肾之名方；肉桂、制附子温补肾阳，相伍则有阴中求阳、阳中求阴之功，乃补肾气之要方也。肾主骨，骨生髓，肾气充则髓海旺，髓旺则骨生。骨折延期愈合多为肾虚而致，以接骨丹、钙片、复合维生素 B 治标，金匮肾气丸治本，标本兼治，焉有不愈之理？

二　颈椎病

颈椎病系指颈椎及其附属结构退行性改变，刺激或压迫相关组织出现的一系列临床症状、体征。依病变部位和临床表现可分为颈型、神经根型、脊髓型、椎动脉型、交感神经型及混合型等。本病属于中医学痹证、痿证、头痛、眩晕等范畴，属于《金匮要略》痹证、痿证、头痛、眩晕等范畴。

一、病因病机

颈椎病多因颈部软组织损伤或颈椎间盘发生退行性变及其继发性病理改变，累及周围组织结构，如神经根、脊髓、椎动脉、交感神经等，从而出现相应的临床症状和体征。风、寒、湿、痰痹阻筋脉及经络瘀滞是其主要的病因病机。

二、辨证论治

（一）风寒阻络证

风寒阻络证主症见颈部感受风寒而发病，肢体酸冷得温则舒。次症见颈项强痛，活动不利，肢端麻木疼痛，四肢拘急，或者肌肉萎弱，指趾麻木。舌质暗，苔薄白，脉沉弦或沉迟。治以祛风散寒，除湿通络。方用葛根汤加减。

处方：葛根 15g，炙麻黄 10g，桂枝 6g，赤白芍各 6g，炙甘草 6g，生姜 5 片，红枣 10g。每日 1 剂，水煎早晚分服。

辨病论治加威灵仙 10g，防风 10g。偏寒者加干姜 10g，细辛 3g；偏湿者加茯苓 12g，苍术 10g；头痛甚者加藁本、川芎各 10g；麻木者加木瓜、桑枝各 10g；气虚者加黄芪 30g，党参 20g；血虚者加生地、熟地各 10g。

验案 1：姜某，男，49 岁，1993 年 3 月 12 日初诊。患者左肩背部疼痛麻木半年余，近日加重而来诊。诊见肩背部肌肉有条索状结节，僵硬，压痛明显，转头试验及臂丛神经牵连试验阳性，X 光片示颈椎 5～7 椎体边缘唇样骨质增生，苔白腻，脉弦紧。诊为神经根型颈椎病，中医诊为风寒湿邪侵袭太阳膀胱经、督脉致经腧不利。治以解肌散寒、除湿通络，予葛根汤加减：葛根 30g，桂枝 24g，麻黄 10g，生姜 10g，炙甘草 10g，白芍 18g，桑枝 30g。每日 1 剂，水煎分 3 次服。2 周后复诊症状明显减轻，原方去麻黄，加当归 20g，地龙 12g，苏木 20g，白花老贯草 30g。服 2 个疗程后诸症消失，可恢复正常工作，随访未复发。[中国民间疗法，1999；（7）：35]

验案 2：高某，男，44 岁，政府公务员。患者一周前颈项强痛，双上肢肌肉及腋窝部疼痛，夜间入睡后为甚且难以入眠，白天疼痛有所缓解。经多家医院治疗不效。后经省某家专科医院 CT 诊断为第七颈椎髓核膨出，嘱用 5% 葡萄糖注射液 500ml 加复方丹参注射液 20ml，5% 的糖、盐注射液 500ml，加胞二磷胆碱 0.5g，甘露醇 250ml，静脉点滴连用 15d，症状虽有缓解，但夜间仍靠止痛药方能安睡 2 小时左右。2001 年 5 月 10 日初诊时，患者不时仰曲颈部，双上肢肘关节肌肉群疼痛拒按，舌质紫暗、苔白，脉沉。拟上方葛根 60g，桂枝 30g，白芍 30g，麻黄 10g，生姜 10g，红花 15g，乌梢蛇 10g，炙草 6g，大枣 3 枚，凉水浸泡 30 分钟后，武火煎熬两次，饭后温服，每日 1 剂。服 3 剂后症状明显改善，夜间已能自然安睡，效不更方，继服一月后症状全部消失，随访年余未复发。［黑龙江中医药，2003；1：13～14］

验案 3：黄某，女，50 岁，教师。1992 年 5 月 2 日初诊。眩晕夙疾 3 年，加重月余。伴有颈项酸痛，恶心，耳鸣，上肢麻木。曾以针灸、推拿及中西药治疗，症情不减。诊见：头部转动眩晕加重，颈 4、5、6 棘突处压痛，舌质淡，苔薄白，脉沉缓。X 线片示：颈椎骨质增生。脑血流图检查示：脑部供血不足。证系风寒痹阻，清阳不升，治宜散寒通络，益气升清。拟葛根汤加减：葛根 20g，麻黄 5g，桂枝 10g，白芍 30g，炙甘草 20g，甘枸杞 15g，天麻 10g。服药 4 剂，眩晕减半，余症亦轻，前方去麻黄，加威灵仙 15g，又服 4 剂，眩晕渐平，颈项活动如常，前方略事增损，进服 1 月，诸恙若失，随访至今未发。本案乃系风寒痹阻，益气升清，拟葛根汤解肌散寒，生津升阳，直达病所，辅以黄芪、党参、枸杞子健脾补肾，使阴寒散，经络通，清气上升，眩晕自平。［黑龙江中医药，1998；3：35～36］

讨论：葛根汤原文“太阳病、项背强几几、无汗恶风、葛根汤主之”。颈背强几几即：“项背拘急俯仰不能自如之状，系项强之突出者”。指出了风寒外束太阳经，太阳经经俞不利津液失布，致太阳经失于濡养的证治，故引申出了颈椎病的治疗。葛根汤乃仲景名方，具有疏散外邪、滋养津液、舒缓筋脉之功，加用赤芍以活血散瘀，威灵仙、防风以助祛风除湿。诸药合用，使气血调和，筋脉得充，通则不痛。现代医学研究认为：葛根对头痛、眩晕、耳鸣、肢体麻木、耳聋均有一定疗效。对缓解项背强痛的效果好。桂枝发表解肌，疏通经络，提取物亦能扩张血管、汗腺。麻黄升浮宣散，提取物可缓解平滑肌痉挛。白芍缓急、疏络止痛、养血敛阴，有明显的抑制平滑肌、骨骼肌抗惊厥作用。炙甘草、生姜、大枣补脾、调补正气，诸药合用亦确实派生出一些异病同治，且经得起反复实践之疗法。

（二）气滞血瘀证

气滞血瘀证颈椎病常因颈部外伤或损伤而发病，颈项强痛，动则加剧，痛点固定不移。伴见肢体麻木，舌质淡红，或紫暗有瘀斑，脉弦或涩。治以《金匮要略》黄芪桂枝五物汤加减。

处方：黄芪 15g，桂枝 10g，白芍 10g，生姜 6g，大枣 6 枚。水煎服，每日 1 剂。

辨病论治加当归 12g，丹参 30g，鸡血藤 30g，葛根 30g，生甘草 6g。麻木较甚者加乌梢蛇、地龙；有外伤史、疼痛较甚者加制乳香、制没药；头晕者加天麻、珍珠母；肌肉萎缩者加阿胶；肢体发凉或受寒加重者加制附片；得热痛甚者加黄柏；大便干结者加火麻仁、生首乌；脾虚食少者加白术、茯苓。

验案：赵某，女性，68 岁。于 1999 年 10 月 16 日以颈项部疼痛不适伴左上肢麻木 2

月加重半月为主诉就诊。查体：颈4、5、6棘突旁压痛，颈椎前屈20°，后伸10°，左右旋转60°，侧偏30°，压顶试验阳性，臂丛牵拉试验阳性，左侧肘外侧到拇指处麻木，感觉减退，左侧伸肘伸腕肌肌力较对侧稍差。X线片：颈椎曲度变直，颈4、5，颈5、6，椎间隙狭窄，椎体前缘唇样增生，左斜位椎间孔变小，CT示：颈4、5，颈5、6椎间隙狭窄。椎间盘向左侧突出，颈5、6椎体增生。舌暗红苔薄白，脉沉而涩。诊断：神经根型颈椎病。治疗以行气活血，温经通痹为主。方用加味黄芪桂枝五物汤如下：黄芪50g，丹参30g，桂枝、白芍、羌活、姜黄、生姜各10g，全蝎1.5g（冲服），大枣5枚。水煎服，每日1剂，方中全蝎为培干研末冲服。配合牵引治疗每次30分钟，重量3kg，每日1次，手法治疗每日1次。治疗3d后症状减轻，继续治疗半月症状消失。拍片复查见除颈椎曲度稍改善外，其余均无变化。治疗期间嘱病人卧床时低枕，高度不超过12cm，且枕于颈后，勿置头后。[陕西中医，2003；24（3）：216~217]

讨论：本证多见于神经根型颈椎病，多因颈部软组织劳损和颈椎退行性改变，产生无菌性炎症的刺激或骨性压迫颈部神经根。其病机多因年逾四十，肝肾渐虚，气血不足，营卫失和，血行涩滞，筋骨失养，复加积劳伤筋，或感风寒湿邪，致脉络瘀滞，经气不利而变生诸症。据“久病多瘀，久痛入络”之论，故治疗时选黄芪桂枝五物汤加减。方中黄芪甘温，补中气，温分肉，实营卫；桂枝温阳益气；白芍配桂枝和营除痹，合当归养血荣筋；丹参、鸡血藤养血活血通络；葛根升津液，舒筋脉，专主颈项不适；甘草调和诸药，缓急止痛。诸药合奏，气旺血充，营卫调和，筋脉通畅，痹痛得除。

（三）脾虚湿盛证

脾虚湿盛证颈椎病主症眩晕，头痛头沉，昏蒙不清，次症见颈肩部疼痛，舌淡苔白，脉滑。治宜健脾祛湿，化痰熄风，方以半夏白术天麻汤合指迷茯苓丸加减。

处方：半夏、天麻各15g，白术、橘红、附子（先煎）、枳实、南星、甘草各10g，茯苓20g。水煎服，每日1剂。

颈肩部疼痛者加葛根30g，姜黄10g；上肢疼痛麻木者加全蝎10g，桑枝15g；恶心呕吐者加竹茹10g，代赭石30g。

验案：高某，女，56岁，2000年4月18日初诊。头晕头沉、昏蒙不清7个月，转头时症状加重，病情严重时恶心呕吐，伴颈肩部酸困不适。因突然起床而发病，曾采用牵引、按摩、服药等多方治疗，效果欠佳。查体：形体略胖，神清，血压正常，心肺未见明显异常。颈部活动受限，转动时可诱发头晕，椎动脉扭曲试验（+），舌质淡红苔白腻，脉滑。证属脾虚湿胜，风痰上扰，闭阻清窍。治宜健脾祛湿，化痰熄风。药用半夏、天麻各15g，白术、橘红、附子（先煎）、枳实、南星、甘草各10g，茯苓20g，葛根30g。每日1剂。6天后复诊，头晕头沉明显减轻，颈部活动度增加；X线复查见颈椎生理曲度恢复，顺列基本正常。继续用药10天，诸症消失。半年后随访，情况良好。[四川中医，2004；22（7）：82]

讨论：本证多见椎动脉型颈椎病。以其临床表现归属中医“眩晕”范畴。人过中年，正气不足，脾肝肾渐虚，脾虚不能运化水湿、输布津液，水湿停留，聚湿生痰；肾亏则髓海空虚，易被邪扰；肝虚则生风，肝风挟痰湿之邪上扰清空，蒙蔽清窍，故见眩晕头沉等症。古人云“无痰不作眩”，“无风不作眩”，痰乃湿化，故治疗本病当从风痰湿论治。半夏白术天麻汤加指迷茯苓丸均为治疗风痰湿之效方。方中半夏燥湿化痰，天麻熄风止眩晕，二者合用，为治风痰眩晕之要药；白术、茯苓健脾祛湿，以除生痰之源；南星、枳实燥湿豁痰，以助半夏之力；附子补脾肾阳气，以补虚固本，共为辅药；橘红理气化痰，甘草、生姜、大枣调和脾胃，均为佐使药。二方结合，共奏化痰熄风、健脾补肾、祛湿通络之功效，从而达到标本兼治、消除眩晕之目的。

三　骨性关节炎

骨性关节炎是可活动关节的疾病，其特征是关节软骨的变性或破坏，软骨下骨质硬化，关节边缘骨赘形成，出现炎症的体征和症状。本病属于《金匮要略》历节范畴。历节病病名始见于张仲景的《金匮要略·中风历节病》篇，因肝肾先虚，气血不足，风寒湿邪侵袭所致，以遍历关节疼痛，不可屈伸，甚则肿大变形为主症的一类疾病。因其疼痛遍历关节而得名。历代医家对本病有"鹤膝风"、"鼓槌风"、"骨痹"、"顽痹"、"白虎历节"等记载。

一、病因病机

虚，主要指正气不足，仲景认为，它是本病发病的决定因素，主要包括营卫气血的亏虚与肝肾两脏的虚损。《金匮要略·中风历节病脉证并治第五》云："少阴脉浮而弱，弱则血不足，浮则为风，风血相博，即疼痛如掣"。指出了气血亏虚则卫外不固，腠理疏松，外邪乘虚而入，由表侵及血脉，正邪相搏，以致经脉痹阻，气血瘀滞，不通则痛，发为本病。同时又云："寸口脉沉而弱，沉即主骨，弱即主筋，沉即为肾，弱即为肝"。不但指出了肝肾精血不足，筋骨虚弱为发病之本，加之外邪乘袭，足以导致本病的发生，而且还初步认识到本病的好发部位在筋、骨，这与现代医学对类风湿性关节炎的认识是一致的。

实，指邪实，主要责之于外邪的侵袭，仲景认为这是本病发生的重要因素。在《内经》基础上，仲景进一步认识到本病的发生多以风邪为先导，夹寒、湿、热邪乘虚侵及人体，而成发病之重要条件。如《金匮要略·痉湿暍病脉证治第二》云："风湿相搏，骨节疼烦掣痛，不得屈伸，近之则痛剧"，即指出了风夹湿邪，乘虚入侵，累及关节，而发为本病，从而出现"骨节疼烦"、"掣痛"、"不得屈伸"等症状。总之，仲景以虚实立论，阐发了本病的病因病机，并指出本虚标实为本病的发病特点，且着重强调了肝肾气血的亏虚在发病中的决定作用，这为后世对类风湿性关节炎发病机理的认识奠定了基础，并对其辨治起到了重要的指导作用。

二、辨证论治

（一）肝肾不足、筋脉瘀滞证

肝肾不足、筋脉瘀滞证骨性关节病主要临床表现为关节疼痛，胫软膝酸。伴见活动不利，运作牵强，舌质偏红，苔薄或薄白，脉滑或弦。治宜益气养血，活血通络，方以黄芪桂枝五物汤加减。

方药：黄芪30g，桂枝9g，白芍20g，生姜3片，大枣5枚，加水适量煎汁，1日2次口服。

偏风盛加防风、羌活、独活、川芎各9g，疏风通络，活血祛瘀；偏寒盛加乌头9g，麻黄6g，细辛3g，干姜5g，散寒止痛；偏湿盛加苍术9g，白术、茯苓各12g，陈皮9g，健脾化湿；偏热盛加石膏15g，知母、山栀子、连翘各9g，以清热。阴亏者加生地黄、玄参各15g，麦冬12g；血瘀者加桃仁、红花各10g，鸡血藤30g。治疗中高热不退，脱水者适当补液。

验案：田某，男性，60岁，农民。双膝关节肿胀疼痛，行走活动困难12年。自述12年前从高处跌下伤及双膝，左膝尤甚，伤后肿胀疼痛，不能行走活动，经服多种中西药物（具体不详）并配合理疗等，肿胀疼痛减轻，行走活动不利，晨起尤甚，每于秋冬寒冷季节发作严重，春夏稍减轻，劳累后则加重，休息后好转，于1989年元月15日来诊。症见患者形体瘦弱，行走略显跛行，左膝肿胀较甚，右膝稍轻，左膝内侧关节间隙及胫骨髁压痛明显，浮髌试验（+），挺髌试验（+），膝关节活动前伸5°，后屈90°，右膝活动略受限，X线片见左膝关节髁间嵴增生变尖，胫骨内髁、髌骨前下缘均见增生改变，右膝髌骨上下缘及髁间嵴略有增生，整个骨质显示疏松。舌质淡、苔薄白，脉沉细弱，诊为双膝增生性骨关节病。证属气血亏虚，肝肾不足，筋骨失养，脉络痹阻，用黄芪桂枝五物汤加味。方药：黄芪30g，山茱萸15g，当归15g，白芍20g，杜仲10g，狗脊30g，山甲10g，生姜10g，大枣6g。上方5剂，水煎服日一剂，分早晚两次温服，药渣加伸筋草30g，再加米醋3两同煮，熏洗患处，日两次。3月26日复诊，经用上方内服及外洗后，双膝疼痛明显减轻，肿胀亦渐消，下蹲及站起时仍困难，但较前好转，舌质仍淡，脉象较前缓和，继用原方加减内服外洗，共用药30剂后痊愈，行走活动如常人。此后于1990年5月、1992年4月两次随访，双膝活动正常，未再复发。[北京中医，2000；(1)：23～24]

讨论：骨性关节病历代医家治疗多强调从肝肾论治，补肝肾，壮筋骨，而忽略了人体生理上“气虚”这一致病的重要因素。黄芪桂枝五物汤方中以黄芪、山萸益气补元为主药，河北名医张锡纯谓：“黄芪能补气、升气，善治胸中大气下陷，推为补药之首，山萸肉收敛元气，又能通利九窍，流通血脉。”《神农本草经》谓山萸能逐寒湿痹，二药相配伍，补气升阳，元气自足；当归、白芍补血、养血又兼和营并能逐痹；桂枝温经助阳通络，桂枝温经善达肢体、经络、关节，山甲性善走窜，肢体、经络、肌肉、筋骨无处不到，再配牛膝、狗脊、木瓜等引经药直达病所，使气行血行，筋骨得养，血脉通行，则肿得消，瘀血尽去，疼痛消失，而关节通利，轻劲灵活，行走如常。如肾虚明显加杜仲、续断、巴戟天温补肝肾精血以强腰膝；瘀血痹阻加三七、红花，二药相合最擅化瘀行血通经脉，瘀血去而经脉通，经脉通而新血生，血和则筋脉和缓而痛止；湿肿加薏仁、防己、黄柏清利湿热，湿热清则肿胀消散，痹证自除；窜痛属风，独活、防风治风主药，善去风邪，二药配合全身之风尽去；固定而痛，遇冷加重为寒邪，以附子助阳散寒通行十二经脉走里，再以细辛散寒通窍走表，二药相合内外寒邪皆能去之；痛甚动则加剧，非虫类药不能止，以全蝎、蜈蚣通经络定痛逐痹，故为止痛要药，筋骨、关节、肌肉疼痛较重者用之最相宜。上方总以益气和血、通行经脉、温阳除痹为要，佐以强筋骨、清湿热，利关节并随证加味，临床灵活运用，取效立竿见影。上方内服调整机体气血，恢复脏腑功能。药渣外洗并加醋煎煮加强对皮肤渗透作用，均可起到事半功倍之效。从本病例初则未用外洗止痛效果来得较慢，加醋外洗后提高了疗效，缩短了疗程来看，外洗亦很重要，可以起到协同作用，增强效果，减少浪费，减轻了患者经济负担，节约了中药资源。

（二）脾肾两虚、湿注骨节证

脾肾两虚、湿注骨节证主要临床证见关节疼痛，肿胀积液，伴活动受限，舌质红，或舌胖质淡，苔薄或薄腻，脉滑或弦。治宜祛风除痹，散寒通络。方用《金匮要略》乌头汤加味。

处方：麻黄9g，白芍9g，黄芪20g，炙甘草9g，川乌头（先煎）9g，蜂蜜10g。水煎服。

辨病论治加附子（先煎）20g，威灵仙12g，伸筋草15g。服药期间忌食酸冷。病在上肢、肩背加防风、羌活、姜黄、川芎；下肢疼痛兼见沉重麻木肿胀者加独活、苍术、薏苡仁、蚕砂、怀牛膝、木瓜；久病体虚，腰膝软弱加杜仲、桑寄生、续断、狗脊、熟地。久痛夹瘀，见皮下瘀斑或关节周围结节，舌质紫暗者，加活血祛瘀药丹参、红花。必要时配合下列中草药煎水外用熏洗患部：透骨草30g，伸筋草30g，海风藤30g，丝瓜络30g。

验案：王某，男，50岁，干部。1994年1月28日初诊。居处潮湿，复受风寒之邪，右下肢疼痛3月余，其痛自右臀部牵引下肢外后侧部疼痛。西医诊断：坐骨神经痛。经西药治疗无效，转中医会诊。来诊时步履艰难，右下肢拘急不能屈伸，夜间疼痛尤甚，直腿抬高试验阳性。痛苦病容，二便可，舌苔薄白腻，脉弦紧。拟祛风散寒除湿定痛。方用乌头汤化裁：川乌30g，川附子30g，麻黄10g，白芍15g，黄芪15g，豨莶草12g，防风15g，伸筋草12g，威灵仙12g，甘草10g。每3日服2剂，日服2～3次。2月7日二诊：服上方4剂后，疼痛已大减，已可行走。恐发汗太过，原方去麻黄加丝瓜络15g，川芎15g。再服6剂。并以忍冬藤30g，透骨草30g，伸筋草30g，海风藤30g，红花20g，煎水熏洗患肢，以加强祛风湿舒筋活络之功。总共服药10剂，右下肢疼痛消失，直腿抬高试验阴性，完全治愈，随访1年未复发。［云南中医学院学报，1999；22（1）：42～44］

讨论：乌头汤出自汉代张仲景的《金匮要略》“中风历节病脉证并治”篇，原文云：“病历节，不可屈伸，疼痛，乌头汤主之”。原方由乌头、麻黄、芍药、黄芪、甘草、白蜜组成，主治寒湿流注关节，引起关节肢体疼痛不能屈伸之症。方中以乌头一味散寒除湿定痛为君，麻黄发散风寒为臣，芍药养血柔肝舒缓筋脉，黄芪益气固表，有制麻黄发汗太过及“气行则血行”之意。甘草、白蜜调和百药，甘缓之性制乌头的燥烈。乌头汤全方药力强大，是汉代以前医家防治风寒湿痹证的经验结晶，一般认为以治寒湿偏盛的“痛痹”最为相宜。根据乌头汤之方义，扩大应用于治疗风湿性关节炎、肘关节炎、肩关节周围炎、类风湿性关节炎、腰椎骨质增性、颈椎病。这些病往往以疼痛为主要症状，符合乌头汤的应用指针，复加以随证加减化裁，则更切中病情，故收到明显疗效。无论痹证在哪个部位，哪个关节或肌肉，不论病程长短，感邪轻重，只要有疼痛，夜间痛甚，痛处冷而不热，形寒畏冷，脉沉细迟或弦紧，舌苔白滑或白腻，寒象明显者，均以加味乌头汤治疗，往往得心应手。从而也体味了经方高效的魅力。前人有“经方用之得当而通神”之赞誉，诚非虚言。方中乌头用量皆在30g以上，显得较大，但与古方用量相比，亦只能说是比较接近。原方用乌头5枚，若为鲜品每枚重10g计，剂量亦在50g左右，干品亦在25～30g之间。其中原因既与古人体壮耐受量大有关，亦有古代医家用药“匠心”在内。剂量不大，无威猛之力，不足以克敌制胜，对难治的风湿痹痛发挥强大效力。附子用量亦在20～30g左右，取其补火助阳之功。现代研究附子有明显的镇痛、镇静、抗炎、抗寒冷作用，能增强川乌散寒、除湿、定痛之功，属相须配伍。由于川乌、附子皆有毒性，用量又大，故煎煮方法尤须注意，一般必须煎煮3～4h以上，待所含毒性成分乌头碱充分分解，毒性基本消除方能内服。服药后还须避风寒，忌酸冷。风湿日久，“久病多瘀”，有瘀血见证者，当配以活血祛瘀药如川芎、桃仁、红花、丹参之属，畅通血脉，“血行风自灭”。对顽固性风湿痹痛，有关节变形，筋脉拘急，屈伸不利，又当加配“虫类药”，如地龙、全蝎、蜈蚣、白花蛇等以搜风逐邪，通经活络，疗效才能满意。

（三）肝肾亏虚、痰瘀交阻证

肝肾亏虚、痰瘀交阻证主要临床症状为关节疼痛，肿胀肥厚感，痿弱少力。次症见骨节肥大，活动受限，舌质偏红，或舌胖质淡，苔薄或薄腻，脉滑或弦细。治宜滋补肝肾，方以桂枝芍药知母汤化裁。

处方：桂枝 12g，附子 10g，白术 15g，麻黄 6g，芍药 9g，防风 12g，知母 12g，甘草 6g，生姜 3 片。每剂 2 煎，分早晚两次服用，每日 1 剂。

热象明显可加用石膏 15～20g，生地 10～15g，木通 5～10g；寒象明显或疼痛较重可加制川乌 10g。治疗期间忌食生冷，患膝制动。

验案 1：王建，男，22 岁，因膝关节肿痛确诊为“风湿性膝关节炎”于 1998 年 6 月收入本院治疗，经抗风湿治疗 2 月后，病情好转出院。半年后，病情加重再次入院治疗。患者双膝肿痛，不能行走，伴发热恶寒，尿黄，口苦舌红，苔黄脉数。经用阿斯匹林、青霉素和四妙散等综合治疗，病情逐渐好转，寒热解除，饮食二便正常，唯双膝肿痛，缠绵不愈，膝关节积液常规检查，考虑“风湿性滑囊炎”，经多次穿刺放液并注入强的松龙，均未取得明显效果。后改用桂枝芍药知母汤口服，服药 4 剂即肿痛消除，活动自如。加服 4 剂巩固治疗，病情逐渐康复。出院随访 1 年未复发。[四川中医，2000；18（12）：40]

讨论：膝关节积液属于中医“痹证”，表现为关节肿大，又叫“魁羸”、“历节”等，乃风湿流注于筋脉关节，气血运行不畅所致。桂枝芍药知母汤为张仲景所创，为治风湿历节病的主方之一，方中桂枝、芍药调营卫和气血；麻黄、防风、附子温阳散寒，祛风除湿；生姜、甘草、白术和胃健脾化湿；知母养阴清热，反佐温热之桂枝、附子、麻黄等。诸药合用，相得益彰，验之临床，效果确切。

验案 2：赵某，男，53 岁，1998 年 9 月 12 日就诊。患者自述腰及左腿疼痛已有半月余，先后在乡医院、人民医院诊断为腰椎骨质增生，治疗效果不明显。刻诊：患者腰侧弯不能直立，俯仰不能，行走跛行。拍 X 线片提示：腰 4、5 椎骨刺形成。诊断为腰椎骨质增生。此由平素肝肾亏虚，风寒湿邪客于关节经络，气血运行不畅所致。治以祛风散寒，通络止痛，补肾壮骨。方用桂枝芍药知母汤加味，处方：桂枝 12g，白芍 12g，知母 15g，防风 15g，白术 15g，麻黄 12g，熟川乌 12g，灵仙 30g，木瓜 30g，生姜 6 片。5 剂，每日 1 剂，水煎，早晚服。9 月 18 日复诊：诉腰及下肢疼痛减轻，行走好转。效不更方，继用上方加怀牛膝 15g，5 剂。9 月 24 日复诊，腰及下肢疼痛消失，俯仰基本正常，走路如常人。为巩固疗效，用上方药十倍量，研细粉，每次 6g，日 3 次，饭后黄酒冲服。10 月 24 日来诊，已如常人，能正常劳动。[四川中医，2005；23（4）：93～94]

讨论：骨质增生是中老年人常见病、多发病，尤其是劳力苦作之人，多发于负重关节之处。此病属于中医痹症范畴，多由于平素劳力过重，肝肾亏虚，风寒湿邪客于关节经络，血运不畅久之而成。《诸病源候论》云：“肾主腰脚，劳损于肾，动伤经络，又为风寒所侵，血气搏击，故腰痛也”。桂枝芍药知母汤方中桂麻、防风、白术祛风除湿；川乌、生姜温阳散寒止痛；知母、白芍养血柔筋；白术、麻黄配伍祛肌肉间风湿；加牛膝补肝肾而强筋骨；灵仙、木瓜通经活络止痛。全方祛风除湿散寒通络止痛，补肾壮骨。风湿祛，经络通，气血条达，局部组织达到正常营养，临床症状消失。

四　骨质疏松症

骨质疏松症是以骨量减少、骨组织显微结构退化（松质骨骨小梁变细、断裂、数量减少；皮质骨多孔、变薄）为特征，以致骨的脆性增高及骨折危险性增加的一种全身骨病。本病属于中医学骨痿、腰痛、骨痹、骨折、绝经前后诸症、虚劳等范畴。属《金匮要略》腰痛、虚劳证。

一、病因病机

中医学认为肾虚是骨质疏松症的主要原因。肾为先天之本，主骨生髓。许多中医书籍都有阐述肾与骨、髓之间的紧密联系，早在《黄帝内经》即提到“肾主骨生髓”，进一步阐述了肾、骨、髓之间的病理联系，指出：“肾不生则髓不能满”、“髓伤则销铄衍酸，体解依然不起”，“肾气热侧腰脊不举……水不胜火，骨枯而髓虚，足不任身”，及“腰者，肾之府，转摇不能，肾将惫矣。骨者，髓之府，不能久立，形则振掉，骨将惫矣”。说明肾虚可出现腰背酸痛、胫膝酸软等症状，类似于现代医学骨质疏松症的表现。现代研究证明肾虚时下丘脑－垂体－性腺轴功能减退，性激素水平下降，引起成骨功能下降，单位体积内骨组织含量减少，发生骨质疏松症。另外脾胃虚弱也是骨质疏松的原因，脾虚可能通过直接造成钙磷等与骨量相关的营养物质的吸收不良，或通过作用于各个系统功能间接引发骨质疏松。

二、辨证论治

骨质疏松症临床主要症见腰脊疼痛，酸软少力。伴见不能持重，目眩，舌质或偏红或淡。辨证为肝肾不足证，治宜固肾填精，方以金匮肾气丸合桂枝加龙骨牡蛎汤加减。

处方：熟地黄 25g，山萸肉 12g，山药 12g，茯苓 10，泽泻 10g，丹皮 9g，桂枝 6g，附子 6g，龙骨 30g，牡蛎 30g，生姜 15g，白芍 15g，甘草 10g，大枣 6 枚。水煎服。

辨病论治加淫羊藿、补骨脂，随证加减。阴虚明显者加龟版、枸杞子；阳虚者加鹿角胶、肉苁蓉；气血俱虚者加党参、阿胶、紫河车；血瘀者加地鳖虫、三七。在接受上述治疗的同时，多食富含钙质和蛋白质的食物，进行户外日光浴。

讨论：肾为先天之本，生命之根，藏精、主骨、生髓。骨的生长发育有赖肾中精气的充盈，精亏极易导致骨质疏松症的发生。《金匮要略》明确地提出：“虚劳腰痛，少腹拘急，小便不利者，八味肾气丸主之”。该方助阳之弱以化水，滋阴之虚以生气，使肾气振奋，阴精旺盛，则诸症自愈。取桂枝加龙骨牡蛎汤调和阴阳，固摄肾精，肾之精气旺，则筋肉得养，骨髓得充而自强。加淫羊藿、补骨脂补肾助阳、强筋壮骨。药理研究证明，补肾药除具有补肾、强筋、壮骨、止痛的功效外，还具有抑制骨吸收和促进骨形成的双重作用。补肾中药可抑制或纠正下丘脑—垂体—性腺轴功能减退或紊乱的发生，减缓衰老过程。龙骨、牡蛎富含钙、铜、铁、锌、锰等微量元素，有利于病骨组织骨胶原合成、钙磷代谢及骨钙的沉积，从而增强骨骼的生物力学的强度。

第十七节　精神神经系统疾病

一　中风病

中风病又名卒中，是以突然昏仆、半身不遂、口舌歪斜、言语謇涩不利、偏身麻木为主症，并具有起病急、变化快、如风邪善行数变的特点，好发于中老年的一种疾病。本病相当于西医学的急性脑血管病，按病理分为出血性中风和缺血性中风。

《金匮要略·中风历节病脉证并治》阐述了中风是气血经络痹阻的广泛病变，以肢体运动障碍的症状为中风的主症。并根据病情轻重，病理层次深浅，作出了证候分类：中络者“肌肤不仁”，中经者“即重不胜”，中腑者“即不识人”，中脏者“舌即难言，口吐涎”。中风诸症涉及了现代医学神经系统疾病中的许多常见症状。

一、病因病机

《金匮要略》认为中风是因络脉空虚，风邪乘虚入中而成。其论中风的病机说：“夫风之为病，当半身不遂，……脉微而数，中风使然”。“荣缓则为亡血，卫缓则为中风”。“寒虚相搏，邪在皮肤；浮者血虚，络脉空虚；贼邪不泻，或左或右”。在内因与外因两者中，更为重视外邪的致病作用。然而，从《金匮要略》原有治疗中风的侯氏黑散和风引汤两方看，其从内风治疗中风的思想是显然的，要么以温通熄风，要么以寒凉潜镇。

二、辨证论治

（一）风痰火亢证

主要症状见半身不遂，口舌歪斜，言语謇涩或不语，感觉减退或消失，发病突然。伴见头晕目眩，心烦易怒，肢体强急，痰多而粘，舌红，苔黄腻，脉弦滑。治法宜寒凉潜镇，豁痰开窍。方以风引汤。

处方：大黄12g，干姜12g，寒水石30g，龙骨12g，桂枝9g，甘草6g，生牡蛎6g，寒水石18g，滑石（另包）18g，赤石脂18g，白石脂18g，紫石英18g，石膏18g。共为细面，每服6g，每日2次，温水送下，或作汤剂水煎煮温服。

验案：患男，57岁。素有高血压病史。1d前突然跌倒，神识不清，半身不遂。入院后诊为脑溢血。经止血、脱水治疗2d，仍昏迷不醒，躁动不安，呼吸气粗，喉间痰鸣，瞳孔等大，口角向左歪斜，颈项强硬，右侧肢体不能活动，入院后一直未解大便，小便黄赤，赖导尿管排尿。舌红苔黄，脉弦滑数。体检：体温38.8℃，血压24.0/14.7kPa，心率114次/分钟，律齐，无杂音，双下肺有少许湿性啰音。此为肝阳暴盛，痰郁化热，风痰闭窍，横窜经络。治宜清热熄风，豁痰开窍。方以风引汤加减：大黄10g（后下），寒水石15g，赤石脂15g，紫石英20g，生龙骨20g，生牡蛎20g，生石膏30g，滑石15g，桂枝5g，胆南星6g，牡丹皮10g，羚羊角1g（磨），水煎服。两剂后发热渐减，痰涎减少，大便通，躁动止，已有知觉，呼之能应。上方加石菖蒲又服两剂，热退净，小便恢复正常，能自主排尿，神识转清，但语言謇塞，右侧肢体仍不能活动，后以补阳还五汤加减治疗半年，生活能基本自理。[山东中医药大学学报，2003；27（6）：408～410]

讨论：风引汤组方，开清热熄风、平肝潜阳法之先河。喻昌认为方中以大黄为君，以荡涤风火热湿之邪，随用干姜之止而不行者以补之，用桂枝、甘草以缓其势，用诸石药之涩以堵其路，而石药之中，又取滑石、石膏清金以伐其木，赤白石脂厚土以除其湿，龙骨、牡蛎以收敛其精神魂魄之纷驰，用寒水石以助肾水之用。俾不为阳光所劫，更用紫石英以补心神之虚，恐主不安，则十二官皆危也。限于仲景所处的时代，对中风之发病以外风立论，未论及内风之主因。然从“邪入于腑，即不识人；邪入于脏，舌即难言，口吐涎”看，实是内风之表现。结合风引汤的药物组成，以方测证，是方主热极生风、肝阳上亢之证。故本方制方大法实乃清热熄风、平肝潜阳之雏形，为后世治疗中风奠定了理论基础，产生了深远的影响。如近现代恒取龙骨、牡蛎，伍龟版、代赭石、白芍、玄参等用治肝肾阴虚肝风内动之眩晕、中风证，实是对仲景风引汤之开拓和深化。近代名医张锡纯所创的镇肝熄风汤、建瓴汤等，方中之所以用龙牡、赭石等重镇之品，实皆从风引汤而悟得。尝谓：“《金匮要略》有风引汤除热瘫痫。夫瘫既以热名，明其病因热而得也。其证原似脑出血也。龙骨、牡蛎与紫石英同用，善敛冲气，与桂枝同用，善平肝气。肝冲之气不上干，则血之上充者自能徐徐下降也。且其方虽名风引汤未尝用祛风之药，其不以热瘫痫为中风明矣。特后世不明方中之意，多将其方误解耳。拙拟之建瓴汤，重用赭石、龙骨、牡蛎，且有加石膏之时，实窃师风引汤之义也”。充分说明了风引汤之主旨。今人用风引汤治肝火上炎、肝阳上亢、肝风内动之高血压病、脑动脉硬化症、短暂性脑缺血发作、癫痫等，皆取良效。指出本方其旨在清热泻火、潜阳熄风，以肝阳上亢、肝火挟痰横窜经络所致诸症者有良效。另有医家认为风引汤方寒凉潜镇，于出血性中风最合适。根据风引汤的方名，所谓风引，即是将风由一处引领至另一处。从古人的“引火归元”、“引血上（下）行”的说法来看，“风引”当是指引风或向下行，或向上行，又结合“风性轻扬”的理论来看，此处“风引”当是“引风下行”之义。可见，风引汤是主内风之方无疑。风引汤原主“除热瘫痫”，提示该方主治病证为偏瘫和癫痫之类疾病兼有热象者。从该方组成来看，是以质重下沉之药如寒水石、滑石、赤白石脂、紫石英、石膏等为主，合桂甘龙牡汤再加大黄、干姜而成。方中赤白石脂、紫石英、龙骨、牡蛎镇肝潜阳，寒水石、石膏、大黄、滑石泻火而引火热下行从二便而出，干姜、桂枝杂于众多寒凉药中，能通络而无动血之弊。该方对于肝阳化风、痰热为患的病症无疑是有效的。徐忠可《金匮要略论注》认为，该方寓桂甘龙牡汤于内，有通阳气、安心肾之功，更有紫石英补心神之虚。由此观之，则此方用之于中风病人平日有心悸怔忡者也未尝不可。考今之出血性中风，尤以高血压致中风者为多见，高血压病又常继发心脏病，而表现为平日心悸怔忡者较多。又现代研究认为，风引汤中质重之药多能降低血压，泻火之味又多能止血。在高血压患者出现高血压脑病之时，或在出血性中风之时，表现为火热上炎、肝阳上亢者比比皆是。风引汤方所确立的寒凉潜镇法正是对之之法。清末张锡纯认为，《金匮要略》风引汤除热瘫痫，明示其病因热而得，其证类似脑充血，“方用石药之味，多系寒凉之品，虽有干姜、桂枝之辛热，而与大黄、石膏、寒水石、滑石并用，药性混合，仍以凉论。且诸石皆下沉，大黄性尤下降，原能引逆上之血使之下行。又有龙骨、牡蛎与紫石英同用，善敛冲气，与桂枝同用，善平肝气”。张锡纯称他创制的建瓴汤和镇肝熄风汤，就是受风引汤的启发，治中风以重镇熄风为主，而不用祛风之药。张锡纯镇肝熄风汤为今治出血性中风常用之方，因而风引汤堪称出血性中风的祖方。总之，从风引汤的药物组成及仲景有关中经络中脏腑症状之描述，看《金匮要略·中风》之病因，既有外风之诱因，又有内风之表现。仲景风引汤制方大法实开清热熄风，平肝潜阳之先河，为后世治疗眩晕、中风运用是法奠定了理论基础；后世医家在此基础上补充、完善和发展了清热熄风、平肝潜阳之治法。

（二）痰热腑实证

主要症状见半身不遂，口舌歪斜，言语謇涩或不语，感觉减退或消失。伴见头痛目眩，咯痰或痰多，腹胀便干便秘，舌质暗红，苔黄腻，脉弦滑或偏瘫侧弦滑而大。治法宜通腑泻热，急下存阴。方以大承气汤。

处方：大黄 20g，芒硝 10g，厚朴 30g，枳实 15g。芒硝冲服，其余三味药水煎至 200ml，早晚各 100ml 口服或鼻饲。

服药后病人排出恶臭秽浊积粪呈团状，多为深褐色，有时伴有黄白色黏液或为溏稀积粪，排便后病人顿觉舒适感或意识转清，中病即止。尤其是高龄体弱者不能用之过久，以免致泻下不止出现脱证。

验案 1：王某，男，58 岁，2001 年 12 月 1 日诊。有高血压病史 10 余年。3 天前突然右侧肢体偏瘫，失语，头痛，随即入院。查血压 105/80mmHg，意识清晰，完全性运动失语，双侧瞳孔等大等圆，光反射灵敏，右侧鼻唇沟变浅，右侧肢体肌力Ⅰ级，右侧巴彬斯基征（+），颈强（+）。舌质淡红，苔白厚，脉弦滑。CT 示左侧基底节区出血，约 4ml。证属风痰阻络型中风。予中西医结合常规治疗，病情无好转，且逐渐出现嗜睡，时有烦躁，大便未行。12 月 1 日出现浅昏迷，此时舌质红，苔黄，脉滑数。病情加重，由中经络转为中脏腑。辨为腑气不通，痰热闭窍。投大承气汤加味：大黄 15g，芒硝 10g，厚朴 15g，枳实 15g，郁金 20g，石菖蒲 20g，苍术 15g。每天 1 剂，分 2 次鼻饲。并继续西医治疗。服药 2 剂后，排出少许干便，嗜睡、烦躁均减轻，继续服上方 2 剂，患者神志转清。[中国中医急症，2003；12（1）：89]

验案 2：卢某，女，65 岁，市民。1979 年患者善食易饥，在某医院诊为糖尿病，经降糖治疗，症状一直稳定。1989 年 12 月 18 日晨突发右侧肢体瘫痪，恶心呕吐，舌强不语，以脑栓塞急诊入院。住院期间，经抗凝抗栓，扩血管及降颅压治疗 10 余日，右肢体功能逐渐恢复，然颈轻微抵抗，病理神经反射巴氏征（±），克氏征（±），日晡潮热，神昏谵语，每清晨神志清醒。经治医师认为颅压高所致，追加脱水剂治疗 3 天，症状加重，乃请中医会诊。患者神昏谵语，肌肤灼热（T：38.7℃），颈项强硬，腹满纳差，大便 15 天未行，舌苔黄燥，脉沉细。证为阳明腑实，急以大承气汤泻之。方药：大黄 30g，枳实 20g，厚朴 10g，芒硝 10g，葛根 60g。急煎 300ml 顿服。服药半小时后，自觉腹中肠鸣，然仍无便意。遂大黄加至 50g，芒硝 10g，又煎服 300ml。1 小时后泻硬便数十枚。当晚热退神清，入睡安稳。即养阴调胃治疗，配合抗栓溶栓调理月余，生活自理而出院。

验案 3：钱某，男性，65 岁。1995 年 3 月 22 日初诊。3 天前因突然昏仆，不省人事，右侧肢体偏瘫 3 小时入院。头颅 CT 提示脑溢血，经西药对症治疗 3 天，未见好转。诊见神昏谵语，面红目赤，呼吸气粗，躁动不宁，口眼歪斜，右侧肢体偏瘫，大便 7 天未解。舌黯红、苔焦黄燥，脉弦有力。血压 23/14kPa。此乃肝阳夹痰浊上扰，胃肠燥热内结之中风闭证。治宜启闭通塞开窍。予大承气汤加味：生大黄（后入）、菖蒲、玄明粉、川朴、钩藤、郁金各15g，生龙骨、牡蛎各20g，枳壳10g。1剂鼻饲。2小时后解大便量多，臭如败卵，随后神志转清，呼吸转平。后以中西药对症治疗月余，肢体功能渐复，CT提示血肿大部分吸收出院，随访2年情况良好。此案上有肝阳痰浊蒙蔽，下有燥热壅塞，上不达而下不通，发为卒中，遵“泄可去闭”之训，故重用硝黄急下，以折风火上腾之势，达“镇逆”之目的，则上下通达而瘥。[浙江中医杂志，2001；5：218]

讨论：本证主要见于中风急性期痰热腑实证。由于痰瘀内结，化热化火，火热之邪在上扰神明，在下与有形之积结于肠中，腑气不通，浊气不降。中风发病后可导致神经功能障碍致便秘，又经过脱水降颅压治疗，肠道黏膜腺体分泌功能降低，肠液分泌减少，同时肠内容物水分吸收增加，导致大便秘结，同时由于大便不通，可使肠内容物产生肠源性毒素加重脑循环功能障碍，此外病人会用力排便，反射性地导致血压及颅内压的升高，加重脑出血。《伤寒论》指出：阳明腑实证，燥粪内结，可引起意识昏蒙，目不识人，甚则独语谵语、循衣摸床、惊惕直视等多种精神症状，这与现代医学的认识相一致。因此大承气汤治疗出血性中风（急性期），泄其热，下其燥结，祛其肠胃积滞，使邪热无所依，气血条达，逆转病势，起到釜底抽薪，急下存阴的效用。使中风诸证缓解，弥补现代医学治疗中风的不足。方中大黄为泻下药，有抗菌、利尿、止血、降压作用，为君药；芒硝有促进肠蠕动作用；厚朴、枳实为理气药，四药组合共奏峻下热结、荡涤胃肠积滞之效。应用大承气汤方一定要严格掌握适应证，腹胀满痛，便秘为重要用药指征，且中病即止，以防泻下而致脱证。

（三）风痰瘀阻证

主要症见半身不遂，口舌歪斜，言语謇涩或不语，感觉减退或消失。次症见头晕目眩，痰多而黏，舌质暗淡，舌苔薄白或白腻，脉弦滑。治法宜解表祛风、补气养血、消痰活络。方药以侯氏黑散加减。

处方：菊花80g，白术10g，细辛6g，茯苓6g，生牡蛎10g，桔梗15g，防风20g，人参6g，黄芩10g，当归6g，干姜5g，川芎6g，桂枝6g，矾石（研细末冲服）6g。共制为散剂，每服6g，黄酒送下，日2次。或煎汤剂，和入矾石末3g，温服。禁食鱼肉大蒜，常宜食冷食。

面红目赤，舌红或绛，脉弦有力，属肝阳暴亢者，加用生龙骨24g，钩藤15g，白蒺藜18g；头晕语謇肢麻，苔腻脉弦滑，属风痰阻络者，加用胆南星、天竺黄、远志各9g，菖蒲6g；便秘，午后潮热面红，舌红苔黄腻，脉弦滑大，属痰热腑实者，加用厚朴、枳实、大黄各10g，芒硝6g；气短，心悸，自汗，苔薄质黯，脉细缓或细涩，属气虚血瘀者，加用黄芪18g，水蛭9g；眩晕耳鸣，手足拘挛，舌红苔少，脉细，属阴虚风动者，加用枸杞子15g，生地黄、鳖甲胶各10g，丹皮9g。

验案：患者，男，57岁，1996年4月3日就诊。1月前因劳累感左侧面部麻木，如蚁行感，未予治疗，3天前因夜卧当风，出现左侧肢体活动欠灵，语言謇涩，流涎，口角歪斜，眼裂增宽不能闭合。检查症见，左上下肢肌力Ⅳ级，巴彬斯基征左（+），右（-），舌质淡红，苔白腻，脉弦滑。CT示：脑梗塞。诊为中风（中经络），证属脾虚血亏，风痰阻络，法当健脾养血、通络化痰，投以侯氏黑散。药用人参12g，白术30g，茯苓12g，当归12g，川芎12g，桂枝12g，干姜12g，菊花30g，牡蛎15g，桔梗10g，防风

12g，白矾9g，黄芩6g，水煎服，日1剂。6剂则流涎止，语言流利，续进6剂，诸证基本消失，肢体较前有力，随加黄芪30g，制成丸剂，每次6g，每日2次服用，随访至今，一切如常人。[山东中医药大学学报，1997；21（6）：445]

讨论：侯氏黑散出自《金匮要略》，方中菊花清头明目，占全方比例40%；矾石燥湿祛痰涤痰，因其末色黑，故名黑散。该方中菊花、黄芩清头胸之热、肝经之火，配合潜降虚阳的牡蛎，共奏清肝潜阳之功效；矾石涤痰排垢，配合桂枝有升有降，祛经络之痰；防风、桂枝、细辛搜散阴寒，祛风通络，温阳通脉；茯苓、白术、干姜温中健脾胜湿；人参、当归、川芎活血祛瘀通络。全方治寒、治热、治虚、治实各有所为；治风、治痰、治血、治痹、治火，中风之术尽矣。故临床用其辨证加味治疗脑梗塞疗效满意。此方临床应用发现具有降血脂、改善血液流变性，加快血流速度，改善微循环等作用。另有医家认为侯氏黑散温通熄风，于缺血性中风尤宜。从侯氏黑散组方来看，该方重用菊花上行清利头目且能平熄肝风，桔梗载药上行，防风通络，牡蛎平肝，矾石祛痰散结，继用干姜之走而不守者助当归、川芎、桂枝活血祛瘀通脉，人参、白术、细辛、干姜温心阳，人参、白术、茯苓又可益气健脾祛湿，并少用黄芩反佐以防助热。全方以温通为主而能平肝，故《医方考》盛赞："本方佳处，全在平肝熄风"。有人认为菊花、防风是疏风之品，但如注意到汉代祛外风常用的是麻黄、羌活之类峻药，则知此二味在此并非祛外风之用，且观后世从内风论治中风时，常用的方剂中也用此二味，如羚羊钩藤汤之用菊花，王清任补阳还五汤治初得半身不遂加防风，即可知菊花、防风本为熄内风之品。纵该方有祛外风之效，仍属次而又次，其主要功用在于补虚通脉熄风是无可争议的。再从服药时间来看，古人治风之方，大忌久服，而该方为散，要求长服在六十日以上，以防中风病反复发作，可见该方实在是补虚多而祛风少，此即古人所谓"填窍以熄风"之义。因此，说侯氏黑散治外风，不如说治内风更为确切。关于侯氏黑散的主治，原文说"治大风四肢烦重，心中恶寒不足者"。此处"心中恶寒不足"，并非体表之恶寒，《金匮要略论注》认为是阳气不运，渐欲凌心。可见实指心阳虚弱、心悸怔忡，有似不足而言。现代研究认为，心脏病是缺血性中风的一个重要因素，心因性栓子是脑栓塞栓子的最重要的来源，也是缺血性中风反复发作的一个重要原因。这就提示该方对于心因性（尤其是心阳虚弱）脑栓塞尤为适宜。《经方发挥》说："《金匮要略》之侯氏黑散……列为治中风之首方，决非偶然，而是有其深刻意义"。补阳还五汤是现今治疗缺血性中风的要方，与侯氏黑散比较，两方实在有异曲同工之妙。欲大补元气，彼重用黄芪，则此有人参、白术；欲温通血脉，彼有归尾、川芎、桃仁、红花（中后期还可加附子），则此有当归、川芎、细辛、桂枝、干姜；欲化痰通络平肝熄风，彼有地龙，则此有矾石、牡蛎；彼病初起时加防风，此则有菊花、防风、桔梗；为防诸药过热，彼有地龙、赤芍，则此有黄芩。两方均有温通熄风之功，均可用于缺血性中风。其不同者，在于侯氏黑散重用菊花，又有防风、桔梗，更能助药力上行，从而引领补气活血通络之品直达于巅顶之上。因而补阳还五汤补气活血之力较胜，侯氏黑散温通平肝之力较优。虽然补阳还五汤并不是受侯氏黑散启发创制而成，但两方的治疗原则是基本相同的。侯氏黑散温阳益气以活血，兼以平肝熄风，与现今对缺血性中风的急性期和稳定期的治疗原则是一致的，因此将侯氏黑散视为缺血性中风的祖方并不为过。

（四）气虚血瘀证

主要症状见半身不遂，口舌歪斜，言语謇涩或不语，感觉减退或消失。次症见面色㿠白，气短乏力，自汗出，舌质暗淡，舌苔白腻或有齿痕，脉沉细。治法宜益气活血，化瘀通络。方药以抵挡汤或大黄䗪虫丸化裁。

处方：水蛭、虻虫各10g，黄芪30g，川芎、桃仁各15g，大黄6g。水煎温服，每日2次。

讨论：气虚血瘀证多见于缺血性中风或急性脑出血患者。本病病机为脑中蓄血，即脑中风血瘀证。抵当汤原为治疗太阳蓄血证之主，有破血逐瘀之功，临床取其攻逐瘀血之力，加入益气活血之品组成加味抵当汤，方中水蛭、虻虫破血遂瘀；制军导瘀下行、荡涤热邪；桃仁抗血凝，助蛭、虻遂瘀之功；生姜、大枣等药物加味于本方共奏破血逐瘀、扶正化痰之功用，能迅速祛除离经之血，改善出血后的浓、粘、凝、聚状态。临床研究证明抵挡汤或大黄䗪虫丸应用未发现有加重或引起再出血的现象。其对脑出血患者血肿的吸收和神经功能积分的改善，都明显的优于西药常规对照组，而且中药运用时机以越早越好。其及早的应用对降低死亡率和致残率均有积极的意义。

大黄䗪虫丸是张仲景《金匮要略》方，有疏通经络、破血生新、缓中补虚功效，用于治疗五劳虚极，内有干血之症。本方以通为补，为祛瘀生新、缓中补虚之剂。根据其药物组成及功效，此方切中脑出血急性期病机，中医文献中未见活血可致出血的记载，却有“见血休止血，首当祛瘀”，“治风先治血，血行风自灭”，“活血可止血”和“凡血证总以祛瘀为要”，“瘀血不去，则出血不止，新血不生”等理论。这些古训精辟地说明了活血化瘀法有祛除瘀血、消除血肿、制止出血和促进再生的良好作用。现代医学研究也表明脑血肿及血肿释放的有毒生物活性物质是导致脑出血损伤的主要病理因素，所以急性期必须活血化瘀。大黄䗪虫丸运用时机以越早越好。临床报道其能改善脑出血患者血肿的吸收和神经功能，而且未发现有加重或引起再出血的现象。

二 偏头痛

偏头痛是一种周期性发作的神经-血管功能障碍引起的头痛。以反复发作的偏头痛或双侧头痛为特征，常有家族史。本病属于《金匮要略》“头痛”病症范畴。

一、病因病机

头为“诸阳之会”，“清阳之府”，五脏之精血，六腑之清气，皆上注于脑。故六淫之邪外袭，上犯巅顶，邪气稽留，阻抑清阳，或内伤诸疾，导致气血逆乱，瘀阻经络，脑失所养，均可发生头痛。临床常见偏头痛的病因病机多为元气虚弱，肝郁、痰浊、瘀血阻滞脉络所致。

二、辨证论治

（一）肝经郁热证

主要症状见头痛而胀，心烦易怒，目赤，口苦。次症见面红，口干，舌红，苔黄，脉弦或弦数。治法宜疏肝解郁，理气止痛。方药以小柴胡汤化裁。

处方：柴胡12g，黄芩12g，党参15g，甘草12g，半夏9g，生姜3片，红枣5枚。每日1剂，水煎分早晚2次服。服药期间忌烟酒及辛辣有刺激性的食物。

辨病论治加当归12g，白芍12g，川芎15g，白芷6g。

验案1：张某，女，29岁，农民。偏头痛3年，时轻时重，每因情志因素而诱发，伴有胸闷善太息，躁闷易怒，经前头痛加重，经多处治疗效果不好，舌苔厚，脉弦细。处方：柴胡、香附、黄芩、白芍、甘草、当归各12g，党参、川芎各15g，白芷6g，半夏9g。3剂，头痛基本消失，10剂痊愈。随访1年无复发。[安徽中医临床杂志，1997；9（6）：345]

验案2：陈某，女，39岁。2002年4月13日初诊。因反复头痛3年，加剧3日来诊。自诉近3年来因工作紧张压力较大，经常出现头痛，常伴脘胁胀闷，嗳气，经期乳房胀痛。3天前因家庭纠纷发生口角后头痛复发加剧。症见：头痛头胀，两颞尤痛，脘胁胀闷，心烦易怒，寐差口苦，嗳气频繁。得嗳气则头胀痛缓解。纳呆腹胀，大便溏薄。舌质淡红，苔薄黄，脉弦。证属情志不遂，郁怒伤肝，肝气上逆，经脉受阻所致。治宜疏肝解郁，理气止痛。予以小柴胡汤加减，药用柴胡15g，党参、黄芩、半夏、川芎、钩藤、延胡索、香附各10g，佛手、白芍各12g，甘草6g。每日1剂，水煎分早晚2次服。服药5剂后，头痛减轻，诸症好转。守方续进10剂后诸症消失。嘱其服逍遥丸1月以巩固，并调摄情志，锻炼身体，保持心情愉快。经随访3年未复发。[实用中医内科杂志，2005；19（5）：449]

讨论：偏头痛主要由外感，气机不调，气滞血瘀，经脉不和引起头部少阳经循行的部位疼痛，而小柴胡汤为少阳经病的主方，不仅是和解剂，且有清热、理气解郁的作用，加入当归、川芎等药物，又增加了活血化瘀的功效，故能治疗偏头痛。

（二）痰浊头痛证

主要症状见头痛如裹，胸脘满闷，呕恶痰涎。伴见口淡，食少，舌胖大，舌苔白腻，脉弦滑。治法宜温中补虚，降逆散寒。方药以加味吴茱萸汤。

处方：人参9g，吴茱萸15g，生姜15g，大枣6枚。水煎服，每天1剂分3次温服。

辨病论治加川芎10g，细辛6g，白芷10g，白僵蚕10g。瘦人有热者加桑叶、菊花、黄芩各10g。

验案1：周某某，女，47岁，1994年3月28日初诊。自述头痛3年余，由数月发作1次到数旬、数天发作1次，发作间距越来越近，痛势逐渐加重，剧痛时如裹欲裂，痛苦难忍。痛解如常人。历经多方治疗时好时发，顽固不愈。此次发作已5d，靠止痛药缓解。来诊时头痛欲裂，舌质淡、苔白腻，脉弦紧，血压正常。辨为厥阴受寒，浊阴上犯。治以温肝散寒、降浊止痛法，方用吴茱萸汤加味：吴茱萸10g，红参5g，大枣7枚，蔓荆子10g，藁本10g，川芎10g，白芷6g，柴胡10g，生姜4片。服4剂，汗出，头痛减，呕吐止，眠食增。继服4剂，诸症尽除。三诊拟方：吴茱萸6g，党参10g，藁本10g，蔓荆子10g，川芎10g，细辛3g，代赭石20g，生甘草7g，生姜6片。连服10d停药。随访未见复发。[江西中医药，1998；29（6）：58]

验案2：李某，女，44岁，2002年3月2日初诊。患发作性头痛已6年，初因冷水洗头而起病，由2～3个月发作1次，到7～8d发作1次。每次发作持续时间，有三五天者，有二三天者，也有十余分钟者。痛势愈来愈重，痛剧时自觉如冰块击顶，头痛欲裂，呕吐涎沫，痛苦异常。脑电图、X线头颅拍片均未见异常。曾在某医院诊为神经性头痛，历经中西药、针灸等多方治疗，时好时犯。此次发作已2d，电针治疗稍缓又作。就诊时暖袋敷顶，头痛剧烈，抱头翻滚，口吐涎沫，舌质淡，苔白腻，脉弦紧。血压110/70mmHg。辨证属厥阴受寒，浊阴上犯，治以温肝散寒，降浊止痛。处方：吴茱萸、藁本、生姜各15g，党参、川芎各12g，细辛9g。急煎1剂。服药后2h大汗出，痛减入眠，醒后头痛、呕吐全止。前方去藁本、细辛，吴茱萸减为9g。上方再进3剂，诸症尽除。患者请求根治，拟方如下：吴茱萸、党参、白术、当归、川芎、藁本、陈皮、砂仁、炙甘草各等份，共为细末，每服5g，日服2次。连服2个月后停药，随访至今未见复发。［吉林中医药，2005；25（1）：45~46］

讨论：本证病因病机为风寒外袭，脉络瘀滞，元气虚弱。吴茱萸汤为《伤寒论》治厥阴病“干呕吐涎沫头痛”方。加味方中人参、吴茱萸鼓舞元气，温中散寒，配伍细辛温散少阴里寒以除病根。川芎为血中气药，善活血止痛，王好古谓其有“搜肝气，补肝气，润肝燥，补风虚”之功。细辛、白芷祛风止痛，白僵蚕逐痰通络。诸药合用，标本同治，内外兼顾，具有扶正祛风、散寒逐瘀、通络止痛之功效。组方符合偏头痛普遍病机，治疗偏头痛有较好的疗效。

（三）血虚寒瘀证

主要症状见头痛而空或牵掣痛，眩晕，腰酸膝软。伴见神疲乏力，耳鸣，舌质红，苔白，脉沉细无力。治法宜养血通脉，温经散寒。方药以当归四逆汤。

处方：当归、芍药各15g，桂枝、通草各10g，大枣5枚，细辛3g，甘草6g。每日1剂，水煎，分早晚2次温服。

验案：李某，男，26岁，2001年9月20日初诊。右侧偏头痛3年余，呈阵发性掣痛，每次发作数十分钟，持续3~5天，伴眩晕，记忆力减退，失眠多梦，精神差，舌质红、苔薄白，脉细。曾服用中西药治疗，虽能缓解，但移时又发。脑血流图检查示：右侧颈动脉轻度血流量不足，颈动脉两侧波幅不对称，颈动脉相差30%（右侧低）。给予当归四逆汤治疗，服药3剂，头痛减轻。再9剂后，患者偏头痛及伴随症状消失。2001年10月12日脑血流图检查恢复正常，追访1年，未见复发。［湖北中医杂志，2004；26（12）：48］

讨论：本证病机多为瘀血停滞，脉道闭塞，气血不通，不通则痛。故治宜养血通脉，温经散寒。药用当归四逆汤，方中当归、芍药养血柔肝；桂枝、细辛温经散寒；甘草、大枣健脾胃，益气血；通草协诸药而通血脉。全方共奏养血通脉、温经散寒之功。现代医学认为，偏头痛是由于脑血管舒缩功能障碍引起的病变。现代药理研究证明，当归四逆汤中的当归、桂枝、通草、大枣能改善血液循环，营养神经，促进炎性病灶的消退；细辛有局部麻醉镇痛作用；而芍药、甘草具有解痉镇痛的作用。

（四）痰瘀互阻证

主要症状见头痛如刺，经久不愈，固定不移。伴见舌质紫暗，或有瘀斑、瘀点，苔薄白，脉沉细或细涩。治法宜温阳化痰，活血通络。方药以桂枝加桂汤合小陷胸汤。

处方：桂枝15g，白芍12g，炙甘草9g，生姜9g，大枣6枚；半夏9g，瓜蒌30g，黄连10g。水煎服，日1剂，分2次服。

辨病辨治加川芎9g，白芷9g，菖蒲15g，远志15g，茯苓15g，赤芍9g。

验案：王某，女，49岁。1998年3月16日就诊。左侧头痛史20余年，月经前或期间加重，约200天犯1次，持续3~5天，痛时抽及左眼流泪，疼痛难忍，坐卧不安，不能食睡。查血压20/12kPa，表情痛苦，请眼科查眼底，亦无异常发现，查舌质淡、舌苔薄白，脉沉细。诊断为偏头痛，证属痰浊上扰，气滞血瘀。服用上方3剂后头痛基本消失，能上班。后于1999年3月11日因工作劳累，头痛复发，再诊，舌脉同前，再予本方5剂。1999年3月24日消失，自觉清爽，服药改为隔日1剂，后改为每周2剂，本年12月16日患者前来，诉头痛未犯，能正常工作。[陕西中医函授，2000；4：25]

讨论：桂枝加桂汤原出于张仲景，最早用于治疗奔豚症。此方主要功效是疏肝祛寒，使阳气复，阴寒去。配合小陷胸汤能清热涤痰，宽胸开结，能制约桂枝之温；川芎是血中气药，走而不守，性善疏通，长于治血瘀引起的头痛，佐以温通上达的白芷，其辛窜走头，善治血瘀疼痛，菖蒲、远志祛痰开窍，醒脑安神。本方主要功能为疏肝降逆，祛湿化痰，活血化瘀，适用于偏头痛之寒凝血瘀证。

（五）气血亏虚证

主要症见头痛隐隐反复发作，遇劳加重。伴见心悸、食少纳呆，自汗，气短，神疲乏力，面色苍白，舌质淡，苔薄白，脉沉细而弱。治法宜养血疏痉止痛。方以当归芍药散加味。

处方：当归10g，白芍20g，茯苓10g，白术10g，泽泻9g，川芎6g。每天1剂，水煎服。

辨病论治加葛根12g，全蝎5g。有热者加黄芩；大便秘结者加大黄；心悸、汗出者加龙骨、牡蛎、枣仁；呕吐者加法夏、陈皮。

验案：吴某，女，28岁。患右侧头痛20年，每遇劳累及精神紧张后头痛加重。多为胀痛，间或为刺痛，约1周发作1次，每次持续2~3天，伴右眼抽痛，痛剧时恶心呕吐，寝食俱废。于1990年10月8日就诊。查：痛苦面容，少言，神经系统检查无异常，眼底检查及脑电图均正常。西医诊断为：血管神经性头痛。舌质淡红，苔薄白，舌后根淡黄腻，脉细弦。证属肝血不足，脾胃不和，浊邪上犯。宜养血健脾，和胃降浊。拟当归芍药散加味：当归15g，芍药20g，川芎6g，白术10g，茯苓15g，泽泻9g，葛根15g，全蝎5g，法半夏10g，陈皮6g，黄芩6g。水煎服，日1剂。药进5剂，头痛大减，呕吐已止。月经始来，量少有块，小腹胀痛。拟上方加益母草15g，香附5g，继服4剂，经净，头痛瘥。数日后，因情志不遂，头痛又作，但较前痛势轻，未见呕吐。拟原方去法半夏、陈皮，加柴胡9g，服7剂头痛止，随访1年未复发。[湖南中医杂志，1994；10（1）：29~30]

讨论：本证偏头痛有病程缠绵，时发时止，为内伤头痛，其病变在肝脾，肝脾失调，气血不和，气机不畅，脑部经脉阻滞，脑府失荣而产生头痛。当归芍药散中当归、芍药、川芎养血活血，疏通气机而调肝；白术、茯苓、泽泻健脾利湿而升清降浊；葛根舒经止痛，载诸药直达脑府；全蝎之攻窜作用，可加强通络止痛之功。诸药合用，使肝血旺，脾气充，气机畅，络脉通，气血上荣脑络而诸症悉除。

三　百合病

百合病症状繁多，首见于《金匮要略·百合狐惑阴阳毒病脉证并治》。原文指出百合病是一种“意欲食复不能食，常默默，欲卧不能卧，欲行不能行，欲饮食，或有美时，或有不用闻食臭时，如寒无寒，如热无热，口苦，小便赤，诸药不能治，得药则剧吐利，如有神灵者；身形如和，其脉微数”为临床表现的疾病。一为神志方面：心神不宁，恍惚迷离，想吃又吃不下，想睡又睡不稳；或沉默少语；食欲时好时坏；似冷不冷，似热无热，病人有说不出的苦楚。二是阴虚内热方面：口苦，小便赤，脉微数。西医认为是严重的神经官能症。在多年的中医妇科门诊中，发现该病在妇女绝经期前后诸症中，由七情内伤而致较为多见。

此外还有众多医家对百合病提出不同的名称，如孙德润《医学汇海》认为是“劳复症”；王好古《医垒元戎》认为与《素问》的“解㑊相类”（解者肌肉解散，㑊者筋不束骨）；陶宗暄认为是“心神涣散证”；陆渊雷《金匮要略今释》认为是“伤寒热病后神经衰弱者”。

一、《金匮要略》对百合病病因病机的认识

百合病何因而起，虽然历代医家分歧颇大，但总的来说有以下几种：①发于外感热病（包括伤寒、温病之后）。东晋·陈延之《小品方》将百合病列入热病门，并把仲景治百合诸方归为疗伤寒百合病方。隋·巢元方《诸病源候论》认为：“百合病者，谓无经络，百脉一宗，悉致病也，皆因伤寒虚劳大病之后不平复，变成斯病矣”。其后，唐·孙思邈《千金要方》，宋·王怀隐《太平圣惠方》，朱肱《类证活人书》，元·陶华《伤寒六书》，明·王肯堂《证治总绳》等，皆遵此说。至清代，许多注家继承前人对百合病的病因认识，甚至直将本病纳入《伤寒论》注书中，如沈金鳌的《伤寒论纲目》，将百合病列在“伤寒所诸病”条目下，吴坤安则将其列于《伤寒指掌·伤寒变证》中。总之，认为外感伤寒是本病初始因素，发病后乃是由实致虚的结果。这一时期，随着温病学派的兴盛，很多医家又将百合病纳入温病范围内。如王孟英在《温热经纬》中说：“百合病皆缘时疫新愈”、“凡温暑湿热诸病皆有之”。在温病学派中尚有百合病伏邪之说，如蒋问斋依据《金匮要略·百合狐惑阴阳毒病》篇原文第1条：“或病四五日而出，或病一月微见者”。在其《医略十三篇·伏邪篇》中提出：“《金匮要略》百合病，必待数日足而解，是亦伏邪之类也”。此伏邪之说虽丰富了百合病的病因学认识，但仍属一家之言。②伤于情志。明·赵以德在《金匮方论衍义》中指出，该病多因“情志不遂，或因离绝菀结，或忧惶煎迫”所致。清·吴谦在《医宗金鉴·订正仲景全书金匮要略注》中，依据《金匮要略·百合狐惑阴阳毒病》篇原文第一条：“其证或未病而预见”，提出百合病乃由：“伤寒大病之后，余热未解，百脉未和，或平素多思不解，情志不遂；或偶触惊疑，卒临景遇，因而形神俱病，故有如是之现证也”。明确提出了情志致病是百合病的重要病因，对今日临床有重要指导意义。③房劳所致。百字应作数词解。《辞源》云：“百，数词十的十倍”。对于合字，《中华大词典》云：“一配也；二交也”。直接理解文字本意，认为百合二字非药物百合之名，乃房劳过度之谓。百脉一宗，是指前阴与百脉的生理病理关系。如《灵枢·口问第二十八》云：“前阴者，宗筋之所聚”。又曰：“诸脉虚则筋脉懈惰，筋脉懈惰则行阴用力”。再如《灵枢》云：“心动则五藏六腑摇，摇则宗脉感”。说明百脉一宗是指房室过度与百脉的生理病理关系，淫则心耗其精血，百脉失于精血的濡养而病及全身。故曰悉致其病也。④遗毒所变。日人宇津木昆台认为：除外邪外，百合病乃病之因。所谓

“百脉一宗”，即数百种病症其根本只有一个，所记载的症状全都源于同一病因，即病人体内存在先天性“遗毒”，因“毒块的融合转变，才呈现出各种各样的病症”。

但从现今临床所见，百合病多见于情志所伤，类似现代医学精神神经系统疾病；其次为外感热病所致，类似现代医学感染后精神系统疾病。由情志所伤者属原发性病因，而由外感热病引起者，属继发性病因，且后者古代多于现代。

《金匮要略》认为百合病位主在心肺，病机是心肺阴虚，以心阴虚为主。故见两组临床证候，一为常见的阴虚内热证，二为神志不宁证。其理由有三：其一，《灵枢·邪客》篇：“心者，五脏六腑之大主也，精神之所舍也”。《内经》把心列为“君主之官”、为“五脏六腑之大主”，为全身之尊，是“生之本，神之处”。凡“情志所伤，虽五脏各有所属，然求其所由，无不从心而发”。人的精神活动，如思维、意识、情感等，包括中医学中“神”的组成部分：神、魂、魄、意、志、思、虑、智、怒、喜、悲、忧、恐等，虽为五脏不同所主，但又总统于心。其二，百合病正治法的代表方剂百合地黄汤的组方，正如程门雪在《金匮篇解》中所言“百合清养肺阴，即见心之病，知心传肺，当先实肺之意”。此对内伤神志病的诊治有普遍意义。其三，百合一药，既可润肺，又能清心，地黄汁不独清心养营，且有滋养肾阴，补肾水以制心火之用，故可益心阴，清血热。诸如知母养阴清热，《日华子诸家本草》称知母“润心肺，补虚乏，安心止惊悸”。鸡子黄为纯阴之品，是用阴以和阳，亦有养阴清热润燥，安五脏、宁心神之功。综上所述，百合病或由外感热病后期余邪未尽，余热内扰，复由阴血不足，心神失养所致；或由七情内伤，五志化火，灼伤心阴，神不守舍等引起。

二、《金匮要略》对百合病预后的认识

《金匮要略》认为百合病因病情的轻重不同，证状也不同，病愈的时间长短也不一样。原文：“每溺时头痛者，六十日乃愈；若溺时头不痛，淅然者，四十日愈；若溺快然，但头眩者，二十日愈”。溺时而头痛的病机，因为肺有通调水道，下输膀胱的功用，膀胱经脉行于脊背，上行至头顶，入络脑。溺时阳气下泄，不上充于头，故见头痛。此为阳气虚弱，病情较重，故曰六十日乃愈；如溺时头不痛，淅然者，为阳气下泄，卫阳虚弱，不能温暖肌表，病情较轻，故曰四十日愈；如溺时快然，头眩者，为阳气稍虚之头眩，乃病情之最轻者，故曰：二十日愈。对于此段论述，《金匮要略心典》注：“夫膀胱者，太阳之府，其脉上至巅顶，而外行皮肤。溺时头痛者，太阳乍虚，而热气乘之也；淅然、快然，则递减矣。夫乍虚之气，溺已即复；而热淫之气，得阴乃解。故其甚者，必六十日之久，诸阴尽集，而后邪退而愈；其次四十日；又其次二十日，热差减者，愈差速也”。

三、《金匮要略》对百合病的治疗

《金匮要略》对百合病的治疗原则为“见于阳者，以阴法救之”。治法以补其阴之不足以调整阳的偏胜。对于“见于阴者，以阳法救之”，本篇未及论述。尤在泾说：“百合病为邪少虚多之证，故不可直攻其病，亦不可误攻其无病”。《金匮要略》治疗百合病用百合。百合地黄汤是治疗百合病的正方。百合，甘、微寒，归肺、心经。《日华子本草集》载：“百合安神、定胆、益智、养五脏”。《医方集解》载：百合花叶皆四向，故能通

达四旁。其根亦众瓣合成，故名百合，用以医百合病”。示用百合治百合病有取象比类之义。高世栻认为百合色白味甘，手太阴补剂，其花昼开夜合，如气之日行于阳，夜行于阴，司开阖，以行荣卫和阴阳。

四、辨证论治

（一）心肺阴虚，百脉失和（百合病未经误下）

必见之证为口苦，小便赤，舌红少苔，脉微数等阴虚内热的症候；或见之证为欲食不能食，欲卧不能卧，欲行不能行，乍寒乍热，头面潮红，心烦少寐，易躁易怒；还可伴有头痛、头晕，耳鸣等。治法宜养阴补虚，清心安神。方药以百合地黄汤加味。

处方：百合 30g，生地黄 15g。每日 1 剂，水煎服。每天 2 次。

辨病论治加麦冬 30g，太子参 30g，五味子 10g，竹茹 15g，甘草 6g，浮小麦 30g，大枣 6 枚。心烦不寐者加黄连 10g，生龙牡各 30g；呕恶纳呆者加陈皮 15g，半夏 15g；咳嗽痰黄者加知母 15g，川贝母 10g。

验案 1：张某，男，52 岁，1999 年 10 月 20 日初诊。素有胃疾，3 年前开始练法轮功，后自感心中无依赖，渐至周身乏力，严重时四肢冰冷，口唇紫绀。发病以来失眠早醒，每于凌晨 4 时（即平时练功时间）醒来，醒后不能入寐，继则发生心悸，其心悸发作与体力劳动无明显关系．做 24 小时动态心电图示：阵发性窦性心动过速，偶发室性早搏。曾服心痛定、地奥心血康及活血化瘀、养血安神汤药，病无缓解。就诊时见面色恍白，精神萎靡，愁眉不展，舌质红、少苔，脉弦细数。测 Hamiltion 抑郁量表 25 分。中医诊断：百合病，阴虚内热型；西医诊断：抑郁性神经症。治以清心润肺，益气安神。予加味百合地黄汤加减。药用：百合 30g，生地 30g，麦冬 30g，石菖蒲 15g，半夏 15g，郁金 15g，丹皮 15g，黄连 15g，竹茹 15g，五味子 10g，浮小麦 30g，甘草 6g，大枣 5 枚，太子参 30g，生龙牡各 30g（先煎）。每日 1 剂，水煎服，服药 10 剂，病情大见好转，继以原方随证加减化裁，共服 2 月余，失眠、纳差、乏力、沮丧诸症悉除，Hamiltion 抑郁量表积分 10 分，病告痊愈。加味百合地黄汤由《金匮要略》百合地黄汤加生脉散、甘麦大枣汤组成，方中百合润肺清心除烦，太子参益气安神，生地、麦冬、五味子养阴清热，甘草、大枣养心气以宁神，补脾土以生血。诸药相合，共奏清心除烦、养阴安神之功，对抑郁性神经症有较好的疗效。但本病病程缠绵，容易反复，应坚持长期服药，同时，对于百合病患者注意语言开导，使其心胸舒畅，配合药物治疗，才能收到事半功倍效果。这也符合生物——心理——社会的现代医学模式。［山西中医，2001；17（2）：21］

验案 2：程某，女，20 岁，打工妹，1998 年 10 月 5 日初诊。患者自述，神志恍惚已半年有余。曾在南方某医院诊断为神经衰弱，服用西药治疗月余无效，随之返乡诊治。诊见面色淡白，消瘦，头晕目眩，少气懒言，阵发性潮热汗出，心悸，动则尤甚，失眠健忘，纳差，口苦，咽干，小便黄，大便时干时溏，月经闭止，白带增多略黄，舌红少苔微黄，脉弦细略数。诊为百合病兼气血亏虚证。此乃疲劳过度，耗气伤阴所致。治以养阴清热，益气安神。方拟《金匮要略》百合地黄汤加味。方药：百合 30g，生地黄、黄芪、当归、白术、丹参各 15g，柴胡、赤小豆、黄芩各 12g，甘草 10g。水煎服，每日 1 剂，琥珀 1g（另包），睡觉前，白开水送下。服药 6 剂后，神志、头晕目眩、心悸、失眠、少气、纳差明显改善，上方加香附 12g，益母草 15g，继服 6 剂后诸症消失。后改为百合、生姜

泡茶饮用，调理善后，随访半年未发。[河南中医，2003；23（4）：11]

讨论：《研经言·百合病用百解》指出："仲景以百合治疗百合病，专方也，诸家注未有能道其故者，案《本草经》百合除邪气、利大小便。百合病症状虽变幻不一，要之小便赤黄一症则有定，仲景从无定中求其定者，以立于治之准则，百合病所以必用百合也"。《医宗必读》又指出："以百合治之，是亦清心安肾之效欤"。百合地黄汤是治疗百合病的主方，用于百合病未曾误治之证。百合、生地黄二味是根据"用阴和阳"的理论而立法的，心肾本互既济，心火亢则乘克肺金，地黄不仅能清心养营，而且大补肾阴，以制心火；百合清养肺阴，亦即是见心之病，知心火能刑金，故先实肺之意，这与古人用阴和阳的理论方法是一致的。本案抑郁性神经症与中医百合病大致相当。其发病原因，《医宗金鉴·订正仲景全书》云："伤寒大病之后，余热未解，百脉未和"，或"平素多思不断，情志不遂，或偶触惊疑，卒临异遇"而致。此类病人平素多性格懦弱，境遇不佳，不能自释，神思过用而耗伤气阴。心主血、藏神，肺主气、藏魄，气阴两虚，神魄失守，则精神恍惚。心失所养，加之阴亏于下，水不济火，虚火扰动心神，则心悸、不寐、虚烦、乏力。总之，本病病机关键在于气阴两虚、虚火内扰，脏腑涉及心、肺、肾。

（二）百合病误治后的证治

1. 心肺阴虚，内有燥热（百合病误汗后）

百合病误用发汗方法，使阴津更伤，出现心烦，口渴欲饮，欲食不能食，欲卧不能卧，欲行不能行，小便赤，舌红少苔，脉微数。治宜补虚清热，养阴滋燥。方用百合知母汤加减。

处方：百合 20g，知母 9g。水煎服，每日 1 剂分 2 次温服。

失眠者加甘麦大枣汤，方药：百合 20g，知母 10g，炙甘草 10g，淮小麦 30g，大枣 6 枚。若与情绪有关，脾气急躁易怒或性情抑郁者，加柴胡 10g，白芍 15g，枳壳 10g，合欢皮 10g；苔黄厚腻者，加黄连 6g，陈皮 10g，法半夏 10g，茯苓 10g，竹茹 10g；舌暗紫者，加桃仁 10g，红花 10g，熟地 10g，当归 10g，川芎 10g；心悸者，加磁石 18g，麦冬 10g；头晕、视物旋转者，加石菖蒲 15g；五心烦热者，加酸枣仁 20g，茯苓 10g，川芎 10g。

验案 1：薛某，男，61 岁。自述经常发作性不能描述的"难受"感约 10 余年。曾去几处医院求诊，因不能详述其病状，常遭医者冷遇，甚者受到斥责，故虽病而怯于求医。细查其病，非痛非痒，非胀非闷，非惊非烦，非寒非热，非"难受"二字不可言其苦。除常因于午后与晚间发作，时而影响寝食外，脉弦细稍数，未及其它。乃以仲景《金匮要略》中"百合病"篇中言释义于患者，其言如是。即给予百合地黄汤合百合知母汤加味（处方：百合 30g，生地黄 30g，肉知母 10g，酸枣仁 30g，柏子仁 15g，柴胡 3g，炒白芍 15g，夜交藤 30g，淡豆豉 10g。水煎服）4 剂，并赠方嘱其取效后更服之。半年后患者来信，言其药后大效，继依方服 10 余剂而愈，未见再发。[光明中医，2003；18（4）：17～18]

验案 2：袁某，女，46 岁，因月经紊乱，先后不定期，短则 15d，长则 35d 来潮一次，伴头晕、心烦、失眠，就诊于某省级医院，血压 24.0/13.3kPa，诊断为更年期高血压。应用倔福达片每日 1 片，则血压在 18.7～21.3/12.0～13.3kPa 之间，而增至每日 2 片，则血压为 13.3～14.7/6.67～9.33kPa，头晕更甚，坐卧不安，转来我院就诊。症见烦躁、失眠、头晕、潮热、汗出，血压 20.0/13.3kPa，舌质红，苔白，脉弦细。辨证属肾水不足，肝阳上亢，乃以二仙汤加柴胡、当归、白芍、黄柏等与之。患者服3剂后复诊，诉头晕、潮热稍减，仍心烦、失眠，测血压：20.0/13.3kPa。仔细辨证，感到其复杂多变的症状，与《金匮要略》之百合病符合。“意欲食复不能食，常默然，欲卧不能卧，欲行不能行”。所述正是坐卧不宁之证，故用百合知母汤加减。方药：百合20g，柏子仁10g，知母12g，炒酸枣仁30g，杜仲20g，枸杞子15g，天麻15g，钩藤15g，石决明20g，甘草6g。3剂诸症平复，随证进退十余剂，血压降至正常。随访半年，未再复发。对更年期高血压的认识，不能局限于天癸衰少，肾气不足，因其病位在冲任，而冲任属经脉，故此为经脉病。气血行于经脉之中，由于肾气不足致水不涵木，心火上炎，皆为阴阳失衡，气血失于冲和之气，而变生百病，补肾阳则难折相火，交心肾则难顾命门，诸证丛生，难得要领。百脉合病，必从百脉之根本治之。心主血脉，肺朝百脉，百合入肺，肺气充自可调和百脉；知母苦寒，清热除烦，使气血冲和，百脉调和；辅以炒酸枣仁治失眠，杜仲益肾气而不助相火，更取天麻钩藤饮之方义平肝潜降，平稳中求得气血冲和。［河南中医，2003；23（9）：9］

2. 津耗热重，胃失和降（百合病误下后）

百合病误用泻下法，使胃气受伤，而内热不除，症见小便短赤而涩，呕吐呃逆，舌红少苔，脉微数。治宜养阴清热，和胃降逆。方用百合滑石代赭汤。

处方：百合、滑石、代赭石各20g，泉水煎服。百合清心润肺，代赭石降逆和胃，滑石、泉水清热利尿。

验案：刘某，男，43岁，1977年2月26日初诊，患者于二十余日前，患上呼吸道感染，高热数日，后汗出热退。伴有头痛、口苦、心烦、小便黄赤，尤以心烦不寐日渐严重。近1周来，甚至彻夜不眠，神志恍惚，坐卧不安，整天还得家人陪伴，曾用中西药安神镇静，其效甚微。观其神态，不是辗转不安，就是沉默寡言。舌质红，苔略黄，脉弦细数，投以百合地黄汤、滑石代赭汤加减。百合20g，生地12g，滑石12g，知母10g，麦冬12g，茯神12g，枣仁18g，甘草3g，7剂。1周后，每晚可睡3、4小时，心烦不安减轻，继守前方5剂，小便已清，脉细，舌稍红，每晚睡眠可达4、5小时。前方去知母、滑石、麦冬、加扁豆，陈皮理脾健胃，10剂。前后经1个月调治，诸证悉平。［浙江中医学院学报，1983；（05）：34］

3. 肺胃阴伤（百合病误吐后）

百合病误用吐下法，则损伤肺胃之阴，症见胸中烦扰，虚烦不寐。治宜滋养肺胃，生津降逆。方用百合鸡子汤。

处方：百合20g，鸡子黄1枚。先煎百合，去取药液再加鸡子黄，搅匀，煎五分，温服。方中百合清润心肺，鸡子黄滋阴安胃，泉水清热调中。正如仲景所云：“百合病，见于阳者，以阴法救之”。

验案：刘某，女，17岁，学生，1999年4月28日初诊。患者自述神志恍惚，心神不宁已2年有余，每因情绪、学习紧张而加重。诊见面色潮红，头晕目眩，耳鸣健忘，失眠多梦，咽干口燥，五心烦热，手足汗出，腰膝酸软，月经量少色红，舌红少苔，脉细数。诊为百合病兼肝肾亏虚证。此乃疲劳过度，耗伤阴精所致。治以滋阴清热，补益肝肾。方拟《金匮要略》百合鸡子汤加味。方药：百合20g，枸杞子、钩藤、川续断、桑寄生各15g，当归、柴胡、白术、茯神各12g，甘草10g，鸡子黄1枚，生姜、大枣为引。水煎服，每天1剂。服药6剂后神志、睡眠等症状明显缓解。先后共服上方20余剂，诸症消失，痊愈。[河南中医，2003；23（4）：11]

（三）百合病变证的证治

1. 热重津伤

百合病久，症见渴不止。“百合病，渴不差者”，热甚而津伤也。治宜坚阴清热，生津解渴，方用瓜蒌牡蛎散。

处方：瓜蒌根、牡蛎等分，为细末，每服9g，日3服。方中瓜蒌根甘寒，润肺清金，生津止渴；牡蛎咸寒，引热下行，不使上烁肺津。如此则津生热降，渴证自解。

验案：谢某，女，23岁。患神经官能症，主诉经常头痛，失眠，眼冒金花，口干口苦，手足心烧，食欲有时好，有时不好，月经提前量少，小便短赤，大便秘结，若问其有无其他不适，则恍惚去来疑似有无之间。其人营养中等，面色如常，舌润无苔，边尖俱赤，脉象弦细而数。此《金匮要略》所谓“百脉一宗，悉致其病”，治宜滋养心肺之阴，佐以清热镇静，用百合地黄汤、百合知母汤、瓜蒌牡蛎散、百合滑石汤合为一方：百合23g，知母15g，滑石10g，花粉12g，生牡蛎20g，淮小麦15g，生白芍10g，炙草6g，大枣3枚。服十剂，口苦口干已好，小便转清，于原方去知母、滑石、花粉，加沙参15g，麦冬10g，枣仁10g，阿胶10g（蒸兑），鸡子黄2枚（冲服），连进二十余剂，诸症悉平。[谭日强著．金匮要略浅述．北京：人民卫生出版社，1981：56]

2. 病邪久郁，内热气盛

百合病日久发热者，治宜滋养肺阴，清利小便，方用百合滑石散。

处方：百合20g，滑石30g，研末为散，分3次服，1日3次。方中百合滋养肺阴；滑石清热利小便，使热从小便而解。当微利者止服，热则除。

验案：洪某，男，40岁，1974年5月21日诊。解小便完时阴茎、少腹部疼痛，片刻后缓解。小便微黄频少10余天，全身乏力，头晕畏寒，欲寐不能，脉微细而数，舌质红无苔。遂以八正散清利膀胱实热。药用扁蓄、瞿麦、生地各20g，车前子10g（布包煎），栀子12g，泽泻、黄柏各15g，滑石30g，甘草5g。每日1剂，水煎分3次服。服2剂后小便黄稍有好转，余症如前。追问病因，乃同房过频后出现诸症。考虑与百合病类似。故试用百合地黄汤加鸡子黄、滑石治疗。药用百合、滑石各30g，生地50g，1日1剂，水煎，分2次服，每次用鸡子黄1枚搅匀加入药中服。服3剂后小便窘迫感大减，全身症状均有改变，续用前方去滑石服2剂病愈。并告戒房室勿令竭乏，宜慎养之，病则无由入其腠理。[实用中医药杂志，2006；22（3）：177]

讨论：《金匮要略》曰：“百合病者，百脉一宗，悉致其病也”。百脉一宗是指房室过度与百脉的生理病理关系。“百合病见于阴者，以阳法救之；见于阳者，以阴法救之”。若以过度交合所致的百合病，其中阴者、阳者亦是指男女。阳者，用滋阴填阴之法，以甘寒之品救之；阴者，用补气补血之法，以甘温药治之。百合病是以房室所伤完善充实了仲景的三因学说，即千般疢难，不越三条，一者为内所因也，二者为外皮肤所中也，三者房室所伤也。并告戒房室勿令竭之，宜慎养之，病则无由入其腠理。

四 狐惑病

狐惑病由东汉张仲景首先提出，《金匮要略》“狐惑”病是一种因湿热虫毒所伤，临证以目赤、咽喉及前后二阴腐蚀溃疡为特征的疑难杂病。《金匮·百合狐惑阴阳毒病脉证治第三》“狐惑之为病，状如伤寒，默默欲眠，目不得闭，卧起不安。蚀于喉为惑，蚀于阴为狐。不欲饮食，恶闻食臭。其面目乍赤、乍黑、乍白。……病者脉数，无热，微烦，默默但欲卧，汗出，初得之三四日，目赤如鸠眼；七八日，目四眦黑”。有医者认为狐惑为狐疑惑乱，是一种以该病症状变化无常的特点来命名的疾病名称。

本病为一综合证候，常见症状有①喉、舌、牙龈、口腔黏膜溃疡；②前阴溃疡，梅毒血清反应属阴性；③肛门黏膜溃疡；④眼部症状如目赤、云翳、肿痛等。常反复发作不愈。此病相当于现代医学白塞氏病，该病以“复发性生殖器溃疡、色素膜炎、皮肤血管炎、滑膜炎、脑膜脑炎”为特点，“病变可累及口、眼、皮肤、心脏、关节、肺、肾、脑及全身”。中国中医药学会白塞氏病专业组于1993年拟定狐惑病诊断标准：主证：①反复发作的口腔溃疡；②皮肤损害，包括结节性红斑，或痤疮样结节，或丘疹脓疱样损害，或毛囊炎，或针刺样反应等。③多发性生殖器溃疡；④眼损害，虹膜睫状体炎，或角膜炎，或结膜炎，或前房积脓。次证：①关节痛或关节炎；②消化道症状（食欲不振、腹胀、腹泻或便秘）；③动静脉炎；④神经系统症状。由此可以认为张仲景的狐惑病与白塞氏病相关之处甚多。

一、病因病机

《金匮要略》认为狐惑是以皮肤黏膜溃疡为主要病变的疾病，湿热是其主要病因，湿热下注是狐症的重要机制，虚火上炎与惑症密切相关。

（一）湿热瘀浊，腐败生虫

感受湿热毒气，或湿浊内蕴，日久化热，或热病、毒痢、斑疹余毒未尽，与湿浊相合，腐蒸气血而成瘀浊，虫生于湿热败气瘀血之中，循经络上攻于口眼，下注于外阴，遂发为溃疡。

（二）虫毒游移，循肝经为患

狐惑病口、眼、二阴易蚀烂，此处均为肝经经脉所过，故有人认为该病与虫毒游移，循肝经上下为患密切相关。临床见本病常伴有神志不安、恍惚迷乱或精神抑郁、多疑善虑等症。且不良情绪可使该病症状加重。患者常见口苦、胁肋胀满等症，女子则每逢月经前后病情加重。

（三）肝热脾湿，胶结难解

湿热互结，胶着难解，运化不利，湿源不断。治疗清除湿热毒邪在于清肝热、除脾湿，以杜绝湿热毒邪之源。

（四）表邪不泻，闭郁为患

古人曾认为此病源于伤寒外感。患伤寒后，表邪不得外解，闭而不出所致。

（五）湿热久郁，心肾受累

有医家基于心为君火，开窍于舌，其脉下注小肠，上系于舌。舌与口腔、小肠与下窍关系密切。肾主前后二阴，其分支达舌，其精注目。提出虚火与湿热相搏循经腐蚀郁蒸，也为该病形成原因之一。

肝脉络阴器，开窍于目，心开窍于舌，肾开窍于二阴，狐惑病早期的口、眼、二阴蚀烂，与晚期的口、眼、二阴靡烂在病损部位上无甚区别，但病变程度及所涉及的脏腑却有所不同。早期为肝热脾湿相合，湿毒循肝经上下为患；晚期为湿热瘀毒久郁不解，病及心肾；正虚邪恋，秽浊之邪黏腻难解，是本病反复发作，经久不愈之关键所在。

二、辨证论治

《金匮要略》对狐惑病的治疗为“蚀于上部则声喝，甘草泻心汤主之；蚀于下部则咽干，苦参汤洗之；蚀于肛者，雄黄熏之……目赤如鸠眼……赤小豆当归散主之”。

（一）湿热虫毒

主要症状见口腔溃疡，或伴见外阴溃烂，默默欲眠，目不得闭，卧起不安，不欲饮食，恶闻食臭。治法宜清热化湿，安中解毒。方药以甘草泻心汤加味。

处方：生甘草 30g，黄芩、黄连、人参、干姜各 10g，半夏 15g，大枣 6 枚。水煎服，每天 1 剂，分 3 次口服。

辨病论治加黄芪、当归各 30g。

验案 1：巴某，女，15 岁，2002 年 10 月 12 日就诊。反复外阴瘙痒、溃烂 2 年，伴口腔溃疡。患者诉 2 年前无明显诱因开始出现外阴溃烂伴口腔溃疡，反复感冒。经某医院用甲硝唑、氯霉素治疗及淘米水外洗后，外阴溃烂好转。但隔 1 个月复发，如此反复 2 年。现始复发，症状较前加重。诊见：外阴瘙痒，右侧阴户红肿，质坚硬，表面溃疡，稍有疼痛，口腔有多处溃疡，声音嘶哑，咽痛。入院时查体：口腔黏膜及舌有多处溃疡，咽充血，扁桃体两侧有滤泡，颌下淋巴结可触及，外阴右侧见一 3cm×6cm 肿块，皮色红，触痛，其下 1/3 处可见 1.5cm×2.5cm 溃烂面，上有脓性分泌物，无渗血。实验室检查：血沉 40.25mm/h，抗“O”298IU/ml，外阴刮片见大量中性粒细胞，少许淋巴细胞、红细胞和鳞状上皮细胞。患者舌红苔黄，边有溃疡，脉弦滑，尺脉洪大，寸关脉弦滑。辨为因湿热虫毒引起的狐惑病。采用甘草泻心汤加味：半夏、黄连、黄芩各 9g，生甘草 24g，炮姜 3g，连翘、金银花、石斛各 15g，大枣 12g，太子参、蒲公英各 30g，麦冬 10g。14 剂，水煎服另用苦参、白花蛇舌草各 60g，狼毒 20g，百部 30g。7 剂，外洗阴部。2002 年 10 月 27 日复诊：口腔及外阴溃疡已基本愈合。仍按前方再服 14 剂。外洗方去狼毒，用药 4 剂后，痊愈。随访未再复发。《金匮要略·百合狐惑阴阳毒病》篇曰：“狐惑之为病，状如伤寒……蚀于喉为惑，蚀于阴为狐……甘草泻心汤主之”。仲景认为狐惑属于虫病，虫因湿热而化生，往往腐蚀于幽阴之处，肉眼看不见，故有狐惑之称。狐惑病的病变部位有三处，喉部和前后二阴。治疗当清热化湿，安中解毒，用甘草泻心汤主之。方中芩、连为君，苦寒清热解毒杀虫；姜、夏为臣，辛燥化湿，而使虫得辛则伏；佐参、枣、草和胃扶正；新增连翘、金银花、蒲公英，意在加强清热解毒杀虫之力；麦冬、石斛滋阴润燥，可防芩、连过燥伤阴。再配合外洗药苦参、白花蛇舌草、百部解毒杀虫生肌，用狼毒一味以

毒攻毒。内服外用，尽收全功。[湖北中医杂志，2004；26（4）：16]

验案2：患者郑某，女，25岁。1993年12月22日因外阴疼痛2月余来我处就诊。自述曾在某医院诊为白塞病，经激光烧灼治疗月余。此起彼伏，终难痊愈。自诉：外阴疼痛2月余，伴心烦，口渴，咽干，目赤，食欲不振，尿赤痛。查：白睛色红，口唇齿龈有多处黄豆大溃疡面，舌质红，舌尖赤，苔薄黄微腻且呈花剥状，脉细滑。妇检左右两侧小阴唇内各有一较深溃疡面约1.0cm×2.0cm大。因是经期，未做内诊。据其脉症，诊为狐惑病。处方：甘草泻心汤合导赤散。药用：生甘草30g，黄连10g，黄芩10g，半夏10g，干姜5g，党参15g，木通15g，生地15g，竹叶15g。3付，每日1剂，分3次，水煎服。12月25日复诊，自述心烦，尿赤，口渴等诸心火亢盛症状悉除，但仍外阴疼痛，口腔及外阴溃疡未见好转。再予泻心汤加味：黄芩15g，党参20g，甘草50g，黄芪30g，土茯苓100g，干姜10g，半夏15g，白术20g，龙胆草20g。6剂，水煎日3次温服，同时予以苦参汤加味外洗：苦参60g，黄柏30g，白鲜皮30g，白及15g，3剂，水煎熏洗40分钟，熏洗后以香油调绿胞散（组成：青黛15g，黄柏15g，山豆根8g，儿茶5g，人中白5g，硼砂5g，川连3g，薄荷5g，冰片5g，犀黄1g）敷溃疡处。12月31日三诊，外阴明显好转，口腔溃疡基本愈合，仅见有红色愈合痕迹，舌质较复诊时色淡，但仍红，外阴溃疡面明显缩小（0.5cm×1.0cm），且溃疡深度变浅。予复诊口服方剂再服6剂，外用熏洗方3剂，绿胞散外敷患处。1994年1月5日诊外阴疼痛消失，口腔溃疡完全愈合，舌淡红，苔薄白，外阴溃疡愈合。上方继服3剂后，嘱其每日以土茯苓100g，黄芪50g，甘草60g，煎汤代茶饮半月，随访半年未复发。[湖南中医药导报，1996；2（5）：52]

验案3：焦某，女，41岁，干部，1962年6月初诊。患者于二十年前因在狱中居处潮湿得病，发冷发烧，关节疼痛，目赤，视物不清，皮肤起有大小不等之硬斑，口腔、前阴、肛门均见溃疡。二十年来，时轻时重，缠绵不愈。近来月经先期，色紫有块，有黄白带，五心烦热，失眠，咽干，声喝，手足指趾硬斑，日久已成角化，肛门周围及直肠溃疡严重，不能正坐，口腔黏膜及舌面也有溃疡，满舌白如粉霜，便干结，小便短黄，脉滑数。诊为狐惑病，即予甘草泻心汤加减内服，苦参汤煎水熏洗前阴，并以雄黄粉熏肛，肛门熏后，见有蕈状物突出肛外，奇痒难忍，用苦参汤洗涤后，渐即收回，服药期间，大便排出恶臭黏液多量，阴道也有多量带状浊液排出，病情日有起色，四肢角化硬斑亦渐消失。治疗4个月后，诸症消失，经停药观察一年余，未见复发。[中医杂志，1963；(11)：10]

讨论：湿热瘀虫毒互结是狐惑发病之主因，口咽目二阴蚀烂是狐惑病损之特点，心肝脾肾是狐惑受累之脏腑。仲景治疗狐惑病，寒热并用，补泻兼施，辛开苦降，相反相成。在此基础上，结合具体所患部位不同，分别施以不同的外治法，究因治本，使邪去而正气不伤，可谓辨证确切，施治灵活，体现了“知犯何逆，随证治之”的法则。

（二）肝经湿热，瘀热成脓

主要症状见无热，微烦，默默但欲卧，目赤如鸠眼或目眶发暗，或能食或不能食，脉数。治法宜渗湿清热，活血排脓。方以赤小豆当归散。

处方：赤小豆25g（浸令芽出，曝干），当归15g。研末为散，每天1剂，分3次服。

验案：李某，女，24岁。1982年8月2日初诊。身无热，喉及前阴瘙痒溃脓，肿胀，心烦，不思饮食。经喉科、妇科多次治疗不效，于1982年8月2日来诊。现症：精神烦躁，面色及四眦有少量溃疡并有脓性分泌物，目赤如鸠眼，咽喉、上颚有溃疡，上唇皮肤明显变黑连及下唇，唇内可见脓肿如粟疮状，前阴溃烂。舌质红，苔黄，脉数。治宜清热解毒，活血化瘀。方用赤小豆当归散加味，赤小豆20g，当归20g，茵陈25g，大黄10g，栀子15g，玄参15g，生地25g，麦冬20g，另服牛黄安宫丸，雄黄熏肛门，连服12剂，病愈，至今未犯。[辽宁中医杂志，1984；5：28]

五　奔豚气

奔豚气指由于惊恐或情志不遂而引起的，以病人自觉有气从少腹上冲至胸咽，发作时痛苦欲死，复还则止为特征的一种发作性疾病。因本病发作时，其上冲之气有如小猪惊狂奔突之状，故以此名之。“奔豚”之名初始见于《灵枢·邪气脏腑病形篇》：“肾脉急甚为骨癫疾，微急为沉厥奔豚，足不收，不得前后”。《难经·五十六难》亦有奔豚之名：“肾之积名曰奔豚，发于少腹，上至心下，若豚状。或上或下无时，久不已，令人喘逆，骨痿，少气”。《金匮要略》论及奔豚气的表现有：“从少腹起，上冲咽喉，发作欲死，复还止”，“气上冲胸，腹痛，往来寒热”，“气从少腹上至心”，“脐下悸”等。主要突出发作性的气冲上逆特征。

一、《金匮要略》对奔豚气病因病机的认识

奔豚气病的主要病因有二，一是情志内伤，肝肾之气上逆。“奔豚病，从少腹起，上冲咽喉，发作欲死，复还止，皆从惊恐得之”；因足厥阴肝经之脉抵少腹，挟胃，属肝络胆，上贯膈，布胁肋，循喉咙之后；足少阴肾经之脉从肾上肝膈，从肺中循喉咙；与肝肾二经密切相关的冲脉起于气街，并少阴之经，挟脐上行，至胸中而散；故肝肾之气循经上逆，则可见气冲胸咽及腹痛。二是汗后阳虚或心肾阳虚，寒水上逆。“发汗后，烧针令其汗，针处被寒，核起而赤者，必发奔豚”，“发汗后，脐下悸者，欲作奔豚”。

奔豚气病的根本病机是脏虚（血虚、气血两虚）受邪所迫，肾虚不能调节，则引冲脉应急。张仲景指出：奔豚气病从惊恐得之。惊恐为七情之一，能够损伤心脏、肾脏，使心肾血虚。心主血脉，肾藏精。这一提示，指出了奔豚病的根本原因：某一脏血虚或气血两虚而受邪迫，无力御邪而急迫，引发调节欲望。五脏为一个整体，肾为元气元精之根，与其他四脏密切关联，（如肺主气，司呼吸，肾主纳气；肝藏血，肾藏精，精血互化；脾主运化，肾主气化，俱有转化精微物质及代谢水液的功能；心肾同为少阴而水火既济。）故一脏有病，肾脏必然应急，调节，相助；肾气盛，自然调节，为五脏之应，不为所见；肾虚，则引冲脉发动为助，冲脉为血海，必然调节以应急迫，冲脉发动，见奔豚状。肾之积气为病气积于肾，损伤肾精在其他虚脏受邪之时，肾虚无力调节，则引冲脉发动为助，发为奔豚；由此可见，肾之积气导致肾虚，使肾虚无力调节。《诸病源候论》所谓：“动气积于肾而气下、上游走如豚之奔，故曰奔豚”。实际为冲脉发动，即肾虚无力调节时，引冲脉发动为助，发为奔豚。

奔豚气病，实际为血虚受邪急迫，自身调节太过疾病。由此证明了冲脉有调节诸经气血的作用，为人体的应激系统之一。也证明了《难经》奔豚气病“久不已，令人喘逆，骨痿，少气”的原因是肾精亏虚，与张仲景的奔豚气病从惊恐得之的道理实际相同。

二、《金匮要略》对奔豚气病的治疗

（一）肝气郁结，化热上冲

主要症状见发作时少腹气胀作痛，然后气从少腹上冲胸胁直达咽喉，寒热往来，胸闷胀痛难忍，类似“心绞痛”发作，数分钟后气平病愈。每日一次或数次，舌质红、苔薄黄，脉弦细或细数。治法宜养血平肝、和胃降逆。方药以奔豚汤。

处方：甘草、川芎、当归各10g，半夏、黄芩各9g，生葛根12g，芍药15g，生姜5片，甘李根白皮30g。水煎服，日3、夜1服。

方中重用甘李根皮苦咸而寒，入足厥阴肝经，清热下气。《长沙药解》谓其“下肝气之奔冲，清风木之郁热”。肝欲散，以生姜、半夏、生葛根辛以散之；肝苦急，以甘草甘以缓之；肝为藏血之脏，中有相火，又以归、芍、芎养血调肝，黄芩清泄郁热。

验案1：施某，男，42岁，干部，1994年8月20日初诊。患者平素性情急躁，复因外地工作中精神上受到惊恐刺激后，自觉脘胁胀满不舒，心烦易怒。3天前10时许，突感少腹部胀痛，然后有一股气从少腹上冲心胸，阻塞咽喉，痛苦难忍，3～4分钟后，气渐平，病亦渐愈。第二天下午又类似发作1次，因怕第三次发作，故急来我科求治。刻诊：舌红、苔薄黄，脉弦细。《金匮要略·奔豚气病证治》曰：“奔豚病，从少腹起，上冲咽喉，发作欲死，复还止，皆从惊恐得之”。“奔豚气上冲胸，腹痛，往来寒热，奔豚汤主之”。观其证状与《金匮要略》奔豚气病症状相似，属肝气郁结，化热上冲所致，即予养血平肝、和胃降逆法，仿仲景奔豚汤加味。因原方李根白皮缺货，以枳壳、竹茹代之。处方：枳壳、葛根各15g，竹茹、生白芍各10g，当归、川芎、黄芩、生甘草各10g，法夏12g，生姜3片，红枣5枚。5剂。二诊：药后诸症好转，奔豚之气未再发，后予逍遥散加减调治1个月，诸症皆除，至今无复发。[江西中医药，1996；27（6）：52]

验案2：郑某，男，65岁，离休干部，1991年11月24日初诊。气上冲胸7天。数日来，因返故里探亲及处理家务而连日饮酒，7天前午餐饮高度酒约400ml，是晚突感有一股气状物自小腹上冲心胸，有时冲抵咽喉，胸腹胀痛难忍，全身冷汗，恶心欲吐，肢体乏力，急倚坐闭目，继之神识朦胧、模糊不清。约10分钟后冲气渐平，症状渐缓解，发作过后感觉如常。后每日发作2～3次，其状大致相同，惟有时伴先恶寒，继之身热，口中苦涩，食纳一般，大便干，2～3日一行。查心电图均大致正常，诊为“冠心病，不稳定型心绞痛”，因其不愿住院而就诊。证如上述，舌质红体胖，苔白厚，腹部按诊无积块，脉弦。诊为奔豚气。治则：养血平肝、和胃降逆。拟奔豚汤加减：当归12g，白芍15g，川芎12g，葛根15g，清半夏12g，炙甘草10g，生姜10g。3剂，水煎服。11月27日二诊：首剂头煎于晚饭后服下，是夜发作2次，症为小腹气胀，欲上冲而未上冲，但胀痛较前显著减轻，无汗出及神识障碍，服次剂首煎后，是夜凌晨4～5时许发作1次，症为轻度气胀，有欲上冲之感，2日未大便，查心电图无变化。原方加大黄6g，通腑以清热，继服3剂。11月30日三诊：夜间偶有欲动未作，昨因饮酒至夜又出现气冲1次，但症状轻，嘱其戒酒，再取3剂。12月3日四诊：近日症未发，大便日1行，稍干，上方去大黄，加火麻仁15g，再服3剂。后告痊愈。[河南中医，1997；17（6）：336]

（二）汗后阳虚，水饮内动

主要症状见少腹隐痛喜按，脐下筑筑动悸，有上冲之势，大便溏薄或下肢微肿，舌淡胖苔薄白，脉沉细。治法宜通阳利水。方药以茯苓桂枝甘草大枣汤。

处方：茯苓24g，桂枝12g，炙甘草6g，大枣15枚。煎煮2次，分3次服。

桂枝甘草大枣汤方中重用茯苓伐肾邪、保心气，桂枝通心阳、降冲气；苓、桂相合，善能交通心肾，温阳化水。欲制其水，必培其土，故又用甘草、大枣补脾气、缓急迫，使水邪不致上冲。合而成方，共奏补火益土而伐肾邪之效。

验案：朱某，女，40岁，农民，1994年10月12日初诊。患者因夏秋时期气候炎热，口渴多汗，常嗜食冰块冷饮等以解热止渴，久而久之畏寒，觉少腹部胀满喜按，脐下筑筑动悸，有上冲之势，便溏，舌淡胖苔薄白，脉沉细。根据脉舌症，余诊断其为奔豚气病属心肾阳虚，水饮内动之欲作奔豚证。汗为心之液，此患者虽然不属误汗所致，但其自汗较多也未免不伤心阳也。心肾阳虚，水饮内动而欲发奔豚之证。遂仿仲景茯苓桂枝甘草大枣汤加味。处方：茯苓24g，桂枝12g，炙草、制附片各6g，大枣5枚，5剂。二诊：诸症减轻，再予原方5剂。三诊：诸症皆除。后予金匮肾气丸（每次10g，每日2次）调服2月。随访1年未复发。[江西中医药，1996；27（6）：52]

（三）汗后阳虚，寒邪引冲气上逆

主要症状见少腹疼痛或绕脐作痛，有时有痞块触及，气从少腹上冲至心胸，发作欲死，发作后即如常人，平素畏寒肢冷，便溏尿清，舌淡胖苔薄白，脉细缓。治法宜助阳驱阴降逆。方药以桂枝加桂汤。

处方：桂枝15g，芍药、杏仁各10g，甘草6g，生姜9g，大枣12枚。水煎2次，分3次服。

方中以桂枝汤解肌散邪，加桂枝，取其温经散寒，上助心阳，下暖肾命，尤可降逆平冲，以泄奔豚之气。

验案1：徐某，女，41岁，农民。1989年11月22日初诊。患者素体虚多病。1周前因受凉后，出现恶寒发热（体温38℃），鼻塞咳嗽，服发汗解表药后诸证稍减。近两天来感少腹隐疼，便溏尿清，有时少腹有气上冲心胸，窒闷欲死，2～3分钟后，气平痛减。每日1～2次。观其衣服单薄，形寒肢冷，舌淡胖苔薄白，脉细缓。中医辨证为奔豚气病属汗后阳虚，寒邪引动冲气上逆之证，即予仲景桂枝加桂汤加味。处方：桂枝15g，芍药、杏仁各10g，甘草6g，生姜9g，大枣5枚。5剂。二诊：诸症好转，奔豚发作次数减少，再予原方5剂，嘱避风寒，忌生冷饮食。三诊：奔豚气已不再发，诸症悉除。后予香砂六君丸（每日2次，每次10g）与金匮肾气丸（每日2次，每次6g）服2月，以善后治疗。随访5年无复发。[江西中医药，1996；27（6）：52]

验案2：刘某某，女，45岁，河南省郑州市人。1990年3月6日就诊。患者85年以来因与家人经常生气、受惊恐忧虑等精神刺激，以致气从小腹上冲咽喉如豚上奔，伴有腹痛胸闷，烦躁不安，甚则抽搐厥逆。反复发作，逐渐加重。病发5年之久，到十余家大医院求医，皆按“神经官能症”治疗无效。今晨因生气而发病，气从少腹上冲胸咽，冲甚则吐鲜血数口，短气喘逆，恶闻人声，眼珠发胀发硬，四肢抽搐，痛苦万分，窒闷欲死，惊恐不安。急来求治。察舌苔薄白，脉弦紧。此乃奔豚病，治以温通心阳，平冲降逆，方用桂枝加桂汤加味：桂枝15g，白芍12g，代赭石12g，旋覆花12g，苏梗10g，射干10g，青皮10g，生牡蛎15g，甘草6g，生姜3片，大枣5枚。上方服6付病减大半，连服15付病愈，后给予逍遥散、补中益气丸交替服用1月，随访5年未见复发。[光明中医杂志，1996；（5）：14～15]

六　脏躁

脏躁首见于《金匮要略》："妇人脏躁，喜悲伤欲哭，象如神灵所作，数欠伸，甘麦大枣汤主之"。脏躁是指以真脏空虚为病机，以精神忧郁，烦躁不宁，恐惧，善怒不安，哭笑无常，似神灵附体，说神道鬼，呵欠频频发作为主要症状的病证。甚至可见昏厥、抽搐、失明、失听、肢体不遂等。不仅见于妇女，男子、小儿亦常见。脏躁的特点为：一是病在心神而不在形体，应与形体症状为主症的情况相区别，如呃逆、肢体抽动等；二是功能性问题而非器质性病变；三是脏躁病见于阴，因此以悲伤欲哭、多欠伸、怕声音、怕与人交往、不欲多言、喜居暗室等阴证表现更为多见。脏为"子脏"，躁为"不安静"。仲景关于脏躁的论述，指导着临床对情志疾病的治疗，涉及精神分裂症、癔病、神经官能症、更年期综合征、汗证、夜游、夜啼、遗尿、慢性咽炎、癫痫、闭经等多种病症。

一、病因病机

《医宗金鉴》谓："脏，心脏也。心静则神藏"。清·尤在泾云："血虚脏躁，则内火扰而神不宁，悲伤欲哭如有神灵而实为虚病"。《金匮要略》认为脏躁的基本病机为真脏空虚而神不守舍，不能自主。为邪少虚多，阴阳俱不足之症，病不在形体而在于心神，原文中"数欠伸"一症即为神虚的症状。

现代医学研究认为精神因素致病，以植物神经机能失调及内分泌改变，作为其生理基础。二者取决于精神因素的性质和强度，二者取决于这类因素对个体的情感体验。同一因素在不同个体情感体验差异甚大，这种差异与个体素质、既往经历及患者的世界观、方法论有关。即脏躁患者自身还有其"脏气弱"的内在发病因素，在"脏气弱"的基础上，加之忧愁思虑、情志过极而使肝气郁结、心气耗、心血不足、心失所养、心神惑乱而发病。

二、辨证论治

（一）血虚肝郁证

阴血亏虚，心失血养，无以藏神，则神明惑乱；精神抑郁，肝失条达，则肝气疏泄失常，气机郁滞。主要症状见喜悲伤欲哭，不能自主，数欠伸。治法宜缓急，安神，补虚。方药以甘麦大枣汤。

组成：炙甘草9g，淮小麦30g，大枣9g，水煎服，每天3次。

淮小麦，性平，味甘，入心经，《千金食治》曰："养心气，心病宜食之"。《本草纲目》则谓其："止虚汗"（汗为心之液）。甘草，性平，味甘，入十二经，临床实践应用确实有补心气，振心阳，缓急定痛等作用。大枣，性平，味甘，补脾胃，《别录》论述了大枣能"补中益气，坚志强力，除烦闷，疗心下悬"。李杲又指出大枣"甘以缓阴血，和阴阳，调营卫，生津液。"

验案1：王某，女，45岁，初诊于1995年7月10日。由家人代诉病史：患者于1994年11月因邻里纠纷精神失常，哭笑不止，自言自语，谩骂不停，昼夜不眠，甚则有伤人毁物。呈间歇性发作，每次发作均与外界刺激因素有关，平素个性急躁，胸襟狭隘，高傲好胜，遇事不肯相让，但又表现胆怯，情志脆弱。曾到当地卫生所治疗，服镇静安眠药，效果不明显。检查：神志清楚，仪表整洁，接触良好，病人对周围环境关注，双目富有活力，四处顾盼，情绪易波动。如病人提起不如意往事，即放声大哭，但当谈到高兴事时，虽泪眼未干，亦即笑颜满面，问话对答中肯清楚，主动说话滔滔不绝，舌边红带瘀点，苔薄白，脉弦。辨证：情志不舒，肝气郁结。治法：和肝舒郁、镇纳安神。守方甘麦大枣汤加减。初进四剂已能入睡，情绪明显好转，连服半个月而大效，守方随证加减，服药月余而痊愈。[光明中医，2001；16（97）：31～32]

验案2：林某，女，49岁。初诊：1990年1月7日。近半年来，心悸，恐惧，眩晕，夜寐梦扰纷纭，情绪抑郁，有时悲伤欲哭，面部阵阵烘热，动辄出汗，口干。停经三月余。脉弦细略数，苔薄腻。正值经绝之际，心阴亏虚，肝阳上扰，癸源不足，冲任失调。治拟养心安神，平肝潜阳，调和冲任，化痰解郁。处方：甘麦大枣汤合百合知母汤。炙甘草9g，淮小麦30g，大枣9g，辰麦冬15g，肥知母15g，野百合15g，紫丹参30g，石菖蒲9g，广郁金12g，夜交藤30g，石决明（先煎）30g，淡茯苓12g，生南星12g。7剂。5月6日复诊：上方加减调治4个月后，心悸、恐惧、面部烘热、出汗等症均已消失，情绪愉悦，睡眠正常。脉弦细，苔薄腻。病已基本痊愈，再守原意，巩固疗效。处方：炙甘草9g，淮小麦30g，大枣9g，紫丹参15g，太子参15g，麦门冬12g，五味子4.5g，仙灵脾9g，肥知母12g，野百合12g。14剂。[上海中医药杂志，1994；2：1～3]

讨论：临床实践证明脏躁多为气血衰少，津液匮乏，五脏得不到濡养滋润，失去正常功能而出现的一系列脏腑机能失调、低下的表现。甘麦大枣汤方中大枣为脾经气分药，能厚脾生血，治脏躁补益中气，滋营安神；甘草生用则气平甘缓补虚，补脾胃不足；小麦味甘养心气安心神。三药合用，健脾养心，补益气血，滋濡润燥，养血安神缓急。常配五味子，既能收敛滑脱之精气，又能滋养不足之气阴，上敛耗散之肺气以滋水源，下滋不足之肾气以固真阴，兼补心益气以生血复脉；可佐柴胡疏肝散或逍遥散疏肝解郁，调紊乱之气机和动乱之阴阳，阴阳和，神气安，则诸症自除；临证配合百合知母汤和知柏地黄汤，可调护心、肝、肾之阴液。躁以五脏虚弱为本，但大部分患者又常因精神因素而诱发，发病突然，心理因素常导致气机失调，气血功能紊乱，从而诱发或加重病情，应当十分重视心理治疗。

（二）心气血不足证

心统诸经之血，心为五脏六腑之大主，精神之所舍。人若苦于奔波，劳碌不休，寐食俱无宁日，精神紧张太过，其脏气必致大虚。《灵枢·口问篇》云：“悲哀愁忧则心动，心动则五脏六腑皆摇”。血虚无以养神，心神惑乱，虚烦难眠；神不主清，喜悲伤欲哭；心气不足，欠伸乃作；阴虚不能内守，善汗出。治宜滋润养心，方药以百合地黄汤合黄连阿胶汤加减。

处方：百合30g，生地黄10g，黄连6g，阿胶10g，鸡子黄1枚（冲服）。每天1剂，每天2次服用。

验案：蒋妇，52岁，农民，1988年6月3日初诊。患者神情惑乱，喜悲伤欲哭月余，虚烦不眠，心神不定，心悸盗汗，喜欠伸，形如鬼神附体，纳减。素本憨厚笃实，5年前丈夫因病谢世，情绪低落寡欢。半年来，因筹办儿子的婚事，建房备料日夜操劳不休。表情淡漠，沉默少语，舌红、苔薄白，脉弱细弦。证因劳累太过，心阴暗耗，五脏失养，心神惑乱，致生脏躁。治以百合地黄汤合黄连阿胶汤加减，甘润清心，育阴宁神。药用：百合30g，生地、知母、酸枣仁、茯神、生白芍、阿胶（烊化冲服）各10g，五味子6g，鸡子黄1枚（冲服），3剂。二诊：药后精神渐振，心绪亦宁，纳食稍增，呵欠减少，但入睡尚浅，易惊醒。药中效机，竟瘥。[陕西中医，1998；19（1）：47]

（三）外伤性脏躁证

外伤病人祸起突然，筋骨脏腑受伤的同时，或惊恐，或恚怒，或委屈，或几种因素并存，主神明之心气郁结失控，致心神失主，神不得安，因而外伤病人并发脏躁——癔病症候者，临床并不罕见。但外伤所并发的脏躁症不同于单纯由情感伤害引起的脏躁，病人既有脏躁症候，同时又具有筋骨等损伤，可视为脏躁的一种特殊类型。诊治时对损伤及脏躁二者，必需同时兼顾，以免顾此失彼，影响疗效。

外伤性脏躁——癔病，可分为兴奋型及抑制型。兴奋型患者在创伤之后，曲情难伸，心中闷乱，以致神态悲苦，哀伤欲哭，双眼噙泪，厌闻人声，懒于对答。当言语涉及病员精神创伤时，可引起病员的强烈反应，增加感情色彩，如口目闭合，眉头紧皱，眼睑瞬动不已，低泣或失声痛哭等。此类病人的肢体可表现为筋脉拘急、惊惕悸动，常见一侧上下肢或双侧上肢呈强直拘紧，挛曲难伸，且可有阵发性的抽搐。抑制型患者伤后情郁不释，神态悲苦，时时叹息流泪，或神情呆滞，貌似淡漠，实则警觉过敏，昼则默默似睡，夜则很易惊醒，偶有短时间的神志失常，状如木鸡者。抑制型的肢体功能障碍，可表现为弛缓性瘫痪，呈单肢瘫、截瘫、偏瘫等各种形式，常伴有感觉缺失，仔细检查时可发现感觉缺失范围并不符合神经解剖生理的分布范围。如截瘫病员却无大小便障碍，感觉消失的分界如刀割样整齐等。瘫痪肢体一般无病理反射，正常腱反射亦有不易引出者。癔性瘫痪的病程常较长，其情绪思维可逐步好转，而肢体瘫痪可延续几个月甚至几年。治疗宜甘麦大枣汤配合针灸治疗。

处方：甘草10g，浮小麦30g，大枣10枚。水煎服，日1剂分服。

验案：张某，男21岁，工人。主诉由家属代述，今晨被舅父打伤颈背部后，瘫倒在地，不能起坐及站立，且有阵发性胸闷憋气，担架抬来急诊。拟诊为颈部外伤引发截瘫而收住入院。查体见发育良，营养中，神态朦胧，常诉胸闷，或闭目叹息，或悲苦低泣，颈软，颈背部无明显瘀肿或压痛，胸腹部无明显阳性体征，四肢瘫软，无力动作，不能伸屈或抬举，四肢痛觉消失，腱反射消失。颈椎X线片未见骨折或脱位。考虑颈椎一过性脱位，试作颈椎手力牵引，病员顿感气机通畅，胸闷消失，要求继续牵引，乃作平卧位布托颌枕持续牵引，给服甘麦大枣汤加磁石15g，每日1剂，并每日针刺曲池、内关、手三里、伏兔、阳陵泉、三阴交，针刺无痛感，多方精神安慰。5天后手指、足趾渐可活动，饮食仍需家属喂饲。第6天家属与病员谈及舅父蛮横无理时，病员又低泣叹息，四肢又无力活动，乃严格禁止家属谈论伤员受伤经过，以后症状逐步好转。2周后针刺有酸胀痛，可起坐自己进食。停止牵引2小时后，病员又诉胸闷，乃改间歇牵引，停服甘麦大枣汤，历时月余，已不需牵引，可以步行时出院。病员伤后四肢弛缓性瘫痪，无大小便障碍，颈部无肿胀或压痛，说明颈部外伤并不显著，联系到治疗过程中，常叹息低泣，牵引颈椎可立即使胸闷消失，谈到受伤经过会使症状加重等，脏躁——癔性瘫痪的诊断可以确定。治疗脏躁，除精神安慰、针药并进外，暗示疗法是一个重要方面，病员信赖颈椎牵引，我们因势利导，给予牵引，实际起了有效的暗示治疗作用，由于是病员无意中自己选择的疗

法，因此疗效更为突出。［中医正骨，1997；9（6）：21～22］

讨论：诊断脏躁——癔病，首先要排除器质性病变，对于外伤性癔性瘫痪尤应慎重。脏躁的病因病理明确指出："脏，心脏也。症为七情所伤，则心不得静而神躁扰不宁也"。可见脏躁为心因性疾病。《金匮要略讲义》第250页载："小麦养心安神，甘草、大枣甘润补中缓急"。《金匮要略译释》谓："甘枣之甘以缓急，小麦养心肝以止燥"。甘麦大枣汤有养心缓急的作用。

七　肝着

肝着是肝经受风寒之邪，条达疏泄功能失职，使邪与气血胶结郁滞，着于胸胁，阻滞经络，而致"其人常欲蹈其胸上，先未苦时，但欲饮热"为主要症状的疾病。见于《金匮要略·五脏风寒积聚病脉证并治》。

一、病因病机

《金匮要略·五脏风寒积聚病脉证并治》论述五脏风寒，实质上是指两种不同的病因，侵犯和干扰五脏而产生的五脏证候。结合《金匮要略·脏腑经络先后病脉证》："千般疢难，不越三条：一者，经络受邪，入脏腑，为内所因也；二者，四肢九窍，血脉相传，壅塞不通，为外皮肤所中也；三者，房室、金刃、虫兽所伤。以此详之，病由都尽"。可见肝着是由肝脏及其经络正气不足，外受风寒之邪侵袭，由经络而入，先滞于经络，随着病情进展，郁于络脉，胸胁，血分，由浅入深，病情由经入络，由气分到血分的不同过程。从历代医家的论述及临证病案中也得到了充分证实。如"肝着者，风寒湿合邪如痹病之义也（魏念庭）"。

结合篇目分析原文，应理解为肝着是肝经受风寒之邪，条达疏泄功能失职，使邪与气血胶结郁滞，着于胸胁，阻滞经络，而致"其人常欲蹈其胸上，先未苦时，但欲饮热"。病位在足厥阴肝经。肝经经脉，挟胃，属肝络胆，向上过膈肌，分布于胁肋部……一分支从肝分出，穿过膈肌，向上注入肺，交手太阴肺经。"先未苦时，但欲饮热"一证是肝经脉络初受风寒之邪，邪气凝固气分，使肝经脉络气分受病，仅见胸胁部位痞结轻证，故欲饮热，使气机通利，阳气宣达，肝经脉络的气滞寒凝也得到宣散畅行而暂时缓解。久之，已到苦时，病入血分，邪入肝经脉络使之血凝气滞，因肝经布于胁肋而络于胸，经脉气血不能畅行，而见"常欲蹈其胸上"。蹈胸者，叩打振动胸膺也，使叩打揉按后的胸胁痞塞满闷或痛胀不适之感有所减轻，气血略得畅行。可见肝着病位在肝经经脉，表现在胸胁；病因为风寒之邪；病机是邪阻肝经气血，使气郁血滞不能畅行，阳气痹结而致的肝着。

二、辨证论治

（一）气郁血滞，阳气痹结证

主要症状见胸胁痞闷不舒，甚或胀痛、刺痛。捣叩之则舒，喜手按、揉、摩其局部，但欲饮热，舌色暗苔薄，脉弦细。治法宜行气活血通络，通阳散结。方药以旋覆花汤。

处方：旋覆花15g，葱9g，新绛10g。水煎服。日1剂。

方中重用旋覆花微咸，性温，理气舒郁，宽胸开结，特别是善能通肝络而行气，治疗肝经经脉气血郁滞，为君药。辅佐以葱管之辛温，既能芳香宣浊以开痹，又能温通阳气而散结，有通络之功。新绛一说为绯帛，以何物做染料，各家有不同认识。唐宗海认为是茜草，考古学家证实汉代丝织品的化学分析，染料中有茜草素；邹澍《本经疏证》、黄树曾《金匮要略释义》认为是藏红花；秦伯未《谦斋医学讲稿》认为是猩猩血染成等等。另一说即新鲜茜草。据李益三考证新绛即新刈茜草。茜草以活血化瘀见长，故为治疗肝经血滞的要药。合而用之，意义重在通络活血，温阳理气。络通瘀化，气血畅行，则肝着可愈。

验案1：女，34岁，1996年11月21日就诊。患者因经常上深夜班，起居无规律，致使体质逐渐虚弱。近1年来，常常头晕、失眠、多梦、心悸、食少，曾经西医诊为“神经衰弱症”，心肺无器质性病变。患者曾在11月13日就诊，投以天王补心丹4剂。今日来诊，自述服上方，心悸、失眠、头晕等症有所减轻。但近日又出现前胸部憋闷，疼痛时作，痛如锥刺，双手用力捶其胸乃觉舒畅，其痛渐减，一日发作数次。又见夜间潮热盗汗。望之面色青白无华，舌质红，尖端有瘀点，脉象细涩无力。病症已变，当改弦易辙为是。诊断：阴虚肝着。辨证：阴虚血少，气滞血瘀。治法：滋阴养血，行气化瘀，通阳散结。选方：旋覆花汤合当归六黄汤加川芎、红花、降香、枳实。处方：旋覆花（布包）20g，茜草10g，葱白（5寸长）14条、川芎6g，红花6g，降香10g，枳实10g，当归10g，黄芪12g，生熟地各15g，黄连3g，黄芩6g，黄柏6g，嘱服2剂。次诊，心前区疼痛、潮热、盗汗之症皆失，惟心悸、失眠之症尚未痊愈。为收全功，继以天王补心丹调之。患者终年起居无节，夜劳伤阴，渐耗心脾，损及肝肾。又因久治无效，而致心情不舒，气郁伤肝，肝主疏泄而藏血，气郁则血瘀。又肺居胸中，肝邪盛而上乘其肺野之地，故胸前区憋闷疼痛，动则气散，气行则血行，故捶其胸而疼痛反缓解。此即仲景所谓：“肝着，其人常欲蹈其胸上”（《金匮·五脏风寒积聚》第一条）。由于心肾不交，肝肾阴虚，故见心悸、失眠、头晕、潮热、盗汗等症。可见，此证既有潮热盗汗的阴虚，又有气滞血瘀疼痛的肝着证。治疗上，前者宜滋阴清热，后者宜行气活血，通阳散结。欲纯以滋阴则有碍通阳，纯以通阳又有伤阴之弊，可谓进退两难。但病有万端，法有万条，因此病标本俱急，当扶正祛邪，标本同治为是。故以旋覆花汤合当归六黄汤加味治之。用前方加川芎、红花、降香、枳实行气活血，通阳散结，以治肝着胸痛；用后方以滋阴清热，而除虚热盗汗之症。两方合用，标本兼顾，气血并调，阴阳同治，故效如桴鼓。［现代中西医结合杂志，2004；13（19）：2588～2589］

验案2：患女，73岁，2005年5月27日初诊。右胁部及乳下汗出、刺痛、奇痒难耐，抚之胁下皮肤粗糙，胸胁苦满征（+）。饮食好，无腹胀、眩晕、口苦等症状，舌淡红，苔白微厚，脉左关较右关濡。肝胆B超及肝功能检查无异常。经多方诊治，内服外用中西药，疗效不明显。因其部位在肝经，为气血凝滞、留着不行之象，性质偏寒，故想及《金匮要略·五脏风寒积聚病脉证并治第十一》有肝着汤证，舌脉相符，处方如下：旋覆花10g（包煎），茜草10g。10剂，水煎服，日1剂（原方用新绛，有的医家认为是绯帛，而陶弘景则称绛为茜草）。6月2日患者主动复诊，言两味药包煎，作茶饮，近2日已无汗出，奇痒消失，刺痛偶发，胁下皮肤粗糙减轻，胸胁苦满征转阴。遂嘱其剩余5剂原方内加葱白2寸，尽剂而愈。肝为木脏，以血为体，以气为用，体阴而用阳。肝的病理以血虚、肝气、肝火、肝热、肝阳、肝风、肝寒、肝郁等为多见，肝着证临床少见。肝脏受邪，失于疏泄，致使经脉气血凝滞，留着不行，发为肝着。因肝脉布胁络胸，故可见胸胁痞闷，甚则胀痛、刺痛，轻时以手捣胸或饮热汤，助气血运行，可减轻症状，故《金匮要略》说："其人常欲捣其胸上，先未苦时，但欲热饮"，及其既成，经脉凝瘀，则应治以行气活血、通阳散结之肝着汤，用旋覆花通肝络，茜草活血祛瘀，葱白通阳散结。后世叶天士的辛温通络法、王清任的膈下逐瘀汤、王旭高治肝十法中疏肝通络法等均来源于此，确有良效。[山东中医杂志，2006；25（5）：293]

验案3：郭某，男，49岁。因左胸部掣痛年余，经西医诊断为"胸腹壁血栓性静脉炎"。中医认为是寒凝脉涩之胸痛，用旋覆花汤合四逆散：旋覆花9g，红花6g，甘草6g，葱白5茎，柴胡10g，枳实10g，赤芍15g。水煎温服，经治诸证悉除。印会河《对金匮二着新的认识》一文论述了临证多年对肝着新的认识，认为肝着系湿邪为病，着于肝之分野，治疗的原方是以旋覆花汤，用时常配以苓杏苡甘汤或苓桂术甘汤。临床上凡见左胸憋闷，或块垒不舒者，不管其为冠心病与否，治之多有成效，实质上是以治肝着的方法治胸痹。[中国医药学报，2004；19（6）：331~334]

讨论：肝着的治疗已经脱出《金匮要略》当时所指的肝着，只要是肝经脉络受邪，气郁血滞，阳气痹结，符合肝着病机者皆可应用旋覆花汤为主方加减。治疗范围的扩大，治疗原则的发展，都给后人留下了无限空间。在临床上，见胸胁胀满、寒热头痛者可合用小柴胡汤加减，药用柴胡、半夏、党参、黄芩、生姜、桔梗、枳壳、香附、旋覆花、茜草、葱等，煎水温服；症状较重者，见胸胁闷痛、肢冷囊缩者可合用当归四逆汤加减，药用当归、芍药、桂枝、细辛、甘草、大枣、旋覆花、茜草、葱、玄胡索、乌药等；见胸闷目眩、头巅顶痛、吐涎沫者可合用吴茱萸汤加减，药用吴茱萸、党参、生姜、大枣、半夏、天麻、白术、旋覆花、茜草、葱等。以上均选用张仲景的经方加减变化，临床也可选用后世方变通使用，如张景岳之暖肝煎、《医学发明》之天台乌药散。

另有医家认为肝着并非肝的疾病，主要是说肺胃气机不利。认为肝失疏泄、肝气郁结与肺胃气机失调有着密切的关系。肺胃气机不利，上下闭塞不通，肝气无疏泄之路，自会郁滞。文中只言"蹈其胸上"，而非胁下，即突出了胸中之肺气不畅。"但欲饮热"，饮热便可疏肝也难以理解。张仲景描述口渴与饮水等现象，除热病伤津外，主要阐述水液代谢障碍。肺为水之上源，通调水道。胃主受纳水谷，热饮入胃最先缓解胃之症状，水液代谢与肺胃关系密切而与肝无直接关系。虽言"肝着"，实乃肺胃气机失调，上下不得宣通。言"肝着"者，因本病可由肝气郁结导致，更重要的是强调了肝在调畅全身气机中的重要地位。《金匮要略浅注》曰："此另言肝着之证治也。但胸者，肺之位也。肝病而气注于肺，所谓横也"。《金匮要略心典》云："然肝虽着，而气反注于肺，所谓横之病也。胸者，肺之位，蹈之欲使气内鼓而出肝邪"。《金匮玉函经二注》亦言："肝主疏泄，言其用也。倘抑郁不舒，势必下乘中土，土必弱而时满"。故有用旋覆花汤治慢性胃炎。《圣济总录》治疗风寒客于肝经之肝着，方用蹈胸汤；《叶天士医案·胁痛门》治胁痛，肝着胁中痛，劳怒则伤气血。此为真正之肝之血着，当活血化瘀，故用川楝子、延胡索、归须、桃仁、牡蛎、桂枝以治。沈某，初起形寒，寒热，渐及胁肋脘痛，进食痛加，大便燥结，久痛已入血络，兼神怯形损。用旋覆花、新绛、青葱管、桃仁、归须、柏子仁。此因出现肺胃征象，故加旋覆花等。后世王清任深得仲景思想之精髓，创血府逐瘀汤，行气活血化瘀。加入桔梗、牛膝、柴胡、枳壳，二宣二降，使上下气机宣通，其功胜于独用桃红四物与四逆。桔梗用在它处无疏肝之效，此处活血化瘀不可缺也。仲景亦云："见肝之病，知肝传脾，当先实脾”。肝之气血瘀滞，即使无肺胃气机不畅之症状，亦可加入宣降之药，宣通上下，助肝气得疏，实乃“先安未受邪之地”之意也。

八 梅核气

梅核气病名首见于《南阳活人书》。《灵枢·邪气脏腑病形篇》：“心脉大甚为喉介”。丹波元简解释说：“脉经作喉介。介、芥古通，乃芥蒂之芥，喉间有物，有妨碍之谓”。《千金要方》作“胸满，心下坚，咽中帖帖，如有炙肉，吐之不出，吞之不下”。《金匮要略·妇人杂病脉证并治第二十二》：“妇人咽中如有炙脔，半夏厚朴汤主之”。现代认为梅核气一病，相当于咽部神经官能症或癔症。《简明中医辞典》认为：“多见于癔病、慢性咽炎等病”。本证为咽喉部有异常感觉，如有梅核气塞于咽喉，咯之不出，咽之不下，但不妨碍饮食，咽内检查无异常发现，以妇女多见，男子亦时有所见。其兼证或为胸闷、善太息、情绪烦躁；或为胃脘胀满痞塞不通，食后及下午加重；或晨起恶心，并在矢气、胃肠气动及胃脘按揉，或情绪好转之后咽部梗阻感减轻或消失，但继之又起。患者常有清嗓咯痰或用手按摸咽喉部以求缓解不舒之作，但无济于事。本病症状虽不重，但多数患者思想负担较重，有的甚至怀疑自己患了不治之症。有医家认为与胃食管反流病、食道型颈椎病及食管疾患有关。患此病者，情绪多沉闷，疑虑较多，恐为不治之症。若饮食辛辣，则症状加重；若心情愉快，忙而忘忧，则症状减轻或消除。

一、病因病机

梅核气多由七情所伤，气机郁结，痰气交阻，搏结咽喉，气逆痰结，日久化火，伤阴耗液致病，以痰、气、郁为本病关键。另外还有脾胃虚寒，产生浊气，阻塞中焦，不得下行，上逆于咽；或肺胃阴津不足，不能濡润肺胃之体，肺胃虚火上逆于咽；或邪气内陷，寒热互结于中，气机不畅，升降失常，胃气上逆所致；或阳虚气滞，阴寒痰浊不得湿化，阻塞咽喉气道。

二、辨证论治

（一）气郁痰阻证

主要症见患者自觉咽中如有物阻，状如梅核，咽之不下，咯之不出，时重时轻，常伴胸闷、恶心、欲吐、痰多黏稠等症，但饮食无碍。治宜疏肝解郁，理气化痰散结。方以半夏厚朴汤加减。

处方：半夏10g，厚朴10g，苏梗10g，茯苓12g，生姜6g。水煎服，日1剂分3次温服。

伴胸闷嗳气者，加柴胡、佛手片、旋覆花各10g，代赭石30g；咽干口燥者，加沙参30g，麦冬10g，石斛20g；便秘者加大黄，纳呆者加砂仁、焦三仙等；痰多者，加贝母10g，瓜蒌皮、蒸百部各15g，青、陈皮各5g；口苦者，加黄连3g，黄芩、炒竹茹、射干各10g；泛酸者，加煅牡蛎20g，煅瓦楞、炙乌贼骨各15g；失眠者，加夜交藤30g，合欢皮、炙远志、石菖蒲各10g。并结合病理，加以心理开导，使之顾虑解除。

验案1：胡某，女，37岁，职员。1987年8月7日初诊。患者因家庭不和睦，长期精神抑郁，于一次生气恼怒后不久，自觉喉中有物黏附，每因情绪不畅而加剧，咽中如梅核堵塞，吞之不下，吐之不出，胸闷不舒，胁肋胀痛，嗳气时作，善太息，不思饮食，作泛呕恶，舌淡、苔白滑或腻，脉弦滑。中医诊断："梅核气"，乃痰气互阻所致。以半夏厚朴汤加减，处方：半夏10g，茯苓10g，川朴10g，苏梗10g，郁金10g，香附10g，桔梗10g，威灵仙10g，射干6g，生甘草6g，山豆根15g。水煎，每日1剂分2次服。复诊：连服10剂而告愈。随访2年，未见复发。"梅核气"病机特点是气滞痰凝血瘀，辨证以气滞、痰凝为主，但久病必瘀，故血瘀亦不能忽视。《金匮要略》半夏厚朴汤为治梅核气的主方，尤宜于痰湿偏盛者，以咽中如有物阻、舌苔白腻、脉弦滑为辨证要点。方中半夏化痰开结、和胃降逆，厚朴行气开郁、下气除满，同为主药；苏梗助半夏、厚朴宽胸畅中、宣通郁气；茯苓助半夏化痰，生姜助半夏和中止呕，同为辅佐药。诸药合用，辛以散结，苦以降逆，则痰气郁结之证，自可解除。梅核气多因情志郁结所致，如气机郁滞甚者，可酌加疏肝理气药物，如柴胡、香附、郁金、青皮等，或配合逍遥散加减应用；如咽喉不利者，可加射干、威灵仙、马勃、山豆根等清热利咽；如胃脘痛者，可加蒲公英、佛手等理气消炎药。本方药多苦温、辛燥，仅适宜于气郁痰结者，如属阴亏津少或阴虚火盛，阳偏亢、或气郁化火之证，则不宜用。［江苏中医药，2004；25（7）：33］

验案2：吴某，女，52岁，商店售货员。2002年11月16日初诊，来诊时已停经3个月。诉近半年来咽中自觉似有异物梗阻，咳之不出，咽之不下，饮食无碍。多次在外院诊治，服谷维素、维生素B_1、烟酸片、清咽滴丸等中西药物以及中草药汤剂，屡治不验。曾行咽喉镜检查，排除了咽喉、食道及相关器官的器质性病变。刻诊咽中不适如前，精神不振，胸胁满闷，舌淡红，苔薄白少津，脉缓。据其病情诊断为"梅核气"，给予半夏厚朴汤加味治疗。药用：制半夏10g（打碎），陈皮10g，川厚朴10g，苏叶8g，茯苓12g，玄参10g，桔梗8g，甘草5g。5剂，每日1剂，水煎2次，早晚分服。11月22日复诊，患者诉服药后咽中梗塞感不觉改善，现精神负担极重，时时悲伤欲哭，甚而夜寐不宁，时有多梦。详询病史，患者近2个月口中乏味，纳食渐少，乏力头昏，时有便溏，偶有晕眩。察其舌脉，舌淡红，苔薄少津，脉细欠力。综观病情，思虑再三，患者虽有痰气交阻之证，然亦显见心脾两虚之候，且目前以后者为主，遂拟养心健脾、化痰疏气之剂予之。药用：炙黄芪25g，潞党参15g，炒白术10g，当归10g，茯神15g，远志10g，甘草10g，酸枣仁15g（打）、木香10g，龙眼肉10g，桔梗8g，川厚朴10g，制半夏10g（打碎），苏叶8g。5剂，煎服同前，每剂入红枣10枚，生姜3片。11月28日再次复诊，患者自觉咽中梗阻减轻，其他伴随症状缓解，情绪明显好转，信心倍增。效不更方，原方再连进10剂，并嘱多想愉快高兴之事，注意调节情志。药后咽中梗阻若失，诸症亦明显好转。其后予生黄芪泡茶送服归脾丸调理2个月，咽部症状未再复发，且纳食渐增，大便恢复正常，随访至今未见复发。本例病证，初诊见其正值更年期，咽中如有异物梗阻，咯之不出，咽之不下，且咽喉、食道相关检查未见器质性病变，符合梅核气诊断标准，确立了梅核气的诊断。常规予以半夏厚朴汤治疗，效未如愿。二诊时，因首诊取常法未效，遂引起重视。详询病史，细察其症，谨审病机，乃得心脾两虚之结论。治疗上针对此心脾两虚、痰气交阻之证，设养心健脾、化痰疏气之剂，投以归脾汤合半夏厚朴汤化裁，取得满意疗效。临证治疗切不可拘于常法，泥守成方，而必须详审证候，灵活应变。［安徽中医临床杂志，2003；15（5）：428~429］

讨论：梅核气主要由情志不舒、气机郁结、肺胃宣降失常、痰涎凝聚于咽喉部而成，肝郁日久，可致血瘀。因此，痰、气、瘀是本病关键，治疗宜选用当归、红花等活血药物，同时注重选用疏肝解郁，泻肺化痰药物，重用玫瑰花、沉香、瓜蒌皮、葶苈子。此外，葶苈子性味苦寒，可佐其它偏温药物，半夏、茯苓化痰散结，降逆和胃；厚朴、苏梗行气开郁，下气除满。诸药配合，共奏调气降逆化痰之功效。

（二）气津两亏，肺胃阴伤证

主要症状见咽中如絮状物黏滞感，并觉干燥，精神抑郁，面色不荣，或见入夜不寐，头晕目眩，食欲减退等，舌苔薄黄不润，脉细无力。治疗宜益气养阴，方以麦门冬汤加减。

处方：半夏6g，麦冬10g，人参10g，粳米12g，大枣3枚，炙甘草3g。水煎服，每天1剂分2次温服。

辨病论治加旋覆花10g，广郁金3g。

验案1：陈某，女，53岁，1999年8月初诊。主诉：不寐，心悸3年，喉间异物梗塞感4月。病史：于1996年6月出现不寐心悸等症，近4月因家庭纠纷受到刺激后，自觉喉间有异物阻塞不舒，吞吐不利，伴有嗳气。诊治少效，连日来入夜不寐，头晕目眩，食欲减退，咽中如絮状物黏滞感，并觉干燥，肌肤消瘦，精神抑郁，面色不荣，舌苔薄黄不润，脉细无力。处方：姜半夏10g，厚朴3g，苏叶3g，茯神10g，粳米12g，百合12g，旋覆花10g，代赭石10g，炙甘草3g。水煎服。翌日复诊：药后咽喉黏滞感减轻，但觉干燥反甚，苔亦转燥，观此已与半夏厚朴汤不甚相适，拟麦门冬汤加减。处方：粳米6g，麦冬10g，旋覆花10g，广郁金3g，大枣3枚，炙甘草3g。加水500ml煎至300ml，每日早晚各服150ml，1日1剂，3天后，诸症消失而愈。[河南中医，2003；23（9）：79]

验案2：侯某，女，54岁，1998年3月26日初诊。罹患慢性咽炎，咽部干燥不适。近2月来，咽喉灼热，似有物梗，咯之不出，咽之不下，疑为癌证。某医院确诊为神经官能症。刻诊：患者精神忧郁，身体瘦弱，面色萎黄，大便干结，舌红少津、苔薄黄，脉细微。此乃虚火所致之梅核气。法当清降虚火，顺气化痰。拟予麦门冬汤加味：党参、沙参、粳米、石斛各15g，半夏、瓜蒌仁、麦门冬、山豆根、枳实、知母、甘草各10g，大枣5枚。水煎服。连服10剂，喉中梗物感明显减轻，仍咽部灼热，矢如羊粪，前方再加玄参10g，迭进30剂，喉中梗物感完全消失，余症悉平。随访1年未复发。本例梅核气证，为素体阴虚，虚火上炎，灼津为痰，痰气上逆，凝滞咽喉所致。治用麦门冬汤加瓜蒌仁、石斛、知母、枳实、山豆根。法于“扬汤止沸，不如釜底抽薪”，以清降虚火为主，佐以顺气消痰，使气阴得复，咽喉畅利，故咽中物梗感自除。［河南中医，2000；20（5）：9～10］

讨论：梅核气的主方半夏厚朴汤（半夏、厚朴、生姜、茯苓、苏叶）药性较燥热，如使用得当则效果显著，但临床上所见适应症多伴有神志方面的心悸、怔忡、健忘、不寐、善惊等症，且多系久病，气津每感不足，咽喉并有干燥感，往往与半夏厚朴汤不甚相宜。麦门冬汤治咽喉不利，方中亦有半夏，且《本经》载麦门冬主心腹结气之论，相比之下，麦门冬汤对梅核气偏燥性者优于半夏厚朴汤。因麦门冬汤中缺乏调气之剂，如加旋覆花以降气散结，郁金以解郁调气，沙参以生津养阴，使其标本兼顾。麦门冬汤的适应症为：气津两亏，肺胃阴伤而现虚羸少气，咳逆，上气，并伴有痰涎凝聚以致咽喉不利及呕恶等症，因之对梅核气有良好临床效果，值得推广。

（三）肾阳虚衰证

主要症见咽部异物感，身疲乏力，腰膝酸软，体虚身胖，面色苍白，两颧潮红，咽部黏膜色淡，舌质淡红，苔薄白润，脉沉弱等。治宜温肾纳阳，方以金匮肾气丸加减。

处方：熟地黄24g，山萸肉12g，山药12g，茯苓9g，泽泻9g，丹皮9g，桂枝3g，附子3g。共为细末，练蜜为丸，每服9g，每天2次，以白水加酒或淡盐汤送下。亦可做汤剂，加酒少许水煎服。

验案：刘某，女，47岁，工人。因咽部异物感1年，于1991年10月22日初诊。自诉1年前无明显诱因出现咽部异物感，不影响吞咽，曾在当地诊为慢性咽炎，服用多种消炎药及中药治疗不效，并出现头晕、眼屎量多等症。刻诊见身体虚胖、面色苍白，两颧潮红，咽部黏膜色淡，咽后壁淋巴滤泡增生明显，舌质淡红，苔薄白润，脉沉弱。此乃肾阳衰于下，虚阳浮越，挟痰结于咽喉所致。治以温肾阳，纳浮阳。方以金匮肾气丸合二陈汤加减。处方：熟地、怀山药、山萸肉、茯苓各15g，丹皮、泽泻、陈皮、法半夏各12g，桂心、制附子、千层纸各9g。每日1剂，水煎服。服5剂后头晕消失，二目清爽，咽部异物感减轻。继以上方减桂心、附子量各为6g，服6剂诸症消失，咽后壁仅有少许淋巴滤泡增生，复以成药肾气丸巩固疗效。[国医论坛，1998；13（6）：9]

讨论：肾脉上贯咽喉，肾阳衰于下，不能内守致虚阳上浮，挟痰结于喉发病，故以肾气丸补肾阳，引火归原，复加半夏、陈皮、千层纸祛痰利咽而治疗。

（四）痰热互结证

主要症见胸胁满闷，心烦易怒，自觉咽喉有异物梗塞，吐咽不能，时好时坏，心烦胸闷，咽喉有异物感，咳痰不爽，失眠多梦，眩晕口干，月经紊乱，经色深红，舌红苔黄腻，脉滑数等。治宜清泄热结，方以大柴胡汤加减。

处方：柴胡20g，黄芩9g，半夏9g，白芍9g，枳实9g，大黄6g，生姜9g，大枣4枚，甘草9g。水煎服。温服，每天3次。

验案：李某，女，42岁。平素家庭不睦，气郁日久，胸胁满闷，心烦易怒。半月前因生气后突感胸闷难忍，自觉咽喉有异物梗塞，吐咽不能，时好时坏，心烦胸闷，咽喉有异物感，咳痰不爽，失眠多梦，眩晕口干，月经紊乱，经色深红，舌红苔黄腻，脉滑数，中医辨证为痰热互结。方用大柴胡汤加减：柴胡、厚朴、白芍、黄芩、栀子、胆南星、贝母、瓜蒌各15g，代赭石20g，海浮石20g，甘草10g，连服10剂，精神转佳，异物感消失，又嘱服逍遥丸，其病痊愈。[光明中医，2003；（04）：45]

讨论：大柴胡汤为清泻热结之方。以热象及舌脉为辨证要点。本例患者由情志内伤而来，素有肝气郁结，气郁化火，火灼阴津，炼液为痰，痰热互结，阻于咽喉，而见上症。方中柴胡、厚朴、舒肝解郁；黄芩、栀子清热除烦；加白芍一味取其养肝柔肝之效；加代赭石以重坠降逆。余药清热化痰，共奏舒肝解郁、清热化痰之功。方药对症，其病好转，后服用逍遥丸疏肝解郁、健脾养血，以治其本。

（五）气逆痰阻证

主要症见咽部有异物梗阻感，胃脘胀满或呕吐痰涎，舌红舌苔白腻，脉弦。治宜化痰降逆，方以旋覆花汤加减。

组成：旋覆花9g，葱白4茎，新绛3g。每日1剂，水煎2次，一次服完。待病情好转后改为隔日1剂。

辨病论治加党参、法半夏、炙甘草、酸枣仁、柏子仁各10g，代赭石、大枣各30g，生姜3片。气上冲者加苏梗、厚朴各6g，胸痛者加桃仁、元胡各10g，阴虚者加生地、麦冬各15g。

验案1：吴某，女，38岁。素体脾弱肝强，脾失健运，胃失和降，以嗳气，呃逆频作，咽喉如物梗塞1月就诊，见胃脘胀满、呕吐痰涎、舌苔白腻、脉弦。中医辨证为气逆痰阻。予旋复代赭汤加减：旋覆花10g，代赭石15g，半夏12g，生姜10g，党参12g，大枣4枚，炙甘草6g，连服10剂，诸症皆消。旋复代赭汤为降逆化痰之方，适用于气逆痰阻型。其中以有嗳气、呃逆、呕吐痰涎为辨证要点。旋覆花咸温、降气消痰；代赭石味苦质重，能坠痰降气；半夏、生姜降逆祛痰止呕；党参、大枣、炙甘草益气和中。合而用之益气和中、降逆祛痰，用之对症，故获显效。[光明中医，2003，18（4）：45]

验案2：文某，女性，35岁，1994年6月8日诊。喉中似有异物所梗，吞之不下，吐之不出，历时3周余。多次用抗炎清咽治疗，不见效果，忧郁加重。详问方知家中不和，而致肝气郁结，气滞痰凝。自感咽中有物所梗，胸胁满闷，偶有呕吐，舌苔薄腻，脉弦缓。中医辨证属梅核气，为气机郁结、肺宣胃降失司所致。投旋覆代赭汤加味：旋覆花10g（包煎），生代赭石6g，姜半夏、紫苏梗各12g，厚朴9g，炙甘草6g，大枣15g。每日1剂，连服3剂病愈。[中国中医急症，2006；15（3）：323~324]

讨论：梅核气主症为“妇人咽中如有炙脔”，《金匮要略》中用半夏厚朴汤，该方力弱，病久结下，散结难获良效。旋覆花味咸，《本经》谓其主结气胁下满，有似朴硝，软坚下行力专。代赭石味苦质重，坠痰降气，治肝气偏亢、痰涎凝聚所致的梅核气，收效显著。

（六）脾胃虚寒证

主要症见咽部如有痰咯之不出，咽之不下，时时咯吐痰涎，全身困乏无力，脘胀满不思食，劳累或受凉后加剧。治疗健脾温中，化痰利咽，方用人参汤加减。

处方：人参10g，白术10g，干姜10g，甘草6g。水煎温服，每天3次。或蜜和为丸即理中丸。

验案：贾某，女，48岁，下岗工人。1996年2月16日来诊。自述去年冬天感冒后经打针输液，全身发热恶寒等外感症消除。但现惟觉喉中时常有痰咯之不出，咽之不下，稍受凉则鼻咽部像有痰堵塞一样，不时要咯痰吐涎；全身困倦乏力，平素胃脘胀满不思食，恶心，胸闷气短，稍劳则加剧，口腔溃疡时愈彼起，手指甲床后起肉纤，大便稀，日2~3次，舌淡苔白腻，脉濡缓无力。治以健脾温中，化痰利咽。方用《金匮要略》人参汤加味：人参10g，白术10g，干姜10g，甘草6g，黄芪30g，桔梗10g，茯苓10g，半夏10g，陈皮10g，枳壳10g，厚朴10g，大枣10g。先后共服9剂而愈。[陕西中医函授，1999；（01）：39~40]

讨论：《金匮要略》人参汤主治虚痞之症。本证患者多是中气不足，脾失健运，痰湿内生，阻遏阳气而胸闷气短乏力，因清气不升，浊气不降而阻塞于咽部才有上述之症。以人参汤为主加黄芪健脾补气，助运温化，再加入二陈汤、桔梗等除湿化痰之品，使清气得升，阴寒自散，而咽部似觉有痰之症自除。

（七）阳虚气滞痰凝证

主要症见胸中似有气上冲至咽喉，呼呼作声，胸闷短气，畏寒，纳差，舌淡苔白厚腻，脉迟而细等。治以宣通降气，化痰散结，方以《金匮要略》橘枳姜汤加减。

处方：橘皮20g，枳实9g，生姜15g。水煎服，每日1剂，分2次温服。

验案：马某，男，58岁，干部，1990年11月30日来诊。老伴说他一入睡就鼾声大作，似喉中有痰象拽锯一样上下出入，并自觉入夜后胸中似有气上冲至咽喉，呼呼作声，胸闷短气，胃脘胸胁及背部隐隐作痛，畏寒，纳差，舌淡苔白厚腻，脉迟而细。诊病前几年，经常咳嗽喉痒，受寒加重，用中西药久治不效。吾反复推测，此患者为阳虚气滞痰凝，正象《千金方》评《金匮要略》橘枳姜汤条文说的那样："治胸痹，胸中幅幅如满，噎塞习习如痒，喉中涩燥，唾沫"。所以此症颇似《金匮要略》橘枳姜汤证，故加味治之。方药：橘皮10g，炒枳实10g，干姜15g，半夏12g，茯苓12g，射干10g，紫石英30g，海浮石10g，用此方先服3剂，气上冲咽症明显减轻，惟胃脘背部隐隐作痛，故在原方上加桂枝10g，薤白10g，以振奋阳气。又服3剂，痛止，鼾声时有发作，再用首方服15剂而愈。[陕西中医函授，1999；(01)：39~40]

讨论：《金匮要略》橘枳姜汤主治胸痹气滞水停证，原文："胸痹，胸中气塞，短气，茯苓杏仁甘草汤主之；橘枳姜汤亦主之"。本例患者有胸中气塞上冲之感，并有喉中因痰停而呼呼之声，其证是阳虚气滞痰凝所致，故橘枳姜汤宣通降气，化痰散结，加射干治喉中水鸡声，半夏、茯苓加强化痰之功，紫石英温养下元纳气，主治咳逆痰喘之证。

九　不寐

不寐是以经常不能获得正常睡眠为特征的一类疾病，给患者造成了很大的精神和躯体的伤害。在现存医学文献中的最早记载可见于马王堆汉墓出土的帛书《足臂十一脉灸经》和《阴阳十一脉灸经》，两书始将本证称为不卧、不得卧和不能卧。张仲景对于此类疾病的称谓系以"不得眠"、"不得卧"、"不能卧"和"不得睡"四种名称来称谓。

一、病因病机

（一）肝阴不足，心血亏虚

肝阴不足，心血亏虚。肝阴不足，魂不归藏，则不寐；阴虚生内热，心血虚血不养心，且心神被内热所扰，则虚烦不宁。《金匮要略·血痹虚劳病脉证并治》："虚劳虚烦不得眠，酸枣仁汤主之"。

（二）心肺阴虚，热扰心神

《金匮要略·百合狐惑阴阳毒病证治》："百合病者，百脉一宗，悉致其病也。意欲食复不能食，常默然，欲卧不能卧，欲行不能行，欲饮食，或有美时，或有不闻食臭时，如寒无寒，如热无热，口苦，小便赤，诸药不能治，得药，则剧吐利，如有神灵者，身形如和，其脉微数"。百合病可发生在伤寒热病之后，余热未尽，邪在伤寒热病之后，余热未尽，邪热耗散心肺阴液所致；亦可由于情志不遂，郁而化火，灼伤心肺之阴而生。心肺阴虚，百脉失养，内热扰神而"不能卧"。

（三）湿热（寒湿）内蕴，胃腑不和

胃腑不和、湿热内蕴见于《金匮要略·百合狐惑阴阳毒病证治》：“狐惑之为病，状如伤寒，默默欲眠，目不得闭，卧起不安。蚀于喉为惑，蚀于阴为狐，不欲饮食，恶闻食臭，其面目乍赤、乍黑、乍白，蚀于上部则声喝，甘草泻心汤主之”；寒湿内蕴见于《金匮要略·黄疸病脉证并治》：“腹满，舌（身）痿黄，躁不得睡，属黄家”。后世医家一般认为是由于湿热或寒湿蕴于中焦，致胃腑不和，胃不和则卧不安。

（四）心阳不振，水气凌心

见于《金匮要略·水气病脉证并治》：“心水者，其身重而少气。不得卧，烦而躁，其人阴肿”。

（五）血虚误汗，心神失养

《金匮要略·惊悸吐衄下血胸满瘀血病脉证治》：“衄家不可汗，汗出必额上陷，脉紧急，直视不能，不得眠”。血汗同源，失血病人若发汗则阴血重伤，心神失其濡养则不得眠。

（六）阴竭阳浮，阴不敛阳

《金匮要略·惊悸吐衄下血胸满瘀血病脉证治》：“夫吐血，咳逆上气，其脉数而有热，不得卧者，死”。吐血的病人，见脉数身热，是阴血大虚，阳气不能敛藏而浮越于外。其危重者，阴竭阳无所附而躁扰于外，则致不得卧。由其他疾病所苦而致的不能平卧或不能入眠，则不属于后世不寐病证讨论的范畴。

（七）寒聚胸膈，营卫不和

《金匮要略·水气病脉证并治第十四》：“身肿而冷，状如周痹，胸中窒，不能食，反聚痛，暮躁不得眠，此为黄汗”。对于黄汗病暮躁不得眠的病机，尤在泾注为：“热为寒郁，而寒甚于暮也”。

二、辨证论治

（一）肝阴不足，心血亏虚

主要症状见虚烦不寐，心悸眩晕，急躁易怒，善叹息，咽干口燥，舌红苔薄黄，脉弦细数。治法宜养血安神，清热除烦。方药以酸枣仁汤加味。

处方：酸枣仁（炒捣先煎）30g，知母9g，茯苓9g，川芎9g，生甘草6g。每日1剂水煎服。分3次温服。

辨病论治加姜半夏12g，陈皮9g，枳实9g，百合18g，生龙牡各20g，远志6g，紫苏6g。病久体弱者加人参。

验案1：张某，男，61岁。1990年5月27日诊。生性急躁，自去年退休后孤独在家，稍遇不顺心之事即恼怒抑郁，今年2月起常夜不成寐。曾服过西药利眠宁、安定片等，初似有效，久服竟无寸功。月来寐况愈差，甚则彻夜不眠，伴烦躁易怒，胸闷胁胀，时时叹息，纳减。舌红苔薄黄，脉弦缓。此乃郁怒伤肝，肝郁化热，耗伤肝血，致热扰心神，魂不归舍。治当疏肝养血，清热安神，并令其怡情悦志。处方：炒枣仁20g，茯苓10g，知母10g，丹皮8g，合欢花8g，玫瑰花8g，远志6g，夜交藤15g，川芎5g，炙草5g。连服6

剂，眠况改善，每晚能睡4小时，诸症悉减。继以原方出入，服18剂后，能安眠6~7小时，眩晕、咽干、胸胁郁胀等症如释，年后随访，未曾复发。［江苏中医，1996；17（10）：31］

验案2：李某，男，46岁，干部。1997年4月21日初诊。患者严重自汗、盗汗，伴失眠半年。曾在本院及长沙某医院诊断为神经官能症，经中西药治疗，效果不佳。诊见自汗，动则尤甚，盗汗，失眠，心烦，夜间口干，心悸，头晕，舌质稍红，脉细数。辨证为心肝阴血不足，虚火内扰。治以养肝清心，安神敛汗。方选酸枣仁汤加味：酸枣仁20g，川芎10g，知母10g，茯神20g，当归20g，麦冬10g，生地20g，五味子10g，龙骨30g，甘草5g。水煎服，每日1剂。共服8剂，临床症状消失，舌脉正常。后以酸枣仁汤加麦冬、五味子，5剂以巩固疗效。随访半年，未见复发。该患者长期从事脑力劳动，阴血暗耗，肝血不足，神失所养；心阴不足，则虚火内扰，迫津外出，故见失眠，心烦，自汗，盗汗而以盗汗为剧等症。方中酸枣仁汤养血安神，清热除烦；加当归养肝血；加麦冬、生地清热养心阴；加五味子、龙骨安神敛汗。因心主神志，而汗血同源，汗为心液，心主神志的生理功能异常，也可引起汗液排泄异常。本例汗证养阴敛汗而不忘养肝清心安神，使神安而汗止，故能取得满意疗效。［湖南中医杂志，1998；（05）：44］

讨论：酸枣仁汤出自《金匮要略》，功可养血安神，清热除烦。方中酸枣仁生心血、养肝血，以酸收之，以酸补之；川芎辛散助枣仁通肝调荣；甘草以缓肝急；知母滋阴水以制火；茯苓利阳水以平阴。水壮魂自宁，火清神自安，共治肝血不足，血不养心的虚烦不眠之证。

（二）阴虚火旺，虚火内扰

主要症状见心烦不寐，手足心热，口渴咽干，舌红，脉细数。治法宜滋阴降火，养心安神。方药以百合地黄汤加味。

处方：百合30g，生地黄30g。每日1剂，晚饭前1小时及睡前30分钟分服。

辨病论治加酸枣仁30g，龙齿30g，珍珠母30g，黄连6~10g，莲子心3g，当归15g，丹参15g，五味子15g，甘草10g。头晕加天麻10g；胸闷加郁金15g；口干加知母15g；手足心热加鳖甲10g。

验案：李某，男，48岁，1997年6月10日初诊。失眠半年，轻时每晚睡3~4小时，纷纭多梦，重时彻夜难以入寐，近10天来，每夜只能睡1~2小时，心胸烦热，头晕体倦，口干，舌红、无苔无津，脉细数。证属阴虚火扰，神不守舍。治宜养阴清火，养心安神。方用百合地黄汤加味。处方：百合30g，生地黄18g，玄参12g，丹参、钩藤、生龙齿各15g。水煎3次，将3次药汁和匀，睡前半小时服一半，另一半次日分为2次服。服4剂，夜能入睡4小时，易于惊醒，舌红少津，脉细数。原方去玄参，加合欢皮12g，服4剂，能安然入寐。本案为思虑过度，耗伤心阴，阴虚火旺，扰及心神，神不守舍，导致失眠。以百合地黄汤养阴宁心；加玄参养阴清火；丹参清火安神；钩藤清心镇静；生龙齿镇心安神。二诊时，夜能入寐，但易惊醒，去玄参之甘润，加合欢皮悦心安神。［新中医，2001；33（8）：60~61］

验案2：王某，男，68岁，1991年7月30日诊。原有肺结核病史，经抗痨治疗后，病灶钙化。2年来经常失眠，经中、西药治疗效微，近3月睡眠状况愈差，常通宵达旦辗转不寐。伴心烦，咽干口渴，手足心热，入夜盗汗。自疑肺结核复发，经X摄片未发现结核新病灶（原病灶已钙化）。舌红少苔，脉象细数。此乃老年肾水虚亏，心阴失养，水不济火，阴虚生内热，热扰心神，故难寝寐。阅前所服方药多系朱砂安神丸、归脾丸、琥珀多寐丸等，咸未入彀。治当滋阴降火，清心安神。处方：黄连 3g，黄芩 6g，阿胶 8g（烊），生地 15g，炒枣仁 15g，百合 15g，白芍 10g，知母 10g，生鸡子黄 1 枚（调入药汁中）。连进 3 剂，竟能入睡 5～6 小时，诸恙大减。效不更方，再进 8 剂，睡眠正常，诸症如扫，至今寐况良好。[江苏中医，1996；17（10）：31]

讨论：用养阴宁心的百合地黄汤为基本方治疗。方中合清热养阴，宁心安神，养五脏；生地黄上清心火下滋肾水，养阴除烦；酸枣仁养心阴，益肝血，养安神；珍珠母、龙齿潜阳安神，使阳入于阴；黄连、鸡子黄清心除烦；丹参清心安神，活血祛瘀；当归甘养血补心；五味子收敛心气，补阴安神；甘草调合药。诸药合用，共奏滋阴降火、养心安神、平衡阴之功，故能取得满意效果。另外，应在晚饭前及睡眠前服药，可使药力集中，产生睡意，较常规服药效果好。

（三）胸膈郁热

主要症状见心烦少寐，寐后易醒，多梦纷纭，甚则彻夜难眠为主证，而舌脉见有正虚夹湿热之象。伴或不伴器质性病变，部分病人有轻度脑电图异常。治法宜清热解郁，除烦安神。方药以栀子豉汤。

处方：栀子 10g，淡豆豉 10g。每日 1 剂，水煎 2 次分 3 次服，午、晚饭后各 1 次，睡前 1 次。连服 7 剂为 1 个疗程。

辨病论治加连翘 10g，知母 10g，茯苓 15g，五味子 10g，酸枣仁 10g，合欢皮 15g，夜交藤 20g。兼有痰湿者加陈皮、半夏；兼有食滞者加焦楂、麦芽；兼有血瘀者加川芎、当归；热甚者加黄芩、淡竹叶。

验案：陆某，男，50 岁，寐差半月，心烦不宁，急躁易怒，并有皮肤瘙痒之症，近期有外感史。舌质红、苔白，脉弦浮。投以栀子豉汤加味：栀子 10g，淡豆豉 10g，连翘 10g，酸枣仁 15g，知母 10g，川芎 10g，茯苓 15g，五味子 10g，合欢皮 15g，夜交藤 20g，板蓝根 15g，甘草 6g。服用 3 剂后心烦易怒减轻，7 剂后睡眠较前显著改善，容易入睡且睡得安稳。[河南中医，2005；25（3）：38]

讨论：不寐一证，有虚有实。其总因阴不入阳所致，临床工作中，以正虚邪实，痰热内扰之证多见。栀子豉汤虽仅有两味药，但栀子苦寒，既可清透郁热，解郁除烦，又可导火以下行；淡豆豉气味皆轻，既能清表宣热，又能和降胃气。二药相伍，既宣且降，是清宣胸膈郁热，治疗虚烦不寐的良方。栀子豉汤别于一般安神之剂的特点在于能够通过清心除烦而达安神助寐效果，故对一些心神经官能症、神经衰弱、更年期综合征等所致的心悸心烦、焦虑不寐的病人有良效。

第十八节　虚劳病

虚劳又称虚损，是由于多种原因所致的以脏腑亏损、气血阴阳不足为主要病机的多种慢性虚损性、消耗性、进行性证候的总称，相当于现代医学的一些慢性消耗性疾病。虚劳，作为中医病名，首见于东汉·张仲景《金匮要略·血痹虚劳病脉证并治》。

一、病因病机

《金匮要略》对虚劳病的病因主要是从情志、房室、饮食、劳伤等方面论述，如《金匮要略·血痹虚劳病脉证并治》："五劳虚极羸瘦，腹满不能饮食，食伤、忧伤、饮伤、房室伤、饥伤、劳伤、经络营卫气伤，内有干血，肝肤甲错，两目黯黑，缓中补虚，大黄䗪虫丸主之。"七伤之患，其中的食伤指饮食不节，忧伤指忧思过度，饮伤指饮酒过量，房室伤指房事无度，饥伤指过度饥饿，劳伤指过度劳累，经络营卫气伤指通过辨证求因得知的。它合前六伤，即是虚劳病的七伤病因。其中的"饥伤、劳伤"今已少见，而忧伤、食伤、饮伤、房室伤等仍是慢性衰弱疾患的常见病因，不可不防。

二、辨证论治

（一）心肾两虚，虚阳浮越证

虚劳病的心肾两虚，虚阳浮越证主要临床表现见少腹弦急，阴头寒冷，下利清谷，目眩，头发脱落，男子见遗精、滑精，女子见梦交等症状，脉象极虚芤迟。治宜通阳固阴，方剂以桂枝龙骨牡蛎汤化裁。

处方：桂枝、白芍各12g，生龙骨、生牡蛎各30g，生姜10g，甘草6g，大枣10枚。水煎服，每天2次。

心悸加党参、酸枣仁；失精加芡实、沙苑子；尿频加益智仁、菟丝子等。

验案：宋某，男，38岁，农民，1998年3月15日诊。自述素有便秘史，常以大剂量番泻叶、生大黄泡茶频饮，药后便通，停药则又干结。近因思虑劳心，渐现遗精，最初每隔几日1次，渐至遗不虚夜，自觉心悸、神疲、健忘。曾服用天王补心丹、金锁固精丸可暂取微效，但停服后病情依然如故。余细诊察，见舌苔薄而质淡红，六脉虚软无力以左脉为甚。脉症相参，诊为阴阳两虚之遗精。治用桂枝加龙骨牡蛎汤加味：桂枝、白芍各12g，生姜5片，甘草10g，大枣5枚，生龙牡各30g，芡实15g，沙苑子12g。3剂，每日1剂，水煎分早、晚2次服。3周后患者来医院陈述，因服完3剂其效显著，故自作主张照原方又服10剂，服后10多天来未再出现遗精，特来询问是否需巩固治疗，告之已愈勿药。[国医论坛，2001；16（4）：8]

讨论：桂枝加龙骨牡蛎汤以桂枝汤和营卫、调阴阳、补中气，以龙骨、牡蛎收敛固涩，潜阳入阴，诸药合用能使体内阴阳平衡恢复。上述医案是由于久服苦寒通便药伤及阳气，复因思虑劳心暗伤阴液，终成阴阳两虚，阳不固阴，故见遗精。阴精遗，不能奉心养神，故心悸、健忘、神疲等症俱出。方用桂枝汤合沙苑子旨在补虚调阴阳以治其本，生龙骨、生牡蛎、芡实潜镇涩精以治其标。由于药机合宜，标本兼顾，加之患者持服不辍，故获效较为满意。

（二）脾胃阴阳两虚证

虚劳病的脾胃阴阳两虚证的主要表现元阳衰惫，虚阳上浮和营养不足三种病情，如偏于寒者，阳气不能温煦，阴血不能濡养内脏，表现为里急腹中痛；偏于热者，阴虚内热，虚阳浮动，表现为气足烦热，咽干口燥，衄血，多梦失精等；气血虚少则表现为四肢酸疼，或血不养心表现为心悸。治疗宜通阳退热。方剂以小建中汤加减。

处方：芍药20g，桂枝10g，炙甘草5g，生姜10g，黄芪10g，大枣4枚，饴糖30g。日1剂，水煎2次，早晚各服1次，30天为1疗程。

阴阳两虚而卫气偏虚者加黄芪，即黄芪建中汤。胸满者加生姜，腹满者去枣加茯苓，肺虚补气加半夏。

验案1：刁某，男，58岁，职员。主诉4月前出现头晕、目眩，心悸、乏力，面无血色，就诊于哈尔滨市某医院，经检查全血细胞减少，经做骨穿，确诊为再生障碍性贫血，该病人被收入院治疗。虽每2周输血1次，但病势仍然转重。邀中医会诊，见病人面白无华，消瘦，腹痛而喜按，舌质淡，苔薄白，脉沉缓，诉起则头目眩晕。辨证为脾胃虚弱，气血不足，阴阳俱虚，应属虚劳之范畴，当以温中补虚、益气养营之法治之。方用小建中汤加味：白芍20g，桂枝、生姜、炙甘草各10g，大枣10枚，干地黄25g，当归15g，炙黄芪40g，红参15g。水煎去渣后，入饴糖20g再煎。1日分3次温服之。上方服用30余剂，检查血象较前良好，生血功能较旺盛，面舌颜色转红，头晕心悸减轻，脉转和缓有力，继用上方近50剂，经实验室检查，生血功能基本恢复，见该病人面唇红润，语言有力，步履如常人，再以上方加减，令其再服1个月观察。其后病者来院，谓经复查，已完全复常，勿须继续服药。[黑龙江中医药，1995；(06)：1～2]

验案2：樊某，女，50岁，中学教师。患者因“左侧腰部间隙性疼痛30余年”，于2000年7月19日入鼓楼医院治疗，当时骨髓穿刺报告为：骨髓增生活跃，粒、红、白三系均增生活跃，浆细胞比值10.5%。B超提示：左肾多发性结石伴肾积水。后经血液科确诊为：1. 多发性骨髓瘤；2. 左肾多发性结石伴肾积水。入院予以爱克兰、表阿霉素、西艾可、环磷酰胺、司莫斯汀等化疗，具体用量不详。化疗效果满意。2001年3月29日骨髓穿刺报告为骨髓增生活跃，粒、红、白三系均增生活跃，浆细胞比值6%。2001年4月28日就诊于南京中医药大学门诊部，就诊时第四次化疗已结束。刻诊：慢性病容，面目虚浮，面色萎黄，着羽绒服，恶风、恶寒，周身冷痛，自汗出，间隙性发热，体温波动于36.0℃～40.0℃，平均37.9℃，乏力，口腔溃疡，入寐后易早醒，腹痛喜按，食欲正常，大便先干后溏，小便正常，舌暗，苔薄白，脉沉弱。证属中医之“虚劳”，即黄芪建中汤证。遂以此方加减：生黄芪30g，桂枝10g，白芍20g，生甘草3g，肉桂6g，茯苓20g，生姜3片，红枣6枚，7剂，水煎服，每日1剂。5月12日二诊：服主药7剂后，已换成春衣，恶寒、恶风消失，自汗及口腔溃疡明显减轻，近1周未出现发热。现仍觉乏力，夜寐早醒，周身冷痛，舌脉如前。予上方加制附片6g（先煎半小时），茯苓加至30g，7剂，水煎服，每日1剂。5月26日三诊，顺利完成第5次化疗，未出现不适感。近1周未出现发热，自汗消失，周身冷痛减轻，乏力、睡眠稍有改善，余同前。在5月12日方基础上，制附片加至15g，（先煎1小时），7剂，水煎服，每日1剂。后嘱继续服用5月26日方，11月2日笔者随访患者已顺利完成第8次化疗，未出现发热、自汗出、恶风、乏力、口腔溃疡等上述化疗毒副反应。[现代中医药，2002；(03)：60～61]

讨论：小建中汤以建立中气为主，主治阴阳气血俱虚，以腹中时痛，喜得温按，按之痛减，面色无华，苔白滑等“诸不足”之证。虚劳病常因劳倦内伤、饮食失调，或烦劳过劳、房室不节、精血亏耗，或失血过多、营血衰乏，以致肝失濡养，相火偏亢，或气阴两亏，及素体虚羸、脾失健运等因素，总属脾胃虚弱，气血生化不足所致，以小建中汤加减和调阴阳，温中补虚，益气养血，治疗中焦虚寒、气血不足之证常可取得较好疗效。

（三）肾阴阳两虚证

虚劳病的肾阴阳两虚证主要临床表现见少腹拘急，腰痛膝软，肢冷畏寒，小便不利等症状。治宜滋阴助阳，方以八味肾气丸加减。

处方：熟地黄25g，山药15g，茯苓15g，泽泻9g，牡丹皮9g，山茱萸12g，肉桂3g，附子9g。水煎服，日2次服；或用中成药金匮肾气丸，6g，每日2次。

验案：某男，47岁，于2001年7月25日以患慢性肾炎4年、时轻时重为主诉来院就治。症见头晕目眩，面色苍白，四肢欠温，时易感冒，食欲不振，腹胀便溏，小便短少，脉寒沉细，舌质淡，苔白。右肾区轻度叩痛。尿蛋白（+++），颗粒管型1~3/HP，尿蛋白定量4.6g/24h，尿素氮11.3mmol/L。诊断：慢性肾炎（脾肾阳虚型）。治则：温肾健脾，兼以固精。处方：熟地黄25g，山药15g，茯苓15g，泽泻9g，牡丹皮9g，山茱萸12g，肉桂3g，附子9g，黄芪30g，淫羊藿12g，肉苁蓉12g，鹿角霜12g。病人坚持治疗，半年后尿蛋白（±），余项指标正常，症状消失。随访2年未复发。[河南中医学院学报，2004；19（110）：51~52]

讨论：原文“虚劳腰痛，少腹拘急，小便不利者，八味肾气丸主之”。肾为水火之宅，内寄真阴元阳，在治疗上，仲景充分考虑到了这一特点。尤在泾曰“少阴虽为阴脏而中有元阳，八味肾气丸，补阴之虚可以生气，助阳之弱可以化水，乃补下治下良剂也”。肾气丸用六味滋其阴，桂附助其阳，滋阴助阳以化肾气。此不但提供了补肾良方，还为后世补肾提供了重要方法。如六味地黄丸、济生肾气丸、左归丸、右归丸均在此基础上化裁。

（四）气血两虚，易感风邪证

虚劳病人，由于脾胃虚弱，气血不足，易被风邪所袭。主要症状见心中郁烦、腰酸骨节烦疼；或头晕目眩；或食少不化；或少气乏力，羸瘦，惊悸失眠。治宜益气养血，扶正祛邪，方剂以薯蓣丸加减。

处方：山药30份，当归、桂枝、神曲、生地、黄豆卷各10份，甘草28份，人参、阿胶各7份，川芎、白芍、白术、麦冬、杏仁、防风各6份，柴胡、桔梗、茯苓各5份，干姜3份，白蔹2份，大枣百枚为膏，炼蜜和丸，每丸10g，每日3次，每次1~2丸，黄酒或温水送服，2个月为1疗程。

验案：赵某，男，41岁，1998年10月23日初诊。患者平素身体状况欠佳，不耐体力活动，易于感冒，有吸烟史，现已戒断。2年前因出现低热持续不解，经常规治疗后非但未愈，反而加重，出现咳血症状，经其医院诊断为“肺结核”，经过抗痨治疗后基本痊愈。3个月前又复出现低热不解，午后加剧，盗汗等症状，被确诊为“肺结核”，遂于某专科医院进行治疗，约1个月后病情初步控制后，患者请求兼服中药治疗。初诊时症见：面色皖白无华，神疲乏力，咳声低微，不喜言语，稍动即喘，睡眠多梦、易醒，痰多色白质稀，畏寒肢冷，大便溏薄，不思饮食，形体消瘦。脉浮大，舌淡苔白，边有齿痕。经辨证分析，患者确属气血阴阳俱虚之虚劳证。故用薯蓣丸治疗，嘱患者每日2次，每次1丸，1个月后诸症减轻，且肌肉渐平，3个月后经胸片检查肺结核已基本痊愈，诸证悉平，已基本恢复工作。为巩固疗效，嘱患者继续服药半年以上，以达到“阴平阳秘”之目的。[天津中医学院学报，2001；20（1）：38]

讨论：薯蓣丸出自《金匮要略·血痹虚劳病脉证治》篇，共21味药组成。言“虚劳诸不足，风气百疾，薯蓣丸主之”。可见本方扶正祛邪兼顾。因为脾胃为后天之本，气血营卫生化之源，气血阴阳诸不足，非脾胃健运则无由资生恢复，因此扶正以健脾胃为主。方中重用薯蓣30份，并以它命名，而柴胡、桔梗各5份，防风6份，补益药量远远大于祛邪药，可见张仲景以调补为主的意图。本方适用于五脏虚损等多种疾病。

（五）血虚肝郁证

本证主要见于肝血不足，血虚生热上扰于心，临床表现为心烦不眠、咽干、口燥、盗汗、头晕目眩、心悸等，舌红少苔，脉细数。治疗宜养血安神，方剂用酸枣仁汤加减。

处方：酸枣仁（炒）30g，知母9g，茯苓9g，川芎9g，生甘草6g。每日1剂水煎服。

病久体弱者加人参；兼胃中不和者，加厚朴、鸡内金、豆蔻、紫蔻、砂仁等。兼湿浊内蕴者，加苍术、猪苓、泽泻、藿香等；兼痰浊内盛者，加法夏、天竺黄、竹茹等；兼肝胆湿热者，加龙胆草、黄连、黄芩、茵陈；兼肝郁气滞者，加柴胡、郁金、川楝子、佛手；兼肾虚腰酸者，加杜仲、牛膝、寄生、续断；兼气血不足者，加红参、黄芪、当归、枸杞等；兼便秘不通者，加生军、瓜蒌壳、枳实、草决明；兼头昏头痛者，加白芷、天麻、僵蚕、菊花等。若为较顽固的失眠还可加入磁石、石决明等重镇安神药。

验案1：朱某，女，39岁，1993年6月30日初诊。主诉失眠10余日，日渐加重。患高热半月，体温38.5℃~40℃，经住院治疗，体温于昨日降至正常，但近十几日彻底不寐，干呕，四肢倦怠，纳差，二便正常。脉细数无力，舌暗少苔。证属：肝阴不足，神志不宁。治则：补养肝血，镇静安神。处方：炒枣仁30g，川芎6g，知母10g，茯苓15g，合欢皮10g，夜交藤30g，珍珠母30g，紫蔻10g，甘草6g。3付，水煎服。二诊：干呕已愈，睡眠转佳，每晚可睡4~5小时，四肢乏力。处方：炒枣仁30g，川芎6g，知母10g，茯神15g，合欢皮10g，夜交藤30g，珍珠母30g，柏子仁10g，紫蔻9g，甘草6g。3付，水煎服，以巩固疗效。[河南中医，2002；22（6）：13]

验案2：周某，男，27岁，2003年12月23日初诊。患者原在基层工作，因变换工作参加考试而压力大，渐睡眠欠佳，心烦易躁，心悸、多梦。继而情绪不稳定，夜难入寐，甚则彻夜不眠，至今2月余。经多项检查均正常。西医诊断：失眠症。中医诊断：不寐。证属思虑过度，劳伤心脾，致气血亏虚，心失所养。治宜宁心安神，解郁定志。方以酸枣仁汤加减。处方：炒酸枣仁30g，丹参、郁金、石菖蒲各15g，五味子、当归、茯苓、柴胡、夜交藤、香附、柏子仁、远志各10g，合欢皮6g，甘草3g。每天1剂，水煎服。12月30日二诊：症状改善，夜可入寐，偶有夜醒、多梦，心情好转。续服5剂，症状消失。[新中医，2005；37（5）：77~78]

讨论：《内经》谓夜卧血归于肝，肝藏血，血舍魂，肝血充足则寐，若肝血不足则不能藏魂，魂不归肝则不寐。经方酸枣仁汤乃治疗不寐证之良方。方中酸枣仁滋养肝阴，安养心神为君药；川芎疏理肝之气血，与君药酸辛相成，收散相协；知母养阴清热除烦；茯苓安神宁心；甘草调和诸药。全方具有养肝宁心、清热除烦之效，体现了《内经》“肝欲散，急食甘以缓之”的治则，以酸收和辛散之品为主，兼以甘平为配伍特点。君药酸枣仁当用炒枣仁，用量常在18~30g。肝为刚脏，全赖阴血以滋之，用药不宜刚而宜柔，不宜伐而宜和，当于甘凉、辛润、酸降、柔静中求之，故方中川芎用量宜轻，一般在3~5g，以免助燥生热。上述病例为热病后期，气阴亏虚。阴血耗伤，常使肝失藏血，心失所主，神魂不舍故而出现不寐。故治疗不循养心镇静安神之常路，而从补养肝血入手，治以酸枣仁汤使肝血舍魂则寐自安，配以养心安神之合欢皮、夜交藤、珍珠母，标本同治而获显效。

（六）虚劳瘀血证

因食伤、忧伤、饮伤、房室伤、饥伤、劳伤、经络荣卫伤而瘀血内结。主要证见羸瘦、不能饮食、腹满、肌肤甲错、两目黯黑，或少腹硬满，痛而不移等，脉多见沉弦涩。治宜祛瘀生新，方剂以大黄䗪虫丸。

处方：大黄䗪虫丸，每日3次，每次6g，用温开水于饭前1小时吞服。或入汤剂水煎服，组成：制大黄、桃仁、黄芩、三棱、莪术、生甘草各10g，干地黄30g，白芍15g，虻虫粉2g，蜈蚣粉、水蛭粉各3g，䗪虫6g，炮穿山甲粉5g。

验案：杨某，男，51岁，1992年5月6日诊。患者因胃未分化癌，伴腹腔淋巴结转移，手术治疗后化疗期间，全身毛发脱落，呕吐严重，白细胞下降，同时发现肿瘤左锁骨上窝、主动脉周围淋巴结转移，遂停止化疗改由中医治疗。诊见患者精神不振，面容憔悴，形体消瘦，毛发脱落，食欲不振，食后饱胀，左腋下、左锁骨上窝可触及数个肿大的淋巴结，质硬，大便干结、色黑，舌淡、苔厚腻中心灰黄，脉弦数。辨属虚劳内伤，干血内结之证，治拟化瘀生新，益气养血，方用大黄䗪虫丸加减。处方：熟大黄、䗪虫、水蛭、白术、田三七粉（冲）、赤芍各12g，丹参30g，党参、黄芪各15g，桃仁、木香、三棱、莪术、阿胶（烊化）各10g，金钱白花蛇（研末冲服）1条，每日1剂，文火水煎，2次分服。宗上方治疗近2年，经多次复查转移病灶消失，现已重新上班工作。[新中医，1996；02：44~45]

讨论：本证为虚劳内有瘀血的辨证论治。大黄䗪虫丸临床应用范围较广，凡辨属五劳虚极，内有干血之证，均可运用该方化裁治疗。现在临床多应用于治疗肝硬化、盆腔包块和恶性肿瘤晚期患者。由于肿瘤的长期消耗，或因手术及放化疗对机体的不良影响，均具有极度消瘦、恶病质面容等脏腑功能受损、气血近乎枯竭等共性，属中医五劳虚极之证；而腹中包块，疼痛拒按，不能饮食，肌肤甲错，两目黯黑等兼干血留内，营血运行不畅者也极为常见。大黄䗪虫丸以大黄、䗪虫、水蛭等为主药，可扫毒攻坚，荡涤积垢，推陈致新，芍药、地黄补肝肾之阴，而有增血行瘀之义，黄芩、杏仁清肺热、利肺气，热去而血不枯，气调而血不停；甘草健脾，调和诸药，以缓中急。本方炼蜜为丸，以酒送服。若入汤剂则须文火久煎，服后以便软易解为度，煎煮时间过短，则药性猛烈，难以收到缓中补虚，化瘀生新的效果。

（七）气血两虚，脉结心悸证

气血两虚，脉结心悸证主要临床表现为心悸、胸闷、失眠盗汗、咽干口燥、身体瘦、大便干，舌质淡，脉结代等。治宜益气滋阴，养血温阳，复脉止悸，方剂用炙甘草汤化裁。

处方：炙甘草12g，生姜9g，人参6g，生地黄30g，桂枝9g，阿胶6g，麦门冬去心10g，麻仁10g，大枣6枚（擘）。留下阿胶，其余各药，混合煎煮，取汁倒出，加入清酒10ml。另将阿胶略加开水炖化，分3次入药汁搅匀服。1剂煎服2次，一天服完。

验案1：唐某，女，32岁，农民，2000年3月16日诊。素患心悸，近1周来，因劳倦过度宿疾复发，心悸动惕不安，彻夜难寐，心烦口渴，便秘，脉结代。炙甘草汤主之且加安神之品，以达到神安心宁之效。药用：桂枝7g，炙甘草15g，党参15g，阿胶10g（烊化），麦冬15g，火麻仁15g（打），生地12g，大枣7枚，酸枣仁15g（打），龙齿20g（先煎1小时）。服5剂心悸缓解，尚可入寐，脉结代次数相应减少。守上方再进10剂，诸症悉减，脉来如常，继续善后调理。半年后随访健康无恙。［江西中医药，2004；35（262）：53］

验案2：刘某某，男，52岁，1999年3月19日。患者因心悸，胸闷，短气汗出，动则加剧，口唇青而住县人民医院内科治疗，诊断为心房纤颤，经用西地兰、地戈辛、参麦注射液等治疗，病性稍有好转，要求服中药治疗。症见心动悸，短气、汗出，乏力，动则加剧，口唇稍青，纳呆少寐，神疲肢倦，舌质红，少苔，脉结代。心电图：快速心房纤颤，血尿常规，肝、肾功能正常。诊断：心悸（心房纤颤）。心血心阳不足，治以益气养血，宁心安神。方用炙甘草汤加减：炙甘草20g，红参15g，阿胶（烊化）15g，桂技12g，生地9g，麦冬15g，麻仁12g，大枣9g，生姜2片，煅龙骨15g，丹参6g，枣仁15g，枣皮12g。水煎服，1剂/日。二诊：服上方6剂，症状减轻，舌质淡红、苔薄白，脉结，守上方。三诊：再服上方8剂，症状基本控制，舌质淡红，苔薄白，脉细，心电图：大致正常，嘱其再服上方5剂，其间配合静滴刺五加注射液。［光明中医，2004；19（6）：25~26］

讨论：炙甘草汤具有益气养血，滋阴复脉的作用，可养心阴、通心阳、益心气、补心血，主治阴阳两虚之心悸证，方中炙甘草为主药，补中益气，而益气血生化之源；人参气血双补，并配生地、阿胶、麦冬、麻仁以滋阴养血。然阴无阳则无以代，故用桂枝、生姜宣阳化阴，更以清酒和气血、通经隧，共奏益心气、养心血、振心阳、复血脉之功，则阴阳得平，脉复而心悸自安。临床上灵活运用本方，不拘于心动悸、脉结代，凡具气血阴阳虚损者，每每尽收良效，体现了中医辨证施治的宗旨。炙甘草汤宜文火久煎，才能发挥药效。炙甘草汤宜温服。湿盛胸腹胀满及呕吐者不宜服用此方。

第十九节　血证

《金匮要略》是最早系统论述出血证的医著，见于《金匮要略·惊悸吐衄下血胸满瘀血病脉证治》篇，主要有衄血、吐血、下血、瘀血四种。衄血主要指鼻衄，血从鼻中出，吐血从口出，下血主要指从大便出血，瘀血蓄于体中。妇人三篇中的妇科疾病的下血，见本书第十二章妇科疾病中论述。

一　衄血

衄血主要指鼻出血。凡血自鼻道外溢而非因外伤、倒经所致者，即为鼻衄。

一、病因病机

肝肾阴虚阳亢火动，热伤阳络则衄血。如《惊悸吐衄下血胸满瘀血病脉证治第十六》云：“夫脉浮，目睛晕黄，衄未止。晕黄去，目睛慧了，知衄今止”。又曰：“从春至夏衄者太阳，从秋至冬衄者阳明”。春夏阳气外浮，若太过扰动血脉则致衄血；秋冬阳气内藏，若不能内藏甚或浮越不敛，迫血妄行致衄。还云：“病人面无血色，无寒热，脉沉弦者衄”。指出内伤出血，若脉见沉弦，为水不涵木，郁积化火，木火刑金，火升气逆，血上溢而见衄血。另外，提出：“心气不足，吐血，衄血，泻心汤主之”。此乃心火亢盛，迫血妄行。

二、辨证论治

（一）血热气逆证

主要症见鼻衄，口干喜饮，夜寐不宁，尿黄，大便干结，舌质红，苔黄少津，脉滑数。治宜泻热止血，方以泻心汤加减。

处方：大黄9g（后下），黄连9g，黄芩9g。每日1剂，水煎分服。

辨病论治加生地10g，生藕节20g，侧柏叶10g，银花10g，甘草3g。

验案1：刘某，男，10岁，学生，1995年8月12日初诊。鼻衄反复发作3年，加重10天。近3年来，出现鼻衄，多在睡眠中发作，每次出血量约20ml，其家长用湿毛巾冷敷额头处理，血可自止。约2个月发作1次。此次发病10天已有2次鼻衄，量约30ml，血色鲜红。曾口服安络血，维生素K等。诊见：肌肤微热，口干喜饮，夜寐不宁，尿黄，大便干结，两日未解。舌质红，苔黄少津，脉滑数。此乃热结于里，腑失通降，血热气逆，迫血妄行。治以通腑泻热，凉血止血，予泻心汤化裁，处方：大黄5g（后下），黄连3g，黄芩8g，生地10g，生藕节20g，玄参10g，麦冬10g，侧柏叶10g，银花10g，甘草3g。每日1剂，水煎分服。3剂后，大便通畅，口干，夜寐不宁等症减。服药期间鼻衄1次，量减少。守原方2剂后减大黄。继服5剂，再无鼻衄。嘱其忌食燥香之品。随访1年，未复发。[右江民族医学院学报，1998；(04)：666]

验案2：王某，男，48岁。2000年5月6日初诊。发现鼻咽癌已5年，经放疗及中药治疗后病情已基本稳定。1周前因劳累及饮食不慎，鼻衄又作，经西医电灼止血无好转，遂来求治于中医。诊见精神紧张，头痛心烦，夜眠不安，面红赤，鼻腔自塞纱布，口中仍有鼻腔外溢之血，便秘，溲少而黄，舌红苔微黄，脉弦，治宜通腑泻热，清心降火。药用：大黄（后下）10g，黄连10g，黄芩5g，山栀5g，知母10g，珍珠母（先煎）15g，茅根30g，川牛膝10g，车前草10g，生地15g，夜交藤30g，生甘草3g，5剂，水煎服，日1剂。服前药后大便通畅，鼻衄已止，原方去生军加太子参15g，继服5剂。[实用中医内科杂志，2004；18（6）：534]

讨论：《诸病源候论·鼻病诸候》曰：“脏腑有热，热乘血气，血性得热，即流溢妄行，发于鼻者，为鼻衄”。引起出血的原因很多，心肝肺胃火盛，迫血妄行是主要原因。患者多因平素喜食香燥，热蕴于里，致脏腑失于通降，郁而化火，上扰动血，治疗用通腑泻热法，方中大黄通燥结，清热凉血，推陈致新；黄连、黄芩清热泻火；生地清热凉血养阴；侧柏叶性味苦寒，凉血止血；麦冬、玄参配合生地有润燥利便作用。诸药共奏清热通腑、凉血止血之效。使邪热既清，气血和平，鼻衄得止。

（二）阴虚火旺证

主要症见鼻出血，量少色红，鼻腔灼热干燥，口干咽燥，五心烦热，头晕目眩，舌红少苔，脉细数，以反复发作为特点，常因受热及烦劳而诱发。治以滋阴降火，方以百合地黄汤加减，或以麦门冬汤加减治疗。

处方：百合30g，生地30g。水煎服。

辨病论治加知母10g，仙鹤草30g，墨旱莲15g。阴伤较甚加玄参12g，麦冬15g，玉竹15g；热甚加黄芩10g，栀子10g，丹皮12g；兼气血虚加归脾汤。治疗期间嘱忌辛辣饮食，避风寒，戒烟酒。

验案1：刘某，男，47岁，1998年9月20日初诊。患者反复发作鼻出血6个月，6个月前因患“伤寒”已治愈，但体质未完全恢复，每次因发热或烦劳而发，见鼻出血，量少色红，鼻腔灼热干燥，手足心热，头晕目眩，舌红少苔，脉细数。查体：鼻腔见鼻中隔前下方血管丛有出血点。化验；血常规、血小板、出凝血时间正常。辨为阴虚火旺，迫血妄行，予以本方治疗，服第一剂后血止，继服5剂后复诊，自觉症状好转，再以知母10g，生地20g，百合30g，水煎服，每日3次，每日1剂，以治其本，9剂后症状消失。随访3年未复发。[贵阳中医学院学报，2004，26（1）：23]

验案2：陈某，男性，18岁。因间隙性鼻衄5年，常在清晨或午后流鼻血，每次出血量约20~30毫升左右，秋冬干燥季节出血量每次多达50~100ml左右，几年来经多方医治无效。患者面色苍白、重度贫血（血色素56g/L），形体消瘦，头昏眼花，四肢无力。检查结果证实为鼻黏膜干裂出血所致。本人曾多次要求参加工作，但所到单位均不接纳。处方：广百合30g，生地黄30g，鸡子黄每次1枚，加入阿胶（另化）20g，茅根30g，黄芩炭15g，知母10g。水煎后，每次将1枚鸡子黄（或整个鸡蛋）捣碎用热药冲服，每天3次。1月后流鼻血停止，贫血逐渐纠正，体重渐渐增加，其他症状全部消失，至今已5年多未再复发。[贵阳中医学院学报，1995；17（3）：38]

验案3：方某，女，30岁，1999年5月16日初诊。1年来每逢经期鼻衄。刻下逆经鼻衄2d，衄血黯红，量少。诊见患者形容憔悴，面色无华，头晕眼花，腰膝酸软，手足心热，食欲不振，舌红少津，苔薄白，脉细弦数。此由阴火上逆灼伤阳络逆经倒行。治宜：滋阴润肺，顺降调经。方拟麦门冬汤化裁：西洋参、地骨皮、麦门冬、山药、白芍、当归、怀牛膝、牡丹皮各10g，半夏、甘草、黑荆芥各6g，大枣5枚。5剂，水煎服。药后鼻衄消失，诸证俱减，去黑荆芥加阿胶10g。至6月13日经潮，未见鼻衄，月经正常，精神转佳，面色红润。随访2年，未再出现逆经。此乃阴虚内热，经行之时，冲气较盛，火随气动，灼伤阳络，故症见经行鼻衄。方中西洋参、麦冬、甘草、山药益气滋阴润肺；半夏味辛能润，降逆下气；地骨皮、牡丹皮清热凉血；黑荆芥调经止血；怀牛膝引血下行。诸药共奏滋阴润肺、清热凉血、顺气调经之功，故效若桴鼓。[河南中医，2000；20（5）：9~10]

讨论：鼻衄，其病因复杂，一般有局部原因与全身性原因两种，前者如鼻炎，后者如血液、血管性病变所致。中医认为系先天原因或后天损伤，对于阴虚火旺型鼻衄，多为热病之后心肺阴液被热耗损，或余热未尽所致，或情志不遂，日久郁结化火，销烁阴液而成，或先天阴虚不足。在《金匮要略》中，用百合知母汤、百合地黄汤，治疗心肺阴虚内热的百合病。阴虚火旺型鼻衄与其具有共同的致病特点及病机，且“百脉一宗，悉致其病”，鼻为肺之窍，更易受害，心主血脉，根据“治病求本”“异病同治”的原理和“久衄治须滋养”的治则，用上二方合方加味治疗阴虚火旺型鼻衄。方中百合润肺清心，知母养阴清热，除烦润燥，生地滋阴清热，墨旱莲滋阴凉血止血，全方达到“调整阴阳”“止血”“宁血”的目的，临床用于阴虚火旺型鼻衄较宜。

二 吐血

《金匮要略》所言之吐血，吐者口中出，由此可见，应包括胃中呕血和肺中咳血。

一、病因病机

（一）中气虚寒，气不摄血，血不归经而上溢吐血。吐血日久不止，血耗气亦随之而伤，气血两虚，中气虚寒，不能导血归经。

（二）心阴不足，心火亢盛，迫血妄行而上溢。

二、辨证论治

（一）气虚挟寒证

主要症见血色暗淡，缠绵不止，神疲乏力，脉象细弱，舌苔淡白。治宜益气温经，方剂以柏叶汤加减。

处方：炒侧柏叶 12g，炒艾叶 10g，炮姜炭 10g。水煎后，兑入马通汁 50ml，温服，日 1 剂，1 日 2 次。

辨病论治加茜草根、炙甘草各 10g，阿胶（烊）各 12g。

验案 1：唐某，女，42 岁，农民，1990 年 3 月 9 日诊。患肺结核已 5 年，此次因咯血而住院。经抗痨及止血药治疗 20 余天，虽稍有好转，但咯血痰、咳嗽、胸闷不解，咯血后常见身凉肢冷。诊见精神疲倦，面色萎黄，略带浮肿，两颧微红，频频咯出血痰，血色不泽有瘀块，食纳不振，大便溏泻，舌质淡红，边有齿痕和瘀斑，苔薄白而润，脉虚数不任按。观前医大多用滋阴润肺、凉血止血之品。此乃气随血脱，气虚寒化，瘀积阻滞，血不归经。治以温经散寒，益气化瘀，引血归经。急投《金匮要略》柏叶汤加味：炒侧柏叶 30g，炒艾叶、茜草根、炙甘草各 10g，姜炭、阿胶（烊）各 12g，黄芪 24g，马通汁 50ml，兑入煎好的药液中温服。服药 3 剂，血痰明显减少，精神稍好。守方继服 3 剂，咯血基本停止，诸症均有改善，间有少量带血丝的白痰。为巩固疗效，上方去茜草根，加党参 24g，继进 4 剂，咯血停止。继抗痨治疗，观察 2 个月，未见咯血而出院。[国医论坛，1996；11（5）：18]

验案 2：患者，男，38 岁，干部，1960 年 10 月 1 日初诊。旧有胃溃疡病，并有胃出血史，前 20 日大便检查潜血阳性，近因过度疲劳，加之外出逢大雨受冷，饮葡萄酒 1 杯后，突然发生吐血不止，精神萎靡，急送某医院检查，诊断为胃出血。经住院治疗 2 日，大口吐血仍不止，恐导致胃穿孔，决定立即施行手术，迟则将失去手术机会，而患者家属不同意，半夜后请蒲老诊治。蒲老认为，吐血已 2 昼夜，若未穿孔，尚可以服药止之。询其原因，因受寒饮酒致血上溢，不可以凉药止血，宜用《金匮要略》侧柏叶汤，温通胃阳，消瘀止血。处方：侧柏叶 3 钱，炮干姜 2 钱，艾叶 2 钱，浓煎取汁，兑童便 60ml，频频服之。次晨往诊，吐血渐止，脉沉细涩，舌质淡，无苔，原方再进，加西洋参 4 钱，益气摄血，三七（研末吞）2 钱，止血消瘀，频频服之。次日复诊，血止，神安欲寐，知饥思食，并转矢气。脉两寸微，关尺沉弱，舌质淡无苔，此乃气弱血虚之象，但在大失血之后，脉证相符为吉，治宜温运脾阳，并养荣血，佐以消瘀，主以理中汤，加归、芍补血，佐以三七消瘀。服后微有头晕耳鸣，脉细数，此为虚热上冲所致，于前方内加入地骨皮2钱，藕节3钱，浓煎取汁，仍兑童便60ml续服。再诊：诸症悉平，脉亦缓和，纳谷增加，但转矢气而无大便，继宜益气补血，养阴润燥兼消瘀之剂，处方：白人参3钱，柏子仁2钱，肉苁蓉4钱，火麻仁4钱（打），甜当归2钱，藕节5钱，新会皮1钱，山檀肉1钱，浓煎取汁，清阿胶4钱（烊化）和童便60ml内入，分4次温服。服后宿粪渐下，食眠俱佳，大便检查潜血阴性，嘱其停药，以饮食调养，逐渐恢复健康。（《蒲辅周医案》）

讨论：原文“吐血不止者，柏叶汤主之”。一般止血多用凉药，柏叶汤为温摄止血方，因大量失血伤及营阴，阴损及阳，阴阳不相为守而血不归经，故用干姜、艾叶以温摄止血。而血既上溢，其有浮盛之势，故以柏叶以清热化瘀，从上焦抑制浮逆。马通汁即马屎绞汁，相当于后世的童便，咸寒引火下行，民间常用以急救出血之药，不论寒热虚实均可用。《金匮要略论注》：“吐血本由阳虚，不能导血归经，然血亡而阴亏，故以柏叶之最养阴者为君，艾叶走经为臣，而以干姜温胃为佐，马通导火使下为使，愚意无马通，童便亦得”。

（二）心火亢盛证

主要症见吐血，心烦不安，面赤舌红，烦渴便秘，口干燥而渴、脉洪数等。治宜清热泻火，方以泻心汤加减。

处方：大黄、黄连、黄芩各10g。水煎服。

腹痛甚者加延胡索10g；肝火甚者加龙胆草6g，栀子10g。

验案1：郑某某，男，57岁。主诉既往有胃溃疡多年，反复发作腹部疼痛，半年前经某医院胃镜检查提示溃疡仍存。因饮酒后致胃脘部剧痛难忍，出现呕吐咖啡色物约300ml，并有头晕目眩，口苦咽干，神疲乏力、泛酸，小便黄赤，舌红边有小红点、苔黄，脉弦细数。急查胃镜示：胃溃疡并出血。证属：阳明胃腑积热，灼伤胃络，迫血妄行，上逆呕血。急以泻心汤加味釜底抽薪，泻其阳明实火，降逆和胃，活血止血。方用：黄连9g，黄芩9g，陈皮9g，代赭石30g，三七片12g，白及12g，海螵蛸15g，大黄15g，元胡9g。1剂服后，未再呕血，腹痛大减，泄下黑便黏如柏油。方加鲜白茅根30g，鲜柏炭20g，凉血止血，减大黄用量，进服3剂，腹痛基本消失，大便色已转黄，守前法酌减用量，投10余剂，以清余邪而病愈，随访2年未复发。［江西中医药，2005；（3）：52］

验案2：毛某，男，33岁，工人，1991年5月10日诊。住院号：227424。患者3天前因食饼干噎住喉部致呛咳，咳剧时咯出鲜血半碗，急住本院诊治。入院时胸片提示：肺结核，现已住院3天，咯血约2000ml，经消炎、止血、吸氧等抢救治疗，仍出血不止。诊见面部红赤，发热，烦躁不安，口干欲饮，大便秘结，舌质红，苔焦黄，脉弦数。证属肺胃实热，热盛伤络，迫血上溢，治拟清肺泻胃，凉血止血，方用泻心汤合泻白散加减：生大黄（后下）12g，黄连、黄芩、三七粉（吞）各6g，桑白皮、地骨皮、侧柏炭、白及各10g，生石膏（先煎）30g。每日1剂，水煎温服。1剂后大口咯血止，偶有少量咯血，体温降至39℃，再剂后大便通畅，略血完全停止，原方减少生石膏、三七粉，加仙鹤草、天花粉、南沙参各15g，6剂收功。嘱患者继续服用抗结核药物，1年后随访，病已痊愈，正常工作。［浙江中医杂志，1998；（07）：301］

讨论：《金匮要略》原文曰“心气不足，吐血、衄血，泻心汤主之”。此吐血实证之治也。“不足”，当从《千金》改作“不定”为是，即心烦不安之意。此方用芩、连苦寒泻热，大黄荡实，泻其胃热，降其心火，则吐血自除，此釜底抽薪之妙法。盖血以上行为逆，下行为顺，凡诸吐血初起，体实者均可用此法也。陈修园注《十药神书》谓：“余治吐血，诸药不止者，用金匮泻心汤百试百效，其效在生大黄之多，以行瘀也”。《血证论·吐血》亦云：“方名泻心，实则泻胃，胃气下泄，则心火有所消导，而胃中之热气亦不上壅，斯气顺而血不逆矣”。

（三）阴虚火旺证

主要症见吐血量多，血色鲜红，胃脘灼痛，烦躁口渴，面色潮红，或有盗汗，头晕心悸，夜寐不实，大便色黑或干黑，舌红少津，脉细数。治宜滋阴降火，凉血止血。麦门冬汤加减。

处方：麦门冬 30g，半夏 10g，人参 10g，甘草 6g，粳米 6g，大枣 6 枚。水煎服。

验案：李某，男，56 岁，1996 年 11 月 26 日初诊。曾因发热咳血在某医院住院月余，归故里调养 2 周，复发咳血而急诊就医。诊见：精神疲惫，面色不荣，形体羸瘦，气促咽干，咳唾痰血相兼，亦见纯血鲜红，纳谷不香，大便干燥，舌质红，苔薄黄，脉细数。证属阴虚火旺，肺络损伤。治宜滋阴降火，宁络止血。处方：麦冬、西洋参、沙参、桑白皮、黄芩、生地黄、山药、甘草各 10g，半夏 5g，大枣 5 枚。水煎服。服药 7 剂后诊见精神好转，饮食增加，仍咳嗽气促，痰中带血。药已中病，以原方随证出入而治。月余后面色转红，咳血消失，诸恙悉退。嘱常服六君子丸，以善其后。患者肺阴素虚，今瘥后失调，致使胃阴不足，虚火上逆刑金，肺络受损，血溢络外而咳血。由此可知，上述诸症虽主要表现在肺，实本源于胃，方拟麦门冬汤主之，养胃益气，生津充肺，以清降虚火，宁络止血。此谓“壮水之主，以制阳光”之举。方证相宜，故疗效颇佳。［河南中医，2000；20（5）：9～10］

（四）胃热炽盛证

本证患者常因平素嗜酒，或恣食辛辣煎炸肥厚之品，热蓄于胃，酒热伐胃，助火动血；或外伤暑热，扰于营血，皆可致积热成火，迫血妄行而吐血。临床症见此吐血突然发作，量多色鲜红或紫色，夹有食物残渣，吐血前多伴有烦热口渴，胃脘有热上冲，或胃脘疼痛，胸脘痞闷，胃中嘈杂吞酸，或于酒后诱发，大便秘结或不畅，色黑如漆，小便色赤，唇红口臭，舌红、苔黄，脉滑数。治宜降胃止血，方用旋覆代赭石汤。

处方：旋覆花 15g，炙甘草 15g，人参 10g，代赭石 15g，半夏 15g，生姜 15g，大枣 6 枚。水煎服。

验案：王某，男，31 岁，二道江发电厂工人，于 1985 年 11 月 10 日就诊。主诉：吐血 3 个月，于 3 个月前酒后突然吐血不止，大约 500ml 左右，吐物为食物伴鲜血，恶心，腹胀，眩晕，经卫生院用止血药（用药不详）后血止。3 天后饮酒又吐血，血量约 600ml，仍伴恶心，眩晕，腹胀。按消化道出血住院治疗 1 个月。治疗期间未能遵医嘱忌酒，5 天后发作 1 次后输血，又用三七粉、云南白药等治疗无效而来诊。诊见：病人体质、营养一般，呈慢性病容，颜色苍白，贫血面貌，心肺检查无异常，平软，无肌紧张，脉滑数，舌质红，苔黄厚。该患者平素健康，有嗜酒史，因嗜酒而致胃中炽热，热伤胃络，迫血妄行，胃失和降，上逆而吐血。诊断：吐血（胃热炽盛）。方药：旋覆代赭石汤。处方：旋覆花15g，代赭石25g，半夏15g，砂仁15g，白术15g，苍术15g，当归15g，木香5g，降香10g，川楝子15g，薏苡仁15g。服上方3剂痊愈，经随访未见复发。本证多因胃中积热，或肝郁化火，逆乘于胃，胃络损伤。《先醒斋广笔记》有治血三诀："宜行血不宜止血"，"宜养肝不宜伐肝"，"宜降气不宜降火"。气有余便是火，该患者胃中有热，热伤络脉，络破血溢，治以和胃降逆之法而获速效。[吉林中医药，2002；22（5）：53]

讨论：《金匮要略》原文曰"夫酒客咳者，必致吐血，此因极饮过度所致也"。饮酒过度，湿热蕴郁，积于胃而熏于肺，肺失清肃，故咳；进而灼伤血络，则必致吐血。吐血之因，有气虚不摄者；有阴虚火旺者；此乃为湿热熏蒸之吐血，治之当去其酒积湿热，则咳血皆愈。

三　便血

便血系胃、肠脉络受损，出现血液随大便而下，或大便呈柏油样为主要临床表现的病证。

一、病因病机

《金匮要略》认为便血产生的病因病机主要是中气虚寒，脾气虚损，气不摄血和湿热蕴结，迫血下行。中气虚寒，大便下行，气亦下泄，血随之而下，为先便后血之远血证；饮食不节，过食醇酒厚味，胃肠积热，湿热蕴结于大肠，灼伤脉络，或迫血下行，为先血后便的近血证。

二、辨证论治

（一）气寒下血证

主要症见大便下血，血色暗红，面色㿠白，恶寒倦怠，腹痛喜按，舌淡脉弱，脉细无力等。治疗宜温脾扶阳，补血摄血。方剂用黄土汤。

处方：灶心黄土（煎汤代水）60g，炙甘草、阿胶（烊冲）、干地黄、焦白术、黄芩各10g，附子3.5g。先将灶心黄土用冷水浸泡，搅均，沉淀后取澄清液煎药，去滓，阿胶分2次烊化分冲。

出血量多加炒槐米、地榆炭各12g；气滞腹胀者去附子，加枳壳5g，大腹皮9g。忌辛热刺激食物。

验案1：患男，78岁，因便血半天于2002年9月18日收入某医院治疗。入院诊断：1. 下消化道出血（原因待查）；2. 高血压病（2级）；3. 冠心病；4. 糖尿病（2型）；5. 多发性脑梗死。患者入院后，便血频繁，给予止血、输血治疗效果不佳，次日便血3次（分别为900、150、250ml），色鲜红，伴有血块。患者神情淡漠，面色苍白，四肢不温，脉微细欲绝，舌质淡，苔白微腻。在西医治疗基础上，治以补气助阳、化瘀止血，黄土汤加减，并以中药配方颗粒配合：西洋参粉3g，阿胶6g，熟附子3g，炒白术10，白及3g，三七3g，炙甘草3g，生地黄10，生黄芪10g。另取灶心土500g煎汤代水冲服上药，每5h1剂，口渴即饮灶心土煎液。并分次进食稀米汤约400ml，服药1剂后，便血止，上药共服6剂，精神好转，神志清楚，面色渐见红润，舌淡苔白微黄腻，脉沉缓应指。次日上午排大便1次，量极少，糊状伴黑色陈旧性血块。效不更方，以上方加减继服，当日下午和晚间各进1剂，此后日服2剂，分4次服，连服2d。随病情好转，逐渐减为日1剂，2次分服，共服药10d。患者病愈。随访半年，未再出血。[山东中医杂志，2003；22（8）：483]

验案2：尹某某，女，56岁，1999年10月16日初诊。患者每于大便后即流鲜血，有时未大便亦有鲜血流出，每次血量约50~100ml，如此已半月余。其少腹隐痛，胃寒喜暖，神疲乏力，四肢不温，心慌气短，舌淡，苔薄白，脉沉细无力。以阴气内结，不得外行，血无所出，渗入肠间。给以黄土汤加减：熟地25g，附子10g，白术10g，阿胶（烊）15g，黄芩6g，侧柏叶10g，炮姜炭6g，香附6g，肉豆蔻10g。服2剂后，便血量减少，且有1次便后未出血，精神转佳，饮食尚可。守原方去肉豆蔻、香附，加当归10g，地榆10g，再服5剂而愈。半年后随访，再未便血，少腹隐痛等症也未出现。便血有远血、近血方分，又有肠风、脏毒之别。究其因，不外乎火热下迫、大肠湿热、气滞血瘀、脾不摄血、脾胃虚寒等类型。本病例属脾胃虚寒，中气不足，脾不统血，血溢于肠内，随便而下。《金匮要略》："下血，先便后血，此远血也，黄土汤主之"。本病例所用药物中虽无黄土一药，但整个方剂配伍恰当，基本保持了黄土汤的原有功能，故而获得较佳疗效。[内蒙古中医药，2001；20（增刊）：31~32]

（二）湿热内蕴证

主要症见大便下血，血色鲜红，先血后便，大便不畅或稀溏，腹痛，肛门灼痛，舌苔黄腻，脉濡数或滑数。治宜清热利湿，活血消肿，方剂用赤小豆当归散加减。

处方：当归15g，赤小豆30g。水煎服。

辨病论治加生地、苦参各12g，黄芩、黑栀子、大黄各9g，苦参39g，地榆15g，槐花炭15g，刺猬皮10g，甘草3g。

验案：王某，男，31岁，1981年2月12日求治。患痔疮多年，屡治不愈，近日饮食辛热，大便秘结，努挣便血，先血后便，下血如溅，血色鲜红，肛门肿痛，舌红苔黄，脉弦而数，经外科检查，诊为痔疮感染合并出血。给予消炎止痛药和止血剂，不效。中医辨证为胃肠湿热，肠风下血，治以清热止血。当归、生地、赤小豆、苦参各12g，黄芩、黑栀子、大黄各9g，苦参39g，地榆15g，槐花炭15g，刺猬皮10g，甘草3g。服药2剂，便通血止，继服3剂，诸证悉除。[福建中医药，1983；（05）：6]

讨论：大便不畅时予大黄粉调服，以泻热毒，荡积滞；大便稀溏伴腹痛较剧时，给黄连粉、木香粉温开水调服，以清热解毒，燥湿止泻，行气止痛。凉血止血中药宜偏凉服。肛门痛甚者，按医嘱给服消肿止痛药，予熏洗和坐浴，外敷清凉消炎油膏。饮食宜清淡易消化，忌辛温走窜之品，如酒、咖啡等；可服绿豆薏仁汤以清热利湿，或服藕粉以清热凉血止血。

第二十节　血痹

血痹是由于气血不足，外感风邪，血行不畅，阳气痹阻所致的以肢体局部麻痹或轻微疼痛为主要症状的一种疾病。"血痹"一词始见于《黄帝内经灵枢·九针》篇："邪入于阴，则为血痹”。作为病名始见于《金匮要略·血痹虚劳病第六》：“问曰：血痹从何得之？师曰：夫尊荣人骨弱肌肤盛，重困疲劳汗出，卧不时动摇，加被微风，遂得之”。现代医学的糖尿病性周围性周围神经病变、末梢神经炎、产后指掌麻木、雷诺氏病、周围神经麻痹或损伤、肌肉及软组织劳损、中毒迟发性周围神经损害等疾病可参考本病治疗。

一、病因病机

《黄帝内经灵枢·九针》曰：“邪入于阴，则为血痹”。说明血痹的病因是有“邪”，病位为入“阴”。痹者，闭也，闭塞不通之意。举凡邪气侵袭，造成人体各部位气血运行不畅、闭阻不通者，皆可称为痹证。张仲景补充完善了血痹的病因病机和脉证，认为血痹病由汗出后风寒外侵所致，为“尊荣人”易患之疾。指出尊荣人缺乏锻炼，卫气虚弱，卫外不固，一遇疲劳，极易汗出，阳气一伤再伤，腠理极虚，此时感受风邪，内因与外因相互作用，血行痹阻遂发为本病。临床症状“身体不仁，如风痹状”，轻者“脉自微涩在寸口，关上小紧”，治疗“宜针引阳气”，脉和紧去则病愈，重者“寸口关上微，尺中小紧”，宜黄芪桂枝五物汤以益气补虚、温阳祛风。

现代医学认为血痹与患者体质有密切关系，临床上产后妇女和中年体丰妇女易发本病，而尤以40岁左右的体丰妇女多见此病。人到中年，阳气日渐虚衰，由于阳气不足，则不胜劳累且劳则易疲汗出。阳虚卫外不固，易招致外邪侵袭。风寒之邪外袭，与血相搏，则阳气痹阻，血行不畅发为血痹，因此认为凡阳虚阴血不足之体，皆易发本病。或有部分人平素嗜食膏粱厚味，缺乏体力劳动或锻炼，故形体肥盛，虽然外表丰满，实则外强中干，筋骨脆弱，营卫不足，腠理不固，因而抵抗病邪能力薄弱。此体质者一遇疲劳，就会出很多汗，汗出则腠理更加不固，再加之平时无事多思，睡眠欠佳，辗转反侧，造成身体抵抗能力更加低下，即使感受轻微风邪，亦易引起血行痹阻，而得血痹之证。

二、辨证治疗

《金匮要略》对血痹的治疗见于三处。一是《金匮要略·血痹虚劳病脉证治》指出血痹轻症的治疗：“但以脉自微涩，在寸口关上小紧，宜针引阳气，令脉和，紧去则愈”。二是血痹重症的治疗：“血痹，阴阳俱微，寸口、关上微，尺中小紧，外证身体不仁，如风痹状，黄芪桂枝五物汤主之”。三是《金匮要略·肺痿肺痈咳嗽上气病脉证治》指出邪入于血而闭阻血脉的血痹证。原文“咳而胸满振寒，脉数、咽干、不渴，时时出浊唾腥臭，久久吐脓如米粥者，为肺痈，桔梗汤主之，亦治血痹”。用于血痹主要见于邪痹阻于胸的证治。

（一）气血阴阳两虚证

主要症见：肢体肌肤发凉、麻木、疼痛为主，或唇舌面半侧发麻，麻木状如蚁行，以气搓之可减。劳则汗出，恶风甚，常觉风寒彻骨，或伴见肌肤挛急疼痛，或关节弹响，舌淡红少苔或净红舌，或舌面龟裂，脉沉细而涩细。治宜益气和营，温阳散寒，通脉利痹，方剂用黄芪桂枝五物汤加减。

处方：桂枝9g，白芍12g，黄芪30g，生姜6g，大枣12枚。汤药每天1剂，浓煎取汁250ml，分3次口服。

气虚较重加党参、白术；血虚较重加熟地、阿胶；脾阳虚盛者加茯苓、党参；肾阳虚者加肉苁蓉、菟丝子；寒甚者加吴茱萸，气滞者加柴胡、川朴；偏于下肢加木瓜、牛膝、地龙；偏上肢加桑枝、威灵仙，兼瘀血加鸡血藤、红花、桃仁。脊骨痛加鹿角胶10g；狗脊12g；腰痛甚加川断12g，牛膝12g；背冷者加淡附片6g，饴糖30g（烊冲）；不仁者加当归9g，川芎6g；肌肉痉挛硬结者加葛根30g，鸡血藤20g。

验案1：杜某，女38岁。1989年4月12日诊治。产后6个月，汗出恶风，身体酸重疼痛，手发麻，两足胫冷如水，疼痛，心慌少寐，纳少，胃脘嘈杂，二便尚可，月经量偏少。舌红偏暗，苔微腻偏黄，脉沉细。西医检查未发现阳性体征。辨证：产后气血未复，卫气不固，汗出伤阴津，筋脉失养，气津两伤，中焦运化无力，蕴湿化热，而成血痹兼湿热之证。治法：温阳行痹，化湿。方药：黄芪20g，桂枝9g，白芍9g，生姜9g，木瓜15g，当归15g，鸡血藤30g，橘红9g，竹茹9g，大枣4枚，6剂，水煎服。服药3剂，汗出恶风，体痛胫冷明显减轻。6剂服毕，腻苔消失，纳食量增加，唯觉尚有背部汗出，故于前方除竹茹、橘皮，再进3剂，药服毕病告痊愈。［北京中医药大学学报，1995；18（3）：54］

验案2：曹某，女，29岁，1994年8月22日初诊。患者自述2月前误服敌敌畏20ml中毒，经当地卫生院治疗12天出院。20天前开始出现双上肢麻木沉重，未加注意，3天后逐渐加重来诊。伴有手凉无汗畏冷症状。查体：双手皮肤粗糙无泽，持物时双手无力，双手感觉减退，温觉差。双侧肱二、三头肌腱反射低下，舌质淡，苔白润，脉沉细无力。肌电图检查：手桡神经、尺神经支配肌呈部分干扰波，单板运动电位或静息现象，提示神经源性疾病。诊断为敌敌畏中毒迟发性周围神经损害。投黄芪桂枝五物汤加味：黄芪45g，白芍24g，桂枝15g，当归15g，鸡血藤24g，川芎12g，木瓜18g，姜黄10g，大枣5枚，生姜3片。水泡20分钟后煎取2次，取汁300ml，早晚分服。5剂后，双手微弱出汗，麻木感有所减轻。前方减桂枝9g，继服5剂。双手红润，温暖，麻木症状大减，感觉恢复。但双手仍持物无力，上方加僵蚕3g，蚕砂15g，加强祛湿通络之效，继服10剂，双手持物有力，病已痊愈，随访1年未复发。［湖南中医杂志，1996；12（2）：31］

验案3：秦某某，男，10岁，学生。患儿平素健康，1996年9月10日，不慎摔伤左上肢，约2h时后，左上肢前臂肿胀、青紫疼痛，左手不能活动。经当地医院治疗1周后，患肢肿胀渐消，青紫疼痛好转，但左手仍不能活动，腕下垂，麻木不仁，手指呈鸡爪状。镇医院诊为桡神经麻痹，给予肌注维生素B_{12}，口服维生素B族及局部按摩、热敷，经过1个半月的治疗，除伤口愈合外，左手麻木、垂腕状毫无好转。遂于同年11月2日又往某医院治疗，诊为左侧桡神经损伤，给予维生素B族和加兰他敏、针灸及活血化瘀中药等，又经治疗1个半月后，病情依然无改善，遂于同年12月16日来我院中医门诊治疗。检查患者左手较右手明显痿缩，腕下垂，腕关节不能活动，手指呈鸡爪状，5指不能伸直，亦不能握拳。触之左手皮温较右侧显著低，浅感觉减退，并诉左手常有麻木感。舌淡红、苔薄白，脉沉细涩无力，根据脉症，诊为气血运行阻滞，营卫失和，筋脉失养，证属血痹。治以益气养血，温经通痹，兼以滋补肝肾，方用黄芪桂枝五物汤加味：黄芪60g，桂枝15g，白芍12g，赤芍12g，川芎12g，当归12g，熟地12g，鸡血藤30g，骨碎补15g，淫羊藿12g，生姜、红姜各10g。每日1剂，水煎温服。连服14剂。于12月30日来诊，自觉病情明显好转，左手麻木不仁已除，腕关节可小范围活动，5指用力时可稍微伸直，能握拳持物，但不用力时，左手仍呈垂腕状。继守前方加丹参15g，又连服16剂。于

1997 年 1 月 17 日来诊，见左手腕关节活动基本正常，5 指伸屈自如，但左手握拳没有右手紧，继守前方带药 10 剂回家调治。后因患儿家长来院办理学生人身保险医药费报销事宜，得知患儿左手完全康复。[江西中医药，1998；29（5）：11]

验案 4：潘某，男，75 岁，退休干部。2002 年 5 月 16 因糖尿病 10 年，双上肢麻木 2 年为主诉就诊。患者 10 年前明确诊断为 2 型糖尿病，坚持口服降糖药，血糖基本稳定。2 年前出现双上肢麻木，有感觉异常，尤以左上肢及左手明显；四肢无疼痛。经检查除外其它原因引起的周围神经病变。诊见：患者面色无华，神疲肢倦，纳食量少，口淡不渴，双上肢发凉尤以左手明显，大便时溏，小便不利，舌胖苔白，脉缓弱。2002 年 6 月 17 日全自动微循环分析检测：观察左手：视野模糊，流速较慢，输入枝管经：9um，输出枝管经：11. 5um，袢顶管经：10. 4um，血管周围渗出：＋＋，管周积分＝2. 90。综合判断：中度异常。右手较左手视野清晰，管袢较长较细，无明显渗出，流速正常。中医辨证属脾气阳虚，气血瘀阻，经脉失养。治宜：健脾益气温中，养血化瘀通脉。方药：黄芪桂枝五物汤加减：桂枝、桃仁、红花各 10g，葛根、黄芪、鸡血藤各 30g，全蝎 3g，土鳖虫 9g，生姜 6g，炒山药、白芍各 15g。水煎服，每日 1 剂。同时调整饮食。服药 30 剂，患者面色改善，纳食味馨，乏力好转，双上肢麻木尤其左手麻木明显减轻。继服 15 剂，左手麻木发凉明显减轻，前方加炒白术、炒山药各 15g，又服 1 月，双上肢麻木发凉基本消失，饮食睡眠均好，大便调畅。2002 年 10 月 20 日微循环分析检测复查：观察左手：视野不清，渗出明显减少，流速增快，改善状况良好。输入枝管径：10. 3um，输出枝管经：14. 1um，袢顶管经：11. 7um，血管周围渗出：无，管周积分＝0. 4。患者将上方做成水丸，每日 20g，3 月后复诊，病情稳定，未见复发。［陕西中医，2005；26（6）：488～489］

讨论：黄芪桂枝五物汤是《金匮要略》治阳气不足、营血虚滞、经脉痹阻、营卫气血阴阳不和的血痹方剂，具有益气温经、和营通脉之功，现代已被临床应用于治疗内科、骨伤科、妇科、儿科等多种疾病，临床应用只要辨证有相同病机者均可应用，体现了中医“异病同治”的特点。

（二）血脉闭阻证

主要症见邪痹阻于胸的症状，如胸闷胸痛、短气等。因心主血，肺主气，朝会百脉，所以血痹当以病邪闭阻胸部血脉之胸痹为主。治宜温阳通痹，理气化瘀。方剂用桔梗汤加味。

处方：炙甘草 30g，桔梗 15g。水煎服。

验案：刘某，女，46 岁，2000 年 3 月来诊。述胸部闷痛及背 1 年，时因情志不畅而诱发加重。痛时以物抵背略感舒适。查舌质暗红，苔白，脉沉弦。血脂偏高，甘油三脂 2. 3mmol/L，心电图示：窦性心动过缓，心率 58 次/分钟，伴阵发性右束支传导阻滞。诊断：冠状动脉硬化性心脏病。中医辨证：血痹证，闭阻于胸（或胸痹证，气滞血瘀型）。治以理气解郁，宣痹通络。方用柴胡疏肝散合冠心Ⅱ号方加减。方药：柴胡 12g，枳壳 10g，郁金 12g，赤芍 15g，川芎 9g，沉香 6g，茯苓 20g，甘草 6g。每日 1 剂，水煎分 2 次服。初始，效果尚可，胸部闷痛减轻，但 10 余天后，又见加重。似与情志因素不甚关连，随加用桔梗甘草汤，桔梗 15g，甘草用量增至 10g，又 3 剂。起效。患者述胸部闷痛顿减，有畅快感。后续服数剂，予以巩固。复查心电图：窦性心率 62 次/分钟，已恢复正常。停

服汤药，改口服复方丹参滴丸巩固疗效。[河南中医，2001；21（4）：8]

讨论：桔梗汤由桔梗一两、甘草二两组成，具有良好的宣肺、理气作用。桔梗开肺气之结，宣心气之郁，甘草入走十二经，通经脉、利血气，两药合用宣补心肺之气，通利血脉之瘀，在常规治疗血痹证所采用之虫、草、木、石类活血化瘀之品效不佳时，加用桔梗汤常能获得佳效。

第二十一节 黄汗

黄汗病名，始见于《金匮要略》，指以汗色发黄、染衣着色为症状的疾病。《金匮要略·水气病脉证并治》："师曰：病有风水，有皮水，有正水，有石水，有黄汗。……黄汗，其脉沉迟，身发热，胸满，四肢头面肿，久不愈，必致痈脓"。"不恶风者，小便通利，上焦有寒，其口多涎，此为黄汗"。"身肿而冷，状如周痹，胸中窒，不能食，反聚痛，暮躁不得眠，此为黄汗，痛在骨节"。"问曰：黄汗之为病，身体肿，发热汗出而渴，状如风水，汗沾衣，色正黄如柏汁，脉自沉，何从得知？"等明确了黄汗是一独立病名，也指出黄汗的主要症状。

一、病因病机

《金匮要略》认为黄汗的主要病因是外界水邪入侵所得，原文"是以汗出入水中浴，水从汗孔入得之"。因汗出之时，卫气虚，水气容易乘虚而入侵，湿郁肌表，卫阳被遏，以致湿热交蒸，热发而汗泄，故见发黄。尤在泾注解曰："黄汗之病，与风水相似，但风水脉浮，而黄汗脉沉，风水恶风，而黄汗不恶风为异，其汗沾衣，色正黄如柏汁，则黄汁之所独也，风水为风气外合水气，黄汗为水气内遏热气，热被水遏，水与热得，交蒸互郁，汗液则黄。……夫病邪初受，其未郁为热者，则身冷，小便利，口多涎，其郁久热甚者，则身热而渴，小便不利，亦自然之道也"。黄汗"身体肿"是水与热相结，郁于分肉之间而肿。湿热郁蕴，三焦不畅，见身热口渴。汗出是郁热之气外发所致。"状如风水"，是说本证像风水，但不是风水。身肿发热汗出而渴，是黄汗与风水共有之证，但风水脉浮，黄汗脉沉；风水恶风，黄汗不恶风；风水汗不黄，而本证汗黄。故以芪芍桂酒汤主之。

二、辨证论治

（一）表气虚弱证

主要症见周身黄汗出，身体浮肿，脉沉，胸部满闷。治疗宜固表益气，调和营卫。方用芪芍桂酒汤加减。

处方：黄芪 15g，芍药 9g，桂枝 9g，苦酒 1 两煎服。

验案：张某，男，45 岁，1995 年 6 月 7 日初诊。腰部汗出色黄 4 年余，每每染黄衣衫，而腋下汗腺发达部位却无黄汗出，询其病因，言其在南方时常汗出当风或入水而浴，久之而出现黄汗。予芪芍桂酒汤原方：黄芪 18g，白芍 12g，桂枝 12g，米醋 50ml。加水至 300ml 同煎，1 日 1 剂，7 剂后症减，继服 10 剂病愈，随访 2 年未复发。《金匮要略·

水气病脉证并治》载："黄汗之为病……汗沾衣，色正黄如柏汁……宜芪芍桂酒汤主之"。黄汗多因汗出入水，壅遏营卫或湿热内盛，风、水、湿、热交蒸致营卫不和，溢渗肌肤所致，故用芪芍桂酒汤调和营卫而收效。[山西中医，1998；14（5）：9]

讨论：本证黄汗因湿阻经脉，营卫失和，营郁而化热，湿热交蒸于肌肤。此时，邪滞肌表经络而未入脏腑，说明人体脏腑之气尚充实，但人体正气又不能胜邪而祛邪于外，故虽频频黄汗出而肌表病证不解。治以芪芍桂酒汤益气解表，调和营卫，佐以清热祛湿。方中重用黄芪为主药，桂枝、芍药调和营卫，苦酒（即醋）清利湿热。

（二）湿郁肌肤证

主要症见病变初期病人有发热恶寒，身体重而疼痛等表证，两胫自冷，胸中窒塞，如有物在皮中。治宜调和营卫，解表散湿。方以桂枝加黄芪汤。

处方：桂枝9g，芍药9g，生姜10g，大枣12枚，黄芪6g，水煎服，服后饮热粥帮助发汗。

验案1：张某某，男，50岁，1985年9月12日初诊。患者近半年来，汗出沾衣，色黄常染衣。诊见身微发热，中脘满闷，身疲乏力，纳差欲呕，苔薄黄，脉浮无力。此乃营卫不调，湿郁肌表而致黄汗。治宜调和营卫，和中除湿。方用桂枝加黄芪汤加味：桂枝10g，白芍15g，甘草5g，生姜3g，大枣15g，黄芪20g，厚朴15g，黄柏15g，杏仁10g，茯苓15g。3剂后，黄汗减少，诸症减轻。效不更方，仍以上方5剂而愈。追访至今未复发。[江西中医药，1995；26（3）：35]

验案2：张某，男，57岁，工人，1999年6月4日初诊。患者因黄汗1个多月到处求治无效而前来就诊。自述，于1个月前身穿背心外出，突遭雨淋，出现寒热头痛，继则出汗色黄，腋下尤甚，染衣沾被，至今未愈。现症见浮肿，身困且重，头晕眼花，纳呆，小便较少，脉浮且虚，舌淡而胖，苔腻微黄。证属汗出雨淋湿郁肌表所致。治以解肌和营，益气祛湿之法。方用桂枝加黄芪汤：桂枝12g，白芍12g，黄芪30g，白术12g，茯苓12g，猪苓12g，泽泻12g，甘草6g，生姜10g，大枣6枚。5剂，水煎服。二诊：6月10日，自述服上药后，诸症减轻，唯食纳欠佳，见舌苔仍腻，原方加石菖蒲10g，荷叶10g，神曲10g，再进6剂而愈。上治方用《金匮要略》桂枝加黄芪汤，又合五苓散、苓桂术甘汤治之。方取桂枝汤解肌而调和营卫，重用黄芪益气并助桂枝汤调和营卫；五苓散助膀胱气化，合苓桂术甘汤意鼓动中阳运化，使湿邪一能外散，二能下除，黄汗则愈。《金匮要略·水气病脉证并治》："若身重，汗出已辄轻者，……剧者不能食，身疼重，烦躁，小便不利，此为黄汗，桂枝加黄芪汤主之"。本证为营卫不和，水湿外侵，湿郁肌表，卫阳被遏，湿热交蒸而致黄汗。故以桂枝加黄芪汤解肌调和营卫，走表逐湿，黄柏、厚朴清热和中祛湿，杏仁、茯苓宣肺除湿。诸药合用，驱邪于表，升阳于里，驱邪以固卫，而营卫调合，汗止矣。升阳兼补气，内湿之热消矣。[甘肃中医，2005；18（8）：4~5]

讨论：《金匮要略》论述黄汗之要证是汗出沾衣，色正黄如柏汁，论其治法共出以上2方，一是芪芍桂酒汤，一是桂枝加黄芪汤。二方虽简，但精义至深，值得钻研。黄为中土之色，湿郁土菀则黄，比脾虚本脏之色外越，故知黄汗之黄为虚黄。始为水入汗孔，伤其卫阳，继而汗出可伤心阳。脾虚不能自蕴其华，心虚不能自藏其液。表阳虚不能敛其外泄之津，中阳虚不能化其外来之湿。故其治法分为二层：其一，水湿之由汗孔入，汗出黄不退者，为脾虚土色外露，心不敛液，卫不固表，治用补虚固卫通阳敛液为主，方用芪芍桂酒汤之黄芪补卫气以固表，崇脾土以蕴华，佐桂枝以通阳，芍药以和阴，尤妙在苦酒之酸，敛液而收其耗散之津液，敛其外露之色；其二，卫阳心阳已伤，肌腠湿停，治以益气通阳，解肌化湿为主，方用桂枝加黄芪汤的桂枝汤和营卫以解肌表，加黄芪以益气，啜热粥复以取微汗，俾余湿与汗俱出，汗出而阳不伤。既卫阳通行，三焦必畅，他证皆除。可见二方尽为纯无实者设，两条证治比较，除黄汗一症外，后条重于前条，故治法同中有异。

三、黄汗与历节、劳气的鉴别

《金匮要略》原文曰："黄汗之病，两胫自冷；假令发热，此属历节。食已汗出，又身常暮卧盗汗出者，此劳气也。若汗出已反发热者，久久其身必甲错；发热不止者，必生恶疮"。"若身重，汗出已辄轻者，久久必身瞤，瞤即胸中痛，又从腰以上必汗出，下无汗，腰髋弛痛，如有物在皮中状，剧者不能食，身疼重，烦躁，小便不利，此为黄汗，桂枝加黄芪汤主之"。本条指出黄汗与历节、劳气的鉴别，并补充了黄汗的症状与治法。

黄汗与历节的不同在于：黄汗两腿部发冷，而汗出必黄；历节是两腿足发热，汗出不黄，且汗出独在关节外。"劳气"属虚劳，因气血内虚，卫气不足，每在食后水谷之气不能内守而汗出，其汗在夜寐之时，此属盗汗。黄汗的"两胫自冷"是湿郁肌表，阳气被遏，湿性重滞流下，而阳气被阻不能下达所致。身重，是湿热之邪留滞肌体，阳气不能通达，此为湿邪致病之特点。汗出久，阳气则虚，阳虚则经脉失其温煦，故病人有肌肉跳动之感觉，肌肤牵动，又觉胸中作痛。由于下半身汗出不多，湿不能尽去，自觉腰髋部筋肉无力而痛。原文还指出"不能食，身疼重，烦躁，小便不利"，此皆黄汗之重证，故曰"剧者"。因黄汗久，内伤于脾，饮食减退，水湿内停，阳气弱而不得宣散，脾虚不能制水，则见烦躁，小便不利等。方用桂枝加黄芪汤主之。此外在《金匮要略·中风历节病脉证治》篇中提出："寸口脉沉而弱，沉即主骨，弱即主筋，沉即为肾，弱即为肝。汗出入水中，如水伤心，历节黄汗出，故曰历节"。此处历节黄汗是因湿热郁于筋骨关节，临床有见关节肿胀疼痛的部位渗出黄水者，须与黄汗鉴别，不能混淆。

参考书目

1. 明·赵以德. 金匮方论衍义. 第1版. 北京：中国中医药出版社，1993.
2. 清·陈修园. 金匮方歌括. 第1版. 上海：上海科学技术出版社，1963.
3. 邓铁涛，欧明. 金匮临证举要. 第1版. 广州：广东科技出版社，1987.
4. 王占玺. 金匮要略临床研究. 第1版. 北京：科学技术文献出版社，1994.
5. 刘士俊. 古妙方验案精选. 第1版. 北京：人民军医出版社，1992.
6. 段富津，李飞，康广盛. 金匮要略方义. 第1版. 哈尔滨：黑龙江科学技术出版社，1984.
7. 郑筱萸. 中药新药临床研究指导原则. 第1版. 北京：中国医药科技出版社，2002.
8. 周仲瑛. 中医内科学. 第1版. 北京：中国中医药出版社，2004.
9. 张建荣. 金匮妇人三十六病. 第1版. 北京：人民卫生出版社，2001.

下篇 《金匮要略》方剂研究与应用

第一章 《金匮要略》为中医方剂学的形成和发展奠定了基础

东汉张仲景的《金匮要略》为方剂学学科的形成和发展奠定了良好的基础。《金匮要略》中载方262首，其中理、法、方、药俱全的正方有205首。而五版教材《方剂学讲义》中所收录的方剂也仅260余首，重点讲授200余首，可见《金匮要略》相当于一部“汉代方剂学”，被赞誉为“方书之祖”、“医方之经”确非为过。其方剂被尊为经方，经方者，非经验之方，乃经典之医方。《金匮要略》医方配伍严谨而独特，遴药精确而深奥，疗效卓著而可靠，对于方剂的具体应用，并不局限在某方治某病某证，而是能以方剂配伍理论及特有的功效去辨治疾病，使方剂成为辨证论治的一个必不可少的辨证工具，不仅为医方学术奠定了良好的基础，而且为医方组合的不断发展提示了思路和方法。另外，经方在药物的选择、炮制、剂量、配伍，汤剂的煎煮、溶媒、火候及药后反应等方面，记载内容丰富详实，成为该书指导临床方剂应用的典范，对后世临床医学的发展起了巨大的推动作用。因而《金匮要略》方被称为方剂规范化、标准化的圭臬，并越来越受到世界卫生组织和各国专家的重视，成为国际化宝库。如朱丹溪称仲景方为“万世医门之规矩准绳，引例推类可谓无穷应用”。金人成无已《伤寒明理论·序》云：“自古诸方，历岁浸远，难可考评，惟张仲景方一部，最为众方之祖……特为枢要，参今法古，不越毫末，实乃大圣之作也。”此尽可说明医家对仲景医方之仰为止观。所以，《金匮要略》叫做“方论”，而不是一般的方书。

《金匮要略》全书共25篇，其中前22篇所载大部分方剂均在现今临床有广泛的应用和研究，古今活用《金匮要略》方的大量医案足可证明其所载方剂的卓著疗效。后3篇中“杂疗方第二十三”所载22首方，其中救卒死证治方12首，救尸厥证治方2首，救溺死证、中暍死证、自缢死证方各1首，还有加减柴胡饮子、诃黎勒丸、紫石寒食散。“禽兽鱼虫禁忌并治第二十四”所载方21首，治疗禽兽鱼虫类食物中毒引起的各种疾病。“果实菜谷禁忌并治第二十五”载方14首，治疗误食各种不洁植物类食品而引起的食物中毒的疾病。以上3篇方剂因内容还有待商榷和现代应用较少而几乎没有报道。

《金匮要略》方用药出神入化，其一方中药物或增或减，只在一味两味，方义主治已大有不同。《金匮要略》方药运用有一方治多病和一病用多方的特点，充分体现了中医学“异病同治”和“同病异治”的思想。

一方治多病，如大承气汤可治疗刚痉、宿食、下利、胃实等病，原文见“痉湿暍病脉证治第二”：“痉为病，胸满口噤，卧不著席，脚挛急，必齘齿，可与承气汤”；“腹满寒疝宿食病脉证治第十”：“问曰：人病有宿食，何以别之？师曰：寸口脉浮而大，按之反涩，尺中亦微而涩，故知有宿食，大承气汤主之”；“呕吐哕下利病脉证治第十七”：“下利，三部脉皆平，按之心下坚者，急下之，宜大承气汤。……下利已差，至其年月日时复发者，以病不尽故也，当下之，宜大承气汤”。“妇人产后病第二十一”：“病解能食，七八日更发热者，此为胃实，大承气汤主之”。另外还可见于小建中汤可治疗虚劳、发黄、妇人腹痛。八味肾气丸可治疗虚劳腰痛、短气微饮、消渴病、转胞不得溺。葶苈大枣泻肺汤可治疗肺痈、支饮。小青龙汤可治疗溢饮、支饮、吐涎沫。泻心汤可治疗吐血、衄血、妇人心下痞。小柴胡汤可治疗黄疸腹痛而呕、呕而发热、产后头痛、产后郁冒大便坚等。就现今临床来看，活用《金匮要略》方治多种常见病、多发病和某些疑难、急、重症，取得了可喜的成效，使辨证论治、异病同治、同病异治之思想大放异彩。如以麻黄加术汤为主治疗风湿性、类风湿性关节炎、小儿急性肾炎、慢性荨麻疹等；肾气丸治疗老年性白内障、老年性慢性支气管炎、糖尿病、前列腺肥大、尿失禁等；黄芪桂枝五物汤化裁治末梢神经炎、雷诺氏病、中风后遗症半身不遂；大黄䗪虫丸（或改作汤剂化裁应用）治慢性胃炎、肝硬化、乙肝、脑梗塞、闭经等；大黄附子汤加味治疗寒凝性肠梗阻等等。详见本书内容。

一病用多方，如治疗呕吐病，因各自特征不同，治疗方剂有茱萸汤、半夏泻心汤、黄芩加半夏生姜汤、小半夏汤、猪苓散、四逆汤、小柴胡汤、大黄甘草汤、茯苓泽泻汤等，原文见“呕吐哕下利病脉证并治第十七”：“呕而胸满者，茱萸汤主之。……呕而肠鸣，心下痞者，半夏泻心汤主之。……干呕而利者，黄芩加半夏、生姜汤主之。……诸呕吐，谷不得下者，小半夏汤主之。呕吐而病在膈上，后思水者，解，急与之。思水者，猪苓散主之。……呕而脉弱，小便复利，身有微热，见厥者难治，四逆汤主之。……呕而发热者，小柴胡汤主之。……食已即吐者，大黄甘草汤主之。……吐而渴欲饮水者，茯苓泽泻汤主之”。其它还有胸痹用方瓜蒌薤白白酒汤、瓜蒌薤白半夏汤、瓜蒌薤白桂枝汤、人参汤、茯苓杏仁甘草汤、橘枳姜汤、薏苡附子散、桂枝生姜枳实汤、乌头赤石脂丸等。

第一节　《金匮要略》药物组合的临床应用

《金匮要略》组方既有严谨的法度，又善于灵活变通，其组方原则不但是仲景组方思想的具体体现，也是后世医家举一反三，不断衍生新方的重要方法之一。

《金匮要略》在药物组合方面，一是重视君臣佐使配伍应用，如小柴胡汤，金人成无己在《伤寒明理论》一书中云：“小柴胡为和解表里之剂也。柴胡味苦平微寒，黄芩味苦寒，《内经》曰：热淫于内，以苦发之。邪在半表半里，则半成热矣。热气内传，攻之不可，则迎而夺之，必先散热，是以苦寒为主，故以柴胡为君，黄芩为臣，以成撤热发表之剂。人参味甘温，甘草味甘平，邪气传里，则里气不治，甘以缓之，是以甘物为之助，故用人参、甘草为佐，以扶正气而复之也。半夏味辛微温，邪初入里则里气逆，辛以散之，是以辛物为之助，故用半夏为佐，以顺逆气而散邪也。里气平正，则邪气不得深入，是以三味佐柴胡以和里。生姜味辛温，大枣味甘温。其在外者，必以辛甘之物发散，故生姜、大枣为使，辅柴胡以和表，七物相合，两解之剂当矣”。二是多向调节组合，如营卫两和的桂枝汤；表里双解的大青龙汤；寒热并用的附子泻心汤；补泻兼施的六味地黄丸。三是对药组合，如枳实、厚朴，具下气通闭之功，如小承气汤、大承气汤、厚朴三物汤、厚朴大黄汤等；桂枝、茯苓，有化气利水之功，如茯苓桂枝白术甘草汤、茯苓桂枝甘草大枣汤、茯苓甘草汤等；白术、茯苓，有健脾利水之功，如五苓散、桂枝去桂加茯苓白术汤、真武汤、附子汤等；黄连、黄芩，有清热泄火之功，如泻心汤、葛根黄芩黄连汤、旋覆代赭汤、干姜黄芩黄连人参汤等；半夏、生姜，有和胃祛痰之功，如小半夏汤、越婢加半夏汤、射干麻黄汤、黄芩加半夏生姜汤、生姜半夏汤等。

在药物运用，一是专药治专病，如百合治疗百合病，茵陈治疗黄疸等。二是单味药的应用，遇病情单纯，单药或一药为主即可收功时，则用单味药，或单味药为主而治。如“腹满寒疝宿食病脉证治”：“寒疝绕脐痛，若发则白汗出，手足厥冷，其脉沉紧”，为寒邪甚，腹痛剧烈，并有阴气逼阳，阳脱之险时，用乌头五枚，并不杂用它物，以直取病所。其它如瓜蒂散中用瓜蒂催吐，诃藜勒散单用诃藜勒收敛止泻，苦参汤中单用苦参熏洗等。三是一药多用，《金匮要略》中用药味数少，组方多，其常用药之频率极高，如桂枝36次，芍药24次，茯苓24次，大黄16次等。

《金匮要略》组方精当，用药简约，惟求合宜。取二、三味乃至四、五味药物配伍为《金匮要略》组方之常。所以徐灵胎说：“古圣人之立方，不过四五味而已，其审药性，至精至当，其察病情，至真至确，方中所用之药，必准对其病，而无毫发之差，无一味泛用之药，且能以一药兼治数证，故其味少而无症不该”。如五苓散由茯苓、猪苓、白术、泽泻、桂枝组成，为治水总剂；若将猪苓换成生姜，则为茯苓泽泻汤，以治呕渴反复的水饮证；仅用方中的白术、泽泻，量皆加大，泽泻尤重，则为治水饮上逆眩冒的泽泻汤；若仅用猪苓、茯苓、白术三味，则为治饮病方愈，饮水复作的猪苓散；若仅用五苓散中的茯苓、白术、桂枝三味，加入甘草，则为治饮停中焦的代表方苓桂术甘汤；若用白术换成大枣，则为治饮蓄下焦欲作奔豚的茯苓桂枝甘草大枣汤；若由茯苓、猪苓、泽泻再加阿胶、滑石，则成为治水湿化热兼阴虚的猪苓汤。凡此七方，主用药仅茯苓、猪苓、泽泻、白术、桂枝五味，通过此五味的出入变化，再合以生姜、大枣、甘草、滑石、阿胶等味，即组成了各有专攻的经典之方。如病情复杂，非众药共济不能为功时，仲景亦组以大方。如治疟母证的鳖甲煎丸用药多达23味。因其病为疟邪久羁，正气已虚，瘀血依痰，结积于胁下；既要祛邪，又要扶正，即要行气化痰，又要利水化瘀消癥，故主以鳖甲软坚散结；因疟邪传犯在三阳经，故组合治三经的代表方——小柴胡汤、桂枝汤、大承气汤；因痞结而去壅缓之甘草，因下虚而去破气直下之枳实，又加入化瘀之鼠妇、䗪虫、蜣螂、蜂窝、桃仁，消痰之赤硝、半夏，行气之乌扇、葶苈，利水之瞿麦、石韦，去瘀积之热之牡丹皮、紫葳，扶正之人参、白术、阿胶等，如此则正合病证之治。虽用药颇多，仍不失其规范，即多而不乱，繁而不杂。正如景岳所谓，“观仲景之方，精简不杂，至多不过数味，圣人之心，自可概见。若必不得已，而行中之补，补中之行，是也势所必然”。

《金匮要略》方之组合法则，不仅对方剂学理论的体现具有重要意义，而且对方剂学的发展，提供了重要的思路和原则。因此，对后世影响意义重大。如方药组合之君臣佐使，为方药所必备；对方药多向调节之组合，亦方家所常用。

第二节 《金匮要略》方用药剂量的临床应用

药量是用药的重要内容之一，药物剂量的使用法度和药物的配伍法则有同等重要的意义。它不仅要依据疾病的寒、热、温、凉、燥、湿及虚、实、阴、阳偏盛偏衰的程度，还要根据病人年龄大小、体形胖瘦，来决定不同性质功能的药物及剂量的多少。正如人吃饭一样，不仅要从种类上，还要从质量、数量上进行合理搭配，才能保持人体正常生长发育的需要，否则易生弊端。

《金匮要略》对各方药量的使用独具匠心，每一药物用量有常用量、大量、小量之分，并重视方中药物用量间的比例。如桂枝用方共36方，除桂枝茯苓丸、五苓散、茵陈五苓散3方用“分”作比例配制外，其余33方用桂枝量为5个，其中有18方用桂枝量为3两，故桂枝的常用量为3两，用在解表方和温建中阳方中；用2两者7方，用于解表但表邪不太重，或解表方中已用麻黄，或用于温经和温化阳气；用1两者为小量3方，主要用于肾气丸以轻温阳气；用4两者4方，比常用量稍大，用于治疗痹证、历节；用5两者为大量1方，用于平冲降逆，治疗奔豚。其它如白芍3两为常用量，黄芩常用3两，茯苓常用4两，杏仁常用半升或50~70个，半夏常用半升，百合常用7枚等。

《金匮要略》影响药量的因素有五：一与所治病证有关，如生姜，常用量为三两，而治呕吐哕则要用至半斤，小半夏汤、小半夏加茯苓汤、橘枳姜汤、橘皮竹茹汤等，皆以半斤为用。又如半夏，在《金匮要略》中有17方均用半升，但在治胃反之大半夏汤中则用至二升，唯因胃反之呕吐，病程长，治疗难，非寻常可比，非重用不能降逆止其呕。二与组方配伍有关，一张完整的方剂，方中药物是根据组方要求并按照主次配伍关系来设定每味药的位置的，故药量的使用，也必须合乎组方用意，突出药物的配伍关系。否则，用药虽是，量已倒置，则不能实现组方的要求。仲景在组方中，一般主治之药用量较大。如酸枣仁汤，枣仁用至二升；麻子仁丸中，麻子仁用至二升，用量均较他药为大。相反，一些治兼症的佐使药，用量则相对较小。如酸枣仁汤中的知母、川芎、茯苓，仅用二两，甘草用一两；又如小青龙加石膏汤，所治病证为外寒内饮兼有里热“烦躁”者，石膏为清热而设，属治兼症之药，其常用量为半斤至一斤，此则仅用二两。三与制方大小有关，单方、小方，因用药味数少，故用量较大，如此则药专效宏。如大乌头煎治寒邪极盛、疼痛剧烈之寒疝，乌头用至5枚，附子量才1枚~2枚，乌头量明显为大。枳术汤中之枳实，在承气汤类方中最多才用至5枚，而此方则用达7枚，以突出其泻痞消满的作用。四与药物的性质有关，药物质地有轻重，气味有厚薄，作用有强弱，性情有缓急，毒性及副作用不一，这也是影响用量大小的重要因素。一般矿石类药，因其质重而用量偏大，如石膏多用至半斤、一斤，桃花汤中赤石脂用一斤等。食类、无毒药用量也偏大，如粳米用至半斤、一升（附子粳米汤、桃花汤），饴糖一升（小建中汤、大建中汤），白蜜一升（大半夏汤），小麦一升（厚朴麻黄汤），羊肉一斤（当归生姜羊肉汤），白酒七升（栝楼薤白白酒汤）。而毒性药、峻烈药则用量偏小，如巴豆，《金匮要略》九痛丸中，用巴豆一两，与附子、人参等六药配制成丸药如“梧桐子大”，每服3丸，实际摄入量甚小；走马汤中用巴豆一枚制成霜用，其量也甚微。其他如葶苈子于葶苈大枣泻肺汤中用“弹丸大”，甘遂于甘遂半夏汤中用3枚，皆为虑其毒性、峻烈之性而慎用之例。五与体质差异性有关。仲景在药量使用上，也极重视体质与年龄因素。如干姜人参半夏丸中之半夏，用量仅为二两，较常用量半升明显减小，责其因，乃是治“妊娠呕吐不止者”，半夏有堕胎之弊，故用小量。

药量剂量不同，主治也因此而不同。如四逆汤与通脉四逆汤，二方都是由附子、干姜、炙甘草3味药物组成，但四逆汤用于阴盛阳微的四肢厥逆证，故干姜、附子用量较小，而炙甘草用量较大，取其益气和中、防止阳脱的作用；通脉四逆汤则用于阴盛格阳于外的四肢厥逆证，故干姜、附子用量较大，而炙甘草用量较小，以收回阳逐阴、通脉救逆之功。又如小承气汤与厚朴三物汤，同是大黄、枳实、厚朴3味药物组方，小承气汤中大黄4两，厚朴2两，用于阳明腑实证，病机是热结阳明，发挥大黄通腑泻下作用；而厚朴三物汤则是厚朴8两，大黄4两，用于气闭不通的大便秘结、腹满腹痛证，发挥厚朴苦温消胀行气的功用。再如：桂枝汤、桂枝加桂汤、桂枝加芍药汤，三方药物相同，只因主药桂枝与芍药的用量比例有异，而成为不同名称的三方，且各有主治。桂枝汤中桂、芍皆用3两，桂枝解肌发表，芍药敛阴和营，作用并举，则成调和营卫之方；桂枝加桂汤，为桂枝增至5两，桂芍比例为5∶3，突出了桂枝的作用，则全方平降冲气以治奔豚；桂枝加芍药汤，为仅加重芍药用量至6两，桂、芍比例为3∶6，芍药处于主要位置，则全方以和脾营为主，而治太阴腹痛。另外，《金匮要略》对作用相反性质的药物的配伍比例也很重视其合理药量比例。如麦门冬汤，《金匮要略·肺痿肺痈咳嗽上气病脉证治》篇治“火逆上气，咽喉不利”，证为肺胃阴伤，火气上逆者。方中麦门冬滋养肺胃之阴，半夏降其逆气，但半夏性燥，对阴伤火气上逆证有伤阴耗液之弊，故仲景用七升麦冬与一升半夏相配，麦冬与半夏的药量比例为7∶1，如此麦冬制约了半夏的燥性，使得半夏独具降逆之用，共收滋阴降逆之功。

《金匮要略》药物剂量的使用法度对当今临床的遣方用药起很好的指导作用。药物剂量的不适宜常会直接影响药效，甚至造成药害。也同时提示我们现在的药剂人员对医生精心配伍开出的处方要认真处理，以免造成剂量的失准。

第三节　《金匮要略》方药炮制、煎服法的临床应用

《金匮要略》载方疗效卓著，不仅在于组方严谨，配伍精妙，而且方后的药物炮制、煎煮、服法的科学性和实用性对临床疗效的意义也非常大。尤其是中药的煎服方法，直接影响着临床疗效。仲景之经方在每方后都作了具体的规定，为后学者立下了规矩。煎法上，有浸渍法、急煎法、久煎法、去滓再煎法、一方两煎法、米熟汤成法、丸剂水煎法、先煎法、后下法、将药物咀嚼煎服法等。如一方两煎法的附子泻心汤中附子“另煮取汁”，“大黄、黄连、黄芩三味，以麻沸汤二升渍之，须臾去滓，内附子汁分温再服”。取其扶阳欲其熟而性重，开痞欲其生而性轻也。在服法上，有顿服，即一剂浓煎，一次服完，如桂枝甘草汤、干姜附子汤等；有一服病愈止后服，即一剂药煎分多次服的，若服一次病愈，勿再服二次，如桂枝汤类方，麻黄汤类方；有分温再服的，如葛根芩连汤、附子泻心汤；有日夜连服的，如黄连汤、桂枝人参汤；有少少含咽服的，如苦酒汤、半夏散。仲景对方剂的煎法和服法论述详备，不厌其烦，不但提高了临床治疗效果，而且体现了其对病人高度负责的精神。其高尚的医德从中可见。现在有些医者在临证时，缺乏耐心，了了数语，草率诊断，遣方用药不加说明。有鉴于此，对仲景经方的用法要继承发扬。下面分而述之。

一、《金匮要略》方药物炮制

炮制，具有提高药物的纯度，消除毒副作用，改变药物的性情和增强疗效的作用。《金匮要略》十分重视药物的炮制，常于药后加注说明，其炮制目的明确，方法多样，使用广泛，现在中药炮制学的主要制法多可见于《金匮要略》，且不少药物的制药要求比今天用药还要讲究。主要有以下炮制方法：

1. 净制：一是去除非用药部分，如桂枝茯苓丸方中牡丹去“心”，防己黄芪汤中黄芪“去芦”，大黄䗪虫丸中䗪虫、虻虫“去足、翅”，猪苓汤中猪苓“去皮”等，均弃去其无药效作用部分的净制。二是去其副作用部分，如温经汤中麦冬“去心”，因麦冬心可引起心烦。三是去其与用药相违部分，如《金匮要略》中用麻黄多“去节”，皆强调要“先煮去上沫”，因为麻黄节有止汗作用，不利于发散。先煮去上浮之沫，气浮燥易使人心烦，故去之。现代研究认为上浮之沫有引起烦呕的副作用。四是去其毒性部分，如《金匮要略》中用杏仁、桃仁多去“皮尖”，再加上炒制，目的是去其毒性，《别录》云杏仁“味苦有毒”。

2. 碎制：将药物碎成小块，以便于药物中有效成分易于煎出。《金匮要略》中主要有㕮咀、剉、切、擘、捣、杵、碎、研等法。㕮咀，其意同如剉，为搞碎、铡碎的意思，即现代饮片的制法。如桂枝汤煎法“上五味，㕮咀，以水七升，微火煮取三升，去滓，适寒温，服一升”。切同今之“切”，《金匮要略》凡生姜多注“切”；擘为分开、剖开的意思，凡大枣多注“擘”；捣，《辞海》云“用棍棒的一头撞击”。《金匮要略》用瓜蒌时强调捣泥用；杵，凡制散剂，皆云“杵为散”；碎为捣碎，主要用于矿石类药，《金匮要略》中碎制的药物有滑石、石膏和代赭石；研为研磨的方法，《金匮要略》凡制丸药，皆云“末之”，即在药钵中研末。

3. 洗渍：《金匮要略》中有水洗、酒浸和醋渍的方法。水洗，去药物毒性副作用。如洗半夏，旨在去除其毒性和刺激咽喉的副作用，见于大柴胡汤、赤丸、大半夏汤后，以去滑液尽为度。又如洗蜀漆，旨在去其腥恶味以防引起恶心呕吐。见于蜀漆散中注“洗去腥”。酒浸，如《金匮要略》抵当汤中大黄注明用酒浸，取其活血化瘀，增强其活血之力并改变其苦寒下走的药性。醋渍，如《金匮要略》乌梅丸“以苦酒渍乌梅一宿，去核”。苦酒即醋，乌梅味酸，醋渍一宿，令其益酸，增强效用。

4. 火制：是以火为主进行加工炮制的方法。《金匮要略》应用了炙、炒、烧、炮、熬、煨等法。如《金匮要略》蜀椒去油用炒，因油性黏腻，不利于辛热温散作用的发挥。附子、乌头去毒用炮，一是为用其熟，二是为去其毒。矿石类药如云母、矾石用烧，使其易碎。阿胶制珠用炙，以易研末制丸用；鳖甲、蜂窝、甘草、枳实等用炙主要为去其毒性和易使药效发挥。巴豆去油用熬，以去其毒性等等。

二、《金匮要略》方煎药溶媒选择

《金匮要略》非常注重煎药所用溶媒，主要有水类、蜜、酒、醋、人尿等。

水类，有井水、泉水、甘澜水、浆水、井花水或其他洁净水。

泉水，即从地下涌出之水，澄澈清凉，有养阴利尿、导热下行之效。如主治百合病的百合地黄汤、百合知母汤、滑石代赭汤、百合鸡子汤。百合病病机属阴虚内热，症见口苦，心烦，小便赤。泉水可下热气、利小便，与方中诸药共奏润养心肺、凉血清热之效，使阴复热退，百脉调和，病可自愈。

甘澜水，又名劳水、千里水。即将水反复扬之千遍，然后取用。气味甘、平、无毒。水本性寒而体重，扬之千遍，甘而气清，取而用之，则不助肾寒之气，而有补脾益肾之功。茯苓桂枝甘草大枣汤用此水煎煮，意在去其水寒阴凝之性，温阳利水而无助水恋邪之弊。

浆水，又名酸浆水、清浆水。即米饭用清水浸泡7日以上，待味变酸，水面起白花而成。其性凉善走，能调中宣气，通关开胃，解烦渴，化滞物。如治狐惑病的赤小豆当归散、治牡疟的蜀漆散、治脚气冲心的矾石汤，均用浆水煎药，或送服药物，或煎取药液浸脚。再如治干呕、吐逆、吐涎沫的半夏干姜散，以浆水煎药顿服，其药理作用，正如尤在泾在《金匮要略心典》中说："浆水甘酸调中引气，止呕吐哕也。"

井花水亦称井华水。乃清晨时先汲的井水。气味甘、平、无毒，有通窍清热之效。风引汤主治肝阳上亢、热盛风动证，用井花水煎煮，即取其滋阴潜阳、通窍解热之意。

泔水，即淘米水。《本草纲目》载："淅二泔，亦曰米渖，即淘粳米汁，第二次者可用，故名淅二泔。善解热毒，兼能助胃。"《金匮要略》治食啖蛇牛肉欲死方后"以泔水洗头，饮一升愈"，即取其清解食物中毒之作用。

现代研究认为，水分子结构有多种丛样或链样模型，如能使水处在运动状态打碎其丛或链，水分子就可呈游动自由状态而变成活化水，用机械手段如高速叶轮将水搅动就可得到活化水。甘澜水实际上相当于现代所谓的活化水。作甘澜水法，实际是对水的机械搅拌运动。通过这种运动，似可增加水中氧的溶解度，促使水分子表面张力减小，促使水内离子的形成，用其煮药则有助于药材有效成分的充分溶出，而煎煮中药时，一般用地下水作溶媒，但地下水的溶解氧低，不利于中药在煎煮过程中的氧化分解，故甘澜水可以补其不足。有研究表明，山泉水及不同地区的水质所含的微量元素有所不同，所以会带来不同的疗效。又如久雨后之潦水含杂质较少，符合现代制剂选择煎药用水的原则，所以古人采用雨水、潦水等制剂。

蜜，即蜂蜜。性味甘平，有补虚润燥，解毒止痛等效。《金匮要略》以蜜作溶媒，多用其煎煮含乌头类峻烈剧毒药，取其解乌头毒、缓和药性药力的作用。如乌头汤、乌头煎、乌头桂枝汤诸方，皆取蜜与乌头共煎。又大半夏汤则以白蜜一升，水一斗二升，扬之二百四十遍，使水蜜充分混合均匀后煎药。以蜜为溶媒煎药，此属最早的糖浆制剂。研究表明，糖类食物可以间接地影响大脑神经介质的生成与传递，从而降低大脑对疼痛的感觉性，故摄食较多的糖类可以缓解中等强度的疼痛，这说明糖类药物和食物有提高机体痛阈的作用。

酒，酒味辛、甘、苦，性温，有通血脉，御寒气，行药势之功。所以酒既是溶媒，也是药物。张仲景用酒煎药者，有两种情况，一是用纯酒，一是水酒混合煎。如瓜蒌薤白白酒汤、瓜蒌薤白半夏汤均用白酒煎，即取其通阳宣痹，轻扬善行，以助药势之效。而胶艾汤用治妇人漏下，以清酒煎服，则借其温经行药之力。下瘀血汤以酒煎，是取其引入血分之功；红蓝花酒以酒煎，则取其活血化瘀、行气止痛之意。值得注意的是，《金匮要略》所用之酒，并非现代意义之白酒。盖酒在制法上分蒸馏酒（如烧酒、高粱酒等）、非蒸馏酒（如绍兴酒、葡萄酒等）两大类。据载，东汉时尚无蒸馏酒技术，故仲景所用之白酒、清酒等，皆非含酒精浓度较高之蒸馏酒。一般认为系米酒类，现代可取黄酒。现代研究认为，酒是良好的有机溶媒，药物的多种成分，如生物碱及其盐类、甙类、鞣质、苦味质、有机质、挥发油、树脂、糖类及部分色素等，皆易溶于酒中。

醋，古称酢、醯，俗称米醋。传统的甜酒、浊酒，由于浓度低，易于酸败而成醋，故又有苦酒之称。醋的性味苦温，能散瘀、止血、理气、止痛，可引药入足厥阴肝经。如苦酒汤用治咽喉生疮，即取其消肿敛疮之意。而芪芍桂酒汤用治黄汗，以苦酒煎煮，则能增强清泄营中郁热的作用。乌梅丸以苦酒渍乌梅，既能增强乌梅之酸性，使蛔虫得酸则静，又可引药入经，直达病所。现代研究证实，醋是良好的有机溶媒，能使药物中所含的游离生物碱等成分发生变化，增强溶解度，提高药物的治疗效果。

人尿，可取健康人的小便，去头尾，用中段尿。取10岁以下儿童之小便为佳，名为“童便”。尿性味咸、寒、无毒，功能益阴降火，止血消瘀。与草木之品有所不同，作药物溶媒易被吸收而直接为人体所用。《金匮要略·杂疗方》治马附及一切筋骨损伤方载：“以童子小便量多少煎汤成，内酒一大盏，次下大黄去滓，分温三服。”此方取尿与酒作为溶媒，具有活血消瘀通脉等作用。现代研究认为，人尿中有丰富的“褪黑素”，它具有镇静、止痛、催眠、解除疲劳等作用。而儿童的睡眠时间和睡眠质量比成人好，故童尿中“褪黑素”含量较高。

不同的方药在不同的溶媒中煎煮所发挥的效果是有区别的。如《金匮要略》泻心汤与《伤寒论》大黄连泻心汤，两方在药物组成、剂量、剂型和炮制方面都完全相同，但作用却是不同的，一是治疗“心气不足，吐血衄血”，一是治疗“心下痞，按之濡”。究其机理，主要在于溶媒的不同，泻心汤是“以水三升，煮取一升，顿服之”，而大黄连泻心汤是“以麻沸汤二升，渍之，须臾绞去滓，分温再服”。对此，《医宗金鉴》阐发得较清楚：“观其以滚沸如麻之汤，渍大黄、黄连，须臾绞去滓，仅得其无形之气，不重有形之味，是取其气味俱薄，大大泻下。”更明确地讲，吐衄因实火，故取其味厚可降下；痞为虚热，仅取其气薄以清上。又如《金匮要略》于补剂内，特别是以地黄为主的处方中，常用酒作为溶媒煎药，也体现了这一意义。汤剂本身存在着自然溶解系统，包括共溶、助溶、沉淀混悬以及某些化学反应。故有些含生物碱的药物易溶于酸性的醋中，如乌头、附子等；而含酸性成分的药物则易溶解于碱性汤剂中，如甘草中的甘草酸在碱性汤液中可溶出95%以上。《金匮要略》中的方剂，科学运用了不同溶媒的促进药物溶出和转化作用，而直接影响方剂的作用和疗效。其中部分溶媒作用已被现代科学所证实。当今目前临床上煎药溶媒运用过于单一，可能也是影响药效发挥和疗效提高的一个重要原因。因此，学习和应用《金匮要略》辨证应用煎药溶媒的方法并合理运用，对充分发挥药效，提高临床疗效具有重要的现实意义的。

三、《金匮要略》方药物的煎煮方法

药物的煎煮方法对于方剂有效成分的溶出有重要作用，也是直接影响临床疗效的原因之一。《金匮要略》方后注中根据不同药性及疗效的需要，灵活选用了不同的煎药形式。其煎药形式有很多现代仍在常用。另外对不同作用的方剂的煎煮时间上也有不同。

1. 先煎：对于久煎才出药效之品，或是药性峻猛、有毒之品，或是提高浓度以使药力缓和持久之品，张仲景选择了先煎。如酸枣仁汤中的酸枣仁，因为为果仁，须久煎才能

使有效成分释放出来，故先煎；麻黄汤类方中的麻黄，“先煮两沸去上沫”可降低麻黄引起的副作用；茵陈蒿汤中的茵陈，葛根汤中的葛根，苓桂术甘汤中的茯苓等先煎，可提高汤液中主药的有效浓度，从而使药力和缓持久，使病邪缓而去之。

2. 后下：对于易挥发、易黏连的药物，仲景采用了后下的方法。如生姜半夏汤中的生姜，若同煎可因煎煮时间过长而破坏其辛散水饮之功降低疗效，故而后下；厚朴三物汤中的大黄，若不后下，其具有导泻作用的成分易因其煎煮时间过长而变性，变成活血化瘀泄热之功，达不到预期疗效；小建中汤中饴糖，性黏连，若同煎可使同煮之药糊锅底。

3. 包煎与烊化：对于矿物类打成粉末样药或体积微小易浮于水面之药，或胶状药，因其形态的特殊性，不能同大多数药物一样煎煮，而是据其各自特点，采用包煎或烊化等手段。如滑石代赭汤中的滑石、代赭石因其为粉末状故包煎；芎归胶艾汤中阿胶因胶状易粘锅而采用烊化方法。

4. 分煎与合和：对于某些汤药，为避免方中药物同煎降低疗效或减少同煮引起的副作用，采用了分别煎煮再和合服用或分煎和合再煎的方法；亦有些因患者病情需要，需一方产生两种功能互不影响，也采用了此种煎法。如百合知母汤中百合、知母分而煎之再合煎，若二者同煎，则会降低方剂疗效；乌头汤中乌头与其他药物分煮，可降低因同煮所引起的副作用，而且可以达到乌头去邪，芍药、黄芪、甘草扶正，分而治之的效果。

5. 去渣再煎：在《金匮》中，对于柴胡类方、泻心汤类方等方剂，仲景采用了去渣再煎的方法。其主要使用特点是：①多为和剂，如柴胡汤类方可以和解少阳，泻心汤类方可以调和寒热。②多为了使药力和缓持久，而达到调和治病的功用。如半夏泻心汤与黄芩加半夏生姜汤在药物组成上是相同的，而煎法因疗效需要而不同。前者采用去渣再煎法，辛开苦降，调和肠胃；后者同煎，以求清热止利、和胃降逆之效。

6. 浸泡取汁：如防己地黄汤“防己、桂枝、防风、甘草以酒一杯，浸之一宿，绞取汁，生地黄蒸之绞汁和，分再服”。此种方法可增强方剂的清、散之力。

7. 煎汤代水：仲景亦将某些药物或辅料先煎取汁，再以此汁煎煮它药。如十枣汤，先煎大枣，成汤后加入芫花、甘遂、大戟使峻泻而不伤正；厚朴麻黄汤先煮小麦为汤，以此再煎厚朴、麻黄，一方面以小麦养心和胃，一方面可缓朴、黄之燥。

8. 煮取时间的选择：《金匮要略》并明确注明各方的煎煮时间，但于每方之后均交待了以水（或其他介质）几升煮取几升，从而间接暗示了煮药的时间。如桂枝芍药知母汤“上九味，以水七升，煮取二升”；乌头汤“上五味，㕮咀四味，以水三升，煮取一升”。显然前方煎煮时间长于后者，在煎取条件不变的情况下，这相当于比较明确、实用的时间规定。

四、《金匮要略》方药物的服用方法

《医学源流论》说：“病人之愈不愈，不但方必中病，方虽中病，而服之不得法，则非特无功，反而有害，此不可不知也。”可见在临床上不仅熟练运用方药，也要熟练掌握服药方法。所谓但只知其方药而不知其服法者亦非善治也。所以服药方法是否得当，直接影响其疗效。讲究中医服药方法，对于中药药效的发挥和患者的康复有直接的影响，也是保证中医临床疗效的措施之一。

1. 服药温度：《金匮要略》对服药方法十分讲究，因病证不同，则用药亦异，故而服药的温度亦有不同。根据药物的特性和疾病的性质，选择中药汤液的服用适宜温度，对于疾病的治疗及药效的发挥有直接的关系。一般来说，温服为最常见，也可称为常规服用方法，病情稳定，无急、甚、特的情况，即用温服法。热证用寒药，宜将煎得药液放冷后服用，即冷服。出血病人或中毒病人宜冷服。寒证用热药，宜将煎得液趁热服下，即热服。在《金匮要略》中，服药温度大致可分为温服、小冷服、和适寒温服三种情况。①温服：一般汤剂均宜将煎得药液放温后服用，能减轻药物对胃肠道的刺激。《金匮要略》中明文记载温服的方剂总计118方。如葛根汤、麻黄加术汤、甘草泻心汤、瓜蒌薤白白酒汤等。②小冷服：记载小冷服者一处，为生姜半夏汤，“上二味，以水三升，煮半夏，取二升，内生姜汁，煮取一升半，小冷，分四服，日三夜一服”。待小冷，是恐寒饮固结于胸中，格拒热药而不纳反致呕逆，是采用“治寒以热，凉而行之”的从治之法，分四服者即日三夜一，其意图在于寒饮阻滞，难于骤消，故用量不宜过大，使小量药物起持续作用，逐渐宣散胸中之寒饮，同时生姜用汁，量小力强，使寒饮消散，阳气开朗。③适寒温服：如桂枝汤。“上五味，㕮咀，以水七升，微火煮取三升，去滓，适寒温服一升。服已须臾，啜稀粥一升，以助药力，温覆令一时许，遍身漐漐微似有汗者益佳，不可令如水淋漓。若一服汗出病瘥，停后服”。桂枝汤在此为治疗表里俱病，内有脾胃虚寒，外有风寒固束，故应先温其里而后攻其表，以防风寒与内寒呼应相犯，虑其亡阳之患，解表之剂桂枝汤辛温解表，调和营卫，使之外邪解。适寒温服是药性平和，无特殊偏颇，太凉服对内有虚寒者不利，故须适寒温服之。

2. 服药时间：《金匮要略》对服药时间分为空腹服、饭前服、饭后服和夜间服。从人的阴阳昼夜消长规律的中医理论来看，从现代药理学的观点来分析，服药时间直接影响药效的发挥及副反应的出现。①空腹服：指清晨未食前服药。空腹服有利于肠胃对药物的吸收。如薯蓣丸，“上二十一味，末之，炼蜜为丸，如弹子大，空腹酒服一丸”。驱虫药空腹服用，可使药物直接作用于虫体。②饭前服：其目的取其药力不为食物所阻滞，先服药而后食，可借助食物使药力达下焦。故病在下部的患者，宜饭前服。对胃肠道无刺激的药物可饭前服。如桂枝茯苓丸，“上五味，末之，炼蜜为丸如兔屎大，每日食前服一丸”。③饭后服：对胃肠有刺激作用的方药宜饭后服。如乌梅丸，“丸如梧子大，先食饮服十丸”。凡是病在上需延长药力在上部病位保留时间的均宜饭后服。另外，消食药亦宜饭后服，以便更好地发挥疗效。④夜间服药：如竹皮大丸，“上五味，末之，枣肉和丸弹子大，以饮服一丸，日三、夜二服”。夜间服药便于药力衔接发挥疗效。中医认为“阴气旺于夜”，所以，安神药、滋阴药在夜间服，可借人体之阴气而助药力；另外，缓泻药亦宜夜间服用，以利早晨排便。⑤病发前服药，如调经止痛药在月经来临时服用；治疟疾药应在疟疾发作前2~3h服，使之达到截疟的目的；苓桂枣甘汤，在欲作奔豚之前服用，能起到通阳利水，防止冲逆，遏制气逆上冲咽喉、发作欲死的奔豚证的发生，或是减轻其发作症状，从治疗用药方面体现了仲景的治未病思想。

3. 服药次数：《金匮要略》方每日的服药次数，共分6种情况：顿服、日服1次、日服2次、日服3次、日夜服、随病证变化定服。①顿服，即为煮成药后一次尽服者。《金匮要略》顿服主要为汤剂者。汤剂顿服，可视为日服1次。所治病证，皆为实证，且病情较重，病势较急者。如治疗肠痈化脓的大黄牡丹皮汤，治疗产后干血，干血著脐下和下瘀血汤等。另有用水煮散服汤者或浆水和散为汤者，提示每次煮制后应立即服尽，随制随服，不可放置，其所治病证也为病势较急者。如治疗气利，滑脱失禁下利的诃藜勒散，治疗肠痈薏苡附子败酱散等。②日服1次，《金匮要略》中明确指出日服1次者，仅有2方，即十枣汤、大乌头煎。十枣汤强调："强人服一钱匕，羸人服半钱，平旦温服之；不下者，明日更加半钱。"提示有三：一为药物猛烈；二为只能在"平旦"，因为此时阴气未动，阳气未散，可以攻有过之邪而不伤正；三为试服加量之法。大乌头煎方后强调："不差，明日更服，不可一日再服。"此二方皆为攻邪峻剂，因其有毒，或具有定时服的含义。③日服2剂，即"日二服"、"再服"者，汤剂为常用服药次数，一为攻治大实大热证，温补阳气虚衰证，祛除寒实邪盛证，为集中药力，不分3次，作日服2次。如大小承气汤、四逆汤、乌头汤等；二为治疗一般性疾病，如治疗百合病的百合地黄汤、百合知母汤等，日服2次足矣。日服2次的散剂仅2方，即当归散、蜘蛛散，属常服保胎者。日服2次的丸剂仅肾气丸，属慢性病需长服治疗者。④日服3次，故日服3次的方剂为《金匮要略》方的常用服法，所占比例在60%以上。不论是汤方、散方、丸方，仲景每多主张日服3次，这样有利于药物始终保持一定的药物浓度和药效的持续性，与现在的中药服法日服2次不同，反与现行的西药服法大多日服3次相同。⑤日夜服，多为日服3次，加上夜服1次或2次，因此，此服药次数实为4次或5次者。《金匮要略》中汤剂共有5方，其中4方为"日三夜一服"，有麦门冬汤、奔豚汤、半夏厚朴汤、生姜半夏汤；泽漆汤为日夜分10次服；丸剂有2方，皂荚丸为"日三夜一服"，竹皮大丸为"日三夜二服"。夜间加服，主要有3个方面的原因：一是有病症夜间重的特点，如麦门冬汤所治的病证是肺阴虚内热的咳逆证，多夜间咳甚，故夜间加服1次。二是症状频发，症状痛苦，着意抓紧控制症状，如皂荚丸证为咳嗽较剧，时时吐浊，但坐不得眠；奔豚汤证是冲气反复发作，发作欲死；生姜半夏汤证是饮气阻隔于胸中，胸中烦呕，彻胸中无奈者；竹皮大丸证是产后发热，烦乱呕逆者。三是成频服法，如半夏厚朴汤，以治咽干异物的咽喉病。泽漆汤是唯一一首分10次服的方剂，书云："右九味……煮取五升，温服五合，至夜服尽。"此为频进服法。本方所治之证为邪实重而又正虚者，不攻积水则喘不止，攻之又恐伤正而不耐一就重攻，故频服渐进。⑥随病证变化决定服次，一为"中病止服"。如甘草麻黄汤，作"三升，服一升，得汗止服"；二为调整再服，即根据服药后的证情变化及药性反应来决定再服药的次数、时间间隔、药量增减等。如桂枝汤，一服不汗可小促其间，一剂服尽无汗可作二三剂。三为毒剂微量渐加，对于方中配伍有毒药物的一类方剂，其有效剂量与中毒剂量相近，量少则达不到疗效，量大则可能中毒，且患者个体差异较大，因此仲景采用了"微量渐加，以知为度"的服法，使药效达到最佳的"冥眩反应"而不造成中毒。如乌头桂枝汤"初服二合，不知，即服三合，又不知，复加五合，其知者，如醉状，得吐者，为中病"。发汗剂、泻下剂应掌握以微汗，得下为度，而不应拘泥于服药次数。

4. 服药剂量：服药剂量直接影响着疗效，《金匮要略》服药剂量由于患者的壮羸不同，中邪的深浅有别而有不同。①根据体质强弱和年龄不同而服药剂量不同。如小青龙加石膏汤，"强人服一升，羸者减之，日三服，小儿服四合"；再如桔梗白散，"强人饮服半钱匕，羸者减之"。②根据病情缓急不同而剂量不同。一般汤剂可分为分服、顿服、连服和频服。分服是将1天的药液总量分几次服用，使药物保持一定的血液浓度，适用于病情轻缓及慢性病患者。顿服是将1剂药液1次完全服完，使药物在体内迅速达到有效浓度，主要用于治疗急症、重病。连服是在较短时间内连续服用数剂药液，使药物的血浓度迅速达到有效浓度以上，并维持较高的水平，用于病情较重者。频服是将1剂药液少量多次的服用，特别适宜于婴幼儿服药。胃气虚弱的患者服有刺激性的药液时，亦宜频服；呕吐患者服用止呕药时，频服，使患者逐步适应；病位在上者，频服亦可延长药液在上部的停留时间。

5. 服药药引：灵活地用药引，不仅可以增强疗效，有的还可减轻其毒副作用。如生姜作药引，因其有吸收促进作用，可增强药物的利用度而充分发挥疗效。《金匮要略》中除了用水送服外，有用浆水送服的，如赤小豆当归散，“浆水服方寸匕，日三服”。取其浆水性凉，善走之性，能清热解毒；有用小麦汁和大麦粥送服的，如白术散，“复不解者，小麦汁服之，已后渴者，大麦粥服之”，取麦粥汁饮调合，目的和中培土，益肠胃而健中气；有用酒送服的，如土瓜根散，“酒服方寸匕”，酒辛温通阳，用酒送服，以助药性。目前临床上药引的应用越来越少。其原因主要是对药引缺乏认识，认为有无药引同样治病，而中医临床有时因不用药引而往往达不到预期的效果。所以，《金匮要略》对药引的重视使用值得我们学习继承。

6. 服药与饮食调护相结合：①啜粥以助药力，驱邪外出。如桂枝汤服法“服已须臾啜稀粥一升，以助药力”。饮粥可协助桂枝汤发表解肌，又可顾护胃气，增强体力，使邪去而正不伤。瓜蒌桂枝汤服法“取微汗，汗不出，食顷，啜热粥发”。以使谷气内充，中焦之津液外布，易于酿汗驱邪外出。桂枝加黄芪汤服法“须臾饮热粥一升余，以助药力，温服取微汗”。②啜粥顾护胃气，缓其药势，使祛邪而不伤正。如十枣汤药用芫花、甘遂、大戟，均为峻下逐水之品，药力峻猛有毒，易伤正气。张仲景采用“得快之后，糜粥自养”，以糜粥调养，顾护胃气，缓其药势。③其它：还有如百合洗方用法“洗已，食煮饼”，食以麦粉煮饼，益气生津，则津液生，口渴自解；五苓散治疗下焦饮逆证，要“多饮暖水，汗出愈，旨在补充水津，扶助胃阳，温行水气以发汗，使水饮内外分消。

7. 服药宜忌：服药宜忌是提高药效，防止疾病反复的保障。如麻黄杏仁苡仁甘草汤，“温服，有微汗，避风”，药后取微汗是治疗风湿在表的原则，因已汗出，避风就更为重要。再如乌梅丸，“禁生冷滑臭等物”，可见服用中药应忌某些食物，中医称之为忌口，如果误食应忌的食物，可能会降低中药疗效或引起不良反应。一般来说，均应忌生冷、油腻食物；对某些特殊病人还应特殊对待，如疮家服药，还需忌辛散腥物，如姜、椒、酒、鱼虾等。另外，还应禁忌中西药的不合理使用，一般应中西药分开服用，因为中西药混合使用，到底是产生拮抗作用，还是产生协同作用，还有待研究探讨。

《金匮要略》组方法度严谨，用药皆有心得，重视用药的每一环节。对药物炮制和配方处理、煎药方法都提出严格的要求，对服药方法及服药后反应都有详细记载。它对药物的运用主要强调组方后的作用，同时按照辨证施治原则，证变治亦变，随证用药。对服药方法也随药不同而采用不同服药方法，符合现代科学，值得现代临床医生的发扬和借鉴。从而使《金匮要略》中的药物炮制法和煎服方法更好的服务于临床。

第二章 《金匮要略》方剂研究与应用

第一节 脏腑经络先后病脉证治

《金匮要略·脏腑经络先后病脉证治》篇是《金匮要略》全书的总论，主要讲述治病的指导思想、发病原因、自然界气候与疾病的关系、疾病的预后及治疗等等。其中也涉及到用药的内容如“夫肝之病，补用酸，助用焦苦，益用甘味之药调之”。肝虚用酸补之，此为正治法；助用焦苦，焦苦入心，使心气旺，“子能令母实”，而有助于肝；益用甘味之药调之，有实脾以制肾，而使肾水弱而心火旺，心火旺则肺气亦衰，而肝木不受其制，则肝旺而自愈。本篇只提及1个方剂“夫诸病在藏欲攻之，当随其所得而攻之，如渴者与猪苓汤，余皆仿此”。说明如渴者，是水与热得，热结在水，故用猪苓汤利其水而热亦除矣。

一 猪苓汤

【原文】脉浮，发热，渴欲饮水，小便不利者，猪苓汤主之。

【组成】猪苓（去皮） 茯苓 阿胶 滑石 泽泻各一两

【煎服法】上五味，以水四升，先煮四味，取二升，去滓，内胶烊消，温服七合，日三服。

【药理研究】猪苓汤能有效地保护肾功能，提高肾小球滤过率，防止氮质血症的发生。抑制细胞因子的基因表达，降低细胞因子的活性，对原发性系膜增殖性肾炎产生治疗作用。对乙醛酸溶液诱发的肾结石形成有抑制作用。对抗庆大霉素所致的急性药物间质性肾炎，减少实验动物大鼠尿N－乙酰－β－D－氨基葡萄糖苷酶（NAG），降低24h尿蛋白、降低血肌酐，提高肌酐清除率，对肾脏病理亦有明显改善作用[1]。

【临床应用与研究】凡属水热互结伤阴的肾炎、肾结核、肾盂肾炎、泌尿系感染、肾结石、尿路结石、乳糜尿有尿频、尿急、尿血者。

朱中骥[2]以猪苓汤加减治疗慢性肾小球肾炎57例，显效34例，有效19例，无效4例，总有效率93%。李昌德[3]以猪苓汤治疗小便不利32例，显效最快2天，最长7天。痊愈25例，好转5例，无效2例，总有效率为93%。王玉明等[4]以猪苓汤治疗血淋50例，服药最少3剂，最多15剂。其中，服药3剂者8例，3～6剂者24例，6～9剂者11例，9～15剂者7例。50例中治愈46例，好转2例，无效2例。

医案1 小便不利案

肖某，女，53岁，居民。半月前出现尿频尿急，每日白天约25次左右，夜晚约10余次，低热，心烦，腰痛．余无特殊，严重影响工作及睡眠。过去亦反复发生，均以泌尿系感染给西药治疗后症状消失。但是该次发作仍以上法用西药治疗5天无效，遂相继经尿常规、细菌培养、B超、膀胱镜检、肾盂造影均未发现异常，继以碱（酸）化尿液、调节神经功能等治疗无效，10日后建议服中药治疗而就诊。查体：一般情况属正常，症状述如前，舌质红，苔薄黄少津，脉浮数。药用：猪苓20g，茯苓、阿胶（烊服）、滑石各15g，泽泻、生地黄、山栀仁各12g。水煎服，每日10剂。连服3剂后小便次数明显减少。再以前方去滑石、山栀仁，加山茱萸、山药各15g，10剂后痊愈［四川中医，2003；21（1）：45］

医案2　泌尿系感染尿血案

胡某某，女，24岁，1986年11月5日初诊。肉眼血尿2周，西医拟诊为泌尿系感染，经用大剂量青、链霉素及庆大霉素肌注10天，疗效不显著，又用复方新诺明4天，仍无效，故求治于中医。现诊：全程血尿，血色鲜红，小便频数并有灼热感，口渴欲饮，小腹下坠，腰部疼痛，无明显浮肿，舌质红、苔薄黄，脉数。尿常规镜检：红细胞满视野，白细胞+++，蛋白++，上皮细胞+。腹部平片示：肾及输尿管、膀胱未见异常。此为热迫膀胱所致，治宜清热利水，凉血止血。拟猪苓汤加白茅根30g，大黄12g。连服15剂，诸恙息平，尿常规化验正常，病获痊愈。［江西中医药，2001；32（1）：4～5］

医案3　劳累后尿频、尿急、尿痛案

魏某，女，50岁。1999年9月21日初诊。主诉：尿频、尿急、尿痛复发3日。素有尿频尿急、尿痛10余年，反复发作。近1周来因家务事繁忙，未注意休息而复发加剧3日，小便频数灼热，时时欲解，解时及解后坠胀尤甚，伴腰酸肢软心烦头眩，口干不欲饮，大便尚可，饮食稍减。查体：一般情况可，体温37.3℃，舌质红，苔薄黄，脉细数，左肾区叩痛（+），腹部柔软无压痛，双下肢无明显水肿。尿常规：脓细胞（+++），红细胞（+），上皮细胞（+）。中医诊断：淋证（劳淋）。证属少阴阳虚，水热互结膀胱，气化失常。治则：滋阴清热利水。方药：猪苓汤加味。药物组成：猪苓10g，茯苓15g，泽泻10g，滑石20g，阿胶10g（烊化），生地黄15g，牡丹皮10g，黄柏10g，白茅根30g，忍冬藤30g。5剂，水煎服，日1剂。二诊：服上药5剂，自觉尿道刺激症状消失，惟腰仍感酸软。脉细，舌质红，苔白薄。尿常规：脓细胞少许，红细胞极少。为巩固疗效，续用上方1剂，诸症消失。再用六味地黄丸4瓶以善其后。［河北中医，2002；24（9）：683～684］

医案4　新产后癃闭案

赵某，女，28岁，干部。1994年6月7日就诊。新产未久，小便癃闭，小腹胀痛拘急，心烦，口渴喜饮，但因尿闭故不敢稍饮。曾用西药利尿，无显著效果，惟用导尿方可缓解一二。但数日后，又因导尿所致尿道口肿大，痛苦难当，急就诊于余。视其舌质红而无苔，脉洪数，小腹先胀后痛。证属产后血虚，阴阳不调，膀胱气化不利，水热互结。治以猪苓汤加味：猪苓20g，泽泻20g，茯苓30g，滑石20g，阿胶15g（烊化），乌药6g，小茴10g。服1剂，即溲利。再剂，尿溲如注，胀痛除。经服2剂，诸恙皆瘥。［河南中医药学刊，1998；13（6）：6～7］

医案5　失眠（神经官能症）案

吴某某，女，35岁，农民，1978年6月21日初诊。患者头昏失眠两月余，头昏厉害时伴视物旋转，但不呕吐，走路需人搀扶，胆小易惊，不敢过马路，失眠多梦，口渴不欲多饮。其夫为医师，曾用中药养阴安神、补气养血安神等方剂，治疗无效，又用西药镇静剂，亦无好转。某附院内科及神经科检查无异常发现，诊断为神经官能症。后就诊于余。诊时症如上述，小便黄短偶有热感，大便偏干，口稍黏，面隐红，舌红苔白，脉沉细弦，尺脉更沉。证属下焦湿热伤阴，肾阴不能上济心火，以致心肾不交。拟猪苓汤加减：猪苓10g，云茯苓10g，滑石15g，泽泻10g，阿胶10g，首乌藤10g，酸枣仁10g。5剂。6月27日二诊：服上方后，小便转长、转清、偶有灼热感，心悸、失眠、头昏均减轻，仍守原方再进5剂。以后患者曾来诊几次，因病情逐日好转，病因病位未变，故守原方不变，共服药25剂，诸症消失。[江西中医药，2001；32（1）：4~5]

参考文献

1. 许庆友，奚正隆，柴崎敏昭．猪苓汤抗急性药物间质性肾炎的实验研究．中国实验方剂学杂志．1996；2（6）：15~17
2. 朱中骥．猪苓汤加减治疗慢性肾小球肾炎57例．湖南中医杂志．2003；19（2）：45
3. 李昌德．猪苓汤治疗小便不利32例分析．四川中医．2003；21（1）：45
4. 王玉明，彭世桢，马凌．猪苓汤治疗血淋50例临证分析．实用中医内科杂志．2004；18（3）：240

第二节　痉湿暍病脉证治

二　瓜蒌桂枝汤

【原文】太阳病，其证备，身体强几几然，脉反沉迟，此为痉，瓜蒌桂枝汤主之。

【组成】瓜蒌根二两　桂枝三两　芍药三两　甘草二两　生姜三两　大枣十二枚

【煎服法】上六味，以水九升，煮取三升，分温三服，取微汗。汗不出，食顷，啜热粥发之。

【药理研究】瓜蒌桂枝汤能够降低癫痫的发作级别，升高癫痫大鼠大脑内一氧化氮（NO）和超氧化物歧化酶（SOD）水平，从而减轻癫痫的发作，并且可以防止癫痫发作引起的脂质过氧化，对癫痫大鼠的大脑具有保护作用。

【临床应用】主要用于外感热病引起的抽畜、发痉和口噤等证以及内伤杂病中出现的抽搐、发痉、手足蠕动等症。

歌曰：太阳症备脉沉迟，身体几几欲痉时，三两蒌根姜桂芍，二甘十二枣枚宜。

医案1　柔痉案

丁某，男，半岁，1931年初夏。身热、汗出、口渴、目斜、项强、角弓反张、手足抽搐、指尖发冷、指纹浮紫、舌苔薄黄。伤湿兼风，袭入太阳卫分，表虚液竭、筋脉失荣。治以调和阴阳，滋养营液法，瓜蒌桂枝汤主之。瓜蒌根6g，桂枝3g，白芍3g，甘草2.4g，生姜2片，大枣2枚。5剂后各症减轻，改投当归3g，生地黄6g，白芍6g，瓜蒌根6g，川贝母3g，秦艽3g，忍冬花6g，4剂而愈。[高辉远整理．蒲辅周医案．第1版．北京：人民卫生出版社，1972：259]

三　葛根汤

【原文】太阳病，无汗而小便反少，气上冲胸，口噤不得语，欲作刚痉，葛根汤主之。

【组成】葛根四两　麻黄三两（去节）　桂枝二两（去皮）　芍药二两　甘草二两（炙）　生姜三两　大枣十二枚

【煎服法】上七味，㕮咀，以水七升，先煮麻黄、葛根，减二升，去沫，内诸药，煮取三升，去滓，温服一升，覆取微似汗，不须啜粥，余如桂枝汤法将息及禁忌。

【药理研究】①抗炎与免疫抑制作用：葛根汤可显著降低继发性关节炎关节液中白细胞介素1β、肿瘤坏死因子α的活性及前列腺素E2的含量，抑制大鼠佐剂性关节炎急性足爪肿胀，对于继发性的足肿胀也有明显的抑制作用；下调退变颈椎间盘中磷脂酶A2（PLA2）活性的作用，从而可减少多种炎症介质的合成，防治颈椎病。②抗过敏作用：葛根汤能对抗小鼠异种、同种抗血清所致的皮肤过敏反应（PCA），阻断抗原与IgE结合，从而阻止了肥大细胞脱颗粒及释放活性物质，减轻或消除过敏症状，在致敏后或致敏中给药均有作用。还能竞争组胺受体，与H1受体阻断剂扑尔敏作用相似。③提高免疫功能，可抑制感冒病毒与流感病毒等增殖，有效改善感冒症状。

【临床应用与研究】仲景用于治疗太阳病，项背强几几，无汗、恶风及口噤不得语的刚痉证。现代临床用于内科风寒感冒、头痛、眩晕、颈椎病、肩周炎、面神经麻痹、鼻衄；皮肤疾病瘾疹、硬皮病；妇科乳腺炎；儿科小儿病毒性肠炎、遗尿等疾病。

宋华妮[1]报道葛根汤治疗感冒（外感风寒证）的临床总有效率为95.7%，愈显率为80.0%。其不良反应发生率低（0.87%）；卫又峰[2]报道葛根汤加味治疗颈椎病236例，治愈156例，显效53例，有效20例，无效7例；范冠杰[3]报道治疗肩周炎52例，治愈44愈，有效6例，无效2例，总有效率96.1%；杜文孝[4]报道以葛根汤为主治疗急性乳腺炎21例，治愈15例，好转5例，未愈1例；顾仲明[5]报道治疗局限性硬皮病28例，痊愈15例，显效9例，无效4例，痊愈率54%，有效率86%；曾志海等[6]报道葛根汤治疗周围性面瘫143例，有效88.8%，显效73.42%，1个月内恢复占76.92%；周延秋[7]报道葛根汤治疗春季小儿病毒性肠炎，治愈率100%，服药1～2剂愈者37例，服药3～4剂愈者9例；王秀荣[8]报道葛根汤治疗荨麻疹51例，46例急性荨麻疹患者服药1～7天后，治愈39例，好转6例，无效1例，5例慢性患者用药8～15天后，治愈2例，好转3例，治愈率为80.39%，好转率17.6%，总有效率98.04%；朱世杰[9]等报道以葛根汤治疗目劄（眨眼症）205例，治疗时间3～10天，均获治愈；治疗失枕89例，痊愈65例，显效15例，好转5例，无效4例；韩贵周[10]报道以葛根汤治疗痉挛性斜颈8例，3剂痊愈者3例，6剂痊愈者2例，8剂痊愈者3例。

医案1　恶寒发热，头痛项强，腰脊酸痛案

钟某，女，62岁，护士。1992年6月12日初诊自诉：日前先觉周身不适，继而恶寒发热，全身酸楚，自以为感冒，服退热药其症稍减，然旋又发热无汗。翌日邀余诊治。症见形寒发热，头痛项强，腰脊酸痛，舌苔薄白，脉浮滑而数。体温39.6℃，血常规检查正常。此太阳伤寒，兼太阳经腧不利。治以辛温解表，发汗退热，利经生津。方选葛根汤处方：葛根、白芍各10g，生麻黄、桂枝各6g，粉甘草3g，生姜3片，大枣6枚。每日1

剂，水煎两次分早晚服。一剂而遍体荥荥微汗出，体温降至38.5℃，全身顿觉轻松许多。连服3剂，形寒发热已解，体温正常，头痛项强、腰脊酸痛若失，惟感神疲乏力，头昏自汗，舌质淡红，脉细滑稍数。此病后气阴受损之象，继以益气养阴剂调治而愈。［河南中医，1998；18（4）：238～239］

医案2　口噤抽搐案

石某，男，32岁，司机，1990年12月23日诊。患者于就诊当日凌晨2时许熟睡醒来，疑有贼行窃，薄衣出户巡视，回屋后即告颈项发紧，随之全身战栗，覆以厚被，仍不能止，不久患者牙关紧咬，口噤不开，颈项强硬，四肢抽搐，遂急诊入院，血常规、尿常规、X线摄片和脑脊液检查均无异常，予以输氧、针刺等方法治疗无效。患者神清，体温37.6℃，血压16/11kPa，心肺听诊正常，脉弦紧。诊为刚痉。证属风寒侵袭，经络阻滞。治当发汗解表，舒通经脉。因其体质壮实，径投葛根汤：葛根30g，生麻黄、桂枝各12g，白芍、生姜各10g，炙甘草5g，大枣2枚，急煎，鼻饲200ml。约半时许，患者涔涔汗出，诸症豁然而解。嘱其防风御寒，调养将息。［江西中医药，2004；1：46］

医案3　颈强案

余某，男，1岁又1月，2002年6月20日初诊。家长代诉：八九日来项强，头部汗不出，身上汗亦少，舌苔淡白，脉沉细。治拟葛根汤法，以太阳经受邪论治。方药：葛根3g，炙麻黄1g，桂枝2g，炒白芍3g，炙甘草2g，大枣3枚，生姜3片。3剂。6月23日复诊，头部、身上均已汗出，仍项强，纳食不多，脉沉，舌苔薄腻。治拟七味白术散合桂枝加葛根汤。方药：太子参6g，炒白术5g，茯苓6g，炙甘草3g，广藿香3g，葛根3g，桂枝1.5g，炒白芍3g，大枣3枚，生姜2片。5剂。服上方后项强好转，饮食有增，舌苔薄白，再用复诊方加炒陈皮3g。5剂后诸症痊愈。［河南中医，2005；25（2）：13～14］

医案4　面瘫案（周围性面神经麻痹）

李某，男，34岁，2000年12月22日初诊。突发口眼㖞斜1月。素日身体虚弱。1月前归家途中遇寒风，晨起觉左侧面部板滞，麻木，张口困难。曾予牵正散等治疗效果不佳。查：左侧额纹消失，眼睑不能闭合，鼻唇沟平坦，口角歪向右侧。舌质淡，苔薄白，脉沉紧。证属风寒凝滞，经脉拘急。治以祛风散寒，解肌通络。拟葛根汤加味。药用葛根18g，麻黄9g，桂枝12g，炙甘草9g，大枣15枚，白芍24g，川芎12g，全虫12g，生姜6g。服药3剂后，面部麻木减轻。原方去麻黄，加地龙9g，木瓜15g，继服10剂，病愈。［实用中医内科杂志，2002；16（1）：33］

医案5　胸背部疼痛月余，呈针刺样、刀割样伴束带感案（颈椎病脊髓型）

温某，女，72岁，1994年11月8日初诊。患者胸背部疼痛月余，呈针刺样、刀割样伴束带感，呼吸即痛，畏寒，睡卧时痛减，大便干结，舌淡、苔薄白，脉沉细。检查第5、6颈椎棘突压痛，压头试验阳性。诊断为颈椎病（脊髓型）。证属表虚有寒，经络痹阻。治疗宜益气固表，温经通络。方用葛根汤加减：葛根12g，黄芪20g，麻黄10g，桂枝10g，白芍15g，威灵仙12g，细辛3g，秦艽12g，肉桂10g，甘草3g。5剂后症状明显减轻，呼吸不痛，大便通畅。原方再进5剂，夜间睡眠安静，晨起时仍有束带感，上方去肉桂再进10剂，诸症消失。［江西中医学院学报，1996；8（3）：32］

医案6　低血压眩晕案

张某，女，45岁，1998年10月8日初诊。反复眩晕，乏力5年，加重1年。曾间断服用补中益气汤等药物，效不佳。症见神疲体倦，面色不华。舌质淡，苔薄白，脉象细弱。查：血压 90/50mmHg。脑电图、心电图、血常规检查均无异常。证属：清阳不升，上窍失养。治以升阳清窍。药用葛根 15g，生麻黄 9g，白芍 12g，桂枝 6g，生姜 6g，甘草 9g，大枣 12 枚。服药 5 剂，诸症减轻。继服 15 剂病愈。随访 6 个月，未复发。［实用中医内科杂志，2002；16（1）：33］

医案 7　鼻鼽案（过敏性鼻炎）

李某，20 岁。素体较弱，每至冬春，易召外感，风寒外袭，鼻塞，鼻流清涕，喷嚏频作，头目不清，曾去几家医院五官科诊治，诊为过敏性鼻炎。以滴鼻净、麻黄素滴鼻液滴鼻，内服鼻炎康、千柏鼻炎片等药品，均不显效。面色白而无华，舌苔薄而色白，语音低而重，易患感冒，脉浮而滑。因鼻为肺之窍，外合皮毛。卫虚失于外护，则风寒外客，袭于肺经，鼻窍不和，而鼻塞多涕，鼻又为阳明经所过之处，清阳不升，而浊阴不降。故涕多而头目不清。治当调和营卫，解表宣肺，升清降浊，用葛根汤加玉屏风散，方以葛根 12g，麻黄、桂枝、炙草各 6g，黄芪 20g，防风、白芍、辛夷、苍耳子各 10g，每日 1 剂，连服 6 剂，鼻窍通畅，鼻涕已少，头目渐清。再用玉屏风散加味调治 1 月，恢复正常。［陕西中医，1997；18（4）：180～181］

医案 8　突然意识丧失，两眼上视，颈项及四肢强硬案（病毒性脑炎）

黄某，男，15 个月，1995 年 4 月 15 日初诊突然意识丧失，两眼上视，颈项及四肢强硬，呕吐胃内容物 1 次，10 分钟后来诊。近 3 日来，患儿流清涕，发热（38.2℃），口服臣功再欣及小儿感冒冲剂不效。查：T38.6℃，心率、呼吸、血压正常，神志不清，前囟隆起，瞳孔等大等圆、对光反射存在，口唇轻度紫绀，颈项强直，两肺呼吸音清晰，心搏有力，律齐，腹（－）、四肢肌张力增加，运动对称，克氏征阳性，布氏征阳性。血常规正常。脑脊液压力稍高，外观清亮，蛋白轻度增高。舌淡、苔白、脉浮数。诊断：病毒性脑炎。处理：①吸氧；②针灸强刺激人中、合谷、涌泉；③醒脑静注射液 4ml 加 5% 葡萄糖 150ml 静滴；④急煎中药鼻饲。养阴舒筋，解肌祛风。方用葛根汤加减：葛根、白芍、炙甘草各 10g，麻黄、桂枝各 4g，柴胡、生姜各 8g，大枣 10 枚，蝉蜕 6g。浓煎至 70ml，每 6h1 次。40 分钟后患儿神志转清，啼哭，眼球活动正常。第 2 天体温正常，唯前囟稍隆，颈项强硬。葛根汤原方每 8h1 次，1 周后临床症状消失出院。［安徽中医学院学报，1997；16（5）：33～34］

医案 9　跌仆损伤，左腕关节及拇指关节肿胀疼痛案

余某，男，38 岁，1998 年 2 月 5 日就诊。5 天前因行走不慎摔倒，着地时左手撑地，不久即感左腕关节及拇指关节处肿胀、疼痛，经 X 线摄片检查未见骨折征，骨伤科医生经用活血化瘀中药及西药强筋松等治疗未见效验，遂转我处。诊见左拇指关节肿胀疼痛屈伸不利，不能握物，腕关节疼痛，活动受限。证系韧带受伤，瘀血停滞，血行不畅，脉络受阻，不通则痛。治宜活血通络，柔筋止痛。用葛根汤加减：葛根 30g，麻黄 9g，白芍、桑枝各 15g，炙甘草 6g，生姜 3 片，大枣 10g，姜黄、桂枝、连翘各 10g。日 1 剂，煎 2 次分服，并用葛根 10g 浓煎，先热敷后浸泡损伤部位，且对痛点进行按摩。3 剂后诸症消失。［中国中医急症，2002；11（4）：328］

医案 10　瘾疹案

刘某，女，40 岁。患瘾疹 3 年，每遇风寒即发，丘疹大，色淡红，伴有痒感，散布全身，尤以四肢及腰腹部多见，或散在或堆集，此起彼伏，反复发作，曾用西药扑尔敏，息思敏等治疗，1月未愈。恶风寒，不发热，丘疹稍有疼痛，口不渴，脉浮，舌苔薄白、质淡红。辨证为营卫不和，风寒外袭肌表而发瘾疹。拟和营解肌，祛风散寒。用葛根汤加味，葛根、白芍、当归各12g，麻黄、桂枝、生甘草各6g，蝉蜕、防风各10g，白鲜皮15g，生姜5片，红枣5枚。服6剂痒疹去，再以当归、火麻仁、首乌养血清风之品，以善其后。[陕西中医，1997；18（4）：180~181]

医案11　局限性硬皮病案

患者，女，14岁，2002年7月就诊。患者右膝部皮肤变硬6个多月，发病初有局部跌伤、受凉史，予维生素A、维生素E、大活络丸等中西药物治疗效果不明显。近月来病情加剧，右膝屈伸困难、行走不便。皮肤科检查：右膝关节内侧皮肤带状萎缩，呈黄白色，光滑发亮，触之发硬，周缘皮肤不能捻起。血常规：Hb 95g/L，WBC 6.5×10^9/L，血沉25mm/h。肝肾功能、胸部X线、腹部B超检查未见异常。诊断：局限性硬皮病。处方：葛根30g，白芍20g，桂枝、麻黄各10g，甘草、生姜、大枣各15g。每日1剂内服、外熏。同时使用人胎盘组织液皮损处皮下组织内注射，每次2ml，隔日1次。用药2个疗程后，患处皮肤红润变软、有出汗感；4个疗程后患处皮肤的弹性、色泽基本正常，右膝关节屈伸自如。复查血常规无殊，血沉12mm/h。随访1年无复发。[现代中西医结合杂志，2005；14（14）：1884~1885]

四　大承气汤

【原文】 痉为病一本痉字上有刚字，胸满口噤，卧不着席，脚挛急，必齘齿，可与大承气汤。

腹满不减，减不足言，当须下之，宜大承气汤。

寸口脉浮而大，按之反涩，尺中亦微而涩，故知有宿食，亦大承气汤。

脉数而滑者，实也。此有宿食也，当下之，宜大承气汤。

下利不欲食者，有宿食也，当下之，宜大承气汤。

下利，三部脉皆平，按之心下坚者，急下之，宜大承气汤。

下利脉迟而滑者，实也，利未欲止，急下之，宜大承气汤。

下利已差，至其年月日时复发者，以病不尽故也，当下之，宜大承气汤。

病解能食，七八日更发热者，此为胃实，大承气汤主之。

产后七八日，无太阳证，少腹坚痛，此恶露不尽，不大便，烦燥发热，切脉微实，再倍发热，日晡时烦燥者，不食，食则谵语，至夜即愈，宜大承气汤主之，热在里，结在膀胱也。

【组成】 大黄四两（酒洗）　厚朴半斤（炙，去皮）　枳实五枚（炙）　芒硝三合

【煎服法】 上四味，以水一斗，先煮二物，取五升，去滓，内大黄，煮取二升；去滓，内芒硝，更上火微一二沸，分温再服，得下止服。

【药理研究】 大承气汤能增强胃肠运动功能，调节胆道功能及利胆，增加肠道血流量，促进腹水吸收，有抑菌抗炎及对消化道出血起止血作用；改善肠梗阻对小肠组织的损伤程度，降低嗜中性白细胞的数量，减少肠组织坏死脱落和炎症细胞的数量，减轻血管反

应；增强胰腺炎时红细胞免疫粘附活性，减少腹水量及动物胰腺重量。良好的抗感染作用，有效促进胃肠功能的恢复，防止术后感染和腹胀，对大肠杆菌和变形杆菌感染的小鼠均有良好保护作用；清除氧自由基，增强抗氧化能力，对肠源性肺损伤大鼠肺组织具有抗氧化保护作用；维持内环境的稳定，减轻肺水肿家兔的多器官损害。

【临床应用与研究】仲景用其治疗痉病、发热证、心烦证、谵语证、目疾、下利证、气滞证、宿食证、瘀血证、喘咳证等。近年来有报道大承气汤用于治疗急性胰腺炎、肠梗阻、胃结石、肾病、破伤风、术后肠胀气、小儿食积腹痛等多种疾病。

临床报道大承气汤治疗手术后腹胀 110 例[11]，治愈 65 例，有效 45 例，总有效率 100%；防治急腹症术后肠粘连梗阻 250 例[12]，无或轻度肠粘连 165 例，中度肠粘连并不完全肠梗阻 85 例，无重度肠粘连并梗阻病例，与仅用生理盐水冲洗腹腔对照组有显著性差异；治疗肠梗阻 254 例[13]，223 例治疗 1~5 天见效，31 例无效，有效率为 91.8%；治疗胃轻瘫综合征 70 例[14]，显效 17 例，有效 14 例，无效 4 例，总有效率 89%；治疗急性胆源性胰腺炎 72 例[15]，痊愈 53 例，好转 14 例，无效 5 例，总有效率 93.1%；治疗泌尿系结石 30 例，治愈率和有效率分别为 46.7% 和 90.0%，明显优于口服排石冲剂组；大承气汤保留灌汤治疗早中期慢性肾衰竭[16]，治疗组痊愈率、显效率分别为 31%、65%，总有效率 96%，显著优于西药对症处理组；治疗出血性中风（急性期）30 例[17]，治愈率为 36.67%，总有效率为 93.33%。

医案 1　痉病案（破伤风）

张某，男，25 岁，农民，都昌县人。1988 年 3 月 21 日初诊。患者旬日前因砍柴左食指被刀所伤，当时自用泥土按压伤口止血。10 余日后，忽感头痛，恶寒发热，次日牙关紧急，烦躁不安，肌肉痉挛，苦笑面容，四肢抽搐，发热而不恶寒，即入县人民医院治疗。经用破伤风抗毒素、抗生素、冬眠灵以及对症处理多日，患者仍高热不退（39℃以上），神志昏蒙，时有谵语，汗出湿衣，项背强急，稍加惊扰则抽搐不已，甚则角弓反张，大便八九日未下，腹胀板硬如鼓，小便不通，病情极为危笃。西医欲行灌肠、导尿，又恐惊扰病者使病情加剧。遂请中医会诊。查病人一派实热证，再察舌按脉，见舌苔黄燥，脉沉实有力，即处以大承气汤加味：大黄（后下）25g，芒硝（冲）10g，厚朴、枳实各 15g，白附子、天南星、天麻、防风各 9g。煎汤鼻饲。药后数小时，泻下臭粪如败卵数次，上症减轻，再以原方 2 剂，煎汤频频灌服，泻下甚多，诸症大减，小便亦通，神志转清，后经中西医结合调治半月而愈。[陕西中医，1996；17（1）：37~38]

医案 2　肠梗阻案

魏某，男性，60 岁，退休干部。持续性左下腹胀痛 3h，急诊诊断：①肠梗阻，②左输尿管结石，③慢性胆囊炎、胆石症，④偶发早搏原因待查。于 2002 年 12 月 1 日 11：00 收住普外科。体查：体温 37.8℃，呼吸 20 次/分钟，脉搏 55 次/分钟，血压 150/90mmHg。神志清楚，营养中等，发育尚可，自动体位。舌质红，苔黄燥，脉滑数。腹膨对称，无异常蠕动波，左输尿管点压痛（+），左下腹压痛（+），无反跳痛，腹肌不紧张，移浊试验（-），肠鸣音亢进，左肾区叩击痛（+），肛门指诊（-），双腹股沟无压痛及包块触及。实验室检查：Hb 150g/L，WBC 7.2×10^9/L、N 0.80、L 0.20；尿潜血试验（+++）；尿常规：红细胞（+++），磷酸盐结晶（++）。胸透示两肺及心膈正常。腹部后前位片及反复多次腹部透视示结肠、小肠少许积气。心电图示窦性心律，电轴右偏，完全性右束支传导阻滞，偶发性房早。B超示左输尿管中上段0.3cm×0.5cm结石；慢性胆囊炎，胆囊内多发结石。行禁食水、使用抗生素，纠正水、电解质，调节酸碱平衡，温肥皂水清洁灌肠，持续胃肠减压、支持、对症等一系列治疗后，患者症状改善不明显。遂拟剖腹探查，但患者及家属拒绝，故施用复方大承气汤先行保留灌肠，效果不满意。在反复讨论的基础上，采用生大黄15g（后下），芒硝15g（后下），厚朴15g，枳实15g，牡丹皮20g，桃仁20g，丹参20g，赤芍15g，煎汁400ml，于2002年12月7日12：00、16：00各口服1次，待21：00许解下燥屎约250g，第2天再煎服本方，患者腹胀痛等症皆消。2002年12月9日晨行全消化道钡餐透视，静脉肾盂造影，未发现实质性占位性病变。于2002年12月10日带药出院。[中国中医急症，2005；14（3）：247]

医案3　肠痈案（阑尾脓肿）

李某，女，41岁。因腹痛3天来诊。该患者于3天前因心境欠佳，感到胃部不适，继而胃脘疼痛，连及腹部，遂到市人民医院就诊，经查诊断为急性阑尾炎、阑尾脓肿，须手术治疗。因患者畏惧手术，故来我院就诊。诊见：一般状态可，神清，腹平软，患者右腹触及一约拳头大小包块，触痛明显，有反跳痛，身热，恶心畏寒，舌质红，苔黄厚，有芒刺，脉滑数。诊断：肠痈（阑尾脓肿）。处方：大黄15g，芒硝25g（单包、冲服），枳实15g，厚朴15g，延胡索15g。每日1剂，水煎服。服药3剂后，排下脓血便，腹痛缓解，腹部包块消失。遂投五味消毒饮5剂，病告痊愈，经访至今十余年未复发。[吉林中医药，2003；23（5）：45～46]

医案4　重症热结旁流证案

宋某，男，72岁，干部，住院号13324。于2000年12月7日以“间断性腹泻4个月，胸闷、心前区不适感4小时”为主诉由门诊收入院。患者有间断性腹泻病史4个月，腹泻时服黄连素、氟哌酸可缓解，有糖尿病史6年，中风病史3年，冠心病史2年。4小时前无明显诱因出现左前胸心前区不适，在门诊测血压26.67/14.67kPa，心电图示窦性心律，陈旧性下壁心肌梗死、前侧壁心肌缺血。入院后西药给予扩冠、降压、抗凝药物。中医辨证为气阴不足，血瘀心脉，给予生脉饮加丹参饮及活血化瘀药物，胸闷、心前区不适感迅速缓解但腹泻加重，即在上方中加入诃子、煨肉蔻、焦三仙、炒薏米。患者腹泻无好转亦无加重，每日腹泻1～2次，上方服至12剂时腹泻加重，呈稀便每日3～4次，无脓血，无里急后重，舌质红，苔薄黄，脉弦细。治疗改为补肾固涩，止泻，予四神丸合赤石脂、禹余粮，加健脾止泻之品。服药2剂，腹泻加重，一晚上腹泻8次，患者自己无法控制，又请西医内科会诊，给以贝飞达、舒利启能治疗，腹泻反而加重，每日泻20余次。科内会诊：患者精神尚好，语声高，面色红，食欲、食量正常，口干，口臭，稀水样便，有腐臭味，腹泻前腹胀，腹中肠鸣，泻后胀减，有肛门灼热感，无里急后重，无脓血，体温38℃，舌质红，苔黄而干，脉弦有力。结合上述表现，诊为胃肠积热，燥屎内结，治以清热泻下之法，方选生大黄（后下）15g，芒硝（冲服）10g，川厚朴10g，枳实10g，急煎100ml，口服。药后泻出稀便内夹杂质硬之粪块5～6枚，第2次为稀便，臭秽，随之腹胀、腹中肠鸣明显减轻。上方继服2剂，大便每日1次，已成形。患者继服和胃消导、健脾之剂以善后。[上海中医药杂志，2003；37（3）：28～29]

医案5　喘证案

邱某，女，64岁。1994年4月18日初诊。素有喘疾，近又引发，自服氨茶碱等药2

天无效。今晨突发呼吸困难，口唇发绀，喘促，喉间痰鸣如拽锯，痰黏色黄，口干喜饮，腹胀，大便3天未解，尿短赤。舌质红、苔黄，脉滑。测血压20/14kPa，体温39.2℃，脉搏100次/分，呼吸26次/分，WBC 13.1×10^9/L，N 0.90，L 0.10，胸片示慢性支气管炎，肺气肿，肺心病。心电图示窦性心动过速，肺型P波，ST－T改变。此乃肺失肃降，痰气阻逆不降，其气上壅，腑气不通所致。治当通腑降气，肃肺涤痰。大承气汤加味：生大黄（后入）、玄明粉（冲）、川朴、枳壳各10g，竹茹12g，杏仁、半夏、黄芩各15g，全瓜蒌20g。1剂。药后解稀便4次，矢气频传，腹胀消，呼吸平，痰声亦减，继以调理肺脾之剂，数日喘平。[浙江中医杂志，2001；5：218]

医案6　急性胰腺炎案

肖某，男性，36岁，农民。1994年9月15日初诊。患者2天前饮酒饱食后引起上腹部疼痛，伴恶心呕吐，继则呈持续性疼痛阵发性加剧，并放射至左肩、腰背部。其亲友护送至我院求治。经血清淀粉酶和尿淀粉酶测定，B型超声波检查，诊断为“急性胰腺炎”，在内科住院治疗2天后转至本科治疗。症见腹痛剧烈，痛引左肩及腰背部，腹胀，烦热口渴，大便秘结，舌苔黄腻，脉弦滑数。证属邪热内结，腑气不通，肝气郁结，气机壅滞。治宜泄热通便，疏肝解郁，行气活血止痛。拟方：大黄20g（后下），厚朴12g，枳实12g，芒硝12g（冲服），柴胡10g，郁金12g，木香12g，黄芩12g，黄连8g，金银花20g，金铃子20g，延胡索20g，白芍20g，甘草4g。每日2剂，水煎服，1日服4次。服药2剂后，大便通畅，腹痛腹胀减轻，烦热口渴亦除，患者病情明显好转。故上方去芒硝，每日1剂，水煎服，每日服2次。服药10剂后，临床症状消失，经血清淀粉酶和尿淀粉酶测定，B型超声波检查正常，治愈出院，随访至今，身体健康。[中国民间疗法，2004；12（4）：40]

医案7　胃石柿症案

郑某，男，56岁，于1993年5月10日就诊。患者半年来经常有上腹部满闷不适。近一月来，上腹部疼痛加重，食欲不振，伴周身倦怠乏力。查体发现左上腹可触及鸡卵大小包块，质硬、活动、游走。舌质红，苔黄厚腻，脉沉数。有酒后食柿史。X线胃肠钡剂造影显示胃内有4cm×5cm光团，可上下移动，表面毛糙不平，胃黏膜粗厚。诊为“胃内结石和慢性胃炎”。综观上症，证属脾胃湿热，运化失职，宿食停滞，积结成块。治宜消积化滞，行气散结通便。方用大承气汤加味：大黄、木香各10g，枳实、砂仁、槟榔各12g，厚朴、白术各15g，芒硝（冲）、甘草各6g，鸡内金20g。水煎服，1剂/d，早晚分服。药进3剂，痛减食增，大便稀，日2~3次。效不更方，继用3剂后，疼痛消失，包块变小。又进3剂，X线胃肠钡餐透视：胃内结石消失。[湖北中医杂志，2000；22（5）：45]

医案8　小儿食积腹痛案

患者，男，9岁，持续性脐周疼痛5天，伴发热，腹胀而满，不思饮食，口中气热，嗳腐食臭、未呕吐，大便4日未行，排气臭如败卵，小便正常。曾应用元胡止痛片、山莨菪碱、卡那霉素、双黄连等药物治疗4天无效来院。查体：体温37.3℃，脉搏88次/分，呼吸24次/分，体重（WK）30kg，痛苦面容，面色萎黄，口唇干燥，舌苔白厚少津，脐周压痛，腹部叩诊鼓音，肠鸣音减弱，左下腹可扪及条索状包块，脉滑，5天前有饮食不节史，诊断属中医腹痛范畴。中医辨证患儿过食肥甘厚味，导致饮食积滞胃肠，腑气不通。六腑以通为顺，以通为用，不通则痛，故腹痛；食积内停，必溲腐化热，而见发热；

有形实邪阻于胃肠，致胃失和降，大肠传导失司，小肠受盛失常，所以厌食腹胀。治当行气通便，荡涤积滞，予以大承气汤加味：大黄10g，芒硝5g（冲服），枳实10g，川厚朴10g，莱菔子15g，上药水煎取汁30ml，放入芒硝溶化，温服150ml。服后6小时许，开始排气排便，初为燥屎粪球，后为水粪夹杂。排便后腹满痛即除，未服余药。嘱其回家后饮适量温稀粥，以调护胃气。[邯郸医学高等专科学校学报，2000；13（5）：387]

医案9　狂躁抑郁症案

曾某，男，19岁，农民，于1989年10月23日入院。患者缘于7月初因中考未被录取，回家务农，遂产生悲观情绪，以致精神失常。表现为精神抑郁，自言自语，语无伦次，或哭笑无常，时悲时喜；有时又胡言乱语，狂躁妄动。经县人民医院诊断为“狂躁抑郁症”，曾用中西药治疗月余，不瘥。遂至我院求治。症见：发热，面赤口干，胡言乱语，狂躁妄动，时有四肢抽搐，小便黄赤，大便5日未解，舌质紫黯、苔黄腻，脉大滑数。查体：体温38.8℃，咽不红，双侧扁桃体不肿大，两肺（-），心率100次/分，律齐，腹（-）。血、尿常规正常。中医辨证为胃躁痰瘀互阻肠胃。处方：大黄15g，芒硝10g，厚朴10g，枳实10g，红花10g，茯神10g，钩藤10g，胆南星10g。1剂未效，半日后，加服1剂，即便泻数次，泻下污酱奇臭粪水，热退，举止亦安静，问之能答，舌淡紫、苔薄黄，脉细滑。改用调理脾胃兼化瘀之品，连服6剂后，精神完全恢复正常，随访2年无复发。[江西中医药，1994；25（4）：62]

医案10　顽固性呃逆案

林某，女，53岁，2001年10月19日初诊。呃逆不止2个月。口臭难闻，严重影响生活，虽经服胃复安，肌注氯丙嗪，维生素B_6、维生素B_{12}内关、足三里穴位注射及口服丁香柿蒂散等治疗，症状无好转。刻诊：呃逆不止，大便4～5日一行，溲黄。舌淡红、苔黄厚，脉沉实。证属阳明腑实积热，浊气不降，上逆动膈。治宜峻下热结，佐降逆止呃。予大承气汤加味。药用：大黄、芒硝各10g，厚朴、枳实各12g，代赭石、磁石各30g。每日1剂，水煎早晚分服。服药3剂，呃逆次数明显减少。复3剂，呃逆止。[山西中医，2003；19（6）：24]

医案11　夏季黄疸案

张某，男，38岁，住院号31259。患者2年来，每遇夏季无明显诱因出现巩膜发黄，而后延及全身，伴恶心、纳差、便秘，持续3个月左右黄疸自行缓解。入院时总胆红素43mmol/L，尿胆原阳性，脉弦，舌红体胖，苔黄厚腻。辨属阳明湿热郁蒸发黄，用大承气汤加茵陈：生大黄（后下）12g，芒硝9g，枳实12g，厚朴15g，茵陈20g。煎服2剂后大便通，诸证悉减。守法治疗两周，复查：总胆红素17mmol/L，尿胆原阴性，脉缓，舌红苔薄，痊愈出院，随访至今未再复发。[上海中医药杂志，2003；37（3）：27]

医案12　癔病性痉挛案

李某，女，43岁，农民，门诊患者。患者1周前因情志刺激突然昏倒在地，呼之不应，全身僵直，四肢阵阵抽动，呼吸急促。经治疗后，神志恢复，但仍表情淡漠，四肢仍阵阵抽动。经各项检查，诊断为“癔病性痉挛”。发病以来，患者食欲减退，口干舌燥，不能入睡，易惊，大便6日不通，小便黄，脉弦，舌质红苔黄燥。初用平肝潜阳镇惊清热之法药用2剂。但眩晕，抽搐，气促仍在，大便不通，脉舌如前，是治疗方法不当。该患者肝郁化火，阳明里热壅盛，化燥成实，扰乱神明，应承气汤急下泻实，1剂后大便得通，诸证缓解，唯身困乏力、心烦、口干舌燥，改用柔肝清热善后。前后共服6剂而愈。[上海中医药杂志，2003；37（3）：27～28]

医案13　妊娠目疾案

文某，女，22岁，农民。妊娠8个月，合并目疾。诊见左眼睑红肿，肿胀如杯，白睛混赤，黑睛当中布满凝脂，黄液上冲，视物不见，伴头痛剧烈，目似针刺，潮谵语，表情痛苦之极，腹胀痛，胎躁动，手足出汗，纳差，便秘8日未下，舌苔焦黄，脉滑数。曾请当地医生诊治，因顾护其胎，恐伤胎气，均在辨证处方之中加益气养血安胎之品，屡不见效。证属里热实盛、真阴将竭、阳明腑实、毒邪攻目，当以急下存阴为治，方用大承气汤。药用：大黄15g（后下），芒硝6g（冲服），厚朴10g，枳实6g。水煎取汁温服。服药1剂，大便得通，诸症减轻。服药5剂，诸恙已减大半。遂改用调理之药，旬余而愈。[中医药学刊，1994；（04）：22]

医案14　眩晕案（阳明热结，浊气上攻）

刘某，男，36岁，农民，于2000年10月6日就诊。病起发热恶寒，身痛无汗，未予治疗。3天后突发眩晕，如坐舟车。日晡晕甚，喘冒不能平卧。经静脉输液，口服维生素B族类药物与解表药等，2天未能奏效，急来诊。症见面红气粗，烦躁不安，汗出不断，大便5天未行，小便黄赤，舌红苔黄燥，脉沉实。证属阳明热结，浊气上攻，发为眩晕。治宜通腑泄热降浊。方拟大承气汤：生大黄10g（后下），枳实、厚朴各9g，芒硝3g（冲服）。服药2剂，大便通畅，眩晕得平。[河南中医，2002；22（6）：46]

医案15　感冒后高热昏谵案

余某，男，12岁，学生，1997年5月2日诊。患儿10天前因感冒而恶寒发热，应用抗菌消炎、发汗退热之剂，恶寒消失，而发热不退。5月2日凌晨，患儿突然惊呼，胡言乱语，迅即入院治疗。诊见患儿面色红赤，双目直视，躁扰不宁，言语错乱，体温39.6℃，予以输液、降温、灌服安宫牛黄丸等效果不显。询其旬日未大便，按其腹满而硬，察其舌干苔黄燥，脉弦滑。脉证合参，顿悟此乃阳明腑实之证，法当通腑泻热，急下存阴。治用大承气汤：大黄15g（后下），厚朴、枳实各12g，芒硝6g（冲服）。急煎，灌服。50分钟后肠鸣转气，泻下大便两次，热势顿挫，体温降至37.8℃，神志转清，余症渐次消失。后用竹叶石膏汤3剂调服，痊愈出院。[江西中医药，2004；（01）：46]

医案16　吵架后癔病案

患者，女，34岁，农民，1995年2月3日就诊。患者于半年前因家务与丈夫吵架，心情郁怒不畅。5天后即出现阵发性四肢抽动，呼吸急促，闭口不语，双目紧闭，伴口干欲饮，大便干结难行，但意识清楚，口不吐沫。每次发病均需针刺人中，内关肌注鲁米那后方能控制病情。曾查三大常规，血生化、做脑CT及脑电图均未见异常。诊断为癔病，经多方调治半年余，始终未能控制病情发作。近日来病情发作更加频繁，每日发病10余次，伴头额汗出，自觉周身灼热，但测体温不高，虽时值冬季，手足仍欲触摸冷物，口干喜冷饮，仍大便干结难行，舌质红，苔黄厚而燥，脉弦滑。笔者根据脉证给予大承气汤进行调治，药取：大黄15g（后入），厚朴15g，枳实20g，芒硝12g（冲），1剂。水煎两遍，取汁200ml，一次顿服。患者服药后当日解黑色大便结块数枚，恶臭难闻，病遂停止发作。又以竹叶石膏汤3剂，清热生津，益气和胃以善其后，其病顿愈，至今已年余，随访未再复发。[实用中西医结合杂志，1997；10（16）：1620]

医案17　尾骨剧痛案

李某，男，34岁，干部。于1995年9月17日就诊，自述从昨天开始尾骨尖疼痛拒按，尚能轻度活动，至就诊时疼痛甚剧，拒按，不能坐立行走，呈强迫侧身屈膝曲胯体位，动则加剧，剧痛时心烦汗出肢冷。就诊当日上午在外院就诊以尾骨痛给以骶管封闭，但仍痛剧。检查：体温37.1℃，脉搏78次/分钟，呼吸21次/分钟，血压16/12kPa，骶尾部痛甚拒按，轻度触及皮肤即疼痛难忍，神清，头颈胸正常，腹部微胀，大便干，舌质红，苔黄，脉弦有力。询问病人，述因昨日早晨大便量少较干，用力较大，便后尾骨尖部稍痛，时不在意，后渐痛剧。辨属突然燥屎内结，气血壅阻，不通则痛。治宜攻下逐瘀，荡涤燥屎。投以大承气汤：大黄12g，芒硝15g，枳实10g，厚朴10g。1剂，水煎服。服后于晚七点八点分别泻大便2次，泻后痛遂去八九，自己下床活动骶尾部按之微痛。此时当轻下之，拟再投小承气汤2剂调服，以尽除病邪。2日后痊愈出院。［国医论坛，1996；11（5）：16］

医案18　前头部疼痛，鼻塞，流黄浊涕案（急性上颌窦炎）

孙某，女，40岁，1997年5月6日初诊。前头部疼痛，鼻塞，流黄浊涕3天，头身困重，双目难睁，午后病重。大便3日未行，小便黄赤，舌红，苔黄，脉滑实。体温37.8℃，WBC 10.2×10^9/L，N 0.78。X线示：上颌窦黏膜增厚，窦腔密度增高，提示：上颌窦炎。证属实热积滞内停。治宜通积泻热。处方：大黄12g，芒硝10g，厚朴15g，枳实10g，生地黄18g，白芷12g，川芎15g，甘草6g。服剂后症状明显减轻，体温降至正常。上方去芒硝减大黄为9g，加辛荑10g，苍耳子10g。再服6剂而愈。［甘肃中医，1999；12（5）：18］

五　麻黄加术汤

【原文】湿家身烦疼，可与麻黄加术汤发其汗为宜，慎不可以火攻之。

【组成】麻黄三两（去节）　桂枝二两（去皮）　甘草一两（炙）　杏仁七十个（去皮尖）　白术四两

【煎服法】上五味，以水九升，先煮麻黄，减二升，去上沫，内诸药，煮取二升半，去滓，温服八合，覆取微似汗。

【临床应用与研究】仲景以其治疗湿病，现在临床报道可应用于寒湿痹证、皮神经炎、慢性肾功能衰竭等疾病。

临床报道治疗寒湿痹96例[18]，痊愈56例，好转36例，无效4例，总有效率95.8%；治疗慢性肾功能衰竭20例[19]，治愈11例，好转6例，未愈3例，有效率85%。

歌曰：烦疼湿气里寒中，发汗为宜忌火攻，莫讶麻黄汤走表，术加四两里相融。

医案1　寒湿痹案

郑某，男，35岁，农民。1989年12月8日初诊。因冬季衣着单薄，汗出受寒致双膝关节冷痛，屈伸不利，不能行走，伴恶寒微热，无汗，舌苔薄白，脉弦紧。查双膝关节冷痛，无关节红肿。查ESR 86mm/h，抗“O”<500，诊断为寒痹。经予麻黄加术汤加减：麻黄9g，桂枝12g，杏仁9g，甘草6g，苍术30g，蜈蚣3条，制川乌10g（先煎）。水煎服3剂。二诊双膝关节痛止，继服上方5剂，诸症消失而愈，查血沉恢复正常，随访4年未复

发。[黑龙江中医药，2000；(05)：12~13]

医案2　风痹案

张某，女，43岁，患者周身关节呈游走性疼痛近1年，初起患者未引起注意，以后逐渐加重，近日来因天气寒冷，使病情加重，于1989年12月找余治疗。经查血沉38mm/h，抗“O”833，类风湿因子阳性。症见：关节疼痛部位不定，恶风怕冷，手足欠温，皮肤枯槁，不易汗出，舌质嫩红、苔白，脉细缓，治以发汗祛风，散寒利湿。方用麻黄加术汤：麻黄、桂枝、杏仁各10g，羌、独活各12g，白术15g，甘草6g。服药7剂，周身关节疼痛大减，自觉手足温暖，手足心汗出，复查血沉、抗“O”已正常。为服药方便，中药改为散剂服用，麻黄、桂枝各60g，白术100g，当归、川芎50g，杏仁45g，甘草30g，以上共研细末，日服2次，每次10g。经用此方2月余，关节疼痛消失，复查类风湿因子已转阴性。[江西中医药，2002；33(5)：58]

医案3　右大腿外上侧皮肤灼痛、麻木案（皮神经炎）

于某某，男，56岁，1995年5月26日初诊。因半年前下鱼塘捕鱼受寒，翌日即发热，周身疼痛困乏，鼻塞流涕，自服抗病毒冲剂，1周后感冒症状消失，但出现右大腿外上侧皮肤灼痛，日渐明显，继则麻木，并有蚁行感。4个月后症情未减，在某医院诊断为股外侧皮神经炎，予神经营养药等内服2个月无效，乃转诊中医。现症：自觉右大腿外侧麻木不仁，畏寒，纳食不馨，舌淡、苔白厚腻，脉迟。此乃寒湿内困外郁，经脉痹阻不畅之候。予麻黄加术汤加味：麻黄10g，桂枝10g，杏仁10g，薏苡仁15g，当归10g，炙甘草5g。5剂尽，腻苔渐化，食欲转佳，畏寒已消，惟肢麻减而不著，原方加红花继服15剂痊愈。皮神经炎临床较为常见，治疗多以神经营养药内服或肌注，但疗程长，疗效低。[山西中医，1997；13(6)：45]

医案4　水肿案（慢性肾功能衰竭）

周某，男，55岁。患水肿病10年，反复住院治疗多次，均以地塞米松、地黄丸、双氢克尿塞、氨体舒通等药治疗，水肿虽有消退，停药即肿。2年来反复出现无尿，每次以速尿解急。5年前推速尿无作用而入我院。继以氨化可的松100mg、利尿合剂静脉滴注，24小时内排尿500ml。请中医会诊，诊得全身水种，腹大胸满，卧则喘促，一身倦怠，面色苍白，纳差，舌淡胖，苔白腻，脉沉细无力。尿常规检查：蛋白尿（++++），管型细胞（+）。肾功能检查：血红蛋白、血浆蛋白减少，血尿素氮36mmol/L。诊断为慢性肾功能衰竭，氮质血症所致血尿素氮增高。中医诊断为水肿病，阳虚水泛型。治以麻黄加术汤加味：麻黄、桂枝、白术各15g，杏仁10g，甘草5g，黄芪30g，当归15g，附片10g（先煎1小时）。将上药清水浸泡20分钟后煮沸，三煎取汁300ml，分3次服，日服1剂，药后入睡加被有微汗出，尔后一身轻爽。次日小便量700ml，水肿略有消退，腹大胸满感减轻，基本能平卧。效不更方，连投3剂后，精神倍增，食欲转佳，水肿基本消退，每日尿量1500ml，连服2周，自觉症状全部消除。实验室检查：蛋白尿转阴，管型细胞阴性，肾功能检查已恢复正常，血尿素氮由36mmol/L降至正常。再进2剂告愈，随访至今未复发。[实用中医药杂志，1998；14(9)：13~14]

六 麻黄杏仁薏苡甘草汤

【原文】病者一身尽疼，发热，日晡所剧者，名风湿。此病伤于汗出当风，或久伤取冷所致也，可与麻黄杏薏苡甘草汤。

【组成】麻黄（去节）半两（汤泡） 甘草一两（炙） 薏苡仁半两 杏仁十个（去皮尖，炒）

【煎服法】右剉麻豆大，每服四钱匕，水盏半，煮八分，去滓，温服。有微汗，避风。

【临床应用与研究】临床用于风湿痹证。现代临床还用于治疗风湿咳嗽、哮喘、感冒、鼻渊、扁平疣及妇科带下等疾病。

临床报道用于治疗扁平疣72例[20]，治愈51例，好转12例，未愈9例，总有效率87.5%。

歌曰：风湿身疼日晡时，当风取冷病之机，薏麻半两十枚杏，炙草扶中一两宜。

医案1 湿痹案

湿痹之为病，关节疼痛部位不移，肢体酸楚，甚至麻木，治疗湿痹当以利湿为主，兼以祛湿散寒、健脾益气之法。此例系湿邪入经络所致，故选用麻杏薏甘汤加味除湿祛风而取效。刘某，男，41岁，就诊于1984年6月20日。患者近年来两上肢关节酸痛沉重，疼痛部位不移，而以两手指小关节为甚，经检查，血沉40mm/h，抗“O”833，类风湿因子阳性，曾用炎痛喜康、青霉素等药物效果不著，近日来因天气潮湿，阴雨绵绵，患者两肩关节酸痛加重，手指关节肿胀，周身困倦，恶风寒而无汗，纳谷少思，舌苔白腻、质淡红，脉细濡。据此关节痛处不移，沉重酸痛，此乃湿痹为患，然又恶风寒而无汗，尚知其邪在表，治以祛风散寒，健脾除湿。方用麻杏薏甘汤加味：麻黄、甘草各5g，杏仁、桂枝、半夏、防风各10g，羌活、苍术、白术各15g，薏仁米30g。药进5剂，酸痛减轻，微汗出，恶风除，苔腻化，药已中病，守10剂，疼痛基本消失，复查血沉，抗“O”已复正常，随访3年未复发。[江西中医药，2002；33（5）：58]

医案2 淋雨后久热不退案

张某，男，29岁，工人。1978年1月5日外出办事，途中淋雨，归家之后即觉不适，次日下午先怕冷，后发热，至晚上汗出热退，住某地区医院，诊断不明，试用抗生素治疗，病未好转，于1978年2月5日转南昌某省级医院住院。入院后仍为每日下午2~5点出现先怕冷约半小时，随即发热至38~39℃等症，问其所苦，除寒热外，无以相告，自诉全身不痛，但体检及护士打针时均惊呼不已，切脉也叫痛。关节无红肿，发热时伴面红，口稍渴，欲温饮，量不多，小便略有热感，大便软，日1~2次。住院期间曾多方检查，除白细胞计数与中性升高、血沉加快、心电图提示窦性心动过速外，余无发现，疑为败血症，经用多种抗生素配合输液、输血等治疗，仍无寸效。乃于1978年4月25日请中医会诊，病情如前述，苔白微腻，脉数两寸俱浮。辨证为风湿郁热，用麻杏苡甘汤加味：麻黄5g，杏仁10g，生苡仁15g，生甘草10g，片姜黄10g，海桐皮10g。3剂，每日1剂。4月28日二诊：药后发热退至正常，但关节反而出现红肿，口渴欲温饮，苔白微腻，脉数减，两寸仍浮。用桂枝芍药知母汤加减：桂枝10g，白芍12g，知母10g，白术10g，制附子10g，麻黄5g，生姜3片，甘草5g，防风10g，姜黄10g，海桐皮10g。上方连服15

剂，关节红肿疼痛消失，化验正常出院。[江西中医药，2006；(02)：5]

医案3　风湿在表，湿浊下注证带下案

蔡某，女，33岁，农民，1990年7月15日就诊。患者于4月插秧后出现恶寒、鼻塞、身痛，经治有所好转，但身痛不除，继之带下增多，屡治无效，求余诊治。症见带下量多，色白，质清稀，无臭味，伴身痛、乏力、纳少、便溏，舌质淡，苔薄白，脉浮缓。系风湿在表，湿浊下注，拟生麻黄10g，薏苡仁30g，炙甘草60g，漂苍术20g。3剂而愈。[国医论坛，1997；12(3)：17]

医案4　扁平疣案

魏某，女，21岁，1986年9月2日初诊。1月前劳作后纳凉当风，前额、双手背呈现谷粒大小，色泽稍亮之扁平丘疹，经某医院诊断为扁平疣，给予病毒灵，维生素C，注射转移因子等治疗无效，其疹转浅灰或淡褐色，脉弦，舌苔成黄舌尖稍红。诊断：扁平疣(前额、双手背部)。处方：麻黄、杏仁、桃仁各9g，生薏苡仁30g，赤芍、大青叶各15g，生甘草12g。3剂，水煎服。将药渣煎后，纱布包之敷洗患部，每日2次，每次15分钟，服6剂后其病大瘥。二诊6剂，以三棱、莪术各6g易桃仁，继服6剂而愈。[甘肃中医学院学报，1995；12(3)：28~29]

医案5　嗜睡症案

肖某，女，16岁，学生，1991年6月18日初诊。患者近半月来身困嗜睡，一坐下就睡意朦胧，而且很快呼呼入睡，纵然被唤醒，几分钟后又安然入睡，以致无法听课，伴肢倦懒动，纳呆便不实。刚诉完病情又伏桌而睡。体态丰腴，体重60Kg，皮肤垢腻，舌质淡胖，边有齿印，苔薄白腻，脉濡缓。上述脉症，系中焦素虚，痰湿内生，复感时令之湿，内外合邪，湿邪迷漫，充斥腠理，上蒙清窍，卫气受阻，清阳被遏所致。治拟发汗解表，芳香化湿。方用麻杏苡甘汤加味：麻黄8g，杏仁10g，薏苡仁15g，佩兰8g，青蒿8g，甘草4g。2剂，水煎服。6月22日复诊：药后顿感轻松，身微微而汗，腻苔稍退。清阳得升，卫气得行。原方去佩兰、青蒿，加苍术8g，半夏10g，3剂。三诊已能坚持听课，下午仍感倦怠欲睡，大便仍不实。外邪既解，当调其内，以冀久安。拟六君加苡仁，白术易苍术，5剂。随访已能正常听课。[江西中医药，1996；27(5)：15]

七　防己黄芪汤

【原文】风湿，脉浮，身重，汗出，恶风者，防己黄芪汤主之。

【组成】防己一两　甘草半两(炒)　白术七钱半　黄芪一两一分(去芦)

【煎服法】右剉麻豆大，每抄五钱匕，生姜四片，大枣一枚，水盏半，煎八分，去滓，温服，良久再服。喘者，加麻黄半两；胃中不和者，加芍药三分；气上冲者，加桂枝三分；下有陈寒者，加细辛三分。服后当如虫行皮中，从腰下如冰，后坐被上，又以一被绕腰以下，温令微汗，差。

【药理研究】①调节免疫作用：防己黄芪汤可增强腹腔Mф吞噬活性、腹腔Mф－C3b受体和Mф－Fc受体活性，提高ConA诱导的T细胞转化率，减轻小鼠的体重；18%黄芪含量(原方)免疫调节作用和减轻小鼠体重最强。②降低血糖作用：研究表明，使用粉防己的防己黄芪汤能显著降低链佐星诱发的糖尿病小鼠的血糖水平，其降血糖作用与提高血浆胰岛素水平有关；防己和黄芪配伍使用能显著增强防己黄芪汤的降血糖作用。③抗氧化和抗衰老作用：防己黄芪汤可改善庆大霉素肾病大鼠尿蛋白的排泄、尿 NAG 酶排泄以及肾功能，其机制与明显减少肾皮质内的氧化脂质终产物丙二醛（MDA）有关；另有研究显示本方还有抗衰老作用，与主药黄芪有关。④扩张血管、降压、利尿作用：心素钠对人和动物具有强大的排钠利尿作用，同时舒张血管，抑制肾素释放，减少醛固酮合成而产生降压作用，参与心血管功能及水盐代谢调节。防己黄芪汤可使体内心素钠（ANP）含量升高，而且防己黄芪汤利尿作用并非无机盐所致。

【临床应用与研究】 防己黄芪汤主要用于治疗各种水肿，如慢性肾炎性水肿、心源性水肿、营养不良性水肿、妊娠水肿等属于气虚湿重者。现代临床报道可用于治疗痹证、风湿性心脏病、风湿性关节炎、类风湿性关节炎、变型性膝关节病、痛风、高尿酸血症、肥胖病，还可用于治疗活动性肝炎、肝纤维化、荨麻疹、狐臭等疾病，妇科可用治习惯性流产，骨伤科可用治骨折愈合后肿胀等等。

沈秋生[21]报道防己黄芪汤为主治疗特发性水肿 60 例，治疗 1 个疗程水肿完全消失者 46 例，好转 14 例；治疗 2 个疗程后 60 例水肿完全消失。文继红[22]报道防己黄芪汤加味治疗慢性肾炎 32 例，结果在治疗 3 个疗程后，治愈 12 例，好转 17 例，无效 3 例。并对治愈及好转的病例 1 年后复查未再复发或加重。总有效率为 90.6%。张德全[23]以防己黄芪汤治疗外感风寒湿后遗腰腿疼痛 112 例，7 剂而愈者 36 例，10～20 剂而愈者 22 例，好转 50 例，无效 4 例，总有效率 96.4%。

歌曰：身重脉浮汗恶风，七钱半术五甘通，己芪一两磨分服，四片生姜一枣充。

医案 1　风湿痹案（类风湿性关节炎）

汤某，女，42 岁，农民。1994 年 1 月 15 日初诊，诉右腕及右手近指间关节肿痛，活动不利 3 月，患者平时从事蔬菜买卖，经常浸浴冷水，此次发病后，伴有低热，自汗、畏风、有晨僵现象，苔薄腻，脉濡。曾服布洛芬、雷公藤片，效果不佳，化验类风湿因子（+），抗“O”625U，血沉 60mm/h。X 线片示：右腕及右手近指间关节间隙略变窄，骨质疏松，软组织肿胀。诊断：类风湿性关节炎。患者年已不惑，阳气不足，卫虚不固，风湿痹阻，治以防己黄芪汤，重用黄芪 60g，威灵仙 15g，桂枝 10g，防风 10g，乌梢蛇 15g，服用 1 月，症状基本消失，复查血沉 20mm/h，抗“O”500U，类风湿因子（-），嘱巩固治疗，避免浸浴冷水，7 月份复诊未见复发。[南京中医药大学学报，1995；11（3）：23～24]

医案 2　湿痹案（痛风性关节炎）

田某，男，57 岁，1996 年 6 月 7 日就诊。左跗骨肿痛，伴行走痛 4 个月，初期痛位在跗前中部，血尿酸为 13.1mg%，经服用德国产痛风利仙后疼痛减轻，近来又加重，痛移至踝骰部，5 月 28 日尿酸为 8mg%，故而就诊。素有腹泻便溏，于食冷受风后加重。见踝骰关节明显肿胀，触痛拒按，软组织增厚，皮色不红，面虚白，舌淡胖大，苔少而润，舌底静脉粗大，脉浮濡滑。诊断：痛风性关节炎（湿痹）。病机乃脾肾两虚，清阳不升，痰湿内阻下注，瘀血内停，痰湿瘀血着于筋骨，闭阻气血，故肿痛。治宜益气健脾渗湿，行气利水，通络止痛，方用防己黄芪汤加减。药用木防己 30g，炒白术 20g，甘草 6g，生姜 4 片，青陈皮 10g，车前子 15g，土茯苓 30g，川牛膝 10g，三棱、莪术、黄柏各 6g，滑石 20g，川萆薢 15g，苍术 15g，络石藤 10g，路路通 10g，延胡索 20g，3 剂，日 1 剂水

煎服。复诊诉服药后痛止肿减，继用原方3剂后症状消失，无复发。[中国中医药信息杂志，2001；8（4）：80]

医案3　特发性水肿案

周某，女性，58岁，2000年8月20日就诊。双下肢水肿反复发作已近3年，且有季节性，每于夏季加重，就诊时复发双下肢水肿2周，以下午及临睡为甚，劳累之后也明显加重，曾经反复检查未见明确病因，为病所累，困苦不安。就诊时见肿至膝以上，舌淡红胖大，苔薄白，脉濡细。用防己黄芪汤：防己、白术、泽泻、陈皮、桑白皮各10g，黄芪、茯苓皮、薏苡仁、冬瓜皮各30g，桂枝10g（后下），生姜皮3g。每日1剂，水煎3服。上方7剂。28日复诊：诉肿已大消，见其水肿已退至踝部，遂继进上方7剂。后复诊已痊愈。为巩固疗效，嘱其常服香砂六君丸调理。随访1年无复发。[四川中医，2003；21（1）：41]

医案4　左胫深静脉栓塞案

张某，女，55岁，1999年3月26日就诊。左小腿中下至足肿胀，足心胀痛5日，近2天来疼痛加重，素感头晕乏力，绝经已5年。症见体胖面白，唇甲色淡，左小腿中下至足肿胀，皮纹消失，舌淡瘦，中心白腻润苔，脉沉细数无力。诊断：左胫深静脉栓塞（湿肿）。病机为气血两虚，以精血虚衰为重，肝虚气郁不疏、脾不化湿致清阳不升，湿浊下注，肾阳阴精不足，水液无主，关门不利，湿聚为水，气虚无力运血，湿瘀互阻经络为肿痛。治宜益气健脾利水、活血祛风、补肾壮阳、填补精血。以防己黄芪汤加味，药用汉防己、炒白术、丹参、党参、茯苓各15g，生黄芪30g，甘草3g，生姜3片，三棱、莪术、桃仁、红花、三七各6g，赤芍12g，当归、川牛膝各10g，泽泻20g，细辛3g，3剂，日1剂，水煎服。另用复方丹参注射液8ml，25%硫酸镁10ml加入液体静脉滴注，每日1次，治疗3天。二诊诉治疗后痛止肿减，仅余足前部肿，舌腻苔退，边尖少苔，继用原方去细辛，增量黄芪50g，三棱、莪术各9g，加淫羊藿、鹿角胶各10g，服3剂，静滴药亦继用3日。三诊后症状消失，随访无复发。[中国中医药信息杂志，2001；8（4）：80]

医案5　结节性血管炎案

许某，男，64岁。1994年11月16日初诊。患者半月前发现双下肢皮下结节数枚，大小不一，不红，轻微触痛，无发热等全身症状，平素体健。所在单位医务室认作“淋巴结炎”治疗，予注射青霉素14天，未见明显效果。数日前又见上肢、腹部、颈部、额部出现结节，伴有晨起眼睑浮肿、下午足肿。经做血、尿常规、心电图、B超（肝脾）等检查，均未发现异常。诊见面部、眼睑、双足轻度浮肿，左前额可见1枚结节，颈部可见4枚结节，上肢、下肢、腹部可见多枚结节，其状如藤结瓜、缠绕肢体，触之质地偏硬，表面无红斑、破溃。舌质黯胖、苔薄滑润，脉轻弱。西医诊断：结节性血管炎；中医诊断：瓜藤缠（气虚寒凝，瘀血阻络）。治宜益气温阳，祛瘀消肿。方用防己黄芪汤加减：汉防己30g，生黄芪60g，生白术15g，炒白芍、川牛膝各12g，桂枝、川芎、附子、当归各10g，炙麻黄、陈皮各5g，炙甘草6g。3剂。药后症状明显减轻，浮肿消退。续以前方增损服药42剂，结节完全消失。后因劳累，症状出现反复，仍予原方治疗而痊。随访年余，未见复发。[浙江中医杂志，1997；（05）：213]

医案6　畏风、自汗、虚肿案

刘某，女，53岁，五台县豆村镇人。1987年12月20日初诊。病史：全身虚肿半年余，颜面时肿时浮，兼见浑身麻木，汗出为油。病初在某医院服中药治疗，买药时将麻黄根误抓为麻黄而致全身麻木，出汗不止，经中药治疗 30 余剂而效不显，因儿子在峨矿工作，故迁来我所诊治。症见：面色苍白，全身虚浮，按之没指，痹挟背行，继而汗出为油，接着全身麻木，经矿医院检查尿常规无明显异常，舌质淡、胖大有齿痕，苔白腻滑，脉沉细。证属脾虚卫弱，风寒湿邪郁表，治则健脾益气，固表利湿。方拟防己黄芪汤加味：防己 10g，黄芪 60g，白术 30g，炙草 10g，炒薏苡仁 30g，白茯苓 30g，木瓜 15g，防风 10g，生姜大枣引，3 付水煎服。二诊：服上方 3 付，较前减轻，仍感麻木，汗出，畏风，苔腻，脉濡细，故在前方加麻黄根 30g，浮小麦 30g、附子 15g，先煎续服 3 付，水煎服。三诊：药进 3 付，效若桴鼓，恶风、汗出明显好转，唯感四肢麻木，肿消，小便量增多，舌质红，苔仍腻，脉弦缓。再拟方益气固表，健脾渗湿，药用防己 10g，黄芪 30g，白术 30g，炙草 10g，生苡仁 30g，木瓜 15g，灵仙 10g，地龙 10g，白芥子 10g，附片 10g，麻黄根 30g，6 付，水煎服。四诊：药进 6 付，患者汗出明显减轻，已不畏风，但四肢仍麻木，脉舌较前好转。效不更方，以前方稍为进退，前后共服药 20 多付后病遂告愈。随访多年，病未复发。[中医药研究，1995；(03)：38~39]

医案 7　左侧上下肢抽搐案

蔡某，男，39 岁，1997 年 5 月 6 日初诊。患者于 6 日前突发左侧上下肢抽搐，曾在当地卫生院检查和治疗，未明确诊断。中医以祛风、养血、止痉法治疗，亦未见效。遂转市某医院治疗，仍未查出抽搐原因，症状逐日加重，每天发作 2~3 次，持续 5~10 分钟不等，发作不定时，神志清醒。诊时未见抽搐，症见恶风，自汗，舌淡红、苔白腻，脉浮。细询病史，发病前曾在海水中劳作 3 天。证属风湿。治以益气行湿，祛风止痉，方以防己黄芪汤加味。处方：防己、黄芪各 18g，白术、天麻各 12g，生姜、甘草各 6g，大枣 2 枚，每天 1 剂，水煎温服，4 剂。5 月 9 日二诊：服药后患者未再抽搐，且出汗、恶风均减，脉浮中稍涩，续服上方 6 剂后，抽搐未再发作，自汗、恶风均消失，腻苔除，脉正常。仍守方加川芎 12g，再服 3 剂以巩固疗效。随访半年未复发。抽搐属中医痉证范畴。内伤多由血虚生风所致。《内经》曰："诸痉项强，皆属于湿"。本案患者发病前曾在海水中作业，苔白腻为湿邪之象，证属湿阻经脉，筋失濡养，发为抽搐。以防己黄芪汤健脾利湿，加天麻祛风止痉而获效。[新中医，1999；31（6）：51]

八　桂枝附子汤

【原文】伤寒八九日，风湿相搏，身体疼烦，不能自转侧，不呕不渴，脉浮虚而涩者，桂枝附子汤主之。

【组成】桂枝四两（去皮）　生姜三两（切）　附子三枚（炮，去皮，破八片）　甘草二两（炙）　大枣十二枚（擘）

【煎服法】上五味，以水六升，煮取二升，去滓，分温三服。

【药理研究】研究表明桂枝附子汤有镇痛作用；抗过敏作用，对氯化苦接触性皮炎有抑制作用，可使异常亢进的免疫功能恢复正常；对高岭土 - 角叉菜胶诱发的足水肿（急性渗出性炎模型）有显著抑制作用。

【临床应用与研究】桂枝附子汤常用治湿病、痹证，由于该方具有温阳通血脉作用，故还可用治寒湿阻滞血脉，影响气血运行的心动过缓、低血压、雷诺氏病。

临床报道桂枝附子汤治疗寒湿痹证220例[24]，临床痊愈44例，显效90例，有效66例，无效20例，总有效率91%；治疗产后身痛20例[25]，痊愈14例，显效4例，好转1例，无效1例，总有效率95%。

医案1　素体阳虚，寒湿痛痹案

刘某，女，32岁，教师。素体阳虚，易招外邪，病则寒热自汗，肢体烦疼，症情反复发作，肢体疼痛日益增剧，脉小弦，苔白质淡红。取桂枝加附子汤，酌加当归、黄芪、白术、茯苓等益气化湿通络之品，藉以温经蠲痹通络。先后调理月余，不再动辄感冒，肢体疼痛消失，甚为欣慰。[四川中医，1999；17（5）：8~9]

医案2　产后身痛案

郝某，女，27岁，1997年3月5日初诊。产后半月，两天前左髋关节开始疼痛麻木，屈伸不利，揉按热熨，稍得缓解。昨日疼痛加剧，宛如锥刺，不能行走。痛急交加，啼哭不止，家人送至我处求医。患者汗出恶风，痛处无红肿灼热之征，舌淡苔白，脉弦紧。此系产后气血俱虚，复感外邪，寒邪独盛，留滞经络，瘀阻不通所致。治疗原则：温经散寒、益气养血。以桂枝附子汤加味：桂枝、淡附片、白芍、当归、鸡血藤各20g，仙灵脾、炙甘草各10g，蜂房15g，黄芪30g，生姜3片，大枣6枚，制乳没、独活各10g。煎服3剂，疼痛消，为巩固疗效，原方续服2剂。半年后随访，未再复发。加减：疼痛甚加制乳香、制没药各10g，醋元胡12g；腰以上痛加羌活、川芎各10g；腰以下痛加独活10g，怀牛膝15g。[四川中医，1999；17（8）：48]

医案3　甲状腺机能减退症案

陆某，女，52岁，工人。1999年12月17日初诊。畏寒剧，乏力，眼睑肿痛，咽部胀痛。实验室检查：血清总甲状腺素（T_4）18.06nmol/L，总三碘甲状腺原氨酸（T_3）0.43μg/ml，血清促甲状腺激素（TSH）0.2mU/L。诊为甲状腺功能减退，给服甲状腺片2月，效不著。现其毛发稀疏少泽，面部色素明显，肌肤干燥。舌质淡，苔白，脉细沉。诊为肾阳不足，气血失养。遂予桂枝附子汤加减：制附片6g，桂枝10g，党参12g，仙灵脾12g，干地黄10g，枸杞子12g，当归12g，川芎10g，密蒙花10g，高良姜10g，大枣10g，炙甘草6g。服7剂，诸症减轻，精神较前佳，有手汗，感觉舒服，唯咽部仍感不适。继予上方加丹参15g，木蝴蝶5g，再服10剂，自觉咽部清亮。嗣后去附片，加炙黄芪15g，肉桂6g，再服半月。头发较前光泽，面部色素减少。查血清总T_4为161.25nmol/L，总T_3为22μg/ml，TSH4.6mU/L。[长春中医学院学报，2001，17（2）：28]

医案4　心悸、自汗案（室性早搏）

郑某，女，69岁，2000年10月初诊。40天前患感冒，自行服用速感宁及消炎药，3天后痊愈。愈后2天又因饮食不当患急性胃肠炎，经口服西药，5天后痊愈。此后经常自感心悸，自汗，不发热，无平卧困难。1周来冷汗、心悸加重，伴恶风。心电图示：R-R间期不等，大于0.12秒，部分导联偶见QRS波增宽为0.16秒，形态异常，其前无过早P波出现，T波方向与QRS波群的主波方向相反，S-T段随T波方向移位。诊为窦性心律不齐。偶发室性早搏。患者欲服中药治疗，故来就诊。诊见：面色㿠白，倦怠乏力，语声低微，触之躯干及四肢皮肤潮湿而凉，舌淡紫、苔薄白，脉促结代。证属阳虚自汗。处方：桂枝、白芍各9g，生姜3片，大枣10枚，甘草、制附子各6g。水煎服，每天1剂，服2剂。二诊：症状微有好转，仍倦怠无力，时冷汗，恶风，触之躯干潮湿，肌肤微凉，舌淡紫、苔薄白，脉结代。处方：桂枝、白芍各10g，生姜3片，大枣12枚，甘草6g，制附子10g，2剂。三诊：服药后，患者自觉冷汗止，身体轻松，自行再服原方4剂后，心悸及倦怠感消失，但出现大便微干，舌红、苔薄白，脉和缓有力、律齐。心电图示：窦性心率，正常心电图。处方：茯苓、莱菔子、郁李仁、神曲各10g，枳壳、甘草、山楂各6g，陈皮9g，连翘15g。再服2剂告愈。[新中医，2002；34（5）：67]

医案5　流行性感冒，高热不退案

张某，男，44岁，供电所工人。素体壮实，患流行性感冒3天，体温高达39.3℃，前医投辛凉解表剂，药后汗出，体温一度下降。旋复上升，数日来痛苦不堪，遂来就诊。测T38℃，自诉恶寒、头痛、鼻塞，动则汗出，汗出量多，咽痛咳嗽，全身不适，午后热更甚，脉浮大无力，舌苔薄黄。营卫不和，风入少阴，以桂枝加附子汤法。处方：川桂枝、炙甘草、淡附片、桔梗各6g，炒白芍、全当归、杏仁、藿香、佩兰各10g，鲜生姜3片，肥大枣12g。3剂。3日后复诊诉：服第1帖药头煎，熟睡4小时，家中人呼之不应，惊惶不解，疑为有意外之变，醒后顿觉全身舒适，由既往每次药后大汗淋漓，转为汗出溱溱。再诊时，诸恙大减，测T36.4℃，脉静身凉，仅头痛，鼻塞，少有咳嗽而已，宿有鼻渊病史，再以宣肺通窍法调之而愈。[四川中医，1999；17（5）：8~9]

医案6　阳虚汗漏案

陈某，女，42岁，澄海市盐鸿镇人。1982年10月6日初诊。患者发热恶寒，定时而作，寒则裹衣厚絮而不暖，热则大汗淋漓而难止，口大渴喜热饮。如是已历20余天，前医以伤暑治疗未效，舌质淡，脉浮缓。拟诊太阳中风，阳虚汗漏。治以调和营卫，温阳止汗。处仲景桂枝加附子汤，处方：桂枝、白芍、熟附子各10g，炙甘草5g，生姜3片，大枣4枚。3剂，水煎服。服上方2剂后，恶寒汗出大减，再剂而诸症消失，惟小便时有紧迫感，再处以仲景五苓散2剂而愈。[新中医，1996；（01）：43~44]

九　白术附子汤

【原文】伤寒八九日，风湿相搏，身体疼烦，不能自转侧，不呕不渴，脉浮虚而涩者，桂枝附子汤主之。若大便坚，小便自利者，去桂加白术汤主之。

【组成】白术二两　附子一枚半（炮，去皮）　甘草一两（炙）　生姜一两半（切）　大枣六枚

【煎服法】上五味，以水三升，煮取一升，去滓，分温三服。一服觉身痹，半日许再服，三服都尽，其人如冒状，勿怪，即是术、附并走皮中逐水气，未得除故耳。

【临床应用】临床用于寒湿痹证，骨关节疾病，还可治疗脾胃阳虚的腹胀、便秘等症。

医案1　右手腕关节囊肿、两膝关节疼痛案

韩某，男，37岁，工人。自述患关节炎数年之久，右手腕关节囊肿如蚕豆大，周身酸楚疼痛，尤以两膝关节为甚，已不能蹲立，走路很困难，每届天气变化，则身痛转剧。舌淡嫩而胖，苔白滑，脉弦而迟，大便干燥难解。辨为寒湿着外而脾虚不运之证。方药：附子15g，白术15g，生姜10g，炙甘草6g，大枣12枚。水煎服。服药后，周身如虫行皮中，两腿膝关节出黏凉之汗甚多，而大便由难变易。更方用：干姜10g，白术15g，茯苓

12g，炙甘草6g。服至3剂而下肢不痛，行走便利。又用上方3剂而身痛亦止。后以丸药调理，逐渐平安。从上可知，服白术附子汤后可有汗出之征，白术确可祛湿外出，然而白术毕竟性情温和，以其治皮间水，若配伍辛甘发散之药为助，如表实者配以麻黄，表虚者伍以附子，方能显其用。此外，还需一提的是，在临床上，白术表现出具有双向调节作用的有趣现象：少量时可健脾燥湿而有止泻之功效，大量时则可健脾行津液而有润肠的作用。故凡是属于外感风湿兼脾虚的，无论兼见便秘还是便溏，白术皆可应用。［河北中医，1999；21（3）：159～160］

十　甘草附子汤

【原文】风湿相搏，骨节疼烦，掣痛不得屈伸，近之则痛剧，汗出短气，小便不利，恶风不欲去衣；或身微肿者，甘草附子汤主之。

【组成】甘草二两（炙）　附子二枚（炮，去皮）　白术二两　桂枝四两（去皮）

【煎服法】上四味，以水六升，煮取三升，去滓，温服一升，日三服。初服得微汗则解，能食，汗出复烦者，服五合，恐一升多者，服六七合为妙。

【药理研究】甘草附子汤具有强心利尿、增加肾上腺皮质功能、降低血糖、保护肝脏、促进肺部血液循环的作用，久服基本无副作用。

【临床应用与研究】临床用于风寒湿并重的风湿、类风湿性关节炎。

王雪梅等[26]甘草附子汤治疗痹症107例，治愈95例，显效7例，无效5例（中断服药），总有效率95%，治愈率89%。廖常志[27]以甘草附子汤治疗类风湿23例，一般服药5至10剂后，症状得到控制者17例。远期有效（疼痛消失，畸形关节好转，查类风湿因子转阴性，心脏杂音消失，血沉10mm/h以下，能做一般农活，随访2年无复发）6例。服药最多者310剂，最少者30剂。

医案1　风湿性关节炎案

汪某，女，56岁，1986年5月诊。患风湿关节炎16年，在成都市某医院诊断为类风湿。曾服中西药无数，效果欠佳。诊见：面部及下肢浮肿，全身骨节疼痛，手足关节畸形，左上肢不能活动，腋下溃烂，舌体微胖，苔白，脉沉滑。心脏收缩期Ⅱ级杂音。血红蛋白70g/L，血沉164mm/h，类风湿因子阳性。本病为感受风寒湿邪日久，湿邪不能外达，寒湿凝滞筋骨，痹阻关节，累及脏腑，辨证为寒痹。法当温经散寒，除湿消肿止痛。处方：甘草、附子、白术各15g，桂枝30g，秦艽、防己各20g。服2剂后，全身微微汗出，手脚掌出汗如珠，肿退，疼痛稍减。上方去防己、秦艽，加寻骨风、松节各20g，红活麻根30g。服8剂后，诸症大减，左上肢可活动。去木瓜，加淫羊藿、巴戟、黄芪、当归各20g。连服16剂后，患者来院自诉已无明显不适。继上方出入服药6个月，畸形关节功能明显改善，心脏杂音消失，类风湿因子转阴，能做一般农活。1988年9月随访未复发。［四川中医，2001；19（11）：27］

医案2　嗜酸性粒细胞增多症案

李某，女，30岁，教师。患嗜酸性粒细胞增多症1年余。自述外感风寒后出现午后发热，骨节烦痛，心烦不安，自汗恶风，气短乏力，身重痛楚，舌偏红，苔白腻，脉弦滑。初诊：辨为卫外不固，气虚发热。以益气固表，甘温除热为则，玉屏风散合补中益气汤加减，投6剂，未效。二诊：时值盛夏，结合时令，辨为伤暑发热，投清暑益气汤5剂，不效。三诊：细究病史，知其伏天仍喜热饮，热水沐浴，此乃真寒假热，热在皮肤，寒在骨髓，卫阳失固，营阴郁滞，风寒湿留着关节。针对其证“热因热用”，投甘草附子汤加味。处方：炙甘草30g，附子10g，白术10g，桂枝10g，沙参15g，苍术9g，忍冬藤15g，生黄芪20g。1剂诸症减轻。守法继服5剂，热退痛除，神清身凉，但动则气短乏力，舌淡红，苔薄白，脉细。此乃久病伤气，嘱服补中益气丸调理，余症尽除。嗜酸性粒细胞降至正常范围。嗜酸性粒细胞增多症中医无相应病名记载，此例结合脉症分析，乃风寒湿三邪留着关节所致，留连日久，形成真寒假热证。初诊益气除热；二诊清暑退热；三诊始察病因，予热因热用，温阳散寒，益气除温，则热自止，烦自平。复以补中益气，损者益之，大功告成。［吉林中医药，2000；(06)：55］

十一　白虎加人参汤

【原文】太阳中热者，暍是也。汗出恶寒，身热而渴，白虎加人参汤主之。

渴欲饮水，口干舌燥者，白虎加人参汤主之。

【组成】知母六两　石膏一斤（碎）　甘草二两　粳米六合　人参三两

【煎服法】上五味，以水一斗，煮米熟汤成，去滓，温服一升，日三服。

【药理研究】研究表明白虎加人参汤可降低糖尿病大鼠血糖，提高IgG和IgM的合成，从而提高体液免疫功能。

【临床应用与研究】白虎人参汤用治伤暑热盛津伤、小儿夏季热、糖尿病、口腔咽喉干燥症、败血症、慢性唇炎、皮肤病、产后高热等伴发热症状的一些疾病等等。

宾湘义[28]以白虎加人参汤治疗中枢性高热29例，显效21例，有效7例，无效1例。谭漪等[29]应用白虎加人参汤对20例2型糖尿病的治疗，结果表明：该方可以改善2型糖尿病患者常见的口渴多饮，多食易饥，倦怠乏力，自汗盗汗，气短懒言，五心烦热等临床症状，能提高原有降糖药降糖的疗效。

医案1　中暑神昏案

王某，男，36岁。建筑工人。1978年7月20日诊。酷夏烈日中作业，卒然昏不知人，高热气粗如喘，大汗而足冷，牙关紧闭，不抽搐，工友即予捏刺人中，15分钟后牙关紧闭已松，然高热不退，神志昏糊，不语，气息粗喘，汗出较多，口唇干燥，舌红、苔薄黄少津，脉数大而重按无力。此乃暑天炎热，在外作业，暑热内迫，燔灼阳明，闭窍耗液，正如《三时伏气外感篇》中云：“夏令受热，昏迷若惊，此为暑厥，即热气闭塞孔窍所致”。故投白虎加人参汤以清暑泄热，益气生津。处方：西洋参10g，生石膏（先煎）80g，肥知母15g，粳米30g，甘草6g。水煎服。另灌服安宫牛黄丸1粒。1剂后身凉、脉静、汗止、神清，然频欲饮水，原方再投1剂而愈。暑厥乃危候也。本例患者之症状显系暑热邪气内迫，燔灼阳明，闭窍耗液之证。证属暑厥无疑，热邪虽盛但气液已耗，此非白虎不足以撤其热、解其暑，非人参（西洋参）不足以养其元气、复其阴津，正如明·周慎斋《慎斋遗书·热暑燥》中所云：“中暑者，动而得之，因天时太热，致伤肺气，非形体受病也，人参白虎汤主之”。［浙江中医杂志，2001；(10)：452~453］

医案2　上消案

邹某，女，48岁。家中连遭不幸，日久症见：口干舌燥，渴喜冷饮，饮不解渴，日饮水达18000ml（8热水瓶），小便量多，但明显少于饮水量，胸中灼热，如炉火烘烤，心烦，常欲到野外奔跑，纳食正常，大便调，舌质红、苔薄黄而干，脉滑数。尿糖（－），血糖正常，禁饮试验：有反应。病属上消，证属热盛津伤，治宜清热生津。处方：生石膏100g，知母、天花粉、粳米各30g，甘草10g，党参15g，每日1剂，水煎服。服上方5剂，诸症减轻，饮水量减至每日约6000ml；上方生石膏减至60g，继用5剂，诸症基本消失，饮水量接近正常；改用沙参麦冬汤加生石膏30g调理而愈。随访5年无复发。[陕西中医，1998；19（07）：328]

医案3　慢性唇炎案

慢性唇炎中医称为唇风，多由阳明风火蕴结唇部所致。《诸病源候论》曰："脾胃有热，先发于唇，则唇生疮。"刘某，男，40岁，1998年12月2日初诊。素嗜烟酒，1年来下唇常肿胀不适，干燥时疼痛，西医予以湿敷、抗生素软膏外涂，并口服抗生素、抗过敏类药物治疗，未见好转而转诊中医。诊见：患者除上症外，尚见口干渴多饮，入夜更甚，纳食无味，喜食流质，牙龈时有出血，大便干，乏力，舌尖边红、有瘀斑、苔黄，脉弦细数。血糖等检查未见异常。口腔检查见唇部稍肿，呈暗红色，唇红边缘不清，干燥脱屑、皲裂。诊为慢性唇炎。治以清热生津益气，拟白虎加人参汤加减。处方：生石膏20g，知母、生地黄、怀牛膝、陈皮各10g，太子参30g。3剂，每天1剂，水煎服，并嘱其戒烟酒。12月5日复诊：唇肿消失，唇干、渴饮等症明显减轻，效不更方，继服3剂，诸病消失。口腔检查见唇红润，无干燥脱屑。后以益气养阴之品调治5天，2月后随访，未见复发。[新中医，1999；31（10）：57]

医案4　颅脑外伤后中枢性高热案

颅脑外伤后引起中枢性高热，临床极为常见。由于它对脑复苏构成严重的威胁，而应引起我们高度重视。头部外伤，因气滞血瘀或气闭，头诸阳之经受阻；太阳、阳明、少阳三经瘀血热邪所困，一身尽热。根据伤寒论中"三阳合病，其热必盛"及三阳经合病热盛而热邪聚于胃中为甚之理论。故用大剂白虎加人参汤，清热、滋燥、益气、生津，而解阳明经邪热，扶枯竭之重证，既能使高热消退，又能纠正西医治疗时因脱水、禁食等所致的气虚阴耗。王某，男，41岁。因车祸头部受伤，头痛、呕吐，于1994年5月17日入院。经CT检查示：左颅顶骨骨折，右脑颞叶挫裂伤。按脑外伤急救处理。伤后第2天，突发高热，体温40.0℃，给予头部冰袋，体温仍在38.8℃~41.0℃间波动。予以生石膏150g（先煎），粳米50g（先煎），知母15g，人参10g，甘草10g。水煎3次取汁约500ml，分3次鼻饲。体温随用药逐渐下降至36.5℃以下。后又用3剂维持，体温保持正常范围至病愈。[中医研究，1999；12（01）：45~46]

医案5　恶性淋巴瘤发热案

窦某，男，70岁，离体干部，1996年12月20日会诊。患者因恶性淋巴瘤住院治疗，近1月来每晚发热达37.2℃~38.5℃，次日上午渐退，用退热药、抗生素、输液、激素治疗皆无效，邀余会诊。诊见发热，背微恶寒，心烦，口烦渴，时时汗出，乏力，舌红，苔薄黄少津，脉数。证属内热炽盛，津气受伤。治宜清热益气养阴。方用白虎加人参汤加味：石膏50g，知母15g，人参10g（另煎），甘草6g，麦冬15g，沙参10g，白花蛇舌草

15g，山药 10g。3 剂，水煎服。12 月 24 日二诊：已不发热，汗亦少，仍口干、乏力，脉细数。原方石膏减至 30g，知母减至 10g，继服善后。后因淋巴瘤脑转移去省肿瘤医院治疗，但未再发热。[国医论坛，1997；12（04）：12]

医案 6　支气管肺癌大热烦渴案

位某，女，64 岁，农民。1997 年 3 月 10 日以发热、气喘 20 天就诊。CT 检查示支气管肺癌。按肺癌合并感染，给予青霉素、头孢唑啉等抗感染药及对症处理 5 天，热势不减，邀余会诊。见消瘦不明显，精神尚可。发热，体温 39.5℃。大汗淋漓，烦渴引饮，饮后复渴如故。呼吸深快，舌红少津，苔黄而干，脉洪大，数而不疾。符合白虎汤证，并津液已亏，予白虎加入参汤加味：生石膏 60g，知母 9g，炙甘草 6g，粳米 9g，人参 12g，生地黄 15g，玄参 12g，玉竹 10g，日 1 剂，水煎分 2 次服。1 剂热势大减，2 剂热渴全消。[河南中医药学刊，2000；15（05）：31～32]

医案 7　败血症发热案

某男，28 岁，工人。1992 年 9 月 3 日因饮食不洁而出现腹疼腹泻，恶心呕吐，继之高热寒战，以“沙门菌感染”入某院治疗。经给予静滴庆大霉素、红霉素、丁胺卡那霉素、地塞米松及支持疗法治疗 16 天，体温仍波动在 39℃～41.5℃之间，病情日渐加重，出现精神萎靡、躁动不安、神昏谵语等症状。于 9 月 20 日寻医于此。查体：体温 41.3℃，血压 11/7kPa，心率 118 次/分，律齐，双肺呼吸音粗，肝肋下 2.5cm，剑下 5.5cm，质韧，有触痛，脾肋下 2cm，质韧有触痛。实验室检查：Hb 85g/L，RBC 3.0×10^{12}/L，WBC 16.4×10^{9}/L（N 0.90，L 0.10，网织红细胞 0.007），ESR35mm/h，肥大氏反应、外裴氏反应均阴性，肝功能正常范围。“B”超检查肝脾肿大，血培养变形杆菌生长。病人临床表现以高烧寒战为主，口渴喜热饮，伴手足厥冷；待寒战过后，汗出热退，不恶寒反恶热，渴喜冷饮，舌质淡红、苔薄黄，脉细数。综观四诊，本证属祖国医学“温病”范畴。由于感邪较重，入里化热，邪入气分，邪气盛，正气不馁，正邪交争剧烈，则表现为高热、寒战，日久气血俱伤。治疗以扶正祛邪为主，方用白虎加人参汤加味：人参 10g，石膏、粳米各 30g，知母 15g，甘草 10g，牡丹皮、生地黄各 15g，竹叶 10g。水煎每日 1 剂。服 3 剂后，体温降至 39℃左右，诸症减轻，可进少量饮食。继用上方加麦冬 15g，服 9 剂后（此期间未用西药），体温降至 37℃～38℃之间，诸症消失，纳食大增。继用上方加服复方新诺明，共治疗 15 天而愈。[江西中医药，1995；26（05）：14]

十二　瓜蒂汤

【原文】太阳中暍，身热疼重而脉微弱，此以夏月伤冷水，水行皮中所致也，一物瓜蒂汤主之。

【组成】瓜蒂二七个

【煎服法】上剉，以水一升，煮取五合，去滓，顿服。

【药理研究】瓜蒂的主要成分甜瓜素可刺激胃黏膜的感觉神经，反射性地兴奋呕吐中枢，引起呕吐。

【临床应用与研究】临床以甜瓜蒂用于暑病初起、癫痫痰壅、宿食停聚上脘或口服毒药中毒，服毒时间短，毒物仍停留在胃内，意识清楚合作的病人，可使病人主动呕吐，无论胃内容物多与少，黏稠与否，均能迅速地使病人将胃内容物及毒物呕吐干净。搐鼻治疗湿重头痛、湿热黄疸、慢性乙型肝炎；南瓜蒂散治疗新生儿脐湿等。

临床报道以瓜蒂散（甜瓜蒂、升麻、甘草等量，炽干为细末，以80～100目过筛备用，每包15g）催吐治疗口服毒药患者58例，56例服药后3～5分钟开始呕吐，从呕吐开始至胃内容物完全澄清无味时间平均为20.70分钟，较洗胃组缩短了时间，有效阻止了毒物的吸收，有效率96.55%，效果优于洗胃组和口服温开水催吐组[30]。以瓜蒂散（瓜蒂50g，赤小豆25g，秫米25g，研极细末，装瓶备用）喷鼻治疗慢性乙型肝炎60例，近期临床治愈41例，好转14例，无效5例，总有效率为91.67%[31]。应用巴甫洛夫的条件反射学说，利用瓜蒂散的催吐作用在病人口服瓜蒂散产生恶心、呕吐感时给患者闻酒味、饮酒，通过5～15次的治疗，使患者建立对酒的厌恶条件反射，达到戒酒的目的。戒酒成功率93.3%[32]。

歌曰：暍病阴阳认要真，热疼身重得其因，暑为湿恋名阴暑，二七甜瓜蒂可珍。

医案1　肝区痛、呕恶、腹胀案（乙型肝炎）

刘某，男，35岁，农民，乙型肝炎4年，1997年3月20日因呕恶、腹胀、厌油腻、纳少、肝区痛而就诊。刻诊：精神不振，皮肤和巩膜发黄，肝右肋下二横指，压痛明显，脾左肋下三横指，无压痛，腹水征（－），舌质红、苔黄厚，脉弦滑稍数。肝功：ALT280U/L，TBiL108.6μmol/L，乙肝表面抗原（＋），核心抗体（＋），e抗原（＋）。治疗给以瓜蒂散喷鼻，治疗1月，纳食即增，体力渐复，治疗2个月诸症悉除，查肝功ALT、TBiL降至正常，HBsAg（－），肝脾已回缩至正常范围，随访1年未反复。[中医外治杂志，2002；11（01）：15]

医案2　湿重头痛案（额窦炎）

郭某，女，15岁，1996年8月就诊。患者自述头痛已一年多，西医诊为额窦炎，用西药治疗无效。自觉头上有重物压顶沉重感，舌苔黄腻，脉缓。诊为湿重头痛，给瓜蒂散0.1g。当天晚上用以搐鼻后流出黄水约100ml，第二天头痛消失，至今未发。[中国民间疗法，2000；8（05）：46]

参考文献

1. 宋华妮，毛宗福，韩定芬等．葛根汤（合剂）治疗感冒（外感风寒证）的随机双盲对照研究．临床荟萃，2005；20（6）：313～315
2. 卫又峰，闵惠芳．葛根汤加味治疗颈椎病236例疗效观察．黑龙江中医药．2003；1：13～14.
3. 范冠杰．葛根汤加味治疗肩周炎52例．国医论坛，1998；13（1）：14.
4. 杜文孝．葛根汤为主治疗急性乳腺炎21例．中国中医急症，2003；12（5）：472～473.
5. 顾仲明．葛根汤治疗局限性硬皮病疗效观察．现代中西医结合杂志．2005；14（14）：1884～1885.
6. 曾志海，彭青杰．葛根汤治疗周围性面瘫143例．陕西中医，2002；23（2：117～118.
7. 周延秋．葛根汤治疗春季小儿病毒性肠炎46例．湖南中医杂志，2001；17（6）：52.
8. 王秀荣．葛根汤治疗荨麻疹51例．中医研究，2002；15（6）：37～38.
9. 朱世杰，王泽梅．葛根汤治目劄205例．中医研究，2001；14（2）：47.
10. 韩贵周．葛根汤治疗痉挛性斜颈8例分析．甘肃中医，2005；18（3）：18.
11. 周清华．大承气汤加味治疗腹部手术后腹胀110例．山东中医杂志．2004；23（8）：478.
12. 张留贵，陈海燕，张丽琼，等．大承气汤加减预防急腹症术后肠粘连梗阻500例临床疗效观察．成都军区医院学报. 2003；5（5）：28～29.
13. 方殿璧. 大承气汤治疗肠梗阻254例. 光明中医. 2004；2：54
14. 沈省博. 加味大承气汤治疗胃轻瘫综合征35例. 现代中西医结合杂志. 2004；13（3）：338
15. 颜开明. 大承气汤治疗急性胆源性胰腺炎72例. 陕西中医. 2003；24（1）：39～40
16. 韦慧琴，胡开明. 大承气汤保留灌肠治疗早中期慢性肾衰竭38例疗效观察. 中国民族民间医药杂志. 2004；67：85～86
17. 赵敬东. 大承气汤治疗出血性中风（急性期）30例. 实用中医内科杂志. 2003；17（1）：57
18. 李春英，张庆伟. 麻黄加术汤治疗寒湿痹96例疗效观察. 黑龙江中医药. 2000；5：12～13
19. 李永高. 麻黄加术汤治疗慢性肾衰20例观察. 实用中医药杂志. 1998；14（9）：13～14
20. 杨希森，王成果. 麻杏苡甘汤加味治疗扁平疣72例. 广西中医药. 2001；24（6）：47
21. 沈秋生. 防己黄芪汤为主治疗特发性水肿60例. 四川中医. 2003；21（1）：41
22. 文继红. 防己黄芪汤加味治疗慢性肾炎32例. 云南中医中药杂志. 2002；23（3）：8～9
23. 张德全，丁海升. 防己黄芪汤治疗风湿性腰腿痛112例. 中国乡村医生. 2000；7（11）：7
24. 吴洋，彭江云. 加味桂枝附子汤治疗寒湿痹证220例临床观察. 中国中医药信息杂志. 2000；7（2）：61
25. 曹云云. 桂枝附子汤治疗产后身痛20例. 四川中医. 1999；17（8）：48
26. 王雪梅，徐世钊，岳里佳. 甘草附子汤治疗痹症107例. 实用中医内科杂志. 2003；17（2）：107～108
27. 廖常志. 甘草附子汤治疗类风湿23例. 四川中医. 2001；19（11）：27
28. 宾湘义. 白虎加人参汤治疗中枢性高热29例. 中医研究. 1999；12（1）：45～46
29. 谭漪，谢春光. 白虎加人参汤治疗2型糖尿病的临床观察. 成都中医药大学学报. 2002；25（4）：23～24
30. 吕瑞秀，刘秀丽，孙德发. 瓜蒂散快速催吐的研究及临床应用. 中华护理杂志. 1994；29（3）：133～135
31. 郑传运. 瓜蒂散喷鼻治疗慢性乙型肝炎60例. 中医外治杂志. 2002；11（1）：15
32. 王辉，陈葆颂，王文林，等. 中药瓜蒂散戒酒的临床研究. 中国药物滥用防治杂志. 2001；6：40～42

第三节　百合狐惑阴阳毒病脉证治

十三　百合知母汤

【原文】百合病发汗后者，百合知母汤主之。

【组成】百合七枚（劈）　知母三两（切）

【煎服法】上先以水洗百合，渍一宿，当白沫出，去其水，更以泉水二升，煎取一升，去滓；别以泉水二升煎知母，取一升，去滓，后合和煎，取一升五合，分温再服。

【临床应用与研究】仲景用于百合病误汗后变证，现代临床上还可用于心肺阴虚之失眠、燥咳、精神失常，阴虚有热之消渴、喘证、盗汗、胃脘痛等病证。另外，对热病后期余热未尽，若兼气虚者加太子参、西洋参、麦门冬；阴虚较重者，加玄参、生地黄；心烦不宁者加阿胶、鸡子黄。本方加白及、仙鹤草，三七粉等可治疗肺结核阴虚咯血。

王有章等[1]报道以百合知母汤合小柴胡汤加减治疗长期低热20例，20例患者人均服药18剂，最多者服药34剂，最少者8剂，体温降至正常，相伴疾病亦明显好转或痊愈。

洪燕[2]报道以百合知母汤合甘麦大枣汤治失眠60例，治愈（症状消失，每日睡眠时间大于6h）30例，显效（症状明显改善，每日睡眠时间4~5h）15例，有效（症状缓解，每日睡眠时间2~3h）9例，无效（症状无改善，每日睡眠时间仍少于2h）6例，总有效率90%。蔡乾书[3]报道以百合知母地黄汤治疗阴虚火旺型鼻衄36例，28例显效，6例有效，2例无效，总有效率94.4%，显效疗程最短5天，最长28天。

歌曰：病非应汗汗伤阴，知母当遵三两箴，渍去沫涎七百合，别煎泉水是金针。

医案1　百合病案

谭某，女，70岁。精神恍惚，坐卧不安半年，诸药不效。患者于半年因儿子不争气，丈夫整日玩牌，不问家事，情志不遂忧思成疾，诊见心慌不宁，坐卧不安，失眠多梦，心神涣散，沉默不语，欲行不能行，欲食不能食，不能自已，口苦咽干，尿黄赤，舌红少苔，脉弦细数。予百合知母汤加味：百合30g，知母10g，生地黄15g，竹叶10g，枣仁10g，合欢皮10g，首乌藤10g。服药6剂，诸症大减，效不更方，原方再进12剂，诸症皆失。[湖南中医杂志，1997；13（5增刊）：38~39]

医案2　更年期高血压案

患者张某，女，50岁。2年前月经开始提前，经来量多，间隔15~17天，有时1月两行，头晕、失眠，血压20.0/12.0kPa，经用百合知母汤加减十余剂，血压降至17.3/10.7kPa，月经周期在22天左右，其他症状减轻。某日因与同事争执，情绪激动，突感有一股气自少腹上冲至胸中，旋即头晕，恶心，呕吐2次，被送往省某医院急诊室，测血压28.0/13.3kPa，应用利血平等药物后，血压降至21.3/12.0kPa，因惧怕再发，要求转来我院。症见头晕，心烦，恶心，时有汗出，舌质淡、苔白，脉沉滑。因症似奔豚，故以奔豚汤治之：因无李根白皮，故用椿根白皮30g以清热下气而治气逆，甘草10g缓急，当归15g、川芎10g、白芍15g养血平肝，黄芩12g、葛根10g清热，半夏12g、生姜3片和胃降逆。2剂之后，血压降至正常，加减应用十余剂，余症渐平。半年后再发，仍用上方，疗效如初。[河南中医，2003；23（9）：9]

医案3　长期低热案

张某，女，49岁，工人，1991年2月27日入院。午后发热3年，体温多在37.5℃~38℃间，夜半后汗出热退。心电图示冠状动脉供血不足，B型超声检查结论为胆囊炎。用扩冠脉药，多种抗生素、灭滴灵、转移因子、血浆等治疗3个月，病情无明显变化，形体消瘦，精神抑郁，甚时恍惚，叹息为快，急躁易怒，心烦失眠，口苦咽干，胸心胁痛，舌质红，苔薄白，脉象弦细数。辨证为肝胆郁热，灼阴扰神。用百合知母汤合小柴胡汤加炒酸枣仁30g，远志15g。水煎，嘱其上午10时许1次服下。服药8剂后失眠除，发热减轻。去炒枣仁、远志，又服4剂后，体温降至37.3℃以下。减柴胡用量为20g，又服6剂，体温正常，诸症消失，复查心电图，B超肝胆脾均无异常。遂停药出院，随访3年未发。[河南中医，1997；17（6）：333]

医案4　消渴（糖尿病）案

张某，男，63岁。1998年6月16日初诊。患糖尿病6年余，曾服格列本脲、格列齐特等药，疾病缠绵难愈。刻诊：口渴欲饮，饮一溲一，小便不能约，大便干结，四肢麻木，腰背痛，午后乏力，稍劳则心悸气短，汗多，舌体干瘦，质红少津，脉虚数。检查：尿糖（+++），空腹血糖12.6mmol/L。心电图提示：心肌供血不足。中医辨证：肺肾阴虚，津亏燥结。治以滋阴润燥，平补肺肾。处方：怀山药、百合、知母各20g，生地黄、花粉、山萸肉、玄参各15g，苍术3g，五味子10g。水煎服，每日3次，共服62剂，诸症消失，血糖5.4mmol/L，尿糖多次化验均为阴性，心电图正常。续前方每周服3剂，连服2月以巩固疗效。［实用中医药杂志，2000；16（12）：38］

医案5　喘证案（慢性支气管炎）

杨某，男，66岁，1997年1月26日诊。患慢慢性支气管炎已8年，近2月出现气喘，历经西医抗炎解痉平喘治疗稍有好转。刻诊：咳嗽喘促，气短心悸，动则加剧，痰黏滞难咯，面色妆红，口渴思饮，畏风汗出，溲黄便结，唇紫略干，舌红苔少淡黄，脉细滑数。检查：胸片提示“双上肺陈旧性结核，慢性支气管炎伴感染，肺气肿”。血常规WBC $10.8\times10^9/L$，N 0.76，中医辨证：肺阴虚，痰热蕴肺。治以百合知母汤加味。方用百合24g，知母、桑皮、黄芩各15g，杏仁、厚朴各12g，瓜壳、苏子各10g。连服12剂后诸症消失。复查胸片示“炎变已吸收”，血常规WBC $5.7\times10^9/L$，N 0.7。［实用中医药杂志，2000；16（12）：38］

医案6　夜间汗出浸衣案

丁某，女，56岁，1998年3月13日初诊。因患肺结核6月入院，经西医抗痨治疗而愈。近2周出现盗汗。刻诊：诉夜间汗出浸衣，气短口渴欲饮，腰膝酸软，五心烦热，失眠多梦易惊，舌干红少苔，脉细数。中医辨证：心肺阴虚，营卫失和，拟用滋阴清热，宁心敛肺法治之。处方：百合20g，知母、五味子、浮小麦、龙骨、牡蛎、天冬、夏枯草各15g。水煎日2次，连服本方7天后病愈出院。［实用中医药杂志，2000；16（12）：38］

医案7　胃脘痛案（浅表性胃窦炎伴糜烂）

陈某，女，48岁，1999年12月29日初诊。患胃炎已8月余，曾服雷尼替丁、吗丁啉、阿莫西林等药效不显。刻诊：胃脘胀满疼痛，食后加重，纳差口干，嗳气反酸，少气懒言，自觉胸窝部有一拳头大小硬物堵塞，舌红苔淡白，脉弦细。胃镜示：浅表性胃窦炎伴糜烂，胆汁反流。中医辨证：胃阴虚，气结热滞。治宜育阴养胃，行气散热。方用百合20g，知母、黄芩、佛手各15g，厚朴、黄连、腊梅花各10g，法夏、苏梗各6g。每日1剂，饭前30分空腹服，连服2周后诸症消除，继续服用30剂后经某医院胃镜复查，病理体征消失。［实用中医药杂志，2000；16（12）：38］

十四　滑石代赭汤

【原文】百合病下之后者，滑石代赭汤主之。

【组成】百合七枚（擘）　滑石三两（碎，绵裹）　代赭石如弹丸大一枚（碎，绵裹）

【煎服法】上先以水洗百合，渍一宿，当白沫出，去其水，更以泉水二升，煎取一升，去滓；别以泉水二升煎滑石、代赭，取一升，去滓，后合和重煎，取一升五合，分温服。

【临床应用】用于百合病心烦呕吐、呕逆较重者，可加竹茹、芦根或合小半夏加茯苓汤；加猪苓、淡竹叶、鸭跖草、木通等可治疗百合病小便短赤明显者；加麦门冬、沙参、石斛等可治疗百合病口渴甚者。

歌曰：不应议下下之差，既下还当竭旧邪，百合七枚赭弹大，滑须三两效堪夸。

医案1　彻夜不眠，神志恍惚案（神经衰弱）

刘某，男，43岁，1977年2月26日初诊。患者于二十余日前，患上呼吸道感染，高热数日，后汗出热退。伴有头痛、口苦、心烦、小便黄赤，尤以心烦不寐日渐严重。近1周来，甚至彻夜不眠，神志恍惚，坐卧不安，整天还得家人陪伴，曾用中西药安神镇静，其效甚微。观其神态，不是辗转不安，就是沉默寡言。舌质红，苔略黄，脉弦细数，投以百合地黄汤、滑石代赭汤加减：百合20g，生地黄12g，滑石12g，知母10g，麦冬12g，茯神12g，枣仁18g，甘草3g，7剂。1周后，每晚可睡3、4小时，心烦不安减轻，继守前方5剂，小便已清，脉细，舌稍红，每晚睡眠可达4、5小时。前方去知母、滑石、麦冬，加扁豆、陈皮理脾健胃，10剂。前后经1个月调治，诸证悉平。［浙江中医学院学报，1983；(05)：34］

十五　百合鸡子汤

【原文】百合病吐之后者，百合鸡子汤主之。

【组成】百合七枚（擘）　鸡子黄一枚

【煎服法】上先以水洗百合，渍一宿，当白沫出，去其水，更以泉水二升，煎取一升，去滓；匀，煎五分，温服。

【临床应用】治疗百合病，吐后不能食者，加玉竹、石斛、桑白皮、粳米养胃；若惊悸不宁者，本方加龙骨、牡蛎、炒枣仁、柏子仁以安神等；若乎足蠕动，肢体震颤者，加龟版、阿胶滋阴熄风；对急性热病余热未尽，或久病之后阴精不足，肺胃阴虚者，可合用生脉散。

歌曰：不应议吐吐伤中，必仗阴精上奉功，百合七枚洗去沫，鸡黄后入搅浑融。

医案1　学习紧张致百合病案

刘某，女，17岁，学生，1999年4月28日初诊。患者自述神志恍惚，心神不宁已2年有余，每因情绪、学习紧张而加重。诊见面色潮红，头晕目眩，耳鸣健忘，失眠多梦，咽干口燥，五心烦热，手足汗出，腰膝酸软，月经量少色红，舌红少苔，脉细数。诊为百合病兼肝肾亏虚证。此乃疲劳过度，耗伤阴精所致。治以滋阴清热，补益肝肾。方拟《金匮要略》百合鸡子汤加味。方药：百合20g，枸杞子、钩藤、川续断、桑寄生各15g，当归、柴胡、白术、茯神各12g，甘草10g，鸡子黄1枚，生姜、大枣为引。水煎服，每天1剂。服药6剂后神志、睡眠等症状明显缓解。先后共服上方20余剂，诸症消失，痊愈。［河南中医，2003；23（4）：11］

医案2　多言，精神错乱案（肝硬变合并克－鲍氏综合征）

王某，44岁，因肝炎后肝硬变合并克－鲍氏综合征，第2次出现腹水已9个月，于1970年9月4日入院。入院后经综合治疗，腹水消退。1971年1月21日患者性格改变，一反平日谨慎寡言而为多言，渐渐啼笑不休，不能辨认手指数目，精神错乱。考虑肝昏迷Ⅰ度，用麸氨酸钠，并用清营开窍，清热镇静之方。患者症状无改变，清晨好转，午后狂乱，用安定剂常无效，需耳尖放血，始能平静入眠，而精神错误如故。考虑到舌红脉虚，神魂颠倒，乃以百合病论治。从2月1日起加百合鸡子黄汤，每日1剂，每剂百合3克，鸡子黄一枚，煎服。2月2日患者意识有明显好转。2月3日患者神志完全恢复正常，继用百合鸡子黄汤2剂后，改用百合地黄汤（百合30g，生地黄15g）后，患者病情保持稳定，1971年3月21日出院时，精神良好，如常人行动，腹水症（-），肝功能试验为正常。1972年6月与患者联系，情况保持良好。［新医药学杂志，1974；(02)：13］

十六　百合地黄汤

【原文】百合病不经吐、下、发汗，病形如初者，百合地黄汤主之。

【组成】百合七枚（擘）　生地黄汁一升

【煎服法】上以水洗百合，渍一宿，当白沫出，去其水，更以泉水二升，煎取一升，去滓，内地黄汁，煎取一升五合，分温再服。中病，勿更服，大便当如漆。

【方义分析】百合气味甘寒，入心肺二经，有清心安神、保肺益气之功，用之清肺热。生地黄甘寒入心经，能养脉凉血，用之滋阴降火。用泉水煎服，能清热利小便。两药合用，养阴血，退虚热，宁心神安魂魄，使阴血渐生，虚热日退，则神志安和，诸症自瘳。本方用生地黄汁，其性大寒，中病勿更服；且其质润多液，稠黏色黑，多服则滑肠致泻，服后大便如漆，为热从下行，停药后即如常。

【临床应用与研究】用于治疗各种神经官能症、自主神经功能失调、抑郁症，女子脏躁；亦可用作热性病的善后调理；本方与酸枣仁汤合用可治不寐、癔病；与甘麦大枣汤、生龙牡、琥珀、磁石等合用治疗更年期综合征、自主神经功能紊乱；加麦冬、沙参、贝母、甘草等可治肺燥或肺热咳嗽：加太子参、滑石、牡蛎、首乌藤、炒枣仁等可用于热病之后调理。使用本方取效的关键除辨证正确外，还需注意守方。

临床报道以百合地黄汤加减治疗抑郁症30例[4]，显效18例，有效8例，无效4例，总有效率86.7%。治疗不寐41例[5]，治愈13例，显效18例，好转7例，无效3例，总有效率92.7%。治疗更年期综合征60例[6]，显效（临床症状完全消失）48例，有效（治疗3个月后，心悸、烦躁、阵发性出汗等症状减轻）7例，无效（症状无改善）5例，总有效率91.7%。治疗中青年女子脏燥证10例[7]，经治疗能正常生活和工作者8例，占80%，生活能基本自理，能从事简单工作者2例，占20%。治疗癔病40例[8]，治愈（症状全部消失，半年后随访无复发）35例，无效（症状无明显改变）5例，治愈率为87.5%。服药最多32剂，最少5剂。加味百合地黄汤治疗中风后焦虑状态50例[9]，治愈24例，有效22例，无效4例，总有效率92%。

歌曰：不经汗下吐诸伤，形但如初守太阳，地汁一升百合七，阴柔最是化阳刚。

医案1　乍寒乍热，口干苦百合病案

周某，女，52岁，教师，2001年5月17日初诊。绝经半年，乍寒乍热，心烦少寐，易躁易怒，口干苦，泛恶，纳欲时好时坏，尿黄赤，舌红少苔，脉微数。追问病史，诉之年前丧偶，思念之情郁结在心，化火上烁肺金所致。因五志之中，心主喜，肺思悲，消烁营阴，症有百合之象，用百合60g，生地黄60g，重剂煎服，加少许蜂蜜冲服，5剂。服药后，乍寒乍热得缓，口干苦亦好转，余症仍然，舌红少苔，脉微数。原方加宁心安神之品，龙齿15g，茯神10g，合欢皮10g，首乌藤15g，灯芯3g，莲子芯10g，服15剂，症状已基本控制，寒热除，心烦已不明显，夜已能寐，胃纳正常，善后以丸代煎，巩固治疗。后改服六味地黄丸以巩固疗效，并每晚服百合汤一小碗，随访半年，未见异常。［河南中

医，2003；23（8）：14]

医案2　不寐案

王某，女，38岁。1998年3年18日初诊。失眠2年，经常入睡困难，每晚睡3～4h，杂梦纷纭，易醒，重时彻夜不眠。曾服安定等药物，其用量不断增大，但效果越来越差，后因惧西药的副作用而停服，改服中药亦效果不明显。近1周每晚只睡1～2h，有时彻夜不寐而来求诊。诊见：心烦口干，头晕心慌，手足心热，体倦，舌质红，苔少，脉细数。证属思虑过度，耗伤心阴，虚火内扰而心神不宁。治宜滋阴降火，养心安神。治以百合地黄汤加味：百合30g，生地黄30g，酸枣仁30g，珍珠母30g，龙齿30g，黄连10g，莲子心3g，知母12g，郁金15g，丹参15g，天麻10g，当归15g，五味子15g，甘草10g。水煎服，每日1剂，晚饭前1小时及睡前30分钟各服1次。5剂后每晚入睡4～5小时，诸症大减。上方去黄连，加首乌藤20g，再服5剂后，能安然入睡，诸症消失而愈。[河北中医，2002；24（3）：197]

医案3　两胁胀痛、胸闷不舒、全身窜痛案

张某某，女，31岁，务农。初诊时间：1996年12月7日。患者一年前因情志不畅，遂觉两胁胀痛，胸闷不舒，继则窜痛，全身无处不到，游走不定，疼痛难忍，按之嗝气，皮肤青紫，纳呆失眠，小便黄赤，舌红苔黄而干，六脉沉弦有力，左关尤甚。阅其病历，前医皆以祛风止痛，疏肝理气之法治疗，效果不佳。余认为，情志不畅，恼怒伤肝而造成气机紊乱和疏泄失常，故两胁胀痛，胸闷不舒。郁久化火，风火窜入经络，故出现游走性疼痛，疼痛难忍，按之嗝气，皮肤青紫等症状。辨证为肝气郁结，日久化热，肝气入络。遂投予百合地黄汤加味：百合30g，生地黄20g，川楝子12g，白芍15g，佛手10g，当归10g，柴胡6g，首乌藤30g，合欢皮15g，甘草6g。上方服3剂后，睡眠正常，窜痛大减，余症皆轻。上方去首乌藤、合欢皮，加麦冬10g，淮小麦30g，继服5剂。后气痛已不再走窜，舌脉基本正常，原方加山萸肉6g，乌梅10g敛肝之剂收功，6剂继服。并嘱节劳少虑，情志舒畅。年后随访，诸症皆愈，未再复发。[光明中医，1999；14（82）：47]

医案4　反复胃脘痛案（浅表性胃炎）

慢性浅表性胃炎属中医“胃脘痛”范畴。以其“胃不和则卧不安”，联想到《金匮要略》百合病“意欲食复不能食，常默默，欲卧不能卧，欲行不能行，饮食或有美时，或有不用闻食臭时”和《景岳全书·嘈杂》“其为病也，则腹中空空，若无一物，似饥非饥，似辣非辣，似痛非痛，而胸膈懊侬，莫可名状，或得食而暂止，或食已而复嘈，或兼恶心，或渐见胃脘作痛”，故以百合地黄汤加味治之。王某，农民，28岁。1997年8月24日初诊。自诉反复胃脘部胀痛3年余，每因情绪波动则发作或加重，伴有左肩背不适，嗳气，泛酸，嘈杂，食欲不振，口微苦。曾服多潘立酮、黄连素等，疗效不佳。刻诊：胃脘部压痛，舌质淡红，苔薄白，脉弦。胃镜检查见胃黏膜弥漫性充血，散布数起浅糜烂及陈旧性出血点，贲门食道皆充血，贲门水肿明显，前壁可见糜烂灶。诊断为：①慢性浅表性胃炎（充血糜烂型）；②贲门食管炎。证属胃阴不足挟热证。给予百合地黄汤加味：百合、生地黄、沙参、麦冬、玉竹、白芍、石斛、黄连各10g，甘草5g。每次100ml，每日2次。服药1周，临床症状明显缓解，3周后胃脘胀痛消失，余症基本消失，4周后无不适。嘱继续服药至3个月，以巩固疗效。后复查胃镜，胃黏膜弥漫性充血消失，有散在少许点状充血，贲门食道充血消失，贲门水肿明显消失。嘱其调理情志，注意饮食。随访至

今，未再复发。[湖南中医杂志，2001；17（1）：38～39]

医案5　癔病案

癔病以饮食、行动失调，精神恍惚不定为主要特征，临床表现为不开朗、重感情、言不对题、阵发性哭笑或默默不语，或突然四肢抽动等症状，多在精神刺激影响下发病，以女性青壮年多见。其病因病机主要是因忧愁、思虑过度或情志不遂，肝气郁结，郁久化火，或热病之后，余邪留于经脉，营血亏耗，心肺阴虚，心神失养，神志不宁而发病。临床观察，其病属实者少，属虚者多，或虚实挟杂，变化多端。百合地黄汤有补正不助邪、攻邪不伤正之特点，并能安心、定胆、益气、养五脏，故选用此方为主，可加太子参、丹参、绿萼梅，益气养阴，理气活血。使气机条达，血脉通畅，百脉调和。崔某，女，30岁，1995年5月20日初诊。患者因感冒未彻底治愈与家人发生口角，而心情不舒畅，整天闷闷不乐，继而出现精神恍惚不定，阵发性哭笑，经上级医院诊为癔病，用中西药治疗月余，效果不佳，症状时轻时重，已1年不愈而求治。诊见精神恍惚不定，欲卧不卧，欲行不行，坐立不安，时胡言乱语，哭笑无常，时默默不语，烦躁易怒，心慌气促，伴口苦、咽干、胸胁胀满，时有刺痛，肢体麻木，大便偏干，观察形体如常人，舌红、苔薄稍黄，脉弦细。证属余邪未尽，复肝气郁结化火，营血亏耗，心神失养。治以益气清心，养阴安神，解郁活血。方用百合20g，生地黄、太子参、丹参各15g，绿萼梅6g，生大黄6g（后下）。服药5剂，症状明显好转。去生大黄继服20剂，病告痊愈。未再复发，至今健康。[四川中医，2003；21（5）：32]

医案6　甲状腺机能亢进案

患者张某，女，42岁。教师。初诊日期：1998年5月23日。主诉：心悸怔忡，消瘦3年。患者于3年前发病，发病时自觉“心累心跳”，活动后加剧，逐渐出现食欲亢进，消瘦等，曾至某院内分泌科检查，诊断为“甲状腺机能亢进”，曾经多方治疗未见好转，前来我处就诊。刻诊：心悸怔忡，急躁易怒，汗多低热，多食消瘦，畏风气短，双目外突，甲状腺轻度肿大，质软，无结节，有轻微血管振颤感，双手平伸颤抖明显。小便黄，大便稍硬，舌红瘦，苔少，脉细数无力。实验室检查：基础代谢率升高为45%，T_3、T_4升高（T_3 3.5μg/ml，$T_4$18mg%）。甲状腺摄取131碘率3h为34%。辨证：肝胃郁热，心肺阴伤。治以清金制木，予百合地黄汤加味。处方：生地黄15g，百合30g，知母10g，玄参12g，夏枯草25g，炒白芍12g，北沙参30g，生牡蛎30g。以上方随证加减，守方治疗3月余，症状大为减轻，心悸怔忡基本消失，心情趋于平静，体重增加3kg，汗出减少，甲状腺大小基本正常，血管杂音消失，目胀减轻，舌淡红，苔薄白。T_3 24μg/ml，T_4 20mg%，基础代谢率降至正常。继以调和肝胃之剂善后，坚持服药1年，患者身体健康，面色红润，能胜任教学工作，各项检验全部正常，随访1年未见复发。[成都中医药大学学报，2003；26（2）：25～27]

医案7　上肢前臂内侧至肘窝部皮下多个结节案（多发性纤维脂肪瘤）

多发性纤维脂肪瘤多发于中年以上妇女，结节发生于皮下，沿肢体静脉走向漫延，为最常见的良性肿瘤。患者多见消瘦、烦躁，口苦咽干、眠差，饮食时好时坏，舌红苔薄，脉细数，与百合病的主要见证及病机十分吻合。此病多由操劳过度，或情志不遂，郁热伤阴，心肺阴伤，筋脉失养，气机郁滞，痰气凝聚所致。治疗以养心肝阴津，清体内郁热，通脉络气机，化凝聚之痰气为法，以百合汤为主，随证化裁，适当配伍疏理气机及消痰化结软坚之品。患者赵某，女，43 岁，会计。初诊日期：2001 年 6 月 5 日。自述：上肢前臂内侧至肘窝部皮下多个结节半年。患者于半年以前，发现上肢前臂内侧至肘窝部皮下出现结节 5 个，经成都某医科大学附属医院诊断为“多发性纤维脂肪瘤结节”，并施手术切除其中 2 个较大者。术后半月，在上臂内侧延血管走向部位又长出结节 3 个，患者因此对手术疗法失去信心，并感到心情紧张，而求治于中医药。刻诊：上肢前臂到上臂内侧皮下可见结节 6 个，大者达 0.7cm×1.5cm，小者约 0.3cm×0.4cm，边缘清晰，表面光滑，与周围组织无粘连，且沿血管向肢端漫延。兼见眠差头昏，心烦，手心热，口干苦而不喜饮，小便黄诸症。舌质红，苔少，脉细数。辨证：心肺阴伤，兼气郁痰凝。治以养阴清热，理气消痰，和脉散结。处方：百合 30g，生地黄 15g，知母 20g，郁金 10g，浙贝 10g，生牡蛎 20g，玄参 15g，丝瓜络 10g，柴胡 15g，赤芍 20g，白芍 20g，夏枯草 15g，甘草 10g。守方加减服药 20 余剂，诸证缓解，皮下结节逐渐变软消散，继续服药 10 余剂以巩固疗效。服药 2 月余患者，心烦头昏、手心热、口苦等症状全部消失，皮下结节消散。随访半年，没有新结节出现，皮下组织及皮肤弹性均正常。[成都中医药大学学报，2003；26（2）：25～27]

医案 8　口燥咽干、目痒干涩案（干燥综合征）

干燥综合征主要侵犯唾液腺和泪腺，以口眼干燥为常见特征。常表现为眼内异物感，干涩少泪、发痒，有烧灼感等，口内唾液减少，味觉减退，口角碎裂疼痛，关节疼痛以膝关节为常见。本病临床多表现为口干咽燥，目睛干涩，关节疼痛等证，多发于阴虚体质或感受热邪阴液受伤的患者。此证病机亦与百合地黄汤方证相类，故临床以百合地黄汤为主方，清金泄热，润养心肺阴津，清解上焦积热，多能取得较好疗效。患者何某，女，56 岁，教师。初诊日期：1998 年 2 月 9 日。主诉：口干咽燥，膝关节微痛 2 月。患者于近 2 月来，常感口咽干噪，虽多饮水口渴不解，目痒干涩，并发现关节轻微疼痛。曾经某医院诊断为“干燥综合征”，虽经治疗，但未见明显疗效而前来我处就诊。刻诊：形体消瘦，口燥咽干，咽喉时痛，目痒干涩，视物日渐昏花，头昏，眠差，心烦食少，手心发热，膝关节微痛，尿黄。辨证：心肺阴虚，上焦郁热。治以养心肺阴津，清上焦郁热。处方：百合 20g，生地黄 20g，北沙参 30g，知母 15g，连翘 15g，桔梗 10g，菊花 15g，银花藤 15g，石斛 15g，法半夏 10g，牡丹皮 20g，甘草 5g。守方加减，服药 10 剂，症状大为改善，主要症状基本消失。嘱少食辛辣之品，多食营养丰富、清淡食品以善后。[成都中医药大学学报，2003；26（2）：25～27]

医案 9　心悸，夜难入寐案

朱某，女，48 岁，1997 年 8 月 18 日初诊。因家事烦恼，半年前，始觉心慌、心悸，服归脾丸，心慌心悸加重，有时心悸日夜不宁，夜难入寐，口干，精神疲乏，大便偏干，小便黄，舌红无津，脉细数。证属心阴暗耗，火扰心神。治宜益阴清火，养心安神。方以百合地黄汤加味。处方：百合、生珍珠母各 30g，生地黄 18g，麦冬、丹参各 15g，十大功劳叶 6g，甘草 2g。服 10 剂，心悸、失眠明显好转，纳少，舌红少津，脉细略数。以原方去麦冬、十大功劳叶，加酸枣仁、麦芽各 12g。服 5 剂，悸止寐安。本案为烦恼日久，气郁化火，暗耗心阴致心悸。用百合地黄汤补心阴，清心火；加麦冬养阴生津，清心除烦；丹参清火安神；十大功劳叶善清虚热；生珍珠母镇心定悸；甘草清火养胃。二诊偶发心悸，时间短暂。原方去麦冬、十大功劳叶之甘腻苦凉，加酸枣仁养心安神；麦芽运脾健

胃。服药15剂痊愈。[新中医，2001；33（8）：60~61]

医案10　盗汗案

邓某，男，41岁，1998年5月15日初诊。盗汗已半载，初起汗出较少，近20天来，睡后汗出如洗，衣被湿透，全身烘热，心胸烦热，咽干口渴，小便黄，舌红、无苔，脉细数。证属心阴虚损，火迫液泄。治宜养阴清火，宁心敛汗。百合地黄汤加味。处方：百合20g，生地黄15g，酸枣仁12g，地骨皮9g，煅龙骨18g，莲子心、甘草各3g。服5剂，盗汗明显减少，胸背稍觉烦热，神疲乏力，口干，舌红、苔薄黄，脉数。以原方去莲子心，加山药18g。服5剂，盗汗止。本案用脑过度，耗伤心阴，心火偏旺，虚火内生，迫津外出，发生盗汗。用百合地黄汤补心阴、清心火；加莲子心苦泻心火；酸枣仁补心敛汗；地骨皮善清虚火；煅龙骨镇心敛汗；甘草润和诸药。二诊时心火减，盗汗已少，原方去莲子心，加山药补虚益阴。[新中医，2001；33（8）：60~61]

医案11　脑梗塞忧郁症案

赵某，男，63岁，1996年9月2日初诊。右侧上下肢活动不利4月余。CT提示：左侧内囊脑梗塞。家属发现病人1月来语言及活动逐渐减少，厌烦与人接触，每日卧床在16h以上。检查见表情淡漠，以《老年抑郁量表》测定，GDS=10分。询之口苦，溲黄赤，舌体瘦小，舌苔薄白而干，脉细。辨属心阴不足，治宜滋阴养心。方用百合地黄汤：百合24g，生地黄24g。服药10剂，愿与人谈话。续服20剂，抑郁症消失，能积极配合锻炼。[国医论坛，1998；13（3）：11]

十七　瓜蒌牡蛎散

【原文】百合病渴不差者，瓜蒌牡蛎散主之。

【组成】瓜蒌根　牡蛎（熬）等分

【煎服法】上为细末，饮服方寸匕，日三服。

【临床应用】应用于百合病阴虚内热，虚阳上浮只见口渴者。

歌曰：洗而仍渴属浮阳，牡蛎蒌根并等量，研末饮调方寸匕，寒兼咸苦效逾常。

医案1　百合病治疗后渴甚案

陈某，男，50岁，已患病多日，面黄颧红微浮，口出一股焦臭气，欲卧不能卧，欲行不能行，一月来，时寒战，时发热，时昏睡，时惊叫；能食时如常人一样，不思食则汤水不能下咽，大便颇硬，三五日一次，小便色如血水，涓滴作痛，因病情转重，动员送医院检查治疗。患者体温上午37.8℃，下午39℃，从每日如此不变的情况看，系属阴虚之症。给予复脉汤3剂后，潮热始退，大便变软，但仍昼日了了，夜则谵语，甚则通夜不眠，此乃肾中真阴亏于下，心阳浮于上，相火炽烈。细思本例证候与百合病相似，该篇所载诸方，惟百合地黄汤比较合适，遂处方如下：百合四两，生地黄八钱，水煎去滓，加鸡子黄一枚，搅匀炖沸，顿服。药滓于次晨加水再煎取汁，加鸡子黄一枚，服如前法，日服一剂。10天以后，狂叫已息，夜间能安卧4~5小时，醒后亦不惊叫，脉息上午已平，下午微数，体温下午37.6℃，小便仍短赤，舌由光剥至布白苔。但渴甚，此热甚津伤。宜用《金匮要略》瓜蒌牡蛎散，以瓜蒌苦寒生津止渴，牡蛎咸寒引热下行。遂于原方内加花粉四钱，牡蛎六钱，连续3剂口渴止，诸证皆有好转，惟小便尚黄涩，下肢微浮肿。原方再加滑石八钱。服2剂后尿量增多，黄色较浅。再改原方为：百合八钱，生地黄六钱，元参四钱，牡蛎六钱，鳖甲五钱、鸡子黄一枚，以此方作常服剂。又服8剂，诸证基本消除，不渴不烦，饮食一日能进三餐稀粥，小便清长，大便二日一次。根据病家要求，带药回家治疗。自出院至今已6个月，询访10余次，一切情况良好，只是体质尚差，嘱其好好注意营养和休息。[中医杂志，1965；(11)：12]

十八　百合滑石散

【原文】百合病变发热者一作发寒热，百合滑石散主之。

【组成】百合一两（炙）　滑石三两

【煎服法】上为散，饮服方寸匕，日三服，当微利者，止服，热则除。

【临床应用】本方原为百合病变发热而设，结合现代临证，热病后期，复发热，而见本方证者，可加减用之。如发热重者，可酌加玄参、太子参、麦冬、地骨皮、白薇等。

歌曰：前此寒无热亦无，变成发热热堪虞，清疏滑石宜三两，百合烘筛一两需。

病案　房劳过度百合病案

洪某，男，40岁，1974年5月21日诊。解小便完时阴茎、少腹部疼痛，片刻后缓解。小便微黄频少10余天，全身乏力，头晕畏寒，欲寐不能，脉微细而数，舌质红无苔。遂以八正散清利膀胱实热。药用扁蓄、瞿麦、生地黄各20g，车前子10g（布包煎），栀子12g，泽泻、黄柏各15g，滑石30g，甘草5g。每日1剂，水煎分3次服。服2剂后小便黄稍有好转，余症如前。追问病因，乃同房过频后出现诸症。考虑与百合病类似。故试用百合地黄汤加鸡子黄、滑石治疗。药用百合、滑石各30g，生地黄50g，1日1剂，水煎，分2次服，每次用鸡子黄1枚搅匀加入药中服。服3剂后小便窘迫感大减，全身症状均有改变，续用前方去滑石服2剂病愈。并告戒房室勿令竭之，宜慎养之，病则无由入其腠理。[实用中医药杂志，2006；22（3：177]

十九　甘草泻心汤

【原文】狐惑之为病，状如伤寒，默默欲眠，目不得闭，卧起不安，蚀于喉为惑，于於阴为狐，不欲饮食，恶闻食臭，其面目乍赤、乍黑、乍白。蚀于上部则声喝一作嗄。甘草泻心汤主之。

【组成】甘草四两　黄芩　人参　干姜各三两　黄连一两　大枣十二枚　半夏半升

【煎服法】上七味，水一斗，煮取六升，去滓，再煎，温服一升，日三服。

【药理研究】甘草泻心汤能激活或促进肝微粒药酶生成，增强肝脏转化毒物或药物的功能，对实验性肝损害具有保护作用；甘草泻心汤还能显著提高小鼠的体液免疫、细胞免疫和非特异性免疫功能，并显著延长常压缺氧状态小鼠的存活时间。这些作用可能是甘草泻心汤治疗消化道疾病中起“补中益气”、“扶正祛邪”的药理基础。

【临床应用与研究】仲景用于狐惑病，病属湿热内蕴者。方中甘草用量宜重。若前阴溃疡加地肤子；肛门蚀烂加炒槐角；眼部损害加密蒙花、草决明；口腔溃疡可外用冰硼散、锡类散等。若肝经湿热明显，症见口苦、溲赤、心中懊侬、失眠者，可加龙胆草、黄柏、木通、车前子、赤小豆等；若脾气虚衰，形瘦发热，神疲肢倦者，可合用补中益气汤以清解湿热，升清降浊。用于胃、十二指肠溃疡及慢性胃肠炎等，证属寒热错杂者，亦有良效。中焦痞满重者，可加枳实、厚朴；心下痞满，呕利明显者，重用炙甘草、半夏、生姜；治萎缩性胃炎，可酌加白芍、乌梅、百合、乌药。此外，本方加减尚可治复发性口疮、慢性胃炎、糖尿病胃轻瘫、急性胃肠炎、神经衰弱、产后下利以及磺胺类、解热止痛类药物过敏导致的咽喉、龟头糜烂症等。

临床报道以甘草泻心汤合当归补血汤治疗白塞氏综合征 32 例[10]，12 天后，治愈 21 例，好转 9 例，无效 2 例，总有效率 93.8%。甘草泻心汤治疗复发性口腔溃疡[11]，2 剂/天，90 天为 1 疗程；以维生素 B_2 口服，10mg/次，外敷冰硼散为对照组，结果显效 24 例，有效 16 例，无效 6 例，总有效 40 例（86.9%）；西药组总有效 30 例（65.2%）。中药组在显效、总有效率和 3 天痊愈率方面均优于西药组。治疗慢性胃炎 60 例[12]，治疗 6 周统计疗效。结果显效 45 例，好转 13 例，无效 2 例。治疗肠易激综合征 18 例[13]，一般服 4~6 周。结果 18 例中治愈 12 例，有效 4 例，无效 2 例。治疗糖尿病胃轻瘫 32 例[14]，痊愈 18 例，好转 10 例，无效 4 例，总有效率为 87.50%。治疗急性胃肠炎 200 例[15]，以泄泻停止，腹胀、腹痛解除为痊愈。其中服 1 剂痊愈者 67 例，服 2 剂痊愈者 95 例，服 3 剂痊愈者 30 例。另 8 例因服药期间贪食生冷油腻，服药 3 剂无效，改为中西医结合治疗。治愈率为 96%。甘草泻心汤治疗小儿口疮 34 例[16]，结果，3 剂热退，溃疡愈合者 18 例，6 剂痊愈者 11 例，5 例需要配合其它治疗方法，视为无效，占 15%，总治愈率 85%。

医案 1　过敏性口腔、前阴溃疡案（狐惑病）

林某，男，27 岁，1979 年 8 月 26 日初诊。患者因感冒发热经服西药治疗半天后，口唇、阴囊及两侧腹股沟突发疱疹，肿胀，赤烂，流水，痒痛难忍，口腔黏膜及舌尖多处糜烂疼痛，口腻多涎，小便短赤，大便稀溏，舌胖质淡红，苔黄厚腻，脉濡数。辨属脾胃湿火，上熏唇口，下注前阴所致。细思其状，颇似《金匮要略》之狐惑病，故依法改投寒温并用、清热燥湿之甘草泻心汤，生甘草 12g，潞党参 15g，干姜 6g，制半夏 10g，大枣 12g，黄连 6g，黄芩 12g。日 1 剂，水煎分 2 次服。另用苦参 50g 煎汤熏洗阴部。2 剂后，诸症大减，黄腻之苔祛其大半，续服 2 剂，病获痊愈。[国医论坛，1999；14（3）：9]

医案 2　湿热邪毒，侵淫脾胃案（白塞氏病晚期）

邱某，女，16 岁，学生。1987 年 7 月 7 日初诊。患者 1987 年 1 月始出现右侧肢体活动不利，在当地医院经中、西医治疗未见好转，至哈尔滨医科大学第二医院确诊为白塞氏病晚期，故回家坐以待毙。近日病情加重，其母不忍睹其苦，方来求治。抬入病室，见右侧肢体时抽搐，上肢尤甚，颜面肌肉抽搐，目赤，音哑，伴头痛，腹痛，食少。舌红、边尖微赤，苔白厚腻，分布不匀，脉弦。诊断为狐惑病。辨证为湿热邪毒，侵淫脾胃。治宜清化湿热，健运中焦。甘草泻心汤治疗，处方：炙甘草 12g，黄芩 9g，人参 9g，干姜 9g，黄连 3g，半夏 5g，大枣 3 枚。日 1 剂，水煎 2 服。服药 2 剂，诸症明显减轻。继服 2 剂，头痛、腹痛、抽搐皆除，能讲话，食纳可，由人搀扶下可行走。家属虑其病乃不治之症，未予再治。1 周后病情反复，又服上方 7 剂后，除发音尚欠佳外，余症又减，继服 7 剂而停药。月余后病情复作，9 月 10 日再复诊，除无腹痛外，前述症状又现，然较轻。再予服上方 3 剂后，病情好转。[江苏中医，2000；21（12）：16]

医案3　儿童白塞病案

王某，女，4岁，反复口腔、外生殖器溃疡2个月余，伴哭吵不安，夜卧不宁，经抗生素治疗乏效。查体：口腔内多处散在溃疡，外生殖器、大阴唇和小阴唇处有散在溃疡，溃疡边缘清楚，其上有灰白色渗出物。实验室检查：血白细胞11.3 $\times 10^9$/L，血小板258 $\times 10^9$/L，血沉40mm/h，尿常规血细胞少许，皮肤过敏性试验阳性。西医诊断为白塞病。以泼尼松3mg，1日3次，口服，佐以中药知柏地黄丸（汤）合甘草泻心汤加减治疗。组方：生地黄、怀山药各6g，泽泻5g，茯苓6g，牡丹皮5g，知母4g，黄柏3g，黄连2g，白芍5g，石斛4g，甘草3g。1日1剂，水煎服。服药3天后明显好转。再守方5剂，强的松每次2mg，1日3次，服5天。随访诸症消失。[浙江中西医结合杂志，2004；14（1）：46～47]

医案4　干燥综合征案

女，45岁，1998年3月12日初诊。病史：口眼干燥5年。乏力，低热，烦躁，失眠，纳呆，舌体灼痛，两眼干涩，形体消瘦，四肢大关节痛，大便干秘，屡经中西医治疗效果不显。舌体暗红无苔、有裂纹，口唇干燥，表皮剥脱，脉弦细。两眼滤纸试验阳性，两侧腮腺造影为Ⅱ～Ⅲ型改变，Hb125g/L，WBC5.0 $\times 10^9$/L，ESR50mm/h，ANA（－），抗SS－A（＋），ds－DNA（－），RF 1：120，CRP 12mg/L，ASO（－），肝功能（－），尿常规（－）。西医诊断：原发性干燥综合征。中医诊断：燥证。辨证为燥热伤阴，气虚血瘀，治以清热养阴，益气活血。处方：生甘草10g，炙甘草10g，半枝莲30g，黄芩12g，黄连10g，熟大黄10g，沙参20g，麦冬12g，天花粉20g，石斛12g，干姜6g，赤芍20g。水煎服，每日1剂。服12剂后症状即有明显好转，体温正常，口眼干燥明显减轻，纳、眠改善。按上方去天花粉、赤芍，加乌梅10g，水蛭6g，红花10g继服。2个月后复诊，病人仅稍有口干，余症悉愈。复查ESR 14mm/h，抗SS－A（＋），RF 1：20，CRP 1.7mg/L。按原方隔日1剂服，巩固疗效。[山东中医药大学学报，2001；25（6）：487～489]

医案5　急性胃肠炎案

王某，女，35岁，1999年11月5日初诊。诉昨晚20时起泄泻水样便10余次，伴腹胀、肠鸣、呕吐。刻诊：形体丰腴，面色萎黄，眼窝稍凹陷，倦怠乏力，口干喜热饮，脉濡缓，舌质淡胖，苔黄腻滑。中医辨证证属脾胃虚寒，湿热蕴结中焦，升降失司。治当寒温并用，温运脾土，燥湿清热。处方：炙甘草10g，法半夏15g，干姜10g，黄芩5g，川黄连3g，党参12g，大枣10枚。服1剂泻减，2剂痊愈。[湖北中医学院学报，2002；4（3）：51～52]

医案6　淋病案

杨某，男，32岁，1990年8月18日就诊。半年前患淋病曾注射淋必治、菌必治等，症时轻时重而求余治疗。刻诊：纳减脘痞，口臭而渴不欲饮，四肢酸楚，眼结膜充血涩痛，欲眠难寐，尿频、尿急痛，舌偏红，苔白厚夹黄，脉细稍数。检：尿道口压痛，脓性分泌物少许，涂片见细胞内革兰氏阴性肾形双球菌。予甘草泻心汤加味治疗：生甘草30g，黄连5g，黄芩10g，半夏10g，干姜10g，党参15g，大枣4枚，土茯苓30g，白花蛇舌草30g，紫草15g。1疗程后，症状消失，涂片阴性。续服10剂以善其后，1年后随访无复发。加减：淋病者加蒲公英30g，车前子（包煎）30g，滑石60g；尖锐湿疣加穿山甲

5g，皂刺15g，茜草15g。疣体多或大者可配合氟脲嘧啶外点。日1剂，水煎服。20剂为1疗程。煎剂第3遍可熏洗或湿敷外阴30分钟。[国医论坛，2001；16（5）：9]

医案7　尖锐湿疣案

陈某，女，25岁。1991年6月13日初诊。2个月前患淋病治疗后自觉症状消失而停药，继而觉外阴痒痛时作时止，扪之觉有碍手之物，甚则有沾手血迹，诊为“尖锐湿疣”，经抗生素及胸腺因子等治疗未效，后疣体渐增多增大，经冷冻治疗后大的虽然消失，但小的又逐渐增大，特来求余诊治。刻诊：外阴瘙痒，纳减口臭，心烦溲赤，白带量多且臭，舌暗红有瘀点，苔薄黄，脉弦细涩。妇科检查：外阴轻度皮损，疣体大小不等，小阴唇及阴唇系带有少量密集成片。证属湿热瘀积，毒蕴于下，治宜清热解毒，化瘀散结。予甘草泻心汤加味治疗，煎剂第3遍可熏洗或湿敷外阴30分钟。1疗程后，疣体大的缩小，小的消失；2疗程全部消失而告愈。续服10剂以善其后，1年后随访无复发。[国医论坛，2001；16（5）：9]

二十　苦参汤

【原文】蚀于下部则咽干，苦参汤洗之。

【组成】苦参一升

【煎服法】以水一斗，煎取七升，去滓，熏洗，日三。

【药理研究】苦参苦寒清热燥湿，去风止痒、杀虫。药理研究表明苦参能抑制动物被动和主动皮肤过敏反应，并能减少致敏动物血清抗体的形成，因而对过敏性疾病如荨麻疹、急性湿诊和阴部湿疹及其他皮炎有一定疗效。苦参提取液对单纯疱疹病毒以及HIV有抗性作用。

【临床应用与研究】现代医药外用治疗湿疹、皮肤瘙痒症、疥疮、阴道炎、外阴白斑、尖锐湿疣、肛门湿疹、寻常疣、脓疱疮等。治赤白带下、阴道滴虫之阴部瘙痒可加黄柏、龙胆草、蛇床子；治周身风痒、疥疮顽癣，可加地黄、赤芍、白鲜皮。

李聪民[17]报道以苦参汤熏洗治疗肛门湿疹24例，结果8例急性肛门湿疹和11例亚急性肛门湿疹经过1～3周治疗，皮损消失，无瘙痒，全部治愈，5例慢性湿疹患者经3周治疗，肛门皮肤基本变软，瘙痒缓解。治疗前后血、尿常规及肝功能无异常。史月侠[18]以苦参汤治疗外阴瘙痒158例，用药后瘙痒，潮湿症状消失最短2天，最长10天。治愈132例，有效10例，无效12例，总有效率89.87%。

医案1　阴囊湿疹案

李某，男，45岁，农民。1994年12月5日初诊。阴囊皮疹瘙痒、抓破后皮肤糜烂，黄水浸淫不止，皮肤灼热疼痛，苔黄腻，脉弦数。此系湿热之邪，夹风下注为患。治宜加味苦参汤外洗：黄柏、苦参、蛇床子各30g，百部20g，花椒10g，每日1剂，煎汤薰洗2次，5剂后痒痛均减，续用3剂病愈。阴囊湿疹，中医称为“肾囊风”、“绣球风”，患者素嗜饮酒，久饮伤脾，湿热内结，夹风下淫为患。遂以加味苦参汤薰洗，收效甚捷。[陕西中医，1997；18（8）：368～369]

医案2　尖锐湿疣案

李某，40岁，农民。初诊日期1996年4月10日。年初，自觉肛外有赘生物复起，并向肛周漫延，肛外潮湿，搔痒易出血。故来院诊治。局检：肛管、肛缘皮肤约 4cm × 4cm 大小范围内，有无数疣状赘生物群生，呈黄褐色或淡红色，乳头或菜花状点起，质硬、顶尖有蒂，周围有数枚散在孤立的“疣”。局部潮湿，棉签擦之有少许疣体脱落出血。患者否认有性乱史。初诊：尖锐湿疣。病理检查：符合尖锐湿疣。现代医学认为，尖锐湿疣为性传播疾病，是乳多空病毒所致，病毒在棘层细胞内，使棘层细胞增生形成。中医认为本病气血不和，腠理不出，外感湿热，凝集肌肤易成。治以清利湿热，解毒消疣。方选苦参 30g，熏洗，日 3 次，每次 20 分钟，1 周后，疣体萎缩继易脱落，经 1 月而愈。[陕西中医，1998；19（4）：175]

医案 3　阴道炎案

宋某，女，32 岁，农民。1994 年 6 月 8 日初诊。患者外阴瘙痒，白带增多年余，每逢月经前后症状加重。妇检：外阴有抓破痕迹，阴道黏膜充血，白带呈豆渣样，酸臭味。镜检阴道分泌物可找到霉菌。舌苔黄腻，脉濡数。此为湿热带下。用加味苦参汤加土茯苓薰洗之：苦参、黄柏、蛇床子、土茯苓各 30g，百部 20g，花椒 10g。每日 1 剂，煎洗 2 次。8 日后复查，症状消失，外阴清洁，阴道壁光滑，续用 4 剂以巩固疗效。[陕西中医，1997；18（8）：368 ~ 369]

医案 4　秋季皮肤瘙痒症案

郁某，女，55 岁，退休职工。1993 年 11 月 6 日初诊。周身皮肤瘙痒 2 年，每年秋天即发，发则奇痒不已，每抓出血痕或热水烫洗方觉舒服。查周身无皮损，两下肢可见抓之血痕。舌淡红、脉细数。此系血虚湿热搏结肌肤。治以养血祛风。拟苦参汤加味薰洗：黄柏、苦参、蛇床子、当归、白鲜皮各 30g，百部 20g，花椒 10g，上方使用 4 剂痒减，续用 4 剂病愈。该病好发于老年人和秋冬季节。因年老血虚，肌肤失养所致。遵其“治风先治血，血行风自灭”。该方每日薰洗 2 次，以午睡前和晚间睡前薰洗为佳，该加减方对慢性湿疹，泛发性神经性皮炎及过敏性皮炎（无糜烂及水泡者）疗效都很好。[陕西中医，1997；18（8）：368 ~ 369]

医案 5　疥疮案

疥疮现代医学认为是由疥虫引起的传染性皮肤病，中医认为属湿热虫毒所致。上方以清热解毒杀虫并施，药中病机，取效迅速。单某，女，28 岁，职工。1992 年 11 月 10 日初诊。周身瘙痒 1 月，1 月前去浴室洗澡，2 天后即觉腹部瘙痒，继则暗红色丘疹累及全身，夜间瘙痒加剧，曾去市皮防院查治，诊为“疥疮”。扑尔敏内服，外搽疥灵霜软膏，一度病情好转，近来病情如初，而来我门诊查治。刻诊：周身见暗红色丘疹，以腹部及大腿内侧为重，局部有血痂，下腹部可见弯曲的隧道。舌尖红、苔薄白，脉弦数。此系湿热虫毒为患。治以清热解毒杀虫。拟苦参汤加味薰洗：苦参、黄柏、百部、蛇床子各 30g，花椒 15g，槟榔、硫黄（另包）各 20g。药煎好后，按头 2 煎分次兑入硫黄粉搅匀，以午饭后和睡前薰洗为佳。用方 4 剂后，瘙痒渐减，皮疹渐退，续投原方 4 剂，全身痒止，皮疹消退。[陕西中医，1997；18（8）：368 ~ 369]

医案 6　隐翅虫皮炎案

隐翅虫皮炎，是由接触隐翅虫体液而引起的中毒性皮炎。夏秋季是隐翅虫活跃之际，本病近几年在很多地区发病有增多趋势。王某，男，42 岁，1998 年 7 月 28 日诊。自诉 2 天前夜间值班曾觉左面部如有蚁虫爬行，随手拍打揉搓几下，次日晨起左面部皮肤红肿、灼热、奇痒。检查：左面颊、眼睑皮肤红肿，布有密集丘疹及水疱。诊断：左面部隐翅虫皮炎。予苦参汤：苦参、忍冬藤各25g，薄荷、赤芍、芒硝各10g。3剂，水煎，待冷后湿敷局部，2～3h1次，每次10～15分钟，每日1剂。2日后随访：自觉症状消除，皮损恢复。[中医药信息，2001；18（4）：4]

医案7　掌跖皮肤病案

赵某，女，52岁，双手掌跖部皮疹，伴瘙痒、渗出16年，曾用各种软膏和中西药内服（药不详）均只能暂时缓解症状。检查：心、肝、肾无异常，血、尿常规（－），双手掌跖皮肤粗糙，色褐黑，可见少许丘疹及水疱，皲裂明显，部分指甲增厚、浑浊，显微镜检查未发现真菌孢子及菌丝，诊断：慢性湿疹。予以苦参汤外用，1个疗程后即感明显好转，2个疗程结束，瘙痒消失，皮损消退，外观趋于正常，嘱继续巩固治疗月余，半年后随访无复发。[中国外治杂志，1999；8（4）：54]

二十一　雄黄熏方

【原文】蚀于肛者，雄黄熏之。

【组成】雄黄

【煎服法】上一味为末，筒瓦二枚合之，烧，向肛熏之。

【药理研究】雄黄有抗菌、抗病毒作用，单用或配伍使用对皮肤真菌及多种细菌有抑制或杀灭作用。康永等发现雄黄对金黄色葡萄球菌有非常明显的抑制作用。

【临床应用与研究】雄黄具有解毒杀虫、燥湿祛痰、截疟等作用，外用治疗带状疱疹、癣、化脓性指头炎、流行性腮腺炎、尖锐湿疣、疥疮、腋臭等皮肤疾病。雄黄有毒，一般不宜单独直接敷于溃破之处，故本方以烧烟熏之。本方解毒之力大于苦参汤，清热之力不及苦参汤。

临床报道以雄黄醋调外敷治疗带状疱疹50例[19]，皮损为丘状、无水疱或水疱干燥结痂，5天内疼痛消失者33例，皮损为水疱，7天内干燥结痂，疼痛消失者11例；皮损为水疱，干燥结痂超过7天，但遗留神经痛，10天之内疼痛消失者6例，治愈率100%。

歌曰：苦参汤是洗前阴，下蚀咽干热最深，更有雄黄熏法在，肛门虫蚀亦良箴。

医案1　狐惑病案

焦某，女，41岁，干部，1962年6月初诊。患者于20年前因在狱中居处潮湿得病，发冷发热，关节疼痛，目赤，视物不清，皮肤起有大小不等之硬斑，口腔、前阴、肛门均见溃疡。20年来，时轻时重，缠绵不愈。近来月经先期，色紫有块，有黄白带，五心烦热，失眠，咽干，声嗄，手足指趾硬斑，日久已成角化，肛门周围及直肠溃疡严重，不能正坐，口腔黏膜及舌面也有溃疡，满舌白如粉霜，便干结，小便短黄，脉滑数，诊为狐惑病，即予甘草泻心汤加减内服，苦参煎水熏洗前阴，并以雄黄粉熏肛，肛门熏后，见有蕈状物突出肛外，奇痒难忍，用苦参汤洗涤后，渐即收回。服药期间，大便排出恶臭黏液多量，阴道也有多量带状浊液排出，病情日有起色，四肢角化硬斑亦渐消失。治疗4个月后，诸症消失，经停药观察1年余，未见复发。[中医杂志，1963；（11）：10]

医案2　带状疱疹案

吴某，女，41岁，1996年10月12日就诊。2天前腰肋部皮肤微痒，起红色丘疹，次日皮肤出现成簇水泡，排列成带状，疱液透明，并伴显著疼痛，呈灼热刺痛，且心烦，睡眠不安，经用醋调敷雄黄3天（以雄黄适量研细成末，以醋调成糊状外敷皮损处，1日3~4次），疼痛消失，疱疹干燥结痂，又用外敷药2天而病告痊愈。［吉林中医药，2002；22（6）：34~35］

二十二　赤小豆当归散

【原文】病者脉数，无热，微烦，默默但欲卧，汗出，初得之三四日，目赤如鸠眼；七八日，目四眦一本有黄字黑。若能食者，脓已成也，赤小豆当归散主之。

下血，先血后便，此近血也，赤小豆当归散主之。

【组成】赤小豆三升（浸令芽出，曝干）　当归三两

【煎服法】上二味，杵为散，浆水服方寸匕，日三服。

【方义分析】赤小豆利湿清热，解毒排脓，当归化瘀止血，消肿定痛，以浆水（炊粟米熟，投冷水中，浸五六日，味酢，生白花，色类浆，故名）服之，助利湿清热，化瘀排脓。

【临床应用与研究】本方药性平和，对患病正虚，湿热血瘀之目赤肿痛、大便下血者宜。临床可用于治疗脏毒、痔疮、肠风下血类及蓄血、肠痈便脓等，也常用于治疗渗出性皮肤病、尿路感染等疾病。

临床报道以赤小豆当归散加减内服外洗治疗前阴疮肿8例[20]（龟头粟粒状溃疡2例，龟头伴包皮溃疡者6例），均在短期内痊愈，一般服药5~10剂即愈。治疗尿路感染44例[21]，痊愈38例，好转5例，无效1例，总有效率97.73%。

歌曰：眼眦赤黑变多般，小豆生芽曝令干，豆取三升归十分，杵调浆水日三餐。

医案1　前阴疮肿案

甄某，男，54岁，1983年5月11日初诊。主诉：夙有喘疾，于5月8日腰部疼痛，经注射复方安基比林后，即感到阴茎内疼痛，痛感向龟头处放射。当夜前阴奇痒难忍，夜卧不宁，遍起水泡后瘙痒方消。检查：患者阴茎稍肿，龟头及阴茎中部有1cm×2cm水泡3处，破溃处流黄色液体。舌红苔薄腻，根部稍黄，脉滑数。拟利湿祛浊清热解毒之法，处方：赤小豆、茵陈、黄芪各25g，当归、栀子、云苓各15g，黄芩、黄柏、木通、甘草梢各9g。每日1帖。水煎取汁分3次服，药尽4剂后诸证大减，继守原方4剂病获痊愈。［湖北中医杂志，1994；16（111）：12］

医案2　肠风下血案

王某，男，31岁，1981年2月12日求治。患痔疮多年，屡治不愈，近日饮食辛热，大便秘结，努挣便血，先血后便，下血如溅，血色鲜红，肛门肿痛，舌红苔黄，脉弦而数，经外科检查，诊为痔疮感染合并出血。给于消炎止痛药和止血剂，不效。中医辨证为胃肠湿热，肠风下血，治以清热止血。当归、生地黄、赤小豆、苦参各12g，黄芩、黑栀子、大黄各9g，苦参39g，地榆15g，槐花炭15g，刺猬皮10g，甘草3g。服药2剂，便通血止，继服3剂，诸证悉除。［福建中医药，1983；（05）：6］

医案3　尿路感染案

患者女，38岁，1995年4月18日初诊。3天来小便频急，涩痛而赤，少腹胀坠，腰

酸心烦，睡眠欠佳，舌红苔淡黄腻，脉细数。尿常规检查：蛋白（++），红细胞（+++），白细胞（+）。治宜清热利湿，滋阴凉血。处方：赤小豆30g，当归12g，连翘12g，生地黄20g，川断15g，石韦12g，甘草6g。每日1剂，水煎400ml，早晚分服。基本方去枳壳，加生地黄20g，每日1剂。服药1周后诸症减轻，尿检示蛋白微量，红细胞（+），白细胞（-）。原方加黄芩5g，山茱萸15g，继服10剂，诸症消失，尿检无异常而停药，随访至今未复发。加减：肉眼血尿或镜检红细胞多者加白茅根30g，大、小蓟各10g；镜检白细胞多者加金银花15g，鱼腥草15g；脓球多者加败酱草15g，蒲公英15g；有寒热表证者加荆芥9g，柴胡12g；尿浑浊者加萆薢10g，车前草10g；腰痛甚者加狗脊12g，怀牛膝15g。[山东中医杂志，1996；15（10）：451]

二十三　升麻鳖甲汤

【原文】阳毒之为病，面赤斑斑如锦文，咽喉痛，唾脓血，五日可治，七日不可治，升麻鳖甲汤主之。阴毒之为病，面目青，身痛如被杖，咽喉痛，五日可治，七日不可治，升麻鳖甲汤去雄黄、蜀椒主之。

【组成】升麻二两　当归一两　蜀椒（炒去汗）一两　甘草二两　鳖甲手指大一片（炙）　雄黄半两（研）

【煎服法】上六味，以水四升，煮取一升，顿服之，老小再服。取汗。

【方义分析】阴阳毒病系感染疫毒所致，阳毒的临床症状特点为面赤斑斑如锦纹，咽喉痛，唾脓血。其病机为热毒壅盛血分，灼伤咽喉，肉腐成脓。主方为升麻鳖甲汤。方用升麻、甘草清热解毒；鳖甲、当归滋阴散瘀；雄黄、蜀椒解毒，以阳从阳欲其速散，诸药合用清热解毒，活血散瘀。阴毒的临床症状特点为面目青，身痛如被杖，咽喉痛。其病机为毒滞血凝，脉阻不通，壅结咽喉。主方仍用升麻鳖甲汤解毒散瘀，去雄黄、蜀椒以防损其阴气。

【临床应用】本方加减可治疗猩红热、皮肌炎、系统性红斑狼疮、紫癜病等属热毒血瘀者，其血热较重者，加犀角、生地黄、大青叶、双花等；血瘀较重者，加牡丹皮、赤芍、丹参；吐血衄血者，加白茅根、生地黄、川军等；偏气虚者，加人参、黄芪、白术或与归脾汤合用。

歌曰：赤斑咽痛毒为阳，鳖甲周围一指量，半两雄黄升二两，椒归一两草同行。

医案1　系统性红斑狼疮案

李某，女，22岁，1999年3月初诊。患系统性红斑狼疮已3年，一直服用中西药治疗，疗效不佳。诊见：面青，面颊两侧暗红斑，中央呈淡紫色，周边布满鳞屑，不痛不痒，周身关节疼痛，乏力，低热，伴头昏，耳鸣，健忘，失眠，口干，五心烦热，大便干燥，纳谷不香，小便短赤，舌淡红、苔薄黄，脉细数。实验室检查：ANA（+），抗ds-DNA（+），LEC（+）。证属毒郁血分，伤及气阴。治宜解毒散瘀，滋阴清热。方用升麻鳖甲汤加减。处方：升麻、紫草、赤芍、白芍、生地黄、熟地黄各20g，鳖甲30g，当归、甘草、牡丹皮、白术、山茱萸、炒山楂、炒麦芽、炒谷芽各10g，花椒6g，黄芪15g，黄精30g。水煎服，每天1剂。每天仍用强的松20mg。服药10剂后，诸症减轻，效不更方，并改强的松为每天15g。继服15剂后，暗红斑减淡，鳞屑脱光，全身症状明显好转，但关节仍较痛。上方去紫草、牡丹皮，加蜈蚣2条，并进一步减少强的松用量，上方加减治疗10月，面部红斑消退，予上方加减，2天1剂，并停用强的松。随访1年半病情稳定。[新中医，2001；33（11）：61~62]

医案2　皮肌炎案

李某，女，49岁。1997年8月诊。患者1年前鼻部发现一小皮疹，经某院诊断为皮肌炎，曾经中西医结合治疗，症状时好时作。诊见面部及胸颈皮损色红，突出皮肤，臂后部皮肤左右侧皮损不甚，但肤色紫融成片，感觉上下肢近端肌无力，且轻度压痛。伴动则气喘，口甚干喜温饮，大便日行2~3次，初硬后溏。舌质红、苔中腻，脉细弱。实验室检查：抗核抗体（+）。B超提示膈两侧有少量积液。证属血分瘀热，兼有脾虚湿滞。治宜清热解毒散瘀，兼健脾利湿。用升麻鳖甲汤加减：升麻、当归、蜀椒、紫草、赤芍、白芍、党参、炒白术、茯苓、车前子各10g，炙鳖甲8g，生黄芪、炙黄芪、水牛角各30g，炙甘草3g。加减：面部烘热合六味地黄丸，低热不净合青蒿鳖甲汤；多汗合牡蛎散，皮肤瘙痒加地肤子、白鲜皮各10g，肢节酸痛不适加海风藤、川牛膝、羌活、独活各10g；下肢浮肿加冬瓜皮10g。服药至今，肌无力、肌肉疼痛基本消失，皮疹、皮损消退，肤色接近正常。实验室检查：抗核抗体（-）。为防反复，继续用上方调理。[浙江中医杂志，1999；（09）：371]

医案3　多发性肌炎案

王某某，男，28岁，司机。1995年4月30日初诊。患者3年前感冒后出现四肢无力，双下肢大腿内侧皮肤疼痛，红斑大小不一，大者如钱币，小者如蚕豆，继则上肢及面额部亦出现红斑，经某医院检查血沉46ml/h，谷丙转氨酶126U/L，双下肢肌电图示短棘多相波。股四头肌活检示肌纤维变性，间质炎细胞浸润、纤维化。抗J0-1抗体（+），抗双链DNA抗体（-）。诊断为多发性肌炎、皮肌炎，经激素治疗2年余，关节疼痛虽有好转，但每于激素减量或感冒后，即易反复，遂求中医诊治。诊见患者四肢及面额部多发性散在红斑，以大腿内侧尤为明显，局部有压痛，四肢无力，活动障碍，低热以夜间为甚，四肢关节疼痛，口干苦，纳呆，尿黄。舌质红、苔薄黄，脉细数无力。辨证为血热亢盛，阴血耗伤，治拟清热解毒，凉血化斑，滋阴养血。方以升麻鳖甲汤加减：生地黄、仙鹤草各30g，升麻15g，紫草、炙鳖甲、金银花各20g，当归、牡丹皮、玄参、竹叶各10g，赤芍18g，川黄连3g。7剂。复诊时发热已退，关节疼痛减轻，红斑亦有所减轻，继续以上方为主加减出入调治3月，病情稳定。[浙江中医药，2001；（02）：80~81]

医案4　荨麻疹案

黄某，女，27岁，1999年9月初诊。患者1年前全身出现蚕豆至手掌大小的疙瘩，奇痒难忍，屡进中西药，病情反复，痛苦不堪。诊见：全身疹块如前述，色红，高出皮肤，布满抓痕，伴口渴咽痛，少汗，便秘2天行，小便短赤，心烦少寐，舌红紫、苔薄黄，脉浮数。证属风热搏结，郁于血分。治宜祛风透热，凉血散瘀。方用升麻鳖甲汤加减。处方：升麻、鳖甲、紫草、赤芍各20g，当归、甘草、牡丹皮各10g，花椒6g，蒺藜30g。水煎服，每天1剂。服药4剂后，疹块消大半，瘙痒减轻，身有微汗。效不更方，继服7剂后，诸症若失。随访1年未复发。本方有类似西药抗组胺药和免疫调节剂作用。凡遇荨麻疹、药疹、过敏性紫癜等变态反应性疾病，均可用本方治疗。若血热较甚者，加紫草、牡丹皮、水牛角等；血瘀明显者，加赤芍、川芎等；属气虚者，加黄芪、白术。

[新中医，2001；33（11）：61~62]

医案5　血小板无力症案

徐某某，女，43岁，农民。1995年9月7日初诊。患者2年前在田间劳动时被虫咬伤左下肢，半月后出现双下肢散在大小不等紫斑，尤以左下肢明显，伴乏力体倦，周身疼痛，头晕，特别在感冒后病情加重，周身痛不可忍，寝食不安。曾经数家医院检查，血小板数量正常，出血时间、血清凝血酶原时间均延长，血小板黏附及聚集功能减退，拟诊为血小板无力症，给予激素及调整免疫功能等药物治疗1年余不见好转，转求中医诊治。诊见患者精神不振，面色黯淡，四肢及背部散在大小不一之紫斑，轻微瘙痒，无脱屑，全身疼痛剧烈，呈紧缩样疼痛，低热，体温在37.3℃~37.7℃之间，乏力体倦，头晕纳差，夜寐欠安。舌质淡红、苔薄，脉细弱。初以为血热亢盛、瘀热交阻，治拟清热凉血，化瘀通络。方用犀角地黄汤加减：水牛角片30g，牡丹皮10g，紫草、络石藤、生地黄、金银花、鸡血藤各20g，赤芍15g，川黄连、生甘草各6g。7剂。复诊时全身紫斑不减，周身疼痛依然，体温反上升至38℃，经思考再三，认为辨证有误，患者虽见紫斑，但脉不数，苔不黄，舌不绛，大小便俱正常，并非血热亢盛，乃寒毒内伏，血络瘀滞所致。仿《金匮要略》阴阳毒治例，以升麻鳖甲汤出入：升麻、鸡血藤、生黄芪各20g，炙鳖甲18g，川椒7g，鹿衔草、当归、桂枝、赤芍各15g，红花10g，炙甘草6g。6剂。三诊时体温已降至正常，背部紫斑消退，周身疼痛明显减轻，上方加菟丝子、枸杞子各15g，再进7剂。四诊时四肢紫斑亦有明显好转，周身疼痛近除，饮食增加，精神振奋，继续以原方为基础，加减调理2月余，四肢紫斑完全消退，诸症均消，顽疾得愈。[浙江中医杂志，2001；02：80]

医案6　全身肌肉跳动案（特发性震颤）

高某，女，51岁，2000年12月初诊。全身肌肉跳动12年。各项实验室检查无明显阳性体征，诊断为特发性震颤。多方求治，无明显疗效，痛苦不堪。视其面色青灰，周身肌肤甲错，频频太息，双眼皮及四肢微颤。询之全身肌肉跳动，血流如波浪汹涌，肌肉阵阵发热刺痛，烦躁，大便正常，小便短赤，舌紫、苔薄白。证属阴血亏虚，化燥生风。投以养阴补血，活血通络之品。服药7剂，毫无好转，且感觉肌肉灼热、刺痛加重。仔细分析，面色青灰，肌肉灼热刺痛与《金匮要略》的“面目青，身痛如被杖”有相似之处。遂从养阴透热，凉血散瘀立法，投以升麻鳖甲汤加味。处方：升麻、甘草、牡丹皮各10g，鳖甲、生地黄、木瓜、山茱萸各20g，当归15g，花椒6g，赤芍、白芍各30。水煎服，每天1剂。服药7剂后，灼热感觉减轻。继予上方加红花、桃仁各10g，服10剂后，诸症渐消。为巩固疗效，予上方15剂后停药。随访半年未复发。［新中医，2001；33（11）：61~62］

参考文献

1. 王有章，史桂珍．小柴胡汤、百合知母汤加减治疗长期低热20例．河南中医．1997；17（6）：333.
2. 洪燕．百合知母汤合甘麦大枣汤治失眠60例疗效观察．江西中医药．2000；31（1）：9.
3. 蔡乾书．治疗阴虚火旺型鼻衄36例临床观察．贵阳中医学院学报．2004；26（1）：23.
4. 全世建．百合地黄汤加减治疗抑郁症30例疗效观察．新中医．1999；31（2）：16~17
5. 李燕，赵世叶，梁丽琴．百合地黄汤加味治疗不寐41例．河北中医．2002；24（3）：197
6. 李运兰．百合地黄汤加味治疗更年期综合征60例．新中医．2001；33（1）：63~64

7. 薛景群．治疗中青年女子脏燥证10例疗效分析．开封医专学报．1999；18（3）：57.
8. 胡辰生，景秋芝．百合地黄汤加味治疗癔病40例．四川中医．2003；21（5）：32
9. 张景凤，仝桂兰，侯庆，等．加味百合地黄汤对中风后焦虑状态的临床疗效观察．中草药．2005；36（5）：737~738
10. 方清文．当归补血汤合甘草泻心汤治疗白塞氏综合征32例．新中医．2001；33（1）：61~62
11. 周文兰．甘草泻心汤治疗复发性口腔溃疡的临床观察．西南国防医药．2004；14（6）：635~636
12. 刘子祥．甘草泻心汤加减治疗慢性胃炎60例．新中医．2000；32（8）：41
13. 李荣．甘草泻心汤加减治疗肠易激综合征18例小结．甘肃中医．2000；4：41~42
14. 王聪一．甘草泻心汤加味治疗糖尿病胃轻瘫32例．国医论坛．2001；16（50：9
15. 朱豫珊．甘草泻心汤治疗急性胃肠炎200例．湖北中医学院学报．2002；4（3）：51~52
16. 高余武．甘草泻心汤治疗小儿口疮34例．辽宁中医杂志．2003；30（11）：943
17. 李聪民．苦参汤熏洗治疗肛门湿疹24例．吉林中医药．2001；2：29
18. 史月侠．苦参汤治疗外阴瘙痒158例．陕西中医．2003；24（12）：1113
19. 潘凤芝．单味雄黄外敷治疗带状疱疹50例．吉林中医药．2002；22（6）：34
20. 刘临乡．赤小豆当归散加味治疗前阴疮肿8例．湖北中医杂志．1994；16（111）：12
21. 李文宝．赤小豆当归散加味治疗尿路感染44例．山东中医杂志．1996；15（10）：451

第四节　疟病脉证并治

二十四　鳖甲煎丸

【原文】病疟，以月一日发，当以十五日愈，设不差，当月尽解；如其不差，当如何？师曰：此结为癥瘕，名曰疟母，急治之，宜鳖甲煎丸。

【组成】鳖甲十二分（炙）　乌扇三分（烧）　黄芩三分　柴胡六分　鼠妇三分（熬）　干姜三分　大黄三分　芍药五分　桂枝三分　葶苈一分（熬）　石韦三分（去毛）　厚朴三分　牡丹五分（去心）　瞿麦二分　紫葳三分　半夏一分　人参一分　䗪虫五分（熬）　阿胶三分（炙）　蜂窠四分（炙）　赤硝十二分　蜣螂六分（熬）　桃仁二分

【煎服法】上二十三味为末。取锻灶下灰一斗，清酒一斛五斗，浸灰，候酒尽一半，着鳖甲于中，煮令泛烂如胶漆，绞取汁，内诸药，煎为丸，如梧子大，空心服七丸，日三服。

【药理研究】①抗肿瘤作用：鳖甲煎丸可以抑制肿瘤血管内皮生长因子（VEGF），显著降低荷瘤小鼠肿瘤的微血管生成来达到抑瘤作用。②抗肝纤维化和肝硬化作用：改善肝内微循环，促进肝细胞再生，抑制肝内纤维增生，促进胶原纤维降解吸收，改善肝功能，对实验性肝硬化有治疗作用。

【临床应用与研究】本方广泛应用于肝炎、肝纤维化、肝硬化、肝癌、肝血管瘤、久疟、血吸虫病等引起的肝脾肿大症和胃癌、妇女卵巢囊肿等疾病。本方虽有扶正之药，仍以驱邪为主，久病体弱者，若单用此丸久服，有时不但不能消积，反可伤正，故宜与补益之剂合用。

赵治友等[1]观察鳖甲煎丸对慢性肝病纤维化治疗作用，将肝纤维化血清学指标明显异常的慢性肝炎患者80例随机分2组，治疗组用鳖甲煎丸，对照组用丹参注射液、强力宁注射液治疗，3个月后鳖甲煎丸治疗组透明质酸（HA）、Ⅲ型前胶原肽（PCⅢ）及层黏蛋白（LN）较治疗前显著下降，肝纤维化组织增生程度亦显著减轻，较对照组治疗后比较，差异有显著性或非常显著性意义。刘瑞华等[2]以鳖甲煎丸治疗早期肝硬化30例，显效20例，占66.7%；有效7例，占23.3%；无效3例，占10.0%。总有效率90%。金先红[3]报道以鳖甲煎丸治疗气滞血瘀型心绞痛38例，结果：临床症状改善总有效率为92.1%，心电图改善为63.2%。提示本方具有破血通络，理气祛痰，益气养血，燮理阴阳，调和营卫之功，是治疗气滞血瘀型心绞痛的有效方剂之一。

歌曰：寒热虚实相来往，全凭阴阳为消长，天气半月而一更，人身之气亦相仿，否则天人气再更，邪行月尽差可想，疟病一月不能瘥，疟母结成癥瘕象，金匮急治特垂训，鳖甲赤硝十二分，方中三分请详言，姜芩扇妇朴韦问，葳胶桂黄亦相均，相均端令各相夺，君不见十二减半六分数，柴胡蜣螂表里部。一分参苈二瞿桃，牡夏芍蛰分各五，方中四分独蜂窠，体本轻清质水土，另取灶下一斗灰，一斛半酒浸另取，纳甲酒内煮如胶，绞汁煎药丸遵古，空心七丸日三服，老疟得此效桴鼓。

医案1　早期肝硬化案

某男，36岁，患乙型肝炎4年，曾到过多家医院就诊治疗，长期服用中西药物，病情时轻时重，ALT持续不降，于1999年3月来诊。主诉右胁肋疼痛，固定不移，伴有头晕，性情急躁，易怒，纳呆腹胀，小便黄。慢肝病容，舌质红，苔薄黄，舌两边有瘀斑，脉弦涩，肝肋下1.5cm，质韧，脾肋下3～4cm，肝区有叩击痛。B超检查，肝光点粗大，脾大5.5cm。肝功能检查，ALT460U/L，A/G倒置（39/41），HBsAg（+）。西医诊断：病毒性乙型肝炎，慢性活动性早期肝硬化。中医辨证：肝郁脾虚，气滞血瘀。方用鳖甲煎丸3g，每日3次。服1个月后同时加促肝细胞生长素100mg入10%葡萄糖注射液，静滴1个月停用，继续服用鳖甲煎丸2个疗程后，临床症状消失，A/G为43/38，ALT恢复正常，肝肋下可及，质软。服用鳖甲煎丸6个疗程后，肝功能检查正常，脾肋下4.0cm。随访至今未复发。[山东中医杂志，2001；20（10）：605]

医案2　胰头肿物案

王某，男，71岁，教授。患者因“胰头肿物待查”于1995年3月1日收住我科，诉曾于1994年9月自感上腹部胀痛，同时伴见身黄，目黄，食欲不振，且日渐消瘦，精神萎靡，而入我院作腹部“B”超检查，结果显示：胰头部见一2cm×3cm大小的肿物；胆囊结石。经治疗效果不佳。后于1994年10月27日转北京某医院行剖腹探查术，术中可见：胰头部有一3cm×4cm大小的肿物，质地中等硬度与肝动脉不易分离，胰头处有一淋巴结肿（后病理报告为慢性淋巴结炎），胰腺肿物呈囊实性，穿刺抽吸胰腺肿物组织（后病理报告仅为血性液）。因肿物位于胰腺内，未能切除深部肿物标本，而行总胆管及十二指肠侧支吻合，切开总胆管取出一枚0.6cm^3大小的结石，术后认为：出现黄疸原因是由总胆管内结石造成，而胰腺肿物问题因手术切除困难，取病理活检，其病理报告为胰腺组织腺泡增生活跃，不能明确定性质，建议定期复查，保守治疗。并于1994年12月14日出院。患者目前自感上腹部胀痛，食欲尚可，周身乏力，体重较前下降，精神欠佳，舌质暗苔薄白，脉沉细，作胰腺彩超显示：胰头部可见一3.5cm×4cm大小的肿物，证属老年体虚，气血两亏，瘀血痰湿互结，聚于腹部，诊为癥瘕，治以活血化瘀，软坚散结，化痰通络，方以鳖甲煎丸加减。方药：鳖甲 120g，射干 120g，黄芩 120g，柴胡 120g，干姜 60g，大黄 60g，赤芍 120g，桂枝 100g，葶苈子 100g，石韦 100g，川朴 100g，牡丹皮 60g，瞿麦 60g，紫葳 60g，半夏 60g，红参 60g，䗪虫 60g，阿胶 60g，蜂房 60g，桃仁 100g，三棱 100g，莪术 100g。用法：研末炼蜜为丸，每丸重 9g，1 日 3 次，服药期间畅情志，忌恼怒。患者连续服药 7 个月，自感体重增加，饮食转佳，精神较好，腹部无任何自觉不适症状。于 9 月份做腹部（肝、胆、脾、胰）彩超显示：未见异常，与既往检查对照，胰头部肿物消失。[内蒙古中医药，1998；(01)：48]

医案 3　面部黄褐斑案

黄褐斑是妇女常见病证。其原因错综复杂，主要由于分内泌失调引起。祖国医学称之为“黧黑斑”、“肝斑”。究其病因，多因肝气郁结，气血凝滞，经脉不畅，湿毒凝聚，血热瘀阻，精血不能上荣于面而成。运用鳖甲煎丸治疗黄褐斑，主要从活血化瘀方面着手，寒热并用，攻补兼施。俞某，女，28 岁，离异无子，1995 年 6 月 5 日初诊。患者面部黄褐斑近 3 年。伴月经后期量少色暗，烦躁易怒，乳房胀痛，舌质紫，苔薄，脉细弦。证属：肝郁肾亏，血滞经脉，治宜疏肝养阴，化瘀散结，予鳖甲煎丸 3g，每日 3 次，连服 3 个月。10 月 7 日复诊，面色红润，黄褐斑已消褪。月经正常，诸证悉愈。随访半年未发。[中成药，1999；21（7）：384]

二十五　白虎加桂枝汤

【原文】温疟者，其脉如平，身无寒但热，骨节疼烦，时呕，白虎加桂枝汤主之。

【组成】知母六两　甘草二两（炙）　石膏一斤　粳米二合　桂枝（去皮）三两

【煎服法】上剉，每五钱，水一盏半，煎至八分，去滓，温服，汗出愈。

【临床应用与研究】本方用于里热炽盛则身无寒但热，邪热犯胃则时而呕吐；表有寒邪则骨节疼烦。治疗用白虎汤清在里之邪热，加桂枝解在外之寒邪，里热表寒解则温疟可愈。临床用于治疗高热温疟、风湿热痹、痛风性关节炎、系统性红斑狼疮等疾病。

临床报道治疗风湿热痹 48 例[4]，治愈 35 例，有效 11 例，无效 2 例。治疗急性痛风性关节炎 34 例[5]，临床治愈 16 例，显效 10 例，有效 7 例，无效 1 例。总有效率 97.06%。其中 1 个疗程临床治愈 10 例，2 个疗程临床治愈 6 例。治疗慢性鼻窦炎 16 例[6]，参照《中医常见病证诊疗常规》的相关内容。治愈：症状消失，X 线或 CT 检查无异常 6 例，好转：症状明显改善，鼻腔黏膜充血肿胀减轻，X 线或 CT 检查有明显改善 9 例，无效：症状或体征无改善 1 例，总有效率 93.75%。

歌曰：白虎原汤论已详，桂加三两另名方，无寒但热为温疟，骨节烦疼呕又妨。

医案 1　骨性关节病合并渗出性关节炎案

陈某，女，43 岁，1993 年 10 月 2 日初诊。患者右膝关节疼痛数年，近半月因摔倒而加重，活动时疼痛尤甚，右膝关节弥漫性肿胀，骨节烦痛，表皮不红但灼热，穿刺抽出淡黄色稀薄液体，X 线摄片提示，右膝关节软组织肿大阴影，关节间隙增宽，西医诊断为骨性关节病合并渗出性关节炎，中医诊为痹证，证属湿热下注关节，致气血瘀滞，治以清热利湿，散瘀通络，方用白虎加桂枝汤加味。处方：知母、桂枝、防己、黄柏、牛膝各 10g，石膏、鸡血藤、薏苡仁各 50g，甘草 5g。水煎服，每天 1 剂，连服 20 天，肿胀明显

消退，嘱再服10天以巩固疗效。[新中医，1996；(05)：52]

医案2　长期高热，温疟案

钱某，男，29岁，干部。患者1994年2月底出差，不慎外感、发热、咳嗽痰多。数日后返昆，症状加重，体温39.2℃，经胸片、肥达氏反应等理化检查无异常发现，以"发热待诊"，收住某医院观察治疗20余日，症状未见好转。3月26日患者来诊，面色苍白，形体偏瘦，体倦乏力，全身骨节疼烦，但热不寒，体温从下午2时发热明显，晚上9时升至39.2℃，夜热早凉，口干思饮，时有汗出，舌质淡红，苔薄黄腻，脉浮滑微弦。辨证：温疟。治则：清凉透邪，方药：白虎加桂枝汤。处方：生石膏50g，知母10g，粳米20g，桂枝15g，苇根15g，法夏15g，桔梗10g，连翘10g，淡竹叶10g，白豆蔻10g，甘草3g，3剂。4月2日复诊，热退，体温已恢复正常，口苦，微咳，时有烦躁，大便稀溏，每日2~3次，头昏乏力，舌质淡红，苔薄白腻，脉弦。此乃温病后期，肝脾失调，方用柴平汤加黄连10g，荷顶3个，淡竹叶10g，白豆蔻10g，2剂而愈。1年后随访，经治疗后未再出现过高热。[云南中医中药杂志，1995；16(6)：62]

医案3　过食海鲜厚味，急性痛风性关节炎案

陈某，男性，43岁，海员。1998年3月16日初诊。主诉：左第1跖关节红肿热痛1天。患者缘于发病前1天在船上聚餐饮酒，过食海鲜厚味，醉酒入睡，至夜半突感右足疼痛而惊醒，翌日来院就诊时右足不能着地，右跖趾关节处红肿热痛，伴全身发热，患者原有痛风性关节炎病史，一年前曾有过类似发作；诊见右第1跖趾关节红肿热痛，扪之皮肤灼热，触痛明显，伴见面红目赤，口中秽臭，身热，舌红苔黄，脉弦数。实验室检查，血白细胞$13.0\times10^9/L$，血尿酸0.66mmol/L，血沉25mm/h。诊断：急性痛风性关节炎。中医诊断：热痹，为风湿热合邪、流注关节。治拟清热解毒，祛风除湿。处以白虎加桂枝汤加减：生石膏50g，知母10g，桂枝10g，赤芍10g，牡丹皮10g，虎杖30g，忍冬藤30g，苍术10g，丹参20g，防风10g，生地黄15g，生甘草8g。服药2剂后，身热消退，局部红肿热痛明显减轻，足能走路。5剂后诸症消失，复查血尿酸、血常规、血沉均已正常。[时珍国医国药，2001；12(7)：670]

医案4　冒雨，受风寒后，膝、手腕关节红肿灼热，痛不可触案

李某，男，23岁，2001年9月5日来诊。该患者发病前，曾冒雨劳作，感受风寒湿邪，继之出现发热(体温39℃)，咽痛，恶寒无汗，全身肌肉关节疼痛。在家经乡村医生诊为感冒，静滴氨苄青霉素及内服解热镇痛药，热势稍缓，咽痛减轻。近日来，四肢关节痛甚，活动受限。因怕变生他病，故来诊。症见发热(体温38℃)，膝、手腕关节红肿灼热，痛不可触，屈伸不利，喜冷敷，烦燥，口渴喜冷饮，食欲不佳，大便干，小便黄。查体：舌质红苔黄燥，脉滑数(脉率110次/分钟)。扁桃体充血肿大，手腕关节及膝关节皮色红肿，疼痛拒触。肝脾未触及，腹部平软无包块。血象正常，血沉60mm/h，抗"O"300u/ml，类风湿因子10u/ml。诊断与治疗：风湿热痹。治宜清热除湿，疏风通络。方用白虎加桂枝汤加减：生石膏50g，知母15g，苍术20g，桂枝15g，炙甘草10g，粳米10g，川牛膝20g，牡丹皮、防己、威灵仙各15g。3剂，水煎服。9月8日复诊，3剂尽，诸症悉减。上肢关节红肿已退，下肢关节皮色正常，肿痛稍减，但仍有灼热感，烦渴大减，咽已不痛，夜已能安静入睡。体温37.5℃，食欲一般，咽喉充血减轻，二便可，舌质红，苔黄不燥，脉弦而数，脉率104次/分钟。效不更方，继用前方，再服4剂。9月12日复诊，热症已除，关节肿痛已消，惟活动时痛感时显，食欲正常，二便正常，舌质略红，苔薄黄，脉弦缓。血沉15mm/h，抗“O”200u/ml。守前方义，重在清余热，祛风湿，通络利关节。药用生石膏20g，知母10g，苍术、桂枝各20g，炙甘草、粳米各10g，川牛膝20g，牡丹皮10g，防己、威灵仙各15g，加薏米30g，赤芍15g。3剂，水煎服。9月15日，患者自来告知，诸症悉除，关节屈伸无碍，但觉疲乏。嘱其注意休息，饮食清淡，忌食辛辣，预防感冒以调养。10月8日，办事顺路来访，告余上次回家后，休息调养半月，体力已经恢复，现已正常田间劳作，无任何自觉症状。［中医药学刊，2005；23（8）：1489~1490］

医案5　周身关节疼痛案（类风湿性关节炎）

孙某，男，35岁，2002年8月5日来诊。该患者于10年前发病，周身关节疼痛，发热自汗，畏风，口渴心烦，继则腕、膝、踝等关节肿胀疼痛，手指关节变形已3年。某医院诊断为类风湿性关节炎，从未间断过治疗，药用复杂，收效甚微。今试访于余。查体：双腕、双膝、双踝关节红肿，局部有灼热感，屈伸不利。双手指关节末端弯曲，体温37.5℃，面色萎黄，舌质红苔黄燥，脉沉细稍数。血沉70mm/h，抗“O”1250u/ml，类风湿因子25u/ml。诊断与治疗：风湿热痹。治宜清热除湿，疏风通络，补益肝肾。方用白虎加桂枝汤加减：生石膏20g，知母10g，苍术20g，桂枝15g，炙甘草、粳米各10g，川牛膝20g，白芍15g，忍冬藤30g，桑枝20g，防己15g，茯苓、威灵仙各15g，杜仲20g。10剂，水煎服。另用全蝎、蜈蚣各等分研末，早晚各冲服2g。8月14日复诊，各关节肿痛稍减，关节皮色趋向正常，但仍有灼热感。体温36.5℃，食欲较前有所好转，二便可，舌质红，苔黄不燥，脉沉细数。效不更方，继服30剂。9月15日复诊，关节肿痛已消，舌质淡红，苔薄白，脉沉细弱。血沉18mm/h，抗“O”和类风湿因子均正常。随访3个月，未再复发。［中医药学刊，2005；23（8）：1489~1490］

二十六　蜀漆散

【原文】疟多寒者，名曰牝疟，蜀漆散主之。

【组成】蜀漆（烧去腥）　云母（烧二日夜）　龙骨等分

【煎服法】上三味，杵为散，未发前，以浆水服半钱。温疟加蜀漆半分，临发时，服一钱匕。

【方义分析】蜀漆即常山幼苗，能吐疟痰。痰去则阳伸而寒愈。云母、龙骨既能治疟，又能收敛神气。服用本方，必须在发作前2小时许，过早过晚，均难获效。

【临床应用】用于疟疾，寒多热少，发作有时。

歌曰：阳为痰阻伏心间，牡疟阴邪自往还，蜀漆云龙平等杵，先时浆服不等闲。

医案1　间日疟案

王某，男，25岁，因间日寒战，发热，于1958年25日入院。患者于6月25日，27日下午两度寒战，继而发热，出汗而热退。入院当天下午又发作口渴、心烦、全身酸困。以往有慢性咳嗽史，近来发作。急性病容，舌苔薄白，胸闷甚，口渴引饮不多，两脉弦数，其它体检未见异常。化验：WBC 7500/mm^3，中性0.51，淋巴0.49，血片找到间日疟原虫，胸透阴性。辨证间日疟湿热而感，法宜截疟和解。处方：蜀漆（炒常山）15g，柴胡5g，黄芩6g，姜半夏6g，茯苓9g，槟榔9g，服上方未吐，翌日疟仍作，时间短，恐与未掌握服药时间有关，第三日于上午4时、8时各服1剂，常山共用量30g，无呕吐等不适反应，疟予截止，以后仍给常山等煎剂内服，常山用量12g，服2剂后，疟原虫阴性。随访未复发。［刘俊士主编，古妙方验案精选，第1版．北京：人民军医出版社．1992：47］

二十七　柴胡桂姜汤

【原文】治疟寒多，微有热，或但寒不热。

【组成】柴胡半斤　桂枝三两（去皮）　干姜二两　瓜蒌根四两　黄芩三两　牡蛎二两（熬）　甘草二两（炙）

【煎服法】右七味，以水一斗二升，煮取六升，去滓，再煎，取三升，温服一升，日三服，初服微烦，复服汗出便愈。

【临床应用】用于疟疾，还可应用于各系统疾病，如慢性胃炎，急慢性胆囊炎，胆石症，急慢性肝炎，肝硬化，胃及十二指肠溃疡，肺炎，肺结核，肺门淋巴腺炎，胸膜炎，神经衰弱，癫痫，精神分裂症，急慢性肾炎，尿毒症，乳腺增生，功能性子宫出血，糖尿病，甲状腺肿大，急慢性中耳炎，湿疹等。

医案1　胆结石案

吴某，男，43岁。有胆结石病史多年，2003年并发胰腺炎，经住院治疗，病情得到有效控制，但遗左上腹部牵及背部疼痛，时作时止。2004年3月2日来诊时诉口苦，腹胀，背部肩胛骨处疼痛，尤以夜间为甚，大便溏，时有肠鸣，纳可，小便利，舌质淡红、苔薄白，脉弦。初诊予大柴胡汤去大黄1剂，水煎服，药后上腹部疼痛缓解，但余症依旧。细察患者肤白而细腻，常自汗出，动辄满头大汗，腹软、无明显压痛，口苦黏腻不爽，心下部有振水音，结合其病史辨属寒热错杂的柴胡证。故转投柴胡桂枝干姜汤：柴胡10g，黄芩6g，桂枝10g，干姜10g，生牡蛎12g，天花粉10g，炙甘草6g。2剂，日1剂，水煎服。药后上述症状较前明显减轻，但大便仍1日2行，呈溏薄状。故适当减少柴胡和黄芩的剂量，增大桂枝和干姜的剂量，并加肉桂（冲服）、黄芪、炒白术，续服以巩固疗效。又服数剂后汗出明显减少，大便正常，精神转佳。［国医论坛，2006；21（3）：9］

医案2　咳嗽（间质性肺炎）案

曾某某，男，34岁。2005年5月16日初诊。患者咳嗽2月余，干咳少痰、夜咳甚、胸闷、渐至活动气促、夜难入寐、微恶寒发热、头汗多，胸部X片示间质性肺炎，经西医抗感染、止咳化痰治疗无好转，5月15日胸部扫描提示，间质性肺炎、部分肺组织纤维化，转诊中医。诊其舌暗淡，苔白根稍黄腻，脉弦细。诊断：咳嗽。辨证为肝郁犯肺，饮停胸胁。治宜疏肝解郁，化饮止咳。方用柴胡桂枝干姜汤加味：药用柴胡10g，桂枝6g，干姜6g，瓜蒌根15g，五味子6g，百部10g，杏仁10g，黄芩6g，半夏9g，牡蛎30g，甘草3g。用本方连服12剂。咳止，诸症消失，胸部扫描复查病变完全吸收，恢复正常。［实用中医内科杂志，2006；20（2）：172~173］

参考文献

1. 赵治友，姚真敏，钟庆平，等．鳖甲煎丸对慢性肝病肝纤维化治疗作用的临床研究．新中医．2005；

37（4）：29~30
2. 刘瑞华，姜维苓．鳖甲煎丸治疗早期肝硬化30例．山东中医杂志．2001；20（10）：605
3. 金先红．鳖甲煎丸治疗气滞血瘀型心绞痛38例．陕西中医．2003；24（6）：516~517
4. 徐玉芳．白虎加桂枝汤治疗风湿热痹48例．新中医．1996；（05）：52
5. 张文明，陈孔亮．白虎加桂枝汤治疗急性痛风性关节炎34例．时珍国医国药．2001；12（7）：670
6. 黄东平．白虎加桂枝汤治疗慢性鼻窦炎16例临床分析．辽宁中医学院学报．2005；7（5）：473

第五节　中风历节病脉证并治

二十八　侯氏黑散

【原文】侯氏黑散　治大风，四肢烦重，心中恶寒不足者。《外台》治风癫

【组成】菊花四十分　白术十分　细辛三分　茯苓三分　牡蛎三分　桔梗八分　防风十分　人参三分　矾石三分　黄芩五分　当归三分　干姜三分　芎䓖三分　桂枝三分

【煎服法】上十四味，杵为散，酒服方寸匕，日一服。初服二十日，温酒调服，禁一切鱼肉大蒜。常宜冷食，六十日止，即药积在腹中不下也，热食即下矣，冷食自能助药力。

【药理研究】侯氏黑散可以明显促使大脑中动脉闭塞（MCAO）大鼠的神经功能的恢复，减低死亡率，降低血清中乳酸脱氢酸（LDH）水平。降低脑缺血再灌注小鼠模型脑组织LDH和丙二醛（MDA）含量，抗自由基氧化。这可能是其治疗脑中风作用的重要机制。侯氏黑散有降压和降脂双重作用。

【临床应用与研究】临床用于中风、面神经麻痹、痹症、原发性高血压、乙肝相关性关节炎等疾病。

临床报道本方治疗老年中风患者50例[1]，煎汤分服，每日1剂，连服3个疗程。50例患者中，临床治愈19例，显效21例，好转10例，总有效率为100%。治疗脑血栓形成急性期11例，基本治愈5例，显效4例，无效2例。治疗乙肝相关性关节炎45例[2]，治疗后1周内关节炎治愈者15例，好转者22例，未愈者8例；2周内关节炎治愈者26例，好转者17例，未愈者2例。2周有效率达到95.6%。

歌曰：黑散辛苓归桂芎，参姜矾蛎各三同，菊宜四十术防十，桔八芩须五分通。

医案1　中风案（脑梗塞）

患者，男，57岁，1996年4月3日就诊。1月前因劳累感左侧面部麻木，如蚁行感，未予治疗，3天前因夜卧当风，出现左侧肢体活动欠灵，语言謇涩，流涎，口角歪斜，眼裂增宽不能闭合。检查症见：左上下肢肌力Ⅳ级，巴彬斯基征左（+），右（-），舌质淡红，苔白腻，脉弦滑。CT示：脑梗塞。诊为中风（中经络），证属脾虚血亏，风痰阻络，法当健脾养血、通络化痰，投以侯氏黑散。方药：人参12g，白术30g，茯苓12g，当归12g，川芎12g，桂枝12g，干姜12g，菊花30g，牡蛎15g，桔梗10g，防风12g，白矾9g，黄芩6g，水煎服，日1剂。6剂则流涎止，语言流利，续进6剂，诸证基本消失，肢体较前有力，随加黄芪30g，制成丸剂，每次6g，每日2次服用。随访至今，一切如常

人。[山东中医药大学学报，1997；21（6）：445]

医案2　面神经炎案

陆某，男，34岁，1993年7月15日就诊。患者3天前感冒畏风发热，觉耳后疼痛，当时未引起重视，今日晨起漱口时感左侧面部僵木，口角漏水，来诊。刻下：左侧表情肌麻痹、额纹消失，眼睑闭合不紧，流泪，左侧鼻唇沟变浅。患者不能做皱额、闭目、鼓腮、吹口哨等动作，四肢肌力、肌张力正常，舌红苔薄白，脉浮数。此乃外感风热之邪，脉络受阻，气血不通之故。治当祛风通络，养血除热。方用侯氏黑散增减：菊花10g，白术10g，防风10g，桔梗6g，黄芩10g，细辛3g，茯苓10g，当归10g，川芎10g，牡蛎20g，桂枝6g，僵蚕10g，全蝎3g。服药5剂自觉左侧面部僵木感消失，能作皱额、闭目、鼓腮、吹口哨等动作。再诊去黄芩、茯苓，加红花10g，继服5剂，诸症悉除。[吉林中医药，2000；（01）：60~61]

医案3　高脂血症案

高某，男，49岁，1999年12月18日初诊。近年来自觉身困乏力，喜卧多睡。3月前体检：胆固醇6.27mmol/L，甘油三酯2.27mmol/L，低密度脂蛋白3.12mmol/L，高密度脂蛋白0.93mmol/L。诊断：高脂血症。服用脂必妥2月后复查各项指标略有下降，但症状依然。舌淡红、苔白腻，脉濡。予侯氏黑散原方共研细末，每次3g，每天3次，温水调服。1月后困重若失，清力充沛。2月后复查胆固醇5.62mmol/L，甘油三酯1.72mmol/L，低密度脂蛋白3.08mmol/L，高密度脂蛋白1.04mmol/L。[新中医，2002，34（1）：57~58]

医案4　顽痹案

王某，男，30岁，工人，住新野县城关镇政府街。1998年6月20初诊。自诉：肢体关节疼痛20多年，周身肌肉窜痛，且伴以麻木，肢体沉重而烦，尤以夜间上述症状加重，一年四季均发，但以夏季及雨天时更加严重，虽经服用中西药如保泰松、止痛片及针灸等治疗，效果不显，因近日加重，入院求余诊治。目前除上述症状之外，偶有口干但不欲饮水，二便正常。观其舌根部苔厚而腻，六脉俱滑。余无其他阳性体征。查血沉、抗“O”均属正常。吾思考良久，如此顽痹已经多年治疗无效，一般方剂亦难取效，拟侯氏黑散去矾石改汤剂治之：菊花10g，白术10g，细辛3g，茯苓10g，生牡蛎10g，桔梗10g，党参10g，黄芩10，当归10g，干姜10g，川芎10g，桂枝10g。1998年6月24日二诊，上方服用4剂后，周身关节疼痛沉重等症状大为减轻，改用散剂善后。1998年7月2日3诊：现疼痛麻木等症状基本消失，口亦不干，二便正常，精神转佳。诸证自愈而停药，半年后随访，一切正常。[江西中医药，2003；34（242）：33]

医案5　三叉神经痛案

李某，女，54岁，1992年12月5日就诊。头面疼痛，风吹辄发，痛处皮色不变，疼痛如针刺。伴有面肌抽搐，来去急骤，舌红苔薄白，脉浮弦。此乃外感风邪，郁久化热，风热上亢，脉络不通之故。治宜祛风通络，清热养血。方用侯氏黑散去矾石、人参，加白芷10g，全蝎3g，4剂后疼痛减轻，继服4剂痛止病除。[吉林中医药，2000；（01）：60~61]

医案6　内耳眩晕病案

黄某，女，42岁，1944年8月18日就诊。患者晨起突感头昏，视物旋转。伴有耳鸣、恶心、呕吐、面色苍白、出冷汗，静卧闭目不敢活动，心烦口苦，苔黄腻，脉滑数。

此乃素体脾虚，痰浊中阻，郁久化热，上扰清窍之故。治宜健脾化痰，除热熄风。方用侯氏黑散去防风、当归、川芎，加天麻6g，黄连3g，5剂而愈。［吉林中医药，2000；(01)：60~61］

二十九　风引汤

【原文】风引汤　除热瘫痫。

【组成】大黄　干姜　龙骨各四两　桂枝三两　甘草　牡蛎各二两　寒水石　滑石　赤石脂　白石脂　紫石英　石膏各六两

【煎服法】上十二味，杵，粗筛，以韦囊盛之，取三指撮，井花水三升，煮三沸，温服一升。治大人风引，少小惊痫瘈疭，日数十发，医所不疗，除热方。巢氏云：脚气宜风引汤。

【临床应用与研究】治疗热癫痫抽搐及中风之面赤壮热、神志昏愦者，还可用于精神病、重症肌无力等疾病。

临床报道王冉等[4]以风引汤治疗脑梗塞继发性癫痫21例，予风引汤50ml，日3次口服或鼻饲，显效18例，有效2例，无效1例。总有效率95.23%。

歌曰：四两大黄二牡甘，龙姜四两桂枝三，滑寒赤白紫膏六，瘫痫诸风个中探。

医案1　热瘫痫证案

陈某，女，28岁，饶平县黄岗镇人，1983年3月5日初诊。患者平素肥胖，体质强健，2个月前结婚，新婚之夜，突然昏懵，人事不知，四肢抽搐，移时即苏，醒后一如常人，如是每夜必发。求巫问卜，寻医尝药，或曰“吉日冲逢”、或曰“癫痫”。医巫并进，未获寸功而求诊。症如前述，时感眩晕，心中烦闷，面时红如醉，舌质淡红，脉弦。证属热瘫痫证。治拟重镇安神，除热熄风。处以张仲景风引汤，处方：大黄、桂枝、甘草各10g，生龙骨、生牡蛎、寒水石、滑石、赤石脂、紫石英、生石膏各30g，干姜5g，2剂。服上药1剂后，其夜仍作，但时间较为短暂。再剂而痫定，效不更方，续服4剂而愈。随访至今，未再复发。［新中医，1996；(01)：43~44］

医案2　癫证案

张某，女，21岁，1981年10月20日初诊。其母代诉：患者因升学未遂，月余来渐次出现喜叹息、少寝纳差，继则烦躁不安、言语错乱，先后调治月余无效。诊见：患者精神抑郁，表情淡漠，反应迟钝，答非所问，意志执拗，不可理喻，烦躁不安，舌边尖红，苔黄腻，脉弦滑数。证属肝郁痰热，上扰心神。治以疏郁清热，镇静化痰，宁心安神。处以风引汤：石膏、滑石、寒水石、赤石脂、白石脂、紫石英各12g，大黄、龙骨、牡蛎、甘草各9g，桂枝、干姜各3g，水煎服。共进4剂，夜寐安宁；继进3剂，神志正常。后以健脾和胃之香砂六君子汤加减继进3剂，2年后随访，已考取某高校，未见复发。［河南中医药学刊，1997；12 (2)：28~29］

医案3　狂证案

马某，男，26岁，1983年4月10日初诊。家人代诉：半年来患者因婚姻事常与家人发生口角，性情急躁，易怒，不耐言辞。两月前出现狂乱怒骂，不识亲疏，逾垣上屋，号叫不休。虽经中西医诊治效微。近3日来不眠不食，延余诊治。证见：面红目赤，欲伤人貌，言语颠倒，时欲愤怒窜走，声高气粗，舌质红绛，舌苔黄腻，脉弦大滑数。证为气郁痰火，上扰神明。治以清肝泻火，镇心涤痰。方用风引汤：石膏、滑石、寒水石、赤石脂、白石脂、紫石英各18g，大黄、龙骨、牡蛎、甘草各12g，桂枝、干姜各5g，共取7剂。服至5剂时，神志安定，言语有序。7剂服完，卧床鼾睡近30个小时，醒后诸症若失。半年后随访，神志正常，未再复发。[河南中医药学刊，1997；12（2）：28~29]

医案4　痫证案

李某，男，6岁，1984年9月4日诊。其母代诉：二年前患儿曾患痫证，数日一发，常服西药大伦丁，虽能控制时日，但仍有发作。4日中午患儿做游戏时，突然大叫一声，仆倒在地，急邀余诊治。证见：神昏面青，口吐白沫，喉中痰鸣，抽搐痉挛，两目上视，舌尖赤脉滑数。证属痫证，痰火内盛，火发风生。治以清降痰火，平肝熄风。方选风引汤原方减量。处方：石膏、滑石、寒水石、赤石脂、白石脂、紫石英各9g，大黄、龙骨、牡蛎、甘草各6g，桂枝、干姜各2g，灌服1剂，当日未再发作，令继服4剂，后以调理脾胃之剂治疗。随访4年，未再复发。[河南中医药学刊，1997；12（2）：28~29]

医案5　痉病案——乙型脑炎后后遗症（去皮质强直）

余某，女，9岁。高热、昏迷、抽搐住院1个月余，病症毫无改善，要求改用中医治疗。患儿体温39℃，唇红裂，舌绛，苔黄滑，脉沉数，神志昏沉，颈强，右侧肢体不能活动，左上肢呈内收屈由强直，左下肢强硬卷缩，两手瘈疭，左侧肢体向右侧偏歪，口流涎水，咬牙嚼齿，舌倦不伸。诊为乙脑后遗症（去皮质强直）。投以风引汤，处方：大黄9g，干姜、桂枝、甘草各6g，龙骨、牡蛎、白石脂、寒水石、紫石英、赤石脂各15g，石膏20g，滑石10g。6剂后体温转正常，流涎减少，神志转清，肢体痉挛解除，能转头抬首，右手足能伸屈活动，能进米粥。再服6剂能下床沿床活动，继以生地黄、沙参、麦冬、莲子心、竹叶心、郁金、石菖蒲、龙牡、鳖甲服7剂后治愈出院。随访3年，智力正常。[海峡药学，1996；8（2）：72]

医案6　发热，昏迷，失语，右侧肢体瘫痪案（散发脑后遗症）

刘某，女，32岁。因发热，昏迷，失语，右侧肢体瘫痪住院。体检：神志模糊，被动体位，右侧巴氏征、戈登氏征阳性，血检白细胞9.8×10^9/L，中性0.84，淋巴0.16，血红蛋白100g/L。脑脊液色混，蛋白定性弱阳性。用脱水、抗炎、激素治疗，病情好转，神志转清，稍能说单词，但右侧肢体抽搐不已，改用中医治疗。刻下患者神志尚清，右上肢呈内收屈曲强直，右下肢呈强直性抽搐、项强，巴氏征阳性，脉沉细数，舌质红，苔黄厚，口臭，投风引汤6剂，抽搐大减，口齿也清，再服4剂，诸症悉除。半年后该患者因上感来诊，检查体力智力均恢复正常。[海峡药学，1996；8（2）：72]

医案7　癔病性瘫痪失语案

张某，女，24岁。1978年4月12日初诊。患者平素体健，半月前顺产一女，因夫家重男轻女，不仅服侍怠慢，且时时恶语相加，致使精神抑郁，头痛失眠，饮食俱废。一周前，其母前来探望，患者突然失语，两下肢痿软，不能行走。病人口微干，欲饮水，面赤，两足欠温，但不畏寒，纳差溲清，大便偏干。查体无阳性体征。舌红、苔黄，脉弦略数。证属产后阴分偏虚，情志怫郁，五志化火，风火上冲，归并于心，热闭心窍，故失语，下焦阳气不足，故足痿。予风引汤加减，以清热镇心，收摄浮阳。处方：炒大黄9g，生石膏30g，寒水石30g，滑石18g，生龙牡各3g，桂枝9g，紫石英30g，生甘草6g，干姜

5g，朱砂0.6g（分冲），琥珀粉6g（另冲），雄鸡冠血一盅，趁热兑服。水煎服，每日1剂。服药4剂，药后5天，突然说话，且下地行走。继以养血调肝之剂，调理旬日而愈。[实用中医内科杂志，1998；12（2）：34]

医案8　产后发热、抽搐案

赵某，女，24岁，1986年9月15日入院。患者剖腹产术后持续高热月余，体温39℃~40℃，体检未见明显阳性体征，胸片及各项实验检查均属正常。西医使用各种抗生素，大剂量激素、解热镇痛药等均无效果，请中医会诊。病见壮热无汗，面部烘热，烦躁，手足时抽搐，大便干，小溲黄，舌红苔白腻，脉沉左弦右滑。中医诊断：产后发热。投风引汤加减：寒水石18g，紫石英18g，龙骨18g，牡蛎18g，生石膏45g，滑石30g，干姜10g，生大黄9g，生地黄30g，牡丹皮12g，淡豆豉10g，羚羊角粉0.3g（冲），水煎服，日1剂，日3次。药进2剂，体温降至37.8℃，烦躁、抽搐诸症消失。继续调治2周，痊愈出院。[中国中医急症，1994；3（6）：274]

三十　防己地黄汤

【原文】治病如狂状，妄行，独语不休，无寒热，其脉浮。

【组成】防己一分　桂枝三分　防风三分　甘草二分

【煎服法】上四味，以酒一杯，渍之一宿，绞取汁，生地黄二斤，㕮咀，蒸之如斗米饭，久以铜器盛其汁，更绞地黄汁和，分再服。

【临床应用与研究】临床用于治疗神经衰弱、彻夜不眠、抑郁症、精神分裂症、更年期精神病及某些器质性精神病，认为临床以“癫”、“如狂”为主症表现者，均可以此方化裁。现代临床还用于治疗肺性脑病、银屑病。

临床报道[5]防己地黄汤加味治疗癔病36例，痊愈28例，好转6例，总有效率94%，疗效满意。

歌曰：妄行独语病如狂，一分己甘三桂防，杯酒渍来取清汁，二斤蒸地绞和尝。

医案1　癫狂案（精神分裂症）

李某，女，30岁，1996年11月17日初诊。停经3个月，夜寐不安，有时独语不休，心烦易怒或狂妄出走，神情呆滞，舌质淡红，脉左弦、右细数。证属心肝之火偏亢，肝气郁结，夹痰热内恋，心阳失展，导致神明不安，主宰紊乱之象。治以养血调经，清心解郁，佐以化痰宁神之品。药用：当归12g，丹参12g，赤芍、白芍各9g，川芎6g，大生地黄12g，泽兰叶10g，茺蔚子10g，广郁金10g，夏枯草10g，陈胆星6g，石菖蒲10g，天竺黄6g，磁朱丸12g（分2次吞服）。7剂，每日1剂，水煎服。11月24日2诊：近日精神兴奋异常，时有狂躁，独自外出，夜不安寐。月经未见来潮。口苦舌燥，舌质淡红、苔薄黄，脉弦细数。病久血虚，血不养心，心气郁遏，心火上僭，心主神明，故神明不得安静。夹痰热逗留，则清阳被蒙，而致神识恍惚，无以自主。再拟防己地黄汤合甘草泻心汤法。药用：木防己12g，大生地黄15g，桂枝3g，防风10g，当归12g，丹参12g，赤芍10g，朱茯神10g，生甘草10g，川黄连3g，黄芩6g，竹沥10g，半夏10g，全瓜蒌30g，野百合10g，合欢皮10g，磁朱丸12g（分2次吞服）。14剂，每日1剂，水煎服。12月10日3诊：月经已来潮。服药以来，精神状态逐渐恢复正常，夜寐已安，口唇亦润。苔薄黄，脉濡细，数象已平。心藏神，心阴充沛，心阳宣通，心火下交心肾，则神明得以安其舍。再拟养血调经、宁心安神法。药用：当归 10g，丹参 10g，大生地黄 12g，枸杞子 12g，柏子仁 10g，麦冬 10g，淮小麦 30g，生甘草 10g，野百合 10g，合欢皮 10g，朱茯神 10g，火麻仁 12g，灯芯草 4g。7 剂后精神如常。3 年后随访，未见复发。［山西中医，2001；17（1）：16］

医案 2　癫证案

韦某，女，16 岁。两年前中考后，突发癫病，经中西医疗法均无效。就诊时，患者如狂妄行，独语不休，无寒热，脉象浮。因忆《金匮要略》所载之防己地黄汤证极符，试用。防己 15g，桂枝 9g，防风 12g，甘草 6g，生地黄 250g。煎好分 2 次服下。服后，患者入睡，一日半方醒，醒后病若失。因考虑其病程长，嘱患者多服 4 剂以巩固疗效。方中二防、桂、甘通其经络，去其阻滞。重用生地黄清心火，凉血热。以如狂妄行，独语不休，皆心火炽盛之证也，况无寒热，则知病不在表，不在表其脉浮，其为火盛血虚无疑。［实用中医内科杂志，1994；8（3）：22］

医案 3　躁狂抑郁症案

杨某，女，42 岁，干部，1986 年 9 月 5 日初诊。患者 1 年前由于精神抑郁，而昼夜不寐，妄想纷纭，多疑善虑，心悸易怒，坐卧不宁，喃喃自语，食纳不馨，大便秘结，3~4 日 1 行。在当地医院诊断为“躁狂抑郁症”，服中西药物无明显疗效。诊见神情冷漠，反应迟钝，语言颠倒，时时咯痰稀白。舌质淡红体瘦，舌苔中根白腻，脉象细滑。辨证：心肾不交，气郁痰阻，日久有化热之象。立法：交通心肾，豁痰开郁，兼清邪热。拟防已地黄汤加味：生地黄 45g，防风 9g，汉防己 12g，生甘草 6g，桂枝 9g，炒竹茹 6g，青礞石 15g，黄酒 20ml（分 2 次兑服），3 剂。二诊：服头煎药后 30 分钟即思睡，午间安寐 3 小时，每天睡眠达 10 小时。服药 3 剂，效果明显。目前：面有笑容，举止稍安，应答切题，纳香便调，偶咯痰亦少，仍易怒，妄想，舌苔薄净，脉象细滑。痰郁渐解，心肾已交，心肝郁火偏盛，原方去青礞石，炒竹茹，加龙胆草 6g，黄连 3g，7 剂。三诊：精神恢复正常，举止言谈、音容笑貌已如常人，并能做日常家务，偶有急躁亦能控制，惟有时心悸，舌尖偏红，苔薄白，脉细滑。邪气已减，心气失敛，原方去龙胆草及黄酒，生地黄减为 30g，加茯苓 9g，远志 6g，五味子 6g，嘱连服 2~3 个月。此后，随访 1 年，病情无反复。［北京中医药大学学报，1996；19（2）：41~42］

医案 4　肺性脑病案

张某，男，75 岁，农民。因反复咳嗽、咯痰 10 余年，加重并胸闷、发热 5 天，于 2002 年 3 月 6 日入院。入院诊断“肺结核、右下肺炎、矽肺”。经西医抗炎、抗结核治疗，病情无好转，渐高热、烦躁、神志恍惚、坐卧不宁、昼夜不寐、胡言乱语、骂人不休、大便干结，西医诊断为肺性脑病。查其口唇指甲紫黯，舌质红绛、无苔，喉间痰鸣，脉细数。初诊虑其气阴两伤，于生脉散服药 2 剂，病情无明显变化，口干稍缓解。二诊，予防已地黄汤化裁：防己 12g，生地黄 60g，防风 9g，桂枝 9g，甘草 6g，礞石 15g。生地黄另煎取浓汁兑药，取童便半碗同服。患者中午服药后，入夜渐安静入睡，次日各种“狂”状渐去，应答切题，且喉间痰鸣也减轻，双下肢水肿消退，解下燥屎。守方 7 剂而愈，予百合固金汤善其后。［江西中医药，2003；（08）：30］

医案5　癔病案

王某，女，23岁，已婚。患者数年来眩晕易乏，失眠多梦，时而心慌、气短，10天前因生气后，突然哭啼吵闹，时而昏仆欲绝等。四诊所见：神清，精神恍惚，表情呆滞，胡言乱语，面略赤，脉轻取浮，重按细数。予滋阴降火，疏肝清热，安神定志，方用防己地黄汤加味：生地黄150g，防己、防风、桂枝、甘草各9g，栀子、麦冬、玄参各15g，知母、黄柏各12g，首乌藤30g，朱砂2g（冲），琥珀5g（冲）。6剂，每日1剂，水煎服。一周后复诊，精神恍惚、胡言乱语、夜不寐等症明显减轻。继服14剂后患者清醒如常人。嘱患者继续巩固治疗，原方药生地黄减量为30g，余剂量不变。［四川中医，2003；21（1）：49］

三十一　桂枝芍药知母汤

【原文】诸肢节疼痛，身体魁羸，脚肿如脱，头眩短气，温温欲吐，桂枝芍药知母汤主之。

【组成】桂枝四两　芍药三两　甘草二两　麻黄二两　生姜五两　白术五两　知母四两　防风四两　附子二枚（炮）

【煎服法】上九味，以水七升，煮取二升，温服七合，日三服。

【药理研究】桂枝芍药知母汤明显抑制醋酸所致小鼠扭体反应和大鼠棉球肉芽肿组织增生，降低小鼠腹腔毛细血管通透性，显著抑制佐剂型关节炎大鼠原发性足肿胀及继发性关节炎，机理研究表明桂枝芍药知母汤可明显降低佐剂型关节炎大鼠炎性组织中前列腺素E_2的含量，同时还显著抑制炎症反应时的白细胞游走。另外，本方还有免疫调节作用，可增强机体抵抗力、扩血管、改善循环、提高人体应激能力、抗疲劳、消减冠状动脉硬化及降血糖、抗凝血等多种作用。

【临床应用与研究】广泛应用于各种关节疾患，如风湿性关节炎、类风湿性关节炎、骨关节炎、强直性脊柱炎、颈椎病、肩周炎等疾病，也可用于硬皮病、干燥综合征、雷诺氏病、肾病综合征、皮肌炎等自身免疫性疾病；对长期服用激素患者，对激素具有强大之依赖性，一时无法撤除，经用桂枝芍药知母汤后则可逐渐撤除激素，使患者之病痛得以进一步缓解。

临床报道桂枝芍药知母汤加减治疗梨状肌综合征96例[6]，治愈57例，好转32例，未愈7例，总有效率为92.7%，服药时间最短5天，最长35天；症状缓解时间最短3天，最长9天。治疗急性期类风湿性关节炎280例[7]，临床治愈142例，显效92例，有效40例，无效6例，总有效率97.86%。治疗肩周炎40例[8]，治愈28例，有效11例，无效1例，总有效率为97.5%。服药时间最短20天，最长50天，多数在30～40天，其中症状缓解时间最短3天，最长7天。桂枝芍药知母汤加味治疗膝关节滑膜炎60例[9]，治愈48例，占80%，其中1个疗程治愈18例，2个疗程治愈20例，3个疗程治愈10例；好转10例，占16%；无效2例，占3.3%。桂枝芍药知母汤加味治疗慢性风湿热性腰腿痛20例[10]，显效18例，有效1例，无效1例，有效率95%。患者一般服药1～2剂后痛减，10～20剂后诸症消失。桂枝芍药知母汤治疗关节型银屑病46例[11]，临床治愈5例，好转34例，未愈7例。

歌曰：脚肿身羸欲吐形，芍三姜五是前型，知防术桂均须四，附子麻甘二两停。

医案1　两肘、两膝关节肿痛案

李某，女，50岁，天津中医学院第一附属医院职工。2002年5月24日初诊。患者主诉两肘、两膝关节肿痛两月余，下肢关节尤甚，腰痛，胃纳可，二便正常。自述有受凉史，检查抗核抗体（－）、风湿免疫（－），X线两膝关节未见异常。舌淡红苔薄黄，脉沉细。辨为感受风湿，化热伤阴，而风寒湿邪未祛。治以温经行痹，祛风除湿，佐以养阴之品。方以桂枝芍药知母汤加减：炙麻黄、桂枝、白术、炙附子、防风各10g，白芍、知母各12g，生姜2片，炙甘草6g。水煎服，服药7剂后，患者关节疼痛缓解，两肢乏力，舌脉如常。前方加黄芪30g，当归、茯苓各10g，继服14剂后关节痛消，精力好转。随访1年无复发，可照常工作。[黄文政医案]

医案2　全身关节呈游走性疼痛案（风湿性关节炎）

唐某某，男，52岁。1996年6月3日因全身关节呈游走性疼痛，以下肢膝关节明显一年，伴指（趾）关节呈菱形肿大，类风湿因子阳性，抗“O”798U，血沉38mm/h，全血黏度（比）5.87，血浆黏度（比）11.89，红细胞电脉时间29.72秒。就诊时，面色黄而不鲜泽，舌质胖大边有齿痕，苔白稍腻，大便溏泄，一日2~3次。证属脾肾阳虚，寒湿之邪凝滞全身关节。治宜温经散寒，祛风除湿止痛。选用桂枝芍药知母汤进行调治。其方为：桂枝12g，生甘草12g，知母10g，白芍15g，麻黄8g，白术15g，制附子（先煎）15g，防风10g，生姜12g，木瓜15g，葛根15g，川牛膝12g，独活20g。服用此方12剂之后，自觉症状有所好转，服药35剂后，全身关节疼痛消失，双下肢膝关节更为显著，指（趾）呈菱形肿大的关节消退。化验检查：血沉：6mm/h，类风湿因子呈阴性，抗“O”小于320U，全血黏度（比）5.10，血浆黏度（比）1.78，红细胞电脉时间20.1秒，基本痊愈。随访8个月未复发。[中国科技信息，2005；（14）：255]

医案3　淋雨受凉膝踝关节疼痛，且红肿而热案（热痹）

李某，女，40岁。1998年6月24日诊。素患痹证，近几日，复因淋雨受凉膝踝关节疼痛，且红肿而热，行走艰难，抗“O”1/1600，血沉35mm/h。西医诊断为风湿热，用青霉素注射液80万单位，每日2次肌注。用药1周病情变化不大，欲中医治疗。刻诊：双膝踝关节疼痛，行走不便，关节周围红肿，扪之焮热，舌红，苔腻，脉滑数。中医诊为热痹，宜桂枝芍药知母汤治之。药用：桂枝15g，芍药30g，知母、白术各25g，麻黄10g，防风15g，附子5g。水煎服，每日1剂，2次分服，服6剂后，红肿及疼痛减轻，可以行走，前后共服上方20余剂，即告痊愈。此案系风寒湿合邪外人，渐次化热，而致气血瘀滞，脉络不通而病，治以桂枝芍药知母汤，达祛风除湿、温经宣痹、清热滋阴之功效。方中桂枝、麻黄祛风通阳；附子温经止痛；白术、防风祛风除湿；知母、芍药清热养阴；甘草、生姜和胃调中。诸药合用，可使风湿祛，虚热除，阴血生，则病自愈。[辽宁中医杂志，2003；30（5）：411]

医案4　左手中指疼痛，痛风案

刘某，男，48岁，屠宰厂职工，2001年3月13日诊。患者2000年9月，左手中指指关节突发疼痛，继则红紫肿胀，屈伸不利，疼痛剧烈。实验室检查：血尿酸415μmol/L，查血、尿、便常规，血沉，抗“O”，类风湿因子均正常。西医诊断为痛风，曾服秋水仙碱、消炎痛等药效果不显，遂求中医治疗。主症：关节肿胀疼痛，痛有定处，屈伸不利，痛处皮色晦暗，触之不热，舌苔白腻，脉沉紧。证属寒凝湿滞，痹阻经脉。治宜除湿散寒，通络止痛。方选桂枝芍药知母汤加减：桂枝15g，芍药15g，麻黄10g，苍术15g，防风12g，知母10g，川乌、草乌各15g（先煎60分钟），干姜6g，甘草6g，细辛3g，马钱子1个（油炸），川芎15g，延胡索15g。服药5剂后疼痛减轻。续服10剂，关节肿痛消失，皮色如常，复查血尿酸260μmol/L。共服药30剂，随访至今未复发。［河南中医，2003；23（5）：16］

医案5　臌胀，肝硬化腹水案

张某，男，36岁，煤矿井下工人，1995年8月30日就诊。患者自1990年起患慢性肝炎，肝区胀痛，经中医、西医治疗，效果不明显，渐至肝硬化腹水，经几家医院诊治，皆定为不治之症。近20余天不思饮食，强食倒饱，胸闷腹胀难忍，气喘不能弯腰。诊见骨瘦如柴，腹胀大如箕，触之有波液震颤，肢肿至踝关节处，按之没指，舌质淡，体胖大，苔白腻，两手寸关尺沉细。B超提示：肝硬化、脾大、腹水深95mm。诊断为肝硬化腹水。此脾肾阳虚，肝郁气滞，风寒湿阻，水液潴留。治以温补脾肾，舒肝理气，祛风除湿，通便利水。用桂枝芍药知母汤加味，处方：桂枝12g，白芍24g，麻黄6g，防风12g，土白术24g，知母24g，熟附子12g，生姜12g，柴胡15g，枳壳30g，木通10g，椒目12g，汉防己12g，大腹皮30g。3剂，每日1剂，水煎，早晚服。避风寒，忌生冷。9月3日复诊：诉服药后全身大汗，小便一昼夜10余次，现全身轻松，腹胀、腿肿大消，脉细无力。原方改白芍为30g，加党参18g，6剂。9月10日再诊：诉服6剂后，现每餐可食3两，查肿胀全消，精神明显好转，舌质淡边有齿痕，苔白。以香砂六君子汤和参苓白术散交替服用1月。1997年4月追访，病人精神如常人，已能工作，未见不适。［四川中医，2005；23（4）：93～94］

医案6　关节型银屑病案

郑某，男，49岁，农民，1994年10月26日以全身起淡红色斑丘疹、脱屑伴趾关节疼痛2年余为主诉就诊。2年前一次受风后，头皮、四肢伸侧起淡红色斑丘疹，上覆白色鳞屑，并伴双趾关节疼痛、肿胀，活动受限。1年后皮损延及胸背部，踝关节也出现疼痛。在当地诊断不明，曾用“小活络丹”等内服及“药水”（药名不详）外搽，效果不佳。现神情倦怠，身体消瘦，行走不便，双足有沉重僵硬感，下午低烧，体温在37℃～37.5℃之间，伴口干、纳差，大便稍干，小便如常，舌红，苔薄黄微腻，脉细数。查：双下肢踝关节及近端趾关节肿胀，压痛明显，屈伸受限。头皮、躯干及四肢有较多淡红色斑丘疹，上覆银白色鳞屑，以四肢伸侧为著。薄膜现象及露滴现象均阳性。实验室检查：血沉48mm/h，类风湿因子阳性。双足部X线拍片示：双踝及趾跖关节软组织肿胀，趾骨骨质稀疏。诊断：关节型银屑病。证属风湿外受，化热伤阴。治以祛风除湿，清热养阴。内服中药处方：桂枝6g，白芍12g，知母10g，白术12g，防风10g，桑寄生15g，秦艽12g，青风藤30g，防己12g，苍术12g，生石膏30g，牛膝10g，黄柏10g，甘草6g。每日1剂，水煎服。并以10%水硫膏外搽皮损处，每日2次。服药6剂，肿胀疼痛明显减轻，用药2周，关节肿胀消退，体温恢复正常，全身皮损色泽变淡，鳞屑减少，部分皮损有所消退。继以前方去苍术、防己再服，1月后血沉降为9mm/h，皮损部分消退。但关节仍有僵硬感，屈伸不利。故仍守前方去生石膏、黄柏，加伸筋草、络石藤各20g继续内服，外用药物改用本院制剂“牛皮癣药水”外搽，每日3次。共用药治疗2月余，全身症状消失，双下肢活动如常，除双肘部有个别点滴状皮损外，其余皮损均消失，并留有色素减退斑片。12 月 29 日复查血沉、类风湿因子均正常，双足 X 线拍片示：与前片对照，双踝及趾跖关节软组织肿胀消失，趾骨骨质稀疏，密度较前增加，疗效判定为临床治愈，随访半年未复发。[河南中医，1996；16（5）：286～287]

医案 7　头痛案（风湿日久，入络伤阴，阴血亏虚，虚阳上扰）

吕某，女，43 岁。1987 年 8 月 24 日诊。曾于 5 年前患风湿性关节炎，经治疗后其关节疼痛已止。1 年前患头痛，每遇风寒加重，以巾紧束方感痛势减轻，曾先后服用阿司匹林、安乃近、去痛片等西药无效，前医又用中药祛风燥湿之剂治疗，其病仍不减。前来求诊。刻下：头昏头痛，以巾裹头，精神疲惫，形体消瘦，面部微肿，饮食不佳，夜间口咽干燥，五心烦热，大便燥结，三四日一行，舌红少苔，脉细数无力。此乃风湿日久，入络伤阴所致。治拟桂枝芍药知母汤加减：桂枝 10g，白芍、生地黄各 20g，知母、白术、防风、玄参、麦冬各 15g，麻黄、附片各 6g。水煎服。2 剂后，头痛大减，饮食大增，口咽干燥消失，烦热亦除，但大便仍未行，继用上方去附片，加草决明 30g，2 剂。神情爽快，诸症皆除，唯舌红苔少，原方去麻黄，加石斛 12g，3 剂，并嘱善后服杞菊地黄丸以巩固之。随访 2 年病未复发。[国医论坛，1996；11（5）：15]

三十二　乌头汤

【原文】 病历节，不可屈伸，疼痛，乌头汤主之。

乌头汤方：治脚气疼痛，不可屈伸。

【组成】 麻黄　芍药　黄芪各三两　甘草三两炙　川乌五枚　㕮咀，以蜜二升，煎取一升，即出乌头。

【煎服法】 上五味，㕮咀，以水三升，煮取一升，去滓，内蜜煎中，更煎之。服七合，不知，尽服之。

【方义分析】 方用乌头、麻黄温经散寒，除湿止痛。尤在泾云："寒湿之邪，非麻黄，乌头不能去。"邪之所凑，其气必虚，故以黄芪益气，并助麻黄通阳，且使发汗不致太过。芍药、甘草酸甘化阴，又能起缓急止痛作用。诸药合用，其功专于温经散寒，除湿宣痹。

【药理研究】 内服及外用乌头汤均可提高物理性或化学性刺激的痛阈，说明乌头汤有一定的镇痛作用；乌头汤有效降低关节局部炎症，改善关节肿胀，有助于减轻组织损伤、恢复免疫稳定状态，研究报道其作用优于雷公藤多甙片，内治类风湿效果满意。

【临床应用与研究】 本方用于一切寒邪偏胜之痛痹如风湿性膝关节炎、肘关节炎、肩关节周围炎、类风湿性关节炎、腰椎骨质增生、颈椎病等。还可用于治疗癌症疼痛、三叉神经痛、痛经、阳缩、胃脘痛、子宫脱垂等疾病。

临床报道乌头汤治疗类风湿性关节炎 42 例[12]，临床治愈 3 例，显效 30 例，有效 9 例，总有效率 100%。乌头汤加减治疗痹证 120 例[13]，临床治愈 80 例，显效 20 例，有效 15 例，治愈率 66.7%，总有效率为 95.8%，提示仲景乌头汤是治疗痹证的有效方剂。治疗肩关节周围炎 37 例[14]，治愈 33 例，占 89.2%；好转 4 例，占 10.8%，总有效率为 100%。治疗癌症疼痛 188 例[15]，寒凝痛 32 例，显效 20 例，好转 11 例无效 1 例，总有效率96.87%；热蕴痛21例，显效6例，好转12例，无效3例，总有效率85.72%；气滞痛39例，显效23例，好转14例，无效2例，总有效率94.87%；瘀血痛47例，显效21例，好转18例，无效8例，总有效率82.98%；虚劳痛49例，显效21例，好转19例，无效9例，总有效率81.63%。

歌曰：历节疼来不屈伸，或加脚气痛维均，芍芪麻草皆三两，五粒乌头煮蜜均。

医案1　双膝、踝关节疼痛，屈伸不利，遇寒加重案（寒痹）

汤某，女，42岁。1990年5月6日诊。患风湿性关节炎2年，反复发作。2周前，又因涉水，旧病再度反复。刻诊：双膝、踝关节疼痛，屈伸不利，遇寒加重，得热则舒，天虽热仍需着厚裤。舌淡红，苔薄白，脉沉迟。诊断为寒痹，宜乌头汤治之。药用：川乌25g，麻黄、芍药各15g，黄芪30g，甘草10g。水煎服，每日1剂，2次分服。因川乌有毒，故需久煎去其毒性。服2剂后疼痛减轻，全身汗出。共服20余剂，病告痊愈，1年后随访未复发。[辽宁中医杂志，2003；30（5）：411]

医案2　坐骨神经痛案

张某，男性，48岁，农民。1994年6月9日初诊。患者因8天前淋雨受寒后，第2天则感右侧腰臀部疼痛，向小腿部放射，近3天来疼痛加剧，活动受限，服西药（药物不详）治疗后效果欠佳而来中医治疗。检查：直腿抬高及加强试验阳性。病后食欲正常，大小二便正常，舌淡薄白苔，脉浮细。辨证：痹证（坐骨神经痛）。病机：外感风寒湿邪，经络阻滞，气血运行不畅，不通则痛。治则：祛风散寒，除湿通络，温经止痛。处方：制川乌10g（先煎30分钟），麻黄10g，黄芪30g，白芍60g，炙甘草10g，防风10g，苡米30g，桂枝10g，蜂蜜50g（兑服）。每日1剂，服5剂后，疼痛减轻，但觉右下肢有畏冷感，舌脉同前。复诊时以上方去苡米、防风，加当归10g，熟地20g，附片10g，地龙10g，继服5剂。再诊时疼痛明显减轻，畏冷感消失，能做较轻体力劳动，仍以上方去附片，加鸡血藤20g，再服15剂，疼痛消失，抬腿试验及加强试验阴性，体力劳动恢复正常，随访2年未复发。[中医药研究，1997；13（1）：27]

医案3　肘关节炎案

张某，女，37岁，农民。1991年5月15日初诊。诉右上肢肘关节部疼痛，活动受限1年余，时轻时重。在某医院诊断为“肘关节炎、肘关节劳损”。经用西药“封闭”治疗及骨伤科中药治疗均未见效，仅时有好转，不久疼痛又作，乃来我处求治。诊时见关节微肿，疼处固定不移，其痛连及手指，按之痛甚。夜间疼痛加剧，得热敷则减轻。活动受限，外旋活动时痛增。近一年来月经量少，色黑有血块，时有腹痛。舌质暗红，舌边有瘀点，苔白，脉细弦。此为寒湿痹痛，气血瘀滞。治以散寒除湿，通络止痛，活血行滞。方用乌头汤加减：川乌30g，川附子20g，黄芪20g，赤芍15g，延胡索15g，丹参20g，乳香10g，没药10g，当归12g，姜黄10g，羌活15g，伸筋草12g，地龙10g，甘草10g，丝瓜络12g。6月8日复诊：上方服完6剂，肘关节疼痛大减，肿已消，原有牵引手指痛已除，能持工具参加劳动。照上方再服6剂，并嘱其将所服中药渣热敷肘关节，加强温经通络作用。服完后疼痛全止，月经量亦增加。随访1年未复发。[云南中医学院学报，1999；22（1）：42～44]

医案4　肩关节周围炎案

肩关节周围炎以痛处固定，肩部活动受限，或有肩背部肌肉萎缩，关节僵直，遇冷加重为特点。究其病因乃肝肾亏损，内伤劳损或外受寒湿，营卫失和，气血瘀阻，筋脉失养为患。属祖国医学的“痹症”、“历节”等范畴。乌头汤方中以麻黄通阳开痹；乌头驱寒逐湿；赤芍、甘草开血痹以通经脉，宣通气血；黄芪补虚、实卫以制麻黄发汗太过。诸药合用，散寒除湿，通阳蠲痹，使风寒湿邪随微微汗出而解，以达到祛邪通脉之目的。用乌头汤治疗肩周炎，要分清病因主次，风盛者应参以驱风；寒盛者应参以去寒；日久有瘀血者应加活血化瘀药。另须注意乌头有大毒，用量应由小渐大，每剂药量可用到20g左右，先煎20分钟，并配伍同等量的生姜以取减毒增效之功。治疗期间用中药药渣煎汤外敷再配合适当的功能锻炼、推拿、按摩、理疗或针灸等辅助疗法，将有助于患者早日康复。刘某，女，54岁，工人，1999年11月10日初诊。右肩关节疼痛，进行性加重3年余，日轻夜重，影响睡眠。自贴止痛膏、服止痛片可获暂安。于1999年11月10日前来我处诊治。查体：形体消瘦，舌淡紫，苔薄白，脉沉紧。检查：右肩关节周围广泛压痛，活动障碍，肩关节外展40°，上举90°，内旋45°，搭肩试验（+），右手握力下降。X线片示：“无骨质改变”。诊断：肩关节周围炎。辨证：寒邪凝滞，血脉瘀阻。治法：温阳散寒，化瘀宣痹。方用乌头汤加味：制川乌15g，黄芪15g，麻黄12g，赤芍12g，甘草6g，姜黄12g，桂枝15g，葛根15g，红花10g，川芎10g，鸡血藤30g。每日1剂，水煎，分2次温服。药渣再加马钱子1.5g（布包），水煎后热敷患肩部，每天2次，每次30分钟。用药6剂后症状明显改善。先后共服18剂，肩关节活动自如，病告痊愈。[国医论坛，2005；20(1)：6~7]

医案5　腰椎间盘突出症案

张某，43岁，农民，1998年2月9日初诊。诉春节雪后受寒致腰痛伴右下肢外后侧疼痛，肢冷，跛行半月余，由家人搀扶来诊。查体见腰椎明显右侧凸，生理弧度消失，右侧骶棘肌僵硬，L 4~5右侧椎旁深压痛并向右下肢远端放射，直腿抬高试验左80°，右30°，加强试验阳性，挺腹试验阳性，屈颈试验阳性，右小腿外侧及足背皮肤痛觉减退，右拇趾背伸力减弱，膝健反射正常。舌质暗红苔淡薄边紫暗，脉沉弦。CT片示L 4~5椎间盘向右后突出，压迫硬膜囊和相邻的神经根。诊断为腰椎间盘突出症，证属寒凝血瘀，治宜温经散寒，通络止痛，加味乌头汤治疗。药用：制川乌12g，炙麻黄10g，炒桂枝10g，黄芪20g，炒白芍20g，威灵仙10g，鸡血藤15g，桃仁10g，生甘草6g，服药7剂。2月16日二诊，腰腿痛减轻，已能站立，不需搀扶，查体见腰椎侧凸较前改善，直腿抬高试验左80°、右60°，加强试验阳性，椎旁压痛及放射痛仍有。药证相符，症状改善，上方加制草乌8g，服药7剂。2月23日三诊，腰腿痛已明显减轻，能挺立慢行，直腿抬高试验左80°、右60°，二方去桃仁加制乳香10g，槟榔10g，服药7剂。3月2日四诊，腰腿疼痛轻微，腰椎侧弯不明显，直腿抬高试验左80°、右70°，加强试验阴性，椎旁压痛及放射痛不明显，守方调治8周，腰腿痛基本消失，腰部活动自如，步态正常，生活自理，能在腰围扶持下做轻微劳动。[中国正骨，1999；(07)：55]

医案6　三叉神经痛案

患者，男，23岁。右侧颜面发作性刺痛2年余，痛时伴局部抽掣，日渐加重。入夜痛甚，不能安寐。近来一日数发，疼痛难忍，不能正常工作而就诊。经西医检查诊断为三叉神经痛，服用西药及局部封闭治疗均无效。查舌质淡、苔薄白，脉沉细。处方：制川乌10g，白芍40g，丹参30g，细辛5g，元胡12g，制乳香、制没药、麻黄、甘草各6g。3剂后疼痛大减，颜面部稍有麻木感，抽掣消失，大便溏，每天行2次。原方加白术15g，连服12剂，疼痛消失，停药15天后痊愈出院，随访1年未复发。[现代中西医结合杂志，2003；12（4）：385]

医案7　经行少腹冷痛案（痛经）

项某，女，26岁，家务，1991年2月21日初诊。痛经6年，行经前1~3天小腹冷痛或胀痛，难以忍受，直至经行排出血块后疼痛方减。本月月经昨来，腹痛剧烈，少腹冷胀，经色黯淡有块，肢冷畏寒，腹部喜热熨，脉沉迟，舌黯苔白润。此寒凝血瘀，治拟乌头汤加减：制川乌4g，麻黄6g，桂枝9g，焦白芍10g，甘草6g，当归10g，川芎9g，吴萸6g，艾叶4.5g，制乳没各3g，乌药6g。服药2剂，经畅，疼痛显减。5剂服后，诸症消失。嘱每月经前服3剂乌头温经汤。以此调理半年病愈，至今未见复发。[江西中医药，1995；26（3）：30]

医案8　肋软骨针刺样疼痛反复发作案（肋软骨炎）

曹某，男，28岁，建筑工人，1992年3月初诊。自觉左胸2、3肋软骨针刺样疼痛反复2年余，多在劳累或外感后加剧。提重物或扩胸、挤压胸壁时疼痛更显。曾经服中药，针灸、推拿等治疗效果不佳，来诊时正值复感外邪，畏寒发热，鼻塞咽痛，骨节酸楚，体温39℃，左胸2、3肋软骨处压痛明显，外观稍隆起，举臂不利，脉浮紧而数，苔薄白，X线摄片无特殊发现，血沉、抗“O”等正常。有慢性胃炎史。诊为胸肋软骨炎。治疗：生川草乌各15g（先煎2小时），细辛、甘草、麻黄、防风各10g，生白芍15g，生石膏15g，3帖，煎煮，分3次饭后服用。外用：生川草乌粉等量，用75%酒精调成糊状，平摊于疼痛隆起处，厚约1cm，取艾绒适量薰灸，使温热感30~45分钟左右，冷却取下。二诊：服3剂后，肋软骨疼痛大减，体温已退，外邪亦解，再上法外治1次。内服药更方减石膏，加黄芪15g，河车粉5g吞服，半月后，告肋软骨炎治愈。[吉林中医药，1995；（03）：14~15]

三十三　矾石汤

【原文】 矾石汤　治脚气冲心。

【组成】 矾石二两。

【煎服法】 上一味，以浆水一斗五升，煎三五沸，浸脚良。

【方义分析】 白矾味酸性寒，能燥湿解毒，煎水洗脚，可祛在下之湿，湿从下减，则致不冲矣。

【临床应用】 用于脚气、口舌糜烂、或女子带下、高血压等疾病。现有报道以炮制后的矾石装0号胶囊吞服治疗消化道疾病，收效甚卓。

歌曰：脚气冲心矾石汤，煮须浆水浸之良，湿收毒解兼除热，补却灵枢外法彰。

医案1　泡足治疗头晕胀案（高血压）

患者，男，72岁。患原发性高血压10多年，并有糖尿病，常头晕胀感，BP 26.7/16kPa，用矾石汤：明矾末30g，黏米粉15g合为1包量。用上药1包，放于较大盆中，倒入1大壶（约7~9L）热开水，约50℃~90℃拌溶后，病人坐于靠背椅上，双足在热气上熏涌泉穴，适温后双足放入水中浸泡。热水最好加浸至丰隆穴。病人宜全身放松，缓慢呼吸，约10~15分钟水不温后，用干毛巾抹净双足即可。用上方浸脚后，BP 22.3/12kPa。患者自觉比含服心痛定舒服。[实用医学杂志，1998；14（2）：142]

三十四　《古今录验》续命汤

【原文】治中风痱，身体不能自收，口不能言，冒昧不知痛处，或拘急不转侧。姚云：与大续命同，兼治妇人产后去血者及老人小儿。

【组成】麻黄　桂枝　当归　人参　石膏　干姜　甘草各三两　芎䓖一两　杏仁四十枚

【煎服法】上九味，以水一斗，煮取四升，温服一升，当小汗，薄覆脊，凭几坐，汗出则愈。不汗，更服，无所禁，勿当风。并治但伏不得卧，咳逆上气，面目浮肿。

【药理研究】现代药理学研究表明，人参能提高人的脑力劳动和体力劳动能力，对抗疲劳，可改善老年人的大脑功能，其药理活性常因机体机能状态不同呈双向作用，是具有“适应原”样作用的典型代表药。麻黄、石膏均有利尿作用，甘草具有皮质激素样的抗炎作用，推测三药尚具有协同利尿作用（此三药是治水肿名方越婢汤的主药），可改善中风病急性期的脑组织水肿。桂枝有扩张血管、促进血循环，增加冠脉及脑血流量，使血管阻力下降等作用；当归有抗血小板凝集和抗血栓作用，有抗心肌缺血和扩张血管作用，能改善外周循环，有降低血脂作用；川芎能抑制血管平滑肌收缩，增加冠脉血流量，并能降低心肌耗氧量，增加脑及肢体血流量，降低外周血管阻力，并能降低血小板表面活性，抑制血小板聚集。可见续命汤具有减轻脑水肿、改善脑血循环、抗凝、降脂、调整血压、改善脑细胞代谢等多种作用。

【临床应用与研究】现临床常用于急性缺血性脑中风的治疗。还可以用于治疗风湿、类风湿性关节炎的治疗。

胡兆满报道[16]加减续命汤治疗中风半身不遂98例，服药最少28剂，最多240剂，结果26例痊愈，52例显效，19例好转，1例无效。

歌曰：姜归参桂草膏麻，三两均匀切莫差，四十杏仁芎两半，古今录验主风邪。

医案1　中风案

李某，男，57岁，张掖市乌江乡人，农民，于1997年3月26日诊。患者自觉身体不舒，头晕，寐差数天，23日晨起时，发现牙关紧闭，语言不利，并见舌体强硬，手足重滞，肢软乏力，行步迟钝，四肢酸痛，肌肤不仁，面白唇紫，苔白腻，脉象浮滑，即往某医院急诊，经用能量合剂、维脑路通、654-2，病情未能控制，又觉头疼剧烈。后又连续换二家医院及一家个体诊所，抢救治疗了3天，并服中药小续命汤加味，配合针灸、按摩、病情如故。于3月26日求余诊治。本病西医诊断：脑血管意外，高血压病，动脉硬化。中医诊断：中风。根据其病情及以前用药，遂投以古今录验续命汤，方药：麻黄10g，人参10g，生石膏10g，当归10g，川芎5g，杏仁5g，干姜10g，甘草10g。1剂后，患者自觉症状减轻，能弃杖缓慢行走，3剂后，病情基本痊愈，步行端正，生活自理，能承担家务劳动。[甘肃中医，1999；12（5）：17]

医案2　类风湿性关节炎案

郑某，女，72岁，1996年7月2日初诊。患者罹患类风湿性关节炎40年，去年病情复发加重，难以站立行走而卧床不起，多方求治无效，诊时是初秋季节，患者犹身着棉衣，裹被而卧，形体消瘦，面色黧黑，爪甲失华，左手3指关节已呈杵状，双关节亦肿胀变形，疼痛剧烈，活动受限，神倦乏力，舌淡紫暗、边有瘀斑，苔白，脉弦迟带结。诊为虚寒顽痹。治投小续命汤方加减：生麻黄6g，川桂枝10g，赤白芍各10g，光杏仁6g，全当归10g，正川芎10g，党参15g，北防风10g，辽细辛6g，生甘草6g，制附片、雷公藤各10g（先煎）。3剂。药后，疼痛减轻，关节自觉松快，续服5剂已能扶杖下床。用小续命汤治疗痹证需要注意以下几点：（1）风为百病之长，常兼夹它邪为病，临证常可加入羌独活、姜黄、细辛之品，辛温祛风散寒。（2）根据病情变化灵活化裁用药，如痹证初起以邪实为主，人参可少用或不用；痹证郁而化热形成热痹时可加入石膏、知母清热解肌。[江西中医学院学报，2001；13（2）：55]

三十五　《千金》三黄汤

【原文】治中风，手足拘急，百节疼痛，烦热心乱恶寒，经日不欲饮食。

【组成】麻黄五分　独活四分　细辛二分　黄芪二分　黄芩三分

【煎服法】上五味，以水六升，煮取二升，分温三服。一服小汗，二服大汗。

心热加大黄二分，腹满加枳实一枚，气逆加人参三分，悸加牡蛎三分，渴加瓜蒌根三分，先有寒加附子一枚。

【临床应用与研究】临床用于风中足太阴脾经和手少阴心经，手足拘急，关节疼痛，烦热纳呆等症。

歌曰：风乘火势乱心中，节痛肢拘络不通，二分芪辛四分独，黄芩三分五麻攻。

加减歌曰：二分黄加心热端，消除腹满枳枚单，虚而气逆宜参补，牡蛎潜阳悸可安，增入蒌根能止渴，各加三分效堪观，病前先有寒邪在，附子一枚仔细看。

医案1　腰及双膝关节疼痛、肌肉抽筋案

杨某，女，68岁，2000年5月10日首诊。患者自述，2年来自觉全身肌肉及关节困痛，尤以腰及双膝关节疼痛较剧，伴倦怠乏力，微恶风寒，局部肌肉不时抽筋，持续时间3～10分钟不等，稍劳作或天气变化即加重。曾先后在本市多家医院就诊，经查：血压17.29/10.64kPa，心、肺、肝、脾等未发现病理性改变，血清胆固醇、甘油三酯、抗“O”、血沉等项检查指标均属正常范围，血清钙2.0mmol/L，X线示双侧膝关节均呈退行性病变、轻度骨质增生。鉴此，前医均按低钙血症、老年性骨质疏松症、老年性骨关节退行性疾病等给以治疗，长期服用维生素D、钙片、维生素C、盖中盖及芬必得胶囊、汉桃叶片等补钙、止痛药物，均不见好转。近两个多月来，因家中建房劳累，以上症状又日趋严重，方求治于余。经询问得知，患者除上述症状外，时常心情烦躁，纳食及睡眠均差，且大便秘结，舌质暗，苔薄黄，脉沉细涩。四诊合参，判为外内合邪，虚实夹杂，病属仲景三黄汤证无异，乃投三黄汤加味：炙麻黄9g，独活15g，细辛6g，黄芪30g，黄芩12g，大黄6g，白芍30g，甘草10g。嘱患者日煎服1剂，连服3剂后再来应诊。二诊时患者及家属兴奋不已，述服药2剂后，疼痛即明显减轻，大便通畅，饮食增加，睡眠也有所好转。便通痛减，药已中的，首诊方减去所加之味再服3剂。三诊时患者原有症状基本消失，为巩固疗效，嘱按二诊处方再服6剂。先后共服仲景三黄汤12剂顽疾告愈，随访至今无复发。[国医论坛，2002；17（2）：13]

医案 2　感冒后遗症案

赵某，男，71 岁，2001 年 4 月 6 日首诊。患者自述 1 个多月前曾伤风感冒，当时发热、恶寒、头痛、鼻塞、流涕、周身关节疼痛，伴咳嗽、吐痰。经在附近门诊打针、输液、服药（药名不详）1 周左右，上述诸症基本消失，随之出现时时恶寒、纳食及睡眠均差、关节酸困乏力、稍事活动则气喘嘘嘘等，曾求治于中医服补中益气汤等仍不见好转。查其舌质淡，苔薄黄，脉弦细。遂投仲景三黄汤加味治疗。处方：炙麻黄 9g，细辛 3g，独活 12g，黄芪 25g，黄芩 9g，柴胡 12g，党参 12g。水煎服，每日 1 剂。4 月 8 日二诊，述服上药 2 剂后，时时恶寒、气短、关节酸困明显好转，但纳差、眠差仍存，遂更易处方为：炙麻黄 9g，独活 9g，细辛 3g，黄芪 30g，黄芩 12g，苏梗 9g，五味子 15g。结果服药 3 剂告愈。［国医论坛，2002；17（2）：13］

三十六　《近效方》术附子汤

【原文】治风虚头重眩，苦极，不知食味，暖肌补中，益精气。

【组成】白术二两　附子一枚半（炮，去皮）　甘草一两（炙）

【煎服法】上三味，锉，每五钱匕，姜五片，枣一枚，水盏半，煎七分，去滓，温服。

【临床应用与研究】临床用于阳虚湿困的眩晕证，亦可用于风湿寒痹。

王炳坤报道[17]术附汤加味治疗风湿寒痹 86 例，临床治愈 9 例，显效 40 例，有效 30 例，无效 5 例，总有效率 94%。优于消炎痛对照组。

歌曰：一剂分服五钱匕，五片生姜一枣饵，枚半附子镇风虚，二术一草君须记。

医案 1　眩晕案

孙某，女，45 岁。自述眩晕 18 年，经常发作，发作时唯静卧而已，稍动则如坐舟中，甚则失去知觉，邀余前往诊治。诊前因不慎撞其枕，即感天旋地转，如飘空中，双目紧闭而不敢睁，神志恍惚不清，让其静卧片刻，眩晕稍定，神志逐渐清醒。望其形体虚胖，经日恶寒，脉沉微，舌白而淡。证属脾肾阳虚，投术附汤：附子 15g，白术 9g，炙甘草 6g，嘱其先服 1 剂，观其疗效。复诊时，眩晕大减，继与原方 3 剂，眩晕基本消失，为巩固疗效，以八味丸调理，观察半年，未见复发。本证主要由于肾中阳虚，挟浊阴之气上逆所致，故以术附汤温阳泻浊取效。［湖南中医杂志，1997；13（6）：42］

医案 2　类风湿性关节炎案

王某，女，46 岁，清洁工人，2001 年 5 月就诊。有风湿病史 5 年，全身关节疼痛，以指趾关节为著，关节肿胀变形，屈伸不利，遇冷加重，得热痛减。全身怕冷，已立夏仍棉衣不能脱身。舌淡红，苔白腻，脉细紧，类风湿因子阳性。西医诊断：类风湿性关节炎。经消炎痛，强的松口服，时轻时重，经久不愈。中医诊断：风湿寒痹（着痹）。给术附汤加味口服加外洗。3 剂关节疼痛减轻。6 剂后明显减轻棉衣自脱。继续用 1 月关节疼痛消失，活动自如，类风湿因子阴性。随访 1 年未复发。［陕西中医学院学报，2004；27（5）：55］

参考文献

1. 赵玉霞，于承浩．侯氏黑散治疗老年中风的临床观察．山东中医药大学学报．1997；21（6）：445

2. 李铁．侯氏黑散治疗脑血栓形成急性期11例．辽宁中医杂志．2001；28（5）：287
3. 徐国军．《金匮》侯氏黑散加减治疗乙肝相关性关节炎45例．河南中医．2003；23（6）：7
4. 王冉，陈霞．风引汤治疗脑梗塞继发性癫痫的体会．辽宁中医杂志．2003；30（6）：464
5. 张国亭，杨晓．防己地黄汤治疗癔病发作36例．四川中医．2003；21（1）：49
6. 张慧英．桂枝芍药知母汤加减治梨状肌综合征96例．江西中医药．2001；32（2）：14
7. 杨中杰．桂枝芍药知母汤加减治疗急性期类风湿性关节炎280例．河南中医药学刊．1999；14（2）：46～47
8. 杨润兰．加味桂枝芍药知母汤治疗肩周炎40例．新中医．1998；30（7）：42～43
9. 陈敬坚．桂枝芍药知母汤加味治疗膝关节滑膜炎60例．吉林中医药．1999；5：17
10. 赵明．桂枝芍药知母汤加味治疗慢性风湿热性腰腿痛20例．江苏中医药．2004；25（9）；15
11. 田学文．桂枝芍药知母汤治疗关节型银屑病46例．河南中医．1996；16（5）：286～287
12. 程建萍，林洁．加味乌头汤治疗类风湿性关节炎42例临床观察．浙江中医杂志．1999；（08）：355
13. 鲁明清，曹勇．应用仲景乌头汤加减治疗痹证120例临床体会．时珍国医国药．2005；16（9）：896～897
14. 王春成，刘书琴．乌头汤加味治疗肩关节周围炎37例．国医论坛．2005；20（1）：6～7
15. 刘震，白光辉，张建华．乌头汤治疗癌症疼痛188例疗效观察．河南中医．2000；20（4）：53
16. 胡兆满．加减续命汤治疗中风半身不遂98例．浙江中医杂志．1995；（01）：15
17. 王炳坤．术附汤加味治疗风湿寒痹86例．陕西中医学院学报．2004；27（5）：55

第六节　血痹虚劳病脉证并治

三十七　黄芪桂枝五物汤

【原文】血痹阴阳俱微，寸口关上微，尺中小紧，外证身体不仁，如风痹状，黄芪桂枝五物汤主之

【组成】黄芪三两　芍药三两　桂枝三两　生姜六两　大枣十二枚

【煎服法】上五味，以水六升，煮取二升，温服七合，日三服。

【药理研究】实验室观察证实桂枝汤有扩张血管和促进发汗作用、解热作用、镇痛镇静作用。黄兆胜等[1]实验结果表明，黄芪桂枝五物汤对二甲苯、蛋清所致急性炎症有明显抑制作用，对弗氏完全佐剂所致大鼠原发性关节炎也有较好的抑制作用，能降低腹腔炎症小鼠毛细血管通透性，抑制棉球肉芽肿增生，提高小鼠痛阈值，减少醋酸所致小鼠扭体次数。说明黄芪桂枝五物汤有较好的抗炎、镇痛作用，其抗炎镇痛作用可能是该方临床治疗风湿性和类风湿性关节炎的药理学基础之一。

【临床应用与研究】现代临床应用已远远超越了原方“血痹”之见症的范畴，可治疗心动过缓、血栓闭塞性脉管炎、雷诺氏病；糖尿病周围神经病变、末梢神经炎、面神经麻痹；风湿性关节炎、肩周炎、肢体麻木症、骨关节病、腰椎间盘脱出症、颈椎病；荨麻疹、肌肉萎缩、皮肌炎、血管神经性水肿、下肢静脉曲张等多种疾病。还有报道可用于肩周炎、胃和十二指肠溃疡、妇科痛经、产后身痛、产后缺乳、产后尿潴留、产后手掌麻木、白细胞减少症、不安腿综合征等疾病。

临床报道黄芪桂枝五物汤治疗哺乳期血痹100例[2]，痊愈34例，显效62例，无效4例，总有效率为96%。治疗末梢神经炎136例[3]，痊愈98例，基本痊愈26例，好转11例，无效1例。治疗糖尿病周围神经病变30例[4]，经2~4个疗程治疗，显效9例，有效17例，无效4例，总有效率为86.7%。治疗产后身痛36例[5]，治愈28例，显效4例，有效2例，无效2例，总有效率为94.4%。治疗雷诺氏病20例[6]，治愈7例，显效8例，有效5例。治疗不安腿综合征25例[7]，痊愈20例，好转5例，其中服药最少4剂，最多者20例。治疗风寒型荨麻疹63例[8]，近期临床治愈37例，占58.7%；显效14例，占22.3%；好转9例，占14.3%；无效3例，占4.7%。总有效率95.3%。

歌曰：血痹如风体不仁，桂枝三两芍芪均，枣枚十二生姜六，须令阳通效自神。

医案1　血痹案（末梢神经炎）

盖某，男，45岁，1992年11月17日入院。患者于半年前因着凉始感双手及足趾麻木，伴针刺样疼痛，症状逐渐加重，素日神疲乏力，怕冷，手足凉无汗，每至天凉时症状明显，曾服天麻丸及维生素B族药物治疗不显效。入院时见形体较瘦，双手足欠温，呈手套袜套样感觉迟钝，双侧肱二、三头肌反射低下，舌质略淡，苔白薄，脉沉弱，证属气血不足，营卫虚弱，复感外邪，凝滞经脉，经脉气血运行不利。治则益气温经，调合营卫，以利血脉。方药：黄芪、丹参各30g，桂枝、白芍、川芎、当归各15g，鸡血藤、地龙各20g，麻黄、甘草各5g，生姜3片，大枣5枚，水煎服，日1剂。服药7剂手足麻木疼痛改善，双手微汗出，前方减桂枝7g，连续口服20余剂，手足麻木疼痛症状消失，查体手套袜套样感觉障碍不明显。［中医药学报，1995；(01)：19~20］

医案2　雷诺氏病案

王某，女，36岁，1991年10月8日以“雷诺氏病”收入院。病人于3年前冬季开始，由于用凉水洗衣，双手皮肤变色，先苍白，而后潮红、青紫，自感双手胀麻、疼痛不适。以后每至冬季，双手遇冷即发病，素日畏寒肢冷，曾服维生素B族及谷维素、丹参片等药物治疗无效。检查：双手凉，颜色略青紫，皮肤较粗糙，舌质紫暗，脉沉细。证属卫阳虚衰，营卫不和，寒邪外袭，凝滞血脉，经脉不利，肌肤失养。治疗以助阳散寒，温经通脉。方药：黄芪30g，赤芍、当归、地龙、丹参各20g，桂枝、川芎各15g，细辛3g，附子10g。服药月余，上述症状基本消失，双手皮肤红润、细腻、温暖。［中医药学报，1995；(01)：19~20］

医案3　面神经麻痹案

陈某，男，25岁。1995年10月2日初诊。1个月前劳动汗出约3小时后，自觉左侧面部肌肉麻木、发紧，继则口角往右侧歪斜。经西医诊断为面神经麻痹，予以口服血管扩张药，肌注维生素B_1、B_{12}，针灸等收效不显来诊。诊见患者前额皱纹消失，左侧面部表情瘫痪，触之有凉感，不出汗，不能皱额，闭目，鼻唇沟平坦，口角歪向右侧，流口水，不能鼓气，身体瘦弱，面色萎黄少华，少气懒言，体倦乏力，时时自汗，舌淡苔白，脉沉细。证属素体虚弱，卫阳不足，汗出腠理空虚，风邪乘虚入络所致。治则：益气养血助阳，活络祛风，方用黄芪桂枝五物汤加味：黄芪40g，桂枝15g，当归15g，白芍30g，白芷10g，红花10g，僵蚕10g，全蝎10g，干姜10g，大枣5枚。水煎服，日1剂，服6剂后精神好转，面色转红，左侧面部已有汗出，麻木感减轻，自觉较前舒适，口角歪斜明显减轻，四肢较前有力，续服6剂，已能闭目，左面部麻木感已基本消失，口角歪斜已不明

显，肢体有力。原方稍事出入继服3剂，病愈。[甘肃中医，1997；10（6）：23]

医案4　糖尿病周围神经病变案

患者，女，60岁，2000年9月28日初诊。患糖尿病8年，双下肢疼痛2年，在某医院诊断为非胰岛素依赖型糖尿病，并周围血管病，用西药治疗6个月余效果欠佳。近半个月来疼痛加剧，站立困难，伴肢体倦怠、乏力，纳减，舌质淡红，苔薄白，脉沉细。证属气血虚弱，脉络瘀阻。入院时血糖9.1mmol/L，双下肢痛觉过敏，肌力Ⅲ级，肌张力稍差，肌肉萎缩。治以益气活血通络。方用黄芪桂枝五物汤加味：黄芪30g，赤芍、党参、丹参各15g，桂枝12g，牛膝、当归各10g，鸡血藤30g，生姜3片，大枣10枚。每日1剂，水煎，早晚分服。服药8剂后，双下肢疼痛大减，已能站立。守方再进10剂后可以走动。以上方研末装胶囊服2个月后行走如常，肌力恢复至正常，随访2年，双下肢疼痛未再出现。[实用中医药杂志，2004；20（4）：179]

医案5　周身关节疼痛，全身乏力案（虚痹）

吴某，男，52岁，罹患关节炎5年余，于1990年10月就诊。症见：周身关节疼痛，以两脚关节疼甚，全身乏力，面色无华，形体消瘦，两膝僵硬不能屈伸，曾服大活络丸、人参酒、鹿茸酒之类略有好转。经查血沉、抗“O”均正常，类风湿因子阳性，舌苔白、体胖、质微红，脉细缓。据此脉症属于气血双亏，逐邪无力所致，法当扶正祛邪，方用黄芪桂枝五物汤加味：黄芪30g，党参、当归各15g，桂枝、白芍、生姜各10g，大枣5枚。药进10剂，周身关节疼痛减轻，精神增加，两膝关节僵硬减轻，按上方连服1个月，症状消失，复查类风湿因子弱阳性。本例患者纯属气血亏损，不能营养肌肉、筋脉所致，正虚无力逐邪，使病邪留恋不去，因而用黄芪桂枝五味汤加味补益气血，使肌体筋脉得养，祛邪外出，大气一转邪气自散，多年顽症，竟获治愈。[江西中医药，2002；33（5）：58]

医案6　外出淋雨后周身疼痛案

代某某，女，65岁。初诊日期：2001年10月12日。周身关节疼痛酸楚麻木2月，患者2月前外出突遭雨淋，第二天则头晕头痛头重，周身疼痛，服用藿香正气水、强力银翘片，症状缓解，但仍周身酸痛，继则四肢时有麻木。稍劳累疼痛加重，肩背如负重物，伴身倦乏力，头晕心悸，心烦失眠，纳差，时有胸闷乏力，大便难小便自利。查：神带倦容，双睑轻度浮肿，面色萎黄，舌淡苔白滑，脉沉细。诊断：痹证（湿痹）。证属气血不足，湿邪留滞经络。治以益气养血，除湿通络。黄芪桂枝五物汤加味：黄芪、桂枝、生姜各12g，白芍18g，鸡血藤、薏苡仁、伸筋草、透骨草各30g，当归、木瓜、大枣各10g，羌活、独活、甘草各6g。水煎服，共服9剂，诸症消，力增。[中医药信息，2002；19（6）：49~50]

医案7　不安腿综合征案

不安腿综合征，又称不宁腿、不宁肢或多动腿综合征，属于中医学当中的“痹证”和“肌肤不仁”等病范畴。此病多在40岁以后发病，下肢多于上肢，双侧多于单侧。其机理可能与休息时血流量减少，代谢产物在小腿深部肌肉堆积，引起局部血管痉挛，血液循环障碍，组织缺血缺氧而致。其中医病机多为气血不足，营卫失和，血虚寒凝，血行涩滞，筋脉失养引起。根据《内经》“营气虚而不仁，卫气虚则不用，营卫俱虚则不仁且不用”及“麻属气郁，木属痰瘀”和“久病多瘀，久痛入络”之论，故以黄芪桂枝五物汤加减。其中黄芪甘温，补中气，温分肉，实营卫，桂枝温阳益气，白芍配桂枝和营除痹，合当归养血荣筋，伍甘草缓急止疼。丹参、鸡血藤、牛膝养血活血通络并引药下行，酸枣仁养心安神，诸药合用则气旺血充，营卫调和，筋脉通畅，故诸证自除。李某，男，40岁，农民，1992年3月11日初诊。自述双侧小腿深部肌肉酸麻不适感月余，晚间尤甚，并伴失眠多梦，乏力纳少。西医内科及神经系统检查无异常发现，按不安腿综合征经予肌醇、维生素 B_1、维生素 E 等药物口服效果不佳。中医检查：面色少华，舌淡红，苔薄白，脉细弱。脉征合参，诊为“痹证”。证属气血不足，营卫虚弱，血行滞涩，筋脉失养。治宜补气温阳，调和营卫，活血养血，疏利筋脉。方用黄芪桂枝五物汤加减。服用3付后，3月15日二诊，症状较前明显减轻，药已对症，效不更方，继服上药3付。1994年4月5日随访，上药共服6剂后，诸症悉除而瘥，至今未复发。［中医研究，1995；8（3）：34~35］

医案8　产后指掌麻木案

患者女，27岁。2003年12月13日初诊。是年2月分娩后经常洗涤衣物，双手指尖即感麻胀，继则手指、掌有麻胀、针刺、蚁行感，并逐渐加重，甚时需用热水洗后上述症状方能暂时缓解，过后仍如前状。曾口服维生素类药物，针灸治疗收效甚微。诊见双手肌肤触及欠温，形体虚弱，四肢无力，头晕，面色萎黄，舌质淡，苔薄白，脉细无力。证属产后气血虚弱，卫阳不固，复感寒邪所致。治宜益气养血助阳，散寒通络。方以黄芪桂枝五物汤加减：黄芪50g，桂枝15g，当归20g，白芍30g，干姜12g，鸡血藤20g，红花12g；水煎服，每日1剂。服6剂后麻木蚁行感明显减轻。双手肌肤自觉有温热感，余症亦较前好转，效不更方，继服6剂，麻胀感消失而愈。［滨州医学院学报，2005；28（3）：205］

医案9　小儿汗证案

韩某，男，5岁，2001年10月17日初诊。患儿时时汗出1年余，稍活动则大汗出。患儿1年前因反复感冒致支气管肺炎，中西药治疗1月余始愈，此后时时汗出，稍活动则大汗出，伴纳呆，气短乏力，查其面色苍白，舌淡苔薄白，脉细弱。辨证：汗证，证属气血不足。用黄芪桂枝五物汤。处方：黄芪、大枣各12g，桂枝6g，白芍、党参、制何首乌各10g，浮小麦、龙骨、牡蛎各15g，生姜9g，大枣12g，五味子3g，水煎服，日1剂，分早晚2次空腹服。共服药6剂，汗止症消。［中医药信息，2002；19（6）：49~50］

三十八　桂枝加龙骨牡蛎汤

【原文】夫失精家，少腹弦急，阴头寒，目眩一作目眶痛。发落，脉极虚芤迟，为清穀，亡血，失精。脉得诸芤动微紧，男子失精，女子梦交，桂枝龙骨牡蛎汤主之。

【组成】桂枝　芍药　生姜各三两　甘草二两　大枣十二枚　龙骨　牡蛎各三两

【煎服法】上七味，以水七升，煮取三升，分温三服。

【临床应用与研究】本方是温阳摄阴的有效名方，临床上并不限于失精、梦交，对遗精、阳痿、不育症、性交恐惧证，遗尿、尿频、淋证，自汗、盗汗、偏汗，失眠、心悸、头痛、癫狂、烦躁证，眩晕、胸痹、脉迟证，哮证、感冒，奔豚、泄泻、便秘，崩漏、内伤发热；心律失常、脑动脉硬化症，胃肠神经官能症、慢性非特异性肠炎、慢性结肠炎，白细胞减少症，癔病、植物神经功能紊乱，慢性宫颈炎、更年期综合征，有机磷中毒后遗症等辨证属阴阳俱虚，不能阳固阴守者，皆有较好疗效。妇科经断前后汗出，还有人用本方加减治疗小儿肺炎后期、儿童多动症、小儿下元虚冷遗尿、小儿汗症等疾病。

临床报道桂枝加龙骨牡蛎汤加味治疗失眠32例[9]，治愈26例，好转5例，无效1例，有效率97%。治疗时间5~15天。治疗妇女更年期综合征23例[10]，治愈18例，好转4例，无效1例，总有效率95.7%。疗程最长3个月，最短10天，平均1个月。治疗神经衰弱症100例[11]，治愈29例，显效43例，好转18例，无效10例，总有效率90%。治疗盗汗96例[12]，痊愈80例，好转13例，无效3例，总有效率96.88%。治疗经断前后汗出48例[13]，服药7剂后，烘热汗出主症消失者12例，症状减轻者28例；服药14剂后症状消失者28例，症状减轻者8例；服药15~30剂症状消失者2例，其中6例病情较重者，配合西药治疗。总有效率100%，治愈率87.5%。在治疗过程中，没有1例患者出现药物不良反应。治疗男子不育症25例[14]，其中无精2例，1例治疗后女方有孕，1例无效，不射精5例，4例治疗后女方有孕，1例无效。18例精子数量不足或成活率低者，其中16例治愈，2例无效，治疗时间最长1年半，最短4个月。

歌曰：男子失精女梦交，坎离救治在中爻，桂枝汤内加龙牡，三两相匀要细敲。

医案1　遗精案

曾某某，男，19岁，1994年3月6日初诊。患者缘于2年前，沉缅于言情小说及一些不健康的录像，以致犯上手淫恶习。日而久之，不能自拔，于2个月前始出现梦遗失精，每周2~3次。曾服“金锁固精丸”等未效而前来就诊。诊见面色不华，精神萎靡，语言低微，自觉头昏目眩，腰膝酸软，阴部虚冷，舌淡苔薄，脉虚弱沉迟，重按中空，两尺尤甚。证属肾精亏损，阴阳两虚。治以调和阴阳，固肾摄精为法。方选桂枝加龙骨牡蛎汤加味。处方：桂枝9g，白芍15g，红参10g（另炖兑服），生龙牡（先煎）各30g，炙甘草3g，生姜3片，大枣5枚。2剂，每日1剂，水煎分2次服。药后已不再遗精，诸症俱减。原方红参改党参30g，再进4剂，以巩固疗效。[福建中医药，1999；30（1）：26~27]

医案2　不射精案

沈某，男，32岁，1998年2月15日初诊。诉结婚3年不育，同房不能射精。阳事能举，同房虽可持续30分钟以上，但无性高潮，也不能射精，过后会遗精，且经常感阴囊湿冷，伴腰酸、头晕、失眠、心悸，舌淡红苔薄白，脉弦细。证属心肾不交，神明失调，作强失司。治拟交通心肾，通关开窍。处方：桂枝、生姜各6g，白芍12g，麻黄8g，急性子、大枣、菖蒲各10g，龙骨、牡蛎各25g，路路通、仙灵脾15g，蜈蚣2条。日1剂，头煎加水400ml，煎至120ml，二煎加水300ml，煎至100ml，2次药液混合后上下午各温服1次。连服15剂同房时射精成功，1998年6月告其妻已怀孕。[实用中医药杂志，2003；19（5）：263]

医案3　阳痿案

何某，男，35岁，1997年3月11日初诊。诉2个月前入赘于寡妇家，初夜时受女方之小孩敲门惊吓后，即感阳事难举，举而不坚，惊惕多疑，沉默寡言，头晕失眠，曾服用三五神威丸、猛男等壮阳药未效。观其体瘦面白，神情抑郁。查舌淡苔薄，脉弦细无力。此乃新婚初遇，卒遭惊恐，肾气伤于下，心神越于上，心肾不交，阴阳失和。治拟交通心肾，协调阴阳。投予桂枝加龙骨牡蛎汤加减：桂枝8g，白芍15g，大枣12g，龙骨（先煎)、牡蛎（先煎）各25g，石菖蒲、枣仁、远志各10g。5剂，日1剂，头煎加水400ml，煎至120ml，二煎加水300ml，煎至100ml，2次药液混合后上下午各温服1次。并行性知识教育，嘱戒烟酒。服药后性刺激后能勃起，但不坚，且神安寐可。效不更方，经前方再服12剂，半月后同房成功，诸症悉解。《景岳全书·阳痿》说“凡惊恐不释者，亦致阳痿”。本例系大龄之男，新遇老妻，焦虑又担忧，复遭恐吓，损伤肾气，肾伤神乱，心肾不交，阴阳失和，而致阳痿难举。用本方交心肾，镇心神，调阴阳，药证合拍，则阳事得起而获良效。[实用中医药杂志，2003；19（5）：263]

医案4　阳亢案

阿某，男，67岁，哈萨克族。1998年10月20日初诊。自述1年来表现为阳亢不能自控，每周至少要求同房2～3次，但因老伴比自己小2岁，年事已高，对此已无兴趣，甚为反感，常为此苦恼，西医泌尿科诊治多予镇静剂，只能有短时之功。诊见：面色正常，语气有力，舌质淡、苔白，脉实有力。证属阴阳失调，互不制约。治宜调和阴阳，拟以桂枝龙骨牡蛎汤加味。处方：龙骨、牡蛎各40g，桂枝、生姜、大枣各10g，甘草8g，白芍、柴胡各12g。每日1剂，水煎服。5剂后复诊，阳亢止如常人，甚为感激。《素问·生气通天论》：“阴平阳秘，精神乃治。”本例病人，虽至古稀之年，但形体壮实，无亏虚之证，属阴阳俱实而不协调者，即出现阳亢不能自控，阴盛必欲外泄。治宜调和阴阳，故投以桂枝龙骨牡蛎汤，取其调和阴阳之力，镇静固涩之功，药中肯綮，故效如桴鼓。[新疆中医药，2002；20（1）：59～60]

医案5　梦交案

唐某，女，41岁，已婚，个体劳动者。1997年6月11日初诊。自述半年来，夜间常常梦到与美貌异性交欢，醒来感到阴部有大量分泌物，羞与人说，未敢前来就诊，近月来加重，睡即梦，并有乏力、头晕。诊见：面色萎黄无泽，发稀，语气低细，舌淡苔白，脉沉细。诊为梦交。证属阴阳两虚，阳火不敛，阴不内守。治宜调和阴阳，固涩镇静。拟桂枝龙骨牡蛎汤加味。处方：桂枝、生姜、大枣、芡实、白芍各10g，甘草6g，龙骨、牡蛎各30g，金樱子12g。每日1剂，水煎服。5剂后，梦交之证全部消除，守方再服5剂，随访3年未再复发。[新疆中医药，2002；20（1）：59～60]

医案6　焦虑证案

陈某，男，82岁，2000年3月15日就诊。患者2月12日自觉记忆突失，被急送医院。经CT检查，诊断为左侧颞部脑梗塞、脑萎缩。住院治疗20天，病情稳定出院。近日来出现情绪不佳，心烦意乱，言语重复，胸部郁闷，时有汗出，心悸失眠等焦虑症状。此乃脏腑阴阳失调，血行郁滞。遂以本方加减，佐以活血化瘀，调和阴阳，潜镇安神。处方：桂枝8g，生白芍15g，生龙骨、生牡蛎各30g（先煎），炒栀子12g，丹参18g，川芎12g，葛根30g，炒酸枣仁12g，淮小麦30g，红枣10g，炙甘草8g。7剂，水煎服。一周后家人代为复诊，述其诸症有所减轻。效不更方，再服7剂。后又复诊数次，服药一个半月，诸症皆除。[中国临床医生，2003；31（9）：59～60]

医案7　自发性多汗症案（自汗）

中某，女，60岁，1999年3月24日初诊。自诉平素体质羸弱，因常在国外工作，每每感冒均服西药治疗。1月前起病亦然，但感冒已瘥，却时时全身性汗自出，运动及情感激动时则更甚。伴有畏寒、恶风，手足心热，夜寐差而夜尿频，腹胀纳呆，大便稀溏，稍食不慎即腹泻。曾服中西药治疗未果。来诊时，虽值广州春暖时期，却围巾裹首，身穿御寒冬衣。病人面白神倦，声低气弱。望舌质淡红，舌边齿痕，舌苔白腻，诊脉细无力。此症为屡次诱汗而发的病症。因病人年老体虚，脾阳素弱，而解热镇痛类西药又有类似中药发汗之剂的作用。发汗不当会损阳伤阴，汗多则气随外泄，久之则气虚不固，卫外失司，以致肺脾两虚。病似与“发汗后，腹胀满者，厚朴生姜半夏甘草人参汤主之”类似，但考虑患者起病已久，阴阳俱损，正气虚而汗外泄，非收敛固摄难截病势。故用桂枝加龙骨牡蛎汤治之，处方：桂枝 9g，白芍 12g，生姜 2 片，甘草 6g，大枣 15g，龙骨 20g，牡蛎 20g，浮小麦 15g，白薇 10g，2 剂。服 2 剂后病人来诊时，面露喜色，去头巾，减衣服，但背上毛巾仍有潮气。原方去浮小麦和白薇，加黄芪 20g，10 剂。4 月 13 日病人来复诊，诸症已除。此后至今，病者偶染微恙来诊，也非原症所见。[中医研究，2003；16（2）：58~59]

医案 8　频发室性早搏（怔忡）案

李某，女，56 岁，偶发心悸 4~5 年，未予重视。去年 5 月无明显诱因出现心悸、怔忡，无时而作，卧床静坐更感不适，活动后自觉症状减轻。症状持续 4 天后入住本院，西医心血管专科检查治疗，诊断为冠心病，频发室性早搏。应用 β 受体阻滞剂、心律平类药物，并加用中成药心宝。因病人自觉症状改善不明显，没有坚持用药。只是间断性地服用宁心宝、复方丹参滴丸、心宝、心灵丸等药或中药炙甘草汤煎剂治疗，症状亦时作时止。今年 9 月 3 日，病人感觉心悸不安 2 天而来诊。诉其心动不安，胸闷不舒，走动则觉症轻，夜卧则症重。自服心宝、丹参滴丸均不见好转。诊见面色不华，唇色稍暗，舌质淡红苔薄白，脉象细涩。证属心脉痹阻。因心气不足，气血运行不畅所致。病久则心失所养，故悸动不安。遂用桂枝加龙骨牡蛎汤温通血脉，收养心神。处方：桂枝 9g，白芍 20g，炙甘草 6g，大枣 15g，龙骨 20g，牡蛎 20g；甘松 6g，田三七 2g（冲服）。服 7 剂后心悸、怔忡已止。再进 3 剂心胸舒畅，面、唇色正常，脉细至数均匀，改服中成药心可舒维持。[中医研究，2003；16（2）：58~59]

三十九　天雄散

【组成】天雄三两（炮）　白术八两　桂枝六两　龙骨三两

【煎服法】上四味，杵为散，酒服半钱匕，日三服，不知，稍增之。

【方义分析】天雄为君，为大热纯阳之品，善能助阳事、暖命门；桂枝配天雄以益火之源，鼓舞肾阳之气；佐龙骨以涩精，加入白术以补后天之本，与天雄相伍，以收脾肾并补之功。综合诸药可助肾阳，益脾气，固精止遗。

【药理研究】加味天雄散能降低钒中毒小鼠精子畸形率，即能逆转钒所致的遗传损伤。修复钒中毒所致的睾丸组织损伤，恢复雄性生殖功能。

【临床应用与研究】应用于肾阳虚衰的阳痿、早泄、遗精、不育症和老年人的尿频、尿急等疾病。

天雄散方由散剂改为丸剂，治疗 32 例男子不育症，取得较好疗效。其中生育者 13 人，占 40.6%，精液好转 13 人，占 40.6%，无效 6 人，占 18.8%[15]。治疗老年尿频、尿急，原发疾患为骨质疏松所致腰椎压迫性骨折 7 例，腰椎间盘变性 9 例，腰椎变性滑脱症1例，以天雄散乌头0.1g，白术0.26g，肉桂0.2g，龙骨0.1g，做丸，每日3次，每次4丸，饭后服，显效4例，有效7例，稍有效3例，不变3例，无恶化例[16]。

歌曰：阴精不固本之阳，龙骨天雄三两匡，六两桂枝八两术，酒调钱匕日三尝。

医案1　不育症案

陈某，男，35岁，结婚4年未育，近1年性欲下降，性生活每周由2～3次降至每月约2次。精液常规多次检查均不正常，近日精液检查：量2ml，精子计数16×10^9/L，活动率40%。外生殖器检查无明显异常。时觉头晕目眩，腰膝酸楚，神疲肢乏，苔薄白，舌淡红，脉细。天雄丸主之，每次5～8g，日服3次，连续服用3月，性欲好转。复查精液：量3ml，精子计数46×10^9/L，活动率60%。继服2月，女方怀孕，后顺产一女婴。[河南中医，1999；19（1）：15～16]

医案2　失精症案

刘某某，22岁，学生。1997年6月18日诊。患者自17岁起就犯手淫，次数频繁。至20岁时，凡有女性旁坐或并行，超过半小时即有精液外泄，量且多，渐渐加重，白昼失精，夜间无梦滑精，1周有二三次。此后屡经治疗未见好转。近半年来又增阳痿，腰酸，耳鸣，记忆力减退，舌淡、苔薄白，脉沉弱。西医检查未发现异常。诊为肾阳虚衰失精症，方以天雄散加味：附子10g，白术24g，桂枝18g，龙骨25g，芡实、山茱萸各15g。日1剂，水煎，早晚分服。服5剂后失精、滑精等大减，又守方服36剂，失精、滑精症及其余症状均消除。[浙江中医杂志，2000；（02）：89]

四十　小建中汤

【原文】虚劳里急，悸，衄，腹中痛，梦失精，四肢酸疼，手足烦热，咽干口燥，小建中汤主之。

男子黄，小便自利，当与虚劳小建中汤。

妇人腹中痛，小建中汤主之。

【组成】桂枝三两（去皮）　甘草三两（炙）　大枣十二枚　芍药六两　生姜二两　胶饴一升

【煎服法】上六味，以水七升，煮取三升，去滓，内胶饴，更上微火消解，温服一升，日三服。

【临床应用与研究】小建中汤为补益脾胃的祖方，用于治疗胃痛、腹痛、发热、眩晕、吐衄、便血、虚黄等病证属脾胃阳虚或阴阳两虚偏于阳虚者。现有报道可应用于慢性胃炎、慢性胃或十二指肠溃疡、慢性结肠炎、血管神经性腹痛、慢性乙型肝炎；妇科可用于治疗痛经、先兆流产、崩漏、恶露不绝、产后癫狂、产后或术后腹痛；儿科可用于治疗各种类型腹痛；还可治疗便秘、失眠、抑郁症等疾病。

临床报道小建中汤治疗慢性胃炎58例[17]，治愈32例，好转18例，未愈8例，有效率86.2%。治疗消化性溃汤80例[18]，临床治愈36例（45%），好转39例（48.75%），无效5例（6.25%），总有效率93.75%。显著优于服甲氰咪胍对照组（$P<0.01$）。治疗药物性胃炎60例[19]，痊愈47例，好转11例，无效2例，总有效率96.66%；与甲氰咪胍对照组差异有显著性（$P<0.01$）。治疗痛经25例[20]，痊愈18例，占72%；好转7

例，占28%；总有效率100%。治疗小儿反复性腹痛36例[21]，治愈22例，显效14例。

医案1　胃脘痛案（慢性浅表性胃窦炎）

汪某，女，39岁。原有慢性胃炎病史10余年，1周前经胃镜检查示慢性浅表性胃窦炎。因进食生冷，感胃脘痛不适，以手按压则舒，素喜进热饮食，两便尚可，舌淡苔薄白，脉细。治以温中补虚，散寒止痛，方取小建中汤加味：白芍15g，川桂枝、白术、党参、佛手各10g，淡干姜、炙甘草各5g，大枣5枚，饴糖自加适量。此方连服15剂，疼痛消失。[江西中医药，1994；25（4）：52]

医案2　腹痛案（肠易激综合症）

赵某，男，49岁。以不明原因腹痛3年之主诉门诊求治。自诉近2年来脐周常隐痛，遇暖可缓解，经常便秘，便如羊屎，数日1行。失眠，烦躁，纳少无力。曾就诊西医门诊按便秘治疗，疗效不佳。后诊为肠易激综合症（IBS），对症治疗，病情未见好转，因而转求中医治疗。综上所述及诊见：舌尖红、苔薄白，脉象弦细。故西医诊断：肠易激综合症；中医诊断：腹痛。辨证为中阳不运，阴虚血亏。即与小建中汤加减。处方如下：桂枝、炙甘草各6g，生白芍15g，当归、桃仁各12g，火麻仁9g，瓜蒌30g，饴糖60g。服6剂复诊：腹痛次数较前减少，大便每日1行，干燥，症状好转。处理：上方加元胡3g，继服6剂。3诊：腹痛隐隐，较前明显减轻，大便不似以前干燥，睡眠好转，纳差，舌苔正常，脉细。处理：生白芍加至18g，再服6剂。4诊：腹痛未在发作，大便每日一行，成条状，不干燥，睡眠正常，纳可，舌苔正常，脉象稍细。上方继服6剂巩固疗效。随访两年未再复发。[陕西中医，2005，26（9）：920]

医案3　小儿夜半腹痛案

患男，4岁，1984年3月初诊。发病4个月，夜间12时左右上腹部持续性疼痛，阵发性加重，辗转不安，冷汗淋漓，无钻顶痛，面色苍白，四肢不温，喜温按。舌淡红，苔薄白，脉沉弦。市级医院诊为胃肠痉挛，给予阿托品、山莨菪碱、四环素、青霉素等治疗，并服用茵陈、黄芩、黄柏等中药，未见好转。B超肝、胆、脾大致正常。Hb 90g/L，WBC 60×10^9/L。大便稀软，虫卵（－）。诊断：虚寒腹痛。治宜温中补虚、和里缓急。投小建中汤加味，服药3剂，夜半腹痛大减，原方再用3剂，腹痛消失。6年后随访未复发。[山东中医杂志，2000；19（9）：518]

医案4　痛经案

患女，26岁，未婚，6个月来月经后期，量少色淡质稀，每次月经未行即小腹痛如绞扎，腰痛如折，喜温喜按，甚则因痛而昏厥，伴食少便溏，汗多气短，手足厥冷，白带多质稀，脉沉迟，舌淡苔薄白。证属脾肾阳虚，气血不足，经行不畅。治宜暖中补虚，温养气血。方用小建中汤加味治疗，方药组成：当归10g，黄芪15g，桂枝10g，白芍20g，炒艾叶10g，吴茱萸6g，香附15g，木香10g，干姜10g，炙甘草10g，按此方每月经前服用7天，连续调治3个月而愈。[现代中西医结合杂志，2005；14（2）：220~221]

医案5　阴黄案

南某，男，35岁。于1983年7月就诊，巩膜及全身皮肤黄染，色晦暗，困乏无力，恶心呕吐，舌质淡红，薄白嫩苔，积白滑苔垢，脉沉迟无力。诊为阴黄。服茵陈术附汤、茵陈四逆汤等药治疗，黄染不退，病情日趋加重，恶心呕吐，不思饮食。宗金匮明训“男子黄，小便自利，当与虚劳小建中汤”的启示，试服之，药后黄染很快消退，呕吐止，饮食增加。不数日而病痊愈。后风遇阴黄病患者，以小建中汤加黄芪、炮附片服之，均获良效。[甘肃中医，1996；9（2）：24~25]

四十一　黄芪建中汤

【原文】 虚劳里急，诸不足，黄芪建中汤主之。于小建中汤内加黄芪一两半，余依上法。气短胸满者加生姜；腹满者去枣，加茯苓一两半，及疗肺虚损不足，补气加半夏三两。

【组成】 桂枝三两（去皮）　甘草三两（炙）　大枣十二枚　芍药六两　生姜二两　胶饴一升　黄芪一两半

【煎服法】 上药，以水七升，煮取三升，去滓，内胶饴，更上微火消解，温服一升，日三服。

【药理研究】 ①镇静和解痉作用。黄芪建中汤对中枢神经系统有较明显的镇静作用，使小鼠的自由活动减少。而对小鼠的平滑肌运动有明显的抑制作用，尤其是在异常兴奋状态时更为明显，并且能在一定程度上对抗毛果芸香碱和乙酰胆碱所致的肠痉挛。②抑制胃液和胃酸分泌：本方的制酸作用，不仅有缓解高酸的刺激疼痛作用，而且能促进溃疡愈合。本方之促进溃疡愈合作用，除上述的制酸等作用外，还与黄芪、桂枝等能扩张血管、改善血行、促进坏死细胞修复有关，即“补血、生肌、长肉”之功。③调节胃黏膜组织代谢：黄芪建中汤可使实验动物胃黏膜组织细胞中 Mg·ATPase、SDH 和 CA 等酶的活性提高至正常水平。④调节血液成分：黄芪建中汤可明显升高红细胞数和血红蛋白、血浆白蛋白含量，说明黄芪建中汤有补血的作用。⑤调节免疫功能：黄芪建中汤能增强机体免疫力。⑥降血糖的作用：黄芪建中汤能降低血糖，有类似磺脲类或者双胍类降糖药的作用。

【临床应用与研究】 黄芪建中汤应用广泛，用于消化系统疾病如萎缩性胃炎、胃窦炎、习惯性便秘、过敏性鼻炎、顽固性口腔溃疡、慢性中耳炎等。血液系统疾病如白细胞减少症、血小板减少性紫癜、营养不良性贫血，患恶性肿瘤化疗后毒副反应。神经系统疾病如脊髓小脑变性、肌萎缩侧索硬化症。妇科疾病如盆腔炎、原发性痛经、不孕症、慢性盆腔炎、子宫内膜异位症等症属中气虚寒，肝脾失调，气血匮乏而日久成瘀者。治疗儿科疾病如小儿反复发作性腹痛、小儿厌食症、儿童手足脱皮症等疾病。还可用于治疗慢性肝炎。

何永宜等[22]以黄芪建中汤为主治疗消化性溃疡 45 例，41 例自觉症状消失，有效率 91%。石维莲[23]以黄芪建中汤治疗小儿反复发作性腹痛 30 例，痊愈 21 例，好转 9 例，无效 0 例，总有效率 100%。患者大都在 3~10 天内痊愈。李氏[24]用本方加减治疗乙肝病毒携带者 100 例，经治疗 3 个月后，治疗组 100 例中，HBsAg 转阴 60 例，HBeAg 转阴 68 例，分别占 60% 和 68%。王丽娜[25]以黄芪建中汤为主治疗慢性萎缩性胃炎 36 例，显效 18 例，有效 13 例，无效 5 例，总有效率 86.1%。

歌曰：小建汤加两半芪，诸虚里急治无遗，急当甘缓虚当补，愈信长沙百世师。

医案 1　浅表性胃炎案

张某，男，65 岁，2003 年 9 月 12 日初诊。左胁下腹部隐痛 5 年，每因阅读书报刊物或疲劳而诱发，胃镜检查诊断为慢性浅表性糜烂性胃炎。先服多种消炎西药治疗数月无效，后改用中药治疗，虽更数医诊治，服中药年余，仍未见显效。经查阅其病历得知，所服中药多为疏肝理气和清热解毒之类，如柴胡、白芍、枳实、香附、郁金、青皮、栀子、黄连、蒲公英等。细问其症，腹痛部位虽在胁下，然喜温喜按，得食痛减，伴头昏乏力，纳呆口干，腹胀嗳气，大便秘结，夜寐不安等症。望其面色晦暗，舌质暗淡，苔白薄，切其脉弦无力。脉症合参，证属脾胃阴阳两虚，以阳气虚寒为主兼血行不畅。思虑劳倦伤脾，故动脑及疲劳则发腹痛。中气虚寒，肝气乘之，故胁下胀痛而脉弦。治若疏肝理气，则更伤脾气；苦寒清热，则反损脾阳，故前医投药与证不符而无效。治当扶土抑木，方用黄芪建中汤加味：黄芪30g，白芍20g，桂枝、炙甘草、生姜、当归、枳实、茯苓、白术各10g，丹参、枣仁各15g，大枣12枚，饴糖50g。以本方为主，随症略事加减，每日水煎服1剂。服药5剂，腹胀痛即除，余症均减。连服1月，诸症悉除，读书看报一如既往而无腹痛发生。继以膏剂调服3月善后，至今已年余病未复发。[光明中医，2005；20（4）：45～46]

医案2　胃脘痛反复发作案（十二指肠球部溃疡）

吴某，男性，20岁，工人。由于平素不注意饮食，冷热饮及饮酒无度，胃脘痛反复发作1年，疼痛喜热喜按，泛酸，嗳气，便秘，舌质淡红，苔薄黄，脉滑数。治疗不规则，胃镜检查见十二指肠球部0.3cm溃疡、浅表性胃炎。投以黄芪、白芍各20g，桂枝、甘草各6g，大枣6枚，枳壳、茯苓各10g，蒲公英、海螵蛸各15g，5剂疼痛减轻，治疗2个月，注意饮食，劳逸结合，胃镜复查十二指肠溃疡基本修复，慢性浅表性胃炎。[吉林中医药，1999；（01）：48～49]

医案3　原发性痛经案

姚某，女性，19岁，1994年8月11日初诊。主诉：月经14（4/28）天。周期正常。1年前因参加高考，情绪紧张。此后每月经来潮第1天则腰酸，小腹疼痛难忍，第2天疼痛始缓解，经净痛止，经量尚可，色淡，经期大便溏薄，日1～2次，经尽大便正常。就诊时月经刚至，呈痛苦病容，脉弦细，舌淡，苔薄白。证属原发性痛经。方用黄芪建中汤加香附：黄芪15g，桂枝10g，白芍20g，炙甘草3g，生姜3片，大枣3枚，饴糖60g（溶服），加香附10g。每日1剂，水煎2次，每次把饴糖溶于药汤中服。3剂。复诊告以1剂则腹痛止，3剂完，月经收尽，再给药7剂，随访半年未见复发。[实用中医药杂志，1996；（06）：16]

医案4　不孕症案

陈某，女，28岁。1998年10月27日初诊。1996年5月人流术后迄今未孕。1997年7月子宫输卵管碘油造影示：双输卵管炎症，通而不畅。平素月经周期尚准，基础体温呈双相型。证见左下腹时有隐痛，劳则明显，经前偶有乳胀，舌质淡红、苔薄白，脉细弦涩。西医诊断：继发不孕。中医辨证：气虚血瘀，胞脉闭塞。治拟益气祛瘀，活血通络。药用：清炙黄芪15g，桂枝5g，炒赤白芍（各）10g，茯苓10g，炒白术10g，炙甘草5g，熟军9g，牡丹皮6g，桃仁6g，炙山甲片10g，水蛭5g，巴戟肉12g，生姜3片，红枣7个。服药7剂后，腹痛较前已减轻，以上方为基本方，随证稍作加减，经期改用活血疏肝药，连服4月后，月经愆期，尿妊娠试验阳性，B超检查提示宫内早孕。[江苏中医，2000；21（7）：23]

医案5　小儿反复发作性腹痛案

周某，女，8岁，学生，2002年3月6日初诊，反复发作性腹痛2年余。腹痛呈阵发性，局限在脐周及脐下小腹，轻压痛，无包块，无恶心呕吐。家长曾带去医院查腹部B超无异常，脑电图正常，粪、尿常规正常，未见虫卵。诊见表情痛苦，精神不振，腹痛每日3～6次，每次持续2～5min，疼痛部位在脐周，喜按，喜热饮，用风油精涂擦揉按后可缓解，但不一会儿又发作，一日跑学校医务室数次。舌淡苔薄白，脉细数。诊为腹痛，证属中焦虚寒，肝脾失调，气血不足，阴阳失调。治宜温中补虚，缓急止痛。予黄芪建中汤。服用5天后来诊，腹痛已除，饮食大增，续上法治疗5天，巩固疗效。随访半年腹痛未发。[中国校医，2003；17（6）：548]

四十二　薯蓣丸

【原文】虚劳诸不足，风气百疾，薯蓣丸主之。

【组成】薯蓣三十分　当归　桂枝　神曲　干地黄　豆黄卷各十分　甘草二十八分　人参七分　芎穹　芍药　白术　麦门冬　杏仁各六分　柴胡　桔梗　茯苓各五分　阿胶七分　干姜三分　白蔹二分　防风六分　大枣百枚（为膏）

【煎服法】上二十一味，末之，炼蜜和丸，如弹子大，空腹酒服一丸，一百丸为剂。

【药理研究】蔡美等[26]研究表明薯蓣丸参明显增强免疫功能受抑制小鼠廓清血中碳粒能力，从而提高机体识别抗原能力和宿主排异能力，说明可提高机体非特异性免疫功能；增强植物血凝素（PHA）诱发的小鼠体内外周血淋巴细胞转化，并能使氢化可的松诱发淋巴细胞转化率的下降恢复到正常小平，从而提高机体的免疫力；对体液免疫功能有一定作用，可能是其治疗虚劳诸疾的重要机理之一。

【临床应用与研究】本方除应用于慢性脾胃虚弱，气血不足，兼有风气诸疾，如头晕、目眩、腰酸、背痛、肢冷麻木以外，还可用于周期性麻痹、重症肌无力之早期病人，并对产后受风、产后风湿、大病后周身疼痛、虚人长期反复感冒、老年体虚也有疗效。以此治疗肺痨，能明显增强体质，促进空洞愈合。还可应用其治疗重症肌无力、贫血、体虚感冒、脱肛、白内障、肝硬化、内耳眩晕症、哮喘缓解期、月经不调、不孕症、产后腰髋疼痛、更年期综合征等多种慢性虚弱疾病。

临床报道薯蓣丸治疗慢性肾炎24例[27]，治愈8例，显效12例，无效4例。治疗心功能减退113例[28]，有104例心功能提高1级以上，其中提高1级者57例，提高2级者35例，提高极者12例，无效9例。81例心电图、胸片恢复正常，37例心脏回缩。疗程，1个疗程（2个月）有效者30例，2个疗程有效者48例，3个疗程有效者21例，半年以上有效者5例。治疗慢性肺源性心脏病72例[29]，治疗组6天显效21例，有效12例，无效3例，总有效率92%。对照组（多巴胺、多巴酚丁胺及小剂量洋地黄药物等）10天显效15例，有效10例，无效11例，总有效率69%。两组有非常显著性差异（$P<0.05$）。穴位注射治疗白细胞减少症30例[30]，2周后显效17例，有效11例，无效2例，总有效率93.3%。优于西药对照组。

歌曰：三十薯蓣二十草，三姜二蔹百枚枣，桔茯柴胡五分匀，人参阿胶七分讨，更有六分不参差，芎芍杏防麦术好，豆卷地归曲桂枝，均宜十分和药捣，蜜丸弹大酒服之，尽一百丸功可造，风气百疾并诸虚，调剂阴阳为至宝。

医案1　慢性肾炎案

庄某，男，51岁，干部。1981年5月21日初诊。肾炎迁延4年，屡经中西药治疗，皆未能根治。3日前因感时邪，症见咳嗽，鼻塞，面目浮肿。尿检：蛋白（+++），红细胞（+），管型少许。舌淡红，边齿印，苔薄黄根浊，脉浮数重按乏力。予麻黄连翘赤小豆汤去姜枣加蝉蜕、茅根、滑石、玉米须。3剂表邪解，肿消，小便清长。续以猪苓汤加蝉蜕、玉米须、小蓟方5剂。尿检：蛋白（+），红细胞（-），管型（-）。诊其舌淡胖，苔白，脉缓弱。嘱备薯蓣丸加黄芪、蝉蜕，服2个疗程。随访10年，未见复发。[国医论坛，1994；1：19~20]

医案2　病毒性心肌炎致心功能减退案

陈某，女，45岁。1989年10月30日诊。患病毒性心肌炎3年，多次住院中西药治疗，症状时缓时急，终未获愈。面色萎黄，心悸气短，胸闷乏力，头晕目眩，终日嗜睡，稍事活动，诸症加剧，下肢迟缓无力，时结代。为心功能3级。心率缓慢，55次/分。心电图：伴室性早搏。心功能测定：每分钟搏血量5.30升，每搏血量60ml，明显减少。胸片示心脏扩大。属心气（阳）不足，心血匮乏。依法服薯蓣丸2个疗程后，临床症状大部分消失，并可从事一般家务劳动，心功能恢复到1级，心率增至78次/分，无早搏，超声心动图：每分钟搏血量7.40L，每搏血量96ml，明显提高。复查胸片、心脏较前缩小。后又间断服药百日，诸症若无，追访2年，未复发。[浙江中医杂志，1994；(06)：257]

医案3　内耳眩晕症案

何某，女，44岁。2002年3月14日初诊。因劳累眩晕再发两天，发作时头目眩晕，周围物体旋转，伴耳鸣，动则加剧，目不能睁，恶心呕吐，全身乏力，纳谷不馨，且经来量多，时时少寐心悸，既往有眩晕发作史7~8年，曾经西医多次治疗，服药有效，但仍反复发作。诊见面色无华，精神萎靡，舌淡苔薄，脉细无力。诊断：眩晕、肝郁脾虚型。治宜益气养血，调肝健脾，方用薯蓣丸：山药30g，白术芍各15g，太子参30g，熟地15g，当归12g，川芎8g，麦冬8g，北柴胡9g，阿胶10g，桂枝6g，茯苓10g，干姜6g，桔梗6g，防风6g，生炙芪各15g，法半夏10g，炙甘草6g。服3剂。3月18日两诊：服药后晕平吐止，已能下床活动，但仍乏力纳差，舌淡苔薄，脉细。继守原方去法半夏，加枸杞子15g，佛手9g，砂仁6g（打，后下），服5剂。3月24日三诊：诸症悉除，原方再服7剂以巩固，至今未再复发。[实用中医内科杂志，2004；18（5）：421]

医案4　外感风寒过服寒凉药后心悸案（室性早搏）

患者刘某，女，43岁。患者自幼体弱多病，半年前因外感风寒而过服寒凉之药，病延20余日之时，并有心悸、心慌之症，经心电图检查，确诊为“室性早搏”，曾服心律平等各种西药治疗，病情时好时坏，未得根除，稍遇劳累或心情不畅，即出现心慌心悸，如是反复半年有余，心中烦恼异常。初诊时症见心悸不安，睡眠欠安，多梦，严重健忘，消瘦憔悴，易激动，头晕目眩，耳鸣，畏寒肢冷，食少纳呆，稍感寒凉即大便溏薄，易患外感且缠绵难愈。舌淡胖，水苔滑，脉沉且无力而结。综其脉证，属气血阴阳俱虚，用薯蓣丸治之。服如上法。服药2个月后，体虚渐复，诸症俱消失。［天津中医学院学报，2001；20（1）：38］

医案5　腹胀、腹泻反复发作案（肝硬化）

王某，男，54岁。2000年5月16日初诊。脘腹胀满，经常腹泻，纳差乏力，进食则胀，大便为不消化物，反复发作两年，曾在市医院B超检查诊断为“肝硬化”，服西药效果不好。10年前曾患过乙肝，近来腹部膨胀更甚，嗳气频作，倦怠乏力，脘闷纳呆，小便短少，大便溏薄。症见消瘦，颜面萎黄，言语低微，双下肢轻度浮肿，胸部可见蜘蛛痣，腹稍膨隆、压痛不明显，腹水征（－），脾在肋下一指许，舌红苔薄白腻，脉细弦。结合B超，肝功能辅助检查，诊断为肝硬化（代偿期）。证属肝脾失调，湿阻血瘀。治宜调肝健脾，益气养血。拟薯蓣丸法：山药30g，党参15g，白术30g，当归9g，桂枝6g，神曲15g，豆卷黄9g，生地黄15g，川芎6g，白芍15g，麦冬10g，北柴胡9g，阿胶10g，茯苓9g，干姜6g，厚朴9g，炒枳壳9g，砂仁6g（打，后下）。5月23日二诊：患者服药5剂后，腹胀明显好转，大便1日1次，纳谷渐增，精神转佳，效不更方，原方再服7剂，诸症悉除，一直坚守原方，小有增减一二味，共服药两个月，并嘱其饮食宜忌，避免过劳。嗣后正常上班，至今体健无恙。[实用中医内科杂志，2004；18（5）：421]

医案6　不孕症案

陈某某，女，29岁。1998年9月12日初诊。婚后夫妻同居未孕已3年，月经一贯推迟，35～45天一潮，量少色淡，少腹钝痛，有空坠感，带下量较多，质清稀，自觉头晕眼花，心悸怔忡，夜寐梦扰。症见面色㿠白，肌肤不润，舌淡苔白，脉细弱，血压90/60mmHg，心肺听诊（－），血常规提示轻度贫血。诊断：原发性不孕，气血亏虚型。因脾为后天之本，气血生化不足，因而血海不能充盈，气血亏虚，难以孕育，气虚升提无力，故下腹空坠。治宜健脾益气，养血生血，使气血充，冲任调，血海满盈，而方可妊娠。用薯蓣丸加减：药用山药30g，党参15g，白术芍各15g，茯苓10g，熟地15g，当归15g，川芎9g，桂枝8g，干姜6g，菟丝子15g，枸杞子15g，麦冬10g，北柴胡8g，桔梗6g，阿胶10g，炙甘草9g，大枣3枚。服5剂。9月20日二诊：服药后无不适，原方去干姜、桔梗、麦冬加入仙灵脾10g，巴戟天10g，服7剂。服药至9剂时，经水适来，仅推退5天，经量增多，经色转红，4天即净，继守原方，共服药40余剂。12月20日来诊：诉停经40天，查尿HCG（＋），确诊为早孕，后生一男婴，母子健康。[实用中医内科杂志，2004；18（5）：421]

四十三　酸枣仁汤

【原文】虚劳虚烦不得眠，酸枣仁汤主之。

【组成】酸枣仁二升　甘草一两　知母二两　茯苓二两　芎穷二两

【煎服法】上五味，以水八升，煮酸枣仁，得六升，内诸药，煮取三升，分温三服。

【药理研究】①镇静、催眠作用。李玉娟等[31]药理实验研究表明，酸枣仁汤能显著减少小鼠自主活动次数，增加阈下剂量戊巴比妥钠所致小鼠睡眠只数，延长阈上剂量戊巴比妥钠所致小鼠睡眠时间。说明酸枣仁汤具有明显的镇静、催眠作用，该作用呈现一定的剂量依赖性。②抗焦虑作用。酸枣仁汤可降低高架十字迷宫焦虑动物模型海马中去甲肾上腺素（NE）的释放，降低5羟色胺（5－HT）功能、抑制海马中5－HT的合成，这可能是SZRT抗焦虑作用的重要环节。③降血脂和抗氧化作用。酸枣仁汤的降脂作用是通过降低血清 TC、TG、LDL－C，升高 HDL－C 含量，提高 APOAI 水平，降低 APOB 水平等多种作用的综合结果。此外，还能显著降低 LPO 的含量，升高 SOD 的活性，酸枣仁汤显示出延缓机体生理衰老进程的良好作用。④促进学习记忆作用。酸枣仁汤可改善由东莨菪碱所致的记忆获得障碍及乙醇造成的记忆再现障碍。

【临床应用与研究】本方对肝阴不足，虚热内扰之失眠、盗汗，神经性心悸、眩晕、惊悸、神经衰弱、神经官能症等病证均有较好疗效。

临床报道治疗失眠 13 例[32]全部获效，其中服药 5 剂，每日连续睡眠达 6 小时以上者 9 例。治疗广泛性焦虑障碍 15 例[33]，经 4 周治疗后，氯硝西泮组痊愈 4 例，显效 5 例，有效 4 例，无效 2 例，总有效率 86.67%；酸枣仁汤组痊愈 3 例，显效 4 例，有效 5 例，无效 3 例，总有效率 80.00%，两组比较临床疗效无显著性差异（$P>0.05$）。治疗更年期综合症 48 例[34]，总有效率为 93.75%，优于更年康片对照组（89.58%）。治疗脑出血急性期狂躁型精神障碍 32 例[35]，基本痊愈 5 例，显著进步 8 例，进步 9 例，无变化 2 例，死亡 8 例，总有效率 68.8%。

歌曰：酸枣二升先煮汤，茯知二两佐之良，芎甘各一相调剂，服后恬然足睡乡。

医案 1　失眠、善惊易恐案

王某，男 45 岁，1993 年 9 月初诊。自诉：自去年 3 月以来，病失眠，善惊易恐，常情绪不稳定，精神紧张，乏力，气短，心悸，观其舌淡苔白，脉虚弦无力。辨证属肝血不足，血不养心之不寐证，治以养血安神，清热除烦之法。处方：炒酸枣仁 20g，知母 15g，川芎 15g，茯苓 20g，五味子 15g，枸杞 15g，白参 15g，龙骨、牡蛎各诸症好转，继服上方炒枣仁加 10g，加小麦 20g，大枣 5 枚，进 10 剂而愈。［中国中医基础医学杂志，1997；3（增刊）：46］

医案 2　夜游证案

陈某，男，18 岁。1993 年 4 月 20 日初诊。患者 6 岁时在自家屋后林中玩耍，突然看见树上悬着一条死蛇而受惊吓，后即出现寐中讲梦话，逐渐发展为间发夜间默然而起，或在家中行走，或出户乱走，然后归床而睡，翌日醒后问其事，全无所知。曾在当地用中药治疗无效。刻下症见：夜间寐中游走，头晕，咽干，舌质淡黯，脉弦细。辨证为阴血不足，虚火内扰，夹瘀。治以养血安神，清热化瘀。方选酸枣仁汤加味：酸枣仁 20g，川芎 10g，知母 6g，茯神 15g，丹参 15g，当归 20g，远志 10g，龙骨 30g，甘草 5g。水煎服，每日 1 剂。共服 20 余剂，临床症状消失，舌脉正常。后以酸枣仁汤调治 2 月，临床痊愈，随访 2 年，未见复发。本例夜游证起于惊吓，惊则气乱，使心肝气机逆乱，气血失调，病久则气血运行不畅，阴血暗耗，虚火内扰，故见寐中游走，头晕，咽干，舌质淡黯，脉细弦。方中酸枣仁汤养血清热安神；加丹参、当归养血活血，使神有所养；加远志、龙骨安神定志，使神有所归。全方消补并用，切中病机，疗效满意。［湖南中医杂志，1998；(05)：44］

医案 3　梦叫证案

刘某，女，15 岁。1995 年 5 月 27 日初诊。患者 14 岁时母亲因病去世，后即出现静而少言，逐渐发展为间发夜间寐中突然惊叫而醒，继而哭叫，甚或以拳击床，不能自控，以至家人不得安宁，每次约 30 分钟后渐复如常。刻诊：梦中哭叫，心烦，口干，盗汗，干咳，舌质红，脉细弦而数。X 线胸透示双肺正常。辨证为肺肝阴虚，虚火内扰。治以养肝清肺安神。方选酸枣仁汤加味：酸枣仁20g，川芎10g，知母10g，茯神20g，当归20g，北沙参20g，川贝母10g，远志10g，龙骨20g，甘草5g。水煎服，每日1剂，上方共服12剂，并配合劝说开导等心理疗法，患者临床症状消失，舌脉正常。后以酸枣仁汤调治1周，临床痊愈，随访半年，未见复发。该患者病起于过度悲伤，悲则气消，致肺肝气机失调，上焦不通，病久则肺肝阴血暗耗，虚火内扰，心神失养，神无所归，故见梦中哭叫，心烦，口干，盗汗，干咳，舌质红，脉细弦而数等。方中酸枣仁汤养血清热，除烦安神；加当归养肝血，使神有所养；加北沙参、川贝母养肺阴清热止咳；加远志、龙骨安神敛汗，使神有所归。治疗紧扣病机，取得满意疗效。[湖南中医杂志，1998；（05）：44]

医案4　因工作压力大而焦虑障碍案

张某，女，28岁，2004年6月20日初诊。主诉焦虑不安，心悸、多梦3月。患者缘于工作压力大而病发，曾就诊多家医院，经脑CT、脑电图、心电图及内科常规检查均正常。诊见：头晕，焦虑不安，忧心忡忡，无故恐惧感，心悸、胸闷，睡眠多梦，口苦，纳差，舌偏红，苔薄黄，脉细数。检查：血压14.4/10.4kPa，心率92次/分。西医诊断：焦虑障碍。中医诊断：惊悸，怔忡。乃因思虑过度，劳伤心神，神不守舍。治宜养心安神，清心除烦。方以酸枣仁汤加减。处方：炒酸枣仁30g，川芎、黄芩、知母各9g，生地黄、五味子各15g，茯苓12g，丹参20g，柏子仁10g，甘草3g。每天1剂，水煎服。6月29日二诊：症状明显改善，继服10剂，症状消除。[新中医，2005；37（5）：77～78]

医案5　药物性焦虑案

陈某，男，20岁，2004年4月29日初诊。患者因失眠、胡言乱语、痴笑、呆滞半年，于4月15日在本院就诊，诊断为精神分裂症，予服氯丙嗪治疗。4月28日氯丙嗪用量为350mg，晨起情绪激动，自诉心里难受，突然殴打其母，并在房间里徘徊走动，不能静坐，心烦易怒，伴口苦、纳差，舌淡红，苔薄白，脉细数。查体：神经系统尚未见病理性体征。西医诊断：药物性焦虑。治宜宁心定志，清心除烦，方用酸枣仁汤加减。处方：炒酸枣仁30g，丹参15g，五味子、茯苓、知母各12g，黄芩10g，龙骨（先煎）、牡蛎（先煎）各20g，甘草3g。每天1剂，水煎服。5月9日二诊：服10剂，患者已安静，情绪平稳，纳食及睡眠正常。续服10剂，症状消除。[新中医，2005；37（5）：77～78]

医案6　更年期综合症

王某，女，48岁，2004年7月15日初诊。患者2年来月经不规则，伴腰酸、耳鸣，继而头晕多梦，情绪不稳，心烦易怒，焦虑不安，夜卧易惊，无故恐慌，见陌生人则症加剧。曾服安定、佳静安定治疗，症状反复，近1月来出现失眠，口干，舌燥，纳差，胸闷，心悸，身体游走性不适，舌红，苔薄黄，脉细数。西医诊断：更年期综合征。中医诊断：郁证，脏躁。证属阴血不足，心火上炎。治宜滋阴养血，清心安神，方以酸枣仁汤加减。处方：炒酸枣仁30g，川芎、茯苓各12g，生地黄15g，知母9g，黄柏、旱莲草、女贞子、柴胡、郁金、厚朴各10g，甘草3g。每天1剂，水煎服。8月1日二诊：睡眠及纳食正常，心情平静，无口干、耳鸣。续服15剂症状消除。[新中医，2005；37（5）：77～78]

医案7　脏躁案（癔病）

张某，女，44岁，于1996年1月就诊。患者因家事致情志不遂，胸闷憋气，反复哭笑无常，喜居暗室，不思饮食，但欲饮水，不发作如常人，经某医院诊断为癔病。内服安定、逍遥丸及甘麦大枣汤等治疗半年不见好转。查：脉弦有力，舌苔薄黄。以酸枣仁汤加减：炒枣仁20g，柴胡10g，当归10g，白芍10g，生地黄20g，知母15g，黄柏9g，百合20g，茯苓10g，五味子6g。水煎，每日1剂，分2次服。1剂后患者胸闷憋气大减；2剂后哭笑止，口不渴。再于原方去百合、生地黄，加白术9g，神曲12g，继进4剂而愈，至今未复发。[湖南中医杂志，18（5）：42~43]

医案8　嗜酸症案

患女，68岁，因嗜酸1周，加重3天来诊。既往有慢性支气管炎史，半月前曾因咳喘发作去市某医院治疗，经治1周，咳喘症消而出院，用药不详，但此后患者喜食酸食，欲饮食醋，家人曾按其要求，给食以山楂，饮以食醋，但仅解片刻之欲。近3天嗜酸症加重，心情近切，夜不成寐，伴腹胀纳差，口干乏力，大便干，舌红，苔薄白，脉弦细。当属肝阴不足，拟酸枣仁汤治之：炒酸枣仁50g，川芎10g，茯苓10g，知母10g，白芍15g，五味子15g，当归15g，甘草6g。4剂，水煎服，日1剂，早晚分服。二诊患者嗜酸症除，饮食倍增，夜能安眠。本患者以嗜酸为主症，《内经》曰："心欲苦，肺欲辛，肝欲酸，脾欲甘，肾欲咸，此五味之所含五脏之气也。"说明酸味属阴，酸能养肝，使肝柔而条达。《金匮要略》曰："夫肝之病，补用酸。"今患者嗜酸迫切，说明肝阴不足，故选用酸枣仁汤加当归、白芍、五味子，以养肝血，补肝阴。药中病机，故获效神速。[山东中医杂志，2001；20（9）：563]

四十四　大黄䗪虫丸

【原文】五劳虚极羸瘦，腹满不能饮食，食伤，忧伤，饮伤，房室伤，饥伤，劳伤，经络荣卫气伤，内有干血，肌肤甲错，两目黯黑。缓中补虚，大黄䗪虫丸主之。

【组成】大黄十分（蒸）　黄芩二两　甘草三两　桃仁一升　杏仁一升　芍药四两　干地黄十两　干漆一两　虻虫一升　水蛭百枚　蛴螬一升　䗪虫半升

【煎服法】上十二味，末之，炼蜜和丸小豆大，酒饮服五丸，日三服。

【药理研究】改善微循环，降低血管壁通透性和抗心肌缺血作用。明显减少白血细胞聚集和附壁，增加毛细血管口径及其开放数，使毛细血管血液流态、流速改善；同时血瘀动物全血及血浆粘度降低，增加心肌缺血小鼠的心肌营养血流量。升高大鼠血浆组织型纤溶酶原激活剂（t－PA）活性。大黄䗪虫丸还能使难治性肾病综合征患者抗凝血酶Ⅱ（AT－Ⅱ）水平恢复正常，明显减少蛋白尿。

【临床应用与研究】本条论述虚劳干血的证治。目前常用于良性肿瘤，肝脾肿大，肝硬化、肝癌、胃癌、食道癌、子宫肌瘤、结核性腹膜炎，食管静脉曲张、妇女瘀血经闭、腹部手术后之粘连疼痛、冠心病、高脂血症、脑血栓、脂肪肝、脉管炎等有瘀血征象者，临床报道还可用于受伤后眼睑下垂、舌强等疾病。长期服用，无明显副作用。

临床报道大黄䗪虫丸治疗肝纤维化患者64例[36]，以复方益肝灵片为对照组62例，结果大黄䗪虫丸组1个月后，血清透明质酸（HA）、层黏蛋白（LN）、Ⅲ型前胶原肽（P－Ⅲ－P）3项指标便开始下降，2、3个月后继续降低，与对照组比较有极显著性差异（$P<0.01$）。大黄䗪虫丸治疗高脂血症30例[37]。经过3个月的治疗，两组病人血脂各项指标均有所改善，临床症状明显好转，而大黄䗪虫丸治疗疗效优于多烯康胶丸对照组。治

疗组30例，治愈18例，有效11例，无效11例，总有效率96.7%；对照组20例，治愈5例，有效10例，无效5例，总有效率75%。2组总有效率比较（$P<0.05$），差异有显著意义。治疗慢性浅表性胃炎74例[38]，病理转归显效40例，有效23例，无效11例，总有效率85.1%。治疗盆腔包块122例[39]，治愈99例，好转23例，疗程最短28天，最长182天，平均80.72天。治疗前列腺增生症42例[40]，显效（3个疗程内，尿路刺激征消失，尿路梗阻症状明显缓解，尿如常人）12例；有效（3个疗程内，尿路刺激征消失，尿路梗阻轻度缓解或不变）22例；无效（3个疗程内，尿路刺激征轻度缓解，梗阻征无改变）8例。总有效率81%。

歌曰：干血致痨穷源委，缓中补虚治大旨，螬蛭百个䗪半升，桃杏虻虫一升止，一两干漆十地黄，更用大黄十分已，三甘四芍二黄芩，五劳发证须用此，此方世医勿惊疑，起死回生大可恃。

医案1　总胆管坏死性肝炎后结节性硬化症案

钱某，女，63岁，干部。1993年12月3日初诊。1992年10月因形寒发热，巩膜肌肤黄染明显，谷丙转氨酶急剧升高至1000u以上，入住某医院，经治疗无好转。转某院普外科行剖腹探查，术中见大量胆汁性腹水，肝脏呈肝炎后结节性肝硬化，肝门部有一肿块，质硬。因无法切除而关闭腹腔，置“T”形管引流。术后愈合良好，但黄疸、低热依然。于1993年9月2日保留“T”形管出院，继续西药抗感染治疗。现诊见巩膜、皮肤一身悉黄，色晦暗，胃纳极差，时有恶心，右胁疼痛，呻吟不止，小便深如红茶，大便少。右上腹保留引流管尚通，1日约400ml绿色胆汁。舌苔薄白、根微黄，脉弦细。病理报告：总胆管少许坏死组织，肝炎后改变。辨证属湿热蕴遏中焦，肝胆失于疏泄，乃致气血瘀滞。治法：疏泄肝胆，清利湿热，调气活血。处方：柴胡10g，小青皮6g，广郁金15g，金铃子10g，延胡索10g，茵陈15g，泽泻12g，蒲公英15g，猪苓30g，炒川柏12g，黑山栀10g，大黄䗪虫丸（包）5g。守方1月余。1994年1月15日诊时，病情大有转机，食欲渐增，胁痛明显减轻，大便基本正常，小便亦清，引流汁日减。嘱闭引流管观察3日，后无异常而拔除。其间再以原方加减进服。24日患者步行至医院诊治，面色如常人，精神振作，舌脉正常，纳食、二便正常，病情已趋恢复。再以前法加减调治，随访至今已恢复工作，一切如常。[江苏中医，1995；16（9）：3~4]

医案2　食管癌案

陈某，男，61岁。1993年2月始觉咽下梗噎感，逐渐加重，至同年7月，液体食物直至连水也难以咽下，X线钡透食管中段见约6cm长的狭窄段，食管镜活检为食管鳞状细胞癌。诊见患者极度消瘦，面色晦黯，毛发枯槁不泽，肌肤甲错，食欲不振，水饮难下，泛吐痰涎，时有胸痛，大便秘结，舌体瘦小光滑无苔，脉细数无力。痰瘀交阻食管，水谷难以入胃，久则化源不足，五脏六腑失养，辨属五劳虚极，血瘀津枯之证，治拟化瘀生新，通关启膈，方用大黄䗪虫丸加减。处方：熟大黄、䗪虫、白术各20g，广木香、生地黄各15g，旋覆花、水蛭各10g，丹参30g，半夏12g，金钱白花蛇1条，紫硇砂（冲服）2g。每日1剂，文火水煎，微温频呷服，同时给予支持疗法。服上方5剂后，吞服困难逐步好转，可勉强进流质食物。此后方中据证加入黄芪、天冬等益气生津之品，一直坚持服用至今，现患者吞咽困难大为改善，全身情况好转，体重增加10多公斤。X线钡透复查病变段缩小为3cm。体检未见转移病灶。[新中医，1996；（02）：44~45]

医案3　盆腔包块案（陈旧性宫外孕）

狄某，女，28岁，住院号9032。因停经50天，阴道不规则出血，小腹胀痛40天。于1986年10月15日住院。查体：心肺正常。肝脾未扪及。阴道后穹隆饱满，触痛阳性，子宫稍大，不活动，盆腔扪及一4月孕大之囊性包块，与子宫相连，不活动。Hb95g/L。尿HCG（－）。B超揭示陈旧性宫外孕，入院诊断为陈旧性宫外孕。给口服大黄䗪虫丸6g，每日3次，肌注青链霉素防感染。住院25天，盆腔包块缩小如50天孕大，出院继续服大黄䗪虫丸1月，于1986年12月15日复查，包块消失，子宫及附件均正常。［陕西中医学院学报，1996，19（2）：29］

医案4　前列腺增生案

徐某，男，74岁，干部。1994年10月5日因尿频、尿急、尿痛、尿线分叉2年余来院求治。初诊见尿频、尿急、尿痛、尿线分叉，解尿即沾衣，尿量正常，小腹时胀痛，伴腰膝痠软，头晕，口渴频饮，夜寐因尿频而欠佳，大便干结，3～4日1行。舌暗红、苔薄黄微腻，脉沉弦。素有高血压病及冠心病史。B超示：前列腺为64mm×42mm大小，中叶向膀胱内凸出约24mm。前列腺指诊中央沟消失，质中等偏硬，表面光滑，触痛不明显。诊断为前列腺增生症（Ⅱ°）。属中医淋证、癃闭范畴。辨证为瘀热内滞精室，阻塞膀胱，经络痹塞，气化不利，水道失畅。治予化瘀活血，清热利尿通淋。以大黄䗪虫丸加减方加车前子15g，川牛膝、怀牛膝、淡竹叶各10g，玄明粉（分冲）6g。进服1疗程，诸症缓解。其后予大黄䗪虫丸，每次1粒，每日2次。3个疗程后，尿频、尿急、尿痛不明显，尿线正常无分叉。并嘱日后久服此药以抑制病情继续发展。［新中医，1998；30（10）：33～34］

医案5　受伤后眼睑下垂案

张某，男，25岁，1989年3月8日诊。左眼部被人用掌击伤，半年后出现左眼睑下垂，同时偶觉复视。经某医院眼科治疗，仅取效一时，诊见两目转动欠灵，目眶淡紫。舌淡苔白，脉细弦。证属瘀阻目胞，眼失所养。治以活血通络，佐以养肝育阴。处方：滁菊花10g，山萸肉10g，细生地黄10g，牡丹皮10g，丹参10g，杞子10g，泽泻10g，赤芍10g，制首乌10g，川芎5g，羌活5g。每日1剂，煎分2次送服大黄䗪虫丸早晚各1丸。上药连服4周，诸症悉除。眼击伤月余，瘀阻目胞，故眼睑下垂；睛失所养，故眼球转动受阻。经杞菊地黄丸送服大黄䗪虫丸，使瘀血祛，脉络通，目得养，则病告痊愈。［江西中医，1995；16（7）：35］

医案6　肝气郁滞，日久夹瘀低热案

杨某，女，19岁，1992年8月20日诊。肝郁不达，多怒易躁，低热（T37℃左右）年余，经多方医治无效。伴见纳谷不香，夜寝欠酣，胸闷，经行乳胀。舌边紫，苔薄白，脉细涩。西医检查无异常发现。证属肝气郁滞，日久夹瘀。法当疏肝解郁，活血化瘀。处方：当归10g，焦山栀10g，川芎5g，柴胡5g，焦白术10g，赤芍10g，青蒿10g，大枣10g，绿梅花5g，薄荷（后下）5g，鲜姜3片。另大黄䗪虫丸1丸。投上药14剂，纳谷较增，低热改善。原方去生姜、白术，加细生地黄15g，制香附10g，连服2月，年余低热消失而愈，随访至今未复发。［江西中医，1995；16（7）：35］

四十五 《千金翼》炙甘草汤

【原文】治虚劳不足，汗出而闷，脉结悸，行动如常，不出百日，危急者，十一日死。

【组成】甘草四两（炙） 桂枝 生姜各三两 麦门冬半升 麻仁半升 人参 阿胶各二两 大枣三十枚 生地黄一斤

【煎服法】上九味，以酒七升，水八升，先煮八味，取三升，去滓，内胶消尽，温服一升，日三服。

【临床应用与研究】临床用于治疗早搏、阵发性心动过速、心律失常、病毒性心肌炎、窦性心动过缓、不稳定心绞痛，慢性肺心病缓解期，肺痿，失眠、更年期综合征、白细胞减少症、小儿汗症等疾病。

临床研究以炙甘草汤加减治疗心律失常 40 例[41]，临床治愈 23 例，好转 14 例，无效 3 例，总有效率 92.50%。炙甘草汤加味治疗窦性心动过缓 34 例[42]，临床控制 21 例，显效 7 例，有效 4 例，无效 2 例，治疗效果优于心宝丸对照组。治疗气阴两虚型白细胞减少症 31 例[43]，显效 10 例，有效 19 例，无效 2 例，总有效率 93.5%。

医案 1 胸闷气短，心中动悸不安案

季某，女，55 岁，1991 年 11 月 4 日就诊。胸闷气短，心中动悸不安 15 年。多处延医，未能恒效，诸症益甚。刻诊：心中动悸不安，苦不欲生，时欲休克，形体消瘦，纳差，夜寐不佳，舌淡尖红，苔白中黄而燥，脉细数如蛛丝而代，脉搏 98～100 次/分钟。脉症合参，结合古训，诊为真阴耗竭，不能潜阳，而致阴阳双亏，阳亏不能宣通脉气，阴亏不能荣养心血，故见诸症。治宜滋阴潜阳，安神定悸除代，益气补血复脉。方用炙甘草汤加味：炙甘草 15g，人参 10g，生地黄 30g，阿胶 10g，麦冬 15g，麻仁 10g，桂枝 10g，生姜 6g，龙骨 30g，牡蛎 30g，白酒少许。阿胶烊化，人参另炖取汁兑入，作 4 次服，每服调入鸡子黄一枚。服 5 剂诸症悉减。加减变化调理 3 月，能下床扶杖行走。后用炙甘草汤去姜、酒加百合养肺阴，取其肺朝百脉之意。加减变化服药年余而愈。［河南中医，2004；24（8）：79～80］

医案 2 心肌炎案

吴某，男，19 岁，学生。1998 年 05 月 17 日初诊断心肌炎住院。近 4 天心悸、心烦、盗汗，失眠多梦，面色少华、眩晕、心率 135 次/分钟，心律不齐。心电图有明显室性早搏，及二联律或三联律。血压正常，舌赤少苔，脉细数代。曾用心得安、异博定、病毒灵等药未效。证属心阴虚，血不养心。治宜补血养阴，安神定志。处方：炙甘草 20g，阿胶 15g（烊冲），寸冬 15g，生地黄 50g，炒枣仁 15g，五味子 10g，首乌藤 40g，白芍 20g，当归 15g，3 剂，日服 1 剂。1998 年 5 月 20 日复诊，诸症均减，心率 98 次/分钟，偶有早搏，嘱继续服用 12 剂，复查心电图正常，心率 75 次/分钟，康复。本案属心阴虚所致心律失常（心肌炎），将炙甘草汤之参、桂、姜、大枣减去，加入当归、芍药、五味子、首乌藤，养血安神，变为以补阴为主之良方。［黑龙江医学，2004；28（4）：301］

医案 3 神经官能症案

陈某，男，48 岁，干部，2001 年 5 月 28 日就诊。自述近 3 年来因工作繁忙，烦恼多，逐渐出现四肢麻木，有时单侧肢体局部发麻，有时整个肢体发麻，部位不固定，甚至头脑不清，伴心烦失眠，甚则彻夜不寐，健忘，多梦，耳鸣面红，心悸心慌，偶见午后或夜间发热，体温略高，常在37.5℃左右。平时神疲消瘦，四肢怕冷，盛夏之季亦不近电风扇，舌质淡，苔黄白而干，脉细弦无力，严重影响工作。几年来患者曾多处求医，检查过CT扫描、彩色多普勒、脑电图等，均未发现明显病变。先后用过维乐生、谷维素、西比灵等药物，病情反反复复。根据患者的证脉表现，认为此症为神经官能症，属中医阴阳失调，气血两亏之证，投用炙甘草汤化裁。处方：炙甘草15g，生地黄15g，阿胶10g，麻仁10g，麦冬15g，桂枝10g，党参15g，生姜3片，大枣6枚，五味子10g，酸枣仁10g。每日1剂，水煎服。服上药十余剂后，渐觉有效，守原方连服月余而愈，后随访未复发并恢复工作。[河南中医，2004；24（7）：13]

医案4　室性早搏案

吴某，女，71岁，系密云县石城乡农民。2000年4月12日初诊。主诉头晕，心悸伴胸闷气短，颈项不适，并有手足麻木，周身乏力，夜寐欠安，大便秘结四日未行，舌质红少苔，脉沉细结代。查心电图示：心率100次/分钟，窦性心律，频发室性早搏呈二联律。证属气阴两虚，瘀血阻络。治宜益气养血，滋阴复脉，养心安神。拟用炙甘草汤加减：炙甘草10g，太子参30g，麦冬10g，丹参20g，当归10g，生地黄30g，阿胶10g（烊化），炒枣仁15g，远志6g，枳壳10g，大枣10g，川芎10g，茯苓15g，柏子仁15g。5剂，水煎服。药后心悸，气短，手足麻木稍减，仍大便干结，时有头晕，测血压20/12kPa。继依上方加葛根30g，火麻仁15g，生龙齿20g（先煎），10剂，水煎服，并加服心律平1片/次，3次/d。1个月后追访复查心电图为窦性心律，心率78次/分钟，偶发室性早搏，嘱患者续服7剂，大便正常，心悸消失，再复查心电图未发现室性早搏，心率80次/分钟。嘱患者适寒温，节饮食，调情志，忌劳累。[时珍国医国药，2001；12（9）：823]

医案5　吐泻后喜笑不休症案

王某，男，68岁，1994年8月初诊。患者吐泻交作，以急性胃肠炎入院治疗。两天后，吐泻止，继而喜笑不休，笑声低怯，5~10分钟一次，连续三五声至十余声，持续30分钟左右，昼夜不息，状如精神病，然意识正常，失眠三夜，饮食尚可，时有烦燥不安。检查血象、心电图、脑电图等，均属正常范围，X光透视肺纹理略增强。西医用镇静剂时有好转，醒后喜笑如常。病家求治中药。察其神态可，舌质淡而尖红，脉细弱，治以滋阴镇静，养心安神，方拟炙甘草汤加味：生地黄25g，麦冬15g，炙甘草15g，阿胶10g，五味子10g，人参10g，龙骨30g，磁石30g，朱砂1.5g，炒枣仁15g，川黄连10g，肉桂3g，水煎服。一剂喜笑能眠，续服一剂笑止，一切正常而出院。[菏泽医专学报，2000；12（3）：141]

医案6　久热不退案

刘某，男，56岁，于1993年9月2日初诊。发热持续3个月，经西医检查未明确诊断，用多种中西药物治疗无效。体温波动在37.6℃~39.5℃之间，朝轻暮重，发热时间无明显规律，自汗盗汗，洒淅恶风，四肢酸楚冷痛，头晕目眩，胸闷嘈杂，口渴饮冷，烦躁不寐，咳嗽心悸，少量浊唾，舌红，苔薄白而干，脉浮大无力稍数。诊为阴阳俱虚，营卫失调，拟炙甘草汤加味：炙甘草15g，生地黄15g，麻仁15g，麦冬10g，党参10g，桂枝8g，白芍10g，半夏6g，生姜5片，大枣6枚。服5剂，热已退尽，诸症悉减，守方继服，共服20剂，完全康复。能胜任一般体力劳动。此证久热不退，营阴内损，卫阳外伤，中气不运，痰浊内生，虚劳渐成，故以炙甘草汤调和补养，共济阴阳。加白芍敛养营阴，半夏以化痰和胃。［中国民间疗法，2001；9（12）：49］

医案7　老年顽固性失眠案

失眠一症，总属阴阳不交，但老年人失眠有其不同。如《难经》谓“少壮者，气血盛，肌肉滑，气道通，营卫之行，不失于常，故昼精，夜寐。老人气血衰，气道不滑，营卫之道涩，昼日不能精，夜不寐也”。花甲古稀之年，其阴血自衰，营卫气血运行涩滞。用炙甘草汤加减，补益营阴，调和气血，药证吻合。王某，女，67岁，农民，1992年5月10日初诊。患者因心情不畅出现失眠1年余，曾多方治疗收效不显，现依赖药物安定、利眠宁等方能入睡，每晚也只能睡2～3小时。刻诊：形体瘦弱，夜不成寐，寐则多梦，心烦意乱，头昏耳鸣，体倦乏力，咽干，舌红少津，脉细无力。证属营阴耗伤，营卫运行失常。方拟炙甘草汤加减：炙甘草12g，大枣15g，生地黄20g，桂枝10g，生姜3片，麦冬10g，麻仁10g，当归10g，川芎6g，首乌10g。每日1剂，水煎服。连服10剂，诸症俱减，继服5剂而愈，随访1年，睡眠正常。［山西中医，1999；15（5）：45］

参考文献

1. 黄兆胜，施旭光，朱伟，等. 黄芪桂枝五物汤及其配伍抗炎镇痛的比较研究. 中药新药与临床药理. 2005；16（2）：93～96
2. 梁天贤. 黄芪桂枝五物汤治哺乳期血痹100例疗效观察. 新中医；1999；31（4）：19～20
3. 刘玉霞，栗兰海，杨建宇. 黄芪桂枝五物汤治疗末梢神经炎136例. 河南实用神经疾病杂志. 2000；3（6）：56～57
4. 严立平. 黄芪桂枝五物汤治疗糖尿病周围神经病变30例. 湖北中医杂志. 2002；24（10）：32
5. 张慧珍. 黄芪桂枝五物汤治疗产后身痛36例. 辽宁中医杂志. 2004；31（8）：699
6. 董敏. 黄芪桂枝五物汤治疗雷诺氏病20例. 陕西中医. 1996；17（11）：508～509
7. 王印光，姚德才，周健. 黄芪桂枝五物汤加减治疗不安腿综合征25例. 中医研究. 1995；8（3）：34～35
8. 耿立东. 黄芪桂枝五物汤加减治疗风寒型荨麻疹63例. 吉林中医药. 2004；24（12）：24～25
9. 金文流. 桂枝加龙骨牡蛎汤加味治疗失眠32例. 河南中医. 2005；25（10）：14
10. 陈全宜. 桂枝加龙骨牡蛎汤治妇女更年期综合征23例. 国医论坛. 2000；15（3）：8
11. 吕建华. 桂枝加龙骨牡蛎汤治疗神经衰弱症100例. 中国中医药信息杂志. 2005；12（10）：71
12. 卢昌义. 桂枝加龙骨牡蛎汤治疗盗汗96例. 吉林中医药. 2002；22（2）：20
13. 张雪璐. 桂枝加龙骨牡蛎汤加味治疗经断前后汗出48例. 中医药学报. 2000；2：31
14. 吴有超，李民键. 桂枝加龙骨牡蛎汤治疗不育症25例. 吉林中医药. 1995；3：25～26
15. 吴庆昕，吴庆旭. 仲景方在男科临床的运用. 河南中医. 1999；19（1）：15～16
16. 福田佳弘. 天雄散治疗老年性尿频、尿急. 日本东洋医学杂志. 1997；47（6）：71
17. 马馨兰. 小建中汤治疗慢性胃炎58例. 实用中西医结合杂志. 1998；11（1）：71
18. 周光前. 小建中汤治疗消化性溃汤80例. 中华实用中西医杂志. 2004；4（17）：492
19. 郑兰婷，赵晓莲. 小建中汤治疗药物性胃炎临床观察. 中国煤炭工业医学杂志. 2003；6（1）：81
20. 黄丽明. 小建中汤治疗痛经25例. 实用中医药杂志. 2001；17（9）：12
21. 甄穗清. 小建中汤治疗小儿反复性腹痛36例临床分析. 实用医学杂志. 1999；15（10）：838～839
22. 何永宜，何智芳. 黄芪建中汤为主治疗消化性溃疡45例. 南华大学学报·医学版. 2003；31（2）：234～235
23. 石维莲. 黄芪建中汤治疗小儿反复发作性腹痛30例. 中国校医. 2003；17（6）：548

24. 李祥松．黄芪建中汤加味治疗乙肝病毒携带者100例．浙江中医学院学报．1995；19（03）：26
25. 王丽娜．黄芪建中汤为主治疗慢性萎缩性胃炎36例．苏州大学学报（医学版）．2004；24（05）：664～665
26. 蔡美，周衡．《金匮》薯蓣丸对小鼠免疫功能的影响．湖南中医药导报．1997；3（6）：31～33
27. 涂钟馨，陈金炉．薯蓣丸加味治疗慢性肾炎24例．北京中医杂志．1994；1：35～36
28. 邵桂珍，张益群．薯蓣丸治疗心功能减退113例．浙江中医杂志．1994；（06）：257
29. 李水廷，彭佰波，王巨虎．薯蓣丸化裁治疗慢性肺源性心脏病疗效观察．现代中西医结合杂志．2004；13（1）：42
30. 高晓红．薯蓣丸合穴位注射治疗白细胞减少症30例．国医论坛．2002；17（5）：8
31. 李玉娟，刘雯，杨静玉，等．酸枣仁汤的镇静催眠作用．沈阳药科大学学报．2002；9（2）：115～117
32. 崔江凌．加味酸枣仁汤治疗失眠13例．中国民间疗法．2000；8（2）：38
33. 李军艳，王欣．酸枣仁汤治疗广泛性焦虑障碍临床分析．山东中医药大学学报．2004；28（6）：438～439.
34. 李光林，张建林．酸枣仁汤加减治疗更年期综合症48例临床观察.
35. 袁梦石，卢芳，陈向良．加减酸枣仁汤治疗脑出血急性期狂躁型精神障碍32例临床观察．湖南中医药导报．2004；10（6）：14～16
36. 龙庆华，喻晓锋，欧阳红，等．大黄䗪虫丸抗肝纤维化临床分析．江西中医药．2001；32（3）：21
37. 王观秀，徐晨永．大黄䗪虫丸治疗高脂血症30例疗效观察．中成药．1999，21（11）：579
38. 曹俭，左家明．大黄䗪虫丸治疗慢性浅表性胃炎74例病理疗效观察．北京中医．1995；5：19～20
39. 石则艳，白世珍，雷文霞．大黄䗪虫丸治疗盆腔包块122例．陕西中医学院学报．1996；19（2）：29
40. 王国华．大黄䗪虫丸治疗前列腺增生症42例．新中医．1998；30（10）：33～34
41. 孙怡春．炙甘草汤加减治疗心律失常40例．中国中医急症．2003；（04）：306
42. 张世亮，门雪琳．炙甘草汤加味治疗窦性心动过缓的研究．山东中医杂志；2003；22（10）：593～594
43. 袁志光，罗玉娟．炙甘草汤化裁治疗白细胞减少症31例．广西中医药．1999；（02）：15

第七节　肺痿肺痈咳嗽上气病脉证治

四十六　甘草干姜汤

【原文】肺痿吐涎沫而不咳者，其人不渴，必遗尿，小便数，所以然者，以上虚。不能制下故也。此为肺中冷，必眩，多涎唾，甘草干姜汤以温之。若服汤已渴者，属消渴。

【组成】甘草四两（炙）　干姜二两（炮）

【煎服法】上㕮咀，以水三升，煮取一升五合，去滓，分温再服。

【临床应用与研究】本方除治疗虚寒肺痿外，还常用于眩晕、咳喘、胸痛、胃痛、腹痛、呕吐、吐酸、吐涎沫、泄泻、痛经、遗尿、劳淋、血淋、过敏性鼻炎等属于虚寒而症见脉迟、舌淡、苔白、不渴、无热、恶寒者。还可用于治疗成人遗尿、老年劳淋、花粉症等疾病。

临床报道[1]治疗内耳性眩晕48例，治愈30例，好转15例，无效3例。服药最少3

剂，最多30剂。

歌曰：二两干姜四炙甘，姜需炮透旨须探，肺中津涸方成痿，气到津随得指南。

医案1　顽固性口中多涎唾案

许某，男，85岁，1993年10月25日就诊。该人虽年逾8旬，但神清体健，耳聪目明。惟近2个月口中泛吐涎绵绵不止，且茶水不思，别无不适感。舌淡红苔白润，脉沉。涎唾不绝，茶水不思（息者原有饮茶嗜好，日饮量不少于1保温瓶）。此为肺阳不振，阳虚不能化气，气虚不能摄津也。治宜温阳益气敛摄。乃按仲景意拟甘草干姜汤加味与之。方药：甘草15g，炮姜15g，茯苓20g，白术20g，党参20g，益智仁20g。水煎服。药下之当夜口中涎唾即大为减少，仅服用1剂病即告愈。[河南中医，1996；16（1）：21]

医案2　成人遗尿案

晏某，女，28岁，2001年4月6日就诊。尿床史20余年，每晚睡觉必尿床1~2次，甚为痛苦，虽请多医治疗，皆以肾虚论治，或以神经衰弱治疗，皆无效，自感恐惧羞涩，以致大龄未能婚嫁，曾一度产生轻生念头，在其母的陪同下，前来我院求治。诊见患者形体消瘦，精神萎钝，神志清楚，面白无华，气短乏力，口不渴，虽不咳嗽，但口中时吐涎沫，口淡，纳谷不香，大便溏，小便清长，舌白润无苔，脉细弱，诊为遗尿。证属肺脾肾俱虚，膀胱失约所致。治宜温肺健脾固肾，方用甘草干姜汤加味：药用炙甘草18g，炮干姜12g，炙黄芪24g，桑螵蛸、山药、白术各15g。每日1剂，水煎日3次服，服药3剂，遗尿大减，3日晚只尿床2次，且口吐涎沫减少，大便虽软已成形，纳谷觉香，精神好转，复诊仍书原方5剂，药尽诸证悉除。随访至今已2年余，病未复发，现已准备婚嫁。[实用中医内科杂志，2004；18（1）：32~33]

医案3　小便频数已月余，但无尿痛案（老年性劳淋）

于某，女，56岁，小便频数已月余，但无尿痛，经多次尿验（包括尿糖）均为阴性。口服呋喃旦啶、氟哌酸及公尾草等，其症状有增无减，每日排尿10~20次，有时每半小时就得小便。1994年6月7日求诊于吾。证见：舌淡而嫩，脉虚弱以右寸为甚，确诊为肺气虚寒，水液失制，治以温肺摄津。处方：干姜10g，炙甘草20g。3剂。6月11日患者诉说药后尿次明显减少，每日7~8次，效不更方，又以原方加党参15g，3剂后尿次为每日5~6次，再以原方3剂，以巩固疗效。[江西中医药，1995；26（2）：63]

医案4　眩晕，不欲睁眼，伴耳鸣、恶心，时有呕吐案（内耳性眩晕）

徐某，男，40岁，干部，于1996年3月8日因眩晕前来我院内科门诊就诊。症见：眩晕，不欲睁眼，伴耳鸣、恶心，时有呕吐。病人自述有眩晕病史2年余，曾发作3次。来诊前曾在某部队医院诊断为“内耳性眩晕”并住院治疗10天，效果不理想。查体：体温、脉搏正常，精神差，面色㿠白，舌质淡苔白腻，脉沉迟无力，心肺听诊无病理性杂音。经X光片排除颈椎病。诊断为眩晕痰浊中阻型（内耳性眩晕），治以燥湿祛痰，温中壮肾。方药：炙甘草30g，干姜10g，姜半夏6g，生大黄3g，泽泻30g，制附子4g，胆南星12g。3剂，每日1剂，水煎早晚各温服200ml中药汁。二诊：患者自诉服完第1剂药后呕吐止，眩晕减轻，已能睁眼，但仍有恶心，服药2剂后眩晕消失，能进食下床活动，服完3剂药后，耳鸣等诸症全部消失，查舌质淡苔薄白，脉沉细弱。续服上方3剂以巩固疗效。[河南中医，1999；19（1）：16]

医案5　寒性不规则阴道出血案

阎某，女，16岁，学生，1987年9月4日初诊。不规则阴道出血2月余。月经14（6~7）/（30~32），末次月经6月27日，正值月经来潮时吃冰砖，洗冷水澡，不规则阴道出血至今不断，有时出血如崩，有时淋漓不净，色淡不鲜，质稀，白带清稀量多，腹冷，疼痛喜暖，面黄无华，腰背酸痛，溲清长。两月来在某院先后服益气升提固冲摄血中药汤剂及口服西药泰舒滴灵等药，疗效不显。诊见：舌质淡嫩，苔薄白，脉沉迟。查血常规+血小板计数：血红蛋白95g/L，白细胞3.8×10^9/L，中性0.6，淋巴细胞0.4；血小板计数92×10^9/L。证属胞宫虚寒，冲任不固。治拟温经止血。方用甘草干姜汤加味：炙甘草10g，炮姜10g，血余炭10g。患者服药3剂后血量明显减少，续服6剂后诸证消失。随访至今，病无复发。［山西中医，1997；13（4）：51~52］

医案6　花粉症案

女，34岁，主诉下肢冷，尿频。1993年起服用当归芍药散症状改善。1994年2月患花粉症出现流涕等症状，并用甘草末2g，干姜末1g，日2次口服。喷嚏、流涕减轻。以后每年2~5月花粉期均并用甘草干姜汤，症状改善。［国外医学中医中药分册，1998；20（4）：40~41］

四十七　射干麻黄汤

【原文】咳而上气，喉中水鸡声，射干麻黄汤主之。

【组成】射干十三枚一法三两　麻黄四两　生姜四两　细辛　紫菀　款冬花各三两　五味子半升　大枣七枚　半夏（大者，洗）八枚一法半升

【煎服法】上九味，以水一斗二升，先煮麻黄两沸，去上沫，内诸药，煮取三升，分温三服。

【药理研究】射干麻黄汤通过增加呼吸道的分泌与稀释痰液达到祛痰镇咳作用，通过松弛平滑肌而平喘，从而改善咳、喘、痰鸣症状；还能消除肺部啰音，控制感染。具有拮抗实验性哮喘豚鼠血浆血栓素B_2（TXB_2）的合成和释放，促进前列环素（PGI_2）生成的作用。

【临床应用研究】本方对哮喘、喘息性支气管炎、支气管肺炎、百日咳等病以咳喘，喉中痰鸣，咳痰色白为特征者，不论老幼，均有较好疗效。还可用于治疗过敏性鼻炎。

临床报道射干麻黄汤治疗咳嗽变异性哮喘60例[2]，治疗组总有效率为96.66%，西药对照组总有效率为78.33%，两组疗效比较，治疗组疗效明显优于对照组（$P<0.01$）。治疗154例喘息性支气管炎患儿[3]，治疗组加用射干麻黄汤，结果：治疗组显效48例，有效32例，无效4例，总有效率为95.24%，提示应用射干麻黄汤治疗小儿喘息性支气管炎，可较快改善临床症状，缩短病程，提高疗效。治疗小儿过敏性鼻炎30例[4]，以西药治疗组30例为对照，扑尔敏每日0.35mg/kg，分3次服用，苯海拉明、麻黄素滴鼻，每日3次。连续治疗4周后，治疗组30例中治愈7例，显效10例，好转12例，无效1例，总有效率为96.7%；对照组30例中，治愈4例，显效7例，好转11例，无效8例，总有效率为73.3%。经统计学分析，两组有显著性差异（$P<0.05$）。

歌曰：喉中咳逆水鸡声，三两干辛款菀行，夏味半升枣七粒，姜麻四两破坚城。

医案1　胸闷心悸、咳嗽气急，喉间痰鸣案（肺心病）

李某，女，60岁，1998年10月20日初诊。患慢性支气管炎，阻塞性肺气肿病十余年。半年来因外感而致恶寒，发热，咳嗽气急，喉间痰鸣，痰咯不爽，呈白色泡沫状，胸闷心悸，神疲乏力，口干不思饮，迭经西药补液、抗感染、解痉平喘等治疗后除寒热得清外，余症依然。诊见：舌质淡红，苔白滑，脉浮弦带数。胸透提示肺心病。此系寒痰伏肺，肺气失宣，心气不足。治拟温肺散寒，化痰平喘，补气养心，方用射干麻黄汤加味。处方：射干、紫菀、款冬花、麻黄、五味子、厚朴、半夏、杏仁各10g，细辛、生姜各5g，大枣5枚，每日1剂，水煎服，日服2次。5剂后咳嗽、气急、痰鸣、心悸均明显好转，纳增寐安，精神已振，脉滑，舌质稍红，苔薄腻。守前法再服10剂，嘱其避受外邪，适当锻炼，平素常服金匮肾气丸以益肾固本。随访半年，哮喘未见复发。［吉林中医药，2002；22（1）：52］

医案2　受凉后咳嗽气促，喉中有哮鸣声案（小儿肺炎）

郝某，男，3岁，1998年12月15日初诊。3天前受凉，始于咳而少痰，继之咳嗽气促，喉中有哮鸣声，饮水不多，体温37.9℃，可见三凹征，两肺可闻及哮鸣音及干湿啰音，四肢不温，舌淡红，苔薄白，脉浮滑。证属风寒束肺，痰阻气道，肃降失司。治以温肺化痰定喘，方用射干麻黄汤加味。处方：射干、麻黄各5g，生姜、五味子各3g，细辛2g，紫菀、半夏、款冬花各6g，紫苏子、地龙、杏仁各5g，大枣2枚，每日1剂，水煎服，日服2次。2剂后体温正常，咳喘减轻，5剂咳喘停止，肺部体征消失。［吉林中医药，2002；22（1）：52］

医案3　病发阵咳嗽连声不止近1月余案（小儿百日咳）

黄某，男，5岁。1991年冬，病发阵咳，将近1月余。西医诊断为“百日咳”。咳时连声不止，气似难接，唇色发绀，喉间痰声漉漉，不能平卧，纳少且不思饮水。面似虚浮，舌苔白滑。证属痰浊内阻，肺道不通，发为痉咳。肺为贮痰之器，脾为生痰之源，实为脾肺同病，当以温化。方药：射干4.5g，五味子4g，麻黄1g，制半夏6g，杏仁5g，贝母6g，生姜3g，广皮3g，茯苓9g，炙桑白皮6g，炒莱菔子6g。服药2剂，喉间已无痰声，稍能平卧。服至5剂，阵咳减少，饮食渐增，但夜卧仍有不安。守方续服10剂，病方告愈。［新疆中医药，1996；（03）：58～59］

四十八　皂荚丸

【原文】咳逆上气，时时吐唾浊，但坐不得眠，皂荚丸主之。

【组成】皂荚八两（刮去皮，用酥炙）

【煎服法】上一味，末之，蜜丸梧子大，以枣膏和汤服三丸，日三夜一服。

【方义分析】本方所治吐唾浊，但坐不得眠的痰浊壅滞，固而不拨，若不速为扫除，很可能有痰塞气闭的危险，故用皂荚味辛入肺，能宣壅导滞，利窍涤痰，由于药力峻猛，故用酥炙蜜丸，枣膏调服，以缓和其峻烈之性，并兼顾脾胃，使痰除而正不伤；服三丸，日三夜一，是取峻剂缓攻之意。

【药理研究】皂荚含三萜皂甙，能刺激胃黏膜，反射性的促进呼吸道分泌，有良好的祛痰作用。

【临床应用与研究】本方常用于急性气管炎、顽固性哮喘、肺心病、肺痈、中风、喉风等证属痰涎壅盛，形气俱实者。尚可治疗小儿厌食症，具体用法为：取优质之皂荚，刷尽泥灰后切断，放人铁锅内，先武火，后文火炒至内无生心为度，研细末，每日1g，分两次糖拌匀吞服，3～10日为一疗程。

临床报道皂荚丸治疗慢性阻塞性肺病痰浊阻肺型60例，以30例抗感染、解痉平喘、氧气疗法等西医治疗为对照，治疗组显效42例，好转15例，无效3例，总有效率95%。治疗后治疗组肺功能指标改善明显优于对照组。在改善症状方面优于对照组，尤其是对咯痰、喘息的改善在90%以上[5]。治疗肺泡蛋白沉着症（PAP）18例，12例临床痊愈，4例好转，2例无效[6]。

歌曰：浊痰上气坐难眠，痈势将成壅又坚，皂荚蜜丸调枣下，绸缪须在雨之前。

医案1　持续咳嗽、咯白色黏稠痰1年余案（肺泡蛋白沉着症）

李某，女，53岁。持续咳嗽、咯白色黏稠痰1年余，求治于数医未愈。近4月来，一有活动则气短加重，但坐不得眠。于1992年2月14日来我院就诊，拍X线胸片发现右肺3～5肋间有片状边缘稍模糊阴影。17日以支气管感染、肺结核，支气管肿瘤待排除而收住院。查体温37℃，呼吸36次/分，脉搏100/分，血压15/10kPa，口腔黏膜紫绀，舌绛红，右肺呼吸音减低，无干湿啰音，心界不大，律齐，无杂音。WBC 7.5×10^9/L，N 0.7，L 0.3，Hb 150g/L。多次痰涂片查抗酸杆菌（－），先后用大量抗生素如青霉素、氨苄青霉素，头孢菌素静滴，链霉素肌注，治疗3月无效。X线片示右肺中叶斑片阴影，于5月28日行纤维支气管镜检，于右上段及右中叶内刷检，未见异常。支刷BK（－），Cac（－），镜下见肺泡腔内充满稠厚的嗜伊红蛋白样物质，过碘雪夫（PAS）反应强阳性，病理诊断为肺泡蛋白沉着症。确诊后继用抗生素、抗痨药，并加用a糜蛋白酶雾化吸入，又治1月余仍无效，乃请会诊。证见咳嗽，咳吐浊痰，其质黏稠，气短胸痛，形神俱衰。舌绛红，无苔，脉弦滑数。此乃阴虚内热，属痰浊壅肺之证。遂停用抗生素，抗痨药，给予养阴清肺，散结除痰之皂荚丸，枣汤送服，日夜共进4丸。同时服汤剂：西洋参、生地黄、麦冬、黄芩、前胡、蒌仁、贝母、百部、参三七、丹参、知母、蛤蚧（焙干冲服）每日1剂。连服1月，胸痛消失，诸症均减。继用本方再进2月痊愈出院。出院时嘱病人服固本咳喘片，随访8个月未复发。[浙江中医杂志，1995；(02)：59]

医案2　反复咳嗽20年，喘促甚急，憋气欲死，喉中痰鸣案（慢性阻塞性肺疾病合并感染）

刘某，男，66岁。反复咳嗽20年，多次住院确诊为慢性阻塞性肺疾病。本次发病因咳喘症状较重，而入省某医院住院，经抗感染、对症、支持治疗，患者症状改善不甚明显，且有加重趋势。于1998年11月19日请笔者会诊。会诊时症见喘促甚急，憋气欲死，张口抬肩，呼长吸短，喉中痰鸣如拽锯，汗湿衣被，不能平卧，每咳出黄色稠黏冻状痰则喘憋减轻。患者双目外突，四肢厥冷，面色潮红，口渴思饮，烦躁，大便干结，舌红暗而苔少，脉细致而弱。查体：肺气肿征象，两肺呼吸音减弱，两下肺可闻及湿性啰音及少量细小哮鸣音，心率124次/分，律齐，血常规示：WBC 9.6×10^9/L，N 74%，L 26%血气分析示：$PaCO_2$ 65mmHg，PaO_2 54mmHg，HCO_3^- 28.6mmol/L。西医诊断：慢性阻塞性肺疾病合并感染，呼吸衰竭Ⅱ型。中医诊断：肺胀，喘证。辨证为气阴两虚，顽痰阻肺，已显现内闭外脱之危象。治以涤痰开闭，益气救阴，回阳固脱。方用千咬汤、礞石滚痰丸、参附汤合生脉饮加减。药用：皂荚6g，法半夏10g，礞石20g，沉香木10g，黄芩10g，生大黄10g，西洋参10g，熟附子10g，麦门冬15g，五味子10g，煅龙牡各20g，山萸肉10g。每日1剂，水煎3次，每8小时服1次。另加服参茸黑锡丸15g次，日2次。连服3天。患者服药后，咳出大量黄黏胶痰，总量约300ml，大便日3~4次，下痰状黏液便多量，随之喘减过半能平卧而眠，汗出明显减少，诸证改善，效不更方，原方再进2剂，喘咳气逆基本缓解，稠黏胶痰消失，大便通畅，1~2次/日，已无痰状黏液粪便，饮食增加，体力改善，遂以验方益气护卫汤合蠲哮汤加减善后调理半月而愈。［光明中医，2002；17（101）：12~14］

四十九　厚朴麻黄汤

【原文】咳而脉浮者，厚朴麻黄汤主之。

【组成】厚朴五两　麻黄四两　石膏如鸡子大　杏仁半升　半夏半升　干姜二两　细辛二两　小麦一升　五味子半升

【煎服法】上九味，以水一斗二升，先煮小麦熟，去滓，内诸药，煮取三升，温服一升，日三服。

【方义分析】本方主治“咳而脉浮”证，是内有饮而表有邪，表邪激动内饮，饮气上凌心肺之阳蒙敝。故用厚朴、麻黄宣上焦之阳，降逆上之饮，方中厚朴宽胸开敝，杏仁通泄肺气，助麻黄解表出邪。干姜、五味、半夏、细辛化痰涤饮，小麦保护心君。表邪得辛温可散，内饮非重而难平，故用石膏之质重者降天气而行治节，使水饮得就下之性而无上逆之患。尤妙在先煮小麦，补心养液引诸药上行而下出，为攘外先安内之良图。

【临床应用与研究】厚朴麻黄汤常用于急性气管炎、上部呼吸道感染等而见本方证者。

何长义报道[7]以厚朴麻黄汤加减治疗肺胀30例，24例显效（咳、喘、痰、肿症状消失），4例有效（咳、喘、痰、肿症状减轻），2例无效。

歌曰：杏仁厚味半升量，升麦四麻五朴良，三两姜辛膏蛋大，脉浮咳喘此方当。

医案1　气喘病史20年，咳嗽、胸闷喘促案（慢支伴感染，肺气肿）

陈某，男，69岁。1994年3月13日入院。患者有咳嗽、气喘病史20年，半月前因感冒加重，咳嗽，咯吐大量稀痰，胸闷喘促。诊见颜面浮肿，口唇爪甲发绀，杵状指趾，桶状胸，右肺中下可闻见广泛湿啰音。体温37.8℃，心浊音界缩小，心率86次/分，舌质淡红，苔白厚。血常规检：白细胞14.6×10^{9}/L，中性及淋巴正常；胸片示：两肺纹理增重、模糊，右肺为著，右心室扩大。西医诊断：慢支伴感染，肺气肿；中医诊断：肺胀，辨证属外感风寒，痰浊阻肺。治法：温肺化痰，降气平喘，佐以活血化瘀。处方：麻黄5g，厚朴、生姜、川芎、甘草、小麦、石膏、桂枝、泽兰各10g，半夏、杏仁各12g，紫苏、莱菔子各15g。水煎分服，6剂后症状基本消失。［浙江中医杂志，1997；（03）：128］

五十　泽漆汤

【原文】咳而脉浮者，厚朴麻黄汤主之。脉沉者，泽漆汤主之。

【组成】半夏半升　紫参五两一作紫菀　泽漆三斤（以东流水五斗，煮取一斗五升）　生姜五两　白前五两　甘草　黄芩　人参　桂枝各三两

【煎服法】上九味，㕮咀，内泽漆汁中，煮取五升，温服五合，至夜尽。

【方义分析】本方主治“咳而脉沉”，是里气不和，天气不降，治节不行，水道不通，内饮上逆为咳故。泽漆汤方重用泽漆壮肾阴镇水逆，佐以紫菀、白前开肺气散结气，以达阳气，半夏、黄芩分阴阳以降逆气和里气，生姜、桂枝调营卫运阳气行饮气，人参、甘草奠中土交阴阳以和之，犹治水先修堤岸。先煮泽漆取其气味浓厚领诸药入肾充肾气，使其吸引有权。

【临床应用与研究】临床用于治疗肺部癌肿或肺胀。

临床报道[8]泽漆汤加减治疗36例急支、20例慢支病人。治疗方法：每日1帖，2/d；14天为1疗程。治疗结果表明：21例急支达临床控制，占58.33%；9例慢支达临床控制，占45%。

歌曰：五两紫参姜白前，三升泽漆法分煎，桂芩参草同三两，半夏半升涤饮专。

医案1　反复咳嗽伴气急4年，复发1月余案（慢性支气管炎）

姜某，女，45岁。主诉：反复咳嗽伴气急四年，复发1月余。主证：咳嗽痰白黏稠、量多，咯吐尚畅，胸闷气急，动则汗出较多，胃纳欠佳，夜寝欠安，下肢轻度浮肿，苔薄黄，舌质暗红，脉细滑。曾经口服、肌注抗菌药，其效不显。诊断：痰饮咳喘（慢支）。治疗经过：本例属痰热阻肺，清肃失司，治拟清化痰热，肃肺降逆。方用泽漆汤加减：泽漆30g，黄芩30g，枳壳10g，桔梗9g，甘草9g，云茯苓10g，紫菀15g，款冬花10g，陈皮9g，半夏10g，桑白皮10g，炒白术10g，谷麦芽各15g，炙苏子15g，车前子（包）15g。服药7帖后下肢浮肿已消，咳嗽痰量明显好转，胸闷气急，汗出较多、胃纳仍不佳、寝仍不安、苔黄转薄腻。故于上方中去车前子，桑白皮、泽漆，增入煅龙牡各15g，太子参15g，五味子6g，再服7帖，咳痰喘即得明显好转。［黑龙江中医药，2002；3：16～17］

医案2　长期咳嗽，吐泡沫痰，喘息不能平卧案（肺胀）

曾某，男，五十余岁，农民，住遂宁幸福公社九大队。形体尚壮实，三年来长期咳嗽，吐泡沫痰夹少量稠黏痰，时作喘息，甚则不能平卧，咳喘冬夏均有发作，无外感时也可突然发作，面目及四肢凹陷性浮肿，饮食尚佳，口渴喜饮（不分冷热），口腻，大便时干时稀，小便短少。曾服小青龙汤、射干麻黄汤，杏苏散、苓甘五味姜辛汤等，均无显效，时作时止，舌苔薄白有津，舌根苔微黄，脉不浮而见沉滑，诊为肺胀，水饮内停，气郁化热。投泽漆汤原方，一剂咳吐涎痰明显减少，腹泻2次，再进4剂，诸症全愈。观察3年未复发。［成都中医学院学报，1978；（2）：105］

五十一　麦门冬汤

【原文】 大逆上气，咽喉不利，止逆下气者，麦门冬汤主之。

【组成】 麦门冬七升　半夏一升　人参二两　甘草二两　粳米三合　大枣十二枚

【煎服法】 上六味，以水一斗二升，煮取六升，温服一升，日三夜一服。

【药理研究】 现代药理研究显示麦门冬汤有镇咳作用，促进呼吸道净化作用，改善呼吸道高敏状态作用，对肺泡表面活性物质分泌的调节作用，抗肺纤维化及煤烟性损伤作用。包素珍等[9]用小鼠 H22 荷瘤模型来观察麦门冬汤高、中、低各剂量组对荷瘤动物的抑瘤率、体重变化、脾指数的影响。麦门冬汤各剂量组都增加脾脏重量，并提高脾指数（$P<0.01$），对 H22 荷瘤小鼠有抑瘤作用，并能提高其免疫机能。李晶等[10]加减麦门冬汤可促进食管癌、贲门癌术后患者的胃排空，改善胃肠功能紊乱的状态，提高患者的生存质量。

【临床应用与研究】 本方除用于虚热肺痿外，还常用于肺结核、百日咳、矽肺、慢性支气管炎、慢性咽炎，慢性胃炎、胃及十二指肠溃疡、高血压病、糖尿病、妊娠咳逆、经前冲逆症（咳喘、呕吐、眩晕、头痛、衄血）、干燥综合征、药物性口干、口渴、咳嗽等属肺胃津伤，虚火上炎所致者，加减用之确有良效。对鼻咽癌、肺癌、喉癌、食管癌放射治疗后毒副反应之口舌咽干一派阴虚火旺之候，本方也能获得良好效果。使用本方的关键在于麦门冬必须大剂（30～60g），否则效差。

临床报道麦门冬汤加味治疗喉源性咳嗽 52 例[11]，一周症状消失、一月未复发者为治愈 38 例占 73%；一周症状消失、一月复发者为好转 9 例占 18%；一周后咳嗽未消失为无效 5 例占 9%。总有效率为 91%。治疗血管紧张素转换酶抑制剂致干咳副反应 30 例[12]，痊愈 6 例，显效 18 例，无效 6 例，总有效率 80%。对照组咳必清痊愈 0 例，显效 10 例，无效 20 例，总有效率 33.3%，两者比较有显著性差异。麦门冬汤治疗小儿退热后多汗咳嗽 26 例[13]，症状消失 15 例，症状明显减轻 9 例，症状减轻 2 例。收效最短时间为 1 天，最长为 5 天，平均 4 天。

歌曰：火逆原来气上冲，一升半夏七升冬，参甘二两粳三合，枣十二枚是正宗。

医案 1　咳唾涎沫，色白量多，咽干口燥案（虚热肺痿）

患女，52 岁，1995 年 11 月 19 日来院就诊。自述 1 个月前因感冒后咳嗽不已，医治多日未愈。近几天出现咳唾涎沫，色白量多，咽干口燥，喉间如火灼之，欲以冷水漱之为快。问之曾无“气管炎”病史，近来大便燥结，午后潮热，微有汗出之象，食欲不振，肢倦乏力。望其形体消瘦，面色不荣。察其舌质红苔少，按其脉细而数。思之良久，此证正与《金匮要略·肺痿》篇“火逆上气，咽喉不利”（三条），“寸口脉数，其人咳，口中反有浊唾涎沫”（一条）的“虚热肺痿”相吻合。病证已明，随证立法：止逆下气，清养肺胃，投以仲景“麦门冬汤”加沙参、玄参、陈皮、石膏以消息之。次日再诊，病症已减，效不更方，恐过用石膏寒伤胃，故去之。续投前方 2 剂，而获痊愈之功。附处方：麦冬 30g，半夏 5g，党参 12g，大枣 12g，甘草 4g，沙参 15g，玄参 21g，陈皮 10g，石膏 15g，粳米 1 把。［现代中西医结合杂志，2004；13（19）：2588～2589］

医案2　咽痒咳嗽反复发作3月案（咽源性咳嗽）

罗某，男，42岁，1999年10月2日初诊。患者咽痒咳嗽反复发作3月，伴气促低热（T37.2℃~37.5℃），西医诊断为咽源性咳嗽。经用多种抗生素消炎、抗过敏、退热止咳，疗效不佳，转中医治疗。诊见：自觉咽痒如蚁行，痒则咳剧，痒止咳停，咳甚则气逆，痰少咽干，得水咳缓，胃嘈不舒，烧灼感，时有干呕，舌红少津，苔薄，脉细数。胃镜示：慢性胃炎。证属肺胃津伤阴亏，虚火上炎。治宜滋肺阴，养胃津，利咽降火。方用麦门冬汤加减。处方：沙参30g，麦冬、地骨皮、桑白皮各15g，法半夏、玄参各10g，甘草5g。5剂，水煎服，每天1剂。服药后，体温正常，咽痒、咳嗽减轻。原方加麦芽20g，服13剂后诸恙悉除，唯纳食不香，继用陈夏六君子汤善后。[新中医，2002；34（6）：59]

医案3　发热咳血案

李某，男，56岁，1996年11月26日初诊，曾因发热咳血在某医院住院月余，归故里调养2周，复发咳血而急诊就医。诊见：精神疲惫，面色不荣，形体羸瘦，气促咽干，咳唾痰血相兼，亦见纯血鲜红，纳谷不香，大便干燥，舌质红，苔薄黄，脉细数。证属阴虚火旺，肺络损伤。治宜滋阴降火，宁络止血。处方：麦冬、西洋参、沙参、桑白皮、黄芩、生地黄、山药、甘草各10g，半夏5g，大枣5枚。水煎服。服药7剂后诊见精神好转，饮食增加，仍咳嗽气促，痰中带血，药已中病，以原方随证出入而治，月余后面色转红，咳血消失，诸恙悉退，嘱常服六君子丸，以善其后。[河南中医，2000；20（5）：9~10]

医案4　胃中嘈杂案

赵某，男，52岁，1996年11月10日初诊。近1个月来，觉脘中嘈杂，有饥饿感，纳食不香。前医曾投“温胆汤”、“参苓白术散”等方及“多酶片”等助消化药物，皆未能见效，遂来我处求治。刻下胃中嘈杂阵阵，饥不思食，少气懒言，四肢乏力，痰涎盛而多粘，舌红少津，脉细数。证属胃阴不足，虚火上逆。治宜益胃生津，滋阴降火。拟麦门冬汤为治：麦冬25g，半夏10g，甘草5g，红参5g，大枣4枚，粳米15g，5剂。11月16日复诊，诉药后诸症见减，效不更方，仍以前方迭进7剂而安。[甘肃中医，2000；（5）：20~21]

医案5　糖尿病患者腹胀，恶心案（糖尿病性胃轻瘫）

钟某，女，57岁，患糖尿病11年，腹胀，恶心1月余，呕吐3天入院。入院后，根据临床症状、体征及实验室检查诊为：糖尿病胃轻瘫；2型糖尿病。除给予降糖药物治疗外，又给予中药麦门冬汤加味治疗。方用：麦冬9g，半夏12g，西洋参15g，扁豆9g，薏米15g，陈皮9g，炙甘草6g，旋覆花（包煎）6g，代赭石15g，生姜6g，大枣5枚，水煎服，日1剂。用药3剂后，患者呕吐停止，方中去旋覆花、代赭石，继服6剂，症状消失。又守上方巩固治疗一疗程后，患者未再复发。[黑龙江中医药，2002；（01）：7]

医案6　服农药后胃脘痞闷灼热案（食道、胃慢性炎症伴糜烂）

张某某，女，47岁。因家庭口角，赌气之下服农药乐果百余毫升，幸救及时才免一死，然而农药灼伤食管及胃，再加洗胃创伤，月余乃觉胃脘痞闷灼热，嗳气嘈杂，时而呃逆。口干咽燥，吞咽觉胸痛透背，自上而下，不思饮食。经纤维胃镜检查见：食道黏膜充血，下段米粒样糜烂3处，胃大部分红斑充血水肿，大弯处散在多处糜烂，分泌物增多。诊为食道、胃慢性炎症伴糜烂而来院求诊。刻下症：面色少华，肌肤干瘦，嗳气欲呃，胸腔烦热，咽干口燥，吞咽食物自上而下疼痛，不思饮食，大便干结难解，舌红无苔，脉细数。以麦门冬汤重用沙参至30g，加公英、大黄3剂，上述症状减轻。7剂诸症俱除，乃去大黄减少沙参量为12g，加黄芪、白及再进7剂以善后，经纤维胃镜检查只留部分胃黏膜充血，少量分泌物。[北京中医，2004；23（1）：59]

五十二　葶苈大枣泻肺汤

【原文】肺痈，喘不得卧，葶苈大枣泻肺汤主之。

肺痈胸满胀，一身面目浮肿，鼻塞清涕出，不闻香臭酸辛，咳逆上气，喘鸣迫塞，葶苈大枣泻肺汤主之。

支饮不得息，葶苈大枣泻肺汤主之。

【组成】葶苈（熬令黄色，捣丸如弹丸大）　大枣十二枚

【煎服法】上先以水三升，煮枣取二升，去枣，内葶苈，煮取一升，顿服。

【临床应用与研究】主治肺痈未溃之证，现临床应用治疗渗出性胸膜炎、胸腔积液、喘息性支气管炎、百日咳、肺源性心脏病心力衰竭、风湿性心脏病心力衰竭等属肺实壅滞，气机被阻，喘息不得平卧者，小儿肺炎、小儿病毒性肺炎等。

临床报道治疗反应性胸水8例[14]，其中肝破裂修补术6例，脾破裂修补术2例，10天为1疗程，全部病例经1~2个疗程治疗后，胸水消退，均获痊愈。其中胸水消退最快8天，最慢20天，一般为10~15天。治疗支气管哮喘46例[15]，临床治愈6例，显效21例，有效15例，无效4例，总有效率91.3%。治疗前和治疗后比较有统计学意义（$P<0.01$）。治疗慢性肾功能衰竭（CRF）合并心包积液48例[16]，治疗1月后，症状消失或好转者46例，2例合并充血性心力衰竭者症状加重死于心脏骤停。治疗小儿病毒性肺炎46例[17]，显效42例，有效3例，无效1例，总有效率为97.83%。

歌曰：喘而不卧肺痈成，口燥胸疼数实呈，葶苈一丸十二枣，雄军直入夺初萌。

医案1　肝破裂术后胸水案

吴某，男，16岁。患者因玩要不慎从二楼阳台跌下后，右侧胸胁剧痛，呼吸时疼痛加重，面色苍白，而来院急诊。入院后，X线摄片示：右侧多发性肋骨骨折。B超示肝破裂。病势严重，遂即剖腹作肝修补术，并给予输血、输液等抢救后，病情渐趋稳定。旬日后，出现右侧胸闷，咳嗽气急，痰少。经B超、X线摄片检查，诊断为右侧胸腔积液（中等量）。即用抗生素、激素和胸腔穿刺抽液3次约1600ml等治疗后，胸水暂退、随后又增，难以控制，乃请中医会诊。诊见患者形瘦神倦，咳嗽气急，不能平卧，胸闷口干，胃纳差。舌苔黄，脉小弦。证属水饮内停，肺失宣降。治宜清热泻肺，利水化饮。方用加味葶苈大枣泻肺汤化裁：葶苈子、枳壳、大贝母、杏仁各10g，黄芩、银花、猪苓、茯苓各15g，炙桑白皮、焦山楂、焦神曲各12g，泽泻20g，大枣8枚，5剂后，胸闷咳嗽减，气急已平，嘱原方续服5剂，药后诸症告退，经B超，X线摄片复查，胸腔积液消退，后以养阴清肺法调治1周，痊愈出院，随访未再复发。[浙江中医杂志，1998；（05）：207]

医案2　四肢关节疼痛，胸闷憋气，夜间不能平卧案（类风湿肺）

某女，58岁，干部，1994年10月7日住院。因四肢大小关节疼痛、肿胀1年，伴胸闷、憋气10余天，门诊以“类风湿性关节炎”收入院。患者因受潮湿后致两腕、掌指、

近端指、两膝关节肿胀、疼痛，晨起关节僵硬感加重，诊断为“类风湿性关节炎”。坚持服用泼尼松、吲哚美辛、甲氨喋呤治疗，病情稳定。半月前，因停用泼尼松10mg后，逐渐出现胸闷、憋气、胁痛，每以呼吸、转侧、咳嗽时加重，夜间不能平卧。查体：体温37.8℃，脉搏102次/分钟，呼吸23次/分钟，血压16.0/10.0kPa。痛苦貌，坐卧位，口唇紫绀。胸部呼吸运动减弱，触觉语颤消失，叩诊第10、11肋间呈实音，听诊两肺底有支气管呼吸音及湿性啰音。两膝、腕、掌指、近端指关节中度肿胀，压痛，功能2级。实验室检查：WBC10.8×10^9/L，RF64阳性，C－反应蛋白阳性，IgM、IgA、IgG增高。胸部CT示两下肺中等积液，肋膈角变钝，右侧胸膜肥厚。结论为两下肺中等积液，右侧胸膜肥厚。西医诊断：1. 类风湿肺，2. 类风湿性关节炎。中医诊断：1. 悬饮，2. 热痹。治疗：1. 持续吸氧。2. 甲泼尼龙1g加入0.9%的生理盐水500ml中静脉点滴，连用3天。之后，早8点顿服泼尼松60mg。病情稳定后递减。3. 新灭菌2g加入0.9%的生理盐水250ml中静脉点滴，每日1次，连用5天。4. 中药葶苈大枣泻肺汤加味：葶苈子30g，大枣10枚，雷公藤20g（先煎30分钟），金银花24g，蒲公英18g，夏枯草24g，桑白皮24g，重楼30g，黄芩12g，生甘草9g。水煎服，日1剂。治疗结果：使用以上方案治疗3天后，夜间能平卧休息，体温正常，右肺底闻及支气管呼吸音及湿性啰音。第10天病情稳定，复查胸部CT示右肺底仍有小量积液，胸膜肥厚无改善。四肢大小关节轻度肿胀，压痛，功能1级。之后，多次做胸部X线、CT片为右侧胸膜肥厚。关节肿胀、疼痛消失，关节功能基本正常。1年后递减至停用泼尼松。为防止类风湿性关节炎复发，长期服用清痹片，随访至今未复发。[山东中医杂志，2000；19（10）：631]

医案3　妊娠合并结核性胸膜炎案

李某某，女，25岁，已婚，于1996年10月23日入院，住院号：96332。停经32周，干咳、盗汗伴右侧胸痛8天，门诊诊为“妊娠合并右侧胸腔积液”。入院查体：体温37.2℃，脉搏92次/分钟，呼吸12次/分钟，血压16/10kPa。气管向左侧轻度移位，右侧胸廓饱满，呼吸运动减弱，叩诊呈浊音，右侧中下肺呼吸音消失，心脏听诊无明显异常，腹隆起，肝脾肋下未及，宫底在剑突下3横指。血常规：白细胞计数10.2×10^9/L，中性0.75，淋巴0.25，血沉42mm/h。B超检查右侧胸腔见6cm无回声液性暗区，提示右侧胸腔中等量积液。查结核菌素试验（＋）。经B超定位，在右侧腋后线第8、9肋间行胸腔穿刺引流术，穿刺无损伤，胸水为草黄色，透明，当抽至280ml时，患者突然感心悸、气促，面色苍白，立即停止抽吸，平卧休息，约5分钟后心悸等缓解。胸水标本送检报告：潘氏试验（＋），细胞数1.1×10^9/L，单核0.70，多核0.30，比重1.022。结合临床，确诊为妊娠合并右侧结核性胸膜炎。考虑患者为晚期妊娠，不宜抗痨治疗；抽胸水过程中出现不适，不宜再次抽吸；服用中药“十枣汤”、“控涎丹”又是妊娠禁忌。故采用加味葶苈大枣泻肺汤治疗。方用：葶苈子2g，茯苓12g，紫菀5g，苏子10g，桔梗10g，杏仁10g，陈皮6g，制半夏10g，竹茹10g，百部10g，丹参9g，黄芩9g，大枣12枚。每日1剂，水煎服。5剂后，咳嗽、气急渐平，右侧胸痛缓解，B超复查示右侧胸腔少量积液。原方续进5剂，患者精神基本恢复，B超再次复查，右侧胸腔微量积液。患者出院，嘱其产后抗痨治疗。随访半年，未见复发，小儿生长发育正常。[山西中药，1997；（06）：30]

医案4　右胸疼痛，大汗淋漓，屏气不敢呼吸案（胸膜炎）

冯某某，男，57岁，就诊于1995年5月。患者缘于半月前自觉右胸胁隐隐作痛，转侧不利，咳嗽或深吸气时疼痛加剧，甚时剧痛难忍，面色灰白，大汗淋漓，屏气不敢呼吸，伴见神疲倦怠，声音嘶哑，发热以午后为甚，体温可达39℃，但喝一杯热开水后，体温可于1h左右退尽。舌质淡红、苔白偏腻，脉象弦滑。查体：心率每分钟86次，律尚齐，心尖区可闻及收缩期杂音，两肺呼吸音减弱，语颤音减弱，背部右侧第8肋以下饱满外突隆起，叩诊第6肋以下呈实音样改变。胸片示：右侧胸膜炎合并胸腔积液。结核菌素试验（-）。依据舌脉症及理化检查，病属悬饮。方以葶苈大枣泻肺汤合柴枳半夏汤化裁，以泻肺通络利水，拟方如下：葶苈子15g，柴胡、枳壳、桔梗、郁金各12g，夏枯草、全瓜蒌、黄芩各15g，青皮、丝瓜络各6g，冬瓜仁30g，大枣5枚。守此方共进12剂后，患者面色红润，精神健旺，胁痛消除，夜间能平卧，翻身转侧无碍，听诊时两肺呼吸音清晰，经某省级医院CT检查：两肺纹理清晰，未见异常病变，痊愈出院。随访至今，健康无恙。[江西中医药，1997；28（3）：55]

医案5　夜间阵发性呼吸困难案（心力衰竭）

白某，女，56岁，既住有冠心病史10余年，近1年出现夜间阵发性呼吸困难。入院症见：咳嗽，气急上逆，端坐位，咯大量白色细沫样痰，汗出，唇青。查体可见双肺满布湿啰音及哮鸣音，心电图示Ⅱ度房室传导阻滞。诊为冠心病并发急性左心功能不全，给予扩冠利尿、解痉等常规治疗，而洋地黄选用似有疑问，经治时有反复，后配以葶苈大枣泻肺汤加味。方药：葶苈子15g，大枣4枚，附子、干姜各6g，茯苓、泽泻、防己各10g。服7付，诸症明显缓解，1月出院，院外随诊半年，未见复发。[新疆中医药，2002；20（3）：80]

五十三　桔梗汤

【原文】咳而胸满，振寒脉数，咽干不渴，时出浊唾腥臭，久久吐脓如米粥者，为肺痈，桔梗汤主之。

桔梗汤，亦治血痹。

【组成】桔梗一两　甘草二两

【煎服法】上二味，以水三升，煮取一升，分温再服。则吐脓血也。

【药理研究】桔梗汤可能具有治疗肺纤维化的作用。其作用靶点可能与促进骨形态发生蛋白-7（BMP7）蛋白表达有关。

【临床应用与研究】桔梗汤为肺痈脓溃的主治方，但因药少力弱，临床常合千金苇茎汤加鱼腥草、败酱草、金银花、蒲公英等清热排脓之品，以提高疗效。目前临床常用本方加味治疗急慢性咽喉炎、猩红热、肺脓疡、放射性食管炎、感冒等疾病。另外桔梗汤还有开宣肺气的功能。在常规治疗血痹证所采用之虫、草、木、石类活血化瘀之品效不佳时，加用桔梗汤常能获得佳效。咽干痒，有灼热感明显者加蝉蜕，咽中有痰而便秘者加瓜蒌。

临床报道桔梗汤加味治疗急慢性咽炎193例[18]，方药：桔梗10g，甘草12g，银花6g，大海6g，牛子6g，玄参6g。急性咽炎者加山豆根6g，板蓝根6g，伴口渴者加麦冬6g，声音嘶哑者加蝉衣6g，痰多者加大贝6g。服用方法：每日1剂，冲洗干净，以开水闷泡后代茶饮，反复加水3~4遍频服，一般8~12剂可愈。其中147例痊愈，39例好转，7例无效。治疗喉源性咳嗽50例[19]，治疗后痊愈38例，占76%，好转7例，占14%，无效5例，占10%。痊愈患者中服5剂治愈22例，10剂治愈12例，15剂治愈4例。

歌曰：脓如米粥肺须清，毒溃难支药要轻，甘草二两桔一两，土金合化得生生。

医案1　恶寒发热，胸痛不适，咳嗽咯脓腥臭痰案（肺脓肿）

患者周某，男性，年近花甲，恶寒发热，胸痛不适，咳嗽咯脓腥臭痰旬余，在某地医院抗菌素，体位引流等法常规治疗月余，虽症情缓解好转，但终久不愈，要手术切除局部残肺，患者畏惧不愿意，家人迫于无奈，于97年7月21日，正值盛夏，邀余诊治。发热38℃，咳嗽气喘，纳谷欠佳，体瘦弱，舌淡红，苔薄黄，脉细数，继思《金匮要略》云："咳而胸满振寒，脉数，咽干，不渴，时出浊唾腥臭，久久吐脓如米粥者，为肺痈，桔梗汤主之"。遂投方：桔梗30g，甘草，枳壳、连翘各20g，杏仁，阿胶（烊冲）各10g，浙贝母15g，黄芪、银花各40g，夏枯草25g，败酱草30g，煮汤取服5帖，症情渐轻好转，效不易方，依照上方，增减变通用药迭进服38剂，热退咳止，病除恙瘥，尔后休息2，3天恢复正常工作，随访1年无变化。[光明中医，2000；15（89）：30~31]

医案2　喉源性咳嗽案

张某，女，62岁，干部，2001年8月14日初诊。咽喉痒、干咳半年余，半年前因感冒而引发咽痛咳嗽，体温38℃，伴头晕、乏力等症状，经对症治疗后体温正常，头晕乏力等伴随症状也随之消失，但咽痒咳嗽至今未愈。此患者曾断续用抗生素治疗2个月，但无明显疗效。刻下见症：咽干、咽喉奇痒无比，干咳无痰，便秘、胸闷，遇冷或遇热及刺激性气味咳嗽加重。查血常规正常，X线胸片心、肺未见异常，检查咽部有充血，咽后壁淋巴滤泡增生，舌红苔黄，脉细数，拟滋养肺阴，祛风利咽法。处方：桔梗20g，甘草10g，瓜蒌10g，山豆根10g，元参10g，麦冬10g，双花10g，连翘10g，杏仁10g，薄荷10g（后下），防风10g，勾藤15g。每日1剂，分早晚服，连服7剂后明显好转，再服5剂症状完全消失。至今未发。[成都中医药大学学报，2005；28（1）：19]

医案3　胸痹案

王左，30有余，工人。1988年3月来诊，住院号19076。病家述胸部闷痛彻背年余，常因气候寒冷和情怀不遂而加重，痛时以物抵住背部稍舒、脉弦缓，舌质暗，边尖有瘀点，苔白。心电图诊断：窦性心动过缓，心率每分钟58次，右束支传导阻滞。血脂高。西医诊断：疑冠心病。中医辨证为"胸痹"，属气滞血瘀，胸阳不振型。立法：理气化瘀，温阳通痹。方用：柴胡舒肝散加减。药物组成：柴胡12g，白芍12g，川芎9g，赤芍15g，枳壳10g，檀香10g，桂枝9g，薤白12g，茯苓20g，甘草6g。治疗10余天，症状无明显减轻，随合入桔梗汤，桔梗15g，以宣心肺之郁，并可载诸药力上行直达病所；甘草用量渐加至20g，以补心肺之气，行血脉之瘀。服3付，自觉胸部较前畅快，又续服6剂，胸部闷痛顿减，再进6剂，病家诸症状消失。复查心电图正常，出院调养。[中医研究，1994；7（2）：15]

五十四　越婢加半夏汤

【原文】咳而上气，此为肺胀，其人喘，目如脱状，脉浮大者，越婢加半夏汤主之。

【组成】麻黄六两　石膏半斤　生姜三两　大枣十五枚　甘草二两　半夏半升

【煎服法】上六味，以水六升，先煎麻黄，去上沫，内诸药，煮取三升，分温三服。

【临床应用与研究】本方对肺气肿、支气管炎、哮喘等病症急性发作时而见本方证者最为贴切，临床可根据具体表现，加减应用：痰热内盛，胶黏不易咯吐者，加鱼腥草、瓜蒌皮、海蛤粉、海浮石、风化硝等；痰鸣喘息，不得平卧，加射干，葶苈子；痰热壅结，腹满便秘者，加大黄；痰热伤津，口干舌燥者，加花粉、知母、芦根。

临床报道越婢加半夏汤治疗百日咳 50 例[20]，治愈者 43 例，好转 4 例，无效 3 例，治愈率 86%，总有效率 94%。治疗哮喘 55 例[21]，治疗好显效 20 例，好转 21 例，有效 10 例，无效 4 例，总有效率 92.75%，显著优于氨茶碱对照组。

歌曰：风水多兮气亦多，水风相搏浪滔滔，全凭越婢平风水，加夏半升奠巨波。

医案 1　咳嗽痰黄质稠，喘促不得平卧案（肺胀）

苏某，男，76 岁，于 2001 年 7 月 20 日来诊，自诉患咳喘病 40 余年，此次因外感风热而使病情加重。症见咳嗽，痰黄质稠，喘促气粗，倚坐不得平卧，口干，口渴，便干，无发热，舌质红少津，苔黄腻，脉滑数。开始患者拒绝服用中药，故予西药抗炎、平喘为主治疗 20 余天而症状无缓解，后改服中药。查体该患者仍为痰热郁肺之肺胀，用以越婢加半夏汤加减：麻黄 10g，生石膏 50g，半夏 10g，生姜 6g，红枣 4 枚，生甘草 5g，天花粉 15g，知母 15g，此方加减共服 10 余剂而愈。[吉林中医药，2002；22（5）：55]

医案 2　阵发性咳嗽，伴气急、呕吐痰涎案（小儿百日咳）

杨某，男，6 岁。1994 年 3 月 20 日门诊。患儿阵发性咳嗽，伴气急、呕吐痰涎 1 周。检查体温 39℃，血象：白细胞 $14.1\times10^9/L$，中性 0.84。胸透：两肺纹理粗重，并见到右中上肺大片阴影。诊断为百日咳合并肺炎。查阅前面所用之药：西药镇咳，抗生素注射和口服；中药服过麻杏石甘汤、鸡胆冰糖膏。患儿仍发热不退，烦躁，咳喘，呕吐痰涎。脉浮数，舌尖边红，苔白微腻。综观脉证，邪热壅肺，肺失清肃，痰浊饮邪使胃失和降，壅迫于肺而咳喘上气，呕吐痰涎。治当清热肃肺蠲饮，用越婢加半夏汤化裁。处方：麻黄 5g，生石膏 30g，生姜 3 片，甘草 5g，红枣 5 枚，法半夏 6g，黄芩、茯苓各 10g，赤芍 5g，僵蚕 10g。每天 1.5 剂，水煎，分 3 次服。药后 36 小时，热退（T37.5℃），痰涎减半，咳喘基本平息。续用上方增减，以调理肺胃，清气化痰为主，前后服药 10 剂而愈。[江苏中医，1995；16（1）：15]

五十五　小青龙加石膏汤

【原文】肺胀，咳而上气，烦躁而喘，脉浮者，心下有水，小青龙加石膏汤主之。

【组成】麻黄　芍药　桂枝　细辛　甘草　干姜各三两　五味子　半夏各半升　石膏二两

【煎服法】上九味，以水一斗，先煮麻黄去上沫，内诸药，煮取三升。强人服一升，羸者减之，日三服，小儿服四合。

【临床应用与研究】本方常用于肺气肿、肺心病急性发作、慢性支气管炎、支气管哮喘等病属寒饮素盛，因气候变化诱发者。

郭志红等[22]以小青龙加石膏汤治疗肺心病急性发作期，小青龙加石膏汤组在改善咳、喘、痰、心悸、口唇紫绀及湿啰音方面明显优于对照组（抗感染用氨苄青霉素或头孢唑啉静点），综合疗效比较小青龙加石膏汤组显效 25 例，好转 11 例，无效 2 例，死亡 2 例，总有效率90.0%，对照组总有效率72.5%。保留灌肠治疗喘证15例[23]，治疗1~2周后，15例患者中痊愈5例，好转9例，无效1例，总有效率93.3%。治疗小儿喘息性支气管炎40例，治愈33例，好转6例，无效1例，总有效率97.5%。

歌曰：小龙分两照原方，二两膏加仔细详，水饮得温方可散，欲除烦躁藉辛凉。

医案1　饮邪伏肺，气喘不能安卧案

孙某，男，60岁，2000年2月21日初诊。有哮喘病史近20年，复发2个月，经用多种抗菌素治疗无效。现症：咳嗽，咽痒，夜间气喘，不能安卧，喉间痰鸣有声，咯痰量多、色白质黏且夹泡沫，苔薄白，脉弦滑。证系饮邪伏肺，郁而化热，肺失肃降。治宗仲景小青龙加石膏汤意，化饮清热，温清并用。处方：炙麻黄5g，川桂枝5g，生石膏30g（先煎），射干10g，细辛3g，干姜3g，五味子6g，紫菀10g，佛耳草12g。水煎服，日1剂，7剂。2月28日复诊：言1剂药后当夜咳嗽即减轻，咯痰亦少，唯稍劳仍气喘。此乃久病肺肾亏虚难复，故转以补肺纳肾为主，从本图治而收功。小青龙加石膏汤是仲景治痰饮化热的著名方剂。临床运用指征有二：1. 凡属饮邪为病，吐大量泡沫痰者；2 凡有饮邪化热征象，如夹黏痰如丝难咯，或心烦，或舌边尖红，或苔白罩黄等。具此二点，投之即效。[国医论坛，2002；17（4）：10]

医案2　反复咳嗽、咳痰，伴双下肢水肿案（喘证）

患女，64岁，以反复咳嗽、咳痰10年，劳力性心悸2年，加重伴双下肢水肿2天于2001年3月18日入院。查体：血压16/10kPa（120/75mmHg），体温38.9℃，一般情况差，球结膜水肿，口唇紫绀，颈静脉怒张，咽红，桶状胸，肋间隙增宽，语颤减弱，叩诊过清音，肺肝界下移，剑突下可见心脏搏动，双下肺闻及干湿性啰音。肝大，脾未触及，双下肢水肿。胸片：双肺透光度增强，肋间隙增宽，肺纹理乱，心影呈梨形，肺动脉段突出。血常规：WBC12.7×10^9/L，中性82%，淋巴18%，Hb160g/L，PIT196×10^9/L。诊断：慢支，肺气肿，肺心病合并感染，心功能Ⅲ级。中医四诊：喘逆上气，不能平卧，恶寒，烦躁，息粗，鼻煽，口渴，舌红，苔薄黄，脉浮滑数。辨证属表寒里热兼有瘀血。予抗感染、解痉、利尿治疗，同时加用小青龙加石膏汤加桃仁煎剂保留灌肠。入院第2天，体温正常，症状明显减轻。第5天，双下肢水肿消失，复查血常规恢复正常，住院10天出院，随访至今未复发。[现代中西医结合杂志，2002；11（23）：2350~2351]

五十六《千金》苇茎汤

【原文】《千金》苇茎汤，治咳有微热，烦满，胸中甲错，是为肺痈。

【组成】苇茎二升，薏苡仁半升，桃仁五十枚，瓜瓣半升

【煎服法】上四味，以水一斗，先煮苇茎得五升，去滓内诸药，煮取二升，服一升，再服，当吐如脓。

【药理研究】现代研究表明苇茎汤能活化肝脾吞噬细胞系统，增强机体免疫，提高抗病能力。并有抗炎、抗渗出、抗过敏，改善血液循环，起到化瘀作用。

【临床应用与研究】临床用于肺脓疡、肺炎、支气管扩张并感染、慢性支气管炎并感染、阑尾周围脓肿、渗出性或化脓性胸膜炎、化脓性中耳炎、前列腺炎、小儿肺炎、小儿过敏性咳嗽等疾病。还可用于以湿（或痰）热瘀阻为主要病因的乳房疾病、带下病、鼻

渊等症。

临床报道以苇茎汤加味治疗大叶性肺炎22例[24]，均有效，其中痊愈16例，好转6例。症状消失最多在7～10天，退热最短5小时，最长8天，大部分病灶在15天内吸收。苇茎汤加减治疗痰热咳嗽47例[25]，痊愈33例，显效11例，无效3例。治疗渗出性胸膜炎50例[26]，痊愈40例，显效9例，无效1例（本例患者为晚期癌症广泛转移引起胸水）。

歌曰：胸中甲错肺痈成，烦满咳痰数实呈，苡瓣半升桃五十，方中先煮二升茎。

医案1　大叶性肺炎案

吴某，男，40岁，干部，1991年11月20日诊。患者因野外工作受凉，并遇雨淋湿，当晚发热恶寒，翌晨咳嗽，在当地卫生所以感冒治疗，肌注柴胡注射液，口服先锋Ⅳ及感冒灵、退热片等，药后仍见高热，咳嗽甚。再次往医院复诊，诊为支气管炎，曾肌注青霉素，口服咳必清、复方甘草片，治疗3天后，发热反复，咳嗽未减而求治于余。刻诊：高热（T39.2℃），恶寒，咳嗽咯脓痰，胸痛，呼吸急促，听诊肺部呼吸音减弱，伴有湿性啰音。血检：白细胞15×10^9/L，N 0.85，L 0.15，X线摄片呈大片致密阴影，符合大叶性肺炎。属中医学喘咳、肺胀、肺痈、温病范畴，此乃痰热壅肺，治以清肺泄热除痰之法，用苇茎汤加味。处方：苇茎、生苡仁、鱼腥草各30g，冬瓜仁15g，桃仁、桔梗、黄芩各12g，甘草10g，白茅根、茜草各20g。每日1剂水煎服。连服5剂后，体温已降至38℃，咳痰减少，诸症减轻，守前方再进5剂，体温已降至37.5℃，余症大减。以前方加减服10天，热退咳嗽除，X线检查肺部阴影已吸收，血检正常而愈。［新中医，1996；（07）：48］

医案2　痰热咳嗽案

赵某，男，48岁。感冒发热，T38.5℃，咳嗽，流浊涕，头痛，在私人门诊静脉滴注青霉素3天，病情未见好转，渐出现咳嗽、咳痰、痰色黄，晨起痰中带有血丝，咳引胸痛，身热，口干，大便秘结。舌质红、苔黄腻，脉细数。查体：T37.8℃，精神欠佳；胸部听诊两肺呼吸音粗，两肺底可闻及湿性啰音，心率88次/分，律齐，各瓣膜听诊区未闻及器质性杂音，腹软无压痛，双肾区无叩击痛，双下肢无水肿；神经系统检查生理反射存在，病理反射未引出。实验室检查回报示：血常规：WBC 8.9×10^9L，L 0.22，N 0.77。胸片示：两肺底可见片状阴影，以右肺底为重。入院后予苇茎汤加减服用，2天后咳嗽、咳痰症状明显减轻，已无痰中带血丝；10天后临床症状基本消失，偶有口干，治愈出院。［新疆中医药，2002；（04）：74］

医案3　渗出性胸膜炎案

李某，男，57岁，1984年7月10日初诊。患胸闷气短1个月，经某医院X光摄片检查诊断为右侧胸膜炎并发右侧胸腔大量积液，经住院治疗抽胸水2次，病情见好转，出院当天用中药治疗，药用：鲜芦根200g，桃仁20，薏苡仁、冬瓜仁各60g，杏仁、郁金各20g，黄芪40g，大枣20g，葶苈子（纱布包煎）10g，红参5g。煎煮方法：冷水800ml煎煮40分钟，取汁200ml，煎煮3次混合分3次服，每日1剂，服药期间禁食肉类，特别是鲜猪肉。按上方治疗20天后，患者大便解出黏冻样物约50ml，胸闷气短也随之消除。X光摄胸片复查：两肺清晰，胸水消除。饮食调理数日身体恢复，痊愈。随访数年身体一直健康。［辽宁中医学院学报，2002；4（2）：130］

医案4　肠痈案

张某，男，26岁，1988年8月21日初诊。患者诉患慢性阑尾炎6年，2日前因饮食不节腹痛发作，伴发热恶寒，胸中烦闷，口渴喜饮，嗳气纳呆，咳黄痰，大便秘结，小便赤涩，舌质红，苔黄腻，脉滑数。中医诊为肠痈（热毒蕴结），治以清热解毒，化瘀排脓，方用苇茎汤加味：芦根30g，桃仁12g（打），薏苡仁15g，冬瓜仁20g，蒲公英30g，地丁30g，黄连6g，桔梗9g，黄芩9g，败酱草20g，川楝子12g，元胡9g，大黄9g（后下），二煎取汁500ml，分早晚口服。3剂后腹痛及胸闷症状减轻，痰量少，舌质淡，苔黄稍腻，脉濡数。上方加山楂15g，神曲9g，3剂煎服，服后诸症明显减轻，原方再进3剂获愈。[中国民间疗法，1999；(11)：23~24]

医案5　慢性前列腺炎案

姜某，男，26岁，工人。2000年9月6日初诊。主诉：梦遗2年余，婚前有较频繁自慰行为。婚后多梦遗精，每周1~2次，同房早泄，伴有头晕乏力，性情抑郁，阴囊潮湿，尿后白浊。曾在省城某泌尿生殖专科医院检查前列腺液：白细胞10~15个/HP；卵磷脂小体++。服自制药剂月余效不显著。检查：阴茎及睾丸发育正常，尿道口不红，有少量白色浆性黏液，双侧附睾无增粗疼痛。舌红、苔薄黄腻，脉沉弦。诊断：(1)慢性前列腺炎；(2)遗精。治以清热利湿，化痰涩精。选加味苇茎汤：冬瓜仁、生薏苡仁、败酱草、生龙骨、牡蛎各30g，芦根、红藤各20g，桃仁、牛膝、知母、黄柏各10g，每日1剂，水煎分2次服，连服15天后，自诉再无遗精，每次大便后有精液溢出，上方加萆薢15g、石菖蒲5g、金樱子15g，续服10天，便后已无白浊溢出，遗精未发生。性功能基本正常。再用原方出入调治月余，诸症皆除。[江西中医药，2003；34(244)：27]

医案6　右下肢疼痛，肌肉萎缩案（痿症）

患男，6岁，1987年8月14日诊。主诉右下肢疼痛，肌肉萎缩（右小腿比左小腿周径约小3cm），跛行，伴汗多、口干、大便硬5个月。诊见：体瘦，面色苍白，舌暗红苔白，脉滑。此为热灼宗筋，津液受损，血脉不通，筋脉失养所致之痿证。以清热养阴，活血通络为治则。药用：薏仁20g，连翘10g，冬瓜仁10g，桃仁6g，牛膝10g，淮山药12g，芦根10g，丝瓜络8g，赤芍8g，地龙8g，蜈蚣1条。每天1剂，连服9剂后，右下肢疼痛逐渐减轻。方药获效则守方又服药2周，每天1剂，至右下肢疼痛消除，跛行好转。之后加用山甲、蜈蚣、黄柏，又服10剂，诸症消失，右下肢萎缩亦恢复如初，步履正常而病愈。[医学理论与实践，1995；8(6)：280]

医案7　粉刺性乳痈案

李某，女，38岁，农民，经产妇。2000年8月6日就诊。诉右乳肿痛，乳头溢脓3年，伴乏力、纳减，经中西医多方治疗，效果不佳。查：神疲，右乳头内缩，多导管口溢液，色黄黏稠，味腥臭，乳晕暗红，水肿，乳晕下可扪及硬结，触痛（++），舌淡，苔黄腻，脉细。证属湿热内蕴，气血亏虚。治以清热渗湿排脓为主，佐以益气养血，扶正托毒。处方：苇茎30g，薏苡仁30g，冬瓜子30g，桃仁10g，生芪30g，当归10g。服药5剂后，觉乳头溢脓增多变稀，乳晕肿痛稍减，硬结变软。续服5剂后，右乳头间断可见少许淡黄色液体溢出，乳晕下硬结变小。效不更方，守上方加穿山甲30g，再服10剂后，精神好转，纳食正常，右乳头无内陷，无溢液，乳晕皮色如常，乳晕下硬结消失，舌淡苔薄白，脉细。予参苓白术散合四物汤加减10余剂，诸症悉除，随访2年来，未复发。粉刺性乳痈多为本虚标实之症。患者气血亏虚，不能化湿行血，致水湿内停，瘀血留滞，湿郁化热，湿热瘀阻，腐化气血为脓，故见乳房硬结、导管口流脓等症，气血不足见神疲、乏力、纳减、舌淡、脉细等。苇茎汤清热利湿、祛瘀排脓以治标，加生芪、当归补益气血以治本。湿热去，瘀阻清，气血复，故诸症悉除。以参苓白术散合四物汤养血和营、健脾化湿以善后，正所谓："正气存内邪不可干。"[四川中医，2004；22（4）：26]

医案8　鼻窦炎案

陆某，男，16岁，1986年2月2日初诊。患者患慢性鼻窦炎4年，诊见舌质红，苔黄腻，脉滑数。中医诊为鼻渊（热壅肺窍），治以清热化浊，宣肺利窍，方用苇茎汤加减：芦根15g，冬瓜仁15g，薏苡仁15g，白芷20g，苍耳子10g，黄芩10g，辛夷9g，桔梗9g，杏仁9g，薄荷6g（后入），二煎取汁500ml，分早晚口服。3剂后诸症明显减轻，原方加减续服5剂后获愈，随访3年未复发。方中芦根、黄芩、薄荷清泄肺热，冬瓜仁、薏苡仁清热祛痰排脓，桔梗、杏仁宣肺化痰，重用白芷增强排脓化浊之力，更有利于通鼻窍，辛夷、苍耳子宣肺通鼻窍。全方重在清热宣肺，肺气宣则鼻窍通，故可奏效。[中国民间疗法，1999；11：23~24]

参考文献

1. 周齐娜．甘草干姜汤加减治疗内耳性眩晕48例临床报道．河南中医药学刊．1998；13（3）：41
2. 王树凡，荆新建．加味射干麻黄汤治疗咳嗽变异性哮喘60例．中医研究．2004；17（4）：30~31
3. 陶玉．射干麻黄汤治疗小儿喘息性支气管炎的疗效观察．山西中医．2003；19（5）：18
4. 邱根祥，江敏．加味射干麻黄汤为主治疗小儿过敏性鼻炎30例——附西药治疗30例对照．浙江中医杂志．2004；（11）：483
5. 周庆伟，李素云．《金匮要略》皂荚丸治疗慢性阻塞性肺病痰浊阻肺型的临床研究．中国医药学报．1997；12（4）：35~36
6. 李登美．金匮皂荚丸为主治疗肺泡蛋白沉着症18例．浙江中医杂志．1995；（02）：59
7. 何长义．厚朴麻黄汤加减疗肺胀．浙江中医杂志．1997；（03）：128
8. 石素华．止嗽散与泽漆汤加减治疗咳嗽病临床观察．黑龙江中医药．2002；3：16~17
9. 包素珍，郑小伟，宋红，等．麦门冬汤的抑瘤作用．中医研究．2005；18（8）：9~10
10. 李晶，刘亚娴，王建方，等．加减麦门冬汤对大鼠胃排空的影响．中国自然医学杂志；2000；2（1）：5~7
11. 刘朝芳．麦门冬汤治疗喉源性咳嗽临床观察．光明中医．2001；16（94）：44~45
12. 黄敏．麦门冬汤治疗血管紧张素转换酶抑制剂致干咳副反应30例．河北中医．2004；26（3）：199
13. 刘斌．麦门冬汤治疗小儿退热后多汗咳嗽26例．广西中医药．1997；20（1）：22
14. 张铭传．加味葶苈大枣泻肺汤治疗反应性胸水8例．浙江中医杂志．1998；（05）：207
15. 朱建秀，顾涛，杨永华．葶苈大枣泻肺汤加味治疗支气管哮喘46例．上海中医药杂志．2001；10：17~18
16. 范萍．葶苈大枣泻肺汤治疗CRF合并心包积液48例分析报告．河南中医．2000；20（5）：36
17. 谢梅华，吴虹．葶苈大枣泻肺汤为主治疗小儿病毒性肺炎．湖北中医杂志．2003；25（6）：21
18. 孙建平．桔梗汤加味治疗咽炎193例．光明中医．2002；17（101）：46~47
19. 刘君．桔梗汤加味治疗喉源性咳嗽50例．成都中医药大学学报．2005；28（1）：19
20. 顾为政．越婢加半夏汤治疗百日咳50例．江苏中医．1995；16（1）：15
21. 付国春，郜启全．加味越婢加半夏汤治疗哮喘55例．实用中医药杂志．2000；16（9）：18
22. 郭志红，王英，王小平，等．小青龙加石膏汤化裁治疗肺心病急性发作期的临床研究．北京中医药

大学学报. 1998；21（6）：52~53
23. 孙飞，冯素莲，董坚. 小青龙加石膏汤保留灌肠治疗喘证15例. 现代中西医结合杂志. 2002；11（23）：2350~2351
24. 曾建平. 苇茎汤加味治疗大叶性肺炎22例. 新中医. 1996；（07）：48
25. 罗江萍，杨志荣. 苇茎汤加减治疗痰热咳嗽47例. 新疆中医药. 2002；（04）：74
26. 程云柱. 苇茎汤治疗渗出性胸膜炎50例. 辽宁中医学院学报. 2002；4（2）：130

第八节　奔豚气病脉证治

五十七　奔豚汤

【原文】奔豚气上冲胸，腹痛，往来寒热，奔豚汤主之。

【组成】甘草　芎䓖　当归各二两　半夏四两　黄芩二两　生葛五两　芍药二两　生姜四两　甘李根白皮一升

【煎服法】上九味，以水二斗，煮取五升，温服一升，日三夜一服。

【临床应用与研究】本方清热降逆，和血调肝。治疗各种原因所致的热性奔豚。若奔豚反复发作，肝热伤阴，形体消瘦，舌红少苔少津者，则方中生姜、川芎、半夏等辛温之品须慎用，可重用李根白皮。本方亦可治疗肝胃不和，气逆上攻之胁痛、胸膈胀闷、噫逆呕呃、或往来寒热、或口苦咽干，舌苔白微黄，脉弦者。若无李根白皮，可用川楝子代替，亦有用桑根白皮代者。若胁肋脘腹痛甚者，可加川楝子、元胡；呕吐较重者，加代赭石、竹茹；胸胁胀痛者，可加枳实、木香。本方加味可治疗湿热性痢疾、更年期综合征、流行性结膜炎、小儿痄腮、发热、麻疹、猩红热、慢性肝炎、十二指肠溃疡属肝郁化火兼湿热者。

张宏伟[1]报道奔豚汤治疗小儿急性扁桃腺炎120例，痊愈80例，显效25例，有效10例，无效5例。总有效率95.8%。疗程最长5天，最短1天半。马云贵[2]报道治疗病毒感染发热性小儿疾病69例，发热3~5天内退者56例，2周左右为10例，效果不明显者2例，无效1例。

歌曰：气冲腹痛号奔豚，四两夏姜五葛根，归芍芎芩甘二两，李皮须到一升论。

医案1　房事后气自少腹上冲，直至心下，疼痛难忍案（奔豚气病）

刘某，女，33岁，农民。1985年4月15日初诊。患风湿性心脏病二尖瓣狭窄10余年，心功能尚正常，常情怀不畅，郁闷不乐。昨日夜行房事后约15分钟左右，突然感觉小腹有气上下左右走窜，攻痛作胀，即自已以热毛巾作腹部热敷，无好转。请当地卫生室医生诊治。肌注654－2针10mg，庆大霉素8万μ，观察近1h，症状依然如故。继给安定10mg、强痛定100mg肌注，约0.5h后方逐渐缓解，但第2天上午8时又发作。刻诊：患者觉有气自少腹阵阵上冲，直至心下，疼痛难忍，胸部板闷，咽喉部紧束梗塞，时而恶寒，时而发热，其苦难言。体检：T37℃，痛苦病容，精神萎顿，除心脏呈二尖瓣狭窄体征外，咽喉、肺部及腹部均无异常，妇科检查正常，血及尿常规亦正常。舌质淡红，苔薄白，脉弦细涩。予奔豚汤治之。药用葛根、李根白皮各12g，黄芩、当归、白芍、半夏各

10g，川芎、甘草各6g，鲜生姜4片。水煎20分钟，倒出药液，加水再煎1次，两次煎出药液合并，早、中、晚分服，每日1剂。服1剂后，腹气上冲及疼痛即缓解，但仍感胸部板闷，咽喉部有物梗塞。嘱诫忧郁，畅情志，原方不变，再进3剂，诸症悉除，病告痊愈。[国医论坛，1997；12（3）：16]

医案2　受惊后少腹有气柱上冲至咽喉伴有恐怖感案（奔豚气）

齐某，女，64岁，家务。1996年夏月傍晚坐在楼前小凳上乘凉，突然邻居小狗从后背将其扑倒在地。次日晨出现腹胀呕吐，继而从少腹有气柱上冲至咽喉，每日发作十几次。发作时伴有恐怖感，痛苦不可言状而不能自持，下腹部剧烈疼痛难以忍受。在某医院接受住院治疗，经腹部平透、腹部CT检查均未见异常，末梢血象白细胞总数和分叶在正常范围。外科会诊排除急腹症，静点先锋霉素和灭滴灵观察治疗3天未见好转。查：舌质淡，苔白而润，脉沉弦。据此脉证应属于中医的因惊恐损伤肝肾之气，造成肝肾之气横逆上冲所致之奔豚气。治宜平肝降逆，理气和营。方予奔豚汤加减：药用川芎10g，当归15g，白芍20g，甘草10g，葛根10g，半夏10g，黄芩10g，生姜7片，沉香10g，茯苓10g。3剂服后呕吐消失，气上冲发作次数减少到每日5～6次，恐怖感减轻，腹痛减轻，能够忍受。守前方又投4剂，诸症皆除而愈。随访1年未复发。[吉林中医药，1999；1：42]

医案3　气自心口上冲至咽喉，呃逆不断，甚则呕吐苦水案（奔豚气）

欧阳某，女，62岁，平素性情郁闷，既往有慢性胆囊炎病史，每逢发作之始，均先感少腹气胀并上冲至心窝处，而后右胁肋下胀痛，时寒时热，继则觉气自心口上冲至咽喉，并呃逆不断，甚则呕吐苦水数升后，方可缓解，如此反复。西医多用抗生素及阿托品之类，疗效不显，反觉大便秘结不通，腹胀更甚。查舌质尖红，苔薄黄腻，脉弦滑，此证应为肝胆郁热挟胃气上逆所致。按“奔豚气病”治之，投以奔豚汤原方以清肝利胆，和胃降逆。药用李根白皮15g，黄芩15g，葛根15g，姜半夏15g，当归6g，白芍6g，川芎6g，甘草6g，生姜10g，再加柴胡15g，金钱草50g，以和解少阳，并疏肝利胆。服药3剂后，觉气上冲及胁肋痛缓解，呕吐止，续服原方数剂后诸证消失，以后每逢旧病发作或欲发作之际均用此方，屡用屡验。[中国中医基础医学杂志，2003；9（1）：42～43]

医案4　感冒并发腹痛、呕吐案（腹型癫痫）

患者，女，幼年时经常有呕吐症状，2岁开始有严重呕吐。一感冒便并发腹痛、呕吐。当时无确诊，发作时用安定，维生素B_6，高渗葡萄糖静脉推注，但往往隔数天又作。如此持续反复，至5岁时大发作1次，连续33天治疗无效，急转杭州某医院神经科会诊，脑电图示有癫痫波，诊断为腹型癫痫，确诊后回绍，由我诊治。再三分析，与奔豚病病机非常贴切，当时以姑以试之的态度，用生葛根、椿白皮（代李根白皮）、代赭石、当归、川芎、赤白芍、沉香曲、生牡蛎、炒枳壳、姜汁川黄连、生姜、大枣。服3剂，见明显效果，药已中机，宗原法守方服药1年后，改为每月服药7剂，又持续用药1年后，再以每3月服7剂药，如此巩固又1年，随访10余年未复发。[河北中西医结合杂志，1997；6（1）：56～57]

医案5　反复发作性头痛失眠案（神经性头痛）

朱某，女，28岁，工人。1999年5月3日诊主诉反复发作性头痛失眠半年。半年前因一次经期患感冒而致头痛，用药发汗后头痛逐渐加重，并伴失眠多梦、心烦、口苦。每次发作必服止痛剂如散立痛镇脑宁等方能缓解。本次因学习紧张而发，彻夜难眠，头痛发作时头部及眼眶均发胀。舌红苔薄黄，脉弦细。经查脑电图、脑血流图均正常。诊断为神经性头痛。方用奔豚汤加减：黄芩、白芍、川芎、当归、菊花、钩藤、五味子、枣仁、天麻、合欢皮各15g，葛根20g，半夏、远志、栀子各12g。服3剂后，头痛减轻心烦口苦消失，睡眠好转。继服6剂后，一切恢复正常。后又以此方连服10余剂，上述病症至今未犯。[四川中医，2000；18（12）：53]

医案6　头疼项强，高热汗出，口渴引饮，心烦易呕案（三阳合病）

张某，男7岁，1997年6月6日就诊。患儿于日前头疼发热，鼻塞流涕，服西药阿斯匹林后热退疼减，药停则诸症又作。刻诊：头疼项强，高热汗出，口渴引饮，心烦易呕。舌红苔黄，脉浮滑。脉症合参，辨为三阳合病，邪热充斥三阳经脉。治宜清热发表，和解达邪。方选奔豚汤加味：葛根15g，白芍、李根白皮、黄芩、当归各6g，川芎、半夏、甘草、桂枝各4g，柴胡10g，石膏20g，生姜3g。日1剂，水煎服。连服2剂后，热退神爽，诸症消失，观察数日病未反复。该患儿所病，三阳证候俱在，如头痛项强为邪在太阳，高热汗出、口渴引饮为邪在阳明，心烦易呕为邪在少阳。此本与《伤寒论》三阳合病的白虎汤证不同，故投用寓汗、清、和诸法于一方的奔豚汤加味治之。方中葛根、桂枝、白芍、甘草为伍以解肌透达太阳之邪，石膏、甘草、李根白皮相伍以清解阳明邪热，柴胡、半夏、甘草、黄芩、生姜相合以和解少阳，当归、川芎旨在养阳和营，御邪于外。如此药契病机，故收捷效。[四川中医，2001；19（1）：75]

医案7　右侧阴囊肿大，疼痛拒触，发热憎寒案（嵌顿疝）

刘某，男，1.5岁，其母代诉：1天前因发热下痢，腹痛暴啼，经用药治疗（用药不详），痢止后仍哭闹不休，家长始见患儿右侧阴囊肿大，于2000年7月16日初诊。症见：右侧阴囊红肿微紫，囊内有核桃大肿物，疼痛拒触，发热憎寒，T37.5℃，微有头汗，呕吐不食，小便不利，四肢不温，舌质淡红而干，指纹青滞。诊断为嵌顿疝，属邪入少阳，肝脾下陷，气机逆乱之肠疝。急投奔豚汤加味试治，方药：葛根、黄芩、当归、白芍、川芎、党参、葫芦巴各9g，半夏7g，吴茱萸3g，升麻2g，李根白皮（鲜）20g，生姜、大枣为引，1剂水煎频服。1剂后复诊，小肠复位，阴囊稍红，时有心烦，余无他症。继以原方加天花粉、淡竹叶养阴除烦，2剂服后，病告痊愈，随访至今未复发。[河南中医，2005；25（7）：14～15]

五十八　桂枝加桂汤

【原文】发汗后，烧针令其汗，针处被寒，核起而赤者，必发奔豚，气从小腹上至心，灸其核上各一壮，与桂枝加桂汤主之。

【组成】桂枝五两　芍药三两　甘草二两（炙）　生姜三两　大枣十二枚

【煎服法】上五味，以水七升，微火煮取三升，去滓，温服一升。

【临床应用与研究】本方现代临床用于外感、头痛、头晕耳鸣、神经官能症、膈肌痉挛、结肠过敏以及某些心脏病等见奔豚气之症状者；亦有报道用本方加减治疗硬皮病、雷诺氏病、冻疮等疾病。

临床报道治疗虚寒性腹痛50例[3]，6日为1疗程，治疗1～3个疗程后，临床有效29例，显效18例，无效3例，总有效率94%。治疗偏头痛23例[4]，近期疗效效果，服药3

~5 剂后头痛减轻 12 例，1~3 剂减轻 5 例，6~10 剂减轻 4 例，无效 2 例。治疗房室传导阻滞 286 例[5]，痊愈 157 例，显效 78 例，有效 32 例，无效 19 例，总有效率 93.36%。

医案 1　奔豚气发作时汗出肢冷案

刘某，男，42 岁。1994 年 10 月 24 日就诊。患者于 3 个月前无明显诱因，自觉有一股气流自少腹向上冲动。冲至心胸则感憋气，呼吸不利，心悸异常，精神极度紧张，持续 1 分钟左右，则气流下行至脐下部位，症状消失。初发时每日 1 次，月余后发作频繁，受凉“感冒”时发作次数增加，在本地诊治，均以“寒”重予以治疗，疗效不佳。近期上症发作频繁，每日 5 至 6 次，有濒死感。发作时汗出肢冷。查体无特殊，舌淡苔白滑，脉沉细无力。诊为“奔豚气”，予桂枝加桂汤 2 剂。处方：桂枝 15g，白芍 9g，生姜 9g，炙甘草 6g，大枣 5 枚。水煎温服。10 月 27 日复诊时诉：服药后诸症未再发作，问可否再服药治疗，因虑病邪迁延日久，恐有复发之虞，嘱继服上方 2 剂，后随访 1 年未发。[甘肃中医，1997；10（4）：23]

医案 2　寅时腹胀痛案

李某，男性，46 岁，1987 年 3 月 26 日初诊。患者自述腹部胀痛月余，近日加重，每日凌晨 3 时左右感腹部发胀，从小腹开始逐渐扩展，1 小时后胀到胸下，全腹胀满，且疼痛欲爆，上下之气不相连结，呼吸急促，心中烦乱，持续 5~6 分钟后逐渐缓解，5 时左右胀消而腹痛亦止。白天稍感困乏，余无不适。曾服消胀片、乳酶生等无效。纳食正常，二便调，舌质淡红，苔薄白，脉弦细。诊为肝郁气滞，投逍遥散加味效不显。笔者忆及《金匮要略》云：“奔豚病，从少腹起，上冲咽喉，发作欲死，复还止。”患者虽无气上冲证，但有“从少腹起，发作欲死，复还止”之证，乃投桂枝加桂汤助阳祛寒，平冲降逆。方予桂枝 30g，白芍 15g，炙甘草 10g，大枣 6 枚，生姜 30g，每日 1 剂水煎服，嘱第 1 次服药在病发前 1 小时，禁忌如桂枝汤法。2 剂后患者病势明显减轻，腹胀痛持续半小时即消失，效不更方，守方 3 剂而愈。半年后复发，再予上药 3 剂而愈，随访至今未复发。[中国民间疗法，2000；8（6）：35]

医案 3　未时头胀痛案

周某，女性，35 岁，1989 年 4 月 2 日初诊。患者头痛 3 个月，加重 1 周，每日中午 12 时左右即感胸部开始憋闷，继则咽喉堵塞，烦躁不安，头痛难忍，双眼发胀，持续数分钟后逐渐减轻，4 时左右痛自止，入暮则安。曾服强痛定未能止痛。诊见患者面色润泽，目睛有神，舌淡红，苔薄白，脉弦细。病属阳虚阴盛，法宜助阳散寒，平冲降逆，投桂枝加桂汤 3 剂：桂枝 30g，白芍 15g，炙甘草 10g，大枣 6 枚，生姜 30g，每日 1 剂水煎服，一煎在病发前服药。5 日后二诊诉头痛愈，胸闷眼胀似失，但仍有咽部堵闷不舒，咳吐无物，吞咽不下，舌淡红，苔薄白，脉弦滑。证属气滞痰郁，改用加味四七汤，3 剂后症状消失而愈，随访至今未复发。[中国民间疗法，2000；8（6）：35]

医案 4　偏头痛案

王某，女，49 岁。1998 年 3 月 16 日就诊，左侧头痛史 20 余年，月经前或期间加重，约 200 天犯 1 次，持续 3~5 天，痛时抽及左眼流泪，疼痛难忍，坐卧不安，不能食睡。查血压 20/12KPa，表情痛苦，请眼科查眼底，亦无异常发现，查舌质淡、舌苔薄白，脉沉细。诊断为“偏头痛”，证属痰浊上扰，气滞血瘀。服用桂枝加桂汤加减：桂枝、菖蒲、远志、茯苓各 15g，白芍 12g，半夏、川芎、白芷、赤芍各 9g，瓜蒌 30g，黄连 10g。

服药3剂后头痛基本消失，能上班。于1999年3月11日因工作劳累，头痛复发，再诊，舌脉同前，再予本方5剂。1999年3月24日消失，自觉清爽，服药改为隔日1剂，后改为每周2剂，本年12月16日患者前来，诉头痛未犯，能正常工作。［陕西中医函授，2000；（04）：25］

医案5　房室传导阻滞案

胡某，男，48岁，农民，2000年4月10日就诊。患者2年来经常心悸、晕厥、体倦乏力，先后在省市医院多次诊治，疗效不佳。因经济困难，居家煎熬，坐以待毙，痛苦异常。近日来发作频繁，每日晕厥10余次，昏昏欲死，因难以耐受而前来诊治。自诉每次晕厥前自觉从少腹有一股气自下而上冲逆心胸至咽，即发昏厥，少时方醒，过时又发。伴面色虚浮㿠白，虚羸少气，心悸怔忡，怵惕不安，舌淡胖而滑，脉虚而迟（每分钟28次）。心电图示：Ⅲ度房室传导阻滞。西医诊断为Ⅲ度房室传导阻滞合并阿-斯氏综合征。中医辨证为心阳不振、肾水上逆之奔豚证。治宜温通心阳，平冲降逆。用桂枝加桂汤加茯苓治之：桂枝30g，白芍12g，茯苓12g，甘草6g，生姜10g，大枣5枚。每日1剂，煎服法同上。4月11日二诊：上药服第1次后，自感冲逆之气在脐下悸动，而无上冲之势，当天已不再晕厥。1剂药服完后，自觉行动有力，无心悸怵惕昏厥现象，脉象较前有力，每分钟达50次左右。药已中病，上方加益气健脾之人参、白术，又服药6剂诸症皆除，复查心电图恢复正常。［国医论坛，2005；20（5）：5］

五十九　茯苓桂枝甘草大枣汤

【原文】发汗后，脐下悸者，欲作奔豚，茯苓桂枝甘草大枣汤主之。

【组成】茯苓半斤　甘草二两（炙）　大枣十五枚　桂枝四两

【煎服法】上四味，以甘澜水一斗，先麦茯苓，减二升，内诸药，煮取三升，去滓，温服一升，日三服。甘澜水法：取水二斗，置大盆内，以杓扬之水上有珠子五六千颐相逐．取用之。

【方义分析】本条论述过汗后阳虚，引动下焦素有之水饮欲作奔豚的证治。方中重用茯苓利水宁心；桂枝助心阳，降冲逆，并能助茯苓化气行水；炙甘草益气和中；大枣培土制水，养心宁神。四药合用，水饮得利，心阳得复，心神得宁，冲逆得防。茯苓先煎，其力始胜，更能提高行水之效，甘澜水取其轻扬而不助水湿。

【药理研究】孙维敏等[6]报道苓桂甘枣汤对小鼠利尿作用实验结果显示，在投药后第3、4、5、6小时均有明显的利尿作用，其利尿作用随时间的延长而明显增加，至第5、6小时达到高峰。与速尿组相比发挥利尿作用的时间较晚，但利尿作用持续时间较长，6小时内小白鼠排尿总量与速尿相类似。苓桂甘枣汤对家兔排尿作用近似于呋塞米片，但较缓和持久。

【临床应用】本方临床上常用于神经性心悸、假性痫症，神经衰弱、慢性胃炎、慢性肠狭窄、胃酸过多等疾病，还可用于慢性盆腔炎、植物神经失调诸症。

医案1　汗后阳虚奔豚气病案

熊某某，女，48岁，河南省安阳市人。1991年6月18日就诊。患者今年元月初，因触冒风寒而发高烧达39.5℃，投麻黄汤辛温解表，出汗过多，随见脐下悸动，心慌不安。

即去某院诊为神经官能症，服中西药无效前来求治。刻诊脐下悸动，心悸气短乏力，失眠多梦，舌苔薄白，脉沉无力。欲作奔豚，治以通阳利水。方用茯苓桂枝甘草汤加味：茯苓30g，桂枝12g，半夏12g，荔枝核10g，小茴香6g，白术12g，吴茱萸6g，白芍12g，甘草6g，大枣5枚。服药3付后，脐下悸动大减，效不更方，继进9付诸症消失，后给予理中丸、健脾丸交替服用1周病愈。[光明中医，1996；（5）：14~15]

医案2　慢性盆腔炎案

某患，女，30岁，2002年2月16日就诊。自诉患盆腔炎1年余，平素常感小腹隐痛，痛时自觉有一股寒气从会阴部上冲，直达剑突部位，下腹部时常有坠胀感，经前加重，经量增多，颜色淡红，带下微黄，量多，肢冷畏寒，易感疲劳，终日精神不振。查舌质淡苔白腻，脉细弱。妇科检查示子宫后位，下腹部双侧可触及条索状增粗物，有轻度压痛。据上述症状辨为奔豚证。系阳虚不能制水，肾水上凌阳位所致。治宜补阳健脾制水，方以苓桂甘枣汤加味：茯苓15g，桂枝9g，炙甘草6g，大枣6枚，丹参12g，赤芍12g，黄芪15g，白术9g。日1剂，水煎服。另按上方制成丸剂，与汤剂交替服用，1个月为1个疗程，待症状消失后再单服丸剂1个月巩固疗效。结果服药1周后症状明显好转，1个疗程后即如常人，至今未复发。[国医论坛，2003；18（1）：9]

医案3　支气管哮喘合并过敏性大肠综合征

患者，54岁，女性。因反复腹痛及咳嗽发作而住院。患者身体瘦弱，颜面稍肿、面赤、自汗、口渴、腹鸣，小腿有轻度凹陷性水肿，脉沉细弱，舌有齿痕，苔白润。腹力弱，心下痞硬，右胸胁苦满，两侧腹直肌紧张，有胃部振水音。腹痛间歇性发作3月余，腹痛出现时必伴大肠综合征。患者发作性呼吸困难、喘鸣、咳嗽，呼吸功能检查1秒率降低，诊断为支气管哮喘、慢性支气管炎。治疗曾针对腹痛给予乌头桂枝汤、赤丸、解急蜀椒汤，针对咳嗽给予苓甘姜味辛夏仁汤、苏子降气汤等均无效。根据本例患者腹痛、咳嗽发作时出汗明显，从心下至咽喉部伴有上冲感，头颈部、胸部发热时腹中冷，以及脐上悸、脐下悸明显，认为患者的病态包括咳嗽、腹痛，属于奔豚气病范畴，转方苓桂甘枣汤后，腹痛、咳嗽发作有改善趋势，其后发作程度及频率均减轻。现仍继续服药，尽管尚有轻度发作，但基本情况良好。[日本东洋医学杂志，1994；44（4）：21~26]

参考文献

1. 张宏伟．奔豚汤加减治疗小儿急性扁桃腺炎120例．国医论坛．1997；12（5）：12
2. 马云贵．加味奔豚汤治疗病毒感染发热性小儿疾病69例．江西中医药．1996；（增刊）：19
3. 王亚．桂枝加桂汤治疗虚寒型腹痛50例．陕西中医函授．2001；6：22
4. 郭令茹．桂枝加桂汤治疗偏头痛23例．陕西中医函授．2000；4：25
5. 刘振伟．桂枝加桂汤加减治疗房室传导阻滞286例．国医论坛．2005；20（5）：5
6. 孙维敏，王孝先，胡邦仁，等．茯苓桂枝甘草大枣汤利尿作用实验观察．新疆中医药．2003；21（1）：8~9

第八节　胸痹心痛短气病脉证治

六十　瓜蒌薤白白酒汤

【原文】胸痹之病，喘息咳唾，胸背痛，短气，寸口脉沉而迟，关上小紧数，瓜蒌薤白白酒汤主之。

【组成】瓜蒌实一枚（捣）　薤白半升　白酒七升

【煎服法】上三味，同煮，取二升，分温再服。

【药理研究】本方可延长小鼠常压低氧状态下的存活时间及垂体后叶素所致的心肌缺血。瓜蒌：薤白为1.5：1效果最好。

【临床应用与研究】本方治疗胸痹胸阳不振、痰浊不化证。尚可治疗慢性气管炎、渗出性胸膜炎、非化脓性肋软骨炎等病属胸阳不振，痰浊上乘者。

李海平[1]报道治疗冠心病心绞痛48例。以加味瓜蒌薤白白酒汤治疗冠心病心绞痛频繁发作期，以自拟海马参七散治疗心绞痛缓解期，显效32例，有效12例，无效4例，无加重病例，显效率67%，有效率为90%。王建军[2]报道炙甘草汤合瓜蒌薤白白酒汤治疗病毒性心肌炎30例，显效22例，有效6例，无效2例，有效率93.33%。

歌曰：胸为阳位似天空，阴气弥沦痹不通，薤白半升蒌一个，七升白酒奏奇功。

医案1　胸骨后缘呈压榨性疼痛伴冷汗、四肢厥冷案（急性心肌梗死）

宋某，男，54岁，干部，1991年9月20日入院。患者有冠心病史8年，近日多次发作。此次因心绞痛频频发作而急诊入院。住院前晚上发作，胸骨后缘呈压榨性疼痛，并向左上肢内侧放射，伴冷汗、四肢厥冷。体查：T37.5℃，P82次/分，BP14.6kPa，心音低钝，心律齐，两肺可闻少许湿性啰音。心电图示急性前壁心肌梗塞，并发现短阵性、室上性心动过速。患者自述腹中不适，伴恶心、呕吐、潮热，大便4日未解，舌苔黄厚而腻，脉弦滑有力。实属中医的气血痹阻之证。乃因气机不畅，心脉不通，脾胃升降失常，胃气上逆所致。治以宣痹活血泻下法，投瓜蒌薤白白酒汤合小承气汤化裁。处方：瓜蒌实、薤白、川厚朴、大黄（后下）各15g，枳实、法半夏、藿香各10g，丹参30g，郁金12g。日服2剂，药后当日解大便2次，初硬后溏量较多，腹部不适、恶心、呕吐等症消除，安然入睡，翌日改用活血化瘀、宣痹通阳之法，方用枳实薤白桂枝汤化裁。处方：枳实、川厚朴、瓜蒌实各15g，薤白、桂枝各10g，丹参20g。日服1剂，连服4天而愈。［新中医，1995；（03）：39～40］

医案2　吡喹酮致窦性心动过缓案

刘某，男，57岁。1997年在某省传染病医院诊断为慢性血吸虫病，入院后经吡喹酮系统治疗1个月，血吸虫病痊愈，但心率由入院时73次/分钟下降至52次/分钟左右，并有下肢水肿等表现，3年来多方求治无效，遂请王键教授诊治。刻诊：胸闷，心前区有紧缩窒闷感，动辄气促，伴头目眩晕、疲倦乏力、纳差、双侧下肢轻度水肿，舌淡胖且色晦黯，苔薄白，脉迟缓，重按偏弱。辨证为心阳不振，心脉不畅，复兼肝经郁阻之候。治当温通心脉，并佐逐瘀化湿之剂。方选瓜蒌薤白白酒汤加减：薤白12g，全瓜蒌10g，川桂枝5g，黄芪30g，白术10g，茯苓10g，绛香10g，丹参18g，淫羊藿10g等，随证加减。水煎服，日1剂。治疗3周后心率达63次/分，诸症消失，随诊无明显不适，心电图恢复正常。[河北中医，2002；24（4）：260]

医案3　室性期前收缩案

李某，男，70岁，退休干部。2002年10月20日就诊。患者心率>90次/分，有室性期前收缩，同时伴有左胸及背部不适，舌紫黯，苔少略黄，脉弦细略数时结。先后给予血府逐瘀汤、六味地黄汤和炙甘草汤口服，效果不佳。患者仍有心悸、期前收缩。后辨证为胸阳不振，痰瘀交阻。治宜宣痹通阳，涤痰宽胸。改服瓜蒌薤白白酒汤加味：瓜蒌40g，薤白15g，桂枝10g，黄酒100ml。每日1剂，水煎分3次温服。服药1周，期前收缩减少。服药2周后复诊：以前咳嗽、痰多，现咳嗽明显减轻，痰也减少；既往小腹发凉，现腹凉消失，而且睡眠好转，心率减慢，室性期前收缩明显减少。［河北中医，2004；26（2）：122］

六十一　瓜蒌薤白半夏汤

【原文】胸痹不得卧，心痛彻背者，瓜蒌薤白半夏汤主之。

【组成】瓜蒌实一枚　薤白三两　半夏半斤　白酒一斗

【煎服法】上四味，同煮，取四升，温服一升，日三服。

【药理研究】加减瓜蒌薤白半夏汤能够明显缩小心肌梗死面积，降低血清MDA含量，对缺血心肌组织有显著的保护作用。加减瓜蒌薤白半夏汤可显著改善再灌注心肌的血流动力学指标、减少心肌酶漏出、使缺血心肌组织中NOS、血清SOD的含量升高，血清MDA含量降低，抑制脂质过氧化物的产生。显著抑制缺血心肌细胞Ca^{2+}超载，减轻心肌损伤，对缺血心肌组织有显著的保护作用。

【临床应用与研究】瓜蒌薤白半夏汤主治痰浊壅盛胸痹病情较重者。对现代医学的冠心病心绞痛、急性心肌梗死、心脏神经官能症、病窦综合症、心肌病、气管炎、肋软骨炎、肋间神经痛、乳腺增生症、慢性胆囊炎，慢性胃炎、心包炎等符合本方证病机者，均有一定的疗效。

嵇克刚[3]报道治疗心脏神经官能症36例，治疗时间2~8周。痊愈25例，显效6例，有效3例，无效2例，总有效率95%。李清瀛[4]报道治疗心绞痛32例，治愈10例，好转11例，无效1例。王英[5]报道治疗心律失常50例，1月后统计疗效，结果治愈30例，好转15例，无效5例，总有效率90%。赵映云[6]治疗肺心病50例，治愈32例，占64%；明显好转16例，占32%；无效2例，占4%，总有效率为96%。18例随访5年以上病情稳定，无复发现象，现不服它药。赵喜锦[7]治疗高脂血症60例，8周评定疗效，显效者34例（56.7%），有效者20例（占33.3%），无效者6例（占10%），有效率为90%。治疗前后肝、肾功能、血尿粪常规、血清酶学均无明显改变，无胃肠道不适。

歌曰：胸背牵疼不卧时，半升半夏一蒌施，薤因性湿惟三两，斗酒同煎涤饮奇。

医案1　冠心病案

石某，女，54岁，1999年3月28日初诊。患者素有胃脘部疼痛病史8年，每感风寒及饮食不慎后引发，胃脘部胀满疼痛，嗳气频作，呕吐酸水及痰涎，精神萎靡。近几年每与胃痛同时发作，伴胸中憋闷，时有刺痛，心悸气短。经某医院心电图、胃镜检查，诊断：冠心病、慢性浅表性胃炎。曾多次服硝酸甘油、速效救心丸、三九胃泰等药物，症状虽有缓解，停药后又易复发。刻诊：患者形体肥胖，痛苦面容，精神忧郁，两天前因有急事暴食后，胃痛发作，嗳气，呕恶，伴胸中塞闷疼痛，心慌气短，舌质淡暗、边有齿痕，苔白腻，脉沉弦。证属脾胃虚弱，痰浊中阻，气滞血瘀。治以健脾和胃，温阳化痰，活血祛瘀。方用瓜蒌薤白半夏汤加味：黄芪 24g，瓜蒌 12g，薤白 10g，桂枝 12g，半夏 10g，橘皮 10g，丹参 15g，生姜 6g。每天 1 剂，水煎 2 次分早晚 2 次服。服 7 剂复诊，自觉疼痛减轻，仍有胸部不适，恶心，原方加红花、蔻仁、葛根等辨证加减继服 21 剂，诸症悉除，随访 1 年未再复发。[江西中医药，2003；(04)：29]

医案 2　胸闷气短，咳嗽喘息，双下肢浮肿案（慢性支气管炎、肺气肿、早期肺心病）

瓜蒌薤白半夏汤加减治疗肺系疾病的机制是通过在温通胸阳的基础上调节肺脾肾三脏而达到祛逐痰饮、通调水道、健脾化湿、收摄肾气的目的。王某，男性，73 岁，2004 年 1 月 21 日初诊。患者胸闷咳喘 30 余年，加重伴气短半个月。在某医院作 X 线胸片检查，诊断为慢性支气管炎，肺气肿，早期肺心病。近日胸闷气短，咳嗽喘息，痰多稀白，双下肢浮肿，时有心悸，舌淡苔厚腻，脉滑。辨证属心肺两虚，痰浊阻滞。治拟宽通胸阳，化痰平喘。予瓜蒌薤白半夏汤合三子养亲汤、生脉散加味：瓜蒌 20g，薤白 10g，法半夏 10g，紫苏子 10g，白芥子 10g，莱菔子 10g，太子参 15g，麦冬 12g，五味子 12g。水煎服，每日 1 剂。10 剂后，胸闷咳喘减轻，腻厚苔减半，舌质暗红，守前方加活血化瘀之丹参 15g，赤芍 10g，川芎 10g。又服 10 剂后，胸闷除，脚肿消，咳痰少，仍继用瓜蒌薤白半夏汤加减善后。[中国中医急症，2005；14（3）：246~247]

医案 3　反复头昏，心悸，胸闷案（心律失常）

李某，女性，42 岁，2004 年 2 月 12 日初诊。患者 5 年前因感冒后而致病毒性心肌炎，心电图示Ⅱ度房室传导阻滞。近 5 年反复头昏，心悸，胸闷，1 周前感冒后加重且咯白色粘痰，舌质淡暗，苔白腻，脉弱。方用瓜蒌薤白半夏汤加味：瓜蒌 20g，薤白 12g，法半夏 10g，太子参 15g，黄芪 15g，丹参 15g，陈皮 10g，厚朴 10g，甘草 6g。水煎服，每日 1 剂。2 月 23 日二诊：服药 10 剂后，胸闷、心悸及咯痰明显减轻，舌质暗，苔微腻，脉沉。前方去陈皮、厚朴，加桂枝 6g，丹参 20g，红花 10g，枳壳 12g。又服 10 剂后，心悸、胸闷消失，偶有咯痰，仍以瓜蒌薤白半夏汤加减善后。[中国中医急症，2005；14（3）：246~247]

医案 4　心前区疼痛伴多汗、头晕乏力案（心脏神经官能症）

余某，男，36 岁，司机。1998 年 4 月初诊。无既往病史，但有冠心病家族史。体胖，精神紧张，主要表现为心前区疼痛，持续性，半小时至数小时不等，伴有多汗、头晕乏力、心悸、焦虑失眠，舌苔白腻，脉弦滑。先后连续入院 3 次，查甘油三酯 7.2mmol/L，心电图Ⅱ、Ⅲ、avF 压低 0.05mv，并早期复极。心超、心脏同位素、Holter 及冠状动脉造影均正常。曾用药硝酸甘油、倍他洛克、力平脂等西药治疗无效，且有加重趋势。改服中药，以上基础方加酸枣仁 24g，远志、茯苓各 12g，炒白术 6g。服 6 剂，自觉症状减轻，继服 10 剂症大减，以后又略作加减服 15 剂，诸症消失而愈，临床检查亦恢复正常。[四川中医，1999；17（3）：29]

六十二　枳实薤白桂枝汤

【原文】胸痹心中痞，留气结在胸，胸满，胁下逆抢心，枳实薤白桂枝汤主之。

【组成】枳实四枚　厚朴四两　薤白半升　桂枝一两　瓜蒌一枚（捣）

【煎服法】上五味，以水五升，先煮枳实、厚朴，取二升，去滓，内诸药，煮数沸，分温三服。

【临床应用与研究】治疗胸痹气机阻塞重者。若兼左胸刺痛，舌质晦暗有瘀点，属心脉瘀阻，加失笑散、丹参、桃仁、红花；寒痛者，加良姜、荜茇；痰黄、舌苔黄腻，脉滑数者，乃痰浊化热之象，去桂枝、薤白，酌加竹茹、胆南星、黄芩、黄连，天竺黄；渗出性胸膜炎，症见咳痰清稀量多，咳时牵引胸背疼痛，气短肠鸣，纳差，苔白滑，脉沉。证属饮停胸胁，可以本方加葶苈子、茯苓、半夏、椒目以温阳逐饮。还可用于治疗窦性心动过缓、冠心病心绞痛、劳力型心绞痛、儿童过度呼吸综合症、胆道蛔虫病等，又有医案报道治疗暴盲、背冷、嘴角抽动、慢性胆囊炎、支气管炎、慢性胃炎、寒湿痢等疾病。

王金锁[8]以枳实薤白桂枝汤为主加减治疗窦性心动过缓45例，并与654－2片治疗窦性心动过缓43例作对照，结果治疗组45例，显效37例，有效7例，无效1例，总有效率为97.7%；对照组43例，显效18例，有效11例，无效14例，总有效率为67.4%。两组的显效率及总有效率经卡方检验，差异性显著（$P<0.05$）。郭来[9]以《金匮要略》枳实薤白桂枝汤与地奥心血康为对照，治疗冠心病心绞痛患者各30例，结果表明：枳实薤白桂枝汤治疗组治疗冠心病心绞痛中医辨证为阴寒内结证者总有效率71.43%，治疗心血瘀阻证者总有效率为44.4%，分别与地奥心血康对照组两证型比较，差异均无统计学意义（$P>0.05$）。心电图检查指标变化，治疗组总有效率为43.33%，对照组总有效率为50.00%，两组比较差异无统计意义（$P>0.05$）。

歌曰：痞连胸胁逆攻心，薤白半升四朴寻，一个瓜蒌一两桂，四枚枳实撤浮阴。

医案1　胸闷胸痛、心悸气短案（冠心病伴发室性早搏）

傅某，女，60岁，干部，冠心病伴发室性早搏多年，以往以“慢心律”控制，近疗效不佳。主诉：胸闷、胸痛、心悸、气短，查舌质淡暗，苔白腻。证属胸痹，为心阳不振所致。治宜温阳通痹。给予枳实薤白桂枝汤加减，处方：枳实9g　薤白6g　桂枝20g　瓜蒌12g　厚朴6g　枣仁9g　菖蒲12g，服6剂治愈。在本方中桂枝温振心阳，散寒通脉，必须大量，可用至20～30g。临证加减：冠心病瘀血甚者加旋覆花汤加减，寒重者加用薏苡附子散加减，挟痰饮者加苓桂术甘汤加减。[中医药导报，2005；11（1）：55～56]

医案2　胸闷、气促，动则呼吸困难，微咳嗽案（自发性气胸）

梁某，男，56岁。养蜂业。1999年9月20日初诊。主症：精神萎顿，面色灰暗，语音低微，胸闷、气促，行动后或言语稍多即呼吸困难，微咳嗽，听诊：右肺呼吸音微弱，第5～6腋前线肋间听诊不清，叩之鼓音，舌质淡红，津液少，脉细数而弱，大便微秘结，四肢冷。既往病史：曾患慢性胆囊炎及肺脓肿病史。患者一月前即8月15日忽感胸闷气促，呼吸困难，在甘肃某医院诊断为肺炎，经治效不显，后经X线胸片诊为胸膜炎，病情加重，该院条件有限，让其回原籍治疗。9月2日去广汉某医院治疗，先后经6次摄片会诊，诊为自发性气胸、肺萎而左移，经输液、输氧、胸腔切口插管排气、人工抽气等法，基本脱险，住院15日，但疗效并不理想，反复不定，病员要求出院，回家治疗。诊断：胸痹。辨证：心阳不振，金衰而钝，寒之过极，气机不运。治法：温阳益气，除痞散满，佐以补土生金。方药用参芪枳实薤白桂枝汤化裁：黄芪20g，沙参、枳实、瓜壳、桔梗、玉竹、云苓、竹茹各15g，薤白、桂枝、法夏、白术、椒目各10g，苡仁25g。2日1剂，连服2剂。服后前症稍有好转，舌苔薄白，津液适中。继前方，黄芪加至25g，加党参、浙贝各15g，酒军10g，去沙参，2日1剂。连服2剂，前症大有好转，听诊左肺正常，右肺5~6肋间人工抽气处呼吸音微低。继前方加天麦冬、枣仁各10g，2日1剂。连服3剂，好转更快，右肺5~6肋间呼吸音能听清，微低。继前方予炙黄芪30g，去酒军、法夏，加百合15g，白花蛇舌草20g，连服3剂，服后基本痊愈。此后嘱其用冬苋菜、百合、白及煮稀粥长服，巩固疗效。12月18日，到广汉某医院复查结果意见：气胸已消失，无异常。[四川中医，2001；19（2）：41]

医案3　心慌气短，心中痞满案（老年性窦性心动过缓、心肌缺血）

患者刘某，男，58岁。1998年10月6日就诊。主诉：心慌气短，心中痞满半年，加重1周。患者半年来无明显诱因出现心慌气短、心中痞满，动则尤甚，曾在它院诊断为冠心病，给予中西药治疗症状好转，1周来其症状加重，且时有汗出，口渴，自觉气从胁下上逆抢心，头昏等，故前来就诊。心电图示：窦性心动过缓（48次/分钟）及心肌缺血。舌质淡、苔白稍腻，六脉沉迟。证属气阴两虚，痰浊内阻之象。治以益气养阴、通阳祛痰，方用生脉散合枳实薤白桂枝汤加减：人参、麦冬、五味子、瓜蒌、薤白、枳实、桂枝、丹参、甘草各10g，生姜6g，大枣6枚，白芍20g，每日1剂，水煎分早晚2次内服。用药5剂后症状好转，心率提高到53次/分钟，继服10剂后，症状消失，心率提高到63次/分钟，停药后随访3个月再未复发。[陕西中医，2001；22（2）：77]

医案4　胸闷气塞、头昏、心悸，以深吸气为快案（儿童过度呼吸综合症）

张某，男，11岁。就诊日期：1997年5月21日。患儿自觉胸闷气塞，以深吸气为快，时而头昏、心悸，曾在某医院检查心电图、摄全胸片，未发现明显异常，疑心肌炎给予输液、抗感染、能量合剂等治疗5天，症状未见改善。追问病史，患儿7岁上学，现在五年级，由于学习负担过重，成绩有所下降，加之父母的指责，考虑患儿精神过度紧张疲劳，导致肝郁气滞。嘱其停止输液给予中药通阳散结、疏肝解郁，用枳实薤白桂枝汤加味治疗。处方：枳壳、瓜蒌、薤白、柴胡、香附、郁金、佛手各10g，桂枝、川朴3g，青皮6g。日1剂。同时给予精神上疏导、安慰、鼓励。3剂后患儿诉胸闷、气塞、头昏、心慌明显减轻，偶有深呼吸数次，继服3帖告愈。[四川中医，1998；16（12）：35]

六十三　人参汤

【原文】胸痹心中痞，留气结在胸，胸满，胁下逆抢心，枳实薤白桂枝汤主之。人参汤亦主之。

【组成】人参　甘草　干姜　白术各三两

【煎服法】上四味，以水八升，煮取三升，温服一升，日三服。

【临床应用与研究】人参汤用于治疗胸痹病人心中痞气，闷而不通之虚证。气虚甚者，人参改用人参粉冲服，重用黄芪；胸痛甚者，加肉桂、丹参、三七粉、玄胡索；兼有阴虚之象者，酌加玉竹、麦冬；夹痰浊盛者，加瓜蒌、薤白、半夏、菖蒲；若脘腹痞胀，气结难消，可加砂仁、煨木香，制香附；如胸脘气滞，痞硬阻结，可加枳实；如胸胁胀甚，可加青皮、橘皮。本方还常用于脾胃虚寒之泄泻、慢惊风、疳积、痢疾、霍乱、胃痛、反胃、呃逆、唾涎沫、便秘、四肢浮肿等及阳不摄阴之吐血、尿血、便血等。人参汤与理中丸为一方两法，既可制丸剂，又可成汤剂，病情缓而需久治之者，用丸以缓之；病情急或服丸效差者，当改用汤剂。服药后，腹中由冷而转有温热感，示以见效，可继续服之；若腹中未见温，谓之效不显或无效，说明病重药轻，当增加丸剂之用量，或改用汤剂。为增强药物疗效，温养中焦，服药后10～15分钟，需啜热粥以温复取暖，即“此饮热粥，欲其助药力以内温”是也。临床报道还用于治疗恶性肿瘤放疗所致口渴、伴有里寒的小儿胃肠炎、婴儿轮状病毒性腹泻、老年人慢性腹泻、冠心病、变态反应性鼻炎等。

程法森等[10]以人参汤加味治疗慢性腹泻35例，以复方苯乙哌啶片为对照，结果人参汤组治愈22例，好转9例，无效4例，总有效率88.6%；西药对照组18例中治愈7例，好转4例，无效7例，总有效率61.1%，两组比较有显著性差异。姜厚德[11]报道以人参汤治疗反应性鼻炎28例，以口服鼻炎片和阿司咪唑27例为对照，结果人参汤组痊愈25例，显效2例，好转0例，无效1例，有效率96.4%；西药对照组痊愈4例，显效10例，好转4例，无效9例，总有效率66.7%。

歌曰：理中加桂人参汤，阳复阴邪自散藏，休讶补攻分两道，道消道长细推详。

医案1　胸骨后疼痛、夜来憋气案（冠心病心力衰竭）

万某，男，53岁。发作性胸骨后疼痛伴心慌气短1年余。因感冒或劳累可诱发加重，立即停止活动或服“速效救心丸”可缓解症状，每次发作约2～3分钟。曾以“下壁心肌缺血”在某医院治疗4个月（无药不详）无效，此间，曾赴河南医科大学一附院检查，动态电电图示：偶发室性早搏，心电图：心肌灌注，左室下后壁心肌灌注减低。多普勒示：心脏结构未见异常。胆固醇6.2mmol/L，抗“O”、血沉均正常，胸片（－）。1995年2月7日因夜间阵发性呼吸困难加重2周人某院，继续按“冠心病心衰型”治疗。曾服卡托普利、氨茶碱、消心痛、心达康，静滴“脉络宁”、“镁剂”等效均不佳。每天晚间因出不来气憋醒，多时每夜可达5～7次，常在夜23时至翌晨3时发作，时心率可达108次/分钟，憋闷，咳嗽，用西地兰、可待因不能很好控制。为防止夜间发作，其妻常在其发作时说话相陪，避免入睡，3时以后方可入睡。2月21日来住院治疗。检查：体温37℃，脉搏92次/分钟，呼吸72次/分钟，血压20/12.6kPa。肥胖体型，神清，气稍短，无发绀，两下肺偶可闻及少许散在干啰音，心尖搏动位置触诊不明确，心浊音界正常，心率92次/分钟，律齐，S1稍低，A2≥P2，心尖部可闻及Ⅱ级～Ⅲ级柔和吹风样杂音，肝脾不大，无下肢浮肿。证见：胸闷，胸骨后疼痛，心中痞满，时觉心悸，心慌气短。动则气喘，夜来憋气，神疲乏力，肢冷，口干，心烦汗出，舌体红嫩少苔，脉沉细数。入院诊断：心痹（心阳不振，气阴两亏）。西医诊断：冠心病（心力衰竭Ⅱ级）。证候分析：心居胸中，为阳中之阳，心主血脉，靠心气的推动，血液才能运行全身，心痹宗气不行，经脉不通，胸中阳气不展，不能贯注心脉，影响循环，故见心悸气短，胸骨后疼痛，神疲，自汗，肢冷等症。夜属阴，入夜阴得阴助，阴盛阳弱，故子至懦时，胸闷憋气；昼属阳，至寅时，阳气渐盛，阳得阳助，始能入睡。如此反复不愈，气损及阴，致气阴亏虚，故兼见口干、心烦、汗出、舌红嫩少苔。治则：补中助阳，佐以养阴行气逐瘀。投人参汤加味：红参10g，干姜9g，焦白术12g，甘草9g，麦冬30g，甘松30g，山楂60g，麦芽15g。上方加减服20余剂，胸骨后疼痛、夜来憋气消失，诸症悉减。1个月后出院上班，1年后随访无复发。[国医论坛，1997；12（3）：11~12]

医案2　冠心病案

牛某，女，55岁，1981年10月7日诊。7个月来阵发性胸闷痛彻背，连及肩臂，心下痞，四肢不温，10分钟左右可自行缓解，近来发作频且重。经常少寐，倦怠懒言，食欲不振，舌淡红胖嫩，苔薄白微腻，脉弱。心电图检查：窦性心律，冠状动脉供血不足。血脂偏高。诊断为冠心病，心绞痛。以枳实薤白桂枝汤治之，服5剂不能控制发作。仔细推敲脉症，当属中阳不足，胸阳不振，血脉痹阻，心神不安。改拟人参汤合酸枣仁汤加减，以补助中阳，养心安神。处方：党参15g，干姜、白术、炙甘草各10g，炒枣仁、龙齿各18g，川芎6g，茯苓12g。水煎服。服药5剂，胸痛发作减少，痛势亦轻，渐能安眠。守方加减服药月余，胸痛发作基本控制，睡眠如常人，复查心电图提示有改善。[河北中医学院学报，1994；9（4）：9~10]

六十四　茯苓杏仁甘草汤

【原文】胸痹，胸中气塞，短气，茯苓杏仁甘草汤主之。

【组成】茯苓三两　杏仁五十个　甘草一两

【煎服法】上三味，以水一斗，煮取五升，温取一升，日三服。不差，更服。

【临床应用】胸痹呼吸短促、咳唾涎沫量多、痰液稀淡者，用茯苓杏仁甘草汤。水饮重者可与葶苈大枣泻肺汤合用，兼胸中闷痛者，酌加瓜蒌实、半夏；眩晕、小便不利者，加泽泻、猪苓；吐涎沫、脘部冷痛者，加干姜、吴萸、肉桂。

歌曰：痹而短气孰堪医，甘一苓三淡泄之，更有杏仁五十粒，水行气顺不求奇。

医案1　咳嗽吐痰、胸闷心悸案（冠心病合并急性气管炎）

王某，男，55岁。西医确诊为冠心病已3年，但症状轻，偶有心悸，胸闷痞塞，仍坚持办公室工作。两个月来又患急性气管炎，咳嗽时作，咯吐白沫痰，胸中痞塞较前加重，纳略减，大便尚调，下肢轻微浮肿，小便量减，苔白薄质淡，脉滑小数。证属心阳不振，痰饮内结之胸痹，治用茯苓杏仁甘草汤合二陈汤宣肺化饮：茯苓30g，陈皮10g，制半夏10g，杏仁10g，甘草5g，红枣5枚，生姜3片。5剂，水煎服，每日1剂。药后下肢浮肿消净，胸闷痞塞大减，小便量增，上方加全瓜蒌15g，桂枝8g，再进7剂，咳偶作，咯吐白痰少许。上方10倍量制水丸，每日2次，每次6g，服丸剂期间正常工作。

六十五　橘皮枳实生姜汤

【原文】胸痹，胸中气塞，短气，茯苓杏仁甘草汤主之；橘枳姜汤亦主之。

【组成】橘皮一斤　枳实三两　生姜半斤

【煎服法】上三味，以水五升，煮取二升，分温再服。

【临床应用】胸痹“气塞”证，胸中痞塞、郁结胀满者，治用橘枳姜汤。使用本方的关键在于重用橘皮，原方中其用量是枳实的5倍多。若呕逆较重，酌加干姜、半夏、旋覆花。

歌曰：痹而气塞又何施，枳实辛香三两宜，橘用一斤姜减半，气开结散勿迟疑。

医案1　心律失常、房早案

马某，男，65岁。退休工人，因脘胀、胸闷、心悸半年，加重1周就诊。1994年1月某日晚饱餐后出现脘腹胀闷、心前区不适、心悸等，在某医院查心电图提示窦性心律失常，偶发房性早搏。给予吸氧及口服心律平等处理后，胸闷、心悸缓解，腹胀、胃脘堵塞感尤存，每天下午5点~9点明显，自觉心慌、脉律不齐，早搏3次/分钟，1周前因情绪激动，病症加重，早搏6次~7次/分钟，伴胸闷、气短，脘腹胀满，牵及两胁，口服心律平无效。刻诊：形体消瘦，面色少华，唇暗舌紫，苔白根部厚腻，结代脉，大便每日1行；血压20/12kPa；心电图示：窦性心动过速，频发房性早搏。证属胸痹轻证，痰瘀相兼为患。法当宣痹泄浊通阳。方拟橘枳姜汤合瓜蒌薤白半夏汤加味：橘皮、枳壳、桂枝、制半夏各10g，生姜、炙甘草、薤白各6g，瓜蒌15g。6剂。日1剂，浓煎服。服药当晚，脘胀、堵塞感显减，早搏明显减少，2~3次/分钟，已停用心律平。药尽时，早搏已消失，精神振作，唯食后脘部不适，舌质暗，苔薄白，脉平。心电图复查结果正常。原方加苦参6g，又6剂，嘱隔日1剂巩固治疗。3个月后随访，告知病未复发。［国医论坛，1996；11（5）：13］

六十六　薏苡附子散

【原文】胸痹缓急者，薏苡附子散主之。

【组成】薏苡仁十五两　大附子十枚（炮）

【煎服法】上二味，杵为散，服方寸匕，日三服。

【临床应用】用于治疗胸痹病突见左胸部、心前区剧烈绞痛如刺，并骤发口眼、四肢抽搐。可伴有面色苍白、唇舌青紫．身冷肢厥、脉沉伏或涩或微细而迟者。合芍药甘草汤加钩藤、川芎、红花、路路通、白芷、细辛等治疗三叉神经痛。合芍药甘草汤加川芎、当归、红花，木瓜、钩藤、远志等治疗神经血管性头痛，合芍药甘草汤加黄芪、当归、乳香、没药、秦艽、牛膝等治疗坐骨神经痛；有重用薏苡仁45~90g为主治疗寒湿腰腿痛，加干姜、吴茱萸、川椒、高良姜等治疗寒湿胃脘痛，亦可治疗肋间神经痛、胸部神经痛、肋软骨炎而见本证者。

歌曰：痹来缓急属阳微，附子十枚切莫违，更有薏仁十五两，筋资阴养得阳归。

医案1　胸背痛，时轻时重案（胸痹）

胡某，男，55岁，1993年6月诊。患胸背痛，时轻时重1周余，伴有胃脘不适，时时欲呕，口吐唾沫，脉沉紧，苔略腻。治以仲景薏苡附子散合吴茱萸汤加减。薏苡仁15g，制附子6g，吴茱萸4.5g，党参9g，干姜3g，大枣15枚，良姜、厚朴各6g。服4剂后，干呕吐涎沫已止，胸背痛缓解，但仍时而急迫，脉沉，苔略腻。药已中病，再进前药4剂。服后胸痹即愈。随访半年未见复发。［北京中医药大学学报，1994；17（6）：61~62］

医案2　胸部持续胀痛不止伴呕吐恶心案（肋间神经痛）

某男，肋间神经痛10余年，20余日来加剧，胸部持续胀痛不止，伴有呕吐、恶心、畏寒肢冷等。超声波检查提示肝大，X线胸透为陈旧性胸膜炎，消化道钡餐检查胃小弯溃疡。其他无阳性发现。曾用镇痛剂，血管扩张剂等均无效。形体消瘦，脉细弦，舌淡水滑，属寒湿胸痹，治宜温阳利湿，方以薏苡附子散。附子15g，薏苡仁30g，1剂。复诊，服药当晚痛减，可安卧3~4小时，翌晨，二服，痛又减，饮食转佳，后予附子理中丸及瓜蒌半夏汤治愈。［刘俊士主编，古妙方验案精选．人民军医出版社，第1版，1992：121］

六十七　乌头赤石脂丸

【原文】心痛彻背，背痛彻心，乌头赤石脂丸主之。

【组成】蜀椒一两一法二分　乌头一分（炮）　附子半两（炮）一法一分　干姜一两一法一分　赤石脂一两一法一分

【煎服法】上五味，末之，蜜丸如桐子大，先食服一丸，日三服。不知，稍加服。

【临床应用与研究】本方常用于冠心病心绞痛见剧烈的心胸后背相互牵引疼痛或急性胃炎、慢性胃炎急性发作而见胃脘疼痛不休，或肋软骨炎、肩关节周围炎、坐骨神经痛、顽固性头痛等疾病，兼见四肢厥冷、冷汗出、气促面唇青、舌质淡、苔白滑、脉沉伏而紧或微细欲绝等脉症。伴有瘀血征象者，酌加川芎、赤芍、绛香、乳香等；肤冷自汗甚者，加黄芪、龙骨、牡蛎。

李家珍[12]报道以乌头赤石脂丸改为汤剂，治疗以以胸膺部憋闷疼痛为主症的胸痹患者32例，其中30例诊为冠心病心绞痛，2例为肋软骨炎；心痛29例，其中12例被诊为十二指肠球部溃疡，15例为慢性胃炎，2例为胃幽门部溃疡；两者皆伴见面色苍白或青紫，四肢厥冷，倦怠少气，音低息微，脉沉细，舌淡苔白。服药每日1剂，达到止痛效果，一般为3天，最短者才1天，最长者仅5天。董恒星等[13]报道治疗坐骨神经痛60例，痊愈（症状消失，经观察一年以上未复发者）43例；基本痊愈（症状基本消失，过度疲劳后或在阴雨天偶有酸痛，但能自行康复）14例；无效（同治疗前）3例。服药最多者65剂，最少者14剂，平均服药30剂。

歌曰：彻背彻胸痛不休，阳光欲熄实堪忧，乌头一分五钱附，赤石椒姜一两求。

医案1　胃脘痛，痛彻胸背案（心痛）

邹某，男，43岁。省农资公司驾驶员，初诊于1984年4月26日。患者长期饮食不节，饥饱无常，嗜饮生冷，于1月前突感胃脘痛，时缓时剧，缓则隐隐作痛，剧则痛彻胸背，如锥如刺，得热敷及滚汤可稍缓解，伴见呕吐清涎，不思纳谷，四肢冰冷，大便溏薄，偶见完谷不化，脉沉而弱，舌淡苔白腻。此脾肾阳虚，阴寒痼结，当温阳散寒法，宜乌头赤石脂丸。制川乌10g，熟附片18g，川椒6g，干姜6g，赤石脂30g。服2剂痛大减。后加陈皮10g，法夏12g，续用20剂后，诸症若失，至今未发。［贵阳中医学院学报，1996；18（1）：59~60］

医案2　左腰臀及下肢疼痛案（坐骨神经痛）

赵某，男，45岁，1996年11月7日诊。一年前淋雨受凉后，出现左腰臀及下肢疼痛，疼痛时轻时重，曾四处求医，均诊为“坐骨神经痛”，但治疗效果不佳，近来因受凉疼痛加剧。体查：左下肢沿坐骨神经走向之臀点、腓肠肌点压痛（+++）。直腿抬高试验阳性。实验室检查：血沉20mm/h，抗O：560。确诊为“坐骨神经痛”，西医予口服芬必得、布洛芬、消炎痛等药及穴位封闭治疗，取效甚微。刻下：舌淡苔白，脉沉紧而弦。脉症合参，此系阳气虚弱，风寒湿乘虚侵袭，气血运行不畅，不通则痛所致。治宜温阳散寒，祛风除湿，活血止痛。方用乌头赤石脂丸加减方：制川乌、制草乌、川椒、附子、防风各10g，干姜、乌梢蛇各12g，赤石脂、薏苡仁各20g，细辛、甘草各6g，当归、鸡血藤各15g。煎服7剂，疼痛减轻。守上法，继续用药半月余而告愈，随访3年无复发。［四川中医，2001；19（9）：31］

参考文献

1. 李海平．加味瓜蒌薤白白酒汤合海马参七散治疗冠心病心绞痛48例疗效观察．中国中医急症．1998；7（6）：256～257
2. 王建军，孙玫．炙甘草汤合瓜蒌薤白白酒汤治疗病毒性心肌炎30例．河南中医．2004；24（6）：7～8
3. 嵇克刚．瓜蒌薤白半夏汤加味治疗心脏神经官能症36例．四川中医．1999；17（3）：29
4. 李清瀛．瓜蒌薤白半夏汤加减治心绞痛32例临床观察．江西中医药．1995；（增刊）：127～128
5. 王英．瓜蒌薤白半夏汤治疗心律失常50例．中国中医急症．2005；14（4）：369～370
6. 赵映云．瓜蒌薤白半夏汤加减治疗肺心病50例．现代中西医结合杂志．2003；12（3）：273
7. 赵喜锦．瓜蒌薤白半夏汤加味治疗高脂血症60例．河南中医．2003；23（7）：8
8. 王金锁．枳实薤白桂枝汤治疗窦性心动过缓45例疗效观察．实用全科医学．2005；3（1）：86
9. 郭来．枳实薤白桂枝汤治疗冠心病心绞痛30例．成都中医药大学学报．1997；20（4）：25～26
10. 程法森，倪京丽．人参汤加味治疗慢性腹泻35例．中国中西医结合脾胃杂志．1998；6（3）：173
11. 姜厚德．人参汤治疗变态反应性鼻炎28例．四川中医．1996；14（2）：51
12. 李家珍．乌头赤石脂丸的应用体会．贵阳中医学院学报．1996；18（1）：59～60
13. 董恒星，吕长青．《金匮》乌头赤石脂丸治疗坐骨神经痛60例．四川中医．2001；19（9）：31

第九节　腹满寒疝宿食病脉证治

六十八　厚朴七物汤

【原文】病腹满，发热十日，脉浮而数，饮食如故，厚朴七物汤主之。

【组成】厚朴半斤　甘草　大黄各三两　大枣十枚　枳实五枚　桂枝二两　生姜五两

【煎服法】上七味，以水一斗，煮取四升，温服八合，日三服。呕者加半夏五合；下利去大黄；寒多者加生姜至半斤。

【方义分析】本条论述里实腹满兼表证的证治。脉浮而发热，邪盛于表也，腹满而脉数，邪实于里也。表里俱病，治应表里双解。厚朴七物汤实为桂枝汤去芍药加小承气汤而成，方中桂枝汤去芍药之苦寒以解表邪和营卫，小承气汤荡胃肠积滞治里实。呕者气逆于上也，故加半夏以降逆；下利去大黄者，以表邪未解，恐重伤胃气以陷邪也；寒多加生姜者以太阳本寒之气盛，重用生姜以散寒也。

【临床应用与研究】本方常用于急性肠炎、痢疾初起、肠梗阻表里俱在，腹满发热同时出现者；或胃肠型感冒有肝郁者；以及其他热性病初期，凡大便不通，气郁寒凝者，如腹胀甚、短气者，可加香附末、大腹皮或木香、砂仁等行气之品。本方亦可用于外无表证，内有寒热夹杂的腹满、排便不畅等症，此时，方中桂枝、生姜，意不在解表，而在协助厚朴温通芳化，泄浊除满。本方治疗腹满，如属实热之证，服后泻下肠中实邪即愈。如属虚寒之证，服二三剂后亦颇见效。此为肠中停滞之秽浊得以排出，腹胀暂时得到缓解，但不久即因虚寒所引起的浊气复充斥于肠中，故又腹胀如故，此时可减去大黄，加大桂枝的用量，再加茯苓、白术等巩固疗效。

李孔就等[1]报道以厚朴七物汤加减治疗功能性消化不良 62 例（临床表现上腹胀痛，食欲不振，嗳气、早饱、烧心、便秘等），另 62 例以口服吗丁啉为对照，结果治疗组显效 51 例，对照组 44 例，好转治疗组 8 例，对照组 11 例，无效治疗组 3 例，对照组 7 例，2 组总有效率比较，差异无显著性。

歌曰：满而便闭脉兼浮，三两甘黄八朴投，二桂五姜十个枣，五枚枳实效优优。

医案 1　发热恶寒，头疼身痛，脘闷恶心案

潘某，男，43 岁。先因劳动汗出受凉，又以晚餐过饱伤食，致发热恶寒，头疼身痛，脘闷恶心，单位卫生科给以藿香正气丸三包，不应，又给保和丸三包，亦无效；仍发热头痛，汗出恶风，腹满而痛，大便三日未解，舌苔黄腻，脉浮而滑，此表邪未尽．里实已成，治以表里双解为法。用厚朴七物汤：厚朴 10g，枳实 6g，大黄 10g，桂枝 10g，甘草 3g，生姜 3 片，大枣 3 枚，加白芍 10g，嘱服 2 剂，得畅下后即止，后服糜粥自养，上症悉除，［谭日强编撰，金匮要略浅述，北京：人民卫生出版社，1981：159］

医案 2　小儿腹胀不大便吐奶案（肠梗阻）

关某，男，3 个月。患者其父代诉：日前原因不明的阵发性哭闹，当时腹胀，可能有腹痛，三日间，不大便，吐奶不止，以后吐出如大便样物，此间未曾进食，症状日益加剧。曾经两个医院诊治，检查腹部可见肠型，腹壁紧张而拒按，经 X 线腹部透视，发现有液平面 6~7cm 宽，并充满气体，确诊为完全性肠梗阻，经灌肠下胃管及对症治疗，不见好转，建议手术疗法，但患者家属考虑到小儿只有 3 个月，不同意手术，而求中医治疗。1974 年 4 月 5 日来诊，患儿面色苍白，精神萎靡，时出冷汗，腹胀拒按，大便不通，脉微，舌苔灰白，系脾阳不运，积滞内停所致，治以行气泄满，温中散寒，厚朴七物汤治之。厚朴 10g，桂枝 7.5g，甘草 10g，枳实 12g，川军 3.5g，生姜 5g。按上方顿服一次见效，服药后约 1~2 小时内，排出脓块样大便，以后 4 小时内，共排出 3 次稀便，随着腹胀消失，腹痛减轻，经十余日，逐渐好转，与健康婴儿无异。［刘俊士主编．古妙方验案精选．人民军医出版社，第 1 版，1992：129］

六十九　附子粳米汤

【原文】腹中寒气，雷鸣切痛，胸胁逆满，呕吐，附子粳米汤主之。

【组成】附子一枚（炮）　半夏半升　甘草一两　大枣十枚　粳米半升

【煎服法】上五味，以水八升，煮米熟，汤成，去滓，温服一升，日三服。

【方义分析】本条论述脾胃虚寒，水湿内停的腹满痛呕吐证治。腹中雷鸣切痛、胸胁逆满、呕吐是气上逆的表现，半夏功能降气；腹中切痛为寒，附子功能驱寒，佐以甘草、粳米、大枣取其调和中土。本方与理中汤、小建中汤均治中焦虚寒证，但理中汤偏治下利，小建中汤偏治腹痛，本方偏治肠鸣呕吐。

【临床应用】本方治疗腹满痛而呕吐泄泻之阳虚夹湿证，除上述证候外，又有四肢不温、小便清长、脉细而迟、舌苔白滑等症者，确有较好的疗效。若腹痛延及心胸部，宜与大建中汤合用；若服药后仍呕者，再加砂仁、丁香温胃，效果更佳。本方还可用于急慢性胃痉挛、胃溃疡、尿毒症之寒呕等。另有人将本方用于妇科治疗产后腹痛、妊娠呕吐、习惯性流产、经行腹痛、少女带下诸疾，属脾胃虚寒夹湿者。

歌曰：腹中切痛作雷鸣，胸胁皆膨呕吐成，附子一枚枣十个，半升粳夏一甘烹。

医案1　腹部肠鸣，干呕吐涎沫案

杨某，女，38岁，家庭妇女。患者腹痛肠鸣已有月余，曾用西药治疗无效，于1981年3月15日来诊。据病人主诉，1月前因受凉而觉腹部阵痛，夜间较甚，继而发现干呕，有时吐涎沫，腹中雷鸣，脐周疼痛，绵绵不止。查其面色萎黄腹部平软，肝脾不大，痛时喜按，大便正常，饮食略减，无吞酸呃逆。舌淡苔白，脉沉细而缓。乃脾阳不足，寒气上逆，遂投附子粳米汤原方：附子（炮）10g，粳米9g，半夏9g，甘草6g，大枣3枚。服药3剂疼痛全止，呕逆减轻，原方继投二剂而愈。［王占玺主编．金匮要略临床研究．第1版．北京：科学技术文献出版社，1994：266］

七十　厚朴三物汤

【原文】痛而闭者，厚朴三物汤主之。

【组成】厚朴八两　大黄四两　枳实五枚

【煎服法】上三味，以水一斗二升，先煮二味，取五升，内大黄，煮取三升，温服一升。以利为度。

【方义分析】本方主里实胀重于积的腹满证治。意在行气，以厚朴为君，行气泄满；大黄、枳实去积通便。本方“煮取三升，温服一升。以利为度”，属中病即止之用药法度，以防攻下太过而伤正气。

【药理研究】陈琦等[2]研究表明厚朴三物汤可降低平滑肌的收缩强度和频率，对碳末在小肠内的推进率高于小承气汤和厚朴三物汤。

【临床应用与研究】本方对腹膜炎，急腹症、肠梗阻、胃扭转等较轻者，痢疾、肠功能紊乱、肠充血、急性肠炎而见本方证者，有显著效果。应用时剂量宜偏重，主药每剂当在20g以上。伴有胁肋疼痛明显，加川楝子、延胡索；腹窜痛，攻冲不定，加木香、乌药、沉香、郁金；腹胀痛而引少腹睾丸者，加橘核、荔枝核、小茴香；腹痛而肠鸣者，加陈皮、香附、大腹皮；气滞血瘀者，加桃仁、丹参、赤芍等；热结阳明者，加芒硝；寒凝肠腑者，加附片、细辛；蛔虫梗阻肠道者，加槟榔、川楝子、花椒；食滞胃肠者，加山楂、麦芽、莱菔子。现代临床报道还可治疗完全性单纯肠梗阻、幽门梗阻、粘连性肠梗阻、胃扭转、癃闭、气滞型胃脘痛、胃石症等疾病。

高庆春等[3]临床观察48例腹部术后患者，随机分为中药组（加用厚朴三物汤加减治疗），西药组（加用新斯的明治疗），对照组（未加用促进胃肠蠕动药），每组16例，以观察术后胃肠功能恢复情况。结果显示，胃肠功能恢复时间（平均肛门排气时间）：中药组41.29小时，西药组51.13小时，对照组55.78小时。经统计学处理，有极显著性差异

（P<0.01）；同时腹痛、腹胀缓解，肠鸣音的出现，进食时间，饮食量恢复等，中药组明显优于西药组和对照组。提示厚朴三物汤对于术后胃肠功能的恢复疗效显著。宁卫国等[4]以厚朴三物汤治疗胃扭转12例，结果8例服药9剂症状消失，经X线复查治愈；4例服药15剂治愈，随访1年无复发。徐忠健等[5]报道以厚朴三物汤加味治疗癃闭6例，服药2剂而愈者1例，4剂而愈者5例。全部治愈，一月后随访无复发。向一青[6]以加味厚朴三物汤治疗气滞型胃脘痛65例，治疗1个月后，痊愈14例，有效44例，无效7例，总有效率为89.2%。

歌曰：痛而便闭下无疑，四两大黄朴倍之，枳用五枚先后煮，小承变法更神奇。

医案1　腹胀肠鸣，恶心呕吐不大便案（气结型肠梗阻）

王某，男，48岁，长清县人，1994年11月11日初诊。阵发性腹痛1天。缘患者昨日上午开始阵发腹痛，且感到气在腹内窜行，腹胀肠鸣，腹部稍膨胀，恶心呕吐，已3天未排大便。患者对青霉素过敏，在当地服中药，乃寒下之剂，服后旋即呕吐出来。来本院就诊后腹痛及恶心呕吐均未减，亦无排便排气，且腹胀加重，端坐气促，不能平卧，全腹膨隆，肠音亢进，检查时可见膨胀的肠型。血常规及体温均正常，X线腹部摄片可见小肠与结肠腔皆有液平面存在。舌淡红、苔白腻，脉弦。此乃气结型肠梗阻，治宜行气通腑，方用厚朴三物汤加味。处方：厚朴30g，莱菔子、大黄（后下）各15g，枳实12g，桃仁、木香各10g。2剂，水煎服，每日1剂，分2次服。13日复诊：服药后没呕吐，第1剂排气较多，大便2次，排出硬矢量多，腹胀、腹痛、恶心呕吐等症均减。服第2剂后仍排气多，大便日行4次，先结后稀，腹胀、腹痛大减，恶心呕吐止，能进饮食，舌苔薄腻，脉弦。方已对症，仍守方去莱菔子、桃仁、木香，加陈皮、延胡索各10g。2剂，水煎服，每日1剂，分2次服。15日三诊：日排稀便3次，腹痛、腹胀均消失，有饥饿感，舌苔薄白，脉弦。停中药予以逍遥丸1盒善后，嘱无反复不需复诊。［新中医，1997；29（9）：54~55］

医案2　烦躁不安，腹胀疼痛案（完全性单纯肠梗阻）

某男，57岁，1993年3月20日就诊。有胃痛史20余年，间歇性发作，伴烧心泛酸，有时大便呈黑色。4天前突然发热恶寒、头身疼痛，2天后寒热渐平，但腹痛胀满，呈阵发性加剧，呕吐频作，每因进食或饮水而诱发，呕吐物初为食物和黏液，后为黄绿色液体。服中西药物效果不显，3月20日来我院外科就诊，经X线腹部透视，发现肠腔内有大量气体和液平面。诊断：完全性单纯性肠梗阻。建议立即手术治疗，但病人惧怕手术，邀中医诊治。症见：患者烦躁不安，腹胀、疼痛，自觉有气体在腹内冲动，达右上腹时疼痛剧烈，大便2天未行，亦无矢气，小便量少色赤。切诊腹痛拒按，听诊肠蠕动音高亢。舌质略赤，苔黄燥，脉沉滑。辨证：初为寒邪袭表，入里化热，与胃肠郁热搏结，致使肠道燥屎内结而腑气不通。《金匮要略》云："痛而闭者，厚朴三物汤主之"。急用厚朴三物汤通腑下气、泻热导滞。处方：厚朴100g，枳实30g，大黄15g（后入），水煎分2次服。1剂后腹中矢气频频，随后泻下燥屎及黏液。3剂后诸症消失，再予健脾和胃药3剂调理而愈。［山东中医杂志，1997；16（8）：375］

医案3　胃脘饱胀作痛，痛连双胁案（气滞型胃脘痛）

王某，女，41岁，农民。2001年8月17日初诊。主诉：胃脘痛8年，服中西草药颇多，病情时而反复。近年来住院2次亦未见好转。近1个月来胃脘饱胀作痛，痛连双胁，日夜不休，影响睡眠，嗳气频作，感觉胃脘灼热，饮食少进，形瘦神疲，大便不爽，日1~2次，尿黄，舌红，苔薄黄，脉弦细。心、肺、肝功能检查正常，B超报告排除胆道疾患。胃镜检查结果报告为慢性浅表性萎缩性胃炎。中医诊断肝胃气滞型胃脘痛。治宜疏肝理气，清热导浊。予加味厚朴三物汤治疗。药用：厚朴15g，枳实10g，大黄炭15g，木香10g，川楝子10g，延胡索10g，赤芍药15g。水煎服，日1剂。服1个疗程后，胃脘胀痛等症状减轻80%，纳增，精神好转。由于久病脾气虚原方减大黄炭、延胡索、赤芍药，加党参、焦白术、山药、焦三仙以调理之。3个月后复查胃镜，结果报告为单纯性浅表性胃炎。[河北中医，2004；26（8）：585]

医案4　胃脘胀痛畏冷，食后尤甚，时干呕案（急性胃扭转）

张某，男，36岁，银行职员。1991年8月20日就诊。患者因午时帮助家庭收麦，喝冷水吃凉馒头，当天夜间上腹部疼痛，恶心呕吐，当地医院拟诊为急性胃炎，经补液及服阿托品、普鲁本辛、胃仙U等药，空腹疼痛虽稍缓，但得食则重，终日不敢吃硬物。8月15日因乘凉饮冷受寒，胃痛加重，前往某医院放射科摄片报告为胃扭转（纵轴型），属其手术复位。患者顾虑，找中医就诊。症见患者表情痛苦，胃脘胀痛畏冷，食后尤甚，有时干呕。舌质淡，苔薄白，脉弦有力。此属气滞寒积。治宜理气散寒导滞。药用厚朴18g，大黄9g，枳实、桂枝、生姜12g。水煎服，日2次，服药3剂，疼痛明显减轻，饮食增加，气短易汗，空腹痛，稍食则减，多食加重，脘部得温则舒，脉转沉细。拟方：厚朴12g，枳壳、党参、白术各9g，大黄、干姜各6g。续服6剂，痛除纳增，精神倍增，X线摄片复查胃已复位，形态正常。[安徽中医临床杂志，1996；8（2）：64]

医案5　饱食遭雨淋后腹满胀大案

李某，男，48岁，1989年8月9日初诊。半月前，饱食外出遭雨淋，回家后即觉脘腹胀满，饮食减少，未予介意。后渐觉加重。近5日来整个腹部日渐胀大，且感疼痛。西医以“肠梗阻”收住院3日。除静脉输液维持外，口服液体石蜡油，外用开塞露及灌肠等治疗，均未奏效。故求中医会诊。症见：整个腹部胀大如临盆孕妇，不能坐卧行走，须由其两个儿子搀扶，呻吟不止。按之皮软如囊裹气，脐左压痛，大便已7日未行，嗳气频繁，数日无矢气。舌红，苔白微黄，脉弦紧。证属胀重于积的腹满证。处厚朴三物汤加减：厚朴30g，枳实20g，槟榔15g，大黄20g（后入）。服上方后，当晚泻下燥屎，矢气甚多，腹胀渐轻。次日胀满全消，能进饮食。又给予香砂六君子汤2剂调理，遂愈。[国医论坛，1997；12（2）：13]

医案6　小便点滴难通，腹胀难忍案（癃闭）

王某，女，78岁，2001年10月8日就诊。小便点滴难通，腹胀难忍十多天。曾经西医治疗效果不佳，其女背至医院门诊，要求导尿缓解症状。口渴欲饮，但由于小便不通，大便不爽，腹胀难忍而水米均不敢进食2天。试治于中医。诊见：形体消瘦，痛苦病容，腹胀拒按，舌紫，苔黄燥，脉沉细。证属内实气滞，气不化水。内脏痹阻较甚，化机欲灭。“病机已迫，非大剂排荡不为功”。但年老体衰，不受攻伐。治宜行气开闭，化瘀导滞。拟厚朴三物汤加味：厚朴、枳实、大黄、木通、连翘、花粉、川明参各20g，滑石40g，石膏30g，石斛15g。1剂，水煎服，日服4次。恐年老体衰，不胜药力，嘱其少少与之。10日，其女来称，服药后二便均已通利，口渴大减，腹胀减轻，能进食半碗稀粥。照前方再配1剂，以巩固疗效。1月后随访未复发。[四川中医，2002；20（9）：34]

七十一　大柴胡汤

【原文】按之心下满痛者，此为实也，当下之，宜大柴胡汤。

【组成】柴胡半斤　黄芩三两　芍药三两　半夏半升（洗）　枳实四枚（炙）　大黄二两　大枣十二枚　生姜五两

【煎服法】上八味，以水一斗二升，煮取六升，去滓，再煎，温服一升，日三服。

【药理研究】大柴胡汤具有明显的降低 TC、TG 和升高 HDL-C 的作用；调节小肠功能紊乱作用；抑制平滑肌细胞表型的改变，阻抑动脉粥样硬化的形成；提高胃壁黏液糖蛋白量，抗胃溃疡作用；可保护肠黏膜屏障和防治肠道细菌易位，促进多脏器功能失常患者胃肠功能恢复，明显降低血浆内毒素水平。

【临床应用与研究】主治心下满病，即是指胸腹部分，痛的范围满于胸腹并多旁及两胁，解剖位置属肝、胆、胃、胰、脾。广泛用于传染病、呼吸系统、循环系统、泌尿系统、代谢系统、神经系统疾病及眼科、皮肤科等。即用于肠伤寒、流行性感冒、猩红热、丹毒、疟疾、肺炎等病程中出现由少阳病和阳明病，症见往来寒热，胸胁苦满，或恶心呕吐，食欲不振，便秘，舌苔干而黄，脉弦，腹诊腹肌有力者；支气管喘息、支气管扩张、肺气肿、肋膜炎，症见发热、咳嗽咯痰、胸胁苦满、胸痛、食欲不振、便秘、体力尚佳者；心脏瓣膜病、心肌梗死、心包炎、心脏性喘息，体力尚佳，而症见心下有压迫感、便秘、胸中苦满、心动悸、呼吸困难者等；高血压病、动脉硬化症、脑出血、脑软化症，见实证，心下部高度紧张、便秘、不寐、肩酸痛者等；胃炎、胃酸过多、胃溃疡、肠炎、结肠炎、十二指肠溃疡、胆结石、肝炎、黄疸、胆囊炎，胰腺炎、肝硬化、习惯性便秘、口臭症，其证为实，脉诊、腹诊均有力者；急慢性肾炎、肾病、肾萎缩、肾结石、阳痿等，症见便秘、脉弦、腹诊腹直肌硬者；肥胖症、糖尿病、半身不遂、肋间神经痛、癫痫、神经衰弱、失眠症等，脉诊、腹诊均为实证而伴有胸胁苦满者。临证加减法有：连日不大便、热盛烦躁、舌焦口渴、渴欲饮水、面赤、脉洪实，加芒硝以泻热通便；心下有实痛连及左胁、难于转侧、大便闭者，加郁金、瓜蒌、青皮以清热行气；发黄者，加茵陈蒿、山栀子、黄柏以清热除湿退黄；呕不止，加左金丸、姜竹茹以清热止呕；胸胁痛，加川楝子、旋覆花以理气止痛。胆结石，加金钱草、海金砂、鸡内金以利胆排石；胃脘痛甚者，加木香、延胡索、川楝子以舒肝止痛。本方加铁粉，治狂症兼见胸胁苦满、心下硬塞、膻中动甚者，有奇效。

周劲刚[7]报道大柴胡汤化裁治疗胆汁反流性胃炎 78 例，对照组 42 例单纯应用西药（吗丁啉、雷尼替丁）治疗，2 组均 30d 为 1 个疗程，1 个疗程后统计疗效。治疗组总有效率为 96.2%，对照组总有效率为 71.4%。2 组比较有极显著性差异（$P<0.01$）。提示大柴胡汤化裁治疗胆汁反流性胃炎疗效确切。吴晋峰[8]报道以大柴胡汤加减治疗胆绞痛。方法：采用大柴胡汤加减（柴胡、黄芩、芍药、半夏、枳实、生姜、大枣等）治疗胆绞痛 112 例。结果总有效率 96%。蒋国华等[9]观察大柴胡汤加减治疗胆囊炎的临床疗效，结果治疗组治愈率为 88.89%，西药对照组治愈率为 55.56%，两组相比，治疗组优于对照组（$P<0.05$）。李夏[10]报道治疗脂肪肝 126 例，痊愈 65 例，有效 52 例，无效 9 例，总有效率为 92.85%。服药时间最长 6 个月，最短 1.5 月。治疗胃下垂 228 例，治愈 120

例，显效84例，好转18例，无效6例，总有效率97.4%。

医案1　持续性左上腹痛疼痛案（急性胰腺炎）

黄某，男，32岁，2002年3月14日初诊。3天前大量饮酒后出现左上腹剧烈疼痛，诊断为“急性胰腺炎”，予禁食、胃肠减压、抗胰酶、制酸、补液治疗无效。诊见持续性左上腹疼痛、拒按，腹胀，恶心，呕吐，发热，尿黄赤，大便秘结5日未解，舌红苔黄腻，脉弦数。查左上腹腹肌紧张、压痛、反跳痛。中医诊断为腹痛（脾胃实热），予大柴胡汤加味。柴胡、半夏、大黄（后入）、厚朴各12g，黄芩、芒硝（另冲）各10g，蒲公英18g，白芍、枳实各15g，生姜6g。水煎，日1剂，由胃管注入。用2剂后腹痛大减，大便已通，拔除胃管。上药去芒硝再服3剂，诸症悉除。［实用中医药杂志，2004；20（12）：707］

医案2　胃脘胀痛，嗳气泛酸案（胆汁返流性胃炎）

黄某，男，38岁，1999年8月22日初诊。胃脘胀痛，嗳气泛酸5年。于5年前开始胃脘胀痛，嗳气泛酸，胃镜检查诊断为“胆汁返流性胃炎”。屡经中西药治疗效果甚微。诊见胃脘胀痛，脘痛连胁。嗳气泛酸，口干口苦，纳差，大便秘结，舌质红苔黄腻，脉弦。中医诊断为胃脘痛（肝热犯胃）。予大柴胡汤加减。柴胡、半夏、大黄（后入）、枳实各12g，黄芩10g，白芍、郁金各15g，川楝子9g，生姜6g。水煎，1/d，加减连服1个月，诸症消失，饮食正常，随访2年未见复发。［实用中医药杂志，2004；20（12）：707］

医案3　腹痛胀满、身目俱黄案（阻塞性黄疸）

患者，男，57岁，1996年7月13日初诊。腹痛胀满，身目俱黄，黄色鲜明，痛时连及两胁，兼有寒热往来，恶心微呕，小便黄赤，大便数日未行，已历3天。在当地医院就诊，B超提示：胆管结石伴扩张，胆囊已切除，尿胆红素阳性。肝功能：胆红素60μmol/L，胆红素定性试验直接反应阳性。谷－丙转氨酶40U/L，建议手术治疗。患者4年前因胆石症、胆囊炎在该院已手术治疗，此次拒绝再次手术，而来本院要求中药治疗。证属：黄疸，阳黄。此因砂石阻滞而致胆汁外溢，湿热内蕴，热为阳邪，故黄色鲜明，邪在少阳，气机不利，则腹痛满、恶心酸呕，阳明热盛则大便秘结，湿热下注，热耗津液则小便黄赤，苔黄腻质红，脉弦数均为湿热内盛之象。治宜清热利胆、内泻热结。处方：炒柴胡12g，炒黄芩12g，炒枳壳、炒枳实各12g，赤芍、白芍各12g，栀子12g，茵陈12g，生大黄（后下）12g，金钱草30g，郁金12g、陈皮12g、姜竹茹12g，淮牛膝18g，3剂。每日1剂，水煎分3次服。7月16日二诊，服药后腹痛胀满大减，身目俱黄渐退，恶心呕吐，往来寒热，减而未尽，大便已行，小便色黄。上方仍服3剂，服法如前。7月19日三诊、腹痛恶心，身目俱黄明显好转，寒热、呕吐已除，大便每日3次，改生大黄6g后下。上方再服5剂。7月24日四诊、腹痛胀满已除，身目俱黄退净，食欲增进，小便色转清，大便日行2次。原方继服7剂，以巩固疗效，随防2年，未见复发。［浙江中医学院学报，2001；25（2）：43～44］

医案4　腹部胀痛时发时止案（积聚）

裴某，女，70岁，农民，2001年7月22日初诊。患者于2月前出现腹部胀痛不适，时发时止，纳差，乏力，面色萎黄。遂到县医院检查治疗，查血常规正常，尿（－），大便潜血（±）；HBsAg（－），HBC（＋），ALT42，TB16.4，甲胎球阴性，癌胚抗原15；

彩超肝内有数个强回声区，最大2cm×4cm，胆囊壁厚4mm，胰腺（-）；胃镜示：胃黏膜呈现花斑样改变，贲门充血水肿，幽门关闭迟缓，食道、十二指肠无异常；心电图示下侧壁呈轻度缺血型改变。给予胃尔舒、胃酶合剂、西沙比利片服用3天，效果不明显，大便时有干结，每日1~2次，排便不爽。检查纤维肠镜示：升结肠区肠壁粗糙增厚，长约15cm，黏膜活检未发现癌细胞，西医拟诊断结肠癌肝部转移。刻诊：腹部胀痛，攻窜无常，以右侧为重，似有物堵塞凸出，按之压痛不适，每遇情绪波动而明显，心烦，胃脘部嘈杂，灼热，纳差，眠差，时有惊悸，面色萎黄，形体消瘦，神疲乏力，语音低微，大便粘滞不畅，舌质淡暗，苔薄黄稍腻，脉弦细数。辨证为肝失疏泄，克伐脾土，运化失职，气机阻滞，胃失和降。治宜疏肝理气，清热化痰，和胃止痛。投以大柴胡汤加减：柴胡15g，黄芩15g，半夏12g，枳实15g，白芍12g，郁金30g，香附15g，薏苡仁30g，煅瓦楞30g，茯神20g，大黄5g，穿山甲2g（另包），甘草6g。姜枣为引，3付，水煎服。2001年7月25日复诊，腹痛较前明显减轻，大便色黑易行，夜间能眠，纳食一般，全身微有汗，但仍感乏力，口苦、嘈杂、灼热减轻，舌脉同前。药中病机，效不更方，继服5付。7月30日再诊，腹痛胀满基本消失，夜间眠可，饮食增加，心不烦，大便日行2次，成形便软，小便淡黄，舌质淡红，苔薄黄，脉弦细。去大黄，将黄芩减为12g，加太子参12g，鸡内金15g，砂仁12g，5付巩固疗效。2月后随访无异常。［河南中医，2003；23（6）：6］

医案5　自觉手足发热、脘腹胀满、大便秘结案

王某，男，26岁。2003年9月2日初诊。自觉全身发热反复发作1年，曾在其他医院多次诊治，查血常规、拍X线胸片等多项检查，未发现异常，致使发热原因始终不明，期间曾服用过多种西药及中药，治疗效果不显。刻诊：自觉全身发热，以足手心发热尤甚，发热时全身乏力倦怠，脘腹胀满，纳差，有时发热能自动好转，时心烦、口干及恶心欲吐，大便秘结，小便黄。体检：体温36.9℃，咽淡红，双肺呼吸音清，心率78次/分，律齐，无杂音，腹平软，剑突下有压痛。舌质红，苔黄，脉弦。中医辨证属张仲景《伤寒论》中之“少阳病兼里实证”。治宜和解少阳，通下里实。以大柴胡汤加减：柴胡15g，黄芩10g，白芍药10g，法半夏9g，生姜12g，枳实12g，大枣10枚，生大黄（另包、后下）10g，地骨皮15g，银柴胡12g，牡丹皮15g，栀子15g。5剂。每日1剂，分3次温服。5日后复诊，患者全身发热症状明显减轻，脘腹胀满、恶心欲吐及纳差等症状亦明显好转，大便已通，小便色淡。但患者仍时有心烦口干、乏力及手足心热症状，效不更方，继投以前方5剂，患者服完药后诸症消失，而告临床治愈。［河北中医，2004；26（10）：733］

七十二　大建中汤

【原文】心胸中大寒痛，呕不能饮食，腹中寒，上冲皮起，出见有头足，上下痛而不可触近，大建中汤主之。

【组成】蜀椒二合（去汗）　干姜四两　人参二两

【煎服法】上三味，以水四升，煮取二升，去滓，内胶饴一升，微火煎取一升半，分温再服；如一炊顷，可饮粥二升，后更服，当一日食糜，温覆之。

【方义分析】 胸为阳气出入之位，心胸中大寒为胸中之阳不宣，阴寒之气从下而上，阴寒结聚故痛，阴寒犯胃故呕，阴寒犯脾故腹中满不能食，阴寒横逆于中则上冲皮起见有头足，痛不可触近是寒充满胸腹之间。故治以安中土，布中焦阳气。方中重用干姜温中土之寒，人参、饴糖建中焦之气，佐以椒性纯阳，下达镇阴邪之逆，助干姜以振中土之阳。服后一食顷饮粥者亦温养中焦之气以行药力。

【药理研究】 大建中汤有改善肠系膜微循环功能，调节血浆血栓素 B_2、6-酮前列腺素水平的作用。

【临床应用】 本方常用于疝瘕、蛔虫症、胃炎、溃疡病、胃痉挛、肠粘连、胆绞痛、胰腺炎、术后肠梗阻、胃癌术后等引起的脾虚寒盛腹痛。对胆道蛔虫症，可加乌梅、苦楝皮、槟榔等驱虫药；对寒中夹热，当佐以通利之品，如承气汤类；寒甚可加吴茱萸、细辛等温散之品；兼气滞者，合理气之剂，如良附丸、檀香等。

歌曰：痛呕食难属大寒，腹冲头足触之难，干姜四两椒二合，参二饴升食粥安。

医案1　胃溃疡术后腹痛案

赵某，男，50岁。因患巨大胃溃疡临界恶变而行胃大部切除术。术后7天，腹部胀满，疼痛，恶心欲吐。X线摄片发现小肠充气，并有数个液平面。行胃肠减压，鼻饲大建中汤：川椒20g，干姜、人参各10g，蜜30g，烊化，水煎取汁，浓缩为60ml，加蜜烊化后为90ml，每次30ml，每日3次），第2天，肛门排气，腹胀消失。第5天，一切症状消失。[新疆中医药，1996；(01)：63]

医案2　下腹剧痛，恶心呕吐，汗出肢冷案（肠粘连）

张某，女，20岁，工人，于1992年2月28日初诊。患者13岁时阑尾炎手术，3年后发下腹部痛，病初不药自解。近3年腹痛加重，诊断肠粘连，经外科胃肠减压、输液等处理，效果不显。再次手术，治疗后仍发作。刻下腹疼剧作，恶心呕吐、汗出肢冷，下腹部有攻撑牵拉感，大便3日不解。舌质淡苔薄白，脉沉细。中阳虚衰、阴寒内盛，故脘腹胀满疼痛；虚寒犯胃、升降失司则呕吐便秘。治宜益气温阳，和胃降逆，缓急止痛，方以大建中汤加味：党参20g，干姜15g，川椒10g，炙甘草12g，当归12g，赤芍15g，白芍15g，炙甲片10g（先煎），桃仁10g，白蜜60g冲服。5剂后痛止大便解，进展如常。嘱以原方隔日煎服2个月，大便正常时减白蜜，月经期前后5天停服。随访至今腹痛未作。[南京中医药大学学报，1998；14（5)：308]

医案3　上腹痛放射至右肩背案（胆绞痛）

钱某，女，55岁，工人。于1989年8月8日本院留观。患胆石症、胆囊炎10余年，每年不同程度发作，近1个月来因情绪波动，饮食不节诱发右上腹痛，引及脘腹并放至右肩背部，始则持续闷痛，继而痛不可忍。血常规：白细胞 $5.2\times10^9/L$，中性71%，诊断：胆石症、胆绞痛。予抗感染，解痉止痛，38小时后脘腹痛有增无减，神情萎顿。外科议定手术。家属要求中医会诊。刻下疼痛拒按、汗出肢冷，呕吐不能食，面色苍白，口舌多津，溲清便秘，舌淡胖苔薄黄。证属中焦虚寒，气机逆乱，不通则痛，治以温中祛寒，和胃止痛：党参20g，干姜10g，川椒10g，甘草10g，川楝子10g，吴茱萸5g，赤芍15g，白芍15g。1剂痛止，1周后出院。[南京中医药大学学报，1998；14（5)：308]

医案4　上腹部持续疼痛，阵发性加剧伴频繁呕吐案（胰腺炎）

周某，女，33岁，工人。以上腹部持续疼痛，阵发性加剧伴频繁呕吐2天入院。体温38.1℃，血压90/65mmHg，查体：神清，巩膜无黄染，腹软、上腹正中及偏左压痛；血常规：白细胞$10.8\times10^9/L$，中性86%，淋巴14%，尿淀粉酶1024U/L，苔黄腻干糙，舌红而胖，脉弦而数，治用清胰汤加姜竹茹、生代赭石煎服，2剂后呕吐止，绞痛未减。原方去竹茹、代赭石，续2剂，遂便泄日6~7次，脘腹胀痛依然，且神情疲惫，四肢清冷，苔糙虽化但浊腻犹见，舌红质胖有齿印，脉弦按即细软。察色按脉，恐浊热积滞已除而脾阳困顿，虚寒已露。即予温阳散寒，缓急止痛：党参15g，干姜10g，川椒10g，炙甘草10g，苍术10g，炙鸡内金10g，赤芍15g，白芍15g，厚朴6g，制大黄10g。2剂后脘腹痛显减，便溏日2~3次。原方加减治疗1周出院。［南京中医药大学学报，1998；14（5）：308］

医案5　阵发性腹痛伴呕吐案（肠梗阻）

吴某，女，34岁。1991年5月19日诊。患者突发阵发性腹痛伴呕吐，送当地医院急诊。入院检查：腹胀明显，可见肠型和蠕动波，肠鸣音亢进，叩诊呈鼓音，不排便，不矢气，体温36.8℃。X线腹平片示：肠管充气，扩张，并见多个液平面。诊断：急性肠梗阻。建议手术治疗。因病家慑于手术，转中医诊治。症见急性病容，面青白，腹胀大，腹部有包块或条状物突起，出没于上下左右攻冲作痛，手不可近。脉沉迟紧，舌淡、苔白滑。证属腹中大寒，中阳失其健运，阴寒凝聚，肠道阻塞。其症状与病机颇与《金匮要略》大建中汤证所描载的："心胸中大寒痛，吐不能食，腹中寒，上冲皮起，出见有头足"相合，遂拟大建中汤：川椒、红参各10g，干姜15g，饴糖30g。服1剂后，腹中雷鸣，泻下清稀便，腹痛大减，连进3剂，竟获痊愈。［浙江中医杂志，2000；（10）：422］

医案6　阴囊内肿物，少腹坠胀抽痛案（水疝）

徐某，42岁，1998年11月5日就诊。诉阴囊内肿物渐增大2个月，少腹坠胀抽痛，阴囊发凉、体力劳动时或受寒后更为显著，外科建议手术治疗，患者有恐惧心理遂来要求中医治疗。阴囊触及卵圆形肿物，表面光滑，透光试验阳性，舌淡苔薄白，脉沉细。予大建中汤加味：川椒9g，干姜10g，红参10g，吴茱萸5g，橘核10g，小茴香6g，防已10g，车前子15g。服药10帖少腹坠胀消失，阴囊水肿明显减轻，再服5帖，痊愈，1年后随访无复发。［河南中医，2001；21（3）：9］

七十三　大黄附子汤

【原文】胁下偏痛，发热，其脉紧弦，此寒也，以温药下之，宜大黄附子汤。

【组成】大黄三两　附子三枚（炮）　细辛二两

【煎服法】上三味，以水五升，煮取二升，分温三服；若强人煮二升半，分温三服。服后如人行四五里，进一服。

【方义分析】尤在泾云："阴寒成聚非温不能已其寒，非下不能去其结。"本方重用附子温里助阳，祛寒邪；臣以大黄泻下通便，而开秘结，细辛温经散寒。宜用于素体阳虚，寒实内结之证。

【药理研究】周爱民等[11]研究证明大黄附子汤具有明显的拮抗脑垂体后叶素引起的心肌缺血和心率减慢的作用，对正常心电图没有明显影响，为本方预防和治疗缺血性心脏病和缓慢型心律失常提供了实验室依据。路小光等[12]实验研究大黄附子汤对重症急性胰腺炎（SAP）大鼠细胞因子的影响，结果表明大黄附子汤可使SAP大鼠血清TNF－α及IL－1β、IL－18水平下调，可能是其防治作用机理之一。庞莉等[13]研究表明大黄附子汤可降低慢性肾功能不全患者血压和血清肌酐。

【临床应用与研究】临床广泛用于肾绞痛、痛经、尿路结石、寒凝性肠梗阻、慢性溃疡性结肠炎（脏毒）、腹型癫痫（寒疝）、不孕，用以治疗阴寒积聚于胃肠诸症如寒实腹痛、胆囊炎、胆道结石、急性细菌性痢疾、急性水肿性胰腺炎、慢性肺心病心力衰竭、老年便秘、胃脘痛、糖尿病肾病、下肢静脉曲张等疾病。

徐俊业报道[14]以大黄附子汤治疗慢性肾功能不全46例，结果：显效16例，有效22例，无效8例，总有效率为82.6%。疗程最长者240天，最短者30天。吕宏义等[15]报道用加味大黄附子汤治疗糖尿病肾病30例，显效9例，好转18例，无效3例，总有效率90%。万清信等[16]用大黄附子汤加味治疗胆囊炎、胆石症及原因不明的胁痛64例，结果胆囊炎和原因不明的胁痛有效率为100%，胆石症胁痛有效率为90%。靳艳钗等[17]以大黄附子汤为主治疗肠梗阻，21例患者全部治愈，其中半年后复发3例，再经复诊治疗全部治愈，随访1年以上未再复发，无1例死亡。李密峰等[18]报道以大黄附子汤热敷法治疗下肢静脉曲张疼痛56例，临床治愈43例，好转8例，有效3例，无效2例。

歌曰：胁下偏疼脉紧弦，若非温下恐逸延，大黄三两三枚附，二两细辛可补天。

医案1　寒实腹痛案

谢某，男，35岁，1993年12月4日初诊。自述午饭因贪食生冷，遂致腹痛，绕脐而作，按之痛甚，恶心欲呕，唇青肢冷，舌质淡，苔白厚，脉沉弦。询其病史，乃知患者12年前因严冬进食凉地瓜使然，屡发屡治，然终未根愈。痛休期间作胃肠钡餐诸项检查均无异常发现，统观病史及已往治疗，诊为寒实腹痛。治宜温经散寒，通便止痛。拟大黄附子汤加味：大黄20g（后入），附子20g（先煎），细辛6g，吴茱萸10g，半夏12g，生姜20g。1剂，水煎顿服。药后30分钟许，自觉胸腹有热感，同时肠鸣，继而泻下2次，首次为稀便，2次间50分钟泻下大量脓样物，随之痛、呕俱止，唇红肢温。次日复诊，苔仍白厚，脐周按之仍有痛感，知其宿疾未尽，命其隔日更进1剂，以收除恶务尽之功。处方：大黄（后入）25g，附子（先煎）25g，细辛10g，沉香2g（冲服），水煎服。药后大便3次，始为白色黏冻样物，后杂有少量血便。再诊，苔薄白，腹部按之柔软而不痛。此乃寒积已除，改用四君子汤5剂以善其后。随访3年未复发。［实用中医内科杂志，1998；12（4）：24～25］

医案2　慢性胆囊炎急性发作，胆结石案

女，54岁，1998年4月23日初诊。右胁痛年余，近来频繁发作。此次发作已5日，先后用柴胡疏肝汤、龙胆泻肝汤及抗菌消炎药治疗，效不佳而来我院就诊。刻诊：右胁持续性疼痛，阵发性加剧，痛引肩背，发热而不恶寒（体温38.6℃），伴恶心呕吐、嗳气纳呆、口苦咽干、小便黄赤、大便干燥，脉弦，舌红苔黄厚。查体：右上腹压痛，无反跳痛，墨菲征（+）。B超示胆囊略增大，壁毛糙增厚并有结石征象。血RT：WBC11.5×10^9/L，N 0.82，L 0.18。诊断：慢性胆囊炎急性发作，胆结石。辨证为气机阻滞，肝胆湿热蕴结之胁痛。拟清肝利胆、泻热通便、化石散结。处方：大黄20g，附子10g，细辛3g，柴胡15g，金钱草30g，海金砂15g，鸡内金12g，枳实12g，紫花地丁12g，郁金12g。水煎服，日1剂。2剂后大便日行2～3次，不发热，疼痛明显减轻。10剂后排出5～6枚结石，最大者直径 1.2cm。诸症皆除。B 超复查未见结石。至今 2 年余未复发。［山东中医杂志，2002；21（1）：27～28］

医案 3　左侧腰腹部阵发性疼痛案（上尿路结石）

郭某，男，17 岁，高中学生。喜好蓝球运动，不好饮水，于 1999 年 6 月 20 日发病，症见左侧腰腹部阵发性疼痛，查 T37.8℃，左侧脊肋角叩击痛，腹平软，无压痛反跳痛，未触及包块，肠鸣音正常，B 超示左肾结石（0.3cm×0.8cm）。即予大黄附子汤方水煎代茶饮，并嘱服药后，适当活动，无痛时仍可打球、跑跳。服药 2 天后，排出绿豆大深褐色结石 1 枚，疼痛消失。2 年后随访，未再发病。［国医论坛，2003；18（5）：42］

医案 4　痛经案

曹某，女，36 岁，1998 年 6 月 10 日诊。昨天下水栽秧，浸泡半日，下午月经点滴而至，至晚左小腹疼痛，痛势殊剧，连及肛尻，势欲临圊而欲便不得。诊面色青白，左少腹压痛，苔白腻，脉左紧弦。属寒犯厥阴，凝阻胞脉。亟宜温通。予制大黄 10g，附片 6g，细辛 5g，当归 10g，炙甘草 5g。二诊时述服药当日，腹痛即止，2 剂服尽，腹痛未作，唯月经 7 日不净，予艾附暖宫丸加减而愈。经行之际，下水受寒，寒邪剩隙侵犯胞脉，阳气郁阻故少腹疼痛。此证以寒滞为主，故重在温通散寒。寒凝散，阳气通则经自下。活血通络之药为辅佐，故宜少用。［中国中医急症，2000；（03）：109］

医案 5　小儿冷秘案

患男，4 岁，1997 年 8 月 16 日初诊。大便艰涩 1 年，加重半月。患儿自幼喜食冷饮，近 1 年来吃冷食则大便难，每于大便时即哭闹。近半月来稍进冷饮凉物则大便排出困难，艰涩难忍，甚则便时即腹痛哭闹，烦躁恐惧，大便成形，细如猫屎。曾多方求医未果。刻下面色萎黄，形体消瘦，无腹胀，小便清长，舌淡苔白略腻，脉紧弦。笔者诊断：便秘，隶属于祖国医学之冷秘范畴。拟方：大黄 5g，熟附子 6g，细辛 3g，厚朴 9g，陈皮 9g，苍术 9g，焦山楂 12g，党参 12g，麦芽 12g，甘草 3g。水煎温服，日 1 剂。服 3 剂后便时已无腹痛和烦躁不安，大便明显顺畅且便形增粗。上方去大黄、细辛，加香附 6g，砂仁 3g，炒莱菔子 6g，枳壳 6g，白术 9g。又服 3 剂后诸症消失，大便如常，每日 2 次。遂于上方去熟附子，加茯苓 6g，继服 3 剂，以固疗效。随访至今无复发。［山东中医杂志，2001；20（5）：374］

七十四　赤丸

【原文】寒气厥逆，赤丸主之。

【组成】茯苓四两　半夏四两（洗）一方用姜　乌头二两（炮）　细辛一两《千金》

【煎服法】上四味，末之，内真朱为色，炼蜜丸，如麻子大，先食酒饮下三丸，日再夜一服；不知，稍增之，以知为度。

【方义分析】本方主治寒气厥逆，阴邪盛证。乌头、细辛以温散独盛之寒，茯苓、半夏以降泄其逆上之气，人所共知也。而以朱砂为色，喻此品具天地纯阳之正色。

【临床研究】日本木村豪雄等[19]研究表明赤丸可降低患者全身冷感，适用于全身型厥逆、内有阴气凝结、脉多有力的冷症。

【临床应用】本方常用于寒疝腹痛、痰浊蒙闭心包、侧腹部疝痛、睾丸抽痛等属阳虚寒饮为患，见腹痛、肠鸣、肢厥、呕吐、眩晕、舌胖苔白滑、脉沉弦等症，且病情较为平缓者。

歌曰：寒而厥逆孰为珍，四两夏苓一两辛，中有乌头二两炮，蜜丸朱色妙通神。

医案1　心腹绞痛，呕吐饮食，四肢厥冷案

周姓，男，28岁，如皋人。病人白天因天气炎热，口渴饮大量河水，晚餐又食酸腐食物，夜宿露天乘凉，半夜突然出现心腹绞痛，呕吐饮食，四肢厥冷，脉象沉迟，舌淡苔白。寒湿内伤，中焦阳虚，治当温中散寒，降逆化湿。仿仲景理中赤丸方意：制乌头（先煎）、甘草各4g，细辛2g，半夏、苍术各6g，太子参、茯苓各10g，生姜汁5滴（冲服）。煎200mL，分2次服。一剂痛解呕平，再服一剂病愈。［安徽中医学院学报，1983（2）：40］

七十五　大乌头煎

【原文】腹痛，脉弦而紧，弦则卫气不行，即恶寒，紧则不欲食，邪正相搏，即为寒疝，绕脐痛，若发则白汗出，手足厥冷，其脉沉弦者。大乌头煎主之。

【组成】乌头大者五枚（熬，去皮，不㕮咀）

【煎服法】上以水三升，煮取一升，去滓，内蜜二升，煎令水气尽，取二升，强人服七合，弱人服五合。不差，明日更服，不可一日再服。

【方义分析】本方主治阴寒内结证。治宜破积散寒止痛。乌头性大热有毒，温阳祛寒，单用力大而专；用蜜煎煮，既可缓急止疝痛，又制乌头之毒性，且能延长乌头药效。临床使用本方时还应注意：①应先煎、久煎乌头，减轻其毒性。②乌头用量不可过大，也不可久服，以免中毒。③素体虚弱、孕妇要慎用或忌用，故方后云：“强人服七合，弱人服五合。不差，明日更服，不可一日再服。”

【药理研究】乌头中乌头碱有很好的强心、镇痛、抗肿瘤和调节免疫等方面作用。

【临床应用与研究】本方常用于阵发性腹痛、疝瘕、胃肠神经官能症等疾病。另有人用本方治疗晚期癌痛，尤其是消化道癌肿，取得较好止痛效果。还外用治疗踝、膝关节外伤后遗症。

李景银等[20]以乌头煎（组成：生川乌、生草乌各10g，逍遥竹24g，伸筋草30g，透骨草30g，桑枝30g，桂枝20g，川姜10g，路路通20g，木瓜20g，独活20g，细辛10g，土牛膝20g，方法：先用冷水浸泡1～2h，然后文火慢煎，开后30分钟使用。先将患肢放热气处熏蒸，待水温降至50℃左右时，将患肢浸泡于药液中洗30分钟。每日熏洗2～3次，日1剂）熏洗治疗踝关节外伤后遗症112例，轻度18例，治愈15例，显效3例；中度53例，治愈37例，显效11例，有效4例，无效1例；重度41例，治愈22例，显效9例，有效7例，无效3例。合计共治愈74例，占66.1%；显效23例，占20.5%；有效11例，占9.8%；无效4例，占3.6%。平均用药时间为6.23±2.17天；治疗膝关节外伤后遗症132例[21]，轻度38例中治愈32例，显效6例；中度53例中治愈37例，显效11例，有效4例，无效1例；重度41例治愈22例，显效9例，有效7例，无效3例。合计共治愈91例，占68.94%；显效26例，占19.70%；有效11例，占8.33%；无效4例，占3.03%。平均用药时间为10.23±2.17天。

歌曰：沉紧而弦痛绕脐，白津厥逆冷凄凄，乌头五个煮添蜜，顷刻顶危外挈提。

医案1　腰脚挛急，阴卵偏大案（寒疝）

一男子，年七十余，自壮年患疝瘕，十日、五日必一发，壬午秋，大发，腰脚挛急，阴卵偏大，欲人腹，绞痛不可忍。先生诊之，作大乌头煎饮之，（原注：每帖重八钱）斯须，瞑眩气绝，又顷之，心腹鸣动，吐出水数升，即复故，尔后不复发。［陆渊雷主编.金匮要略今释. 北京：人民卫生出版社，1955：179］

七十六　当归生姜羊肉汤

【原文】寒疝腹中痛，及胁痛里急者，当归生姜羊肉汤主之。

产后腹中㽲痛，当归生姜羊肉汤主之；并治腹中寒疝，虚劳不足。

【组成】当归三两　生姜五两　羊肉一斤

【煎服法】上三味，以水八升，煮取三升，温服七合，日三服。若寒多者，加生姜一斤；痛多而呕者，加橘皮二两，白术一两。加生姜者，亦加水五升，煮取三升二合，服之。

【临床应用与研究】本方除治疗血虚寒疝外，现代多作食疗方，常用于产后诸虚百损，尤宜虚寒腹痛、腰痛、白带、泄泻等。还有人用于十二指肠球部溃疡、低血压性眩晕。对年老、体弱、久病之人属阳虚之体者，本方可用于强身去病。治疗多发性神经炎、产后痹痛、虚寒咳嗽、顽固性室性早搏等疾病。

李文著等[22]以当归生姜羊肉汤加味（当归12g，生姜20g，羊肉250g，花椒60g，胡椒20g，黄芪60g，甘草20g，薏苡仁60g，盐适量，加水炖至羊肉熟为度，取汁加水适量，置胡萝卜、白萝卜各100g，煮熟后空腹食用，每日2次。1个月为1疗程，视病情治疗1~2个疗程）治疗肠易激综合征56例。结果治愈37例，好转12例，无效7例，总有效率87.5%。张宏吉[23]报道以本方加味（当归30g，生姜50g，羊肉250g，党参、炙黄芪各15g，赤白芍各10g，川芎6g，鸡血藤20g，煎服法：先将羊肉洗净，煨汤，将上药纳入汤液，文火煎，早晚各服1次）治疗多发性神经炎42例，6~10剂后痊愈者36例，服药20~30剂后好转者4例，服药30剂无效者2例，有效率95%。谢东霞[24]报道以当归生姜羊肉汤加味（药用：当归20g，黄芪20g，丹参20g，生姜50g，羊肉500g。当归、黄芪、丹参、生姜用纱布包，凉水浸泡10分钟后与羊肉一起用文火煎2次，每次煎出的药液约200ml，将头煎药液及次煎药液混合后分3次服完。羊肉亦分3次吃完。8小时1次）治疗频发室性早搏88例，并与使用心律平治疗84例对照。结果：治疗组显效66例，有效14例，无效8例，总有效率为90.9%；对照组显效48例，有效12例，无效24例，总有效率为71.4%。两组总有效率比较差异显著（$\chi^2=5.38$，$P<0.05$）。

歌曰：腹痛胁疼急不堪，羊斤姜五并归三，于今豆蔻香砂法，可笑依盲授指南。

医案1　产后全身麻木痹痛案

祝某，女，41岁，藏族，铁路家属，1992年12日4日就诊。产后得全身麻木痹痛七八年，近两年又添生气后晕厥。自述生头胎时，产后不忌冷水而感受风寒，致全身痹痛，至生二胎、三胎时渐加重。但赖其体壮未就医，近两年又出现生气后晕厥，晕厥时伴口吐白沫，四肢抽搐。但患者初晕倒时心中明白，神志尚清，可数数到30，即约1分钟左右就失去知觉，20分钟后苏醒，晕厥频繁，其全身麻木痹痛也愈来愈重，只能在心情愉快时，痹痛与麻木才有所减轻。近日又人流一次，痹痛再加，不能忍耐，且畏寒恶风，嗜睡，健忘，舌淡苔白，脉弱尺几无。辨证：痹与气厥本是两种疾病，此患者初由产后不忌风寒而致，气血亏虚，风寒久候，蚕食阳气，侵入厥阴，故痹痛久留不去。肝为母，心为子，肝经不寒，母病及子，借怒气横逆，侵犯心神成气厥。心肺阳虚，营卫不足，痹痛尤甚。因此痹与气厥在此处密切相关，病机之本在厥阴寒逆，标在肝气横逆。仿仲景当归生姜羊肉汤，本去标自除。用当归、生黄芪、生姜各30g，羊肉500g，并加肉桂10g，温散厥阴寒逆，桂枝、山茱萸各10g，和肝平冲降逆，代赭石15g，重坠引药直达下焦，兼治气逆。连服8剂，痹痛麻木明显好转，且觉口干苦，是厥阴寒除，相火壮旺。从原方加补阴以配阳，充养气血，方用当归、生黄芪、熟地黄各30g，山茱萸、代赭石各20g，白芍15g，桂枝、知母、黄柏各10g。服4剂，自述生气后只有耳发昏，不再晕厥，精神好转，痹痛亦见愈。稍加佛手以疏肝气，2剂诸症痊愈。后于1993年2月，又因生气而致血崩，但未见晕厥，经余治愈。[河南中医，1994；14（4）：212]

医案2　胃脘冷痛，口泛清水案（十二指肠球部溃疡）

李某，男，农民。2001年11月6日初诊。患者胃脘疼痛2年，遇寒或空腹加重，得温进食则减，时常口泛清水，自觉胃部有冷气不散，曾经X线钡餐透视，诊为十二指肠球部溃疡（长期服用中西药物，时缓时发，且本人时因农活所累，饮食欠规律，病终未除）。刻诊见舌淡胖有齿痕，双脉细弱。辨证为中阳不足，寒凝胃腑。治拟补虚温胃散寒为法，药用当归生姜羊肉汤原方。处方：当归15g，羊肉250g，生姜100g。羊肉切碎，煮至肉烂去当归食用，每日1剂。10剂。服药1剂，即感胃部温暖，服10剂后冷痛皆消。后方中生姜改为20g，连服30d病愈，至今未发。[江苏中医药，2005，26（7）：32]

医案3　双侧手足及臀部酸麻感似虫行，疼痛如针刺案（多发性神经炎）

周某，男，35岁。1997年1月16日诊。患者双侧手足及臀部酸麻感似虫行，疼痛如针刺，反复发作3年余，加重月余，稍遇寒冷即须穿戴棉鞋、棉手套。1970年12月13日野营拉练后，发展至臀部亦感酸麻、疼痛，曾经多家医院治疗罔效。诊见舌质淡，苔薄白，脉沉细。西医诊断：多发性神经炎。中医诊断：皮痹合并肌痹。治用当归生姜羊肉汤加味：当归30g，生姜50g，羊肉250g，党参、炙黄芪各15g，赤白芍各10g，川芎6g，鸡血藤20g，肉桂5g。3剂。煎服法：先将羊肉洗净，煨汤，将上药纳入汤液，文火煎，早晚各服1次。服头煎后，自觉臀部酸麻疼痛减轻；3剂服完，症状基本消失。嘱再服3剂以资巩固。后随访3年内未复发。[浙江中医杂志，1997；(04)：177]

医案4　咳嗽微喘，吐清痰案

刘某，男，36岁，干部。形体素盛，因应酬频繁，不善摄生，偶患咳嗽吐血来诊。余视其面色微赤，脉数而芤，经透视及化验检查后，考虑为支气管炎，给以抗菌药物及止血药物静脉输液治疗7天，血已得止，但仍时有咳嗽，病未痊愈便执意不再治疗。3月后咳嗽严重来诊，望其身形清瘦，神气支离，咳嗽微喘，常咳清痰，四肢清冷，里急不舒，饮食日减，面色皖白，小便清长，畏寒，脉象沉细迟缓，舌质淡，苔白。断为失血后未善慎养，迁延日久致气血虚寒，将近损怯之候，遂用温中益气，润肺止咳之剂数投，并辅以抗菌消炎，能量支持等西药并用，竟无显效。余终日思寻，遍翻诸医籍，见《金匮要略》当归生姜羊肉汤条云“并治虚劳不足”，茅塞顿开。待其再诊时问其愿食羊肉否？对曰

“能”，遂出一方。当归60g，生姜片30g，羊肉500g，文火炖烂服之。次日告曰，此方较前诸方获效最大，精神体力似觉大振，身体亦感清爽。又嘱再进数服，咳嗽畏冷里急诸症步步消退，至十数服，竟获痊愈。后余思之，方中当归养血补虚，生姜温中散寒，羊肉乃血肉有情之品，功能补虚，综观全方共奏补虚养血散寒之功效。该患者不善摄生，本有咳嗽，日久迁延而成虚劳之象。本方以散寒补虚以治其本，而咳嗽之标证亦随之而除。由此启发，以后每遇气血虚寒者，辄以此方投之，屡见功效。[时珍国药研究，1997；8（1）：88]

七十七　乌头桂枝汤

【原文】寒疝腹中痛，逆冷，手足不仁，若身疼痛，灸刺诸药不能治，抵当乌头桂枝汤主之。

【组成】乌头

【煎服法】上一味，以蜜二斤，煎减半，去滓，以桂枝汤五合解之，得一升后，初服二合；不知即服三合，又不知，复加至五合。其知者，如醉状，得吐者，为中病。

桂枝汤方：桂枝三两（去皮）　芍药三两　甘草二两（炙）　生姜三两　大枣十二枚　上五味，到，以水七升，微火煮取三升，去滓。

【方义分析】本条论述寒疝兼表证的证治。本方证比单纯寒疝复杂，临床表现为两个方面：①寒疝，以腹中痛为主症，兼四肢厥冷、手足麻木不仁，均由阴寒内盛所致。②表证，表现为身疼痛。既属内外皆寒，表里兼病，故非单纯解表或温里以及灸刺等法所能奏效，须用乌头桂枝汤两解表里寒邪。本方即大乌头煎加桂枝汤组合而成，是祛内寒和营卫的表里兼治之剂。药后如醉状，或呕吐，是药已中病的“瞑眩”现象，若无其他不良反应，可不必处理；如发现呼吸喘急、头痛、心悸、口干舌麻、脉促等，是为中毒现象，应速服绿豆汤或黑豆甘草汤以解毒，或用中西医结合方法处理。

【药理研究】周丽娜等[25]研究表明乌头桂枝汤对类风湿性关节炎有镇痛作用，其作用机理与调节血浆血管紧张素Ⅱ（ANG－Ⅱ）、P物质（SP）、血栓素B_2（TXB_2）水平、强啡肽（DYNA）、6－酮前列环素（6－keto－PGF1α）等多种神经递质的水平有关。

【临床应用与研究】治疗强直性脊柱炎、肢体动脉硬化性闭塞症（脱疽）初期、非淋菌性前列腺炎等疾病。

戴朝寿等[26]报道以乌头桂枝汤治疗强直性脊椎炎89例，经55天治疗后，治愈68例，显效16例，好转5例，总有效率100%。

歌曰：腹痛身疼肢不仁，药攻刺灸治非真，桂枝汤照原方煮，蜜煮乌头合用神。

医案1　暑季受凉后腰部剧痛案

马某某，男，36岁，1994年8月6日初诊。患者平素怕冷，暑季席地而卧，醒来腰部剧痛，丝毫不得动弹，由家人抬来就诊。诊见腰部被动体位，不能活动，疼痛难忍，冷汗出，舌淡红、苔薄白，脉沉细。此为阳虚寒侵，阳气不运，寒阻经脉。以乌头桂枝汤治疗：制川乌12g（另包，生姜水先煎），桂枝10g，炒白芍10g，大枣10枚，炙甘草5g。上药煎服2剂，仅存腰部微痛，活动自利。继服2剂痊愈。乌头桂枝汤出自《金匮要略·腹满寒疝宿食病脉证治第十篇》，主治“寒疝腹中痛，逆冷，手足不仁”。本例患者素体阳虚，阳虚则生内寒，复受外寒侵袭，留滞经脉，不通则痛。证属表里俱寒，阳气痹塞，

故以乌头桂枝汤治之。方中乌头大辛大热，祛寒止痛；桂枝汤调和营卫以散表寒。[山西中医，1997；13（6）：45]

七十八 《外台》柴胡桂枝汤

【原文】《外台》柴胡桂枝汤，治心腹卒中痛者。

【组成】柴胡四两 黄芩 人参 芍药 桂枝 生姜各一两半 甘草一两 半夏二合半 大枣六枚

【煎服法】上九味，以水六升，煮取三升，温服一升，日三服

【药理研究】现代药理研究表明，柴胡桂枝汤有调节体液免疫、对淋巴细胞转化率、T细胞亚群及白介素－2受体和自然杀伤细胞作用，抗衰老及抑癌作用。

【临床应用与研究】临床用于脾胃疾病、体虚感冒、四肢疾病、肝硬化病、肩背疼痛等疾病的治疗。

临床报道柴胡桂枝汤治疗慢性胃炎120例[27]，治疗最短30天，最长150天，治愈52例；有效66例；无效2例。总有效率为98.3%。柴胡桂枝汤加减治疗感冒后低热不解60例[28]，60例病人全部发热解除，其他症状消失，且3个月内无复发，治愈率达100%。随访以前经常感冒的病人，治愈后感冒复发率大大降低，有的病人不慎感冒，症状也大有减轻，有些病人不用药也能自愈。柴胡桂枝汤治疗三叉神经痛26例[29]，服用中药半月后，大多数患者疼痛程度均有所好转，原服用卡马西平的患者逐渐减少用药量，直至停药。服用中药1月后，显效8例、有效13例、无效5例，总有效率为80.80%。

医案1 胃溃疡案

黄某，女，42岁，1998年6月25日初诊。主诉“胃痛”5年，加重半月余，食后痛减。患者5年来时有胃痛，饥饿时痛重，食后减轻，曾服多种胃药，疼痛时轻时重，近半月来，胃痛绵绵，喜温喜按，并有泛酸、嘈杂，口苦、口干不欲饮，烦躁易怒，胸胁胀满，查其舌红苔白，脉弦细。曾于1994年做钡餐透视确诊为“胃溃疡”。处方如下：柴胡12g，黄芩10g，半夏6g，党参15g，桂枝8g，白芍12g，山药12g，佛手10g，海螵蛸12g，白芷10g，丹参10g，茯苓12g，甘草6g，大枣5枚，生姜3片。3剂，水煎分两次服。二诊时，诉胃脘痛较前减轻，泛酸、口苦、烦躁等症状均有明显好转，上方去半夏、白芷，继服5剂，诸症基本消失，为巩固疗效，续服药两周，基本痊愈。[甘肃中医，2000；(04)：7]

医案2 慢性浅表性胃炎案

刘某，男，35岁，农民，1998年8月10日诊。患者自述胃脘反复疼痛3年余，近1月来加重，服中西药效果不显。诊见：胃脘痞闷，疼痛拒按，时时泛吐酸水，神疲体倦，不欲饮食，舌质淡苔黄腻，脉濡细。胃镜检查诊断为慢性浅表性胃炎。辨为脾虚气滞，寒热互结。治当通补兼施，温清并用。处方：柴胡、黄芩、半夏、党参、大枣、白芍各15g，桂枝12g，甘草、吴茱萸各6g，黄连8g，煅瓦楞子20g，生姜3片。1日1剂，水煎分3次服。上方服3剂后，疼痛减轻，食欲好转，全身较前有力。原方加减再进1月，诸症基本消失。2月后作胃镜检查，胃黏膜恢复正常，病告痊愈。[四川中医，2000；18(7)：31]

医案3　肠胀气案

刘某，男，27岁，农民，于1993年3月2日初诊。患者1年前因事不遂致上腹饱胀不舒，经成都某医院胃镜、肠镜等检查，确诊为肠胀气，无溃疡及肿瘤等器质性病变。用中西药调治3个月余无效而求诊。症见：上腹饱胀难忍，夜间加重，揉按后胀减，每因焦虑、紧张、恼怒后加重，恶心呕吐，嗳气食少，厌食，畏寒肢冷，气短，二便调畅，舌淡苔白，脉弦。此乃少阳枢机不利，升降失调，营卫阴阳不和之腹胀。治以和解气机，调和营卫阴阳。方用柴胡桂枝汤加味：柴胡30g，桂枝30g，白芍30g，半夏15g，黄芩15g，人参10g，茯苓25g，煅龙骨30g，煅牡蛎30g，枣仁10g，川芎10g，炙甘草10g，大枣10g，生姜10g。用法如前述。2剂后诸症消失。随访6个月未见复发。[江西中医学院学报，2001；13（4）：149]

医案4　胸痹案

郭某，男，29岁，2001年10月29日来诊。自觉左胸部郁结不适，时满微痛已3个月，多处求治无效。细询问之，自述无外伤史，胸部不适，于心情不好时加重，做心电图检查亦正常。自诉平素工作压力大，精神紧张，易怒。观其面色苍白，鼻尖发青，神情疲倦，怕冷，乏力，纳少，饭后30分钟腹胀。大便先干后稀，日1次。脉浮取弦，并有涩象，沉取细弱，舌质淡，苔薄白腻。证属肝郁脾虚，气机阻滞于胸中，治以疏肝健脾，调畅气机。方以柴胡桂枝汤加减，方药如下：柴胡10g，桂枝10g，白芍10g，党参20g，干姜10g，大枣10g，炙甘草10g，半夏10g，白术20g，茯苓10g，当归10g，生麦芽20g，枳实10g。服用6剂后，胸部不适明显减轻，精神转佳，乏力、食后腹胀大有改善，大便成形，质偏软，脉弦有力。舌象同前。改服逍遥丸，1次8粒，1日3次。服用1个月后，患者觉神清气爽，诸证皆除。[吉林中医药，2003；23（8）：40~41]

医案5　半身不出汗症案

半身不出汗症，古医籍中未见记载。揣摩本例病人之半身不出汗，形成于外感表证发汗之后，且伴有酸困感，知乃表邪未解；而另半身又有汗出，乃其营卫不和；口苦则又提示邪气已始传少阳。思之为太阳、少阳并病，表里营卫气血失调之候。故拟用柴胡桂枝汤加味治之耳。杨某，男，28岁，1992年7月9日初诊。主诉：左半身不出汗，酸困。告2日前患感冒，头痛身困，恶寒发热，自服“速效伤风胶囊”后，头痛发热得缓，随之出现上症。刻下症状：左半身不出汗，酸困；右半身微有汗出，表现于面部尤为明显；口苦，微渴，舌苔薄黄，脉细。辨证为太阳、少阳并病，表里营卫气血失和。乃发汗后，表邪未解，复内入少阳所致。投仲景柴胡桂枝汤加味：柴胡10g，黄芩10g，法半夏10g，党参15g，桂枝10g，白芍10g，当归12g，川芎10g，枳壳10g，白芷10g，炙甘草6g，生姜10g，大枣3枚。2剂，水煎服。二诊：服上药后左半身已见汗出，酸困缓解，唯有口苦、口渴未解，诊舌苔薄黄，脉细。此乃少阳未解，投小柴胡汤加味：柴胡10g，黄芩10g，法半夏10g，党参15g，麦冬10g，枳壳10g，炙甘草6g，生姜6g，大枣3枚。2剂，水煎服。后告愈。[河南中医，1997；17（2）：80]

医案6　感冒后低热案

感冒后低热不解，说明表邪入于表里之间，不得宣散，治疗时单纯解表则邪不去，攻里恐邪更深，取柴胡桂枝汤既可和解少阳，宣畅气机，又能和营解表，此乃张仲景立方之义，故临床应用每能取效。张某，男，28岁，2001年11月29日初诊。患者于5月初劳动后用凉水洗头而感冒，初起高热（体温39.5℃）、头痛、咽喉疼痛，遂到某医院求治，曾给予静脉滴注先锋霉素、地塞米松，口服退烧药等，用药5天症状减轻。两天后又出现咽喉疼痛，遂又到某咽喉病专科门诊治疗，先后给予中药、西药、咽部烧灼等治疗，均取得一时疗效。此后又出现反复感冒，低热不解，虽四处求医，用药颇多，但病情愈来愈重，汗出，乏力，长期低热，不能参加劳动。后来发展到用药后热退，停药即发作，持续三月余不解。病人就诊时面色皖白，汗出，头痛，咽喉疼痛，身困乏力，发热。查T37.8℃，咽部有滤泡，舌淡胖苔薄，脉浮缓无力。血常规、抗链“O”、类风湿因子、肝功、胸片、肝脾B超等检查均无异常。给予柴胡桂枝汤加味：柴胡20g，黄芩、桂枝、制半夏、防风各12g，党参、白芍、鬼针草各15g，炙甘草6g，加姜、枣煎服，5剂。12月5日复诊：病情明显好转，头痛、咽喉疼痛消失，体力增加，仍动则汗出，低热（体温37.2℃），食欲不振。上方去黄芩、半夏，加炒白术15g，焦麦芽12g，继服5剂。一年后随访，体质强壮，能参加一切劳动，且一年内未发生感冒。［四川中医，2004；22（10）：48］

参考文献

1. 李孔就，李孔益．厚朴七物汤加减治疗功能性消化不良62例．新中医．2002；34（9）：62～63
2. 陈琦，杨雪梅，徐成贺．厚朴三物汤拆方及其药量变化的实验研究．时珍国医国药．2001；12（9）：776～778
3. 高庆春，刘菊华．厚朴三物汤对术后胃肠功能恢复的临床作用观察．中西医结合实用临床急救．1996；3（6）：250～251
4. 宁卫国，王玉新．厚朴三物汤治疗胃扭转12例．安徽中医临床杂志．1996；8（2）：64
5. 徐忠健．厚朴三物汤加味治疗癃闭6例．四川中医．2002；20（9）：34
6. 向一青．加味厚朴三物汤治疗气滞型胃脘痛65例疗效观察．河北中医．2004；26（8）：585
7. 周劲刚．大柴胡汤化裁治疗胆汁反流性胃炎的临床研究．河北中医．2002；24（7）：489～490
8. 吴晋峰．大柴胡汤加减治疗胆绞痛112例．陕西中医．2003；24（7）：592～593
9. 蒋国华，雷希龄．大柴胡汤加减治疗胆囊炎38例体会．湖南中医药导报．2004；10（3）：18～19
10. 李夏，张太，李维新．大柴胡汤加减治疗脂肪肝126例．吉林中医药．2004；24（7）：14
11. 周爱民，李宏森，王永梅，等．大黄附子汤对家兔心电图影响的实验观察．河北中医学院学报．1994；9（2）：22～24
12. 路小光，战丽彬，曲明阳，等．大黄附子汤对重症急性胰腺炎大鼠细胞因子的影响．中国中西医结合急救杂志．2004；11（6）：352～354
13. 庞莉，张小斌，张渭．从瘀辨治慢性肾功能不全临床观察．现代中医药．2003；1：31～32
14. 徐俊业．大黄附子汤治疗慢性肾功能不全46例．成都中医药大学学报．1999；22（2）：24～25
15. 吕宏义，邹蕴珏，安玲．加味大黄附子汤治疗糖尿病肾病30例．中国民间疗法．2002；10（8）：41～42
16. 万清信，王燕．大黄附子汤加味治疗胁痛64例．山东中医杂志．2002；21（1）：27～28
17. 靳艳钗，沈鸿宾．大黄附子汤为主治疗肠梗阻21例．河北中医药学报．2001；16（3）：28
18. 李密蜂，何洛建．大黄附子汤热敷法治疗下肢静脉曲张疼痛56例．河南中医．1998；18（6）：342
19. 木村豪雄．赤丸的临床研究．日东医志．2004；55950：639～643
20. 李景银，袁建明．乌头煎熏洗治疗踝关节外伤后遗症112例．山东中医杂志．2001；20（11）：667～668
21. 李景银．乌头煎熏洗治疗膝关节外伤后遗症132例．中医外治杂志．2002；11（1）：7

22. 李文著，张雪莲．加味当归生姜羊肉汤治疗肠易激综合征56例．中国中医急症．2004；13（9）：620
23. 张宏吉．当归生姜羊肉汤加味治疗多发性神经炎．浙江中医药。1994；4：177
24. 谢东霞．当归生姜羊肉汤加味治疗频发室性早搏88例．山西中医．2002；18（5）：17～18
25. 周丽娜，黄敏珠．乌头桂枝汤对类风湿性关节炎镇痛机制的研究．药物研究．2000；9（6）：11～12
26. 戴朝寿，贺秀莲．乌头桂枝汤治强直性脊椎炎89例．国医论坛．1996；11（2）：16
27. 刘方红．柴胡桂枝汤治疗慢性胃炎120例．四川中医．2000；18（7）：31
28. 张银萍．柴胡桂枝汤加减治疗感冒后低热不解60例的临床研究．四川中医．2004；22（10）：48
29. 王卫平．柴胡桂枝汤治疗三叉神经痛．内蒙古中医药．2001；5：50～51

第十节　五脏风寒积聚病脉证并治

七十九　旋覆花汤

【原文】肝着，其人常欲蹈其胸上，先未苦时，但欲饮热，旋覆花汤主之。

【组成】旋覆花三两　葱十四茎　新绛少许

【煎服法】上三味，以水三升，煮取一升，顿服之。

【方义分析】本条指出肝着的症状和治法。本方功效通络活血，温阳理气。方中重用旋覆花微咸，性温，理气舒郁，宽胸开结，特别是善能通肝络而行气，治疗肝经经脉气血郁滞，为君药。辅佐以葱管之辛温，既能芳香宣浊以开痹，又能温通阳气而散结，有通络之功。新绛一说为绯帛，以何物做染料，各家有不同认识。唐宗海认为是茜草，考古学家证实汉代丝织品的化学分析，染料中有茜草素；邹澍《本经疏证》、黄树曾《金匮要略释义》认为是藏红花；秦伯未《谦斋医学讲稿》认为是猩猩血染成等等。另一说即新鲜茜草。据李益三考证新绛即新刈茜草。茜草以活血化瘀见长，故为治疗肝经血滞的要药。合而用之，有下气散结，活血通络之功效，络通瘀化，气血畅行，则肝着可愈。

【药理研究】陆雄等[1]实验研究发现旋覆花汤可有效阻断肝纤维化大鼠肝纤维化和肝窦毛细血管化的形成。

【临床应用与研究】目前以本方为基础方广泛灵活用于瘀血引起的内科胸胁痛（包括肋间神经痛、慢性肝炎、肝硬化所致者）、胸痹、胃脘痛、偏头痛、臌胀、噎膈、咳嗽、面瘫等疾病，妇科人工流产术后漏下不止、月经不调、痛经等。慢性肺心病病人，右胁胀痛难以转侧，喜热饮，常以拳自捶，用本方加味治疗，其效亦佳。冠状动脉供血不足，症见阵发性心悸，心胸憋闷，以手捶拍方舒，苔腻脉迟，其病机属湿阻气滞，心阳被遏者，可选用本方合苓桂术甘汤加味以活血行气，通阳祛湿；属肝脏血瘀，血败肉腐之肝脓疡，可选本方合薏苡附子败酱散加味。

陈传钗等[2]以旋覆花汤加味［旋覆花（布包）12g，青葱管6支，丝棉或蚕茧少许，茜草10g］治半产漏下6例，5例服药后漏下血止，少腹刺痛或隐痛症状消失，随访至下次月经正常来潮。1例无效，后去妇科刮宫止血治疗。管丛华[3]以旋覆花汤加减（旋覆花5～15g，荆芥5～10g，前胡5～10g，半夏5～10g，白芍5～10g，苏子5～10g，甘草2～

5g，杏仁 5～15g，白芥子 7～12g，陈皮 5～10g，茯苓 10～20g，桔梗 5～10g）治咳 68 例，痊愈 49 例，占 72.1%；好转 16 例，占 23.5%；无效 3 例，占 4.4%；总有效率为 95.6%。陈维琴[4]以中药旋覆花汤加减配合西药芬必得，口服，早晚各 1 粒；维生素 $B_1$10mg，口服，3 次/天，治疗肋间神经痛 40 例，显效 38 例，有效 1 例，无效 1 例，总有效率 97.5%，优于单纯用西药组（总有效率 75%）。

歌曰：肝着之人欲蹈胸，热汤一饮便轻松，覆花三两葱十四，新绛通行少许从。

医案 1　肝着案

肝着是肝经受风寒之邪，条达疏泄功能失职，使邪与气血胶结郁滞，着于胸胁，阻滞经络，而致“其人常欲蹈其胸上，先未苦时，但欲饮热。”李某，男，52 岁，回族，干部。1995 年 9 月行贲门癌手术，术后化疗 3 周期，因不能坚持而放弃化疗，改服中医药。每因过食牛羊肉出现右胁疼痛，如有重物压迫，食欲不振而时有嘈杂，胁痛及右背，舌质略暗，苔薄，左关脉弦。术后气血不畅，络脉失和，治拟舒肝理气，通络止痛。投旋覆花汤加味：旋覆花（布包）12g，茜草 9g，赤芍 10g，白芍 10g，郁金 10g，大黄（后下）6g，焦山楂 30g，青细葱（后下）3 茎。5 剂而愈。至今已有 8 年，凡三用，犯此证时，辨证加减用之皆效。[中国医药学报，2004；19（6）：331～334]

医案 2　劳累、暴怒后胸闷腹胀兼左胁胀满而痛案

男，40 岁，1989 年 10 月 30 日初诊。2 周前劳累、暴怒后，突感胸闷腹胀，左胁胀满而痛，常欲以拳击其胸，击则舒适，嗳气不畅，烦躁易怒，口淡无味，纳谷不香，大便数日一行，服疏肝理气和胃方药 14 剂，效不显，来我院求治。现症同前，面色黑而光亮，舌质红，苔薄白，脉沉弦。诊为肝着。处方：旋覆花 20g，茜草 20g，白芥子 20g，青皮 20g，葱白 5 枚。前 4 味共研细末，与捣烂之葱白和匀，放砂锅内加醋适量炒热，分为两份，包于纱布内，乘热敷于两侧期门穴上，凉则加热，反复用之，每晚 1 次，每次 1h。敷后 2h，自觉腹内气动扬鸣，嗳气连连，矢气频转，胸闷腹胀、胁下满痛等症顿觉减轻。连敷 3 次，诸症皆除，病愈。随访 2 年未复发。[山东中医杂志，1998；17（3）：135]

医案 3　妇人半产漏下案

半产漏下多因冲任二脉受损所致，其症虚多实少，治疗本当补虚为主。然其漏下因半产而来，乃半产后续发漏下，半产不下，著而成瘀，故治疗不应温补，反而当理气通络以下瘀滞，著去而漏血自止。故仲师也以此方治肝著之病。原方中若新绛一味缺，可用茜草、丝棉或蚕茧代之，以行化瘀止血之功。陈某，23 岁。1998 年 8 月 12 日诊。妊娠停经 2 月，昨因负重突发少腹刺痛而下血，夜难入眠。舌淡、苔薄，脉弦细。曾有流产史。诊为半产漏下，瘀滞为患。方用旋覆花汤加味：旋覆花（布包）12g，青葱管 6 支，蚕茧少许，茜草、五灵脂（布包）各 10g。每日 1 剂，水煎顿服。连服 2 剂，排下瘀血数块及白色肉样物一块，随之痛减血止。续予补气养血之剂善后，月经也如期来潮。[浙江中医药，2002；（04）：143]

八十　麻子仁丸

【原文】趺阳脉浮而涩，浮则胃气强，涩则小便数，浮涩相搏，大便则坚，其脾为约，麻子仁丸主之。

【组成】麻子仁二升　芍药半斤　枳实一斤　大黄一斤　厚朴一尺　杏仁一升

【煎服法】上六味，末之，炼蜜和丸梧子大，饮服十丸，日三，以知为度。

【临床应用与研究】临床多用于热病后便秘、杂病习惯性便秘，肛门疾病手术后及腹部术后等属于肠有实热，并津液亏竭，大肠失于润滑者，还可用于尿频、蛔虫性肠梗阻，咳逆、失眠、喘证、胃痛、消渴、皮肤瘙痒、2型糖尿病便秘等疾病。

孟磊[5]以麻子仁丸加味治疗便秘57例，1个月治疗后，57例病例中，痊愈16例，显效21例，有效13例，无效7例，有效率为87.7%。张培永等[6]以麻子仁丸加减治疗慢性前列腺炎脾约型，75例总有效率为95.35%。任平安[7]以麻子仁丸加味治疗2型糖尿病，以口服格列本脲片2.5mg，3次/天和盐酸苯乙双胍片25mg，3次/天为对照，3个月后治疗组118例，治愈72例，有效38例，无效8例，总有效率93.2%，对照组32例治愈21例，有效5例，无效6例，总有效率81.2%。

医案1　肠胃燥热、津液不足便秘案

王某，女，37岁，2003年10月22日初诊。主诉：大便秘结3年余，常1周一解，便时艰涩，形如羊屎，量少，排不尽感，常伴有左下腹痛，小便短赤，口干口苦多饮，纳可，平素易急躁，寐差。舌红苔黄，脉弦数。2003年9月做72h胃肠通过时间试验和肛门直肠测压提示为慢传输型便秘。多种中西药治疗未见好转，闻吾师名而来诊，中医诊断为热秘，治以泻热导滞，润肠通便。药用：麻子仁15g，大黄5g（后下）厚朴10g，枳实15g，郁李仁15g，芍药9g，生地黄15g，玄参15g。上方7剂，水煎服，每日1剂。10月29日二诊：药后症减，大便偏干，1～2日一行，左下腹偶痛，小便调，纳可，寐较差。舌红，苔微黄，脉弦。再以前方加减，共治疗2月余大便转为正常，追访至今，未见复发。[河南中医，2005；25（7）：15～17]

医案2　口渴多饮，大便难解，咽干案

张某，男性，52岁。患者患尿崩症多年，曾在医院治疗多次，效果不佳。自诉1个月来口渴多饮，约15分钟排尿1次，兼见大便难解，心烦，咽喉干燥难忍，形体消瘦。脉浮数，苔燥少津。此乃津少肠燥之证，投泄热润肠存阴之剂：麻子仁20g，白芍10g，枳实10g，生大黄15g（后下），川朴10g，杏仁10g。服2剂大便通，口渴减轻，饮水减少，咽喉觉有津润，小便次数明显减少，再予辨证用药巩固疗效而愈。此例胃热气盛，水为火迫而偏渗于膀胱，致小便频数；热盛耗津，加之津液偏渗，肠道失濡，故大便坚硬不解。胃热便坚，气盛溲数，二者互相影响，病发消渴。麻子仁丸可润肠通便，泄热存阴以达水津四布，五经并行，则消渴止。[中国民间疗法，2002；10（10）：42～43]

医案3　头痛、呕吐、发热案（化脓性脑膜炎）

肖某某，男，13岁，1995年11月16日初诊。3年前出现头痛、呕吐、发热，在当地医院诊断为“化脓性脑膜炎”，经抗菌素治疗病愈。近1年来反复发作，每次症状相同，经抗菌素及中药牛黄、羚羊角等治疗，数日后病情缓解，但出院后不久又复发。到就诊时已是第8次复发。急查脑脊液，白细胞满视野，$3045\times10^6/L$，蛋白2.13g/L，糖1.7mmol/L，Cl^-134mmol/L，支持原诊断。进一步问诊知患者平素大便干结，常2～3日一次。学习刻苦，特别是近1年由于反复发病，功课耽误较多，每次病愈后均加班加点补习功课。现已5日未大便，小便短赤，伴发热、头痛、呕吐，舌红苔薄黄，前部剥脱，六脉皆软。遂以麻子仁丸加减：麻仁10g，桃仁6g，杏仁6g，大黄6g，枳实10g，厚朴10g，玄参10g，生地黄10g，麦冬10g，菊花6g。开始配合静点抗菌，待脑脊液恢复正常后停西药，中药改为丸剂长期服用，用量以保证大便每日1次，便质正常或稍软为度。连服4个月后停药，随访1年未复发。[光明中医，2000；15（90）：23~24]

医案4　咳嗽频剧、痰多痰黄、大便干硬案（支气管炎）

张某某，女，22岁，1998年1月20日初诊。患者于1个月前受凉发病，初恶寒发热，咽痒咳嗽，痰白而稀。西医诊断为"急性支气管炎"，经西药抗菌素、祛痰、镇咳剂治疗效果不著。现证咳嗽频剧，喉间痰鸣，痰黄而黏，不易咯出，咳甚胸痛，心烦难寐，小便自利，大便干硬，舌淡尖红，舌苔薄黄中心厚，脉弦细数。听诊双肺呼吸音粗，肺底散在干啰音，X片示肺纹理增粗，化验白细胞$12\times10^{9}/L$。处方以麻子仁加味：麻仁10g，杏仁10g，白芍15g，大黄8g，枳实10g，厚朴10g，川贝10g，鱼腥草20g。服3剂后症减大半，加减又服6剂病愈。[光明中医，2000；15（90）：23~24]

医案5　全身皮肤瘙痒干燥案

李某，男性，68岁。患者一年来全身皮肤瘙痒干燥，虽经多方治疗仍反复发作。近2个月来见烦躁、失眠，大便干，小便色黄稍频。脉弦，舌质红少津，苔薄黄。此乃高年血少津亏，燥热生风，不能濡养皮肤而致。予麻子仁丸，每日2次，每次1丸。3周后症状控制，瘙痒消失。继服当归片以巩固疗效。全身皮肤瘙痒病因复杂。本例患者为阴血不足，津亏液少，燥热生风所致。肺主皮毛，肺与大肠相表里。病起责之于肺，用麻子仁丸增液润肠清除燥热。子润母养，津生血濡，皮肤得以润泽则痒不治而愈。[中国民间疗法，2002；10（10）：42~43]

八十一　甘草干姜茯苓白术汤

【原文】肾着之病，其人身体重，腰中冷，如坐水中，形如水状，反不渴，小便自利，饮食如故，病属下焦，身劳汗出，衣一作表里冷湿，久久得之，腰以下冷痛，腹重如带五千钱，甘姜苓术汤主之。

【组成】甘草　白术各二两　干姜　茯苓各四两

【煎服法】上四味，以水五升，煮取三升，分温三服，腰中即温。

【临床应用与研究】甘草干姜茯苓白术汤又名肾着汤。后世医家除治疗寒湿腰痛外，常用于治疗遗尿、小便失禁、泄泻、妊娠下肢浮肿、妇女年久腰冷带下等病症，属于脾阳不足而有寒湿者。治遗尿小便失禁可加益智仁、乌药，桑螵蛸、覆盆子；治泄泻可加泽泻、桂枝、附子；治下肢浮肿可合用防己茯苓汤；治带下可加党参、淮山药、芡实、乌贼骨等。

徐文泉等[8]报道以肾着汤加味治疗腰肌纤维织炎228例，服药7天统计疗效，痊愈195例，显效18例，好转10例，无效5例，总有效率97.8%。有效者服药最少1剂，最多7剂。

歌曰：腰冷溶溶坐水泉，腹中如带五千钱，术甘二两姜苓四，寒湿同验岂偶然。

医案1　腰以下重坠冷痛，如坐水中案（肾着）

胡某，男，46岁，手艺人。时逢初冬，因事外出，驱车（脚踏车）70余里，汗透内衣，遂敞胸露怀，迎风狂奔，自感舒适，不料当晚洗后即觉腰痛，初时不以为然，继而渐渐加重。经治效不显著，遂求治于余。刻下：痛苦面容，步履艰难，坐卧不安。自诉：腰以下重坠冷痛，如坐水中，受风犹甚。诊其脉沉，舌质淡，苔白不渴，饮食尚可，二便如常。问及所服之药，皆消炎止痛、强筋壮骨之属。余曰：似此见痛止痛，腰病治腰之法，何异刻舟求剑，按图索骥。良工治病，必四诊合参，审证求因，取效不难矣。本病为“肾着”，乃寒湿痹着于腰部所致。治宜温中祛寒，健脾除湿。遂书甘草干姜茯苓白术汤方：干姜 30g，茯苓 30g，白术 30g，甘草 20g。2 剂，取瓦罐水煎温服，1 剂 3 煎，日尽 1 剂。二诊：2 剂药后，痛减冷除，重感若失，患者满面堆笑，求再赐方，以图根治。余遂以原方减其量加炙杜仲 10g，又 2 剂，病即告愈。[河南中医，2002；22（3）：14]

医案 2　顽固性腰痛（腰椎骨质增生）

李某，女，42 岁，1998 年 1 月 5 日初诊。患者反复腰痛 8 年，伴腰骶部发冷 4 年，复发加重 2 天。现症见腰骶冷痛，颜面浮肿，食少，稍多食则脘闷不舒，颜面浮肿益甚，大便 4～5 天 1 次，畏寒。心电图、肝肾功能、胃镜检查均无异常，唯 X 线摄片提示：腰椎骨质增生，L4～5、L5～S1 及椎体边缘有唇状骨质增生。以前曾服西药（扑炎痛、优布芬等）止痛和中药独活寄生汤加附片、干姜等大辛大热之品，并配合局部热敷，经治多年均无效，病情反渐加重。诊见：患者症如前述，倦卧于床，四肢不温，心、肺、腹均无异常，脊椎无侧弯及叩痛，直腿抬高试验（－），余生理性神经反射存在，未引出病理性神经反射，舌淡胖，苔白腻，脉沉细而滑。中医辨证为脾肾阳衰，寒湿困脾，凝滞经络。治以健脾温阳、散寒除湿、通络。拟方肾着汤加味：茯苓 60g，干姜 10g，炙甘草 30g，炒白术 90g，通花根 30g，泽泻 15g，升麻 12g，制硫黄粉 3g（另包，分 3 次冲服），生姜 30g。7 剂，日 1 剂，分 3 次服。二诊：患者冷痛稍减，大便通畅，畏寒减轻，守上方 3 剂，家人告知，腰骶冷痛基本消失，颜面浮肿减轻，饮食量增加。据效不更方的原则，仍守上方 10 剂。三诊：患者诉腰骶冷痛消失，颜面浮肿不明显，畏寒消失，后予每 3 天 1 剂，用药月余以巩固疗效。[中国中医急症，2001；10（4）：241]

医案 3　腰椎间盘症案

男，32 岁，农民，以右下肢后侧剧烈疼痛 15 天入院。入院时不能行走站立，不能平卧，只能下肢垂到床下，俯卧在床边。天晴时疼痛尚可忍受，天阴时尤其夜间疼痛不能忍受，曾两次注射度冷丁。经过牵引，针刺环跳、委中，服中药乌头汤及补阳还五汤治疗 10 余日无效。在我院查腰椎 CT：诊为 L2—L3，L3—L4 间盘症。服用《金匮要略》肾着汤原方加大剂量（干姜 60g，白术 30g，茯苓 30g，炙甘草 30g）加青风藤 15g，木瓜 30g。水煎两次，每日 1 付，分 3 次服。服 1 付后，疼痛明显缓解，只是右下肢小腿麻胀，已能下地行走，继服 4 付，下肢麻胀感也消除。加减：苔腻者加苍术 30g；下肢麻木者加苡米 30g；下肢疼痛者加青风藤 30g，木瓜 30g。[实用中医内科杂志，1997；10（3）：292]

医案 4　腰肌纤维织炎案

女，40 岁，1998 年 11 月 17 日初诊。双侧腰部疼痛 1 个月。自述 1 个月前因淋雨未及时换衣后出现腰部重着，不耐久坐久卧，夜间反复转侧，影响睡眠，晨起腰部板硬尤甚，活动后减轻，伴有全身沉重，每遇寒湿之邪症状加重。查：双侧腰肌压痛；舌质暗红，苔白，脉濡缓。中医诊断为腰痛，证属寒湿阻滞血行不畅；西医诊断为腰肌纤维织炎。予以祛寒除湿，活血通络，辅以补肾为法，方选肾着汤加味 4 剂治疗，令其服药 1h 后，轻微发汗 20 分钟。服药 1 剂即感腰部有温热感，不适较前减轻，4 剂尽，诸症尽除。

随访2年未复发。[山东中医杂志，2001；20（1）：26]

医案5　水肿案（慢性肾炎）

赵某，男，47岁，1997年10月22日初诊。患慢性肾炎3年余。曾服用六味地黄丸、附桂八味地黄丸等，尿蛋白一直阳性，近日又增浮肿等症，逐渐加重，前来诊治。诊见：下肢浮肿，按之凹陷，小便量少，伴脘腹胀闷，纳谷不香；便溏每天1~2次，肢倦乏力，舌淡、苔白滑，脉沉无力。B超示：双肾皮质部回声增强，余正常。尿常规：PRO（++），颗粒管型（+），ERY少许。脉症合参，诊为水肿，证属脾阳虚，运化乏权，水湿内停。治宜温运脾阳，方予肾着汤加味。处方：甘草6g，干姜8g，茯苓、白术、党参、泽泻各10g，白茅根20g。水煎服，每天1剂。坚持服药1月，症状大减，但尿检仍呈阳性反应，将干姜量减至3g，加莲子须6g，同时服用肾气丸6g，每天3次。嘱其继续服药。又坚持服用40余天，诸症悉平，尿检正常。继服六味地黄丸巩固治疗，随访至今未复发。[新中医，1999；31（7）：55~56]

医案6　鹤膝风案

赵某，男，56岁，2000年3月17日初诊。1年前左膝扭伤，经治好转，逢天气骤变，顿感酸痛。3天前，左膝肿大，酸痛重着，步履艰难，某院诊为风湿性关节炎，经西药治疗无明显好转，邀余诊治。症见面色皖白，左膝肿大，酸痛重着，按之柔软，皮色如常，左腿难以屈伸，小便清长，大便时溏，舌淡，苔白腻，脉沉细。证属寒湿留滞经络。投肾着汤加味。方药：茯苓、炒白术各18g，干姜15g，白附子9g，肉桂12g，威灵仙、木瓜各12g，伸筋草15g，川牛膝9g，甘草6g。每日1剂，水煎温服。7剂后，肿痛减，左腿屈伸好转。药已对证，效不更方，前方续服25剂，面色红润，膝肿痛消失，屈伸自如，二便如常。追访1年未复发。[河南中医，2004；24（7）：14~15]

医案7　带下案

孙某，女，35岁，2002年12月7日初诊。带下年余，近半月加重，色白清稀，绵绵不绝，少腹隐痛，头晕乏力，面色苍白，形寒肢冷，腰酸，舌胖苔白脉滑，某医曾用补肾固督，健脾化痰之方，屡治乏效。余辨证为寒湿阻滞胞宫。药用：甘草、干姜各12g，炒白术、茯苓各24g，苍术、党参各18g，炮附子9g。每日1剂，水煎服。5剂后带下明显减少，形寒肢冷等好转。前方续服10剂而愈。[河南中医，2004；24（7）：14~15]

医案8　身半汗出案

男，43岁，1992年7月3日初诊，患者每在安静状态下，右半身体（以鼻脐为正中线），自头至足出汗，活动及精神高度集中时感觉不明显。入冬及夏天吹风扇时感觉右半身凉冷，但覆被反汗出，如接触凉水右半身冷感明显加强，夏天都用温水沐浴。曾经用谷维素及维生素类等治疗少效。病历4年余。刻诊：周身汗出，但右半身汗冷，肤冷，不敢以右侧身体正对风扇，口不渴，二便正常，舌淡胖、苔白，脉濡细。证属中阳不足，寒湿内困，阳气不布。治拟温中散寒，甘姜苓术汤加味：炙甘草15g，炮姜15g，焦白术15g，生白术15g，茯苓10g，肉桂末5g（冲）。7剂。二诊（7月11日）：述右半身仍稍有汗出，被覆时汗出仍明显，但吹风扇不觉凉冷。上方加炙芪15g、防风10g，7剂。并予吴茱萸3g研细末于睡前合生姜捣泥外敷右涌泉穴。三诊（7月20日）：述全身无明显不适，吹风扇及洗冷水澡皆如常。随访6年余无复发。[江西中医药，2001；32（6）：30]

参考文献

1. 陆雄，顾宏图，卢红，等．旋覆花汤对肝纤维化、肝窦毛细血管化逆转作用的实验研究．中国中医药科技．1999；6（6）：366～368
2. 陈传钗，陈珑．旋覆花汤治半产漏下体会．浙江中医药。2002；（04）：143
3. 管丛华．旋覆花汤治咳68例．吉林中医药．1999；（04）：33
4. 陈维琴．中西医结合治疗肋间神经痛40例．湖北中医杂志．2001；23（2）；21
5. 孟磊．麻子仁丸加味治疗便秘57例．河南中医．2004；24（7）：15
6. 张培永，岳嵊．麻子仁丸加减治疗慢性前列腺炎脾约型的临床观察．四川中医．2003；21（9）：44～45
7. 任平安．麻子仁丸加味治疗Ⅱ型糖尿病临床疗效观察．现代中医药．2003；（01）：29～30
8. 徐文泉，杨小霞，宋文法．肾着汤加味治疗腰肌纤维织炎228例．山东中医杂志．2001；20（1）：26．

第十一节　痰饮咳嗽病脉证并治

八十二　茯苓白术桂枝甘草汤

【原文】心下有痰饮，胸胁支满，目眩，桂苓术甘草汤主之。

夫短气有微饮者，当从小便去之，苓桂术甘汤主之。

【组成】茯苓四两　桂枝　白术各三两　甘草二两

【煎服法】上四味，以水六升，煮取三升，分温三服，小便则利。

【方义分析】本方是温阳化饮的主要方剂，亦是“温药和之”的具体运用。方中茯苓淡渗利水化饮，为治饮病的要药；桂枝辛温通阳，振奋阳气以消饮邪，两药合用可温阳化饮；白术健脾燥湿，甘草和中益气，两药相伍，又能补土制水。本方有温化三焦水饮之功，故后世称为苓桂剂之祖方。

【临床应用与研究】本方常用以治疗慢性支气管炎、支气管哮喘、脑积水、内耳眩晕症、神经衰弱等属脾虚有痰饮者和冠心病、风心病、肺心病、心肌炎等具有水气上冲者。亦可用本方加浙贝母、百部、旋覆花、枳壳、桃仁、地龙等治疗百日咳。临床加减：头目眩晕甚者，加泽泻；咳嗽呕吐稀痰者，加半夏、陈皮；干呕、巅顶痛，因肝胃阴寒水饮上逆者，加吴茱萸；心悸脉结，加人参、五味子；身困动而水气上泛者，加附子；脾气虚者，加党参。

付予君等[1]报道苓桂术甘汤治疗痰浊上蒙型眩晕100例，对照组依据个体情况，常规选用西药降压药物治疗。结果中药治疗组治愈率为36.0%，显效率为78.0%，有效率为95.0%；对照组分别为6.7%、36.7%、80.0%，2组间比较差异有显著性。吴瑞红[2]报道苓桂术甘汤加减治疗肺心病心力衰竭94例，显效37例，有效49例，无效6例，死亡2例，总有效率91.5%，优于西药对照组（总有效率78.9%）。陆莺[3]报道苓桂术甘汤加味治疗慢性支气管炎60例，结果显效40例，占66%；好转15例，占25%；无效5例，占9%；总有效率为91%。刘汉明等[3]报道苓桂术甘汤治疗顽固性带下病63例，服药后无病理性带下，6 月不复发为痊愈，46 例；带下消失，但 6 月后又复发为有效，11 例；带下如初为无效，6 例。1～2 个疗程痊愈 23 例，3～4 个疗程痊愈 20 例，5 个疗程以上痊愈 3 例。有效率在 90% 以上。刘文选等[4]报道桂苓术甘汤加味治疗婴幼儿腹泻 106 例，以 80 例口服多酶片，叶酸、苯乙哌啶为对照组。结果：治疗组 106 例，总有效率为 86.79%；对照组 80 例，总有效率为 56.25%。两组结果经卡方检验，X = 33.1，P < 0.01，有极显著性差异。

医案 1　内耳性眩晕案

刘某，女，45 岁，农民。于 3 天前突然出现头晕，恶心呕吐清涎，耳鸣，视物旋转，卧床不起，闭目，稍有活动或睁眼则头晕呕吐更甚，全身汗出，饮食欠佳，二便正常。查：血压为 16/10kPa，眼球震颤，给予输液，镇静止吐无效，邀请中医治疗。病人面色微白，出汗，二目欲合，不敢睁眼，声音低微，呼吸气短，脉沉细弱。中医诊断为“眩晕”，辨证为脾肾阳虚，水气内停。西医诊断为“内耳眩晕病”。治法：温肾健脾，化气行水。处方：茯苓 30g，桂枝、生姜、陈皮各 10g，黑附子、砂仁、甘草、丁香各 6g，水煎为 400ml，日 2 次分服。服 1 剂后，眩晕明显好转，恶心呕吐基本消失，次日又服 1 剂后，能下床活动，饮食渐增，但口干欲饮，遂将原方去附子，加麦冬、元参各 10g，又服 2 剂后，症状完全消失，病愈出院，追访 1 年未复发。[陕西中医，2004；25（30：220]

医案 2　单纯舒张压增高型眩晕案

杨某，男，38 岁，公务员，2001 年 9 月 28 日初诊。患者高血压病史 2 年余，先后服用多种西药降压药物，效果均不理想。症见：眩晕，面色痿黄无华，形体偏胖，肢倦乏力，胃纳好，嗳气频频，睡眠欠佳，性欲淡漠，便溏，每日 2～3 次，舌质淡胖有齿痕，苔白润，脉沉细无力。查：血压 120/100mmHg。实验室检查：血脂未见异常。综合四诊，中医诊断为眩晕，证属脾肾阳虚，湿阻清阳。予苓桂术甘汤加黄芪、泽泻、肉豆蔻、补骨脂，共 3 剂，每日 1 剂，水煎服。3d 后，全身轻松，眩晕已除，大便基本成型，但嗳气仍作。查：血压 120/90mmHg。上方加减服用十余剂，血压保持在正常范围，诸症消失而痊愈。嘱患者加强锻炼，注意饮食调养。随访 2 年未见复发。［中国中医药信息杂志，2005；12（6）：72］

医案 3　白带过多案

赵某，女，47 岁，1996 年 4 月 13 日初诊。白带过多 10 年余，近 1 月加重，日换卫生巾 3 次，均湿透，时而黄白杂下，小腹隐隐坠痛，四肢不温，午后胸脘痞满，食少便溏，面色萎黄，神疲乏力，下肢浮肿，舌淡胖，苔白腻，脉细弱。西医诊断为“宫颈糜烂”，“霉菌性阴道炎”。多处治疗，服过完带汤、抗生素，外用制霉菌素等罔效。中医诊断为带下病。属脾虚失运，痰湿内停型。治则：健脾化湿，温阳止带。方用苓桂术甘汤加味：白术 30g，人参 9g，茯苓 30g，桂枝 15g，薏苡仁 30g，炙甘草 15g。3 剂，4 天后复诊，服上药后白带反而增多 2 天，大便溏泻日 2 次，无其他不适。上方白术改用 20g，又服 3 剂。症状减轻，白带已少。共服 12 剂，白带止，唯有体质虚弱，改用十全大补丸月余，身体康复，随访至今无复发。［河南中医，2001；21（5）：4］

八十三　甘遂半夏汤

【原文】病者脉伏，其人欲自利，利反快，虽利，心下续坚满，此为留饮欲去故也，甘遂半夏汤主之。

【组成】甘遂（大者）三枚　半夏十二枚（以水一升，煮取半升，去滓）　芍药五枚　甘草如指大一枚（炙）

【煎服法】上四味，以水二升，煮取半升，去滓，以蜜半升，和药汁煎取八合，顿服之。

【方义分析】本方主治心下留饮欲去的证治。治宜因势利导，使留饮攻而去之。方中半夏既能降逆，又能蠲饮散结，为治饮要药；甘遂攻逐心下留饮，驱水从大便而出，与甘草同用，取其相反相成之意，俾激发留饮得以尽去；芍药、白蜜酸收甘缓以安中，且能缓和甘遂之毒性，共奏开破利导而不伤正之功。因势利导是一种顺势而行的方法，应用得当，颇见功效，但临床必须严密观察。本方中甘遂与甘草相配属十八反之一，有报道，甘遂与甘草相配，如果甘草量等于或小于甘遂量，则无不良反应，有时还能减轻甘遂的副作用；但如果甘草量大于甘遂量，则有不良反应，可供参考。

【临床应用与研究】本方目前多用于结核性胸膜炎、湿性肋膜炎、胸腔积液、心包积液，见痰饮咳喘、呼吸困难、胸部痞满者；对肾积水、脑积液、顽固泄泻、留饮胃痛、腹壁脂肪增多症亦有效，服药后可见大便泻下黏腻如鱼冻样物。用此方须注意两点：①不用甘草则不效；②用蜜甚属重要。

霍玉森等[6]报道以甘遂半夏汤为主治疗肾积水19例，其中泌尿系结石9例，泌尿系感染6例，慢性肾炎1例，肾结核1例，输尿管畸型1例，不明病因3例，结果治愈12例，好转5例，无效2例，总有效率89.47%，用药时间最长54天，最短5天，平均用药天数24天。

歌曰：满从利减续还来，甘遂三枚芍五枚，十二枚夏指大草，水煎加蜜法双该。

医案1　心下满闷伴头晕、目眩反复发作案（留饮）

范某，女，51岁。主因心下满闷伴头晕、目眩反复发作十二年于1992年12月27日就诊。既往体健。患者缘于12年前因外受风寒服用安乃近后，发汗太过，继发心下满闷，头晕目眩，但头汗出，疲软乏力，口干不欲饮水，饮食不香，每逢劳累后发作。本地医院未能明确诊断，服用中西药物（不详）疗效欠佳，舌淡红，苔白厚略腻，两脉弦滑有力。血压：18/11kPa，查体未见阳性体征，心电图、胃镜、胸片均未见异常。西医诊断：植物神经功能紊乱。中医诊断：痰饮（留饮）。立法：峻下逐饮。处方：甘遂10g，炙甘草10g。一煎顿服。半小时后开始腹泄，共二十余次，初为黏液，后皆水样便，半日后腹泄自止，患者自觉胸膺豁达，诸症若失。嘱啜热稀粥糜养，随访患者至今，未再复发。［邯郸医专学报，1997；10（2）：182~183］

医案2　肾积水案

于某，男，43岁，1991年12月13日初诊。主诉腰部酸痛，遇冷则甚，遇热则缓1个月，伴肉眼血尿2次，偶有尿频、急、痛感。查体右肾区叩击痛阳性，右下腹压痛阳性，尿常规：蛋白（++），隐血（+），尿沉渣：红细胞散在视野，超声显示右肾下极结石，0.1cm×1.2cm 左右大小，右肾中等量积水，右输尿管中段见 0.7cm×0.9cm 结石，腹平片亦提示右输尿管相同大小样结石。舌质暗，苔薄白，脉紧。诊断为：尿路结石，右肾积水。即甘遂半夏汤加减：醋制甘遂末 1.4g（冲），制半夏、白芍药、炙甘草、桂枝各 10g，茯苓、白术、白蜜（兑入调服）、荆芥穗、牛膝各 15g，3 剂，服后症状有所减轻，再投 4 剂，诸症大减，唯觉尿痛略有加重，且有欲尿而不利感觉，上方加桔梗 15g，续投 3 剂，同时嘱其多饮水，服后，自觉阴茎根部尿路有异物，再投 4 剂，当服至第 2 煎时，尿量增多，排出 0.7×0.9×0.7cm 左右大小棕褐色结石 1 块。又接服 3 剂，诸症皆无，复查超声显示肾积水消失，肾内结石无变化，为善其后，嘱其续服肾气丸 1 周，日 3 次，每次 1 丸，3 个月后复查超声未复发。加减：小便不利加荆芥穗 12g，小便欲利而不利者加桔梗 10g，大便不通加大黄 7g（后下），腰膝酸软沉重者加黄芪 30g，牛膝 15g。［黑龙江中医药，1995；(05)：36～37］

医案 3　头痛伴癫痫发作案（脑积液伴癫痫）

曹某，男，59 岁。某航空工业学校职工。1993 年 3 月 15 日初诊。主诉：头痛半年，伴癫痫发作 3 月。病员半年前始现头昏头痛，持续不止，因病情不重，故未予治疗。3 月前，突然发生昏倒，不省人事，四肢时有抽搐，口中冒出白沫，约有 5 分钟之久。病员苏醒后感精神疲惫，四肢倦怠，头昏头痛加重，遂送本市某医科大学附属医院诊治。经 CT 检查，诊断为右颞叶硬腭下积液（约 6mm×6mm），第 3～5 颈椎骨质增生。治疗用大仑丁 0.1g，每日早晚各服 1 次，以控制其癫痫发作。但服药后，仍然每周有 2～3 次癫痫发作，每次 3～5 分钟左右，并伴有头昏头痛，恶心呕吐，失眠烦燥，记忆减退。遂前来我院求治于李老。患者现症状如前，饮食尚可，二便调，舌质红，苔白，脉沉。诊断为癫痫，由痰饮上逆所致。李老认为，该病员体质比较壮实，病程较短，病情较重，病属实证，可先攻逐痰饮，用《金匮要略》中的甘遂半夏汤。处方：甘遂 3g（另包单煎兑服），法半夏 20g，白芍 10g，炙甘草 6g，水煎，蜂蜜兑入药汁口服，每 2 日 1 剂。3 月 22 日复诊：服上方后，病员稍感脘腹不适，时有腹痛，每日泻下稀水 2～5 次，未见呕吐。现服完 3 剂，病员自觉头昏头痛减轻，服药期间未有癫痫发作，但仍时有呕恶，失眠心烦。舌质红，苔薄白，脉沉。《素问·五常政大论》云："大毒治病，十去其六。"今用甘遂半夏汤既已中病，恐大毒之性烈，反伤正气而致生他疾，故暂缓攻逐，改用化痰利湿之品，以图缓治，用二陈汤加减。药用：茺蔚子 15g，车前仁 15g，白芥子 10g，薏苡仁 30g，茯苓 15g，萆薢 20g，茵陈 20g，法半夏 20g，枳实 15g，甘草 10g，水煎服。3 月 29 日复诊：患者 2 周未发癫痫，自觉时有头昏头痛，现睡眠较好，二便调，饮食好，舌红苔白，脉沉。李老曰：病人自觉症状虽减，但脑部积液尚未能尽除。病员体质壮实，仍可再度攻逐。故再用甘遂半夏汤攻逐。此后复诊，李老嘱以上述攻逐、化痰利湿二法交替使用，连续治疗 2 月，患者癫痫一直未发作，精神好，余正常。建议病员复查 CT，但病员自认为其病已愈，未做检查。［成都中医药大学学报，1997；20（1）：14］

八十四　十枣汤

【**原文**】病悬饮者，十枣汤主之。

咳家，其脉弦，为有水，十枣汤主之。

夫有支饮家，咳烦胸中痛者，不卒死，至一百日或一岁，宜十枣汤。

【组成】芫花（熬）　甘遂　大戟各等分

【煎服法】上三味，捣筛，以水一升五合，先煮肥大枣十枚，取八合，去滓，内药末。强人服一钱匕，羸人服半钱，平旦温服之；不下者，明日更加半钱，得快下后，糜粥自养。

【方义分析】本方主治饮水凝结悬于胸膈之间，心下痞硬满、引胁下痛为主要症状，甘遂善行经隧水湿，大戟善泄脏腑水湿，芫花善攻胸胁癖饮，三药均为攻破逐水猛药，无论水饮留积在胸腹胁下，脏腑膜理，本方均能排除。由于三药均有毒性，药性颠倒，易损伤正气，故配以大枣健脾扶正，使峻下而不伤正。

【临床应用与研究】本方目前临床用法：以诸药为末，装入胶囊，每日一次，每次1.5～3g，早晨空腹用枣汤送服，五六日为一疗程，药后胸闷烦躁，泻下稀水者为药已中病反应。本方临床上常用于治疗渗出性胸膜炎、腹膜炎、肝硬化、急慢性肾炎、晚期血吸虫病所致的胸水、腹水或全身水肿，体质尚实者。还可用于小儿肺炎、胃酸过多症。但用本方获效后应抓紧综合善后调治，否则胸腹水或水肿易复发。

张文元[7]以十枣汤治疗悬饮8例，治愈7例，好转1例。王彩琴等[8]以十枣汤治疗结核性胸膜炎胸腔积液38例，显效18例，有效17例，无效3例，有效率92.1%。王国朝等[9]采用十枣汤为主治疗肺癌或肺转移癌所致癌性胸水11例，5例服药后2h内畅泻大量黑褐色稀水便3～6次，胸闷、气短、平卧困难等症明显缓解；余6例药后泻下量少，B超查胸水无变化。刘克奇等[10]用十枣汤穴位外敷治疗尿路结石30例，痊愈12例（40%），显效6例（20%），有效5例（16.7%）；无效7例（23.3%），总有效率为76.7%。共有20例排出0.2～0.8cm结石31枚。

医案1　胸部疼痛，气短，深呼吸及咳嗽时疼痛加剧案（胸腔积液）

陈某，男，52岁。泾川丰台乡农民。1994年5月初，因胸部塌伤，致胸部疼痛，气短，深呼吸及咳嗽时疼痛加剧，半卧位，不能平卧。查体，体温36.6℃，血压120/100mmHg，心率96次/分钟，呼吸40次/分钟，右侧胸部压痛，无摩擦音，叩诊心界无变化。左肺叩清，右肺下界上移，腹平软，余（－）。胸片示：右肋膈角消失。初步诊断：胸部外伤并胸腔出血。在常规输液、止血等综合治疗时，应用十枣汤。方药如下：甘遂4g，大戟2g，大枣20枚，水煎服（分4次服）。次日查房，患者诉，昨天服药后，下午小便十余次。之后患者气短、胸痛等症状消失，可平卧，复拍胸片示：肋膈角变锐。继续留院观察两天出院。随访无异常。[现代中医药，2003；1：2]

医案2　悬饮咳嗽案

叶某，男，22岁，工人。1994年5月12日入院。主诉：干咳、胸痛伴发热、盗汗3日。患者3日来不明原因出现干咳少痰，咳引左侧胸痛，伴发热盗汗，自认为是感冒，服APC、川贝清肺露无效而来院就诊，门诊经胸透发现左侧胸腔积液而收入院。检查：一般情况可，体温37.8℃，舌质红，苔白滑，脉弦滑。呼吸稍急，喜左侧卧位。左前胸第4肋间以下呼吸音消失，叩呈浊音，X线胸透：积液上缘达前第4～5肋间。穿刺抽液（诊断）：草黄色透明，黏蛋白定性试验阳性，蛋白定量55g/L，白细胞300×10^6/L，淋巴0.85，中性0.15，未发现结核杆菌，血沉40mm/h。中医诊断：悬饮。根据患者一般情况良好，邪实而正不虚，可耐攻伐，采用峻逐水饮法，方用十枣汤（芫花、甘遂、大戟各等份）制成胶囊。服法：十枣胶囊5粒（每粒含生药0.5g），隔日1次，清晨空腹用枣汤1次服下，泻下数次后方可进食。每次服药后1h左右即开始出现腹中鸣响，微微疼痛，气趋少腹，随之泻下稀水样大便4～6次。连服5次，体温正常，体征消失，X线胸透胸腔积液全部吸收，左肋膈角变钝。后以清热化痰理气之品调理1周而痊愈出院。［河北中医，2002；24（9）：683～684］

医案3　悬饮口渴案

陈妪，年近八旬，1989年10月23日诊。家人代诉，10天前突发寒热，渐致胸闷气促，咳唾引痛，泛泛欲吐，胸如板结，经治寒热势减，只是口渴，初以小杯，啜而尚有止，后竟成瘾，昼夜饮水无度，呕而犹渴，不能自已，因彼素能饮酒，时而以香槟酒代茶，每日多达七八瓶，且云惟如此才舒服一些。邀余诊时，渴而不停地喝水，小溲涩少，大便多日未行，舌黯淡而胖、苔少而滑，脉沉实有力，诊为悬饮。查前医用药，凡抗菌消炎及瓜蒌薤白、葶苈大枣，皆已应用。情急中自忖“有是证用是药”，遂壮胆以十枣汤下之，药后约半小时许，腹痛肠鸣泄泻，下臭秽物后胸中豁然开朗，干渴亦渐减，病暂得小安。3个月后患者终因年老病衰而殁。［江西中医学院学报，2000；12（2）：52］

医案4　系统性红斑狼疮合并尿毒症案

杨某，女，44岁。患者于1974年1月自觉低热、头昏、手指关节疼痛，并伴有不规则腹泻、腹胀。经用保泰松、白霉素等药治疗半月，症情改善不大。同年3月因低热、全身关节酸痛住院治疗，住院期间胸部皮肤出现蝴蝶斑，初步诊断为盘状红斑狼疮，用激素治疗病情缓解。1976年5月又出现持续高热，手指关节肿痛剧烈而再次入院，血检找到狼疮细胞。激素治疗月余，病情又缓解出院。9月患者突然腰痛、腰酸，全身浮肿，伴有腹水、少尿、食欲不振、恶心呕吐，而急诊住院。体检：体温37.7℃，脉搏108次/分钟，呼吸17次/分钟，血压22.7/14.7kPa，慢性重病容，呼吸深大，全身及颜面呈凹陷性浮肿。舌质淡白，苔薄而腻，脉沉带滑。心率108次/分钟，律齐，未闻心包摩擦音和病理性杂音；腹部膨胀，中度腹水。实验室检查：白细胞15.2×10^9/L，红细胞2.6×10^{12}/L，血红蛋白68g/L。尿常规：蛋白（+++），红细胞20～25个，白细胞3～12个，颗粒管型2～4个。血非蛋白氮63.5mmol/L、肌酐610μmol/L，血中狼疮细胞（+）。诊断为系统性红斑狼疮合并尿毒症。经用中西药治疗半月，病情仍然沉重，无明显好转。邀余会诊时，面色苍白无华，浮肿殊剧，腹胀脐凸，体倦神怠，脉沉伏，苔白滑。此系脾肾阳虚、水毒泛溢之危候，急宜峻下水毒。处方：大戟、甘遂、芫花各4g，共研细末，每日晨起空腹服4g，枣汤送下。服后患者泻下大量胶冻样稀便，自诉周身如卸重物，顿觉舒适。上法连用8次，周身浮肿，腹水基本消失，能吃米粥200g。后用金匮肾气丸调理半年余，病情缓解而出院。出院时尿常规：蛋白微量，白细胞2～4个。血非蛋白氮32.8mmol/L、肌酐150.3μmol/LL。随访5年，患者情况良好，能做一般家务。［安徽中医学院学报，1998；17（1）：29～30］

医案5　肾病综合征案

李某，男，26岁。患肾病综合征1年。因肺部感染而复发，全身高度浮肿，发热，咳嗽，食欲不振，精神疲倦，腹胀脐凸，尿少。体检：两肺有湿性啰音，重度腹水，阴囊肿胀。尿常规：蛋白（－++），白细胞（+），颗粒管型（+）；血清总蛋白32g/L，白蛋白14g/L，胆固醇7.4mmol/L；肾功能：血尿素氮15.2mmol/L，肌酐221μmol/L，二氧化碳结合力24.3mmol/L。经用消炎、利尿、激素、环磷酰胺等治疗2周，肺部炎症基本吸收，但全身浮肿始终不退。脉象沉弦，舌苔白腻。病属水邪壅盛，用十枣汤攻逐水邪。处方：大戟、甘遂、芫花各5g，共研细末，晨起顿服3g，枣汤送下。上法连用6次后，全身水肿消尽，腹部转平。继用香砂六君丸、济生肾气丸健脾补肾，调理3个月，诸症悉除。随访1年未见复发。[安徽中医学院学报，1998；17（1）：29~30]

医案6　精神分裂症案

陈某，女，36岁。患者家属代诉：于2月前感胸闷，吐痰不畅。近因情怀不舒，闷闷不乐，人情淡薄，语无伦次，夜中常悲泣，动作离奇。曾用开窍安神之品，未见成效。诊时患者神情痴呆，形体肥胖，两手按胸，如有不适，胸腹胀满，大便4日未解，舌苔厚腻，脉象弦滑。病属癫证，系属痰浊内阻心窍、腑气不通所致。处方：大戟、芫花、甘遂各5g，研末，晨起顿服5g，枣汤送下。连服3日，每次服后均呕稠黏白痰碗许，泻下秽浊燥屎。3日后已能入眠，精神大有好转。继用理气解郁、化痰开窍的温胆汤调理10余剂病愈。[安徽中医学院学报，1998；17（1）：29~30]

医案7　穴位贴敷治疗尿路结石案

郭某，女，49岁，粮库职工，1990年11月9日因急性腹痛就诊。查病人腹痛难忍，以左下腹为著，向腰背部放射，压痛明显无反跳痛，尿色红，伴涩淋疼痛，面色苍白、浮肿、畏寒肢冷、舌淡苔腻、脉沉细、尿蛋白（+），隐血（+++），红细胞布满视野；血红蛋白100g/L，白细胞8.2×10^9/L，中性0.70，淋巴0.28。B超见左肾外形正常。中心集合系统上级部见0.6厘米光团伴声影，高部肾盏扩张，输尿管未见异常。中医诊为石淋，肾气亏虚。西医诊为肾绞痛，左肾结石伴高部肾盏扩张。治法：用十枣汤穴位贴敷。取穴：神阙、中极、肾俞（双）、膀胱俞（双）、阴陵泉（双）、三阴交（双）。药物1次贴敷48h。患者二诊时自诉贴药2h后其疼痛减轻，12h后完全缓解，另无其它不适。继贴，48h后患者以尿频，尿急。三诊，B超复查见左肾外形偏大，皮质正常，集合部光点分离（2.8cm），输尿管上段见0.6cm光团伴声影，即左输尿管上段结石，左肾盂积水。B超提示左肾结石已下移至左输尿管上段。继贴，外加口服三金片、螺旋霉素片以防止尿道感染。48小时后四诊，自诉于就诊当日晨排出结石且无其任何不适。经B超复查左肾盂积水消失，且左输尿管未见异常。[内蒙古中医药，2001；(02)：33]

八十五　大青龙汤

【原文】病溢饮者，当发其汗，大青龙汤主之；小青龙汤亦主之。

【组成】麻黄六两（去节）　桂枝二两（去皮）　甘草二两（炙）　杏仁四十个（去皮尖）　生姜三两　大枣十二枚　石膏如鸡子大（碎）

【煎服法】上七味，以水九升，先煮麻黄，减二升，去上沫，内诸药，煮取三升，去滓，温服一升，取微似汗；汗多者，温粉扑之。

【临床应用】大青龙汤常用于流感、肺炎、支气管哮喘、流行性脑膜炎、麻疹、胸膜炎、急性关节炎、丹毒、急性胃炎、急性皮肤病性浮肿、急性眼病以及急性热性病初起表寒内热，而见高热烦躁者。使用本方石膏用量必须较大，一般30g，甚或60~90g，否则疗效较差。

医案1　发热恶寒、无汗案

张某某，男60岁，农民，1997年5月29日初诊。5年前在田间劳动，突被雨淋而感冒风寒，发热恶寒，头身酸痛，自恃体健，未曾就医，数日后不药而痊。以后渐至皮肤干燥不易汗出，虽盛夏亦出少，近2~3年竟全无汗出，经多方医治，未效。刻诊：皮肤干燥，无汗，皮内灼热，口渴心烦，日轻夜重，饮食尚佳，四肢关节酸痛，乏力，尿黄，便干结，舌质暗红，苔薄黄，脉弦。证属腠理闭塞，郁热于里。拟用大青龙汤加味：麻黄、桂枝各8g，杏仁、甘草、沙参、牡丹皮、知母各10g，石膏30g，花粉20g，生姜5片，红枣5枚，水煎2次，取汁400ml，分2次温服，每日1剂。并外用：樟树叶1500g，葱50g，生姜50g，艾叶30g加水适量煎煮40分钟，取药液5000ml，倒至澡盆中，澡盆中放一小方凳，坐其上，用尼龙布系于腋下，罩住澡盆，趁热熏蒸片刻后洗澡，每日1次。二诊：8月3日服药4剂后，自觉症状明显减轻，皮肤温润有微汗。继服3剂，汗出正常，诸症消失，随访至今，未曾再作。[四川中医，2003；21（9）：54]

医案2　恶风、无汗、口渴烦躁案

张某，女，28岁，自觉浑身发冷，特别怕风，同时口干渴，且饮不解渴，需不断喝水，咽喉干痛，口唇干裂起皮，心烦急躁，比较特殊的是怕风愈重，口渴唇裂愈甚，需大量饮水方能解渴，但饮水后10分钟左右即要小便1次；无汗。有医按肺胃阴伤论治，为处补中益气汤；有医用玉女煎，清胃散治疗；有医用银翘散、清燥救肺汤治疗等，历时将近一年，竟无一方有效。病状依然如故。王宽亭老师诊脉后，随手处大青龙汤3剂。结果1剂见效，3剂恶风怕冷、口渴唇干烦躁诸症悉除，从而解除患者近一年的痛苦。[中医教育，1995；14（5）：58]

医案3　肺心脑病，高热胸闷而喘案

患女，素有肺心病史20余年，反复发作咳嗽吐痰，胸闷心悸。近5年来，出现右心衰竭，咳嗽吐痰，胸闷气喘加重。1年前曾因肺性脑病住院。1月前因感寒而高热不退，持续40余天，体温39℃~40℃之间，呈稽留热型。用多种抗生素、激素类高热一直不退。查血常规在正常范围，血沉不快，血培养未发现致病菌。在西医束手无策之时，经熟人邀余诊治。查其脉证：病人咳嗽反而不重，皮肤按之灼热而无汗，T 39.6℃，自感胸中烦闷而喘，膨膨然以呼出为快，舌质淡红、苔黄厚而润，脉浮紧。脉证合参，符合大青龙汤证特点，再细问其病史，因裸衣乘凉而发病，外寒内热之寒煊无疑。遂投大青龙汤急服之：麻黄、桂枝、杏仁、甘草各10g，大枣10枚，生姜3片，生石膏30g，水煎服3剂。服后病人微微汗出，体温渐退，烦躁气喘减轻。体温38.5℃，用上方加黄芪15g，服用3剂，体温降至正常，烦躁消失，气喘减轻。病人无汗而烦躁，体温高，经久不退是其主要症状。无汗是寒邪郁于外，烦躁是阳热郁于内，且发病是感寒而发，又素有肺心病史，热痰素盛，因而造成“寒煊”，故用大青龙汤开表清里。3剂之后汗微出，热渐退，喘见平。而后3剂，又恐病人久病多虚，虚体不受，汗出太过损伤正气，故又加黄芪以固护肌表，防汗太过。[陕西中医，1998；19（7）：329]

医案4　三阳合病高热案

顾某，女，50岁，工人。住院号2791。持续发热10天。患者有“乳糜尿”病史10余年，10个月前触感风寒，身热骤起，恶寒无汗，头身疼痛，在门诊予羚羊感冒片、抗感染输液及屡用解热镇痛剂等中西药治疗，虽能汗解一时，但体温始终波动在38.5℃左右，遂于1990年5月收住入院。入院时身热恶寒，无汗身痛，呕吐泛恶，溲赤便秘，舌红苔黄腻，脉浮数。T 38.5℃，浅表淋巴结未能及，咽部轻度充血。实验室检查：WBC 6×10^9/L，N 64%，L 35%；血沉38mm/h，血肥达氏反应阴性；尿常规：蛋白（+++），红细胞（+++），尿乳糜定性（+）；血尿培养阴性，心电图、胸片均正常。初投大柴胡汤通腑泄热，冀表里双解。服3剂后呕恶止，大便畅，身热依然未减，体温达39.4℃。刻诊：高热面赤，身如燔炭，头痛振寒，无汗烦躁，舌红苔薄黄，脉浮数。证属阳热内郁，寒邪外闭。治宜解表清里。处大青龙汤：生麻黄10g，桂枝10g，生石膏40g，杏仁12g，大枣3枚，甘草6g，生姜3片。水煎服。日进2帖后，遍身辄辄微汗，热退寒去，守方再服1剂，寒热殆尽，诸症悉解。调理月余，痊愈出院。［国医论坛，1996；11（1）：15］

八十六　小青龙汤

【原文】病溢饮者，当发其汗，大青龙汤主之；小青龙汤亦主之。

咳逆倚息不得卧，小青龙汤主之。

妇人吐涎沫，医反下之，心下即痞，当先治其吐涎沫，小青龙汤主之。

【组成】麻黄三两（去节）　芍药三两　五味子半升　干姜三两　甘草三两（炙）　细辛三两　桂枝三两（去皮）　半夏半升（汤洗）

【煎服法】上八味，以水一斗，先煮麻黄减二升，去上沫，内诸药，煮取三升，去滓，温服一升。

【药理研究】小青龙汤具有止咳、平喘和消炎作用，能改善黏膜水肿、管腔阻塞程度，其阻断基层细胞增生和平滑肌增厚的作用。倪力强[11]研究显示小青龙汤具有抑制Th2细胞亚群优势反应和调节免疫平衡的作用，从而减轻气道炎症，降低气道高反应性，减轻哮喘的症状或减缓哮喘的发作。杨桦等[12]实验研究表明小青龙汤可降低外周血中嗜酸性粒细胞及血中白介素5的水平，对哮喘有较好的疗效。

【临床应用与研究】小青龙汤除治疗表寒内饮证外，即使无表证，但只要属于寒饮咳喘者即可用之，诸如流行性感冒、急慢性支气管炎、肺炎、湿性胸膜炎、冷哮喘、百日咳、急性胃炎、眼病（结膜炎、泪囊炎、虹膜炎之类）等。

张爱玲[13]以小青龙汤治疗支气管哮喘急性发作期患者42例，随机分为小青龙汤治疗组25例和固本咳喘片对照组17例，结果显示治疗组总有效率明显高于对照组（$P<0.05$），小青龙汤治疗支气管哮喘急性发作期具有良好效果。魏玮[14]以小青龙汤加味治疗腹泻型肠易激综合征43例，并设思密达治疗40例为对照。结果：治疗组痊愈34例，显效8例，无效1例，总有效率为97.67%；对照组痊愈23例，显效10例，无效7例，总有效率为82.50%。两组比较有显著差异（$P<0.01$）。王莉[15]以小青龙汤治疗小儿咳嗽40例疗效观察，治愈28例，好转8例，无效4例，总有效率90%。田丰等[16]报道以小青龙汤治疗外寒内饮型喉喑256例，232例病人进行了1年的随访，痊愈214例，显效13例，无效5例。

医案1　溢饮咳喘案

患者男性，69岁，1996年10月18日初诊。症见：微热恶寒，无汗，口渴不欲饮，不思饮食，肢倦，胸胀满，咳喘气短，夜间尤甚，小便短少，大便溏软，舌淡润、苔薄白，脉弦。证属风寒外束，心下有水气之咳喘。治宜解表散寒，蠲饮平喘。方用小青龙汤：麻黄9g，白芍9g，细辛3g，干姜9g，炙甘草6g，桂枝9g，五味子6g，半夏9g。服2剂。诸症明显好转，唯咳喘气短未减。按上方加茯苓20g，陈皮9g，百部12g，百合9g，再服2剂。10月23日，诸症消失。[江西中医药，1998；29（6）：24~25]

医案2　小儿狐疝案

患儿冯某某，男，2岁，1992年11月就诊。患儿素体虚弱，易于感寒，常患咳嗽，更在咳嗽或哭闹时引发疝气。前医尝投补中益气汤、暖肝煎等均乏效或收效不著。本次疝发亦因外感咳嗽引起，表现咳嗽，流清涕，恶寒，更有阴囊肿大及下坠，哭闹不安，并随哭闹及咳嗽而加重，当安静及睡眠时疝可复回。查体：体温37.2℃，营养发育较差，精神不振，毛发稀疏而发黄，面色黄中带青，鼻流清涕，咽不红，舌质淡，苔薄白。两肺呼吸音粗。心脏听诊未见异常。腹股沟区可见一肿物，由腹股沟向阴囊突出，表面光滑，叩诊鼓音，听诊有肠音。可向上托回，卧位时可进入腹腔。西医诊断：腹股沟斜疝；中医诊断：狐疝。辨证：痰饮内伏，风寒外束，寒凝肝脉。治则：温化痰饮，解表散寒，暖肝扶阳。处方：小青龙汤加暖肝散寒之品：炙麻黄4g，白芍4g，干姜4g，细辛2g，五味子4g，炙甘草4g，半夏5g，桂枝3g，当归5g，炒小茴香9g，乌药4g，茯苓6g，水煎服，每日1剂，连服2剂。复诊：疝已复回，未再出现。咳嗽，流清涕，恶寒等表证亦大减，舌质始泛红，苔薄白。治在上方基础上减麻黄量至3g，加白术与茯苓相伍以健脾化饮（湿），以制生痰之源；加肉桂以温命门之火而助阳，继服3剂以巩固。一年后随访：疝未再复发，且免疫力增强，感冒咳嗽次数明显减少，偶有咳嗽时疝亦不发。[光明中医，2002；17（10）：58~60]

医案3　小儿多唾症案

刘某，男，4岁，2001年10月初诊。患儿素体脾虚，易于感寒，故有感冒，咳嗽等反复呼吸道感染史。于两月前出现多唾，为白色唾沫或涎水，常不由自主地唾，以致颌下及前胸部衣裳常被浸湿，臭味难闻。伴面色渐黄，形体日渐消瘦，皮肤干燥，且有多动，注意力不集中，精神时烦躁，以及食纳呆滞，口渴欲饮等。刻诊：神清，精神不宁，面色稍黄，毛发稍枯，皮肤弹性稍减，面部表情有眨眼、耸鼻等动作。咽微红，舌微红而苔滑，脉滑。笔者先以脾虚兼肾虚不固辨治，投以四君子汤加芡实、山萸、金樱子、覆盆子、益智子，服一周微效，再投则无效，症状如初。进一步辨之，患儿素有反复咳嗽史，说明平素痰饮内伏，一遇风寒则引动宿饮而发，或咳或唾。细诊之，患儿恶寒收引，唾时喉时有痰鸣声，面色黄中带青，舌苔滑，脉滑稍浮，其病位在肺与胃（肠），病因病机为痰饮内伏，外感风寒。故宜从痰饮论治，以温化痰饮为大法，投以小青龙汤酌加健脾补肾固涩之品：炙麻黄4g，半夏6g，白芍4g，桂枝4g，干姜4g，细辛4g，茯苓8g，五味子4g，炙甘草4g，焦白术8g，茯苓8g，益智仁6g，覆盆子6g，山药8g，乌药5g，胡桃肉1个。服3剂而大效。又在上方加黄芩防止化热，或针对已出现的化热之象，继服8剂而愈。[光明中医，2002；17（10）：58~60]

医案4　急性肾炎（溢饮症）案

金某，男，48岁，农民，患气管炎多年，时愈时发，不能劳动。1995年5月，因受寒而发，咳逆倚息不得平卧，继而全身水肿，腹大如鼓，查尿常规示，蛋白（+++）

脓球少许，颗粒管型（++），透明管型（+），诊断为急性肾炎、肺气肿。曾用中西药治疗，均为清热、利水、消炎之药。但病势一直不减。症见：全身皆肿，按之凹而不起，小便减少，咯痰不利，脉浮有力，沉取则弦，病属溢饮。《金匮要略·痰饮篇》“病溢饮者，当发其汗，大青龙汤主之；小青龙汤亦主之。”由此可见，大小青龙汤都是治疗溢饮的主要方剂。大青龙汤主外寒里热；小青龙汤主外寒里饮。因本例是素有宿饮、复感外寒，故用小青龙汤。处方：麻黄10g，桂枝10g，白芍10g，半夏12g，干姜6g，细辛6g，五味子6g，甘草6g。两剂。5月8日复诊。服药后小便增多，肿消大半，咳喘减轻，已能平卧，查尿常规示：蛋白（++），少数红白细胞，脉已较前缓和，舌淡无苔，继服原方四剂。5月12日三诊。肿消喘定，小便通顺，精神佳，脉缓舌润。效不更方，继用原方两剂，嘱其减少活动，注意休息。6月16日四诊。诸症消失，饮食增进。脉象缓和，舌质红润，但夜间尿频。此系病虽愈而肾阳未复之故。改用金匮肾气丸，补肾阳以善其后。[中医研究，2002；15（3）：62]

医案5　迎风流泪案

韩某，女，42岁，农民。患迎风流泪多年，曾多方治疗无效。两眼流泪如哭状，眼结膜微红，脉浮而弦，舌质淡，无苔。此系脾虚运化不及，水气停留随气上升于目所致。治以“小青龙汤”，加重芍药、五味子用量。处方：麻黄6g，白芍15g，桂枝6g，半夏12g，细辛6g，干姜6g，五味子10g，甘草8g。6剂而愈。本例脉浮而弦。浮主病在上，弦主痰饮，水饮停聚随气上升于目，复遇冷风刺激则流泪。用“小青龙汤”温阳散水，逐饮降逆。加重芍药、五味子用量，以敛阴收泪，药症相符，病即痊愈。[中医研究，2002；15（3）：62]

八十七　木防己汤

【原文】膈间支饮，其人喘满，心下痞坚，面色黧黑，其脉沉紧，得之数十日，医吐下之不愈，木防己汤主之。虚者。即愈；实者三日复发，复与不愈者，宜木防己汤去石膏加茯苓芒硝汤主之。

【组成】木防己三两　石膏十二枚如鸡子大　桂枝二两　人参四两

【煎服法】上四味，以水六升，煮取二升，分温再服。

【药理研究】孟明等[17]实验研究复方木防己汤（木防己汤加杏仁、薏苡仁、忍冬藤、玄参）可能通过抑制C-myc活化，介导细胞凋亡，下调ODC基因的mRNA表达，减少多胺生成等多个环节，抑制佐剂性关节炎（AA）大鼠滑膜的类肿瘤样增生。另一实验[18]证明本方还可以使足肿胀度下降，体重及脏器指数改善，关节水肿减轻，淋巴细胞浸润明显减少，滑膜增生受抑制。血清IL-1β，TNFα的含量明显下降。提示加味木防己汤对AA大鼠的治疗作用，可能与其下调IL-1β，TNFα的含量有关。

【临床应用与研究】本方常用于痹证、胸膜腔积液、渗出性胸膜炎、渗出性心包炎及慢性支气管炎、肺心病心衰等。加减法有：体虚者，重用党参25~30g；寒邪内盛，痰饮甚者，重用桂枝10~15g，轻用石膏5g；热邪内炽者，重用石膏30g以上；湿邪内盛或痹肿严重者，重用防己20g。

汪惠斯等[19]临床研究证明加减木防己汤为治疗充血性心力衰竭安全、有效的方药。

王平[20]以加减木防己汤治疗糖尿病胸水36例，治疗组显效26例，有效9例，无效1例，有效率为97.22%。高成芬[21]以加减木防己汤治疗急性痛风性关节炎55例，结果临床痊愈29例，显效11例，有效13例，无效2例，总有效率96.36%。

歌曰：喘满痞坚面色黎，己三桂二四参施，膏枚二个如鸡子，辛苦寒温各适宜。

医案1　支饮案（矽肺、慢支、肺气肿、肺心病）

潘某，男，59岁。患者1994年3月因咳喘胸闷，心悸反复发作6年。确诊：矽肺、慢支、肺气肿、肺心病。患者咳嗽数口，膈上始宽，旋又复作，面色黧黑，喘满不舒，神困饮少，膈间胀满，舌质暗红，苔白而干，脉沉弦无力。证属脾湿不运，上郁胸膈。治拟软痞散结，化痰平喘。处方：防己10g，桂枝12g，党参15g，炙甘草10g，生石膏30g，苏子10g，桑白皮15g，黄芩10g，桔梗10g，服10剂症状大减，原方化裁共调理1月，胸宽喘平好转出院。此支饮为气虚与饮热互结的膈间支饮。方中木防己善行膈间水饮，桂枝通阳化气，石膏辛凉重坠、解郁定喘，人参益气补虚，加桔梗汤开肺利咽，桑白皮、黄芩清肺并制防己、桂枝温燥之性，苏子降气平喘。此方清肺化饮，固护中气。[上海中医药杂志，2004；38（9）：20~21]

医案2　单纯性收缩压升高案

王某，男，64岁，2003年2月15日初诊。自诉胸闷、气短、心慌、头晕近5年。平素易感冒，乏力，睡眠差，多梦易惊醒，全身肌肉酸痛，饮食时好时坏，二便正常。曾检查抗“0”、血沉及心电图均正常。舌暗红，苔白腻，脉弦有力。血压158/80mmHg（基础血压为115/80mmHg）。诊断为单纯性收缩压升高。中医辨证为心血不足，血瘀痰阻。治以益气补血，温通心阳，活血利水。方用木防己汤加减：木防己、茯苓各12g，石膏30g，桂枝、瓜蒌、薤白、枳实、半夏各10g，党参、红藤、石菖蒲各15g，白茅根20g。每日1剂，水煎2次，取汁250ml，分3~4次服完。药至4剂，胸闷、气短、头晕明显减轻，血压降至130/80mmHg。药至10剂，诸证消失，血压为120/80mmHg。嘱将本方改为丸剂，连服3个月。随访至今病未再复发。[四川中医，2004；22（12）：43~44]

医案3　胃部硬满，咳嗽气喘案（重度浅表性胃炎）

齐某，女，58岁，农民。2003年3月3日初诊。主诉胃部硬满，咳嗽气喘3月余，初起过食黏凉食物，而后受寒引起感冒，咳甚，吐稀白痰量多，并呕吐多次，终吐清水。经服用西药和输液后，热退，惟咳吐痰不减，后又过食柿饼，渐成胃脘部硬满，表现为不食则气短，胃内空虚，稍进食后则胸闷作喘，胃部硬满胀滞堵坠，按之略痛。胃肠中常有鸣响，从不腹泻。自服消食成药半月余，胃内堵胀感略轻即重，持续3月余不愈，自疑胃中生物，经胃镜检查，诊为重度浅表性胃炎。患者素患慢性支气管炎，习惯性便秘。望其面色晦暗，触其胃部有拳大硬块，舌质暗淡，苔白腻，脉沉缓滑。方拟木防己汤加味，行水散结，通阳化气。处方：防己12g，桂枝30g，党参10g，生石膏30g，杏仁9g，半夏12g，生姜3片，枳壳10g，莱菔子10g，4剂，药后自觉咳喘明显好转，胃部硬满略减，大便未通。原方去生石膏，杏仁，加芒硝10g，茯苓15g，牡丹皮10g，牛膝12g，佛手10g。继服6剂。小便渐多，大便解下，便后轻快，脘胀明显减轻，食欲增，惟觉乏力，前方加黄芪12g，白术10g，继服4剂，诸症大部分消失。以参苓白术丸善其后。[天津中医药，2004；21（3）：193]

医案4　双腕关节肿胀疼痛案（类风湿性滑膜炎）

张某，女，26岁，1999年5月7日初诊。患者5个月前无明显诱因出现双腕关节肿胀疼痛，服用消炎痛、瑞培林及祛风散寒类中药效果欠佳，病情进行性加重，连及双膝、踝、肘及手足小关节，晨起僵硬。检查见：四肢多关节肿胀压痛，肿痛处皮温较高，双膝浮髌征（+），关节活动受限。舌质红，苔黄腻，脉滑数。化验：ESR62mm/h，RF（+）。X线片示：双手及腕关节周围软组织肿胀，骨质疏松。诊断为类风湿性滑膜炎。服用加减木防己汤20剂，关节肿痛明显减轻，活动好转。继续巩固治疗1个月，肿痛及僵硬感消失，关节活动恢复正常而痊愈。随访2年，未见复发。［四川中医，2004；22（5）：57］

八十八　泽泻汤

【原文】心下有支饮，其人苦冒眩，泽泻汤主之。

【组成】泽泻五两　白术二两

【煎服法】上二味，以水二升，煮取一升，分温再服。

【药理研究】吴勇飞[22]研究表明，泽泻汤有增加兔脑血流量、降低兔脑血管阻力的作用，在大剂量（2.8g/kg）时尤为明显，对血压、心率无明显影响。在正常剂量时扩血管作用不明显。李晨辉等[23]研究显示大剂量泽泻汤加味能①显著降低大鼠血清总胆固醇（TC）、低密度脂蛋白（LDL）、肝匀浆总胆固醇和甘油三酯（TG）含量（P均<0.05）；②增加2h胆汁流量（$P<0.05$）；③在增加胆汁胆固醇总量的同时（$P<0.05$），还可增加胆固醇助溶剂——总胆汁酸和磷脂的含量。提示泽泻汤加味所体现的健脾利胆泄浊法是治疗高脂血症的重要途径。

【临床应用与研究】本方广泛用于美尼尔氏病、颈椎病眩晕证、内耳性眩晕、先天性脑积水、水肿、自汗、水疝、湿疹、突发性耳聋、慢性支气管炎等属水饮所致者效佳，还可用于治疗高脂血症等疾病。有报道用泽泻汤加减治疗中耳积液者，因“泽泻能使清气上升，除头目诸疾”，配茯苓以减轻迷路水肿，石菖蒲通九窍，对耳部闷胀不适、耳鸣、听力下降者效佳。痰热者加黄芩、龙胆草；气虚者加党参、炙黄芪；阴虚者加生地黄、石斛、麦冬；外感风寒者加辛夷花、防风、苍耳子；外感风热者加桑叶、菊花；血分有瘀热者加琥珀、赤芍、丹参、牡丹皮。

陈兴泉[24]为观察金匮泽泻汤加味治疗美尼尔氏病的临床疗效及安全性，随机将108例病人分为治疗组78例，对照组30例，治疗组采用内服中药（泽泻、白术、丹参、茯苓、法半夏、钩藤、天麻、陈皮、生姜、竹茹等）治疗，对照组采用静脉推注50%葡萄糖、内服654－Ⅱ、谷维素等治疗。结果表明，治疗组显效65例、有效13例，对照组显效10例、有效16例、无效4例，治疗组疗效优于对照组。临床观察未见不良反应。胡自敏[25]选用泽泻汤（泽泻、焦白术）加味治疗椎－基底动脉供血不足性眩晕106例。结果：总有效率100%。提示：用泽泻汤加味治疗椎－基底动脉供血不足性眩晕，方证相符，效如桴鼓。王玉仙等[26]观察泽泻汤加味（白术、茯苓、泽泻、丹参、山楂、决明子等）治疗高脂血症103例，对照组采用吉非罗齐胶囊治疗。结果：治疗组总有效率为88%，对照组总有效率为64%，疗效比较（$P<0.05$）差异非常显著性意义。观察组能很快改变胆

固醇、甘油三脂、高密度脂蛋白、低密度脂蛋白的检查数据，与对照组比较，差异有显著性意义。结论：泽泻汤加味治疗高脂血症有较好的临床疗效。

歌曰：清阳之位饮邪乘，眩冒频频苦不胜，泽五为君术二两。补脾制水有奇能。

医案1　胃中支饮痞闷案

林某，女，35岁，1985年8月15日就诊。2日前在农田劳动时，因天气炎热，出汗较多，口渴较甚，故连饮凉井水2大碗，随即出现心下痞闷不适，弯腰劳动时，感觉水在胃中晃荡，有时返流到口中。曾服胃舒平未见效，且症状加重，出现头目昏眩，不能站立行走。诊见患者仰卧于床，诉前日所饮之水仍在胃中停留，既不下行，又不呕出，痞闷难受，起床时头昏目眩较甚，平素食欲欠佳，大便较软，舌质淡红，苔白燥，脉弦滑。辨证：素体脾虚，水饮停胃。治法：健脾利水。用泽泻汤：泽泻50g，白术30g。日1剂，以水500ml，煮取150ml，分早、中、晚3次温服完。服2剂后，患者即感胃中舒适，头目昏眩消失，起床活动如常人。[实用中医药杂志，2002；18（8）：38]

医案2　眩晕案

1997年治一夏姓妇女，47岁，教师。患头痛且重，甚或眩冒，如坐舟船，天昏地旋，偶见恶心呕吐，其脉眩缓，苔滑腻。在某医院诊断为眩晕综合症，经中西医多方治疗，总难告愈。辨证为水饮夹温，上犯清阳。治法：渗利水湿。方药：泽泻18g，白术9g。2剂见效，药已中的，击鼓再进，又续服2剂而愈。[湖北省卫生职工医学院学报，2003年，第1期：56~57]

医案3　心悸案

张某，女，45岁，心悸经年，加重1个月。气短胸闷，面色青黯，神疲怯寒，四肢不温，头目昏重，时欲泛恶，舌淡胖，苔滑多津，脉沉细结代。心电图示：频发室性早搏，ST－T段无改变，心脏X线摄片未见形态改变。两肺听诊未闻及异常，心律不齐，心率76次/分，未闻及病理性杂音。入院诊断：频发室性早搏。前医给服重镇安神养血之剂及西药近1个月，均无建树。辨证为心脾阳虚，水饮上干阳位，胸阳不展所致。方拟泽泻汤加减。处方：泽泻15g，白术25g，桂枝12g，枳实9g，生姜5g。服药10剂，心悸感消失。心电图复查室性早搏消失，大致正常心电图。2年后复发，仍以上方加红参10g，服药6剂而瘥。[新中医，1998；30（1）：50~51]

医案4　呕吐案

于某，男，26岁，1987年5月4日入院。患呕吐病10余年，多于受寒或冷饮后发作，近2年平均每月发作2~3次。症见呕吐清水痰涎，脘中痞塞，不能进食，食则呕吐，头昏目眩，肢软乏力，舌淡、苔白滑多津，脉沉细。入院前用镇吐药收效甚微。X线钡剂摄片示：钡剂通过顺利，食道、贲门、幽门均未见狭窄、压迫等病变。入院诊断：神经性呕吐。余以吴茱萸汤温肝暖胃，降逆止呕，吐势不见缓减，遂从脾胃虚寒，饮邪犯胃着手。处方：泽泻20g，炒白术、高良姜各15g，共煎汁，鲜姜汁4g兑服。服1剂呕吐缓作，再剂吐止，随后以香砂六君子汤调补脾胃，2周后痊愈出院。随访至今未发。[新中医，1998；30（1）：50~51]

医案5　左侧睾丸肿胀疼痛案（水疝）

李某，男，10岁，1992年7月21日初诊。患儿左侧睾丸肿胀疼痛20余天，经德州某医院外科诊为鞘膜积液，因拒绝手术，前来就诊。症见右侧睾丸正常，左侧比右侧大2

倍，皮色光亮，触之圆滑柔软，无硬结，稍按即呼痛，透光试验（-），伴见心情急躁，舌体胖苔薄白，脉象滑。证属水湿凝聚，治宜利水渗湿，行气散结。方用泽泻汤加味，药用泽泻30g，白术18g，乌药15g，川楝子9g，橘核12g，荔枝核12g。水煎取药汁400ml，每日1剂，分3次服。另取芒硝60g，苦参30g开水浸渍后，热敷并洗浴睾丸，每日2次。上方加减，服至15剂（外用5剂）双侧睾丸等大，诸症消失。[中医函授通迅，1997；16（2）：25]

八十九　厚朴大黄汤

【原文】支饮胸满者，厚朴大黄汤主之。

【组成】厚朴一尺　大黄六两　枳实四枚

【煎服法】上三味，以水五升，煮取二升，分温再取。

【药理研究】药理研究结果表明厚朴大黄汤止咳化痰作用较好，而厚朴三物汤理气效果较好，小承气汤泻下功能较强。

【临床应用】本方可用于慢性支气管炎并腹满便实者。

歌曰：胸为阳位似天空，支饮填胸满不通，尺朴为君调气分，四枚枳实六黄攻。

医案　支气管哮喘案

韩某，女，60岁。患者自二十年前即患咳喘，每年冬季加重，于十天前开始因家务劳累汗出着冷。咳喘加重，终日咯吐稀痰多量。近二三天来，痰量增加，胸满憋加重，并兼见腹满大便三日未排，不能进食，难以平卧。邀余诊之，患者面部似有浮肿，但按之并无压痕，呈咳喘面容，舌苔薄黄，脉象弦滑有力。两肺布满干啰音，两肺底有少许湿啰音。肝脾未触及，下肢无可陷性浮肿。随诊为“慢性支气管炎并感染”。证属痰饮腹实，遂处以厚朴大黄汤合苓甘五味姜辛夏仁汤：厚朴18g，大黄10g，枳实10g，茯苓14g，甘草6g，五味子10g，干姜6g，细辛5g，半夏12g，杏仁10g。上方服1剂后，大便得通，腹胀、胸闷，咳喘症状明显减轻，服用4剂后，胸憋腹胀消失。咳喘已减大半，且可平卧，舌苔转为薄白，脉象仍滑.遂改用二陈汤加减治其痰。[王占玺.张仲景药法研究.北京：科学技术文献出版社，1964：598]

九十　小半夏汤

【原文】呕家本渴，渴者为欲解。今反不渴，心下有支饮故也，小半夏汤主之。

诸呕吐，谷不得下者，小半夏汤主之。

黄疸病，小便色不变，欲自利，腹满而喘，不可除热，热除必哕，哕者，小半夏汤主之。

【组成】半夏一升　生姜半斤

【煎服法】上二味，以水七升，煮取一升半，分温再服。

【药理研究】王枫等[27]研究表明小半夏汤可降低顺铂引起的恶心呕吐，其作用机理可能是影响5-羟色胺（5-HT）、多巴胺（DA）的分泌、降低其血浆胃动素水平而起作用。研究还证明小半夏汤具有调节胃排空，抑制小肠推进的作用。陈多等[28]应用炭末推进法研究发现，小半夏汤能促进正常状态下小鼠的小肠推进运动，并能改善由左旋麻黄碱、多巴胺引起的小肠推进减慢，而对芬氟拉明引起的小肠推进功能减弱无效，提示小半夏汤对小肠功能的促进作用可能与多巴胺系统和肾上腺素系统有关。

【临床应用与研究】小半夏汤为止呕之祖方，以频吐清稀涎沫而不渴为其特征，对梅尼埃病、贲门痉挛、溃疡病形成之幽门梗阻、胃扭转、胃癌、胃炎、胰腺炎、胆囊炎、尿毒症等病，或因放射治疗、化学治疗引起的呕吐，及神经性呕吐，符合本证特征者均可以本方为主随症加减。

李晓玲等[29]报道用小半夏汤治疗化疗所致恶心呕吐121例。通过临床观察发现小半夏汤有优于单用胃复安的疗效。观察中发现，小半夏汤对寒饮停胃而呕吐痰涎或清水、舌淡苔白滑润的病例疗效最好，对胃阴耗伤而舌红少苔或无苔、干呕无物的病例疗效最差。

歌曰：呕家见渴饮当除，不渴应知支饮居，半夏一升姜八两，源头控得病根除。

医案1　胃次全切术后呕吐苦水案

陈某，男，53岁。1973年10月22日因慢性胃窦炎伴息肉样变，行胃次全切除术，术后第六天发生胆汁性呕吐，持续70多天不能进食，全靠输液维持，每天呕吐大量苦水。曾于同年12月21日行第二次手术（松解粘连），但呕吐未能缓解，予中药旋覆代赭汤、泻心汤、左金丸等加减及益气养阴、生津和胃等剂治疗亦无效。1974年1月4日改用小半夏汤加人参，方用生半夏9g，生姜9g，别直参9g（另煎），浓煎40ml，分2次服。1剂后，苦水明显减少，连服5剂，未再呕吐，并能进食。[上海中医药杂志，1979；(04)：25]

医案2　妊娠恶阻案

王某，女，34岁。职员。妊娠三月，呕吐痰涎月余，脘闷不思饮食，精神萎靡，口淡不欲饮，心悸气促，疲乏无力，舌胖苔白而腻，脉滑。诊断为痰滞中焦。处方：半夏、生姜各24g，茯苓、陈皮、藿香各12g。服3剂而愈。[湖北中医杂志，1995；(03)：12～13]

九十一　防己椒目葶苈大黄丸

【原文】腹满，口舌干燥，此肠间有水气，己椒苈黄丸主之。

【组成】防己　椒目　葶苈（熬）　大黄各一两

【煎服法】上四味，末之，蜜丸如梧子大，先食饮服一丸，日三服，稍增，口中有津液。渴者，加芒硝半两。

【临床应用与研究】本方对肝硬化腹水、胸膜炎、肺心病、心包炎、哮喘、急性肾功能衰竭、幽门梗阻等属饮邪内结，痰热壅滞的实证，均有一定疗效。但脾虚饮停者不宜。

朱虹江[30]报道以己椒苈黄丸加减治疗肺心病痰热水瘀壅塞三焦37例，总有效率91.9%，采用常规西药治疗的对照组30例总有效率76.7%，两组疗效对比有明显差异（$P<0.01$），治疗组临床疗效、症状疗效及改善血气、血流变等方面均优于对照组。林懿才等[31]报道己椒苈黄丸加减治疗痰饮型胃肠神经官能症82例，显效（1周内自觉肠鸣消失或基本消失，大便性状及次数正常）69例，有效（肠鸣减少，大便正常）10例，无效（自觉肠鸣无改善）3例，总有效率96.3%。毕士敏等[32]报道以己椒苈黄丸加味治疗肝硬

化腹水36例，显效20例，有效12例，无效4例，总有效率88.9%。段峻英[33]报道己椒苈黄丸加味治疗慢性泄泻38例，经治疗痊愈26例，有效8例，无效共4例，总有效率89.5%。从临床效果看，经现代医学之理化检查，诊为肠功能紊乱者疗效最佳。38例平均疗程（40±18）日。

歌曰：肠中有水口带干，腹里为肠按部观，椒己苈黄皆一两，蜜丸饮服日三餐。

医案1　肝硬化腹水案

患女，37岁，汉族。2001年5月18日初诊。4年前，因子宫包块，先后行切除术2次，输过血。2年前发现患乙肝，当时查为“小三阳”。肝功能基本正常。近年来，总觉胸脘痞满不适，动则气喘，食欲减退，两胁胀痛，以右侧为甚。大便干结，四五日一行难出，小便短少，色黄，微有灼热感、乏力，夜寐不安。月经量多，有块，舌红有瘀斑，脉沉细、弦。B超检查，门静脉1.3cm，脾厚4.5cm肝呈弥漫性病变，腹腔少量液体。B超诊断：肝硬化并少量腹水。证属肝郁气滞，肺气壅塞，血瘀水阻，腑有实热。治以泻肺利水，活血通腑。以己椒苈黄丸加味：汉防己10g，椒目6g，葶苈子15g，制川军10g，丹参15g，失笑散15g（包煎），川楝子10g，枳实10g，莪术10g，厚朴10g。进7剂，1剂/d，水煎服。2001年5月26日二诊，服上药，腹泻3次，泻中有硬结粪块，奇臭，小便量增，胸脘痞满若失，食欲增强，精神好转。两胁仍痛，舌瘀斑，苔薄黄，脉沉细、弦。守原方去厚朴加玄胡10g，又进7剂。2001年6月4日三诊，服上药，两胁疼痛减轻，大便无硬结，色黄，小便量增，腹胀全消，食欲颇好。其间月经来潮1次，初夹黑红血块，继而色红活，量反比以前少。精神较前振作。舌瘀斑色减，苔薄黄，脉沉细。B超检查：腹水（-），肝肋下1.5cm，脾肋下1.0cm。B超诊断：肝硬化。腹水已消，肝郁气滞之象显，原方去枳实、莪术，加郁金10g，香附10g（醋制），改葶苈子10g，制川军6g。进7剂，并嘱食易消化食物，忌辛辣生冷。后以健脾利湿，理气活血之品调理，随访8个月未发。[时珍国医国药，2003；14（11）：681~682]

医案2　悬饮案（胸膜炎伴胸腔积液）

叶某，男，24岁，1992年3月7日初诊。畏寒发热、咳嗽伴左侧胸痛已3月，近日感头痛胸闷，胸部刺痛加剧，全身乏力。体检：T 38.9℃，左胸下部肋间隙饱满，呼吸音减轻，语颤减弱，叩诊呈浊音。胸部X片示：左下肺野呈大片密度增深阴影，阴影上缘呈外高内低液平面，同侧肋膈角消失。超声波示：左侧肩胛线第7、8肋间探及2.5cm液平。西医诊断：左侧胸膜炎伴胸腔少量积液。脉滑数，苔后半腻微黄，中有裂纹，咳唾引胁痛。证属悬饮。观其脉证，邪实正未衰。治宜逐水祛邪，方用己椒苈黄丸加减，药用：葶苈子、川黄连、椒目各5g，防己、制大黄、瓜蒌皮、姜半夏各10g，丝瓜络12g，5剂。3月12日二诊：药后体温渐趋正常，头痛胸闷及胸部刺痛减轻。胸部X片示：左下肺野片状密度增深影，同侧膈顶及肋膈角初掩盖，局部膈运动减弱，左侧胸膜炎症以增厚粘连为主，未见液平。超声波示：胸水未见，可见胸膜粘连反射。诊脉弦苔薄糙，邪已衰其大半，守原法不变，上方去姜半夏加青皮5g，鱼腥草、广郁金各10g，3剂。3月15日三诊：药后，咳嗽胸痛已减，但胃纳欠佳，睡眠不好。邪势已衰，气阴不足，治宜气阴兼顾，药用：北沙参、白茯神、姜半夏、川朴、首乌藤、牛蒡子各10g，陈皮、炒远志、葶苈子各5g，大枣10枚，米仁20g。5剂。3月19日四诊：药后症状好转，听诊：两侧呼吸音正常。胸部X片示：左侧肋膈角模糊。脉缓，苔薄糙。续服上方7剂后停药。病后

至今，生活劳动一如常人，未出现不适症状，数次胸部X片复查，无异常发现。[四川中医，1998；16（10）：34~35]

医案3 慢性肾炎并尿毒症案

苏某，男，63岁。1989年6月13日初诊。患者于半年前因面部及四肢水肿、腰痛，由当地医院诊为慢性肾炎并尿毒症前期住院治疗无效，反而病情加重，已下病危通知后，邀中医诊治。望腹部凸隆，不能平卧，下肢浮肿，屈伸受限，已停进食6日。查日尿蛋白30g，血红蛋白6g，尿素氮20mg/100ml全血，口干如灼，舌胖无苔，脉沉细弦。治以益气养阴，逐水泻湿。方用己椒苈黄汤合五皮饮加减：女贞子、红参、旱莲草、麦冬、桑皮、木通、陈皮各12g，知母、防己、枳壳、猪苓、大黄（后下）、木香、茯苓、大腹皮各15g，葶苈子、泽泻、姜皮、芒硝（烊化）各20g，滑石、椒目、茯苓皮各30g。水煎服，6剂，每日1剂。药后胸腹积水大退，凸隆不显，口干已解，能下床自行上厕所，胃纳好转，舌苔有津，脉沉。效不更方，续服6剂。胸腹积水已愈，进食如初，唯腿仍肿。继以己椒苈黄汤合五皮饮加减6剂，药后腿肿已愈，下床自行活动，食欲日益见增。尿蛋白转阴，尿素氮15mg/100ml全血，血色素8g。遂嘱服金匮肾气丸2月以固其本。[湖南中医杂志，1997；13（5）：41]

医案4 痰饮型胃肠神经官能症案

张某，男，37岁，农民。因觉腹中肠鸣如雷鸣，大便时结时溏，溏便时夹白色黏液，每天1~3次；便结时大便如羊粪，3天1次，夜难成寐。肠镜、大便常规及B超等检查，未见异常。诊见：形瘦，面色晦滞，神情忧郁，诉腹中有气走动，腹中肠鸣，难寐多梦，大便秘结，小便黄，口苦，舌质红、尖有红点、苔黄白相间、薄而少津，脉弦数。证属饮停肠道，气机不畅，伴心经郁火，热扰心神。治当利水化饮行气，佐以清心宁神。用己椒苈黄丸加减为主治疗。处方：防己、麦冬、葶苈子各10g，茯苓30g，大黄、枳壳、厚朴各8g，酸枣仁20g，合欢皮15g，黄连、花椒、甘草各6g。每天1剂，复煎，分2次温服。辅以安定片每次2.5mg，每天2次，服3天。3天后，大便已通，肠鸣明显减缓，睡眠稍好，情绪较开朗，守方再进3剂，自觉肠鸣消失，睡眠渐好。后间服温胆汤加酸枣仁、龙骨等3月后已能从事正常的工作。[新中医，2000；32（6）：27]

医案5 肺心病心衰案

杨某，男，61岁，农民。1983年6月中旬初诊。双下肢水肿10余天。患者正值麦收，过度劳累，10余天有出现双脚背部浮肿，按之凹陷，劳动活动后自觉胸闷憋气喘促，未引起重视，也未检查及治疗，此情况持续10余天，近几天自觉双脚背部水肿加重至膝下，按之凹陷，活动后胸闷憋气，咳嗽痰不多，纳差，大便略干，小便少，不发烧。查体：口唇轻度紫绀，桶状胸，双肺底可闻及小水泡音，心率90次/分钟，律齐，肝肋下2cm，质软，双下肢膝以下水肿，心电图示肺性P波，电轴右偏。诊断：慢支炎、肺气肿、肺心病心衰轻度。舌质暗红，苔黄微腻，脉弦滑。既往气管炎病史30余年。治宜清热利水，泻肺平喘。处方：汉防己、桑白皮、黄芩各15g，川椒目12g，葶苈子、车前子（包）、泽泻、白茅根各30g，大黄6g，水煎3剂，服药3天，水肿明显减轻，胸闷憋气喘促好转，再进6剂水肿消退，舌苔由厚转薄黄，继服前方3剂巩固疗效。[吉林中医药，1996；（01）：29~30]

九十二　小半夏加茯苓汤

【原文】卒呕吐，心下痞，隔间有水，眩悸者，小半夏加茯苓汤主之。

先渴后呕，为水停心下，此属饮家，小半夏加茯苓汤主之。

【组成】半夏一升　生姜半斤　茯苓三两一法四两。

【煎服法】上三味，以水七升，煮取一升五合，分温再服。

【药理研究】隋艳华[34]发现小半夏加茯苓汤能对抗硫酸铜引起的呕吐，并发现小半夏加茯苓汤能使小鼠小肠蠕动作用减慢及中枢镇静作用加强。同时发现小半夏加茯苓汤能对抗顺氨氯铂兴奋胃肠平滑肌的作用，使胃肠平滑肌运动频率减慢、强度减弱；使肠平滑肌强直收缩次数及呕吐次数明显减少，使肠平滑肌肌电活动频率、峰电位数和峰电位强度明显降低。研究表明小半夏加茯苓汤能明显降低 CCl4 引起肝损伤小鼠血清 ALT、AST 及肝脏 MDA 增高，提示该方既有良好的降酶作用，亦有减轻肝脏脂质过氧化作用，并呈剂量依赖性。病理组织形态学观察，对 CCl4 致小鼠肝细胞浸润、坏死、空泡变性均有明显的减轻作用，特别是肝细胞坏死程度较模型组比较，差异更为显著，提示对肝脏疾患致肝损伤预后有重要的临床意义。

【临床应用与研究】小半夏汤为止呕之祖方，以频吐清稀涎沫而不渴为其特征，对梅尼埃病、贲门痉挛、溃疡病形成之幽门梗阻、胃扭转、胃癌、胃炎、胰腺炎、胆囊炎、尿毒症等病，或因放射治疗、化学治疗引起的呕吐，及神经性呕吐，符合本证特点者均可以本方为主随症加减。

张明利等[35]临床观察发现小半夏加茯苓汤治疗中晚期肺癌化疗所致呕吐有较好疗效，与胃复安有协同作用，疗效优于单纯应用胃复安者。易星星[36]临床以小半夏汤治疗妊娠恶阻 32 例，显效 25 例，有效 7 例，全部有效。武子华[37]以加味小半夏加茯苓汤治疗眩晕 64 例，8 例治愈，41 例显效，13 例有效，2 例无效，总有效率为 96.88%。谢建华[38]以小半夏加茯苓汤治疗以右心衰竭为主 27 例，基本方：半夏 18g，茯苓 12g，生姜 24g，日 1 剂，水煎分 2 次服。治疗组在常规吸氧、强心、利尿、抗感染、扩血管等综合治疗基础上，加服小半夏加茯苓汤。对照组除不服小半夏加茯苓汤外，其它治疗方法同治疗组。2 组均治疗 15 天后统计疗效。结果：治疗组 27 例中显效 17 例（63%），有效 8 例（30%），无效 2 例（7.4%），总有效率 93%。

歌曰：呕吐悸眩痞又呈，四苓升夏八姜烹，膈间有水金钱度，淡渗而辛得病情。

医案 1　恶心、嗳气、心下痞闷案

刘某，女，42 岁。1995 年 1 月 23 日初诊：1 年来不明原因而见恶心、嗳气、心下痞闷、纳食不馨，曾服用舒肝和胃丸等中成药，药后稍缓。其后病情如故，伴口苦咽干，胸闷心悸头晕，月经 2～3 月一行，月水量少色暗，呈酱油色，观舌淡苔白腻，脉沉弦，辨属水饮停于胃脘之证。治当行水散痞，引水下行。方药：茯苓 30g，半夏 18g，生姜 16 片，7 剂。二诊：述服药后第 2 天，恶心、嗳气、心下痞闷均明显好转，胸膈间有豁然开朗之感，头晕心悸若失，值月经来潮，月水颜色转红，量亦增多，苔腻已减，治疗有效，继宗上法：茯苓 30g，半夏 18g，生姜 16 片，泽泻 15g，白术 6g，7 剂。三诊：脘痞、嗳气、恶心、心悸头晕均好转若失，要求巩固疗效。茯苓 30g，半夏 14g，天麻 10g，猪苓

20g，泽泻16g，白术10g，桂枝10g，7剂。[北京中医药大学学报，1997；20（3）：48～49]

医案2　妊娠恶阻案

龙某，女，28岁，1995年4月12日诊。自诉停经3月，近2月来，头晕体倦，呕恶厌食，嗜酸思卧，口淡无味，时吐清涎，食入即吐，甚则呕吐黄苦水。舌淡、苔薄腻，脉沉细弱。妊娠试验阳性。诊为妊娠恶阻，以小半夏加茯苓汤：姜半夏10g，茯苓12g，生姜6g，每日1次。3剂，服药1.5剂即感呕恶程度减轻，饮食稍进，服完余剂，即未出现恶心呕吐，食量增加，精神较前大振。同年11月顺产一男婴。[湖南中医杂志，1997；13（2）增刊：52]

医案3　前庭神经元炎眩晕案

袁某，女，34岁，1991年10月6日初诊。1周前患者感冒，用药3天后症状消失，今晨陡起头晕目眩，咸觉周围景物旋转，体位变动及睁眼时眩晕尤甚，恶心呕吐2次，吐出黏液痰涎，由家属背来门诊，查眼球有水平性震颤，血压正常，排除颈性眩晕、内耳性眩晕等疾病。西医诊断为前庭神经元炎，转中医治疗。查脉弦，苔白滑，舌质正常。以痰饮型眩晕论治，处方小半夏加茯苓汤：半夏15g，茯苓20g，生姜6片。水煎，每天1剂，不拘时服，迭进3剂，症状缓减。继进3剂，病症告除。[实用中医药杂志，1994；2：33～34]

医案4　心悸、眩晕、呕吐案

袁某，男，37岁。患高血压病，头目眩晕，呕吐时发，心悸，脘部作痞，脉弦滑，舌苔白滑。辨证：呕吐悸眩痞俱见，此乃膈间水饮也。处方：半夏15g，茯苓30g，生姜15g。服6剂痊愈。[北京中医药大学学报，1997；20（3）：48～49]

九十三　五苓散

【原文】假令瘦人，脐下有悸，吐涎沫而癫眩，此水也，五苓散主之。

脉浮，小便不利，微热消渴者，宜利小便，发汗，五苓散主之。

渴欲饮水，水入则吐者，名曰水逆，五苓散之。

【组成】泽泻一两一分　猪苓三分（去皮）　茯苓三分　白术三分　桂枝二分（去皮）

【煎服法】上五味，为末，白饮服方寸匕，日三服，多饮暖水，汗出愈。

【药理研究】五苓散可降低全血黏度和血浆纤维蛋白原。明显提高小鼠结肠组织水通道蛋白4（AQP－4）mRNA的表达，可能通过增加结肠对水分的吸收，来达到“利小便实大便”的作用[39]。

【临床应用与研究】凡水湿蓄积，小便不利的水肿、癃闭；水饮上冲的眩晕、晕厥、脑积水、过敏性鼻炎、顽固性头痛、三叉神经痛、视网膜水肿、梅尼埃病、急性吐泻；水湿外淫，郁于肌肤的湿痹、湿疹、风疹等病症，见舌苔白滑或腻，脉弦紧者，以五苓散加减治疗均有效。

曾玉玲[40]以五苓散加减治疗小儿水疝32例，结果：痊愈28例，占87.5%；好转4例，占12.5%。王玉明[41]以五苓散加味治疗高尿酸血症45例，3周为1疗程，第1疗程痊愈2例（4.4%），显效3例（4.4%），有效9例（4.4%），无效3例，总有效率

31.11%。第2疗程痊愈5例（11.6%），显效14例（32.6%），有效17例（39.5%），无效7例（16.3%），总有效率84.40%。晏晚秋[42]以五苓散治疗产后尿潴留52例，痊愈44例，好转6例，无效2例，总有效率为96%。冯根群[43]以五苓散加减治疗水肿80例，结果：肾病型，临床痊愈16例，有效4例，无效2例；心力衰竭型，临床痊愈15例，显效8例，恶化5例；肝功能不全腹水型，临床痊愈3例，无效3例；不明原因之特发性水肿型，24例痊愈。有效率为87.5%。

医案1　产后尿潴留案

史某，女，27岁。孕40周，于1996年5月7日难产分娩，外阴侧切Ⅱ度裂伤，持续性尿潴留6天，小便点滴难下，经导尿、热敷及用新斯的明治疗无效，遂于5月12日邀中医会诊。诉小腹胀满，虽有尿意但不能自排，口干气急，窘迫不安，脉细滑数，舌淡红，苔白少津。中医辨证：产后气阴两伤，膀胱气化不利，治当益气导癃，以通阳化气为法。处方：黄芪、茯苓皮、六一散、薏苡仁各30g，猪苓、泽泻各15g，白术、大腹皮各12g，桂枝、木通、冬葵子、王不留行各10g，苏叶6g。3剂，每剂3煎，每4小时饮300ml。服药2剂，自行排出尿液约450ml，小便通畅，诸证缓解。3小时后，又顺畅排尿300ml，遂出院调养。[湖北中医杂志，2000；22（8）：36]

医案2　遗尿案

易某，女，15岁，学生，1995年6月28日初诊。患者自幼体弱，营养欠佳，10年前罹患遗尿之疾，病初未予重视，以致日趋加重，每晚必溲于床，其父母不知是病，只言身体虚弱而累进六味地黄丸、龟鹿补肾丸，中西草药夹杂而进，但均不效。患儿精神极为紧张，以致不愿上学。适逢假期，家长带来就诊仍不愿自言病情，后经细言相劝，方知患儿夜梦甚多，梦中尿遗，小便清利，无尿痛感。刻诊：患儿形体清瘦，纳食不佳，言语低微，舌淡、苔薄白，脉沉细弱。证属肾虚气化不利，关门不固，膀胱制约无权，拟五苓散加味。处方：茯苓15g，白术10g，泽泻10g，猪苓10g，桂枝10g，远志10g，菖蒲8g，益智仁10g，乌药15g。5剂，水煎服。并嘱家长注意精神安慰，消除其紧张心理，夜晚少饮水。药尽遗尿基本控制，偶而梦中尿遗但能自控，饮食增加，遂在原方基础上减桂枝量为5g，加制首乌15g，胡桃仁10g，更进5剂而愈。观察至今未复发。［江西中医药，1999；30（2）：33］

医案3　水疝案

陈某，男，4岁，1996年6月初诊。患者3天前出现阴囊肿大，不红不热，不痛，按之软，睡卧时逐渐缩小，行立时逐渐胀大，透光试验阳性。用五苓散加味以利水渗湿，温阳化气。处方：猪苓10g，白术10g，泽泻6g，茯苓6g，桑白皮4g，荔枝核6g，小茴香4g，乌药6g，车前子6g（包），桂枝4g，柴胡5g。3剂而愈。小儿脾虚肾弱，脾不健运，肾不温煦，致膀胱气化不利，水液不循常道，滞而成湿，本例湿邪滞留于阴囊而成水疝。方中猪苓、泽泻温肾利水；白术、茯苓健脾渗湿；桂枝、乌药、小茴香理气温通，柴胡、荔枝核疏肝理气，共助膀胱气化，桑白皮治水之上源，车前子利小便，使湿邪自小便而去。[实用中医内科杂志，1998；13（4）：14]

医案4　劳淋案（膀胱白斑）

膀胱白斑属难治疾患，回族妇女多见，病因不明，中医所辨病机为瘀滞与水结而成蓄水证。五苓散温阳化气，血竭、香附通络散结消肿，治此顽症往往奏效。马某，女，32

岁。患者于1986年4月以劳累后尿频，少腹坠胀1年收入病房，曾作膀胱镜确诊为：膀胱白斑。给予西药膀胱灌注效果不显，以求中药治疗。患者面色白，口渴欲饮，神疲乏力，诉遇劳则少腹坠胀不能忍受，小溲频数而痛，伴腰酸腿软，休息后症状缓解，舌质暗淡，苔白腻，脉沉细。证属脉络阻滞，气化失司。治拟温阳化气，逐瘀通络。处方：猪苓12g，泽泻10g，白术15g，茯苓12g，桂枝10g，血竭10g，香附10g。服15剂，患者诸症消失，可参加农业劳动，但复查膀胱镜示：膀胱白斑未完全消失。又服中药调理1月，随访2年未复发。[上海中医药杂志，2004；38（9）：20~21]

医案5　流行性出血热案

患者，男，36岁，发热伴腰痛、头痛3日，于1996年10月21日就诊。患者于3日前在无明显诱因情况下出现发热，略恶寒，剧烈头痛、腰痛、眼眶痛，伴口渴，恶心欲吐，小便短少。查体：体温38.8℃，脉搏98次/分钟，血压16/12kPa（1kPa = 7.5mmHg），酒醉貌，球结膜充血，颈前皮肤潮红，压之褪色，两腋下及前胸可见条索状出血点，腹软无压痛，肝脾不肿大，两肾区叩痛（+），四肢无水肿；舌红，苔薄，脉弦数。实验室检查：血常规：白细胞$12.1 \times 10^9/L$，中性粒细胞0.78，血小板$150 \times 10^9/L$；尿常规：蛋白（+++），其余正常；流行性出血热抗体阳性。诊断为流行性出血热。治拟清热化气利尿。方用泽泻30g，猪苓20g，白茯苓20g，桂枝10g，白术15g，白茅根30g，淡竹叶10g，银花30g。每日1剂，水煎分早、晚2次服。同时记录24小时尿量，服药2剂后，热退，诸症减轻，尿量达2000ml/24h，服药5剂后尿量达3500ml/24h，已进入多尿期，遂停上方，予六味地黄汤，半个月后尿量恢复正常。治疗第10天时单做流行性出血热抗体检查为阳性。[中西医结合实用临床急救，1998；5（4）：160]

九十四　苓甘五味姜辛汤

【原文】气冲即低，而反更咳，胸满者，用桂苓五味甘草汤去桂加干姜、细辛，以治其咳满。

【组成】茯苓四两　甘草　干姜　细辛各三两　五味子半升

【煎服法】上五味，以水八升，煮取三升，去滓，温服半升，日三服。

【临床应用与研究】临床应用于肺寒留饮的咳嗽、哮喘等疾病。

临床报道[43]苓甘五味姜辛汤加味治疗哮喘53例，临床控制39例，减轻11例，无效3例，总有效率94.4%。

歌曰：冲气低时咳满频，前方去桂益姜辛，姜辛三两依原法，原法通微更出新。

医案1　分娩时受凉咳嗽案

某女，35岁，1990年冬，因分娩时受凉发生剧烈咳嗽，夜卧更甚。经西医治疗，使用抗菌素外加止咳药，月余，未见好转。后经中医诊治，咳愈。但每年冬略有受寒必有复发，不服中药，不见好转，历年如此。1996年冬复发后，来我处治疗。患者1周前受凉，咳嗽又起，痰吐白沫量多，夜卧加剧，持续不已，肢冷，背寒，大便溏，日3~4次。见面色暗，大片褐色斑，舌胖苔白腻，脉沉细而滑。乃寒邪引动伏肺之寒饮，脾肾阳虚，本虚标实。治宜：温肾健脾，温肺化饮，方选苓甘五味姜辛汤加味。方药：桂枝9g，黄芪30g，半夏9g，炒白芍10g，茯苓15g，肉桂（后下）5g，干姜9g，仙茅15g，细辛6g，菟丝子15g，五味子5g，炒白术15g，附子9g，党参30g，陈皮9g，补骨脂15g，炙甘草6g，炒白扁豆30g。服药7剂后，症状明显好转；2诊续服7剂，3诊诉服药时顿感背部烘热，上方细辛、干姜减去，续服7剂后症状消失。嘱服用金匮肾气丸3g/次，3/d，疗程1个月，并注意衣、食、起居，约翌年入秋再来诊治，以防复发。次年入秋后，该女应约。面色稍红润，褐色斑比以前好了许多，但仍觉比其他人怕冷，小便正常，舌淡苔白，脉沉细。自拟方温肾健脾补肺：黄芪30g，炒白术15g，桂枝9g，熟地30g，茯苓15g，制附子6g，五味子5g，党参30g，巴戟天15g，陈皮9g，仙灵脾15g，炒白芍12g，肉桂5g，炙甘草6g。服2剂，至今一直未见复发。［吉林中医药，2000；（04）：59］

医案2　ACEI类药致慢性肾衰病人咳嗽案

ACEI类药物常有咳嗽副作用，使许多患者因不能耐受而放弃该类药物的使用，从而使临床治疗变得十分棘手。ACEI类药物引起的咳嗽表现为：咽痒、干咳、呛咳、无痰或咯少量白痰，夜间尤甚，病程较长，而各种实验室检查及X线摄片均无异常改变。慢性肾衰病人皆有肺气虚寒之基础，因服用药物使肺脏宣降平衡失调，导致肺气上逆，则发为咳嗽。此种情况下治疗咳嗽，不必拘泥于有无“饮”证之实，只需紧扣其“阳虚肺寒”之病机，灵活运用苓甘五味姜辛汤加减而收效。黄某，女，34岁，医案号113740。尿毒症终末期，维持性血透，混合型高血压，需以钙离子拮抗剂、ACEI类药、α受体阻滞剂、β受体阻滞剂四联降压，并需于透析后加用ACEI类药，方可将血压控制于正常范围。因用药日久，患者对ACEI类药物敏感渐致不能耐受。诊见：剧烈呛咳，痰中带血丝，恶心、呕吐，夜不能寐，舌红、苔黄，脉濡。洪教授即以苓甘五味姜辛汤加减治疗。处方：茯苓18g，五味子6g，甘草、细辛各5g，法半夏、苦杏仁各12g，丹参20g，麦冬、大黄各10g。服6剂后，上症渐平，后间断重复使用本方，上症未再发。［新中医，2000；（08）：12］

医案3　突发咳嗽、气急、心悸、面浮案

董某，女，47岁，1993年12月21日就诊。自诉近半月来突然患咳嗽气急，痰多如泡沫，形寒发热，每天下午体温上升至39℃左右，面皖且浮，两下肢肿，心悸气急，语音低微，渴不欲饮，尿少色青，脉细虚数，舌淡白而胖。证系心肾阳虚，饮邪射肺凌心。治拟温阳化饮，补肾纳气。方用参附龙牡汤合苓甘五味姜辛汤加减：红人参9g（另煎，分2次冲服），炮附块9g（先煎），桂枝6g，炙细辛3g，炙五味子3g，干姜3g，云苓12g，姜半夏6g，光杏仁9g，煅龙牡各15g，炙甘草3g。服上方2剂，体温降至38℃，续服2剂，降至37℃，咳嗽、气急、心悸、面浮等症，皆明显好转，精神转佳。继以原方，去杏仁和龙、牡，加生芪、大枣，3剂后病愈。［江西中医药，1997；28（04）：7］

医案4　寒哮案

薛某，男，55岁，干部，患支气管哮喘15年，每由气候反常而诱发，每次发作即用西药青霉素、氨茶碱、激素控制。1993年12月3日因牙痛自服牛黄解毒丸后哮喘发作，用西药治疗3天，哮喘未能缓解，两肺哮鸣音有增无减。据其舌淡苔白，痰白清稀，及服凉药诱发等情况，诊断为寒哮，遂停用西药，予苓甘五味姜辛汤：茯苓15g，甘草6g，五味子10g，干姜12g，细辛9g，水煎服。服1剂即明显好转，继进1剂喘平，肺部听诊哮鸣音消失。［山西中医，1996；（01）：36］

参考文献

1. 付予君，刘红先，李道五．苓桂术甘汤治疗痰浊上蒙型眩晕疗效观察．中医药临床杂志．2005；17（6）：583～584
2. 吴瑞红．苓桂术甘汤加减治疗肺心病心力衰竭94例．河南中医药学刊．2000；15（3）：35～36.
3. 陆莺．苓桂术甘汤加味治疗慢性支气管炎近期疗效观察．广西中医学院学报．2005；8（4）：19～20
4. 刘汉明，刘文亮．苓桂术甘汤治疗顽固性带下病63例．河南中医．2001；21（5）：4
5. 刘文选，李胜旗．桂苓术甘汤加味治疗婴幼儿腹泻106例．陕西中医．2001；22（5）：276.
6. 霍玉森，于平宇．甘遂半夏汤为主治疗肾积水19例．黑龙江中医药．1995；（05）：36～37
7. 张文元．运用“十枣汤”治疗“悬饮”8例．中国乡村医药．1995；2（12）：567
8. 王彩琴，曾升海．加味十枣汤治疗结核性胸膜炎胸腔积液68例．陕西中医．2001；22（4）：193～194
9. 王国朝，程英串，樊如心．十枣汤为主治疗癌性胸水11例．中国中医急症．2004；13（9）：604
10. 刘克奇，高燕飞．十枣汤穴位贴敷治疗尿路结石30例．内蒙古中医药．2001；2：33
11. 倪力强，张宁霞，童瑶，等．小青龙汤对哮喘大鼠Th1/Th2型细胞因子水平的影响．辽宁中医杂志．2003；30（9）：703～704
12. 杨桦，洪杰斐，袁汉饶．小青龙汤对哮喘病人嗜酸性粒细胞及白介素5的影响．辽宁中医杂志．2004；31（6）：486～487
13. 张爱玲．小青龙汤治疗支气管哮喘急性发作临床观察．安徽中医学院学报．2004；23（5）：11～13
14. 魏玮．小青龙汤加味治疗腹泻型肠易激综合征43例．山西中医．2003；19（6）：13
15. 王莉．小青龙汤治疗小儿咳嗽40例疗效观察．云南中医中药杂志．2005；26（5）：16
16. 田丰，丁艳．小青龙汤治疗外寒内饮型喉痦256例．安徽中医临床杂志．1997；9（6）：293
17. 孟明，顾立刚，张前，等．复方木防己汤对AA大鼠滑膜细胞类肿瘤样增生及相关基因表达影响的研究．中华中医药杂志．2005；20（6）：370～373
18. 陈冬志，孟明，顾立刚．加味木防己汤抗大鼠实验性关节炎的研究．中国中西医结合杂志．2005；25（8）：727～729
19. 汪惠斯，张绪生，张满芝．加减木防己汤治疗充血性心力衰竭临床研究．湖南中医学院学报．2005；25（1）：30～31
20. 王平．加减木防己汤治疗糖尿病胸水36例．河南中医．2003；23（9）：7
21. 高成芬，刘咏梅．加减木防己汤治疗急性痛风性关节炎55例．四川中医．2003；21（2）：42～43
22. 吴勇飞，范立红，陈顺泉．泽泻汤对兔椎基底动脉供血影响的实验研究．浙江中西医结合杂志．2005；15（4）：220～221
23. 李晨辉，尉中民，张秋菊，等．泽泻汤加味防治高脂血症及利胆作用的实验研究．北京中医．2001；6：46～49
24. 陈兴泉．金匮泽泻汤加味治疗美尼尔氏病78例．四川中医．2001；19（1）：29
25. 胡自敏．泽泻汤加味治疗椎_基底动脉供血不足性眩晕106例．四川中医．2005；23（5）：52
26. 王玉仙，马学荣．泽泻汤加味治疗高脂血症103例．陕西中医．2005；26（2）：103～104
27. 王枫，徐宇杰．小半夏汤对抗顺铂所致呕吐的实验研究．浙江中医学院学报．2001；25（6）：44～46
28. 陈多，吴春福，宁卓．小半夏汤对小鼠小肠推进运动的影响．中药药理与临床．2003；19（2）：6～8
29. 李晓玲，黄九龄，胡欣．小半夏汤治疗121例肿瘤化疗所致呕吐的临床观察．川北医学院学报．1999；14（2）：59～60

30. 朱虹江. 己椒苈黄丸加减治疗肺心病痰热水瘀壅塞三焦的临床研究. 中国中医急症. 1999; 8 (4): 154~157
31. 林懿才. 己椒苈黄丸加减治疗痰饮型胃肠神经官能症82例. 新中医. 2000; 32 (6): 27
32. 毕士敏, 李恩德. 己椒苈黄丸加味治疗肝硬化腹水36例. 江苏中医. 1995; 16 (11): 9~10
33. 段峻英. 己椒苈黄丸加味治疗慢性泄泻38例. 河北中医. 2000; 22 (8): 609
34. 隋艳华, 邱德文, 李江. 小半夏加茯苓汤止吐作用的实验研究. 中国中医基础医学杂志. 1998; 4 (3): 26~29
35. 张明利, 尹慧, 徐立然. 小半夏加茯苓汤治疗中晚期肺癌化疗所致呕吐临床观察. 中国中医急症. 2005; 14 (9): 837~838
36. 易星星. 小半夏加茯苓汤治疗妊娠恶阻32例. 湖南中医杂志. 1997; 13 (2) 增刊: 52
37. 武子华. 加味小半夏加茯苓汤治疗眩晕64例. 浙江中医杂志. 2003; 11: 477
38. 谢建华. 小半夏加茯苓汤治疗以右心衰竭为主27例. 南京中医药大学学报 (自然科学版). 2001; 17 (5): 320
39. 刘洋, 苏凤哲, 徐华洲, 等. 五苓散对腹泻模型小鼠结肠 AQP_ 4mRNA 表达的影响. 中国中医基础医学杂志. 2005; 11 (3): 197~198
40. 曾玉玲. 五苓散加减治疗小儿水疝32例临床报告. 湖南中医药导报. 2002; 8 (9): 545~546
41. 王玉明, 张云云. 五苓散加味治疗高尿酸血症临床观察. 北京中医杂志. 2003; 22 (1): 19
42. 晏晚秋, 彭骅. 五苓散治疗产后尿潴留52例. 湖南中医杂志. 2003; 19 (5): 42
43. 冯根群. 五苓散加减治疗水肿80例. 河南中医. 2003; 23 (9): 28~29
44. 张富强, 范玉义, 刘尊秀. 苓甘五味姜辛汤加味治疗哮喘53例. 山东中医杂志. 1996; 15 (9): 395

第十二节　消渴小便不利淋病脉证并治

九十五　文蛤散

【原文】渴欲饮水不止者，文蛤散主之。

【组成】文蛤五两

【煎服法】上一味，杵为散，以沸汤五合，和服方寸匕，

【药理研究】文蛤具有降糖、降脂、抗突变、抗衰老等多种生理功能，同时对体液免疫和细胞免疫具有明显的增强作用。

【临床应用】用于糖尿病口渴明显者。

医案　肾阴亏损，虚火内燔糖尿病案

某男，67岁，1999年1月3日诊。患“糖尿病1年余。现症：口干渴，多饮，多尿，腰膝酸软，头晕多梦，舌红少苔，脉细数。查空腹血糖17.3mmol/L，尿糖（++++）。诊断：消渴病——肾阴亏损，虚火内燔。处方：文蛤散合三才汤化裁。药用：海蛤粉60g，生地黄30g，天冬30g，人参10g，玄参30g，石斛15g。日1剂，水煎服。1月11日二诊：上方服7剂，诸症减轻，查尿糖（++）。效不更方，继服7剂。后以原方加减，共服30余剂而愈，并制丸剂以善其后。[河南中医，2000；20（4）：5~6]

九十六　瓜蒌瞿麦丸

【原文】 小便不利者，有水气，其人若渴，用瓜蒌瞿麦丸主之。

【组成】 瓜蒌根二两　茯苓　薯蓣各三两　附子一枚（炮）　瞿麦一两

【煎服法】 上五味，末之，炼蜜丸桐子大，饮服三丸，日三服；不知，增至七八丸，以小便利，腹中温为度。

【临床应用与研究】 本方证情，在上可兼眩晕，烦热，失眠，在下可有畏寒，肢冷，腹冷，腰以下肿，脉沉等，对阳弱气化不利，水停不行，上喘、中胀、下癃的慢性肾炎、尿毒症、心源性水肿，产后水肿、石淋及前列腺肥大所致的癃闭、小便不利亦有效。

刘登祥[1]报道以瓜蒌瞿麦丸加味治疗糖尿病 27 例，治愈 11 例，显效 14 例，有效 2 例，总有效率 100%。张基栋[2]报道治疗糖尿病肾病 23 例，经治疗 1 月后，24h 尿蛋白定量下降至 0.25G 以下者 17 例，尿蛋白定量下降但仍≥0.25g 者 4 例，略升高者 2 例，20 例口干消失，3 例口干缓解，水肿全部消退，23 例患者无 1 例血糖升高，部分 BUN、Cr 升高者经治疗有所下降，无 1 例 BUN、Cr 升高，根据疗效判定标准，17 例显效，4 例有效，2 例无效。

歌曰：小便不利渴斯成，水气留中液不生，三两蓣苓瞿一两，一枚附子二蒌行。

医案 1　女性尿道综合征案

孙某，女，40 岁，干部。1995 年 8 月 7 日初诊。患者自 1995 年初起即有尿频、尿急感，并逐渐加重。1995 年 4 月于西医泌尿外科就诊，查：尿常规正常，尿培养（-）。予以局部外用抗生素治疗无效，后又于妇科就诊，妇科检查和 B 超检查均无异常，遂转中医科诊治。刻下症：尿频、尿急，偶有尿灼痛，腰酸困，以上症状经前加重。舌质淡红，苔薄白，脉沉。诊为女性尿道综合征。予瓜蒌瞿麦丸加味治疗，处方：瓜蒌根 15g，熟附子 6g，茯苓 30g，山药 20g，瞿麦 10g，知母 30g，生甘草 10g。偏阳虚者，可用熟附子 15g，加菟丝子 30g；偏阴虚者，可加枸杞子 15g，女贞子 15g，旱莲草 10g；老年气虚会阴部下坠感明显者加生黄芪 30～40g，升麻 10g；伴腰膝酸困者加川断 10g，杜仲 10g；口干渴明显者，加大瓜蒌根剂量。每日 1 剂，水煎服。共服药 20 剂，尿频、尿急等症状完全消失，遂改口服知柏地黄丸以巩固疗效，半年后随访未见复发。[北京中医药大学学报，1997；20（5）：66]

医案 2　糖尿病案

罗某，女，72 岁，1996 年 11 月 19 日初诊。口渴，尿多伴尿中大量泡沫半年。诊时述口渴喜热饮，量多，每日约 3000～4500ml，同量尿量明显增多并含大量泡沫，排尿时有不爽利感，颜色较清亮。食欲尚正常，食量无明显改变。全身畏寒，伴有腰膝酸软，外阴瘙痒。查尿糖（+++），空腹血糖 8.9mmol/L。诊断为糖尿病。患者要求中药治疗。查舌质淡，苔白，脉沉细无力。辨证为阴阳两虚之下寒上燥证。予瓜蒌瞿麦丸治疗：瓜蒌根 30g，瞿麦 20g，山药 45g，茯苓 30g，附片 45g（先煎去麻味），蛇床子 20g（包熬），水煎服，每日 3 次。服药 2 剂后，口渴开始减轻，尿量亦随之减少，尿中泡沫不似以前严重。药中病机，效不更方，再进 10 剂，上述症状大部分消失。上方附片减为 30g 继续治疗，前后共进 30 余剂，一切症状消失，复查尿糖阴性，血糖降至正常（4.8mmol/L）。遂以瓜蒌根30g，瞿麦15g，山药30g，茯苓15g，附片20g（先煎去麻味）巩固治疗1月，再次复查血糖正常，尿糖阴性而停药。随访1年未复发。加减：伴皮肤瘙痒加蛇床子20g；伴乏力、气短加红参15g，黄芪30g；伴知觉障碍、麻木等症加全蝎6g（研细兑服）、䗪虫15g；伴高血压加天麻15g，牛膝15g。[四川中医，1999；17（1）：24]

医案3　肾盂肾炎案

张某，女，57岁，1997年5月12日诊。慢性肾盂肾炎病史3年，每年均发2次~3次。近4天来，尿短、尿频，排尿时尿道热痛，小腹拘急，口渴欲饮，腰酸痛，舌质红，苔薄黄微腻，脉濡。尿检：蛋白（±），白细胞（++），红细胞少许。证属病久肾阴阳俱损，呈虚实夹杂之机。治宜温阳化气，利水润燥。予瓜蒌瞿麦丸加减：瞿麦20g，天花粉20g，猪苓12g，白茅根20g，黄柏12g，山药15g，制附片5g。日1剂，水煎服。服5剂后，症状明显减轻，又守方继进7剂，病告痊愈。嘱改服知柏地黄丸月余，以巩固疗效。随访至今未发。[国医论坛，2000；15（5）：12]

医案4　腰痛、尿频案（尿路感染）

郭某，女，50岁，2002年6月21日初诊。患者主诉经常腰痛，近半年腰痛加剧，尿频，夜甚，下肢浮肿，面胀，手胀，疲乏少力，舌质红，苔薄黄，脉右寸关浮，尺沉细，尿常规检查示：白细胞酯酶（LEU）+++，镜检白细胞（WBC）110个/μl，肾脏B超示双肾盂轻度扩张，诊断为尿路感染。中医辨证为上焦燥热伤津，下焦肾虚气化不利，兼有湿热蕴结。治宜甘寒生津，温肾化气，兼清热利湿，方以瓜蒌瞿麦丸化裁：天花粉30g，瞿麦、云茯苓、泽泻各15g，白术、乌药各10g，炙附片、砂仁、炙甘草各6g，7剂。水煎煮，日1剂分服。6月28日又诊，前症减轻，下肢肿，加当归、赤芍各15g，继服7剂，煎服法同前。7月7日又诊下肢肿减，面胀、手胀消失，尿常规检查示LEU++，WBC40个/μl。前方加葛根、白花蛇舌草、蚤休各30g。后又以该方加减再服20余剂，症消病愈，随访未复发。[黄文政医案]

医案5　肾结石案

李某，男，62岁，1997年8月4日诊。右侧腰部阵发性剧痛1天，并放射至右下腹，伴恶心，小便短少，唇干口渴，舌质淡红，苔白腻，脉细滑。尿检：蛋白（+），红细胞（++），白细胞（+）。B超提示：右肾中段结石，约0.3cm×0.6cm大小，并积液。证属肾阳不足，气化乏力，湿郁日久，蕴结成石。治宜益气温肾，通淋排石。方用瓜蒌瞿麦丸化裁：瞿麦20g，天花粉15g，云苓20g，山药10g，制附片10g，牛膝15g，琥珀10g，金钱草30g，鸡内金15g，木香10g。日1剂，水煎服。10剂药后，腰痛大减，小便清畅，上方加黄芪30g，继服20剂，诸症消失，B超复查右肾结石并积液消失。嘱继服排石冲剂合金匮肾气丸2个月余，至今未见复发。[国医论坛，2000；15（5）：12]

医案6　前列腺增生并阳痿案

王某，男，60岁，1998年11月25日就诊。近2年来尿频、尿线细，排尿不畅或余沥不尽，小腹及会阴部时感胀痛，夜尿5~8次不等，大便不成形，日2次左右，口渴喜热饮，腰膝酸痛，疲乏无力，阳事不举，舌淡暗，苔薄白根略黄腻，脉沉细弱。肛门指检：前列腺Ⅱ度肥大，表面光滑，无结节及压痛。B超提示：前列腺增生。证属肾阳不足，湿热下注，经脉瘀阻。治宜温肾利尿，佐以化瘀。处方：瓜蒌根15g，瞿麦15g，山药20g，茯苓20g，制附片10g，怀、川牛膝各15g，益智仁12g，炮山甲6g，乌药10g。日

1剂，水煎服。10天后，诸症减轻，夜尿减至4次，原方稍作调整，又服月余，小便通畅，阳痿明显好转，B超复查前列腺缩小。后服鳖甲煎丸合金匮肾气丸巩固，随访1年未见复发。[国医论坛，2000；15（5）：12]

九十七　蒲灰散

【原文】小便不利，蒲灰散主之。滑石白鱼散、茯苓戎盐汤并主之。

厥而皮水者，蒲灰散主之。

【组成】蒲灰七分　滑石三分

【煎服法】上二味，杵为散，饮服方寸匕，日三服。

【临床应用与研究】蒲灰散后世借治热淋，可加栀子、车前子；治血淋，宜加生地黄、白茅根。

严娟等[3]观察蒲灰散加味治疗老年性尿路感染68例，以口服氟哌酸胶囊40例为对照组。治疗组中治愈54例，好转10例，无效4例，总有效率94.1%；对照组中治愈15例，好转11例，无效4例，总有效率65%，治疗组与对照组比较差异有显著性。史宏[4]以蒲灰散合白头翁汤化裁治疗淋菌性尿道炎36例，痊愈21例，有效12例，无效3例，总有效率91.67%。

歌曰：小便不利用蒲灰，平淡无奇理备该，半分蒲灰三分滑，能除湿热莫疑猜。

医案1　茎中灼热抽痛案

李某，男，46岁，1995年8月14日初诊。1年多来尿道内阵发性灼热抽痛，发作无规律，有时呈一过性，有时达30分钟左右。平时有腰膝酸困，偶有梦遗。经多次尿检验、前列腺检查未见异常。曾服西药抗菌消炎及中药龙胆泻肝丸、导赤散等，症状反复发作，终未消失。此次茎中灼热抽痛已月余，发作时灼热难耐，心情烦躁，夜寐不安，而小便时并无涩滞不畅感，口渴饮水不多，纳食尚可。查舌暗红、苔薄黄，脉弦略数。鉴于前已数用清利而效不著，辨为湿热下注，血络瘀阻。选用蒲灰散加味：蒲黄12g（包煎），滑石30g（包煎），木通6g，甘草梢10g，牡丹皮12g。5剂，每日1剂，水煎服。药后茎中灼痛大减，仍心烦少寐，口渴不欲饮，舌暗苔薄欠津。上方加生地黄、白芍各15g，琥珀3g（研冲），以凉血护阴，除烦安神，且琥珀有行瘀通淋作用。如此出入10余剂，患者茎内灼痛消失，仍口渴，腰困，舌暗苔少，脉弦细。给予知柏地黄丸调理，半年后随访未再发作。[山西中医，1997；13（6）：27～28]

医案2　经期浮肿案

刘某某，女，38岁，1996年6月20日初诊。患者每逢经期则下肢浮肿3年余，近半年来经期浮肿加重，伴身重乏力，不思饮食，不能坚持上班。曾经妇科、泌尿科等检查，未见器质性病变。肿时服西药利尿药，肿虽退而乏力更甚。也曾服中药但用药时症状减轻，至下次经来则复肿如初。此次来诊适值经前2～3天，面肢浮肿，两小腿肿甚，按之凹陷，手足发冷。曾用五苓散、《傅青主女科》健固汤等。查舌质暗、体略胖、苔腻，脉濡数。思前用方药健脾利水似已对证，因何症状反复。再细问经期见症：小腹坠胀，经来量少色紫且质稠有块，伴排尿前股内抽憋，尿后余沥感。反复揣度，始悟此系湿热蕴结下焦，日久血分壅瘀，影响气化所致，当用清利行瘀调经。结合水肿、经行不畅，四末发冷及舌脉所见，忆及《金匮要略》“厥而皮水者，蒲灰散主之”，药用：蒲黄12g（包煎），泽兰12g，益母草30g，防已12g，车前子20g（包煎），赤芍15g。3剂，每日1剂，水煎服。6月24日二诊：服药中经血来潮，血色暗红量较前次多。小腹坠胀、股内抽憋减轻，小便量多，肿势减轻，苔腻稍退。为防行瘀太过，原方去赤芍，泽兰、益母草减量续服4剂。6月30日三诊：药后经尽肿退，尿后余沥消失，手足转温，仍乏力厌食，舌暗苔薄，脉濡缓，湿去瘀行而脾虚之象已著，给予归芍六君子汤调理。连续观察两个周期，仅在经期下肢轻度浮肿、乏力，余证未复发。用健脾益气利水调理巩固3个月经周期，而水肿未再复发。[山西中医，1997；13（6）：27~28]

医案3　淋菌性尿道炎案

患者，男，30岁，1995年8月21日就诊。自述2周前有不洁性交史，8天前觉尿道发痒，轻微刺痛，并有稀薄黏液溢出，2天后，分泌物变稠，尿道口溢脓，尿痛，排尿困难，尿道口及龟头红肿，尿道分泌物涂片检查有淋病双球菌。尿赤，舌质红，苔黄腻。证属秽浊之邪入侵，下焦湿热内蕴。治宜清热祛湿、化瘀排脓。运用薄灰散合白头翁汤化裁治疗，每天1剂，水煎分2次温服。忌食酒辣刺激性食物。1周后复诊，临床症状明显减轻，尿道口无脓性分泌物流出，用力挤压阴茎根部可见少许稀薄淡黄色黏液。原方再进7剂，症状消失，尿液清晰。停药1周后，连续2次前列腺按摩取液涂片及培养，均未见淋病双球菌。随访1年未见复发。[广西中医药，1997；20（3）：16~17]

医案4　急性泌尿系感染案

陈某，女，54岁，1992年7月3日初诊。患者3日前，劳累后出现小便频数，尿色黄赤，灼热刺痛，急迫不爽，小腹拘急，腰痛拒按，口苦口干，大便秘结，舌质红，苔黄腻，脉濡数。查尿常规示：蛋白（+），红细胞（+++），白细胞（+++），诊为急性泌尿系感染，乃因湿热下注膀胱所致。治拟清热通淋，蒲灰散合大黄连泻心汤：生蒲黄20g，滑石20g，生军10g（后下），黄芩10g，川黄连6g，生甘草10g，服药3剂，诸症皆失，复查尿常规正常，守方服用12剂，停药3日，中段尿培养提示，无菌生长，遂告病愈。[江西中医药，1996；增刊：93~94]

参考文献

1. 刘登祥．瓜蒌瞿麦丸加味治疗糖尿病27例．四川中医．1999；17（1）：24
2. 张基栋．瓜蒌瞿麦丸治疗糖尿病肾病23例．河南中医．1994；14（6）：373
3. 严娟，朱梅．蒲灰散加味治疗老年性尿路感染临床疗效观察．中国校医．1998；12（6）：449~450
4. 史宏．蒲灰散合白头翁汤化裁治疗淋菌性尿道炎36例．广西中医药．1997；20（3）：16~17

第十三节　水气病脉证并治

九十八　越婢汤

【原文】风水恶风，一身悉肿，脉浮不渴，续自汗出，无大热，越婢汤主之。

【组成】麻黄六两　石膏半斤　生姜三两　大枣十五枚　甘草二两

【煎服法】上五味，以水六升，先煮麻黄，去上沫，内诸药，煮取三升，分温三服。

恶风者，加附子一枚炮；风水加术四两。

【临床应用与研究】越婢汤加减以宣肺利水，对急性肾炎有较好疗效。临床可加连翘、益母草、生姜皮、茯苓加强清热利水消肿之功。若扁桃体肿大疼痛可加射干、土牛膝；咳嗽可加杏仁、前胡；小便少加车前子、牛膝；肿剧便秘可加大戟。

徐菊芳[1]报道越婢汤加减治疗急性肾炎31例，治愈（症状及体征消失，1个月内尿常规连续3次以上复查阴性）23例，好转（症状及体征消失，1个月内尿常规检查有微量蛋白及少许红细胞者）7例，无效（症状及体征无明显改善，尿常规检查无明显好转）1例，总有效率96.77%。曹生有[2]报道采用越婢汤治疗特发性水肿81例，痊愈48例，显效21例，有效9例，无效3例，总有效率96.3%；对照组64例，口服氨体舒通，痊愈48例，显效10例，有效28例，无效19例，总有效率70.3%，2组差异有显著性意义。李志芹[3]报道以越婢加术汤治疗风湿热痹48例，显效40例，好转6例，无效2例，总有效率95.83%。

歌曰：一身悉肿属风多，水为风翻涌巨波，二草三姜十二枣，石膏八两六麻和。

医案1　急性肾炎案

蒋某，女，12岁。1996年3月2日诊。患者晨起面部眼睑浮肿，足踝亦肿，纳呆乏力，小便短赤。细问病史，1周前曾发热、咽痛、鼻塞、咳嗽，于乡村医生处服退热药及感冒药后症状缓解。刻下体温37℃，血压140/85mmHg，神萎，全身浮肿，咽红，扁桃体Ⅱ度肿大，胃纳欠佳，小便短赤，大便少，舌质红、苔薄黄，脉浮数。尿常规：尿蛋白（++）、红细胞（++）、白细胞、上皮细胞少许。诊断为急性肾炎。此属风邪犯肺、肺气不宣、水失通调。治拟宣肺利水、通调水道。以越婢汤加减。处方：麻黄10g，石膏20g，杏仁10g，炙甘草10g，防风10g，防己10g，白术10g，茯苓10g，石菖蒲10g，赤小豆20g，车前子（包）10g，藕节10g，小蓟10g，菊花10g。5剂。水煎，每日1剂分2次服。药后全身水肿悉退，纳食正常，尿常规示蛋白、红细胞少许。效不更方，续服5剂后诸症悉平，尿常规示蛋白与红细胞均转阴性。随访至今未复发。［江苏中医药，2004；25（1）：26］

九十九　防己茯苓汤

【原文】皮水为病，四肢肿，水气在皮肤中，四肢聂聂动者，防己茯苓汤主之。

【组成】防己三两　黄芪三两　桂枝三两　茯苓六两　甘草二两

【煎服法】上五味，以水六升，煮取二升，分温三服。

【临床应用与研究】凡慢性肾炎、杂病水肿、尿毒症、关节炎、妊娠性水种、心源性浮肿等属阳气不宣，水气泛于皮肤者，主要症状为面黄食少、便溏、肢体浮肿、小便少、心悸、四肢关节肿痛等，均可以防己茯苓汤加减治之。

孙环宇[4]报道以防己茯苓汤加减治疗特发性水肿28例，痊愈28例，显效4例，好转3例，无效1例。总有效率95%。郭德晶等[5]以防己茯苓汤加味治疗妊娠水肿50例，治愈（主要症状体征消失，至分娩水肿未再复发者）36例，显效（服药后病势迅速减轻，随之主要症状体征消失，但停药后又复发者）13例，无效（服药后无变化，或病情加重）1例，总有效率为98%。贺丽娜[6]报道防己茯苓汤治疗慢性充血性心力衰竭80例，两组均按统一方案控制心衰。包括休息、低盐饮食、血管扩张剂、重予洋地黄类及利尿剂等。治疗组在此基础上加用防己茯苓汤加味。药用防己15g，桂枝10g，黄芪20g，党参20g，酸枣仁12g，丹参25g，大枣10枚，甘草8g。显效34例，有效43例，无效3例，总有效率96.3%。刘友章[7]以防己茯苓汤加减治疗痛风性关节炎26例，显效12例，好转54例，无效0例，总有效率100%，优于西药对照组总有效率92%。

歌曰：四肢聂聂动无休，皮水情形以此求，己桂芪三草二两，茯苓六两砥中流。

医案1　特发性水肿案

患者，男，56岁，工人。2000年9月13日诊。主诉全身浮肿6年余。每晨起眼睑及颜面浮肿，下午双下肢肿胀尤甚，休息后缓解，伴有周身沉重，气短乏力。曾多处求医诊治，经系统检查确诊为特发性水肿。先后经多种中西药物治疗，水肿虽暂时消退，但易于复发，常自服双氢克尿噻以缓解肿情。就诊时形体肥胖，精神差，面色虚浮，下肢水肿光亮，按之凹陷没指，舌胖大边有齿痕，苔白腻，脉弦细无力。中医辨证为脾虚湿盛。治宜健脾益气，通阳利水。投防己茯苓汤加减：汉防己15g，生黄芪30g，茯苓30g，桂枝9g，苍白术各15g，泽泻12g，生薏苡仁30g，党参15g，泽兰9g。水煎服，每日1剂。服药1个疗程（15剂），水肿基本消失，全身症状亦减。停药1周后，又守方继服30余剂，水肿完全消退。追访3年未发。[江西中医药，2004；(05)：50]

医案2　妊娠性水肿案

刘某，女，28岁，农民。妊娠7个半月，全身浮肿已2月余，开始踝部、下肢浮肿明显，继而全身浮肿，下肢为剧。曾在其他医院诊断为妊高征，服用多种利尿降压药效果不佳。于2002年7月8日来我院就诊。见面色㿠白，全身浮肿，下肢为剧，皮肤光亮，按之如泥，血压20.0/12.0kPa，伴头晕心悸，胸闷纳呆，尿少便溏，舌淡润，苔白腻。辨证属脾虚子肿，治宜健脾利水。用防己茯苓汤合白术散加减：防己、茯苓、白术、桂枝、麻黄各10g，黄芪、木香、独活各6g。服药3剂后肿消症减，再服5剂后水肿全消，后足月顺产一男婴。妊娠水肿古称“子肿”，多因脾虚不运，“不能为胃行其津液”，水湿停聚，溢于肌肤所致，用本方加白术、木香、独活、麻黄等药健脾益气，化气利水，则水肿渐消。[河南中医，2005；25（7）：47]

医案3　肝硬化腹水案

张某，男，46岁，1986年9月12日初诊。患肝硬化病史4年余，近1个月来腹胀、纳呆、肢体乏力，自服香砂养胃丸等无效。初诊时，舌质淡嫩，苔白，脉沉细。查体：神清，形体消瘦，倦怠，腹部膨隆无压痛，肝脏肋下未触及，腹部叩诊有移动性浊音，双下肢有轻度浮肿。肝功能检查：P 62g/L，G 30g/L，TBIL 26μmmol/L，DBIL 12μmmol/L，GPT 82u/L；B超检查提示肝硬化，腹腔内有大量积液。西医诊断：肝硬化腹水。中医诊断：臌胀。证属脾肾气虚，水湿内阻。治宜温阳益气，活血利水。处方：防己18g，黄芪15g，桂枝10g，茯苓15g，大腹皮30g，川牛膝15g，泽兰15g。服药4剂，腹胀减，小便量增多。上方加砂仁12g，继服6剂，腹胀消失，饮食转佳，精神亦较前好转，下肢无浮肿。B超复查：腹腔内有少量积液。继用香砂六君子汤调理而愈。［河南中医药学刊，1998；13（3）：6~7］

医案4　慢性肾功能衰竭案

程某，女，32岁，1992年7月3日初诊。双下肢浮肿16年，活动后加重。1985年妊娠期双下肢浮肿加重，尿检蛋白（-），经中西药结合治疗，症状缓解。近2个月来因劳累诱发双下肢浮肿加重。初诊时兼见腰酸痛，面色㿠白，神疲乏力，恶心纳呆，小便不利，大便溏，舌质淡黯，有瘀斑，苔白腻，脉沉细。测血压17/12kPa。查：Scr 510μmmol/L，SBUN 19mmol/L；尿蛋白（-）、红细胞0~2个、白细胞0~2个，偶见颗粒管型；血色素80g/L。B超检查提示双肾萎缩，皮质部与髓质部分界不清。西医诊断：慢性肾功能不全。中医诊断：关格。处方：防己30g，茯苓15g，桂枝15g，黄芪30g，苏叶10g，益母草30g，泽兰叶15g，厚朴12g，陈皮12g，水蛭15g。服药3剂，水肿稍减，小便量增多，恶心缓解。继守上方服10剂，双下肢浮肿消失，精神好转，食欲增加。化验：Scr 372μmmol/L，SBUN 15mmol/L。后改用香砂六君子汤合参芪六味地黄汤加减，病情趋于稳定。[河南中医药学刊，1998；13（3）：6~7]

医案5　心源性水肿案

李某，女，35岁，农民，于2003年入院。患者素患风心病，闷喘10余年。近因受寒后咳嗽气急，全身浮肿而入院，经心电图胸片等有关检查诊断为风心病伴心衰Ⅲ度，入院后经西医抢救治疗，症状已改善，但水肿不消，且有增剧趋势，急延中医治疗。诊见面色苍白，稍青，口唇青紫，端坐呼吸，不能平卧，全身浮肿，下肢为剧，按之没指，纳差腹胀尿少便溏，舌淡胖微紫暗，苔白腻，脉细数。辨证属脾肾阳虚，水气泛溢，上逆心肺。治宜温肾健脾，化气利水，用本方合真武汤加减：防己、附子片、麻黄、桂枝各10g，茯苓皮、黄芪、冬瓜皮各15g，木香、通草、生姜各6g。服药3剂，症状稍减；继服3剂，尿量大增，肿减；再服10剂肿全消，咳嗽心悸已缓解。本例是心源性水肿，乃中西医结合治疗病例，但自服中药后水肿迅速消退，疗效巩固，其他症状相应改善。[河南中医，2005；25（7）：47]

一零零　越婢加术汤

【原文】里水者，一身面目黄肿，其脉沉，小便不利，故令病水。假如小便自利，此亡津液，故令渴也，越婢加术汤主之。

里水，越婢加术汤主之。

【组成】麻黄六两　石膏半斤　生姜三两　大枣十五枚　甘草二两　白术四两

【煎服法】上六味，以水六升，先煮麻黄，去上沫，内诸药，煮取三升，分温三服。

【临床应用与研究】临床用于治疗急性肾炎、风湿热痹、顽固性皮水肿、肾病综合征等疾病。

歌曰：里水脉沉面目黄，水风相搏湿为殃，专需越婢平风水，四两术司去湿良。

医案1　急性肾炎案

患者，女，8岁，1986年4月20日来诊。十多天来，颜面浮肿，晨起尤甚，溲少，近一周外感，鼻塞，咳嗽，发烧不重，恶风续汗自出，近日肿势更甚，遍及全身，颜面及四肢为甚，尿量很少、急黄、混浊，追问病史，20天前全身起丘疹性荨麻疹，经治已愈。家族及本人史无异常。体检：体温37.7℃、脉搏93次/分钟、血压150/120mmHg、发育中等、急性病容、全身浮肿，以颜面四肢为甚。眼肿似线（变小），心肺无异常，腹部微膨，舌红、唇红、脉浮数。血常规：Hb73/L、血细胞3.78×10^{12}/L、白细胞12.9×10^{9}/

L。分类：中性多核0.64，酸性0.6，单核0.2、淋巴0.28；尿常规：蛋白（2+）、透明管型（+）、颗粒管型（+）、红细胞（+）、脓细胞（+）、上皮细胞（+）；大便常规：蛔虫卵少许。诊断：急性肾炎；中医：风水。方药：生麻黄6g，生石膏30g，生姜3片，大枣3枚，甘草2g，生白术10g，茯苓皮6g，银花8g，炙桑皮6g，连翘壳5g，泽泻5g，滑石10g。风水之病，来势急剧，是因风致水，病在于表故有恶风表证，水为风激则泛滥四溢，故身患肿，脉浮而口渴，是风邪已化热之机。风性疏散，故有续自汗出之症。由于陆续汗出，故外表便无大热。但风水相搏之症，虽汗出而表不解，外无大热而郁热仍在；故治宜越婢加术汤发越阳气，散水清热。方中以麻黄配生姜散水湿，配石膏清肺胃郁热而除口渴，配干草大枣以补中气。因水湿过盛加白术健脾除湿，表里同治以增强消除水肿的作用。如桑皮、连翘有显著的抗菌作用，加茯苓皮、泽泻、六一散加强健脾利水渗湿作用。用越婢加术汤随症连诊6次，服用24付药诸症皆除，尿常规正常，血压正常无浮肿。[镇江医学院学报，2000；10（1）：187~188]

医案2　急性痛风性关节炎案

81岁女性，主诉：双侧膝关节疼痛（左侧明显）、步行困难，伴有口渴，下肢水肿。既往有深部静脉血栓形成、高脂血症。查体：双膝关节疼痛明显、中度红肿并有热感，以左膝关节明显。胸胁苦满，脉浮紧。血尿酸值正常、C反应蛋白阴性。按2∶1给予越婢加术汤合防己黄芪汤，服药1周后疼痛肿胀减轻，2周后红肿消退。2个月后二方的比例改为1∶1，6个月后症状消失。急性痛风性关节炎服用越婢加术汤1周后，关节疼痛、红肿、发热等炎症缓解，表明该方有清热利水抗炎作用。水湿停滞明显者可并用防己黄芪汤，并可配合饮食疗法。[国外医学中医中药分册，2005；27（4）：223]

医案3　热痹案

刘某某，男，47岁，农民。1998年1月5日初诊。诉平时从事强体力劳动，经常汗出淋漓。1年前，先患膝踝关节痛，常服天麻丸、止痛片，虽加量亦只能暂时缓解疼痛。3天前劳动中汗出，休息后开始肩臂酸楚，渐渐腰膝及周身关节无不游走剧痛，坐卧不宁，夜间尤甚，不能入睡。第二天发高热，同时怕冷，口干似渴而饮少。经某医院诊断为“急性坐骨神经痛”，注射安痛定及杜冷丁均无好转。因步履艰难，家属背来就医。诊见患者体温38.5℃，血压130/90mmHg。痛苦面容，坐不安席。舌苔薄白，脉浮大而数。临床化验示血沉、抗“O”均正常。此因原有湿邪羁留关节，且经常汗出，腠理不密，复感热邪，湿气与邪热搏结，客于关节，不得发越所成。辨证属热痹风胜型。治拟外解表热，内除湿邪。予越婢加术汤加减：麻黄、甘草、威灵仙各15g，牛膝、生姜各10g，生石膏50g，大枣5枚，苍术40g。嘱其在服药后汗出之际，不得起床活动，如服两煎后，热退痛止时，即可停药。复诊时患者诉服药1剂约20分钟后，开始头汗出，继则遍身汗出如洗，随之安然入睡。3小时后醒来，已汗退身和，所有恶风寒及痛楚感均消失，腕踝部感觉正常。次日煎服第2剂，但此次并未出汗，只觉周身软弱无力，其它无任何不适的感觉。遂依前方减去麻黄、石膏，加桂枝20g，白芍50g以调和营卫。再投2剂而愈。[浙江中医杂志，2001；（11）：492]

一零一　桂枝加黄芪汤

【原文】黄汗之病，两胫自冷；假令发热，此属历节。食已汗出，又身常暮盗汗出者，此劳气也。若汗出已，反发热者，久久其身必甲错；发热不止者，必生恶疮。若身重汗出已，辄轻者，久久必身瞤，瞤即胸中痛，又从腰以上必汗出，下无汗，腰髋弛痛，如有物在皮中状，剧者不能食，身疼重，烦躁，小便不利，此为黄汗，桂枝加黄芪汤主之。

诸黄家，但利其小便；假令脉浮，当以汗解之，宜桂枝加黄芪汤主之。

【组成】桂枝三两　芍药三两　甘草二两　生姜三两　大枣十二枚　黄芪二两

【煎服法】上六味，以水八升，煮取三升，温服一升，须臾饮热稀粥一升余，以助药力，温服取微汗；若不汗，更服。

【临床应用与研究】本方临床主治黄汗、糖尿病多汗、夏季体虚感冒等疾病。凡放射治疗、化学疗法及原因不明的白细胞减少症或黄疸见表虚汗出者用本方亦效。还可用于治疗冠心病心律失常。

寇天芹[8]报道以桂枝加黄芪汤加减治疗糖尿病多汗证 36 例，所有患者经 1~3 个疗程的治疗后，显效 14 例，有效 17 例，无效 5 例，总有效率 86.1%。刘理琴报道[9]以桂枝加黄芪汤治疗夏季气虚感冒 78 例，痊愈 49 例，好转 9 例，无效 20 例（其中失访 11 例），总有效率 74.3%。

歌曰：黄汗都由郁热来，历详变态费心裁，桂枝原剂芪加二，啜粥可令作汗然。

医案 1　营卫不调，湿郁肌表黄汗症案

张某，男，50 岁。1985 年 9 月 12 日初诊。患者近半年来，汗出沾衣，色黄常染衣，诊见身微发热，中脘满闷，身疲乏力，纳差欲呕，苔薄黄，脉浮无力。此乃营卫不调，湿郁肌表而致黄汗。治宜调和营卫，和中除湿。方用桂枝加黄芪汤加味：桂枝 10g，白芍 15g，甘草 5g，生姜 3g，大枣 15g，黄芪 20g，厚朴 15g，黄柏 15g，杏仁 10g，茯苓 15g。3 剂后，黄汗减少，诸症减轻。效不更方，仍以上方 5 剂而愈。追访至今未复发。［江西中医药，1995；26（3）：35］

医案 2　过敏性鼻炎案

过敏性鼻炎属气虚而营卫不和。患者素体肺气虚弱，卫外不固，最易感受风寒之邪，致营卫不和，肺功能失调，故稍受风寒等外邪侵犯，即出现鼻塞、流清涕、打喷嚏、头痛、恶风、汗出、脉浮等症。桂枝加黄芪汤中桂枝汤调和营卫以散风寒之邪，桂枝配黄芪通行卫阳，益气固表，以抗外邪，故该方适宜于治疗气虚受邪，营卫不和的过敏性鼻炎。临床运用时常加白术、防风，以加强益气固表祛风之力；加苍耳子、辛夷花、白芷、杏仁、鹅不食草以宣肺通窍，祛风散寒；加乌梅敛肺涩涕且能抗过敏（现代药理研究）。李某，男，25 岁，2000 年 11 月 7 日初诊。患过敏性鼻炎 10 余年，每于卧起穿衣或受寒冷刺激时即突发鼻痒，继而喷嚏频作，鼻塞不通，清涕如注，伴恶风、头微汗而痛等症。常以抗过敏西药治疗，然只能获效于一时。素易感冒，纳食欠佳。面色无华，形体消瘦，舌质淡，苔薄白，脉浮缓。脉症合参，证属脾肺气虚，卫阳不固，风寒外袭，肺窍不利。治宜益气通阳，固表散邪，宣肺通窍。方用桂枝加黄芪汤加味：黄芪 30g，桂枝、白芍、生姜、白术、杏仁、苍耳、辛夷花、乌梅、鹅不食草各 10g，防风、甘草各 6g，大枣 12 枚。

每日水煎服1剂。服药5剂，诸症锐减，续服15剂，诸症尽除，近几年未再复发。[光明中医，2005；20（4）：45～46]

医案3　糖尿病多汗症

某男，58岁。2003年3月25日初诊。糖尿病史7年余，时易汗出半年，多呈半身汗，上半身汗出而下半身无汗或少汗，以头面胸背部汗出明显，劳累后更甚。近1个月上症加重，甚至大汗淋漓，汗出恶风，伴疲倦乏力，少气懒言，易感冒。查：面色少华，上半身皮肤温润潮湿多汗，下半身皮肤干燥，舌淡红，苔薄白，脉沉细弱。检验：空腹血糖6.4mmol/L，尿常规无异常。中医辨证为肺气亏虚、卫表不固，治宜益气固表敛汗。在原口服降糖药不变的情况下，药用桂枝、五味子、炙甘草各9g，党参、白术、黄精、白芍各15g，黄芪、煅龙骨、煅牡蛎、浮小麦各30g，防风6g，生姜3片，大枣5枚。每日1剂，水煎2次分服。服10剂后症状明显好转，续服5剂症状完全消失，随访3个月病情无反复。[实用中医内科杂志，2004；18（3）：238]

医案4　心动过缓案

患者王某，女，51岁，干部。因心悸气短、自汗、头晕乏力两个月，于1996年5月18日来院诊治。普通心电图提示心动过缓，48次/分，心肌呈缺血性改变。诊其脉左脉细而迟，右脉迟而弦，舌质淡红有瘀点，苔薄白。诊断：怔忡。此乃心脏虚损，气虚无力鼓动，阳虚无以温煦，心神失摄所致。治以调和营卫，扶阳通营。方用桂枝加黄芪汤加味。处方：黄芪30g，桂枝20g，白芍20g，炙甘草6g，红参10g，当归12g，枣仁20g，制附子10g，细辛5g，苏木10g，生姜20g，大枣6枚。一诊5剂，服后自觉症状好转，汗出、乏力减。又连续五诊，服药25剂，自觉症状消失，精神振作，心率54次/分。后又相继服药2月余，心率62次/分，心肌缺血改善，普通心电图提示为正常心电图。至今健康，病未复发。[河南中医，1999；19（1）：17]

医案5　夏季气虚感冒案

周某，男，35岁。1997年7月16日初诊。述3日前在空调间晚宴时，感到发冷，当晚回家又在空调间入睡，半夜起发热，无汗，自服白加黑感冒片2片及乙酰螺旋霉素片0.2g，体温稍退。次晨起仍发热（体温38.8℃），恶风，汗出不畅，鼻塞流清涕，头痛以两颞为主，尚可忍受，腰脊及颈项酸困疼痛，即来本院急诊科就诊。拟诊为感冒。经肌注复方氨基比林，静滴青霉素、病毒唑及地塞米松，口服盐酸环丙沙星片及感冒通片，治疗2天，体温虽有时略降但终未正常，并有逐渐增高趋势。刻诊：体温39.4℃，发热汗出不畅，轻咳而不爽，颜面潮红，口唇干红，舌质淡红而胖，苔白厚润，六脉虽浮而沉取无力。血常规：WBC14.1×10^9/L，中性0.78，淋巴0.22。辨为气虚伤于风寒，营卫不和。治以益气解表，调和营卫。方用桂枝加黄芪汤加味：桂枝15g，白芍15g，炙甘草10g，黄芪30g，葛根30g，柴胡10g，陈皮15g，杏仁15g，半夏10g，生姜15g，大枣6枚。服完1剂，发热悉除，汗出身爽，唯咳嗽仍不见轻，后以桂枝加厚朴杏子汤出入调理而愈。[国医论坛，1998；13（1）：15]

一零二　桂枝去芍药加麻黄细辛附子汤

【原文】气分，心下坚，大如盘，边如旋杯，水饮所作，桂枝去芍药加麻辛附子汤主之。

【组成】 桂枝三两　生姜三两　甘草二两　大枣十二枚　麻黄　细辛各二两　附子一枚（炮）

【煎服法】 上七味，以水七升，煮麻黄，去上沫，内诸药，煮取二升，分温三服。当汗出，如虫行皮中，即愈。

【临床应用】 本方常用于感冒、肺源性心脏病、风湿性心脏病、慢性气管炎，适当加味，可治疗阳虚阴凝的肝硬化腹水、肝肾综合征、风湿性或肺源性或充血性水肿而见本方证者，临证见脾虚呕恶者可加半夏、陈皮。本方的临床加减，酌加川芎 10～20g，郁金 10～30g，益母草 30～50g。此外，如痰浊较甚，去大枣，加葶苈子 15～30g，桑白皮 15～30g；心率缓慢，小于60 次/分钟，重用附子10～15g，桂枝20～50g，炙甘草20～50g；胸闷甚，加薤白 10～20g，檀香 10～20g，砂仁 10～20g；兼有阴虚，加玉竹 15～30g，楮实子 15～30g，生地黄 15～30g；气虚甚，加黄芪 30～60g，红参 5～10g；兼有喘脱、汗多者，加山茱萸 10～30g，生龙骨、牡蛎各 30g。

歌曰：心下如盘边若杯，辛甘麻二附全枚，姜桂三两枣十二，气分须从气转回。

医案 1　肺心病右心衰案

王某，女，68 岁，工人。87 年 11 月 10 日来诊，自述咳喘反复于秋冬发作，二十余年。刻诊因贪凉而作心悸，咳喘，动则加剧，不能平卧，身冷畏寒且肿，下肢为甚，按之重度凹陷，胃脘饱胀，苔白腻且滑，质淡胖，脉沉细迟，X 光透视提示：右心室肥厚。诊断：肺心病伴右心衰。证属肾脏阳虚，肺气不利，水气内停，肝脾不和，气血郁滞。治以温阳化气利水为主。方选桂枝去芍药加麻辛附子汤合五苓散加味。药用：官桂 2g，炙麻黄 7g，淡附片 10g，猪茯苓各 10g，炒白术 10g，生姜 5 片，法半夏 10g，甘草 4g，大枣 7 枚，冬瓜皮 20g。先服 3 剂，药后诸症略减，继以原方官桂改 4g，淡附片改 12g，冬瓜皮改 30g，再追 7 剂。胃脘饱胀消失，余症基本消除，转以金匮肾气丸投之，每日晨服 15 粒，以冀治本。[南京中医学院学报，1994；10（6）：10～11]

医案 2　风湿性心脏医案

张某，女，65 岁，2003 年 3 月初诊。患风湿性心脏病 10 年，常规服用西药治疗，病情尚平稳。1 月前因受凉诱发胸闷心悸，咳嗽咯痰，气促，心下坚满，乏力多汗，腹胀纳差，小便减少，舌淡暗，苔腻，脉沉弦。查体：半卧位，面白无华，口唇紫绀，心率 100 次/min，心律不规则，颈静脉怒张，腹饱满，肝脾触诊不满意，下肢浮肿。胸片提示肺部感染，胸水少量；心动超声提示二尖瓣重度狭窄伴关闭不全，三尖瓣中度关闭不全；B 超示腹水少量。经积极强心、利尿、扩血管、营养心肌及中药宽胸理气、活血利水等治疗半月，疗效欠佳，后用本方加减治疗。药用：桂枝 10g，生姜 10 片，炙甘草 10g，大枣 10 枚，麻黄 6g，附子 10g，细辛 5g，川芎 10g，郁金 30g，益母草 50g，车前子 30g，黄芪 30g，山茱萸 15g。服药 7 剂后，病情明显好转。再以上方出入治疗半月，病情基本稳定。继以益气养心、活血行气之剂善后。[中国医药学报，2004；19（11）：677～678]

一零三　枳术汤

【原文】 心下坚大如盘，边如旋盘，水饮所作，枳术汤主之。

【组成】枳实七枚　白术二两

【煎服法】上二味，以水五升，煮取三升，分温三服，腹中软，即当散也。

【药理研究】枳术汤可使脾虚便秘小鼠结肠黏膜肥大细胞（MC）密度增加，并一定程度上使P物质免疫反应阳性增强，生长抑素的免疫反应阳性减弱。影响MC释放5-HT、组胺从而调整胃肠运动功能，这可能是枳术汤治疗脾虚便秘的机制之一[10]。枳术汤确有促进小肠推进的作用，对胃排空的影响不明显[11]。

【临床应用与研究】后世在本方基础上加一味荷叶升发胃气，主治饮食停滞脘腹痞满而胀者，效佳；且对心下痞满、肝脾肿大、内脏弛缓无力（包括胃下垂）、脱肛等亦有良效。偏脾虚者，重用白术；偏气滞者，重用枳实。

余守雅[12]报道枳术汤治疗老年习惯性便秘68例，痊愈者37例（54%）；显效者：16例（24%）；有效者：10例（15%）；无效者：5例（7%），总有效率93%；提示枳术汤治疗老年习惯性便秘，能使干燥大便润软而出，无腹泻伤阴之虞，对老年顽固性便秘效果显著。韦爱华等[13]枳术汤治疗胃下垂52例观察，治疗组显效14例，占26.9%；有效33例，占63.5%；无效5例，占9.6%；总有效率90.4%。西药对照组总有效率34.6%。两组总有效率比较有显著差异（$P<0.05$），治疗组疗效明显优于对照组。王亚芹等[14]以枳术汤治疗小儿发热30例，30例全部有效，其中服药最少1剂，最多者4剂。除少数患者因失水需要补液外，其余全部停用西药。退热时间最短者1天，最长者7天。

歌曰：心下如盘大又坚，邪之结散验其边，术宜二两枳枚七，苦泄转疗水饮衍。

医案1　小儿发热案

患者，男，6岁，1992年4月12日初诊。患儿5天前因发热经西医输液抗炎治疗3天，一度热减，但很快热复原样，伴腹痛，2日未大便，要求中药治疗。查体T39.2℃，腹胀如鼓，压痛，无包块，微汗出，口渴，但不欲饮，舌红，苔黄腻。本病属于正（脾胃）虚，邪（食积和外邪）实，治宜消食理脾行气兼清里热。药用枳术汤加减，枳实12g，白术、莱菔子各7g，川朴、黄芩各8g，大黄4g。2剂后腹痛减，大便行，腹胀基本消失，T37.8℃。纳呆，伴咳嗽。此时大邪已去，脾气未健兼有余热，用上方加减：白术10g，枳实10g，淮山药12g，太子参、黄芩各8g，砂仁5g，又服2剂后退热，饮食渐增，面黄唇淡，时有头出汗，治宜健脾益气，用六君子汤、补中益气汤加减治疗数周后痊愈。[现代中西医结合杂志，2000；9（15）：1477]

医案2　老年习惯性便秘案

患者李某，男，68岁。大便坚硬干结如羊粪球，甚则肛门疼痛，肛裂夹血已16余年。近2年来，上述症状加重，大便4~6天一次，便结，排便费力，每次排便时间约1小时余。伴头晕、心悸、失眠、心烦口干，面无华色，舌质少津苔薄，脉细弱。曾用番泻叶、开塞露等，效欠佳。即服加味枳术汤：白术80g，枳实、寸冬各12g，当归、肉苁蓉各30g，熟地20g，首乌15g，陈皮18g，砂仁6g。每日1剂。服药1个月，便秘已除，大便每日1次，每次排便10分钟左右。随访3个月未见复发。[四川中医，2003；21（6）：41]

参考文献

1. 徐菊芳. 越婢汤加减治疗急性肾炎31例. 江苏中医药. 2004；25（1）：26
2. 曹生有. 越婢汤治疗特发性水肿81例. 新中医. 2005；37（4）：76~77

3. 李志芹. 越婢加术汤治疗风湿热痹48例. 陕西中医. 1998；19（5）：206
4. 孙环宇，李黛. 防己茯苓汤加减治疗特发性水肿28例. 江西中医药. 2004；5：50
5. 郭德晶，谢其斌. 防己茯苓汤加味治疗妊娠水肿50例. 山西中医. 2004；20（5）：32
6. 贺丽娜. 防己茯苓汤治疗慢性充血性心力衰竭80例. 实用中医内科杂志. 2005；19（1）：44~45
7. 刘友章. 防己茯苓汤加减治疗痛风性关节炎疗效观察. 现代中西医结合杂志. 2005；14（15）：1976~1977
8. 寇天芹，王广梅. 桂枝加黄芪汤加减治疗糖尿病多汗证36例. 实用中医内科杂志. 2004；18（3）：238
9. 刘理琴. 桂枝加黄芪汤治疗夏季气虚感冒78例. 国医论坛. 1998；13（1）：15
10. 郑学宝，倪依东. 枳术汤对脾虚便秘小鼠结肠肥大细胞与胃肠激素的影响. 中药新药与临床药理. 2004；15（3）：167~170
11. 麻晓慧，商亚珍. 枳术丸与枳术汤对胃肠运动影响的实验研究. 时珍国医国药. 2005；16（7）：599
12. 余守雅.《金匮要略》枳术汤治疗老年习惯性便秘的临床观察. 四川中医. 2005；（10）：1178
13. 韦爱华，张炉高. 枳术汤治疗胃下垂52例观察. 实用中医药杂志. 2005；21（3）：146~147
14. 王亚芹，王宏军，梁永霞，等. 枳术汤治疗小儿发热30例. 现代中西医结合杂志. 2000；9（15）：1477.

第十五节　黄疸病脉证并治

一零四　茵陈蒿汤

【原文】谷疸之为病，寒热不食，食即头眩，心胸不安，久久发黄，为谷瘅，茵陈蒿汤主之。

【组成】茵陈蒿六两　栀子十四枚　大黄二两

【煎服法】上三味，以水一斗，先煮茵陈，减六升，内二味，煮取三升，去滓，分温三服。小便当利，尿如皂角汁状，色正赤，一宿腹减，黄从小便去也。

【药理研究】现代研究表明茵陈蒿汤有明显的抗炎镇痛作用，抗氧化作用，调节血脂作用。茵陈蒿汤的醇提物有保肝作用。

【临床应用与研究】茵陈蒿汤是治疗湿热黄疸的主方，现代研究，组成本方的三药均有保肝退黄作用，三药合用，不仅可促进胆汁分泌，扩张胆囊，收缩胆囊促进胆汁排泄，同时还有抗毒消炎，治疗肝胆炎症，防止肝细胞坏死，并促进肝细胞再生等作用；因此，用于急性黄疸型肝炎、亚急性黄色肝萎缩及重症肝炎，证属湿热者常可取得较好疗效。

李厚根[1]报道以茵陈蒿汤加减治疗淤胆型肝炎40例，显效26例，有效12例，无效2例，总有效率95%；西药对照组36例，显效9例，有效14例，无效13例，总有效率63.89%。两组显效率、总有效率差异均有显著性。彭建雄[2]报道加味茵陈蒿汤治疗急性黄疸型肝炎42例，治疗组服用加味茵陈蒿汤。对照组用10%葡萄糖液500ml，加维生素C3g，肝泰乐0.3g，静脉滴注，每日1次。结果：治疗组痊愈42例，显效2例，无效1例，治愈率为93.3%，总有效率97.8%；对照组痊愈7例，显效4例，无效4例，治愈率为46.7%，总有效率为73.3%。治疗组疗效显著优于对照组（$P<0.01$）。付晓晖[3]报

道茵陈蒿汤加味治疗新生儿病理性黄疸30例，治疗结果：治疗组30例，治愈18例，有效10例，无效2例，有效率为93.33%；对照组31例，治愈10例，有效14例，无效7例，有效率为77.42%。治疗组与对照组比较差异有显著性（$P<0.05$）。袁筑华等[4]观察茵陈蒿汤治疗孕期母儿ABO血型不合的临床疗效。方法：孕20周后，每日一剂茵陈蒿汤，水煎服，直至分娩。结果：132例孕期母儿ABO血型不合孕妇，其抗A或抗B抗体效价均为阳性（≥1:64），经服药治疗后，60例抗体滴度未继续增加，占45.45%，72例抗体滴度逐渐降低，占54.55%，与对照组比较，差异有显著性（$P<0.05$）。提示茵陈蒿汤在治疗孕期母儿血型不合方面，较现代医学有着独特的疗效，效果满意，方便经济，未发现不良反应。朱光[5]报道茵陈蒿汤治疗阴道炎160例，痊愈36例，占22.50%；显效60例，占37.50%；有效54例，占33.75%；无效10例，占6.25%。有效率为93.75%。

医案1　老年重症胆囊炎案

兰某，男，56岁，干部。因发热，右胁疼痛，巩膜肌肤黄染，解柏油样大便6天，于1995年4月10日入院。查体：体温38.1℃，呼吸20次/分钟，脉搏110次分钟。呈急性重病容，巩膜及皮肤黄染，面色萎黄，两眼无神；上腹压痛无反跳痛；莫菲征阳性。血常规：白细胞14.5×10^9/L，红细胞1.94×10^{12}/L，血色素62g/L；大便潜血检查（－）。B超示：肝脾肿大，肝炎，胆汁瘀积。CT片示：胆囊炎、胆总管变窄。肝功能正常。舌淡红，苔黄厚腻，脉细数。西医诊断：急性胆囊炎。中医辨证：中焦湿热。治疗原则：清热利湿，退黄止血。拟茵陈蒿汤加味：茵陈、泽泻各30g，大黄6g，茯苓20g，金钱草40g，栀子、蒲公英、法半夏、竹茹各15g，郁金12g，甘草5g，水煎服。日1剂。以上方为主随症加减，服药20天，自觉症状逐步改善，精神转好，黄疸消退，大便由柏油样转黄色软便，胃纳佳。继以健脾化湿，予参苓白术散加减：党参30g，茯苓、薏苡仁、淮山药各20g，陈皮6g，白术、莲子各15g，扁豆12g，砂仁3g，甘草6g。以上方加减治疗，10天复查血常规：RBC 4.03×10^{12}/L，Hb 102g/L；大便潜血检查阴性而出院。[安徽中医学院学报，1997；16（3）：46]

医案2　黄疸案

患者姜某，男，72岁，以左侧肢体活动不利伴胃脘部及两胁部胀满为主诉来我院就诊。神清，精神可，不思饮食，头晕，语言不利，饮水偶呛，咳嗽，略喘，大便干燥，小便调，寐安。体格检查：体温36℃，脉搏80次/分钟，血压21.3/10.7kPa，全身皮肤及巩膜黄染，心肺无异常，腹部膨隆，无压痛及反跳痛，腹水征（－），双下肢无水肿，舌暗红，苔薄黄，脉结代。实验室检查：血常规（－）；尿常规：尿胆原（＋），Glu（＋＋＋）；大便常规（－）；肝功能示：AST128u/L，ALT286u/L，GGT228u/L，TBIL65.2μmol/L；乙肝五项：HBcAb（＋）。心电图示：窦性心率，陈旧性下壁心肌梗塞，频发室早，全导ST－T改变。腹部B超：肝脏增大。腹部CT示：胰、胆管未见异常。既往糖尿病史20余年，慢性支气管炎多年，高血压史多年，心率不齐、心梗史多年。中医诊断：中风后遗症、黄疸。黄疸病机关键是湿，湿阻中焦，脾胃升降功能失常，影响肝胆的疏泄，以致胆液不循常道，渗入血液，溢于肌肤，而发生黄疸。从脏腑来看，不外脾胃肝胆。治疗大法主要为化湿利小便，正如《金匮要略·黄疸病》说："诸病黄家，但利其小便"。采用中药茵陈蒿汤加味以利湿退黄，活血化瘀。处方：茵陈30g，栀子10g，大黄10g，龙胆草10g，柴胡10g，枳壳10g，姜黄30g，黄芩15g，白术10g，茯苓10g，鳖甲30g，五味子10g，当归10g，赤芍10g，川芎10g，焦三仙各10g。经过治疗，患者症状明显改善，黄疸逐渐消退，无腹胀，进食较入院前明显增加，复查肝功能示：AST32u/L，ALT48u/L，GGT130u/l。[河南中医，2005；25（7）：59]

医案3　病毒性肝炎高胆红素血症案

向某，男，43岁。患有慢性肝炎6年，本次因皮肤发黄，恶心呕吐1周而求治。患者面目、皮肤发黄，如橘子色，巩膜黄染，恶心呕吐，不思饮食，四肢乏力，小便黄，大便秘结，已3天未解，脉弦数，舌红，苔黄腻。TBIL196.3μmol/L，DBL116.3μmol/L，IBIL80μmol/L，ALT238u/l，AST198u/L，TP65.6g/L，AL33.0g/L，G32.6g/L，PT16秒，APTT20秒，FIB2.3g/L，TT15秒，二对半大三阳。诊断为病毒性肝炎高胆红素血症，治拟疏肝利胆清热退黄，采用茵陈蒿汤加味治疗。方药：茵陈蒿30g，栀子15g，大黄9g，柴胡12g，赤芍30g，郁金15g，茯苓15g，甘草6g。服药14剂后，黄疸消退大半。TBIL58.4μmol/L，DBIL33.6μmol/L，IBIL24.8μmol/L，ALT69μ/L，AST43μ/L，TP68.6g/L，AL38.5g/L，G30.1g/L。上方去大黄，减赤芍至15g，加白术15g，黄芪15g，再调理半月而黄疸消退，化验指标除AST45μ/L外，均恢复正常。[湖南中医杂志，2005；21（4）：66~67]

医案4　黄汗案

李某某，女性，43岁。患者素体肥胖，喜食油腻辛辣之品，自诉1月前食用不少油腻辛辣之品后，翌日即觉汗出不畅，逐渐汗出变黄，并染黄内衣，经西医内分泌和皮肤科诊治，效果不佳，经人介绍求治于我。查患者汗出不畅，汗色带黄，内衣多处被染成黄色，小便黄，大便不畅，舌质红暗，舌苔黄腻，脉滑数。中医辨证为湿热内蕴。治以茵陈蒿汤加味清热利湿，疏通经络。方药：茵陈蒿30g，栀子15g，大黄12g，防风10g，金钱草15g，姜黄15g，甘草6g。服用上方7天后，黄汗明显减少，小便变清，大便通畅。上方加益母草10g，香附6g，调理1周痊愈，随访半年未见复发。[湖南中医杂志，2005；21（4）：66~67]

医案5　崩漏案

袁某，60岁，于1996年夏突然下血不止，十余日，病渐加重，到我科诊治。当时患者面色不华，下血鲜红，淋漓不断，饮食欠佳，大便干结，小便短赤，舌暗红，苔黄，脉沉涩。此乃郁热内蕴。随书以茵陈蒿汤原方加甘草，即：茵陈6g，炒栀子10g，大黄10g，生甘草3g，14剂而愈，至今未再复发。[河南中医药学刊，1999；14（5）：43]

医案6　荨麻疹案

匡某，女，58岁，1993年9月28日初诊。患者周身间断性泛发风疹块已3个月。每次发疹持续时间不定，疹块呈红色，痒甚时影响睡眠，面唇俱肿，大便干结不爽，小便短赤，舌苔黄腻，脉弦数。经抗过敏西药治疗，效果不佳。辨为湿热夹风。拟清热除湿，祛风止痒。用茵陈蒿汤加味：茵陈30g，生大黄（后下）、栀子、黄芩、柴胡、防风各10g，赤芍15g，甘草5g。每日1剂，水煎2次，取汁400ml分2次微温服。药进5剂，疹块明显减退，奇痒减轻，再进5剂而愈。[实用中医药杂志，2002；18（8）：42]

一零五　硝石矾石散

【原文】黄家日晡所发热，而反恶寒，此为女劳得之。膀胱急，少腹满，身尽黄，额上黑，足下热，因作黑疸。其腹胀如水状，大便必黑，时溏，此女劳之病，非水也；腹满者难治。硝石矾石散主之。

【组成】 硝石　矾石（烧）等分

【煎服法】 上二味，为散，以大麦粥汁和服方寸匕，日三服，病随大小便去，小便正黄，大便正黑，是候也。

【药理研究】 加味硝石矾石散能明显降低小鼠ALT、AST活性，并在作用效果上存在一定的量效关系；并能抑制IL-6、TNF-α的升高，对免疫性肝损伤小鼠肝脏组织有良好的保护作用，且其效果与药量呈正相关关系[6]。

【临床应用与研究】 临证凡黄疸久羁不愈，诸如迁延性肝炎、慢性肝炎、肝硬化腹水等，症见黄疸反复不退，腹胀满，大便时溏或呈黑色，面色灰滞，巩膜黄染，舌质有紫斑，牙龈出血，苔白腻等，或面色灰暗，肝脾肿大属瘀血夹湿热者，皆可用本方为主加减治疗。

李长春[7]以硝石矾石散治疗肝胆结石128例，治愈64例，有效45例，无效19例，有效率为85%。

歌曰：身黄额黑足如烘，腹胀便溏晡热从，等分矾硝和麦汁，女瘅疸病夺天工。

医案1　肝内结石案

黎某，女，37岁，农民，右上腹阵发性绞痛1年，加剧7天来我院门诊求治。患者主诉1年前始起确诊为肝内结石。每次发作均在当地给予抗感染及对症处理，可缓解疼痛，就诊前因情绪不畅致右上腹疼痛，呈阵发性绞痛，伴胸闷脘痞，嗳气，两胁胀痛不舒，舌红苔薄黄，脉弦。B超检查提示肝内多发性结石，最大直径约0.9cm。中医辨证属肝郁气滞型，予硝石矾石散加味。每日1剂，服药3剂后疼痛缓解，连续守方治疗近2个月，B超复查提示结石消失，随访至今未再发作。[湖北中医杂志，1996；(02)：42~43]

医案2　胆结石案

李某，男，38岁，于1990年4月就诊于我门诊。自述右胁腹部胀痛2年余，加重半个月，胃脘胀满痞闷，痛连右胁背，每喝酒或高脂餐复发，舌质紫暗，苔薄黄，脉弦滑数。B超提示：肝内胆管结石和胆囊结石。患者呈慢性病容，体质消瘦，面色晦暗，毛发稀疏。血压16/10.7kPa，脉搏78次/分，体温36℃，心肺（-），腹软，右胁轻度压痛，莫菲征（+），肝脾未触及，化验血常规（-），肝功能（-）。诊断：胁痛（胆结石）。治则：清利肝胆，化瘀排石。处方：火硝、皂矾等分为末，每服5g，大枣15枚，金钱草30g，煎汤送服，日3次。嘱咐病人服药后，宜多喝水，多活动。若大便黑绿色属药物所致，坚持用药2个半月，排石60余块，症状消失，B超复查证实结石已经消除。[甘肃中医，1994；7（3）：22]

一零六　栀子大黄汤

【原文】 酒黄疸，心中懊侬或热痛，栀子大黄汤主之。

【组成】 栀子十四枚　大黄一两　枳实五枚　豆豉一升

【煎服法】 上四味，以水六升，煮取二升，分温三服。

【临床应用与研究】本方临床可用治黄疸型肝炎、无黄疸型肝炎，如有黄疸加茵陈、田基黄、荷包草、垂盆草、风尾草；如发热加柴胡，黄芩。本方亦可用于热扰胸膈兼有腑气不通的神经官能症。

王炜[8]观察复方栀子大黄汤治疗急性胰腺炎的临床疗效。对照组30例采用西医常规治疗，治疗组31例西医常规治疗的同时加用复方栀子大黄汤口服或胃管注入。结果：治疗组总有效率、显效率分别为90.3%、51.6%，明显高于对照组76.7%、26.7%（P均<0.05）。2组主要症状、体征、尿淀粉酶及白细胞计数（WBC）恢复时间比较，有显著性差异或非常显著性差异（P<0.05或P<0.01）。提示复方栀子大黄汤能促进毒物排出体外，缓解腹痛腹胀，解决肠道细菌易位，是治疗急性胰腺炎的有效药物。陆守昌等[9]采用栀子大黄汤加味配合西医姑息疗法治疗复发性口腔溃疡。结果：30例患者经本法治疗，有效率达100%，其中痊愈率即达63%。本法主要的特点是标本兼治，在运用中药治本的同时，加用西药麻醉剂含漱，达到了较好的止痛治标效果，从而有利于患者坚持治疗，提高痊愈率。

歌曰：酒疸懊侬郁热蒸，大黄二两豉一升，栀子十四枳枚五，上下分消要顺承。

医案　复发性口腔溃疡案

张某，女，51岁，1997年7月5日初诊。3年前患口腔黏膜溃疡后即反复发作，期间曾服用中药及多种维生素并外用溃疡膜，虽治疗期间略有好转，但不久即又行发作，反复迁延不愈已3年。刻诊可见口颊黏膜、软腭及舌面散在分布黄豆大小溃疡多处，溃疡表面覆盖有黄色假膜，周缘充血明显而形成环状红晕，灼痛难忍，难以进食，大便干燥难解，心烦口渴，夜卧不宁。舌红苔黄腻，脉滑数。给予栀子大黄汤加味内服，处方：栀子10g，枳实10g，大黄（后下）6g，黄芩10g，青黛（包煎）3g，合欢皮10g，麦冬10g，菖蒲10g，乌梅10g，甘草5g。同时予以0.5%的普鲁卡因50ml，令其每日饭前以10ml含漱3min。经上述方法治1个疗程，溃疡全部愈合。为巩固疗效，守方继续治疗2个疗程，随访至今未见复发。[甘肃中医学院学报，1999；16（4）：35~36]

一零七　茵陈五苓散

【原文】黄疸病，茵陈五苓散主之。

【组成】茵陈蒿末十分　五苓散五分

【煎服法】上二物和，先食饮方寸匕，日三服。

【药理研究】现代研究表明茵陈五苓散具有良好的抗动脉粥样硬化作用，降低血脂作用和抗氧化作用。

【临床应用与研究】脂肪肝、慢性胃炎、慢性胆囊炎、急性肠炎、急性肾炎、霉菌性阴道炎、药物性肝病、肾移植后肝损害、甲状腺机能亢进多汗症等。

康兴霞[10]以茵陈五苓散加味治疗高脂血症46例，同时以46例服用烟酸肌醇酯为对照组，结果治疗组显效25例，有效16例，无效5例，总有效率89.1%，优于西药对照组。罗万英[11]以本方加减治疗高血压102例，结果显效33例，有效56例，无效13例，总有效率87.2%。唐贞力[12]报道以茵陈五苓散治疗急性痛风性关节炎98例，临床治愈69例，占70.4%；有效25例，占25.5%；无效4例，占4.1%。有效率为95.9%。

歌曰：疸病传来两解方，茵陈末入五苓当，五苓五分专行水，十分茵陈却退黄。

医案1　黄疸水肿案

秦某，男，27岁。患者1992年11月以黄疸腹胀半年余收入外科病房，诊断为布加氏综合征Ⅲ型，手术治疗后出现腹腔糜漏，伴丙型肝炎。术后2个月会诊，患者卧床不起，形寒发热，面色萎黄，白睛黄染，腹胀便秘，小便黄少，下肢浮肿，按之凹陷，舌质暗红少津无苔，脉弦数而代。证属湿热内蕴，气化失司。治以清利湿热，化气行水。处方：党参12g，茯苓皮12g，茵陈12g，猪苓12g，泽泻12g，桂枝6g，炒白术12g，败酱草15g，马鞭草12g，山栀10g，沙参15g，川楝子12g。服15剂后，双下肢肿消，黄疸减，可下床行走。[上海中医药杂志，2004；38（9）：20~21]

医案2　慢性胆囊炎案

赵某，女，48岁，1997年6月15日就诊。诉患有慢性胆囊炎3年，呈间断性发作。刻诊：右胁胀痛，腹胀纳差，厌油腻，舌质红，苔薄黄腻，脉弦。B超示：胆囊壁粗糙。中医辨证：湿热蕴结，肝胆失和。治以清热利湿，理气止痛。处方：茵陈、金钱草各30g，猪苓、茯苓、泽泻、郁金、鸡内金、山楂、玄胡各12g，广木香、厚朴、柴胡、川楝子各9g。服药7剂，患者症状体征消失。原方略有出入调治21剂。随访一年未复发。[湖北中医学院学报，2000；2（2）：44]

医案3　药物性肝病案

患者，女，40岁。因消瘦、盗汗、咳嗽咳痰半年，1994年2月X线诊断右上肺结核进展期。服用异烟肼0.3g，每日1次；利福平0.45g，每日1次；链霉素0.75g，每日1次肌注。两周后出现黄疸，皮肤搔痒，恶心呕吐，上腹饱胀，食欲减退，疲乏无力。肝功能试验：总胆红素88μmol/L，间接胆红素68μmol/L，谷丙转氨酶462Iu/L。尿胆红素阳性，尿胆原>33umol/L。血象：白细胞8.4×10^9/L，嗜酸粒细胞0.08。诊断：药物性肝病。患者除上述症状外，尚有口舌干燥，尿短，色如浓茶，大便秘结。并见舌质红，舌苔薄黄腻，脉弦滑。立即停止服用异烟肼、利福平。以中药茵陈五苓散化裁治疗。具体用药：茵陈30g，茯苓24g，泽泻15g，白术10g，陈皮9g，半夏10g，五味子10g，生大黄6g，丹参15g，花粉20g，沙参15g。服药5剂，黄疸开始消退，恶心呕吐减轻，尿色转淡，大便通畅。照方再服5剂，恶心呕吐缓解，食欲增进。原方茵陈减半，去半夏、大黄、花粉，加黄芪15g，淮山药15g，每日1剂，共两周，黄疸退尽，食欲正常，肝功能复查均已正常。1996年7月因肺结核再度复发，当地医生又予利福平、异烟肼口服，两周后黄疸重新出现，皮肤搔痒，恶心呕吐，肝功能异常，与第一次发病相似。再次给予茵陈五苓散加减治疗，一个月后肝功复查转氨酶已下降，但未至正常，方中加入丹参20g，当归10g，两周后肝功能完全正常。[福建医药杂志，1997；19（2）：84~85]

医案4　甲状腺机能亢进多汗症案

赵某，男，40岁，2000年4月24日初诊。自述睡眠中出汗和稍活动出汗，轻重交替4年，重则能浸透被褥棉衣，并且间断出现全身无力和甚至肌力完全丧失。恶寒，尿道有溢尿感，但无尿频、尿痛、尿急。数十次住院和门诊就医，均按“周期性低血钾”治疗，无力每能好转，但出汗及其它症状未见效。家族中，其兄曾患过甲状腺机能亢进8年治愈，其弟亦患同病2年，现治疗已近尾声。查：体温35℃，心率60次/分钟，呼吸16次/分钟，血压110/70mmHg，化验血钾3mmol/L，血清甲状腺素（T_4）175mmol/L，血清三碘甲状腺原氨酸（T_3）303mmol/L。心电图示：窦性心律 61 次/分钟；Ⅰ度房室传导阻滞，T 波，Ⅰ、Ⅱ、aVL、aVF、V1、V5 导联较低，并有 u 波出现。体瘦，面色苍黄，全身皮肤潮湿，上半身较重，舌质淡红，苔白腻，脉和缓。西医诊断：甲状腺机能亢进，合并低血钾症。中医辨证：盗汗和自汗多由阴虚和气虚所致，本例舌脉和无力症状为湿邪重浊留恋之象。湿邪内阻，气化失常，湿邪下注，膀胱关闭不利，尿道有溢尿感；湿邪外溢滞于肌肉则肌无力；郁于肌表，肺卫受侵，汗孔开闭功能失调则多汗；湿邪黏滞缠绵则病久不愈；久汗伤阴，大汗亡阳，阴阳俱衰。故为湿邪停滞气化失常，阴阳俱虚证。治当祛湿邪以扶正。予茵陈五苓散：茵陈 20g，泽泻 15g，茯苓 10g，猪苓 10g，生白术 10g，桂枝 8g，水煎，日分 3 服。服 2 剂汗出减，15 剂消失，肌无力好转。说明湿邪已去，正虚犹存，治当扶正，拟健脾益气清法，予人参健脾丸，每次 1 丸，日 3 次服。连服 10 日，无力消除，自感体复如常，停药观察。随访 1 年未复发。[河北中医，2005；27（6）：466]

医案 5　肾移植后肝损害案

郑某，男，46 岁，已婚，工人，住院号 249105。于 1993 年 8 月 27 日入院。患者于 10 个月前双下肢出现凹陷性浮肿，逐渐发展到全身，并伴有腰痛，乏力，多次查尿蛋白（++），两月后查 BUN33mmol/L，Cr570umol/L，继而出现头昏，头痛，嗜睡，意识朦胧，无尿，门诊予血液透析每周 2～3 次，病情缓解后于 1993 年 9 月 25 日行异体肾脏移植术。术后一般情况尚好，常规服环孢素 A 216g，强的松 40mg，递减。两周后查 Hb 110/L，RBC 3.84×10^{12}/L，WBC 10.8×10^{9}/L，N 0.69，L 0.30，M 0.01，肝功能正常。第 3 周出现腹胀纳差，恶心、乏力。查体：精神差，面色萎黄，巩膜轻度黄染，舌质红，稍暗，苔黄腻，脉弦滑，左上腹轻度压痛，肝脾不大，查肝功：GPT124lu，GoT59lu，ARP82.6lu/L，BIL19.7mg/L，DIR11.3mg/L，诊断为药物中毒性肝炎，系口服环孢素副作用。中医属肝胆郁热，湿蕴中焦，治则清利肝胆湿热，予茵陈五苓散加味。方药：茵陈 60g，焦山栀 10g，茯苓 15g，猪苓 15g，泽泻 12g，苍白术各 12g，桂枝 10g，郁金 12g，赤芍 12g，白茅根 15g，日服 1 剂，自觉症状大减，宗上继服 10 剂，诸症消失。查肝功能正常，随访半年病情稳定。[陕西中医学院学报，2000；23（1）：20]

参考文献

1. 李厚根. 茵陈蒿汤加减治疗淤胆型肝炎 40 例. 中国中医急症. 2002；11（5）：408
2. 彭建雄. 加味茵陈蒿汤治疗急性黄疸型肝炎 42 例. 国医论坛. 2001；16（6）：7
3. 付晓晖. 茵陈蒿汤加味治疗新生儿病理性黄疸 30 例疗效观察. 河南中医. 2004；24（6）：69～70
4. 袁筑华，孙长学. 茵陈蒿汤治疗孕期母儿 ABO 血型不合 132 例. 中国医院药学杂志. 2004；24（1）：36～37
5. 朱光，费新潮. 茵陈蒿汤治疗阴道炎 160 例. 河南中医. 2005；25（1）：68～69
6. 王付，沈芸，曹震. 加味硝石矾石散对免疫性肝损伤影响的实验研究. 北京中医药大学学报. 2000；23（5）：39～41
7. 李长春. 硝石矾石散治疗肝胆结石 128 例. 湖北中医杂志. 1996；2：42～43
8. 王炜. 复方栀子大黄汤治疗急性胰腺炎临床研究. 河北中医. 2001；23（4）：252～253
9. 陆守昌，谢光. 栀子大黄汤治疗复发性口腔溃疡 30 例. 甘肃中医学院学报. 1999；16（4）：35～36
10. 康兴霞. 茵陈五苓散加味治疗高脂血症 46 例. 湖北中医杂志. 2000；22（2）：15
11. 罗万英. 茵陈五苓散加减治疗高血压 102 例. 现代中医药. 2002；4：22
12. 唐贞力. 茵陈五苓散治疗急性痛风性关节炎 98 例. 安徽中医临床杂志. 2002；14（6）：464

第十六节　惊悸吐衄下血胸满瘀血病脉证治

一零八　柏叶汤

【原文】吐血不止者，柏叶汤主之。

【组成】柏叶　干姜各三两　艾三把

【煎服法】上三味，以水五升，取马通汁一升，合煮，取一升，分温再服。

【药理研究】柏叶汤对热盛胃出血动物模型有加强止血、减轻胃黏膜损伤的作用。

【临床应用】本方临床上可用于上消化道出血、胃溃疡、十二指肠溃疡、肝硬化、食管静脉曲张出血、肺结核出血、血小板减少性紫癜等属中气虚寒失于统摄者。

歌曰：吐血频频不肯休，马通升许溯源流，干姜三两艾三把，柏叶行阴三两求。

医案1　肺结核咯血案

唐某，女，42岁，农民，1990年3月9日诊。患肺结核已5年。此次因咯血而住院。经抗痨及止血药治疗20余天，虽稍有好转，但咯血痰、咳嗽、胸闷不解，咯血后常见身凉肢冷。诊见精神疲倦，面色萎黄，略带浮肿，两颧微红，频频咯出血痰，血色不泽有瘀块，食纳不振，大便溏泻，舌质淡红，边有齿痕和瘀斑，苔薄白而润，脉虚数不任按。观前医大多用滋阴润肺、凉血止血之品。此乃气随血脱，气虚寒化，瘀积阻滞，血不归经。治以温经散寒，益气化瘀，引血归经。急投《金匮要略》柏叶汤加味：炒侧柏叶30g，炒艾叶、茜草根、炙甘草各10g，姜炭、阿胶（烊）各12g，黄芪24g，马通汁50ml，兑入煎好的药液中温服。服药3剂，血痰明显减少，精神稍好。守方继服3剂，咯血基本停止，诸症均有改善，间有少量带血丝的白痰。为巩固疗效，上方去茜草根，加党参24g，继进4剂，咯血停止。继抗痨治疗，观察2个月，未见咯血而出院。［国医论坛，1996；11（5）：18］

医案2　脚癣感染案

毛某，女，30岁，1996年8月就诊。该患者患脚癣数年，此次又发，双足脚趾糜烂，足背红肿，脓血分泌物多，痛痒难忍，行走不便，曾口服消炎药及涂达克宁等药均未见效。即刻令其用柏叶汤煎汤洗双脚，柏叶汤由侧柏叶30g，地榆20g，艾叶20g组成，以上三味药放置盆内煎煮20～25分钟，待凉温浸泡洗涤患脚，日数次，每次10～15分钟。洗后用毛巾拭干，不宜包扎。洗3天后，痊愈。随访至今，未复发。［南平师专学报，2000；19（2）：113］

一零九　黄土汤

【原文】下血，先便后血，此远血也，黄土汤主之。亦主吐血、衄血。

【组成】甘草　干地黄　白术　附子（炮）　阿胶　黄芩各三两　灶中黄土半斤

【煎服法】上七味，以水八升，煮取三升，分温二服。

【临床应用与研究】本方常用于脾气虚寒，不能统血所致之吐血、衄血、妇女崩漏、功能性子宫出血、溃疡病出血者。出血多者酌加三七、白及、艾叶；气虚甚者加党参；虚寒甚者加炮姜、肉桂、补骨脂，去黄芩，或黄芩改黄芩炭。本方还可加赤石脂，以增加温补涩血之效。灶心土目前较少见，可用赤石脂代之。

李仲连[1]报道以黄土汤治疗烧伤后消化道出血26例，痊愈20例，显效4例，无效2例（死亡），总有效率92.3%。袁银忠[2]以黄土汤治疗崩漏16例，按照国家中医药管理局发布的《中医病证诊断疗效标准》评定。治愈12例，占75%；好转3例，占19%；未愈1例，占6%；有效率94%。田颖等[3]以黄土汤加减治疗慢性溃疡性结肠炎100例，总有效率98%。应颖[4]以黄土汤加减治疗月经期便血久痔27例，经上述方法服药5~15剂后，27例中2例显效，2例有效，1例效果不明显，1例中断治疗。

歌曰：远血先便血续来，半斤黄土莫徘徊，术胶附地芩甘草，三两同行血证该。

医案1　月经期肛裂出血案

虞某，女，15岁。学生。1998年1月7日初诊。主诉月经期隔日排便1次，肛裂，出血色鲜红，量时多时少，肛门灼热疼痛，病已1年。月经之量、色尚属正常。诊见面色青黄，神倦乏力，腹胀，大便干结，肛裂出血，纳谷欠馨。肛门处有黄豆大小外痔1粒，周围血管充血。舌质淡、苔白，脉细滑。证属气虚挟瘀，下焦湿热失清。治拟益气温阳止血，兼化湿通络。处方：灶心黄土（煎汤代水）30g，阿胶（烊冲）、党参、白术、当归各9g，干地黄15g，炒槐米、地榆炭、炙黄芪各12g，黄芩、炙甘草各3g，红枣7枚。水煎分服。服药5剂后，大便通畅，出血已止。又5剂，余症亦除，肛裂、外痔隐退，面色红润，精神转佳。遂续服半月，以资巩固。[浙江中医杂志，2001；(070：305]

医案2　下消化道出血案

陈某，46岁，浙江籍人，到陆良经商，1994年10月15日诊。原有十二指肠溃疡，平时泛酸，嘈杂善饥，近来腹痛以夜间及饥饿时尤甚，大便溏软色黑。某日如厕，自觉头晕目眩，昏厥片刻清醒后，自觉头晕气短，心慌，症见面色口唇苍白，神疲倦怠，舌淡苔白，脉沉细无力。查：大便隐血强阳性。证属阴阳气血俱虚，治以温阳益气，健脾收涩，摄血滋阴，拟黄土汤加减：熟地30g，黄芩15g，炒白术30g，川附片10g，炮姜10g，阿胶珠15g，太子参30g，赤石脂30g，石榴皮15g，煅牡蛎30g，炙甘草10g，服上药1剂，精神好转，疼痛缓解；再服1剂头晕心悸减轻，大便成形；3剂之后，查大便隐血阴性。[安徽中医临床杂志，1997；9（6）：337]

医案3　慢性溃疡性结肠炎案

张某，男性，46岁。6年前无明显诱因出现腹痛、腹泻，排便3~4次/d，在某市西医医院曾用黄连素胶囊后明显好转。此后呈反复性发作，加重10天。来我院就诊。证见：腹泻、腹痛，以右下腹隐痛为主，腹鸣即泻，第1次腹泻时间多在黎明前，遇湿寒之地腹胀明显，稍食生冷或油腻食物腹泻次数即增，精神倦怠，食欲不振，面色萎黄，舌淡、苔白，脉沉细无力。查体：腹部平坦，无腹壁静脉曲张，未见肠型及明显蠕动波，左下腹有压痛，肠鸣音亢进。结肠镜下检查：黏膜苍白，水肿，血管膜糊不清，表面有散在的糜烂点，充血、黏液较多，清稀。治宜：温肾健脾，调节免疫，涩肠止泻。用黄土汤与四神丸加减先服5剂。以上症状明显改善，后又连服两个疗程，腹痛黏液血便症状消失，大便1~2次/d，以后又服两个疗程巩固疗效，半个月后结肠镜复查，病灶已消失，肠内黏膜已明显修复正常。半年后随访，未见复发。[陕西中医，2004；25（1）：15~16]

医案4　糖尿病性腹泻案

患者王某，男，56岁，2000年3月17日就诊。主诉患糖尿病5年余，间断腹泻半年，近1个月加重。平素服用达美康、六味地黄丸，多次复查空腹及餐后血糖控制尚可。1个月前因饮食过于油腻引发腹泻，日2~5次，便稀。曾服用思密达、氟哌酸及丽珠肠乐等药未见明显效果，曾查乙状结肠镜发现结肠黏膜略有脱垂，大便常规检查无异常。就诊时伴有情绪焦虑，身体略瘦，乏力，味觉降低，饮食、饮水量尚可，舌淡苔薄白，脉沉细。以黄土汤加减治之。药物：赤石脂60g，干地黄、白术、炮附子、阿胶、党参、肉豆蔻各10g，黄芩6g。水煎服，3剂后腹泻症状缓解，大便2次/天。10剂后症状控制，大便1次/天或隔日1次。[湖北中医杂志，2002；24（6）：43]

医案5　崩漏案

李某，女，14岁，中学生。2001年10月17日初诊。诉每次行经20余天，月经周期紊乱。患者于1999年11月初潮，量多，行经10余日始止。其后月经时来时止，行经时间短者10余日，长者月余，间隔1~3月不等。近半年来饮食欠佳，体质渐瘦。本次月经9月30日来潮，经漏10余日，血量逐渐增多，有血崩之势，曾服止血药无效。症见身体倦怠，神疲乏力，面色萎黄，四肢不温，纳差，小便量少，大便稀溏，舌质淡，苔薄白，脉沉细弱。证属脾气虚寒型崩漏。黄土汤加减：炮附子9g，炒白术9g，干生地黄9g，黄芪炭9g，阿胶（烊化）9g，灶心黄土30g，杜仲炭12g，党参15g，干姜炭12g，赤石脂30g，炙甘草9g。每日1剂，先煎灶心黄土取汤，再煎余药，饭前温服。3剂后出血量明显减少，饮食增加。前方加减又服4剂而愈。后调理月经周期至正常，随诊1年无复发。[河南中医，2004；24（5）：11]

医案6　功血症继发不孕案

王某，女，30岁，已婚。1998年4月3日初诊。患者婚后3年未孕，月经先后无定期，经量时多时少，多时淋漓不止，经期长达15天，经某医院诊断为“功能性子宫出血继发不孕症”。今患者月经来潮15天之久，量多色淡红无血块，症见精神萎靡，面色苍白，头晕乏力，少气懒言，纳少，便溏，畏寒肢冷，舌质淡苔薄白，脉沉细。妇科检查：外阴（-），宫颈光，子宫前位，正常大，质中，活动度佳，双侧附件（-）。盆腔未触及明显包块。基础体温呈单相型。实验室检查：血红蛋白80g/L，血白细胞6×10^9/L，血小板140×10^9/L。辨证：脾阳虚弱，统摄无权，冲任失调。治法：温阳健脾，固摄冲任。方药：熟地10g，制附片6g，白术20g，白芍20g，灶心土30g，砂仁3g，黄芩6g，阿胶珠（烊化冲服）15g，党参20g，炙黄芪30g，炙甘草3g。水煎，1剂/d，分2次服。服上药6剂后，血量明显减少。继服6剂后月经止，诸症减轻。以后每到经期，服上药6剂。连续治疗6个月，月经周期、经量恢复正常。再用补肝肾养气血，佐以活血促排卵之法。药用：紫河车10g，熟地15g，当归12g，菟丝子15g，枸杞子15g，川断20g，丹参15g，红花10g，香附10g，黄芪15g，党参12g，枳壳15g。水煎，1剂/d。2次分服。服上药5剂后，基础体温示双相型。于1999年怀孕生一男婴。[时珍国医国药，2001；12（4）：363]

医案7　产后呕吐案

曹某，23岁。2000年9月初诊。产后4天，于产后第2天无明显诱因出现恶心，进食即吐，吐出物为胃内容物及清水，无异味，胃脘痛，喜温按，恶露量多，色淡质稀无血块，少腹不痛，经补液对症治疗症状未见改善，面色不华，神疲，舌质淡苔白，脉沉细。孕5月时鼻衄时作，经服归鹿补血精后渐愈。脉症合参，证属脾胃虚寒之产后呕吐。治以温中和胃，扶脾摄血，黄土汤化裁：赤石脂、代赭石各30g，熟地、苍术各12g，附片（先煎）、阿胶（烊化）、干姜、旋覆花、半夏各10g，山药24g，黄芩6g，1剂，水煎300ml分两次温服，并支持、对症治疗。次日呕吐止，胃脘痛消失，能少进饮食，恶露减少。前方再进2剂，患者饮食复常，呕吐未作，精神佳。继以温补气血之十全大补汤善后。［陕西中医，2004；25（9）：851］

医案8　恶性膀胱癌尿血案

男，60岁。1995年患膀胱癌，在青岛市某院手术治疗，术后身体恢复较好。半年后突然发现小便淡红，做尿常规检查，红细胞＋＋＋＋，又去原手术医院复查，诊为膀胱癌复发。行保守治疗。用多种止血药治疗数日，病情未见好转，后来我所诊治。患者面色苍白，眼睑浮肿，四肢不温，阴囊有凉感，小便量少且频，色淡红，舌淡苔白，脉沉迟无力。诊为血尿，阳虚型，宜温阳利水止血。方用黄土汤加味：灶心黄土120g（包煎），生地黄15g，阿胶30g，白术15g，附子20g（先煎1小时），泽泻15g，甘草6g。服药3剂，眼睑浮肿消退，小便量多不频，色淡黄，尿常规检查，红细胞＋＋。继用上方去泽泻，日1剂，服6剂，再查尿常规正常。为巩固疗效，仍用黄土汤，附子减至10g。隔日1剂，连服6剂，随访半年，血尿无复发。［齐鲁肿瘤杂志，1999；6（2）：109］

一一零　泻心汤

【原文】心气不足，吐血、衄血，泻心汤主之。

【组成】大黄二两　黄连　黄芩各一两

【煎服法】上三味，以水三升，煮取一升，顿服之。

【药理研究】泻心汤对脾胃虚寒胃出血动物模型和热盛胃出血动物模型均有保护胃黏膜，增加血小板数量的作用，可减轻胃黏膜损伤及止血。另外还具有良好的抗动脉粥样硬化作用和类似磺脲类药物、双胍类药物的降糖作用。

【临床应用与研究】本方广泛应用于郁热所致的胃脘痞塞、癫狂、吐血、衄血、咯血、经血上冲、遗精、尿毒症、紫癜、黄胆型肝炎、急性胆囊炎、胆石症、口腔炎、结膜炎等急性病，属实热而见本方证者，有良好疗效。还可用于肛门湿疹、阴囊湿疹等疾病。

李椿君[5]以加味泻心汤治疗上消化道出血60例，显效52例，有效6例，无效2例，转外科手术治疗1例。赵凤莲等[6]以加味泻心汤治疗消化性溃疡63例，治疗组治愈51例（80.9%），有效11例（17.5%），无效1例（1.6%）。西药对照组治愈28例（62.2%），有效14例（31.1%），无效3例（6.7%）。两组治愈率比较有显著性差异（$P<0.05$）。治疗组随访30例，复发4例（13.3%），对照组随访14例，复发11例（78.5%），两组复发率比较有极显著性差异（$P<0.01$）。治疗咯血73例，显效48例，有效21例，无效4例，总有效率94.6%，服药最少1剂，最多8剂。付继勇等[7]以泻心汤治疗肛门湿疹60例，治疗组治愈43例，占71.67%；好转13例，占21.66%；未愈4例，占6.67%；总有效率93.33%。

歌曰：火热上攻心气伤，清浊二道血洋洋，大黄二两芩连一，釜下抽薪请细详。

医案1　上消化道出血案

张某，男，41岁，工人。因呕吐咖啡样物1次，黑便2次于1996年5月5日上午来我院急诊。行紧急胃镜检查，诊断为复合性溃疡（活动期）而收入院。查血常规：RBC2.8×10^{12}/L，Hb85g/L。患者除呕血和黑便外，并伴有气促，口干苦，小便黄，舌红、苔黄干，脉弦数。证属胃火炽盛，迫血妄行。法当清泻胃火，凉血止血。方用加味泻心汤。处方：黄芩12g，黄连、大黄各9g，牡丹皮、生地黄、紫珠草、蒲公英各15g，甘草6g。另服三七粉、白及粉各3g。每天1剂，复煎，分2次凉服，并静滴10%GS1000ml，第2天无呕血，大便颜色黄黑色，第3、4天及第5天大便均为黄色烂便，潜血均阴性。症状稍有改善，继服原方加黄芪、太子参各12g，益气养阴以善其后。［新中医，1999；31（7）：37］

医案2　便血鲜红案

吴某，男，51岁，初诊时间为1993年12月6日。患混合痔反复发作10年，加重半月。半月前，与人争执恼怒，自觉痔疮症状加重。解便时肛门坠胀感，便后带血，色鲜红，如滴如注。痔核突出，手助方可回纳。大便干燥，数日1解。舌质红，苔黄厚，脉弦滑。服“痔疮片”及以药栓塞肛，虽大便变软易解，但仍便血。脉证合参，辨证为肠胃热结，肝郁化火；热邪内蕴，下迫大肠；热与血相博，迫血妄行。治拟清热凉血，疏肝理气，予泻心汤加味。处方：黄芩15g，黄连8g，大黄20g（后下），地榆10g，赤芍10g，生地黄10g，三七粉4g，柴胡10g，枳壳10g，郁金10g，甘草5g。每日1剂，水煎分2次服。外用“肤阴净”稀释坐盆。忌烟、酒、辛辣。服6剂后，大便带血次数及出血量减少，舌淡红，苔薄黄。原方去大黄，加当归、白芍各10g。继服10剂，肛门坠胀感消除，便血得止。随访半年，未见便血复发。［右江民族医学院学报，1998；（04）：666］

医案3　肛门湿疹案

李某，男，38岁，1998年7月6日初诊。述其肛门周围渗水，瘙痒时作，经服扑尔敏、息斯敏等药及外涂皮康王软膏、皮炎平软膏等无效。查：肛门四周潮红，绿豆大红丘疹密布，部分糜烂、渗水、瘙痒难忍。伴肛门灼热，大便干结，小便短黄，舌质红、苔黄腻，脉滑数。诊为肛门湿疹，辨证为热重于湿。遂用前泻心汤方加白鲜皮、牡丹皮、公英内服，并如法外洗和涂药。嘱其忌食辛辣食物，多吃西瓜。7月14日复诊：经治1疗程后丘疹消失，糜烂处结痂，瘙痒基本消失，唯夜晚稍有痒感。大便通畅，日1次，苔转白腻，脉滑。此热邪已去，湿邪尚存，守前方去公英、牡丹皮，加六一散、炒山药、炒白术。外洗药停用，只涂药膏。又继用1个疗程，症状消失，皮肤洁净而告愈。［内蒙古中医药，2001；（01）：6］

医案4　小儿高热惊厥案

赵某，男，4岁，1995年5月8日初诊。家长代诉：发热3日，体温最高达39.5℃，烦渴欲饮，尿黄便秘。用抗炎解热西药治疗未效。20分钟前曾出现惊厥抽搐。现患儿体温39.5℃，手足抽搐，目睛上翻，面赤唇红而焦干，舌红焦燥有芒刺、苔黄厚而干，脉洪数，指纹青紫。此热盛于内，劫阴燔筋。治宜清热泻火止痉。予泻心汤加味：生大黄6g（后下），黄芩3g，黄连3g，僵蚕6g，钩藤3g。1剂，水煎服。5月9日二诊：服药后排出羊粪样大便，后高热渐退，抽搐遂止，诸症稍减。继以清热养阴之品调理而恢复正常。［山西中医，1997；13（03）：50］

医案 5　精神分裂症案

张某某，女，35 岁，工人，1996 年 3 月 7 日初诊。家属代诉：患"精神分裂症"1 年余，经多方治疗效果不明显。现惊悸恐惧，哭笑无常，伤人毁物，气逆喘咳，烦渴引饮，便干溲赤，舌尖红赤、苔黄厚腻，脉滑数。此痰热壅塞，内扰心神。治宜泻火除痰，安神定志。予泻心汤加味：生大黄 10g（后下），黄芩 10g，黄连 10g，礞石 2g（研末冲服），朱砂 0.3g（冲服）。每日 1 剂，水煎服。3 日 9 日二诊：2 剂尽惊悸减轻。服 5 剂后惊惧哭闹止，咳喘稍减。继守上方加减调理善后，随访 1 年未复发。[山西中医，1997；13（03）：50]

参考文献

1. 李仲连. 黄土汤治疗烧伤后消化道出血 26 例. 湖南中医杂志. 2001；16（1）：32
2. 孔文清，李筱媛. 黄土汤加味治疗崩漏 36 例. 江苏中医. 2001；22（7）：27
3. 田颖，王中良. 黄土汤加减治疗慢性溃疡性结肠炎 100 例. 陕西中医. 2004；25（1）：15～16
4. 应颖. 黄土汤加减治疗月经期便血久痔 27 例. 浙江中医药. 2001；（07）：305
5. 李春君. 加味泻心汤治疗上消化道出血 60 例. 新中医. 2003；35（3）：61
6. 赵凤莲，闫红，陈治水. 加味泻心汤治疗消化性溃疡 63 例. 中国中西医结合脾胃杂志. 1999；7（4）：208
7. 付继勇，陈加军. 泻心汤治疗肛门湿疹 60 例. 内蒙古中医药. 2001；（01）：6

第十七节　呕吐哕下利病脉证治

——　茱萸汤

【原文】 呕而腹满者，茱萸汤主之。

干呕，吐涎沫，头痛者，茱萸汤主之。

【组成】 吴茱萸一升　人参三两　生姜六两　大枣十二枚

【煎服法】 右四味，以水五升，煮取三升，温服七合，日三服。

【药理研究】 研究表明吴茱萸汤的 50% 醇洗脱液和 70% 醇洗脱液含有的止呕活性成分较多，50% 和 70% 醇可以从吴茱萸汤中提取较多止呕活性成分，止呕作用可能与拮抗 ACh，5HT，组胺受体有关。研究还表明茱萸汤改善部分心电图，部分减少血中磷酸肌酸激酶及乳酸脱氢酶的释放，明显增加血中 NO 的浓度，缩小心肌梗塞面积，有一定的保护心肌缺血作用。

【临床应用与研究】 除厥阴头痛外，常用此方治疗眩晕症、溃疡病、慢性肝炎证属肝阳虚者，每收良效。

廖久兴[1] 以吴茱萸汤加减治疗神经性呕吐 68 例，显效 53 例，有效 15 例，无效 0 例。孔繁霞[2] 以加味吴茱萸汤治疗偏头痛 51 例，临床痊愈 18 例，显效 22 例，有效 8 例，无效 3 例，总有效率 88.2%。吴治恒等[3] 以吴茱萸汤加味治疗慢性胆囊炎 68 例，显效 20 例，有效 44 例，无效 4 例，总有效率 94.11%。

医案1　神经性呕吐案

匡某，女，36岁，教师。反复呕吐2年余，加重1月，于1986年3月就诊。患者2年前开始呕吐，初起症状较轻，自以为受凉和饮食不当所致，未予在意，但呕吐日益加重，经我院B超、胃镜、肝功能等全面检查无异常发现，继就诊于神经内科，诊断为“神经性呕吐”。经西药治疗后未见好转而改用中药治疗。就诊时患者一般情况好，体胖。面色萎黄，诉饭后呕吐少量食物和稀水，吐物淡而无味，稍头晕，时有巅顶痛，饮食尚可，二便正常，自觉周身乏力懒言，舌淡苔白，脉沉。方用吴茱萸9g，太子参20g，生姜18g，大枣10g，半夏10g，茯苓15g，服3剂，呕吐消失，继服原方2剂而愈，至今未发。[湖南中医药，1998；(03)：42]

医案2　头痛性癫痫案

王某，女，9岁，学生，1996年2月初诊。反复出现发作性头痛1年余。于1年前因上感后引起头痛，时间持续不长，不药而愈，1月后再次感到头痛，疼痛在前额及头顶，呈剧烈性刺痛，使患者哭闹不止。发作时面色苍白、干呕、吐涎沫，时间约10分钟左右，发作逐渐加频。间隔3~5天或每天发作1~2次，常突然发作，自行缓解，间歇期正常，先按额窦炎治疗无效。后经某市医院神经科做脑电图示：全导联有阵发性高波幅慢波，节律显示中度异常，诊为头痛型癫痫。服苯妥英钠、全天麻胶囊，虽可使发作控制但停药后发作如初。患儿系第二胎，足月临产，无癫痫家族史，无头颅外伤及高烧惊厥史，营养发育一般，查见面色白，舌质淡、苔灰滑、脉沉细，辨证为厥阴寒气上逆，神明被阻。治拟散寒燥湿，下气降逆。处方：吴茱萸9g，姜半夏9g，陈皮9g，茯苓9g，炙甘草6g，党参12g，生姜3片，大枣3枚。水煎服，每日1剂。药后头痛程度减轻，上方加藁本6g，1月后不再发作。用上药10付量研末蜜丸服以资巩固。追访观察2年未发作。[河南中医，2001；21（3）：7]

医案3　美尼尔氏综合征案

姜某，女，57岁，1991年10月21日就诊。患者头目眩晕，恶心呕吐，反复发作2年余。自1989年春发病以来，已6次发作，4次住院治疗，均诊断为美尼尔氏综合征。此次发于作于5天前晨起，突然感到头晕，旋转不定，耳中蝉鸣。前医给予静脉补液、能量合剂、维生素B_6、安定等药，不见好转，用半夏天麻白术汤连进5剂不应，邀余往诊。症见两目紧闭，蜷卧呻吟，时吐清涎，四肢发凉，舌质淡，苔白滑而厚腻，脉弦细。家属诉之：食入即吐，大便5天未行。余诊为：肝寒犯胃，浊阴上扰而致。故予吴茱萸20g，人参8g，生姜25g，大枣3枚。一剂急煎频服，为防格拒，热药冷饮。药后半个时辰，呻吟渐轻，安然入睡。次晨，自觉症状大减，呕吐停止，已能举目环视，进牛奶半杯。余嘱原方再进2剂，3天后能坐起进食，除肢体困倦，耳塞头沉外，余症均减。脉沉缓，舌淡红，苔薄腻，守法再调，以升清降浊。处方：吴茱萸9g，党参12g，半夏9g，白术12g，陈皮6g，砂仁6g，生姜12g，大枣3枚。隔日1剂，连进5剂停药，后观察至今未发。[中医研究，2002；15（1）：62~63]

医案4　胁痛腹胀案（慢性肝炎）

焦某，男，51岁，1998年3月10日就诊。患传染性无黄疸型肝炎已8年，胁痛、腹胀、纳差、乏力，时轻时重，用多种保肝药断续治疗，服中药柴胡疏肝散、逍遥丸、香砂六君子汤等，屡进不应，肝功能一直未能恢复正常。近1个月来，症状加重，常觉肝区隐痛，脘闷腹胀，食欲不振，恶心欲呕，畏寒喜暖，肢体困倦，大便溏薄，小便清长，舌质淡，苔白厚腻，脉沉细无力。余辨为肝病及脾，脾胃虚寒所致。故以吴茱萸汤加味，温中健脾，暖肝和胃。处方：吴茱萸15g，党参24g，炒白术12g，茯苓12g，煨草果6g，陈皮6g，醋香附9g，生姜15g，大枣5枚，炙甘草6g。服药3剂，胁痛腹胀明显减轻，食纳增加，患者自行停用西药，按上方再服12剂，患者自觉胁腹无不适，饮食递增，大便成形，六脉和缓，舌苔厚腻已退大半。前方去香附，吴茱萸减量至9g，煨草果减至3g，再进15剂。患者自觉一切正常，已能下地劳动。守法再调：吴茱萸6g，党参10g，白术9g，茯苓10g，陈皮6g，砂仁6g，生姜9g，大枣3g，炙甘草6g，隔日1剂，服16剂后复查肝功，基本正常，改为香砂六君子丸巩固疗效。[中医研究，2002；15（1）：62~63]

医案5　食生冷慢性腹泻案

张某，男，31岁，搬运工人，1996年7月26日就诊。误食生冷，腹泻不止，经治好转后，每遇生冷即泄痢不止，逐渐消瘦，延医年余，就诊于余。症见精神疲惫，面色黎黑，消瘦，呕吐酸水，脐腹冷痛，大便日行四五次，四肢逆冷，舌淡苔白腻，脉沉细。余诊为肝寒胃虚，脾气下臽所致。用吴茱萸汤加味以温肝暖胃，健脾止泻。处方：吴茱萸20g，干姜15g，路党参15g，茯苓30g，大枣12枚（擘）。服药3剂后吐酸泄痢已减，大便虽不成形，已能成堆。继以原方加五味子6g，肉豆蔻9g，先后服药30余剂而告愈。[中医研究，2002；15（1）：62~63]

医案6　经期小腹痛案

杨某，女，24岁。7年来每于经前2天及经期小腹冷痛，乳房胀痛，月经周期延后5~7天，色黑暗挟有血块。曾服温经汤、调经丸、艾附暖宫丸等，虽有好转而均未愈。本次月经来潮1天，小腹冷疼如刀绞，需卧于热炕上才能减轻。诊见面色萎黄，欲哭状，肢体倦怠、手足欠温，小腹喜按喜热，舌质淡、苔白，脉弦细而沉。辨证为寒凝肝经，胞宫血滞。治宜温经散寒暖肝，活血通经。处方：吴茱萸18g，人参9g，干姜9g，丹参24g，川芎12g，小茴香12g，大枣8g。每日1剂，分2次服。服3剂后小腹冷疼明显减轻，原方再服2剂腹痛消失，月经止。嘱下次月经前一周继服上方4剂，服至月经来潮，周期32天，经期小腹略感隐痛，守方连服3个周期，经前经期均无不适之感，随访4年未复发。[中医研究，1997；10（5）：49~50]

医案7　顽固性高血压案

陈某，男，68岁，2000年1月3日初诊。反复头痛20余年，加重1天，血压波动在30.7/20.6kPa~18.0/12.7kPa之间。刻诊：头部重痛，四肢麻痹，乏力，面色晦暗，纳少而喜热饮，便溏，舌质淡、苔白润滑，脉弦迟。诊断为头痛，证属寒客厥阴，治以温肝降逆。方用吴茱萸汤加味：吴茱萸20g，党参15g，旋覆花15g，代赭石20g，大枣20g，生姜20g。每日1剂，水煎服。服药8剂，精神爽头痛好转，胃纳佳，大便成形，血压23.4/13.3kPa。再进剂，头痛基本消失，血压接近正常：19.3/12.3kPa，舌质淡红、苔薄白，脉弦。继用吴茱萸汤原方：吴茱萸12g，党参15g，大枣15g，生姜15g。每日1剂，水煎服。5剂而收功。随访半年头痛无发作，血压稳定。[山西中医，2001；17（4）：48]

医案8　胃溃疡胃脘痛案

郝某，女，67岁，2002年11月6日初诊。患胃溃疡二十余年，每遇饮冷、气候寒冷时胃痛发作，经中西药多方治疗不愈。此次发作已十月余，予黄芪建中汤、附子理中丸多剂治疗，虽几见好转而终乏全功。诊见：形体消瘦，面色萎黄，肢体倦怠，手足欠温，脘腹隐痛，喜暖喜按，泛吐清水，嗳气吞酸，食少便溏，舌质淡，苔质白，脉弦细。辨证属脾胃虚寒，肝寒犯胃。治以温中健脾，暖肝降逆，制酸止痛。处方：吴茱萸12g，人参、砂仁各9g，黄连15g，煅瓦楞子15g，干姜6g。每日1剂，水煎服。药进3剂，呕吐停止，疼痛基本消失，效不更方。前方继进2剂疼痛消失，食纳增加，舌质淡红，苔薄白，脉沉缓。守法调理二十余剂以巩固疗效，嘱其注意饮食，避受寒冷。随访2年来，除偶有泛酸外，疼痛未再复发。[吉林中医药，2005；25（1）：45~46]

医案9　失眠案

陈某，男，30岁，工人。1996年12月14日初诊。患者平素有胃病，面色苍白，精神不振，呕吐水涎，吞酸，夜间常烦躁不眠，甚则坐卧不安，头晕，四肢厥冷。舌质淡、苔白而滑，脉沉缓无力。属脾胃阳虚证。治以温中化饮、健脾益气。处方：吴茱萸15g，红参10g，生姜18g，大枣4枚。日服1剂，水煎服。3剂后四肢温，烦躁止。红参改用党参，再投15剂，终获痊愈。脾胃为人体中心，是心肾交通之枢纽。少阴虚寒，寒浊上逆于脾胃或素来脾胃虚弱，阳虚复被寒邪所中，则头晕、四肢厥冷；脾胃阳虚寒盛不能温化水饮则呕吐涎水、吞酸；夜间为阴盛之时，故烦躁不眠，甚则坐卧不安。本例用吴茱萸汤，重用吴茱萸，党参换红参，加强益气温中之功。本方药量十分关键，收效后减轻药量，继之调理以图根治。[江苏中医，2000；21（1）：26]

医案10　转筋（筋肌痉挛症）案

郭某，女，28岁，农民，初诊于1995年4月5日。因右腰绞痛半年，屡治不愈，后到某院作X光拍片发现右肾结石，经用大剂清热排石汤治疗2个月而愈，后渐出现手足转筋，伴呕吐清涎，时发时止，睡中突发，遇寒尤甚，延医半年，多方诊治，屡治不效，邀余往诊。症见：面无华彩，神态疲惫，四末不温，时呕清涎，手足转筋，入夜尤甚，纳谷不香，胃寒喜温，舌淡胖，脉弦迟。辨证为寒凝肝脉，中焦虚寒，治则温肝补中，散寒舒筋，方用：吴茱萸15g，红参20g（另煎），生姜10g，大枣10g，木瓜15g，生盐1撮。药进4剂，转筋减轻，泛涎也少，方中病机，守原方继进10剂而诸症悉除。后以四君丸合大补元煎善后。[江西中医药，2000；31（2）：32~33]

医案11　幽门梗阻案

幽门梗阻，指胃的出口与十二指肠相续处发生梗阻。主要表现为上腹持续胀痛，无节律性，常伴呕吐，呕吐物多为隔餐宿未消化食物，即朝食暮吐，味馊酸，呕吐后腹胀可缓解。属中医学的胃反范畴。陈某，女，65岁。1997年12月26日初诊。患者反复腹胀呕吐20天，患者于1997年12月1日晨起吃雪梨1个，食后即觉腹部不适，至中午出现腹胀、腹痛，晚7时出现呕吐，呕吐物为未消化的食物，味馊酸，吐后腹胀缓解，唯觉胃部寒冷。第二天又出现上述症状，入住中心人民医院，诊断为幽门梗阻。经西医治疗10天，效不佳；出院后又服丁香透膈散，附桂理中丸等中药10剂，病情未见好转。刻诊：患者神疲乏力，消瘦，面色少华，胃寒怕冷，食后腹胀满，朝食暮吐，暮食朝吐，吐出宿垢，吐后即觉舒适，大便少，头痛，以巅顶为甚，舌淡白，苔白如雪片，以舌两边为甚，脉细缓无力。证属厥阴肝寒，脾胃阳衰，治宜温中祛寒，降逆止呕。方用吴茱萸汤加味：吴茱萸8g，红参10g，熟附子20g，干姜10g，生姜18g，大枣6枚，水煎服。服上药后，1剂症减，3剂成安，后用附桂理中丸调治而愈。[安徽中医临床杂志，1999；11（3）：197]

一一二　半夏泻心汤

【原文】呕而肠鸣，心下痞者，半夏泻心汤主之。

【组成】半夏半升（洗）　黄芩　干姜　人参各三两　黄连一两　大枣十二枚　甘草三两（炙）

【煎服法】上七味，以水一斗，煮取六升，去滓，再煮取三升，温服一升，日三服。

【药理研究】现代药理研究表明半夏泻心汤具有调节胃肠功能、保护胃黏膜，调节免疫，抗缺氧、止泻、抑制幽门螺杆菌等作用。

【临床应用与研究】本方广泛用于急性胃炎、消化性溃疡、慢性肠炎、消化不良、慢性胆囊炎、慢性胰腺炎等病。若痛者可加用芍药甘草汤；吞酸可加用左金丸；大便秘结可加用大黄；胃火盛者加蒲公英，重用黄连；腹泻者加用山药等。

孙晓峰[4]以半夏泻心汤加味治疗慢性胃炎61例，治愈16例（26.2%），显效22例（36.1%），有效18例（29.5%），无效5例（8.1%），总有效率91.8%。李捷[5]以半夏泻心汤化裁治疗糖尿病性胃轻瘫45例，显效28例，有效12例，无效5例，总有效率88.9%。梁学书[6]以半夏泻心汤治疗慢性胆囊炎68例，痊愈46例，显效14例，无效8例，总有效率88.24%。张三强[7]报道半夏泻心汤治疗眩晕症52例，治愈32例（占61.54%）：诸症消失，恢复正常工作，观察1年无复发；显效16例（占30.77%）：临床症状消失，1年内偶有发作，症状较前明显减轻；好转4例（占7.69%）：临床症状消失，1年内仍有反复发作但症状减轻。有效率100%。

医案1　泄泻案（慢性结肠炎）

刘某某，男，28岁，农民。于2001年10月12日就诊。诉腹泻下利，左下腹胀1年。大便稀，有黏液便、日解2至3次，无血便；伴头晕、乏力、纳差、失眠多梦，小便正常。患者面色萎黄无华，形体消瘦；左下腹部可触及一3cm长（条）索状物，无触痛；舌质淡红，舌边有齿痕、苔根黄腻，脉细弱。检查大便常规：黄、稀，黏液（+），白细胞5~6个，无脓球，无红细胞。纤维结肠镜检查提示：乙状结肠黏膜充血、水肿，肠壁增粗，血管纹理不清。诊断为慢性结肠炎，中医辨证为泄泻（脾虚型）。治拟益气健脾，调和肠胃。方以半夏泻心汤加味：法半夏10g，黄连10g，黄芩15g，干姜10g，党参15g，黄芪15g，炙甘草6g。文火久煎，取汁100ml，保留灌肠，日2次。10天后复诊，诉腹泻、腹胀已减大半，饮食增加，头晕、乏力等症好转，守方守法继续灌肠治疗30天，病情向愈，3次复查大便常规均属正常，半年后复查乙状结肠镜检查无异常发现。[江西中医药，2003；34（248）：33]

医案2　胃痛案（十二指肠球部溃疡伴慢性浅表性胃炎）

田某，女，60岁，1999年7月19日初诊。胃脘胀痛十余年，时发时止。近十日胃痛加重，进食后痛甚，胃中嘈杂，呃逆连连，频吐酸水，两日未进饮食，心烦口渴，脘腹痞胀，面容消瘦，口干唇燥，大便3日未行，小便短黄，舌质淡，苔黄腻，脉细数而弦。已服西药数种未效。疑为胃病重症，遂作胃镜检查，诊为十二指肠球部溃疡伴慢性浅表性胃炎。中医诊为寒热错杂之胃脘痛。治以泻心除痞，扶正祛邪。方用半夏泻心汤加味，药用：半夏、黄芩、干姜、人参、炙甘草各12g，枳实9g，砂仁12g，生大黄6g，大枣6

枚。水煎2次，分服。服药期间，禁辛辣生冷食物。2剂后大便通，饮食能进，胃脘胀痛去其大半，呃逆、吐酸亦减，舌质淡，苔黄腻，脉细略弦。药已中的，去大黄再进3剂，胃脘胀痛止，饮食如常，二便通调，舌质淡，苔薄白，脉细。后嘱服香砂养胃丸善后，2月后诸症消失，胃镜复查见十二指肠溃疡已愈，仅有浅表性胃炎未瘥。［河南中医，2002；22（5）：24］

医案3　胃窦炎案

张某，男，28岁，1998年10月6日初诊。胃脘痞满胀痛7个月，X线钡餐透视诊为胃窦炎。经中、西医药治疗有所缓解，三天前饮酒后诸症加重，心下痞满胀痛，胃脘灼热，嘈杂，有时呕吐，喜冷饮，口干苦，自汗，精神疲惫，舌质红，苔黄腻，脉滑数。详参脉证，系湿热互结，胃中不和，升降失常，复又饮酒，脾胃湿热蕴蒸，气机郁滞，治以清热除湿和胃降逆止呕。处方：半夏12g，黄连12g，龙胆草9g，蒲公英15g，大枣5枚，炙草9g，水煎服1日1剂，3剂后呕吐止，心下痞满，胀痛，胃脘灼热，嘈杂已明显减轻。舌红，苔薄略腻，故上方去龙胆草加生石膏15g，又服3剂，症状基本消失，再继续服药半月巩固疗效。1月后X线钡餐复查上消化道未见异变化。［黑龙江中医药，2003；（1）27］

医案4　呕吐案

周某，女，44岁，2001年2月初诊。恶心呕吐，因郁而发，伴脘腹满3年余。前日因情志不遂再作。恶心呕吐食后尤甚，嗳气肠鸣，脘腹胸胁皆感胀满，纳呆食少，面色萎黄，身倦乏力，舌质淡，苔薄黄，脉细弱。服止呕西药不效。治应宣通郁滞，消痞除塞。方用半夏泻心汤加减。药用：半夏15g，黄芩、黄连、干姜、炙甘草各9g，党参15g，郁金、石菖蒲各12g，槟榔15g，大枣3枚。日1剂，水煎2次，早、中、晚3次空腹服，服药期间，调畅情志，禁食发物。6剂后呕吐止，时有恶心，纳食增加，嗳气肠鸣偶作，脘腹胸胁胀满感基本消失，气力稍复。继服9剂，症状体征消失。后用人参健脾丸和逍遥丸调理月余告愈。［河南中医，2002；22（5）：24］

医案5　午时腋汗症案

李某，女，40岁，农民。1999年8月5日就诊。诉每天11~13点（午时）定时两腋下汗出如水流滴，过时自止，已1月余。伴有口苦口干，但不欲饮，脘腹痞满不适，食欲不振，失眠多梦，头昏体倦，小便微黄，大便不爽。查：精神萎靡，形体消瘦，面色无华，舌淡白，苔黄白而腻，脉濡数乏力。证属脾胃气虚，湿热内蕴，阴阳不和。治拟益气健脾，清热除湿，平调阴阳。用半夏泻心汤加减：半夏、黄芩、前胡各15g，人参10g、黄连9g，厚朴、云苓各15g，扁豆30g，枣仁30g，干姜、甘草各3g，2剂告愈。随访至今腋汗未再发。［内蒙古中医药，2003；（02）：44］

医案6　口腔溃疡案

张某，女，65岁。口腔溃疡反复发作数年，近年逐渐加重。近因食偏辣的食物而发作，伴有心烦不寐，失眠多梦，口干咽燥，舌红，苔薄白，脉细数。检查：口腔上腭有多处溃破，舌左右两边有几处溃破斑点。诊断：口腔溃疡。证属肝肾阴虚，虚火上炎。以半夏泻心汤加减：半夏、黄连、大枣各10g，黄芩12g，党参、麦冬各15g，生地黄20g。3剂，每剂日煎2次，每次兑150ml水，煎取100ml药液。连服3剂后疼痛缓解，溃疡面减少。复诊续服原方3剂，疼痛消失，溃疡面基本愈合。［湖北中医杂志，2003；25（12）：42］

一一三　猪苓散

【原文】呕吐而病在膈上，后思水者，解，急与之。思水者，猪苓散主之。

【组成】猪苓　茯苓　白术各等分

【煎服法】上三味，杵为散，饮服方寸匕，日三服。

【临床应用与研究】本方临床上常用于急慢性胃炎之呕吐后饮多，或神经性呕吐等。

梁崇俊[8]报道猪苓散化裁治疗肝硬化腹水50例，腹水消退1级25例，腹水消退2级10例，3级10例，无效5例，总有效率90%。

歌曰：呕余思水与之佳，过与须防饮气乖，猪术茯苓等分捣，饮调寸匕自和谐。

医案　肝硬化腹水案

李某，男，40岁。1992年6月23日以乏力、纳差、腹胀、尿少10多天入院，口苦、粘，恶心欲吐，粪干，尿黄。血压13.3/9.3kPa，体温36.5℃，左胸部蜘蛛痣3个，腹胀，青筋显露，腹围78cm，腹水征阳性，肝未及，脾左肋缘下3cm，胫前及两踝部水肿。RBC3.1×10^{12}/L，Hb90g/L，WBC4.0×10^{9}/L，A38g/L，G28g/L，ALT166μ，TTT10μ。B超：肝萎缩，轮廓不光滑，光点粗大密集，血管走行弯曲变窄，脾大3cm，腹水中量。舌苔薄灰，质暗红，脉细弦滑。证属脾虚湿困，挟有瘀热之臌胀。肝硬化腹水，脾功能亢进。予健脾利湿，化瘀清热。处方：生白术、云苓、猪苓、泽泻各30g，大腹皮、泽兰、木瓜、车前子、桑皮各20g，藿香、佩兰、苍术、甘草、生麦芽、山楂各10g，厚朴、虎杖各15g。2剂后尿增，8剂腹水及下肢消失，纳增，精神恢复。7月23日B超：腹水消失，肝右叶萎缩，脾大2cm，RBC3.45×10^{12}/L，WBC4.2×10^{9}/L，BPC100×10^{9}/L，肝功能正常，A40g/L，G28g/L。继服肝着汤5剂，病情平稳，带蜜丸出院。黄芪、黄精、云苓、麦冬各100g，生白术200g，桃仁、生地黄、虎杖、陈皮、茜草、阿胶各50g，鳖甲60g，泽兰、砂仁、大枣（去核）各30g。10g/丸，1~2丸/次，2~3次/d，开水送服，巩固疗效。住院35天，至1993年5月随诊，未复发，已参加轻体力劳动。[四川中医，1995；(02)：15~16]

一一四　四逆汤

【原文】呕而脉弱，小便复利，身有微热，见厥者，难治，四逆汤主之。

下利，腹胀满，身疼痛者，先温其里，乃攻其表，温里宜四逆汤，攻表宜桂枝汤。

【组成】附子（生用）一枚　干姜一两半　甘草二两（炙）

【煎服法】上三味，以水三升，煮取一升二合，去滓，分温再服。强人可大附子一枚，干姜三两。

【药理研究】①抗氧化；②抗心肌缺血及缺氧；③抗动脉粥样硬化；④增强免疫能力。

【临床应用与研究】该方临床常用治心肌梗死、心力衰竭、急慢性胃肠炎吐泻过多或急性病大汗出而见虚脱者之急救，以及胃下垂等，证属脾胃阳虚而见本方证者。

梁英明[9]以四逆汤治疗冠心病心绞痛痛患者随机分为四逆汤治疗组和消心痛对照组，

比较两者在症状、ECG、心肌耗氧、心功能等方面的疗效。结果：在降低心肌耗氧、改善心功能方面，四逆汤疗效优于消心痛；在改善冠心病心绞痛临床症状、ECG、降低心绞痛发作次数、减少硝酸甘油用量等方面与消心痛相似。结论：四逆汤可用于冠心病心绞痛的治疗，对寒凝或阳虚型冠心病心绞痛有确切疗效。令亚琴等[10]观察四逆汤治疗椎－基底动脉供血不足，以治疗前后临床症状、ECG检测、血液流变学指标等作为疗效观察的评定标准。结果：治疗组60例病人中，54例（90%）症状完全缓解，2例（3.3%）明显缓解，3例（5%）轻度缓解，1例（1.7%）无效；对照组60例病人中15例（25%）完全缓解，18例（30%）明显缓解，25例（41.7%）轻度缓解，2例（3.3%）无效。治疗前后治疗组血液流变学和血脂指标有明显改善，而对照组改善不明显。提示四逆汤是治疗椎－基底动脉供血不足的有效药物。

医案1　产后受凉痹证

刘某，女，29岁，教师。1997年8月1日就诊。一年前，因第一胎足月顺产1月后，外出受凉，次日四肢麻木冷痛，脊痛怕冷，每遇天气变化而加重，伴头昏，夜间少寐，记忆减退，他医均以养血祛风施治，服方药数剂，罔效。刻诊：面色㿠白，神疲乏力，四肢欠温，舌淡苔薄白，力细弦。证属阳气不足，血虚不运，筋脉失于濡养。处方：附子100g（先煎一个半小时），干姜15g，龟版10g（先煎），阿胶15g，黄芪30g，桂枝10g，当归15g，炙甘草10g，细辛10g。7剂，水煎服，每日1剂，分3次服。自述症状消失，告愈。[贵阳中医学院学报，1998；20（1）：50～60]

医案2　劳累后崩证案

张某，女，42岁，农民，1999年3月18日初诊。患者因劳累过度，漏下不止两周。注射西药止血针无效，近日转成崩症。经血色淡，血质薄。面色苍白，语声低微，精神痿顿，目瞑嗜卧，身重畏寒，四肢逆冷，腰及少腹坠痛难忍，舌淡白边有齿痕，苔薄白，脉沉迟。辨证为真阳不足，治宜峻补肾阳，方用四逆汤加味。处方：熟附片（先煎）60g，炮黑姜30g，炙甘草12g，炒芍药12g，伏龙肝30g，炙艾叶9g，大红枣（烧黑存性）6枚。每日1剂，水煎服（先煎伏龙肝1h，用其水煎余药）。患者服2剂后血止身安，续用补血之品调理复元。[中医药研究，2001；17（2）：22～23]

医案3　精神分裂证案

王某，男，32岁，仓库保管员。始因所管辖仓库失火，骤受惊骇而致精神失常，于1995年3月住某精神病医院，按单纯型精神分裂症治疗。至1995年12月显著好转而出院。嘱其服用奋乃静等药以巩固疗效。不久，自动停药，停药半年，病情反复。经中西医多方治疗罔效。1996年10月延余诊治，时见患者精神呆滞，表情淡漠，目瞪不瞬，语言极少，喜闷睡，孤独被动，情感反应迟钝，饮食少思，面色苍白，四肢不温，舌体胖大有齿痕，舌质淡嫩，苔白，脉沉迟微细。辨证为阳虚亏损之证。观前医处方，多是理气化痰，清热安神开窍之类。虚证施攻，是犯虚虚之戒，必致阳气更伤。扶阳抑阴亟当重用。药用：附子30g（先煎1h），干姜15g，炙甘草10g，人参10g，肉桂10g。水煎2次，共取汁400ml，分多次温服，每日1剂，服10剂后病情好转。遂将附子量加大至60g（先煎1h），连服30剂，行动活跃，语言流利，言之有序，自知力恢复，能胜任工作，追访3年未复发。[河南中医，2003；23（2）：9]

一一五　小柴胡汤

【原文】呕而发热者，小柴胡汤主之。

诸黄，腹痛而呕者，宜柴胡汤。

产妇郁冒，其脉微弱，不能食，大便反坚，但头汗出。所以然者，血虚而厥，厥而必冒。冒家欲解，必大汗出。以血虚下厥，孤阳上出，故大汗出。所以产妇喜汗出者，亡阴血虚，阳气独盛，故当汗出，阴阳乃复。大便坚，呕不能食，小柴胡汤主之。

妇人中风，七八日续来寒热，发作有时，经水适断，此为热入血室，其血必结，故使如疟状，发作有时，小柴胡汤主之。

【组成】柴胡半斤　黄芩三两　人参三两　甘草三两　半夏半斤　生姜三两　大枣十二枚

【煎服法】上七味，以水一斗二升，煮取六升，去滓，再煎取三升，温服一升，日三服。

【药理研究】①利胆、降低括约肌张力治疗胆道系统疾病；②护肝作用，免疫激活功能治疗肝脏病变；调节脂质代谢治疗高脂血症、糖尿病、脂肪肝；③改善血液流变性、抗动脉粥样硬化治疗心血管疾病；④调节胃肠功能治疗胃肠疾病，抗炎作用。

【临床应用与研究】小柴胡汤的应用相当广泛，既用于外感热病，又广泛用于内伤杂病以及外科、儿科，妇科等疾病，不仅用于高热、低热，亦可用于呕、咳、腹中痛、胁下痞硬等呼吸和消化系统疾病。

李广文[11]报道小柴胡汤加减治疗外感高热62例，经治1天治愈39例，经治2天治愈12例，好转11例，全部有效。王敏[12]报道以加减小柴胡汤治疗胆汁返流性胃炎，以西药多潘立酮、雷尼替丁口服为对照。结果显示两组总有效率分别为85.7%、73.4%（$P<0.05$），小柴胡汤治疗组可明显改善胃脘痛、饱胀、嗳气、胃灼热及泛酸苦水，与西药对照组相比差异有显著性（$P<0.01$）。黄春玲等[13]观察小柴胡汤治疗中风后抑郁症患者58例，以口服百忧解每次20mg，每天1次，晨起服为对照。结果显示小柴胡汤治疗组58例，显效31例，有效22例，无效5例，总有效率91.38%。对照组40例，显效17例，有效11例，无效12例，总有效率70%。治疗组未出现副作用。对照组6例出现恶心、呕吐、厌食；5例出现失眠、焦虑；1例出现困倦；1例双下肢软弱无力。

医案1　外感恶寒高热案

唐某，女，42岁。2000年8月20日诊。自诉1周前因不慎外感，出现恶寒发热，体温38℃~39℃之间，食入即吐，口淡乏味，神倦懒言，全身乏力。在某医院给予解热止痛药和抗菌素治疗，不见好转，家属扶送到我院中医科治疗。就诊时寒战高热，体温40.1℃，面色苍白，呕吐清水，舌淡红，苔薄白，脉弦数。此乃外感邪入少阳所致高热，以小柴胡汤加减：药用柴胡12g，半夏10g，黄芩10g，沙参15g，连翘15g，青蒿15g，荷叶15g，甘草6g。服用1剂，体温降至37.8℃，2剂后诸症痊愈。［实用中医内科杂志，2004；18（1）：33］

医案2　发热、口苦、恶心呕吐（黄疸）案

李某，男，40岁。以发热、胃纳不适、轻度黄疸1月余为主诉就诊。伴口苦咽干，恶心呕吐，小便黄，大便干。舌质红，苔黄腻，脉沉弦。血总胆红素61.56μmol/L，肝功能正常，胆囊造影、十二指肠引流均未发现异常。诊为黄疸，证属肝胆湿热。治拟小柴胡汤加减：柴胡12g，黄芩12g，半夏10g，甘草6g，金钱草30g，茵陈30g，栀子10g，山楂15g。水煎服，每日1剂。服上方12剂，小便转清，胃纳增加，口苦咽干均减。又服15剂，诸症消，复查血总胆红素35.91μmol/L。此方再服15剂，一切均如常人，查血总胆红素17.1umol/L。后将此方制成每袋重9g水丸，每次1袋，日服3次巩固疗效。[光明中医，2005；20（1）：25]

医案3　阴囊红肿伴恶寒发热案（痄腮，子痈）

张某，男，12岁，学生。2000年4月24日就诊。患腮腺炎1周，阴囊红肿灼痛两天，伴恶寒发热，口干苦，少腹疼痛，大便干结，小便黄赤，舌红，苔黄腻，脉弦数。诊断：①痄腮（湿热蕴结），②子痈（湿热下注）。治宜和解少阳，清热除湿。用小柴胡汤加减：柴胡12g，党参12g，黄芩12g，半夏10g，甘草6g，银花15g，连翘15g，板蓝根15g，生姜3片，大枣3枚。水煎服，每日1剂。并用鲜威灵仙50g，鲜蒲公英50g加水800ml，煎汤温浴洗阴囊，1日数次。经5天治疗，体温正常，诸症痊愈。[光明中医，2005；20（1）：25]

医案4　耳闭案

吴某，男，43岁，个体户。2001年6月29日初诊。以双耳胀闷如堵、听力下降10余天为主诉就诊。患者平素性格脾气暴躁，因做生意而大量饮酒，伴头痛，烦躁易怒，口干口苦。夜寐不安，小便黄赤，大便干结，数日一行，舌红，苔黄腻，脉弦滑数。查双外耳道清洁，鼓膜内陷，表面标志不清，活动度降低。诊为耳闭，证属肝火旺盛。与小柴胡汤加减：柴胡10g，黄芩12g，半夏10g，磁石30g（先煎），石菖蒲10g，夏枯草20g，葛根20g，炒栀子10g，生地黄15g，甘草6g。水煎服，每日1剂，连服6剂而告愈。[光明中医，2005；20（1）：25]

医案5　右眼睑水肿、难以睁开，疼痛案

女，56岁，2004年3月27日初诊。患者右眼睑水肿1年余，加重2个月，曾求诊于省级某医院眼科，未查出器质性病变，内服外用药疗效均不佳，来诊时右眼睑水肿，难以睁开，疼痛阵作，严重影响正常生活。自述1年前因与同事吵架后致右眼睑突然水肿，难以睁开，疼痛阵作，时头晕，形体肥胖，面红目赤，心烦易怒，乏力，纳呆，眠差，大便干，2~3天一次，小便调，舌体胖大，舌暗红，苔薄黄，脉弦滑。证属肝郁脾虚，痰瘀互结。治宜疏肝健脾，化痰活血。处方：柴胡9g，黄芩12g，半夏9g，党参15g，白术15g，枳实12g，泽泻20g，黄柏9g，红花9g，桃仁12g，赤芍15g，川牛膝15g，桔梗9g，甘草6g，生地黄15g，牡丹皮12g，水煎服，日1剂。服6剂后右眼睑水肿明显好转，疼痛减轻。二诊加茯苓30g健脾利湿，继服20剂，患者眼睑水肿及伴见症状消失。[山东中医杂志，2005；24（1）：56~57]

医案6　生气致胃脘疼痛不适（慢性浅表性胃炎）案

女，65岁，2003年4月13日初诊。胃脘疼痛不适20天，素有慢性浅表性胃炎病史，20天前因生气致胃脘疼痛不适，自服多潘立酮、斯达舒等药物疗效不佳。纳差，眠差，大便干，2~3天一行，舌淡红，苔薄黄，脉弦细。证属胆胃不和，气机郁滞。治宜调和胆胃，舒畅气机。处方：柴胡9g，黄芩9g，半夏9g，党参15g，郁李仁30g，干姜6g，枳实12g，茯苓30g，白术15g，陈皮9g，炙甘草6g，水煎服，日1剂。服12剂后疼痛消失，纳可，但胃脘部仍觉痞满不适，眠差，多梦，舌脉同前。上方加赤芍15g，丹参20g，珍珠母30g，活血化瘀，镇静安神，继服12剂诸症消失，随访1年未复发。[山东中医杂志，2005；24（1）：56~57]

医案7　眩晕（美尼尔氏综合征）案

王某，女，40岁。2004年3月18日初诊。患美尼尔氏综合征2年余。发作时如坐舟船，恶心呕吐，每次发作时直到胃内容物吐尽方可安适，口服眩晕停可暂时缓解，间隔数天后旋即又作。伴失眠，耳鸣，恶心呕吐，卧不得动，腰背酸困，胸胁憋闷，舌质淡红、苔薄，脉弦。平素口苦、咽干、胸闷、善太息，大便初干后稀。近2年来双耳听力轻度下降。证属肝胆疏泄失利，气火郁闭清窍。治以疏泄清解、通达经脉。药用：柴胡、黄芩、夏枯草各12g，半夏9g，党参8g，白芍15g，防风、川芎、羌活、甘草各6g，生姜3片，每日1剂，水煎服。服3剂诸症减轻，守方再服7剂痊愈，随访至今再未发病。[湖北中医杂志，2005；27（2）：41]

医案8　黄汗案

患者，男，26岁，2004年5月10日初诊。诉汗出沾衣、色黄如柏汁月余。患者1个月前感冒后即经常出汗，汗色黄如柏汁，以腋下为主，贴身衣物均染为黄色。某医院检查肝功能、血常规、大小便常规正常，前医以清热利湿退黄之中药治疗，症状无缓解，仍觉恶风怕冷，时感发热。诊见口苦咽干，头晕，纳呆，身目不黄，小便黄，舌质淡红，苔白腻，脉弦。中医诊断：黄汗。辨证为营卫失调，少阳胆郁有热。治宜和解少阳、清利胆热、调和营卫。方用小柴胡汤合桂枝汤加味，药用：柴胡、黄芩、茵陈各10g，半夏、桂枝、白芍、甘草各6g，大枣2枚，生姜3片，3剂，水煎服。5月13日复诊：黄汗减轻，头晕已除，纳食增加，仍觉恶风。考虑为少阳胆热已减，卫表未固，在原方基础上增加黄芪30g，共7剂告愈。[湖北中医杂志，2005；27（2）：41]

医案9　劳累感冒后双目复视案

李某，男，58岁，2004年4月10日初诊。双目复视10天。10天前，因劳累而感冒，经输液后感冒好转，但遗留双目复视。曾去某眼科医院检查，双眼有复视。又去省某人民医院检查：脑CT正常，血流变正常，空腹血糖6.8mmol/L，总胆固醇6.7mmol/L，甘油三酯2.4mmol/L，给予降脂和活血化瘀治疗，效果不佳。刻诊：双目视一为二，头晕，口干不欲饮，饮食二便正常。舌质红、苔白腻，脉弦。诊断为眩晕，证属少阳郁热，兼有痰浊。治以清泄少阳热邪，兼化痰浊。方用小柴胡汤加味。药用：柴胡、炒黄芩、法夏、党参、炒白术、天麻各10g，菊花、陈皮各12g，茯苓15g，泽泻18g，甘草6g。每日1剂，水煎服。服药3剂，复视、头晕悉除。随访3个月，头晕复视未作。[山西中医，2005；21（3）：28]

一一六　大半夏汤

【原文】 胃反呕吐者，大半夏汤主之。

【组成】 半夏二升（洗完用）　人参三两　白蜜一升

【煎服法】 上三味，以水一斗二升，和蜜扬之二百四十遍，煮药取二升半，温服一升，余分再服。

【临床应用】本方主治噎膈病，亦可治神经性呕吐、急性胃炎、胃及十二指肠溃疡、贲门痉挛、胃扭转、胃癌等疾病。

歌曰：从来胃反责冲乘，半夏二升蜜一升，三两人参劳水煮，纳冲养液有奇能。

医案1　噎膈案

储某，女，58岁，1999年5月24日初诊。近半年来，每三五天偶发进食时发噎，每噎则不能再进食。先后服药数十剂，均无效验，逐渐加重，继觉吞咽有梗阻感，咽物时胸骨有轻微疼痛，有时发噎必吐出所食之食物，并夹有泡沫黏液，形体消瘦，舌质淡白，少苔。姑拟法半夏10g，生晒参8g，蜂蜜50g。日服2~3次，连服15天。据述服药5天后，进食顺利，未曾发噎；服药半月后，食欲渐旺，面色红润。而后，以前方隔三五日进服，持续年余，体重增加，康复如初，现一切正常。[中医药临床杂志，2004；16（2）：169]

医案2　胃溃疡恶变呕吐案

孙某，男，41岁，1998年10月19日初诊。患消化道溃疡8年，疼痛时轻时重，近1个月来胃脘部持续疼痛，虽用度冷丁疼痛也未明显减轻，反复呕吐食物黏液。上消化道钡餐造影：胃窦部及十二指肠溃疡，胃窦部溃疡恶变。舌苔薄白，脉弦紧。证属痰饮阻滞，脾虚不运，久吐伤阴。治拟化饮降逆，补脾养阴。处方：半夏15g，人参10g，生姜3片，蜂蜜30g，麦冬15g。每日1剂，水煎服。服药1小时后疼痛、呕吐缓解，2h后疼痛消失、呕吐停止。继服1剂后患者自诉疼痛、呕吐均未发作。1个月后随访呕吐未作，胃脘部疼痛轻微偶见。[山西中医，1999；15（6）：1~2]

医案3　幽门梗阻呕吐案

刘某某，男，52岁，1999年4月21日初诊。患者数年来胃脘部经常疼痛，呕吐1年，加重4个月。吐物为黏液及食物，大便秘结、3~4日一行，胃脘灼热隐痛，舌苔白，脉虚大。上消化道钡餐造影诊断为：幽门不全梗阻。证属脾虚挟饮，久吐伤阴。处方：半夏15g，人参10g，蜂蜜60g，生姜4片。每日1剂，水煎服。服药2剂，呕吐减轻，大便正常，胃脘部仍稍感灼痛。6剂后呕吐停止，胃脘部灼热隐痛未再发作。［山西中医，1999；15（6）：1~2］

医案4　妊娠恶阻案

郑某，女，24岁，2001年4月10诊。已婚2年，月经2月未潮，3月中旬起常感腹胀，恶心呕吐，厌食油腻，疑为“肝炎”，后行肝功能检查为正常。复经妇检为早孕（尿妊娠试验阳性），经中西药物治疗未效。现头晕，面色不华，神疲肢倦，涎多而淡，频频作呕，恶闻油腻，进食即吐，胃脘胀闷，心窝部疼痛，掌抚片刻其痛即减，小便少，大便时溏时秘，苔薄白、舌淡微胖，脉右关沉紧。诊为妊娠恶阻。治以和中降逆，温脾化饮。方以大半夏汤加味。红参（另煎）6g，姜半夏15g，白术10g，生姜3片，蜂蜜（冲入）40g。水煎，分2次服。服药3剂后，症减其半，遂以原方加减，药用红参（另煎）、白术各6g，姜半夏、苏梗各9g，生姜3片，蜂蜜（后冲入）40g。水煎，分2次服。服药后症消，唯胃口未开，神疲未复，遂用补中益气汤，水煎，分2次服。服3剂后病愈。[实用中医药杂志，2005；21（7）：431]

一一七　大黄甘草汤

【原文】食已即吐者，大黄甘草汤土之。

【组成】大黄四两　甘草一两

【煎服法】上二味，以水三升，煮取一升，分温再服。

【临床应用与研究】本方常用于治疗呕吐属胃肠之热者，常见口渴喜冷饮、胃脘热痛、大便干坚、舌红苔黄等症。现用于不论外感、饮食不节、情志失调或脾胃虚弱所致呕吐均有效。呕甚者加竹茹、瓦楞子、芦根等；热甚者加山栀子、黄连、黄芩等；大便秘结者加芒硝；吐出物酸苦者宜合用左金丸。此外，上方加减对疔疮发背、泌尿系感染等，亦有良效。

赵振兴[14]报道大黄甘草汤治疗呕恶86例，痊愈57例，显效17例，有效9例，无效3例，总有效率96.5%。杨福顺[15]以大黄甘草汤治疗腹部手术后呃逆30例，其中胆石症术后21例，胃癌术后5例，直肠癌术后4例。治愈28例，无效2例。治愈病例中服1剂呃逆止者18例，服2剂呃逆止者6例，服3剂呃逆止者2例。

歌曰：食方未久吐相随，两热冲来自不支，四两大黄二两草，上从下取法神奇。

医案1　食入即吐案

马某，女，60岁，2000年11月24日初诊。患者食入即吐3个月。遇风冷加重，腹胀痛，口干欲饮，失眠，大便干4日1行，小便量少，舌淡红苔白燥有裂纹，脉细弦。处方：生大黄5g，生甘草3g，竹茹6g，荷梗10g，苏梗、橘叶各6g，炒谷麦芽各30g。3剂后，二诊（11月27日）述服第1剂后腹泻7次，泻下泡沫样物质，继用方药腹泻轻，现无呕吐，口苦、口干消失，脘腹微痛，腹胀轻，小便量少，纳少，舌淡红中部有裂纹，苔白而燥，脉沉。处方：苍术、厚朴、陈皮各6g，炙甘草3g，苏叶、黄连各2g，石斛10g，太子参4g，炒谷麦芽各30g，以3剂调护胃阴而后告愈。［河北中医药学报，2001；16（4）：28］

医案2　大便秘结、不寐案

《内经》曰："胃不和则卧不安"。此例由热积胃肠，腑气不通，郁而化火，上扰心神所致。大黄甘草汤中大黄泻下胃肠之热积，甘草泻火安中，可加合欢皮宁心安神。邹某，女，41岁，1998年4月13日初诊。失眠1年余，曾服安定、谷维素等西药好转，近1月来病情加重，加服安神口服液、百乐眠等疗效仍欠佳，故求治。现症：入寐艰难，口渴心烦，不思饮食，脘闷腹胀，大便秘结难解，小便黄，舌苔黄厚，脉滑数。辨证为热积胃肠，上扰心神。治以泻热通腑，和中安神。方用大黄甘草汤加味：大黄12g，甘草6g，合欢皮30g。每日1剂，水煎服。服2剂，便通眠安。［山西中医，1999；15（4）：47］

医案3　生气后呃逆案

李某，女，48岁。2001年3月5号因家务事与儿媳口角时，呃逆忽作。曾用镇静剂、解痉剂治疗罔效。针天突、内关、足三里等穴，呃逆暂止，起针10分钟又作。寝食难安，苦不堪言，改服中药治疗。医者以为呃逆因口角而起，当舒肝理气。以逍遥散治之，症不减，求余诊治。刻诊：呃声响亮，连续不断，冲逆而出。口角起水泡，口唇干燥欲裂，舌质红，苔薄黄而干，口气臭秽。问及二便，诉有习惯性便秘病史。此原胃肠积热，复因怒而气上，引动火邪上冲，故呃逆大作。宿便不去，腑气不通，气逆难下致久呃不止。立通腑泻热降逆为法，用大黄甘草汤主之。首剂大黄 20g，甘草 10g。加水 200ml，煎至 150ml，分 2 次口服。当日，大便畅通，呃逆自止。再剂大黄 15g，甘草 15g。混合焙干研粉，每天服 3g，1 个月后随访，习惯性便秘亦愈。[中医研究，2003；16（1）：63～65]

医案 4　右踝疼痛封闭后脓毒败血症案

李某，女，62 岁。1998 年 6 月 17 日就诊。1 周前因右踝关节疼痛在本诊所治疗。昆仑、照海两穴各封闭当归、强的松龙混合注射液各 3.5ml 后，冒雨返家。隔日，恶寒发热，踝关节痛甚。自以为淋雨感冒，口服速效伤风胶囊、注射复方氨基比林、病毒唑、庆大霉素，热势暂退，旋即复升。封闭处焮红肿胀，迅速向上蔓延。至第 7 日，突然神昏谵语，急送医院治疗。刻诊：患者形体肥胖，烦躁，谵语，T42℃。右下肢高度肿胀，色紫红，触之灼手。内、外踝封闭处出现干黑坏死斑，直径约 1.5cm。大便 5 日未解，舌质红，苔黄厚而干，扪之如砂纸。血常规检查：WBC $2.1\times10^9/L$，N 0.82，L 0.18。西医诊断：脓毒败血症。四诊合参，为毒邪入侵，壅于皮肉，致红肿疼痛。毒邪入里化燥，搏结于胃肠，腑气不通，热不得泄，化火上逆，扰乱神明则神昏谵语。急通腑泄热开窍。《本草纲目》言大黄治诸火疮，《药品化义》“盖热淫于内，因此开导阳邪，宣通涩滞，奏功独胜”；甘草有良好的解毒功效。处方：大黄 30g，甘草 20g。水煎，少量多次、濒濒灌服。当夜，解下干粪球 10 余枚，糊状稀便 2 次，色黑绿，味奇臭。便后神志逐渐转清，体温下降至 38℃，继用黄连解毒汤、五味消毒饮加减，后期加以补气养阴之品，配合西医大量应用抗生素封闭坏死处，局部清创冲洗上药，住院 28 天，痊愈出院，步履同常人。[中医研究，2003；16（1）：63～65]

医案 5　口腔溃疡案

陈某，女，34 岁，教师。2002 年 5 月 14 日就诊。口舌溃烂两年，加重 1 周，服中西药多剂，病情反复，终不能愈。症见唇舌溃烂，红肿疼痛，舌质红、苔薄黄，脉滑数。诊为口疮，病机为脾胃内热，气血瘀滞，火炎上蕴所致。治用方药：大黄 20g，知母 10g，竹叶、甘草各 6g，水煎服，每日 1 剂，服 4 剂后症状好转，减大黄量为 10g，继服 4 剂以收大功，随访 1 年未发。脾开窍于口，口腔溃疡多由脾胃火热所致。《本草纲目》曰：大黄可治“诸火疮”。此患者口疮 2 年，反复不愈，因脾胃内热，火炎上蕴所致，故用大黄通腑泻热，清脾胃内热，甘草补中益气，调和诸药，知母、竹叶滋阴清热，4 剂见效，8 剂告愈。[陕西中医，2003；24（9）：841]

医案 6　新生儿不吮乳案

赵某，男，8 天。近 3 日来腹部胀满，呕吐，不吮乳，烦躁面赤，舌苔微黄浊腻。证属秽热积滞肠胃，治宜清泄秽浊。处方：生大黄、甘草各 3g。日 1 剂，频服。3 剂后腹胀满消除，便通，吮乳正常。婴儿出生时，因吞入羊水而致秽浊郁积肠胃，或因胎粪不下而致腑气不通，均可引起不吮乳。急宜泄浊通腑，用大黄甘草汤，常可药到病愈。单纯大便不通者亦可应用本方。[浙江中医杂志，2000；（02）：84]

医案 7　妊娠呕吐案

许某，女，32 岁。2003 年 7 月 3 日就诊于中医学院门诊某妇科专家，诊治记录如下：于 10 年前顺产一女婴。现怀孕 2 个月，乍热乍寒，全身乏力，体瘦，纳差，食入即吐，时有吐酸水、苦水，舌淡红苔薄白微腻，脉细弱。处方：橘皮 10g，竹茹 12g，制半夏 6g，麦冬 10g，白芍 12g，太子参 30g，紫苏叶 10g，乌梅 10g，炙杷叶 10g，黄芪 12g，炒白术 10g，黄芩 10g，砂仁（后下）6g。7 月 16 日转由笔者诊治，述服用上方前 2 剂后呕吐稍有减轻，第 3 剂服后无效。进一步了解孕妇情况，其平素饮食尚可，但便秘，现已经有半个月未解大便。舌偏红苔薄黄，脉沉细略滑少力。处方：①大黄 12g，甘草 3g。日 1 剂，分 4~5 次温服，大便通畅后停用，改用下方。②黄连 5g，苏叶 5g，麦冬 15g，甘草 3g。日 1 剂，分 4~5 次温服。进食米饮。7 月 9 日复诊：7 月 6 日下午服以上第①方 2 次，7 月 7 日上午服第 3 次药后（大约 10 点），解大便 1 次，偏干；下午 5 点解第 2 次大便，较稀。每次服药后大约 5 分钟时脐腹出现隐痛，几分钟后消失。便后呕吐消失，饮食好转。8 日改服第②方，中午尚能吃饭，但自觉腹中憋胀，下午又出现呕吐。舌红苔薄黄，脉沉滑。处方：大黄 9g，甘草 3g，白芍 6g，苏叶 3g。日 1 剂，仍分 4~5 次温服。7 月 11 日三诊：服上方 2 剂，大便保持通畅，呕吐止，仍恶心，能进食。舌略红苔微黄，脉细略滑。停药，饮食调养。[北京中医药大学学报（中医临床版），2004；11（4）：52]

一一八　茯苓泽泻汤

【原文】胃反，吐而渴欲饮水者，茯苓泽泻汤主之。

【组成】茯苓半斤　泽泻四两　甘草二两　桂枝二两　白术三两　生姜四两

【煎服法】上六味，以水一斗，煮取三升，内泽泻，再煮取二升半，温服八合，日三服。

【临床应用与研究】本方常用于治疗急性胃炎、胃肠炎、胃神经官能症和其他消化道疾患。甚者，加砂仁、半夏以理气降逆止呕；呕吐清水不止。加吴茱萸以温中降逆止呕；脘腹胀满苔厚者，去白术，加苍术、厚朴以行气除满；脘闷不食者，加白蔻仁、砂仁，以化浊开胃。

林海飞[16]以茯苓泽泻汤治疗糖尿病性胃轻瘫 26 例，临床治愈 14 例（53.85%），有效 9 例（34.62%），无效 3 例（11.54%），总有效率 88.47%。展照双[17]以茯苓泽泻汤加味治疗高脂蛋白血症 49 例，显效 37 例，有效 9 例，无效 3 例，总有效率 93.9%。田学文[18]以茯苓泽泻汤治疗淤积性皮炎 193 例，治愈 78 例，好转 101 例，未愈 14 例。临床应用表明，本方对以肿胀、红斑、丘疹、糜烂伴少量渗液者效果最佳，而对伴有深静脉栓塞或较大较深溃疡者，效果不够理想。

歌曰：吐方未已渴频加，苓八生姜四两夸，二两桂甘三两术，泽须四两后煎嘉。

医案 1　糖尿病性胃轻瘫案

洪某，女，75 岁。2000 年 10 月 11 日诊。患糖尿病已 30 年，平时口服降糖药，病情较稳定。半月前因服西洋参后出现反复性恶心呕吐，呕吐物夹有痰液状，口渴欲饮，食后上腹饱胀频频。1 周前经 GI 示胃蠕动减弱、排空迟缓。诊为糖尿病性胃轻瘫。经服西沙比利后恶心稍减轻，但出现大便溏薄而停用该药，转中医诊治。诊见舌苔白腻，脉滑。胃振水音阳性。辨证为痰饮停胃，中阳不运。治宜温胃化饮、健脾利水。茯苓泽泻汤加味：茯苓 20g，泽泻 10g，甘草、桂枝各 6g，生姜 3 片，白术、制半夏各 9g。5 剂后恶心呕吐缓解，余症明显减轻，大便转成形，效不更方，续进 5 剂，诸症消失，复查 GI 正常。随访 3 月，病情未复发。糖尿病性胃轻瘫，发病机理至今未十分明确，多数学者认为主要是由于植物神经病变引起胃底肌肉张力下降，胃排空迟缓而产生一系列的临床症状。中医属呕吐范畴。因久病加之过多服用养阴之品，致中阳不运，水饮停胃，胃气不降，水气上逆故恶心呕吐，脾不转输，津液不能升腾上达，故口渴欲饮。这恰与《金匮要略》“胃反，吐而渴欲饮水者，茯苓泽泻汤主之”相合拍。方中用茯苓、泽泻、白术淡渗健脾以利水，桂枝、甘草、生姜辛甘化气以和胃降逆，加制半夏加强化湿祛饮、降逆止呕。诸药合用，使气化行而水饮去，胃气平而诸症消。[浙江中医杂志，2001；(09)：381]

医案2　淤积性皮炎案

杨某，男，51岁，工人，于1996年3月7日以双下肢起暗红色斑片，丘疹伴瘙痒1年余为主诉就诊。患者发现下肢静脉曲张5年余，双小腿下1/3处经常出现轻度水肿，朝轻暮重，劳累时更甚，休息后减轻。1年前小腿内踝以上起红色斑片和米粒大小散在性丘疹，自觉瘙痒，曾先后在本市数家医院就医，诊断为“下肢静脉曲张”、“淤积性皮炎，”予以当归片、三七片、维生素C片等内服，效果不佳。近2个月来，下肢肿胀较前加重，红斑、丘疹增多，瘙痒加剧，搔抓后有少量渗液，又在本市某医院以“湿疹”为诊断给以“炉甘石洗剂”外搽，用药后瘙痒有所减轻，皮损及肿胀均无改变。今前来门诊求治。现双下肢肿胀，有大片红色、暗红色斑片及丘疹，瘙痒较甚，下肢沉困乏力，纳差，小便如常，大便溏，舌暗红，苔黄微腻，脉濡数。皮肤科检查：双下肢静脉曲张明显，双侧胫前有大片红色及暗红色斑片，丘疹呈散在性，并可见抓痕。右踝关节上有一1.5cm×1cm之糜烂面，有少量渗液，双小腿部有凹陷性水肿。血常规检查：HB 120g/L、WBC 9.7×10^9L，GR 0.83，LY 0.16。诊断：淤积性皮炎。证属脾失健运，湿热蕴积，治以健脾利湿清热。内服中药：茯苓30g，泽泻10g，白术15g，干姜6g，桂枝6g，猪苓15g，车前子10g，当归10g，丹参20g，川牛膝10g，金银花20g，公英15g，苦参10g，蛇床子10g，焦三仙各10g，甘草6g。每日1剂，水煎服。糜烂处以三黄洗剂外搽，每日3次。服药6剂后，双下肢肿胀明显消退，局部皮损色泽变暗，糜烂处干燥结痂，瘙痒减轻，饮食有增，但仍感下肢乏力，大便溏薄，舌暗苔白，脉沉细。血常规复查：HB 120g/L，WBC 8.6×10^9/L，GR 0.73，LY 0.27。依据症舌脉变化，随停用外用药物，内服方以前方去车前子、猪苓、金银花、公英，加生黄芪15g，山药30g，生薏苡仁30g，三棱10g，莪术10g，继续服用。1周后痂皮脱落，留有色素减退斑片，丘疹部分消失，偶有瘙痒，饮食一般，大便微溏，舌暗苔白，脉沉细。病情好转，即再以上方去苦参调理。共治疗32天，局部糜烂面愈合，丘疹消退，暗红色斑片变淡，瘙痒消失，双下肢不肿，活动自如，精神佳，饮食好，二便如常，舌淡红，苔薄白，脉沉细。疗效判定为治愈。随访3个月无复发。[河南中医，1997；17(5)：268~270]

一一九　橘皮竹茹汤

【原文】 哕逆者，橘皮竹茹汤主之。

【组成】 橘皮二升　竹茹二升　大枣三十个　生姜半斤　甘草五两　人参一两

【煎服法】 上六味，以水一斗，煮取三升，温服一升，日三服。

【临床应用与研究】 本方常用于治疗慢性消化道疾病、妊娠恶阻、幽门不全梗阻及胃炎之呕吐以及神经性呕吐、腹部手术后呃逆不止等属于胃虚夹热之证者。呃逆不止者，加枳实、柿蒂等；胃热较重者，加黄连、山栀子；兼痰热者，加竹沥、天竺黄、鱼腥草；兼瘀血者，加桃仁；因呕吐胃阴不足，口渴，舌红苔少，脉细数者，加麦冬、石斛、芦根、沙参以滋养胃阴，降逆止咳。

白海燕[19]报道以橘皮竹茹汤治疗反流性食道炎34例，治愈19例，好转11例，无效4例，总有效率88.2%，明显高于西药组65.7%。胡艳丽[20]以橘皮竹茹汤加减治疗糖尿病胃轻瘫42例，治疗组42例，显效21例，有效18例，无效3例，总有效率92.86%；吗叮啉对照组40例，显效15例，有效14例，无效11例，总有效率72.50%。2组总有效率比较有显著性差异（$P<0.05$）。温应水[21]报道治疗慢性肾功衰能衰竭呕吐31例，治愈12例，好转17例，未愈2例，总有效率93.5%。

歌曰：哕逆因虚热气乘，一参五草八姜胜，枣枝三十二升橘，生竹青皮刮二升。

医案1　顽固性呃逆案

郭某，男，37岁。间歇性呃逆1年，近月余症状加重而就诊。患者体质壮实，略显肥胖，呃呃连声，声高音宏，口干欲饮，便结尿黄，舌红脉弦。呃前曾有情志刺激病史。脉证合参，此系七情郁结，蕴久化火，火逆冲上，扰动膈肌而成。治宜清热和胃，理气止呃。方用陈皮20g，竹茹15g，党参12g，生甘草10g，生姜10g，大黄10g，生白术12g，夏枯草12g，大枣7枚。1剂呃逆大减，3剂症状消失，1年后复发1次，但症状不如前甚，仍以上方治之而愈。[河南中医，1995；15（1）：45]

医案2　反流性食道炎案

聂某，女，35岁，1993年4月5日就诊。患者胃脘部胀痛不适1年，近3个月加重，曾在大庆市第四医院查胃镜诊断为反流性食道炎，胃痛发作时遵医嘱服用胃复安和甲氰咪胍，疼痛减轻，未坚持用药。此次胃痛发作，经人介绍来中医院就诊。患者自诉心口部烧灼感，口苦咽干，进食后胸骨后疼痛加剧，小便黄，大便干燥，诊见患者面色萎黄，形体消瘦，舌质红，苔黄略腻，脉滑。其由为胃失和降，胃肠郁热逆而上冲。治宜清解胃热，降逆和胃。投橘皮竹茹汤3剂，初服则胃痛止，再服则诸症悉除。拟在原方基础上加白术、山药各15g，取其补气健脾之功，再投3剂，诸症皆除，随访2年未复发。[四川中医，1997；15（1）：29~30]

一二零　桂枝汤

【原文】下利腹胀满，身体疼痛者，先温其里，乃攻其表。温里宜四逆汤，攻表宜桂枝汤。

妇人得平脉，阴脉小弱，其人渴，不能食，无寒热，名妊娠，桂枝汤主之。

产后风，续之数十日不解，头微痛，恶寒，时时有热，心下闷，干呕汗出。虽久，阳旦证续在耳，可与阳旦汤，即桂枝汤。

【组成】桂枝三两（去皮）　芍药三两　甘草二两（炙）　生姜三两　大枣十二枚

【煎服法】上五味，㕮咀，以水七升，微火煮取三升，去滓，适寒温服一升。服已须臾，啜稀粥一升，以助药力，温覆令一时许，遍身漐漐微似有汗者益佳，不可令如水淋漓。若一服汗出病差，停后服。

【药理研究】药理研究表明桂枝汤，对汗腺分泌具有双向调节作用，应用桂枝汤能分别增强和抑制汗腺分泌。对体温有双向调节作用，对肠蠕动有双向调节作用，对血压和心率有双向调节作用，对免疫功能有双向调节作用。

【临床应用与研究】桂枝汤应用极广，无论风寒、温热和各种杂病，凡病机具有卫阳受伤，营气虚寒，或在里之阴阳不和，在外之营卫失调等，均可化裁运用之。

付远忠[22]报道桂枝汤治疗外感发热风寒证100例的临床观察，桂枝汤组100例中，临床痊愈71例（71%），显效17例（17%），有效10例（10%），无效2例（2%）。正柴胡饮冲剂组50例中，痊愈34例（68%），显效8例（16%），有效4例（8%），无效4例（8%）。两组经统计学处理（$P>0.05$），两组在症状疗效上无显著差异。李琴[23]报道以桂枝汤加减治疗类风湿性关节炎42例，疗效依据1988年第一届全国中西医结合风湿类疾病学术会议制定的标准判断及Larsen关节计分法判定，显效9例，有效29例，无效4例，总有效率90.48%。周留敏[24]以桂枝汤治疗寒冷性荨麻疹80例，痊愈56例，占70%；好转22例，占27.5%；无效2例，占2.5%；有效率97.5%。最少用药3剂，最多用药3个疗程。

医案1　反复感冒案

叶某，女，56岁，2003年4月12日初诊。患者近半年来，反复感冒，自服感冒清、强力银翘片等药未见好转。时属春季仍着棉衣棉裤，稍活动则汗出，汗出则复又感冒。其人平素体弱，恶风怕冷，手足不温，鼻鸣干呕，纳差便溏，困倦乏力，口淡无味，舌淡苔薄，脉细弱。证属正气虚弱，风邪束表，营卫不调。治当益气固表，调和营卫。方投桂枝汤合玉屏风散加减。处方：桂枝15g，白芍15g，黄芪15g，白术10g，防风10g，桑叶10g，菊花10g，桑皮30g，生姜3片，大枣3枚，炙甘草10g，山药10g，焦三仙各15g，水煎服，连服5剂。5天后复诊，汗出恶风、纳差疲乏均已好转，效不更方，继服10剂而愈。随访半年未再感冒。患者主要临床表现为平素体弱，容易出汗，不耐风寒，而致反复感受外邪。正气虚弱，营卫不和，腠理不固，卫气外浮则手足不温，恶风怕冷；营气虚，营阴不能内守则津液外泄，故常汗出；肺胃不和，则鼻鸣干呕；久则真气内耗，正不御邪，所以反复感冒。故方用善解太阳之邪的桂枝汤，以解肌祛风，调和营卫。“桂枝汤，外证得之，解肌和营卫；内证得之，化气和阴阳。”合玉屏风散，取其益气固表，止汗泄，御风邪之功。《医方类聚》记载：“玉屏风散治腠理不密，易于感冒。”佐以桑叶、菊花、桑皮、山药、焦三仙疏风解表，清肺和胃。全方共奏益卫气、祛风邪、和营卫、固肌表之效，使病告愈。[甘肃中医学院学报，2005；22（1）：31～32]

医案2　产后外感案

刘某，女，28岁，工人。1990年11月初诊。患者10日前剖腹生产一子。因出血较多，一直感心悸乏力，汗多，时时冲热。昨晚起床为孩子喂奶，不觉之中打了几个寒战，今晨即感恶风寒，发热（T38℃），头昏痛，鼻塞，流清涕，汗多。自服解热止痛散1包，出汗更多而诸症不解。产妇家属前来请求出诊。诊其病人面色淡黄，舌淡红，苔薄白，脉浮细稍数。此证属产后外感表虚兼气血不足。治以解肌和营，滋养阴血。用阳旦汤加熟地、当归。处方：桂枝、白芍、熟地、当归各10g，生姜6g，大枣3枚（擘），甘草3g。二诊：服药2剂后，病情好转，恶风寒、发热等感冒症状全消，唯剩心悸乏力、汗多症状未除。继用阳旦汤加西洋参5g（另炖），1帖而痊愈。[四川中医，1996；（10）：43]

医案3　产后关节痛案

王某，女，25岁，2002年11月初诊。患者产后50天，因起居不慎而受风，现周身关节疼痛酸楚，上肢尤甚，遇冷加重，得温稍减，并伴见面色萎黄，形寒肢冷，自汗气短，神疲乏力，纳差便溏，舌淡无苔，脉沉细弱。诊为产后关节痛。证属气血两亏，营卫不和，风寒袭表。治以益气养血，调和营卫，祛风通络。方用桂枝汤加味。处方：桂枝15g，白芍15g，炙甘草10g，党参15g，鸡血藤30g，当归10g，熟地黄10g，羌活10g，秦艽10g，片姜黄10g，川芎10g，益母草10g，生姜3片，大枣10枚。连服4剂，1日1剂，早晚分服，药后嘱服热粥一碗，以资汗源，助药力。服药后关节痛减，汗出神疲好转，但仍便溏，四肢怕冷。上方去熟地黄，加附子6g，细辛6g，改生姜为炮姜，并加重白芍量为20g，加强温经散寒之力。继服10剂，自觉症状好转，形寒肢冷、关节痛已解除。为巩固疗效，又服八珍益母丸5剂而告痊愈。随访至今，未见复发。产后气血虚弱，百脉空虚，百节空虚，风寒之邪乘虚而入，以致脉络阻滞，气血不畅，营卫不和，不能荣养筋脉，故不荣则痛。治当顾及正气，留得一分正气，便有一分生机。用桂枝汤解肌调和营卫为主；配党参益气以助血行；更加四物汤、益母草、鸡血藤以补血活血，取其“治风先治血，血行风自灭”之理；姜黄、羌活、秦艽疏筋通络；附子、炮姜、细辛温经散寒，遵“勿拘于产后补虚，勿忘于产后多瘀”之训。诸药合用，使气血得复，营卫得和，筋脉得荣，风寒得散，则病愈而症消。[甘肃中医学院学报，2005；22（1）：31~32]

医案4　风寒瘾疹案（荨麻疹）

荨麻疹属于中医“瘾疹”之范畴，俗称风疹块。其病机为营卫不调、卫表不固、腠理不密，风寒客于肌肤而致。方选桂枝汤加麻黄。遵《伤寒论》“以其不得汗出，身必痒，宜桂枝麻黄各半汤”之训导，更配生黄芪、防风。生黄芪补气走表，无汗能发，有汗能止，为补剂中之风药；防风遍行于周身，祛风于肌腠之间，为风中之润剂。一补一散，固表而不留寇，散风而又扶正；佐以白蒺藜、地肤子、白鲜皮、连翘祛风止痒。诸药合用，则营卫调和，风去痒止。杨某，女，38岁，于2003年2月初诊。患者近3年来反复发作荨麻疹，经常服用“敏迪”、“强的松”等西药抗过敏。皮疹服药即消，停药复起，遂转诊中医。近日因天气转冷，又感风寒，症见周身散在风疹团块，愈抓愈甚，融合成片，瘙痒难忍，并伴见恶风少汗，腹痛便溏，纳差乏力，舌淡苔薄，脉细缓。诊为风寒瘾疹。证属营卫不和，风寒束表。治宜调和营卫，益气固表，疏风散寒。投桂枝汤加味。处方：桂枝15g，白芍15g，炙甘草10g，炒苍白术各10g，生姜3片，大枣3枚，麻黄6g，生黄芪15g，防风10g，荆芥10g，地肤子10g，白蒺藜10g，连翘15g，白鲜皮10g，水煎服。连服5剂后微微汗出，恶风便溏好转，瘙痒减轻，皮疹渐退。为巩固疗效，继服10剂，诸症得愈，未再复发。[甘肃中医学院学报，2005；22（1）：31~32]

医案5　产后自汗案

产后自汗属中医妇科产后病范畴。是生产时失血，气血耗伤，营弱卫强，营卫失合。故用桂枝汤加味治之。方中用桂枝、芍药调合营卫为主药；熟地、当归、鸡血藤、麦冬、大枣合白芍养阴滋血敛阴以治汗出，白术、生姜醒脾健脾和胃助后天生化之源共为辅药；生姜同时制约白芍、熟地、当归、麦冬阴柔滞脾之敝为佐；甘草调合诸药共起调合营卫，养血补血之功。刘某，女，26岁，于2002年10月15日就诊。1周前因足月妊娠在某医院住院分娩，3天后出院回家。至分娩后一直汗多每日需换内衣1~2次。曾连续服中药效果不佳，而来我院就诊。证见：多汗，动则尤甚，面色苍白，爪甲无华，舌质淡，脉浮缓。前医用方皆生化汤、四物汤加减。查血常规，血白细胞 7.6×10^9/L，红细胞 3.25×10^{12}/L，血色素 10.8g。此为产后血虚，营卫失调。治以调合营卫，养血补血。处方：桂枝 15g，白芍 20g，大枣 15g，熟地 20g，当归 15g，鸡血藤 20g，麦冬 20g，白术 12g，生姜 10g，炙甘草 5g。2 剂。每日 1 剂，水煎 300ml，分 3 次温服。10 月 17 日再次就诊，诉服前方后出汗已基本停止，仅进餐时偶有汗出，余症同前。于前方加黄芪 25g，阿胶 15g（烊化分次兑服）2 剂善后。1 周后电话随访，已痊愈停药。[职业卫生与病伤，2005；20（1）：73～74]

医案 6　小儿厌食、纳差、盗汗案

厌食证是儿科常见症，发病的主要原因是饮食喂养不当，脾胃失和，日久脾胃气虚，后天生化乏源，气阴两虚，阴虚则盗汗，卫气为阳，卫阳不足故冷汗出。小儿稚阴稚阳不耐助阳温补，故选桂枝汤加味治疗。方中桂枝通阳和卫，温以行血以和营为主药。白芍、当归、麦冬、生地黄滋阴和营，砂仁、白蔻、白术、生姜、大枣，和中健脾开胃，黄芪益气共为辅药，甘草调合诸药。共起调合营卫，健脾益气之功。杨某，男，4 岁，于 2003 年 4 月 8 日初诊。患儿厌食，纳差 3 月，熟睡中出汗且以冷汗为主 1 月，舌淡红，苔薄白，脉浮。查血常规：血色素 11g，白细胞 4.6×10^9/L，红细胞 3.45×10^{12}/L，胸片正常。查前多用当归六黄汤、麦门冬汤加减屡治不效。此为脾胃气虚，营卫失和。治以调营和卫，健脾益气。处方：桂枝 6g，白芍 6g，大枣 6g，砂仁（后下）4g，白蔻（后下）4g，当归 6g，麦冬 6g，生地黄 6g，白术 5g，黄芪 8g，生姜 5g，甘草 3g。2 剂。每日 1 剂，水煎 150ml 分 3 次服。4 月 10 日复诊，盗汗明显减轻，且不再出冷汗，余症同前。仍以前方续服 3 剂。4 月 13 日再诊，盗汗已止，食欲增加不明显，于前方减麦冬、生地黄、当归，加枳实 4g，麦芽 8g，健曲 8g，3 剂。4 月 16 日复诊食欲大增。嘱上方续服 3 剂巩固疗效。[职业卫生与病伤，2005；20（1）：73～74]

医案 7　寒湿痹痛案

张某，男，52 岁，于 2003 年 11 月 2 日初诊。右大腿疼痛 1 月余，经服中西药反复治疗无效果，且逐渐加重，恶寒，得衣被不减，舌淡绖红，苔薄微腻，脉缓。血常规：血色素 13g，白细胞 8.6×10^9/L，中性 0.65，血沉 8mm/h，腰椎片示未见异常。观已用中药荆防败毒散、羌活胜湿汤、阳和汤之类加减，西药消炎痛、氯唑沙宗、保太松等服则有效，停则痛起。此为风寒外袭，营卫失调。治以解肌和营，散寒除湿。处方：桂枝 12g，白芍 20g，独活 18g，防风 15g，细辛 9g，淮牛膝 20g，白芷 15g，川芎 12g，苍术 15g，生姜 15g，甘草 3g，3 剂。每日 1 剂，煎 300ml，分 3 次服。11 月 6 日复诊，疼痛稍减，恶寒已止，舌苔转薄白，加桑寄生 15g，当归 15g，续服 3 剂。11 月 10 日再诊，疼痛基本消失，嘱再服上方 3 剂巩固疗效。寒湿痹痛是中医内科常见病，风寒外袭，正邪相争，营卫失和，寒湿停聚，故大腿疼痛，当以解表和营，散寒除湿。前医只顾散寒除湿止痛，忽略解肌和营。方用桂枝汤加减。方中桂枝通阳发汗以和卫，温经行血以和营，白芍养血敛阴，缓急止痛为主药；独活、防风、细辛、白芷、川芎、生姜散寒除湿止痛为辅药；白芍、淮牛膝阴柔之品防桂枝、独活、防风、细辛、白芷、川芎、苍术、生姜辛燥太过为佐药；甘草调合诸药。共起解肌和营，散寒除湿止痛之功。[职业卫生与病伤，2005；20（1）：73～74]

一二一 小承气汤

【原文】下利谵语者，有燥屎也，小承气汤主之。

【组成】大黄四两 厚朴二两（炙） 枳实大者三枚（炙）

【煎服法】上三味，以水四升，煮取一升二合，去滓，分温二服。得利则止，

【药理研究】小剂量的大承气汤对兔离体十二指肠有兴奋作用，大剂量则为抑制作用。其兴奋作用与配方中含有芒硝和厚朴有关。

【临床应用与研究】凡阳明热盛，津伤气滞，燥屎邪结，腹部胀满，里虽实而燥坚不甚之腑证，皆可用小承气汤。临床上，本方多用于痢疾、痘疹，时疫胃热等，症见腹满，大便硬或协热下利，或有潮热，微烦或烦躁，舌红苔老黄者。在本方基础上，加减变通可用于流行性乙型脑炎、手术后肠梗阻、肠功能紊乱等。

临床报道小承气汤治疗术后胃肠功能紊乱146例，显效率35%，有效率40%，总有效率86.3%[25]。黄燕报道小承气汤治疗妇产科手术后腹胀60例患者，显效30例，有效24例，无效6例，总有效率90%[26]。

医案1 口臭烦渴案

莫某，男，32岁，2000年6月20日诊。20天前因高热腹泻"治愈"后，出现口气重浊哕臭，嗳气频作，烦渴引饮，食少腹胀，小便短赤。某医以竹叶石膏汤施治罔效。刻诊：上症仍在，兼见腹微痛，大便数日未行，舌质红，苔黄厚燥，脉弦数。证属胃肠积热，腑气不通，浊气上逆所致。治以通腑泻热，和胃降浊。方用小承气汤加味：大黄、竹茹、厚朴各10g，枳实12g，芦根、石膏、赭石各30g。1剂未尽，解下燥屎数枚，口渴口臭大减，嗳气消失。后随证加减2剂而愈，随访至今未复发。胃肠为阳明之腑，阳明为多气多血之经，病邪侵入阳明或余邪居留，易于化热化燥，若燥热之邪与肠中糟粕相搏结，则影响腑气的通降。本例患者则属未尽之邪居留所致。前医未敢在腹泻后大胆使用苦寒泻下剂而罔效，是方药未中病机所致。此即所谓"谨守病机"，良效易获。［四川中医，2001；19（1）：79］

医案2 暴哑案

男性，14岁，因暴哑1周于2000年6月5日初诊。1周前晨起突发言语失聪，但听力正常。经五官科及CT检查均未见异常，西医常规治疗也效果不显。诊见患者痛苦面容，面色苍白，神情烦躁，纳可，小便少且黄，大便1周未解，腹部胀拒按。舌红苔黄，脉数有力。脉症合参，证属火热内炽，上蒙清窍。当以清热泻火，豁痰开窍为治。药用玄明粉、炒大黄、厚朴、炒白术各15g，甘草、石菖蒲、茯苓各10g，枳壳20g。1剂尽后，二便通畅，言语恢复，烦躁减轻，仍诉腹胀。原方减玄明粉加炒牵牛子15g。2剂尽而诸症消失。患者初夏发病，邪热渐盛，又因平素嗜食辛辣之品，致邪火内盛，上蒙清窍，浊气蒙蔽，喉窍阻塞，遂言语不利。其治唯有釜底抽薪，直泻邪火方可使浊气下降，清气得以上升。方以小承气汤通便泻火，加玄明粉泻热软坚；白术、茯苓健脾胃以正中洲；石菖蒲开窍祛痰解郁。由于药中病机，故使喉窍霍然而开。二诊时仍感腹胀，加牵牛子通二便消腹胀，再用2剂而愈。［湖北中医杂志，2002；24（8）：41］

医案3　小儿惊风案

患儿，1岁，于就诊前两天发病，初起仅见低热，乳食稍减，渐至二便不通，哭闹不安，次日清晨骤起高热，继见神志昏迷，两目上窜手中抽动，时作时止。舌苔黄燥而厚，此系食积生热，病势危，急宜通腑泻热，凉血熄风，用小承气汤加甘草。处方：大黄10g，厚朴5g，枳实5g，甘草3g，仍遵前法一次顿服，服药后1h左右大便解，而小便通，继而高热渐退，诸证悉减，后服和中清热，镇惊安神之品两剂而愈。［职业卫生与病伤，1998；13（4）：251］

医案4　小儿阳明腑实证哮喘案

车某某，男，5岁，儿科住院病人，初诊1999年11月7日哮喘反复发作1年余。现症见喘息气粗，咳动加剧，面赤唇干紫，少津，喉中有痰鸣声，时吐稠黄痰，易怒，小便短赤，大便经常燥结，难解，有时2~3日解1次大便。舌红少苔，脉滑数。理化检查：红细胞 $3.65\times10^{12}/L$，血红蛋白100g/L，白细胞 $10.8\times10^{9}/L$，中性73%，淋巴细胞22%，单核细胞3%，嗜酸细胞2%。听诊：两肺有明显的喘鸣音。胸部透视：X线见两肺肺纹理增多。西医诊断：小儿支气管哮喘。中医辨证施治：此病辨证属于痰热迫肺，腑气不通之哮喘。治宜：降逆通下，宣肺化痰，止咳平喘。方用小承气汤加味：大黄5g，厚朴5g，枳实5g（冲），炙麻黄5g，杏仁5g（冲），黄芩5g，苏子5g（冲），地龙5g，沙参10g，炙甘草5g。2剂，1日1剂，水煎，多次适量频服之。3日复诊，经服药后大便泻下3次，咳喘渐平，余症减。方中减其大黄量为3g，再守方服3剂，后访大便调匀，1日1剂，咳喘已止。嘱其母亲用麦门冬汤加味调理数剂，每天保持患儿大便通畅，避寒邪，忌辛香辣燥之品，加强锻炼身体。［云南中医中药杂志，2000；21（6）：20］

一二二　桃花汤

【原文】下利便脓血者，桃花汤主之。

【组成】赤石脂一斤（一半剉，一半筛末）　干姜一两　粳米一升

【煎服法】上三味，以水七升，煮米令熟，去滓，温七合，内赤石脂末方寸匕，日三服。若一服愈，余勿服。

【药理研究】桃花汤中赤石脂的主要成分为硅酸盐，能吸附细菌毒素及食物中异常发酵产物等消化道有毒物质，并有抑菌、抗感染、保护消化道黏膜、止肠胃出血的作用。干姜温肾助阳，对垂体-肾上腺皮质系统具有兴奋作用，能对抗副交感神经兴奋作用，抑制肠管运动，收缩局部末梢血管，减慢机体耗氧速度。粳米具有提高机体免疫力的作用。三药合用具有消炎，解毒，提高机体免疫力，健胃止痛，止泻，止血，保护消化道黏膜的作用。

【临床应用与研究】临床上采用桃花汤加减治疗各型顽固性腹泻及消化道出血等疾病。如消化系统溃疡性结肠炎、肠癌术后顽固性腹泻、尿毒症性顽固性腹泻、滑泻、痢疾、消化道出血性疾病；妇科带下，崩漏。还可用于直肠脱垂，慢性肾炎蛋白尿等疾病。

汤瑕玲[27]报道桃花汤加味治疗慢性溃疡性结肠炎32例，治愈17例，显效9例，有效5例，无效1例，有效率96.8%。

医案1　慢性溃疡性结肠炎案

张某，男，40岁，干部，1993年10月8日初诊。患者反复腹泻1年余，日行4~5次，大便稀薄夹有血性黏液，伴有腹痛、肠鸣、里急后重。久服西药乏效，特前来求诊。大便常规示：黏液（+++），白细胞（++），红细胞（+++），未见阿米巴滋养体和包囊培养阳性。纤维结肠镜检查：结肠充血、水肿，有数个大小不同的溃疡，上面覆盖着带血的渗出物。形体消瘦，面色萎黄，畏寒肢冷，神疲乏力，下利脓血及黏液，日行7~8次，五更必泻，伴有肠鸣腹痛，舌质淡红，苔薄黄腻，脉沉细，诊为慢性溃疡性结肠炎。此湿热秽毒蕴结大肠，伤及血络，致正气损伤，脾肾阳虚。治当标本兼顾，予以扶正固本以健脾肾，化湿清肠以解秽毒，行气活血以推陈致新。拟桃花汤加味：赤石脂、生薏苡仁、冬瓜仁、山药、焦山楂各30g，党参、苍术、白术、茯苓、炒白芍、广木香、补骨脂各15g，炒黄连、炒吴萸、干姜各10g。每日1剂，煎服3次。7剂后脓血便减少，腹痛减轻，原方继服14剂。后宗前方，随症化裁，2个疗程后大便成形，检查正常，随访1年未复发。[安徽中医学院学报，1997；16（4）：16~17]

医案2　重型菌痢案

李某，女，52岁，1999年5月2日就诊。患者于10日前因天气炎热贪食冷饮致腹痛腹泻，排脓血大便，1日10余次，伴里急后重。在当地镇卫生院诊治，经诊断为“急性重型细菌性痢疾”。静脉输液滴注“庆大霉素”等西药未效，且诸症渐增。故要求服中药，转余诊治。症见：腹痛腹泻，痢下红色黏液便，赤多白少，昼夜近20次，肛门有坠迫感。伴身热口干，头晕乏力，不思饮食，小便少，形体消瘦，精神萎靡，面色无华，口唇干燥。舌红苔薄白而干，四肢微温，脉虚数。体检：体温39℃，中等度脱水，心肺正常，下腹部明显压痛，肠鸣音亢进。血象：白细胞$7.2 \times 10^9/L$，中性0.58，淋巴0.04，嗜酸0.02。大便：外观红色，质稀，黏液（+）。镜检：红细胞（++++），白细胞（+++）。察其脉证，究其病因，此乃寒邪直犯少阴，当属少阴下痢。由于阴寒较盛，逼迫虚阳浮越于外，故身热；口渴、肛门坠痛，虚坐努责，乃泻下无度，津伤气虚之故。于是遵仲景“少阴病，下利，便脓血者，桃花汤主之”，投桃花汤加味，温涩固下。方药：赤石脂20g，干姜6g，五味子12g，罂粟壳、肉豆蔻各10g，粳米30g（包），1剂，日3服。另用红参30g，煎汁频服。是日晚随访查视：服上方二煎，大便次数亦大减。口渴及精神较昨夜大有好转。嘱以原方再煎服1次。翌日诊视：患者精神恢复。询知昨夜大便3~4次，质软，肛门坠迫已愈大半。口微渴，身热退（体温37.6℃），舌红，苔薄白，脉细。药已对症，效不更方，继用上方去罂粟壳，加山药15g，再进1剂，日3服。5月6日诊察：患者热退（体温37.1℃），神爽，今晨食米粥1两，大便已成形，腹痛及肛门坠痛感告失，惟觉疲乏。复查大便：色黄质软，红细胞（+），白细胞（+），改投理中汤加减，以巩固疗效，服药4剂治愈，后随访未复发。[湖北中医杂志，1999；21（增刊）：76]

医案3　滑泄案

滑泄多因泄久脾衰，症见泄泻不禁，日夜无度，饮食减少，腹痛肠鸣等，治宜固涩止脱敛肠之剂。桃花汤之主药为赤石脂，李时珍谓此药“补心血，生肌肉，厚肠胃，除水湿及脱肛，治冷痢腹痛下白冻如鱼脑”等。延某，男，19岁，现役军人，1995年8月20日初诊。泄泻1年，日3~4次，溏薄，腹痛肠鸣，喜热喜按，面色萎黄消瘦，全身乏力，倦怠。X线钡餐检查，未发现异常。久治不愈，来我院求治。舌淡嫩，脉沉弱，用健脾胃升清阳，温中止泻之法。此属下焦滑脱之证，宜桃花汤加温中固涩之剂主治。处方：赤石脂25g（布包），炮姜10g，诃子肉20g，粟壳10g，木香7.5g，黄连10g，白术20g，茯苓20g，水煎服。8月28日复诊：服上方3剂，腹痛消，精力稍复，大便日3次，但量见少转干，脉渐起佳兆也。处方：赤石脂25g（布包），炮姜15g，诃子肉20g，粟壳15g，黄连10g，茯苓、白术、白芍各20g，乌梅15g，木香7.5g，甘草10g。9月10日复诊：连服上方10剂，大便转正常，痊愈。[吉林中医药，2001；3：38]

医案4　直肠脱垂案

直肠脱垂多见于幼儿、老年人及生育过多的妇女。发病多与气虚有关。吴某，女，50岁，1991年8月10日因肛门有肿物脱出且反复发作8天初诊。诉1991年8月2日因反复阵咳后发觉肛门有肿物脱出，咳嗽停止后仍不能自行还纳，需用手托回，排便时亦有脱出。曾到某省医院就诊，诊断为“直肠脱垂”。拟手术治疗，患者要求中药治疗。诊见咳嗽时作，咳时肛门有肿物脱出，面色苍白，体弱肢冷，疲乏无力，气短懒言，头晕心悸，食欲不振，大便溏稀，夜尿频频，腰酸气喘，舌淡脉弱。证属肺脾肾虚，气虚下陷。治以温补脾肾，益肺固脱。方用桃花汤化裁：赤石脂30g（分2份，取15g与下列中药用水煎，另15g打碎过筛，1次冲服）黄芪、五味子、桔梗、补骨脂各15g，干姜6g，白术10g，诃子、甘草各8g，每日1剂，水煎服。5剂后咳嗽消失，排便通畅，无肿物脱出，但仍觉头晕乏力，嘱服补中益气丸调理月余，随访1年，未见再发。[广西中医药，1995；18（6）：31～32]

医案5　慢性肾炎蛋白尿案

金某，女，19岁，1993年10月10日因出现双下肢轻度水肿伴腰膝酸软2月余来诊。自诉1993年7月初因患“心肌炎”在某卫生所用庆大霉素治疗1月余后病愈出院。出院1周发觉双下肢水肿等症，而到本所诊治。查血压11.3/9.3kPa。白细胞4.9×10^9/L，中性0.69，淋巴0.31。血沉（魏氏法）30mm/h。尿常规检查发现蛋白（+++），白细胞管型（+）。西医诊断为慢性肾小球肾炎。用强的松等治疗2个月，症状有减，但尿蛋白仍为（+++）。诊见面色苍白，形寒肢冷，大便溏薄，舌淡胖，边有齿印，苔白腻，脉沉细。证属脾肾阳虚之水肿。治以温肾健脾利水，固涩阴精。用桃花汤化裁：赤石脂30g（分2份，取15g与下列中药用水煎，另15g打碎过筛，1次冲服），干姜6g，五味子20g，白术10g，补骨脂15g，黄芪15g，甘草8g，每日1剂，水煎服。守方20余剂后水肿腰酸肢冷诸症消失，小便常规尿蛋白（+），未发现管型。又服上方24剂后尿蛋白（-），随访6个月未见复发。[广西中医药，1995；18（6）：31～32]

医案6　带下病

刘某，女，40岁，1991年3月15日因白带明显增多5月余初诊。诉平时体质较差，1990年10月10日曾在某市医院做人流术，术后常见腰酸肢楚，头晕尿频，四肢不温，困倦乏力，白带增多，色白水样无臭，小腹偶有坠胀，大便溏薄，曾在某市医院用妇乐冲剂，维生素B_1等药物治疗月余不效。又投中药完带汤加减治疗，服药12剂，白带稍减少，但停药后又白带增多如初。诊见舌淡，苔白，脉缓弱。血常规及白带常规，尿常规检查均未见异常。证属脾肾阳虚，带脉失约之带下病。治以温补脾肾，固涩止带之法。用桃花汤化裁治疗：赤石脂30g（分2份，取15g与下列中药用水煎，另15g打碎过筛，1次冲服），干姜 8g，菟丝子 15g，补骨脂 20g，黄芪 30g，白术 10g。3 剂，每日 1 剂，水煎服。脂药后白带量明显减少，余症减轻。上方又服 3 剂后病愈。随访半年未见复发。［广西中医药，1995；18（6）：31～32］

一二三　白头翁汤

【原文】热利下重者，白头翁汤主之。

【组成】白头翁二两　黄连　黄柏　秦皮各三两

【煎服法】上四味，以水七升，煮取二升，去滓，温服一升；不愈，更服。

【药理研究】韩捷[28]发现白头翁汤能显著降低血清 IgA、IgG 及 IL－6 含量，同时使血清中及结肠组织中 MDA 含量显著降低，而 SOD 含量明显增高，提示白头翁汤具有显著的抗炎及修复溃疡的作用。

【临床应用与研究】用于内科菌痢，结肠炎，放射性直肠炎，阿米巴，胃炎，伤寒并肠出血，肾盂肾炎；外科乳痈，瘰疬；妇科霉菌性阴道炎，外科黄水疮等疾病。

周一平[29]以加味白头翁汤治疗细菌性痢疾 52 例，经过 1 周治疗，治愈 46 例，好转 6 例，无无效者。杨月明[30]以白头翁汤加味治疗噤口痢 38 例，临床痊愈 23 例，好转 12 例，无效 3 例，总有效率 92.19%。其中服药在 10 剂以内者 13 例，服药在 15 剂以内者 19 例。杨玉芬等[31]以白头翁汤加味治疗溃疡性结肠炎 67 例，近期愈合 48 例（71.6%），有效 17 例（25.4%），无效 2 例（3.0%），有效率为 97.0%，对近期愈合的 48 例患者，随访 1 年，复发 11 例。梁红[32]以白头翁汤加减灌肠治疗溃疡性直肠炎 101 例，辅以饮食、心理调理。结果治愈 63 例，显效 22 例，有效 10 例，无效 6 例，总有效率 94.06%。

医案 1　细菌性痢疾案

患者女，28 岁。自诉：腹痛、腹泻、发热、大便带脓血，四肢无力 3 天。检查：体温 38.2℃。粪便镜检：脓细胞及白细胞（＋）。诊断为肠炎。给磺胺、苏打片等口服，经三天治疗仍不见效，且逐渐加重。现症见头痛头晕发热更甚，恶心不食，腹痛，大便脓血，1 日数次，里急后重，体温 38.9℃，舌苔薄白。处方：白头翁 6g，黄连 3g，黄柏 3g，秦皮 3g，甘草 3g，阿胶 6g。水煎服。服药两剂诸症已愈，惟感身体虚弱，投入参归脾汤 1 剂以善其后。［现代医药卫生，2002；18（9）：800］

医案 2　急性结膜炎案

陈某，女，21 岁。一周来目睛赤痛，眼睑肿胀，眵泪多，视物模糊。西医诊为急性结膜炎。现球结膜极度充血，大便不畅，小便短赤，舌红苔黄，脉弦数。诊为肝肺之火俱盛，予白头翁汤：白头翁 30g，黄连 10g，黄柏 10g，秦皮 10g，水煎服，日 1 剂。服 3 剂而目赤肿痛消除。白头翁汤由白头翁、黄连、黄柏、秦皮四味药物组成。白头翁入胃与大肠血分，能泻热凉血；黄连泻心火，凉血热，疗目痛；黄柏泻相火，清湿热；秦皮味苦，调理肝肾，能治目赤肿痛。四味合用，具有熄风清热、凉血解毒之功。本方一般常用于治疗厥阴风火下迫于肠而引起的脓血痢，今将之用于治疗眼目红肿，乃鉴于病者有肝经实热故。以结膜红肿虽属肺火炽盛，而肺火之盛常因相火偏旺所致。本方既能治肝热下迫之脓血痢，可用于治疗因肝火上炎所引起的肺火炽盛之眼科疾患。［中国民间疗法，2001；9（6）：52］

医案3　崩漏案

贾某某，31岁。教师。初诊日期：1996年10月12日。患者素来精神抑郁，近1年来月经先后无定期，或经来量多如崩，夹有血块，或经行淋漓不尽。诊时经行10天，经量时多时少，经色黯红，夹有血块，心烦易怒，口干欲饮，纳差，大便偏干。舌质红、苔黄，脉弦数。辨证属肝郁血热，冲任不固，治拟清热凉血，养血柔肝。方用白头翁汤加味：白头翁、秦皮、黄柏、白芍、阿胶珠各9g，大蓟、小蓟、血余炭各12g，黄连3g。服药3剂后经净，7剂后诸症好转，再服7剂诸症消失。此后拟加味逍遥丸以善其后。随访半年，月经一直正常。[浙江中医杂志，2000；(01)：33]

医案4　急性盆腔炎案

患者廖某，女，25岁，2000年5月27日就诊。10天前因人工流产后，出现发热、腰痛、小腹疼痛而拒按。B超提示：盆腔炎变并积液。经西药抗感染及金刚藤糖浆等治疗效果不显，遂来我处就诊。症见急性病容，痛苦表情，小腹丰满疼痛，按之痛甚，体温38.2℃，脉滑数，舌暗红，苔黄腻。证属热邪蕴积下焦。治以清热解毒散结。方用白头翁汤加味：白头翁、赤芍、蒲公英各30g，黄连12g，黄柏、秦皮、白芷各20g，枳实15g，苡仁50g。每日1剂，水煎服。上方服4剂后，患者腹痛减轻，体温恢复正常，痛苦表情消失。药已中病，上方连服12剂后，病人腹痛全消，按之腹部柔软无压痛，B超提示：盆腔积液已完全吸收，炎症基本消散。继服四君子汤、三妙散加味善其后。[四川中医，2001；19（4）：78～79]

医案5　睾丸炎案

杨某，男，56岁，2000年7月23日就诊。患者于3个月前不明原因出现右侧睾丸红肿疼痛，伴恶寒发热，到某医院诊断为急性睾丸炎，给予输液、抗感染治疗半月余，仅恶寒发热缓解，余症仍存，又口服抗菌素和中药治疗2月余，睾丸仍肿胀未消，遂到我处就诊。症见病员痛苦表情，行动不便；查：右侧睾丸肿胀如鸡蛋大小，皮色暗红，触之有痛感，舌暗红苔黄厚，脉弦滑。证属湿热下注，瘀血阻滞所致。治以清热解毒，除湿祛瘀。方用白头翁汤加味：白头翁、赤芍、荔核、败酱草各30g，黄连12g，黄柏20g，秦皮25g，苡仁50g，桃仁15g。1日1剂，水煎服。上方连服5剂后，睾丸肿痛略有减轻，行动好转，舌苔黄略厚。药已中病，仍以白头翁汤加减进退，先后共服20余剂，睾丸肿胀消失，大小基本恢复正常，行走活动自如。[四川中医，2001；19（4）：78～79]

医案6　多发性神经炎案

金某，男，57岁，农民，1994年11月9日诊。患者6个月前始觉两足心微热，趾麻，偶觉蹠部刺痛，不能任地。当地卫生所按“痹证”及“坐骨神经炎”屡服中药及消炎止痛、营养神经之西药，收效几无。后到当地县医院经查血象及脑脊液被诊为“多发性神经炎”，遂住院静滴肾上腺皮质激素并口服水杨酸制剂、维生素等，经治10天之后不但双足不能步履，而且双手不能握物，神疲纳差。由于病情日趋加重，加之经济亦颇拮据，遂要求出院而延诊于余。时，患者四肢皮肤呈暗红色而干燥，搓擦可见皮屑脱落，指趾甲脆裂，双下肢瘫软不能完成屈伸动作，双上肢抬举不能超过20cm，四肢腱反射消失，精神萎靡，不欲饮食，舌质红苔黄腻，脉濡而数。证属湿热浸淫，肌肉筋脉之肉痿、筋痿。治宜清热祛湿，解毒化瘀。方用白头翁汤加味：白头翁20g，黄连10g，黄柏12g，秦皮10g，苍术12g，薏苡仁30g，川牛膝20g，木瓜15g。上方每日1剂水煎，连服6剂，诸症见轻。效不更方，又服15剂后，可下床大小便和从事轻微体力劳动，食量亦增，去秦皮，加怀山药15g，茯苓15g，再进6剂以资巩固。4年后随访，患者虽年逾花甲而仍身康体健。[河南中医，1999；19（5）：4～5]

一二四　栀子豉汤

【原文】 下利后更烦，按之心下濡者，为虚烦也，栀子豉汤主之。

【组成】 栀子十四枚　香豉四合（绵裹）

【煎服法】 上二味，以水四升，先煮栀子得二升半。内豉，煮取一升半，去滓，分二服，温进一服，得吐则止。

【临床应用与研究】 本方多用于外感热病气分轻证者，症见发热，心烦不眠，胸闷不舒，甚则坐卧不安，舌红，苔微黄，脉细数。亦用于神经官能症和植物神经功能紊乱而见本方证者。

卢雨蓓[33]以栀子豉汤加味治疗不寐43例，显效34例，占79.1%；有效7例，占16.3%；无效2例，占4.6%；有效率为95.4%。陈芳瑜[34]以栀子豉汤治疗反流性食管炎184例，愈显率为91.30%，总有效率92.39%。冯瑞雪[35]以栀子豉汤加减方治疗痤疮12例，12例病人除1例症状体征仅有好转没有治愈外，其他皆治愈（以面部痤疮消失并近期不再新生为准）。有效率为100%，治愈率为91.7%。

医案1　不寐案

陆某，男，50岁。寐差半月，心烦不宁，急躁易怒，并有皮肤瘙痒之症，近期有外感史。舌质红、苔白，脉弦浮。投以栀子豉汤加味：栀子10g，淡豆豉10g，连翘10g，酸枣仁15g，知母10g，川芎10g，茯苓15g，五味子10g，合欢皮15g，首乌藤20g，板蓝根15g，甘草6g。服用3剂后心烦易怒减轻，7剂后睡眠较前显著改善，容易入睡且睡得安稳。[河南中医，2005；25（3）：38]

医案2　胃神经官能症案

赵某某，女，53岁，1999年6月10日初诊。患者自述：多年来心悸少寐，情绪欲怒，胃脘部不适，嗳气吞酸，食少乏味，胸闷不畅，心烦不安，甚则懊恼伴有呕吐，大便干、小便正常。时感咽部有异物，吞之不下、吐之不出，头晕，四肢乏力。曾去沈阳医院多次检查均正常，诊断为胃神经官能症。服中西药多年效果不明显，故来我院就诊，症状如前，舌苔薄黄，脉弦。其病机肝经上贯膈布两胁，循喉咙。肝郁不畅，久而化热，热扰胸膈所致诸症。治宜清热解郁之法。方药：山栀子20g，淡豆豉15g，柴胡10g，香附10g，牡丹皮10g，半夏10g，代赭石10g，茯神10g。5剂。日1剂水煎服。6月16日复诊：服上药咽部如有异物消失，胸闷、心烦不安、懊恼欲呕吐已有明显好转，精神也舒畅，效不更方继服之。共服25剂诸恙悉平，连访3年再未复发。[内蒙古中医药，2005；（03）：24～25]

医案3　美尼氏综合症案

张某某，女，48岁，1997年5月3日初诊。患者自述：已患眩晕3年余，多伴有情绪不畅或经前则复发。此次眩晕加重，头晕如坐舟车，视物翻动，或视房屋翻动则恶心呕吐十余次，吐多为淡黄苦水，口干欲饮，但怕饮后再吐，舌苔薄黄，舌质红，脉弦数，血压130/80mmHg。血、尿、便常规均正常。多年来多家医院诊为美尼氏综合症。据其脉证为肝气郁结，郁而化热，热扰胸膈，胃失和降则眩晕呕吐。治宜清热解郁、降逆和胃之法。方药：山栀子15g，淡豆豉15g，制半夏10g，沉香5g，龙胆草10g，柴胡10g，菊花5g，薄荷5g，5剂水煎服。5月8日复诊，恶心呕吐已止，头晕已有明显减轻。前方加炒枣仁10g，再投5剂水煎服。共服15剂诸症消失，随访多次再未复发。［内蒙古中医药，2005；(03)：24~25］

医案4　痤疮案

刘某，女，33岁，2004年3月4日就诊。下颏及右嘴角处有散在红色痤疮，面部其他部位萎黄，两颊黄褐斑，寸脉弦滑，关部无力。此痰热兼有脾虚，予栀子豉汤加减。处方：淡豆豉、栀子、连翘、玄参、生石斛、皂角刺、赤芍药、牡丹皮、扁豆各10g，薏苡仁15g，柴胡、黄芩、半夏各6g，蜈蚣（吞服）3条。6剂，水煎服，日1剂。二诊：下颏痤疮有所改善，右嘴角痤疮有脓点，此佳兆也，加重透脓之力兼以补虚。处方：淡豆豉、栀子、生地黄、当归、赤芍药、牡丹皮、浙贝母、天花粉、白僵蚕、柴胡、生黄芪、党参各10g，知母、黄柏、黄芩、半夏、黄连、胆南星各6g，皂角刺30g，蜈蚣3条（吞服），6剂。三诊：右嘴角3~4粒大痤疮变小，下颏痤疮几乎消失。但左嘴角有一小新生痤疮，上方继服6剂痊愈。上方加麦门冬、五味子各10g，皂角刺改为15g，继服6剂以资巩固。［河北中医，2005；27（9）：681］

一二五　通脉四逆汤

【原文】下利清谷，里寒外热，汗出而厥者，通脉四逆汤主之。

【组成】附子大者一枚（生用）　干姜三两强人可四两　甘草二两（炙）

【煎服法】上三味，以水三升，煮取一升二合，去滓，分温再服。

【药理研究】现代药理学证明本方具有明显的强心、抗休克作用，同时能明显扩张冠状动脉及四肢血管，增加其血液供应，有利于改善“四肢厥逆”的状态。单药的研究则表明，附子可抗炎，镇痛，局麻，增加肾上腺皮质功能，抗寒冷及促进免疫作用；干姜有抗炎、镇痛、促进消化系统功能作用；甘草具有肾上腺皮质激素作用，还有解痉、抗溃疡、抗过敏及解热作用。

【临床应用】通脉四逆汤用治阴寒内盛，虚阳外越之险证，其功效为速化内伏之阴寒，急回外越之阳气，破阴回阳，通达内外，取四逆汤之方变其法而用之。临床上凡急性传染病高热后期，出现少阴寒化证兼身反不恶寒、烦躁、面赤、咽痛等假热现象者均可用之。如肠伤寒后期并发肠出血症，严重者，常伴有汗多亡阳，用通脉四逆汤回阳通脉，可获良效。

医案1　雷诺氏征案

栾某，女，36岁。初诊：1995年5月12日。患者双手雷诺氏现象10年，面部四肢皮肤变硬6年，经外院查血抗RNP抗体阳性，皮肤活检证实为硬皮病。患者每逢秋冬季节则四肢皮肤冰冷，色紫，皮肤肌肉肿胀，僵硬，近年症情更剧，即使天气转热仍四肢不温，遇寒冷加重，四肢肘膝关节以下皮肤色暗变硬，纳差便溏，时易腹泻，平素易感，舌苔薄腻，质淡胖稍暗，脉沉细。时近暑天，患者仍厚衣戴手套，神情倦怠，四肢扪之湿冷，肌肤皮纹消失。陈师认为：患者属阳气不足之体，遇寒则血凝于四末，经脉运行失畅，故见手足逆冷；中虚脏寒，则便溏神倦；脾阳不足，皮脉寒凝，则成皮痹之病。治当温阳散寒，活血通脉。方拟通脉四逆汤加减。处方：干姜9g，制川乌30g，炙甘草6g，生黄芪15g，仙灵脾15g，仙茅20g，地龙15g，川芎9g，红花10g，当归12g，煨木香9g，炒白芍15g。服上方14剂后，患者自觉诸症减轻，再予原方加减服用近2个月，四肢手足得温，大便已成形，四肢皮肤稍软而转服西药，至1998年10月28日随天气转寒，雷诺氏征又趋明显，伴四肢浮肿，面部虚浮，腰酸怕冷，四肢乏力，皮肤暗褐，触之僵硬，偶有心悸胸闷，大便稀溏，时伴腹痛，纳差神疲，舌紫暗，边齿痕，苔薄，脉沉细略结。陈师认为患者仍为阳虚寒凝之证，只是寒象更显，此因阳虚日久累及肾阳，使全身阳气衰弱，故见全身性畏褰，心脾肾俱不足，水道不利之象。治疗在前方的基础上合用真武汤，以温通表寒，温振肾阳，兼以利水活血。处方：熟附块30g，干姜12g，炙甘草18g，生黄芪30g，猪茯苓各30g，桂枝9g，红花10g，白芍60g，泽兰泻各15g，地龙30g，蜈蚣2g，细辛9g，莪术30g，当归12g，鹿角片15g，仙灵脾30g，巴戟肉30g，白术12g，车前草30g，王不留行15g。7剂后，患者怕冷已减，心悸胸闷消失，大便成形。上方加减再服用3个月，肢肿渐退，两手雷诺氏现象明显好转，安然过冬。[中医文献杂志，2004；(03)：44~45]

医案2　发热案

王某，男，24岁。1992年10月5日初诊。患者2个月前无明显诱因可查，即感发热，体温波动于37.2℃~37.7℃之间，并以午后为著，伴有头晕头痛、身倦乏力。曾多次查血尿常规、血沉、胸透、B超等均无异常发现。曾用抗生素等西药治疗，均未收效。后又经中医诊治，服用清热寒凉中药多剂，亦未收效。近5天来反添四肢发凉，且日渐加重，手足频出凉汗。诊查：患者青年男性，一般状况尚可，面红，舌质淡，苔白滑，脉沉细，体温37.6℃。证属阳虚寒厥，拟温脾暖肾回阳为治法，方用通脉四逆汤：熟附子12g，干姜12g，炙甘草6g，水煎凉服，日1剂。服2剂后，患者四肢渐渐转温，手足仍有汗出，但已不发凉，体温渐得复正常。效不更方，上方继服3剂后，四肢变温，手足汗出止，体温正常，后改服补中益气丸以巩固其疗效。1个月后随访观察，低热未再复发。[山东中医杂志，1994；13(1)：46]

医案3　脏寒案

患者始因饮食不节复感风寒而发病，发热40℃，恶寒甚，头身痛楚。某医以辛凉解表药"银翘散"加减治之，服2剂病反增剧。后往咸宁市某医院内科住院治疗，肌注抗生素、解热镇痛药，发热有所消退，然精神渐差，困顿乏力，亦不饮食，故请数医会诊，一致考虑"肠伤寒"合并肠道出血。即作肥达氏反应检查，结果并不支持。又以输血300ml但病势仍无好转，愈见危笃，众医束手无策。病者家属要求中医会诊，诊见患者身热不扬，腹部扪之如鼓，小腹疼痛，呻吟不已，小便短少，大便七八日未行，不进粥糜，夜难成寐。舌苔白滑厚腻，脉弦紧，重按无力。此证乃病邪深入少阴，阳气大衰，阴寒内盛的少阴寒化证（脏寒证）。因寒水阴气内结为冰霜，腹内阴霾四布，发热虽退但里寒已极。速以通脉四逆汤加味治之。处方：附块18g，干姜12g，上肉桂9g（为末冲服），炙甘草8g，吴茱萸5g，茯苓15g，土炒白术9g。1剂。二诊：服上方后，夜半呕吐涎水碗余，大便已通，小便自利，仅觉少腹痛时缓时急。脉弦紧空虚之象转和匀。但因患者病程日久、阳气大亏、里寒过重，虽投药初见成效，若失良机则病易反复。继以大剂量扶阳温化，务使阳回阴退，渐可化险为夷。故守上方续进：附块18g，干姜10g，上肉桂9g（为末冲服），茯苓15g，砂仁5g（打），白术10g，炙甘草9g。2剂。三诊：服药后又在是日凌晨呕吐涎水约2碗，大便溏泄3次，色如败酱，少腹痛止。脉象和缓有力，体温正常。仍按上法回阳破阴，疏通气机治之。处方：附块15g，干姜7g，上肉桂6g（为末冲服），吴茱萸6g，生乌药15g，茯苓15g，白术9g，砂仁5g（打），枳壳18g，大腹皮（酒洗）8g，炙甘草6g。2剂。四诊：服上方后昼夜大便15次之多，均为稀水粪便。始面色如败酱，渐转黄色，乃胃中生阳渐复之兆。惟口渴喜热饮，是腹中阴霾四布，水邪壅盛，今得离照当空，阴霾四散，寒水化行，惟以阳气太虚，无力化气生津，灌溉滋养之故，并非热甚灼阴之渴饮也。上方继服2剂。五诊：大便次数减少，日3次，基本成形，矢气频频，腑道已通，浊气下降，病情虽已锐减，惟少阴之气尚未肃清，元阳正气尚未全复，以五味异功散善后调摄，令其胃气转和，生阳来复，愈期指日可待。并嘱大病初瘥之后宜谨慎调理，起居适宜，饮食有节，勿过虑伤肝，恬淡虚无，若能遵循，决无变虞。本病始为少阴病阴盛格阳之证，用西药虽外热已退，但阴寒仍盛于内，故用通脉四逆汤加减以回阳破阴，温通行水，惟扶阳抑阴温化之法，使在上之寒水阴邪，由上而越之；中下之寒水阴邪由二便而利之，令其阳回阴退，内外通达，上下调和，达到阴平阳秘，诸恙告愈之目的。［河南中医，2005；25（1）：74］

一二六　诃藜勒散

【原文】气利，诃藜勒散主之。

【组成】诃藜勒十枚（煨）

【煎服法】上一味，为散，粥饮和，顿服。

【药理研究】诃藜勒又名诃子，是蒙医常用药物，有解毒功能，并能提高正常小鼠肝糖元的含量，对CCl_4处置的小鼠谷丙转氨酶的升高和肝糖元的下降有一定的保护作用。还具有抗菌、强心、抗氧化及抗癌等药理活性。

【临床应用】诃子善降酸收，既能涩肠固脱，又能行气化浊，敛则治久咳、久泻、久痢、滑精、崩漏、带下和脱肛等证，下气化浊则治腹胀腹满、大便不畅等症。若有邪实者不宜使用，以防固涩而敛邪。

歌曰：诃藜勒散涩肠使，气利还须固后天，十个诃藜煨研末，调和米饮不须煎。

医案　气利案

郑某，男，19岁，学生，1993年7月10日初诊。主诉：1年前因劳累过度偶感胃脘有气直趋肛门而出，每日发作20次左右，自感不同于矢气。一般排气时，气至肛门之际，可以自我短暂控制，而气利则无法自我控制，在脘腹中下行时间约2秒钟左右即排出，无臭气。曾做胃镜、结肠镜检查，均未发现异常。大便正常，舌苔无变化，脉沉缓。遂按气利治之，处方：诃子25g，赤石脂30g，花椒5g。3剂，每日1剂，水煎2次，分3次服。药后气利证顿减，日仅5次~6次，效不更方，续服5剂而愈。随访3个月恢复正常。气利证系脾胃中气亏虚所致，由于气从下泄，不能正常温煦于内，则腹腔呈空虚痛感；不能正常充达于外则全身疲惫；不能上荣清窍呈头昏，记忆力减退等。［湖北中医杂志，1994；6：14］

参考文献

1. 廖久兴．吴茱萸汤加减治疗神经性呕吐68例．湖南中医杂志．1998；(02)：42
2. 孔繁霞，范道长．加味吴茱萸汤治疗偏头痛51例．四川中医．2002；20（9）：38
3. 吴治恒，张晓岚，李桂英．茱萸汤加味治疗慢性胆囊炎68例疗效观察．云南中医中药杂志．2002；3（6）：10～11
4. 孙晓峰，孙建平，所俊强．半夏泻心汤加味治疗慢性胃炎61例．河北中医．2005；27（2）：115
5. 李捷．半夏泻心汤化裁治疗糖尿病性胃轻瘫45例临床观察．江苏中医药．2004；25（7）：25
6. 梁学书．半夏泻心汤治疗慢性胆囊炎68例．浙江中西医结合杂志．2005；15（7）：421
7. 张三强，鹿秀芹．半夏泻心汤治疗眩晕症52例．中医药临床杂志．2005；17（6）：563
8. 梁崇俊．猪苓散化裁治疗肝硬化腹水50例．四川中医．1995；2：15～16
9. 梁英明．四逆汤治疗冠心病心绞痛的临床研究．中药材．2005；28（8）：737～739
10. 令亚琴，王颖，刘昕．四逆汤治疗椎－基底动脉供血不足的疗效观察．中药药理与临床．2004；20（5）：44～45
11. 李广文．小柴胡汤加减治疗外感高热62例．中国中医急症．2004；13（11）：757
12. 王敏，赖真．加减小柴胡汤治疗胆汁返流性胃炎的临床观察．广东药学院学报．2005；21（3）：356～357
13. 黄春玲，靳素萍．小柴胡汤治疗中风后抑郁症的临床观察．湖北中医杂志．2005；27（6）：37
14. 赵振兴，赵翠巧，侯绍敏．大黄甘草汤治疗呕恶86例观察．河北中医药学报．2001；16（4）：28
15. 杨福顺．大黄甘草汤治疗腹部手术后呃逆30例．中医药信息．1999；(03)：37
16. 林海飞．茯苓泽泻汤治疗糖尿病性胃轻瘫26例——附西沙比利治疗20例对照．浙江中医杂志．2001；(09)：381
17. 展照双，王加锋．茯苓泽泻汤加味治疗高脂蛋白血症49例．北京中医．2004；23（1）：24～26
18. 田学文．茯苓泽泻汤治疗淤积性皮炎193例．河南中医．1997；17（5）：268～270
19. 白海燕，庞艳梅．橘皮竹茹汤治疗反流性食道炎．四川中医．1997；15（1）：29～30
20. 胡艳丽，王桐玲．橘皮竹茹汤加减治疗糖尿病胃轻瘫42例．河北中医．2005；27（11）：848.
21. 温应水．橘皮竹茹汤加味治疗肾功能衰竭31例．新中医．1996；(09)：40～41
22. 付远忠，林如平，郑萍，等．桂枝汤治疗外感发热风寒证100例疗效观察．河南中医．2000；20（3）：11～12
23. 李琴．桂枝汤加减治疗类风湿性关节炎42例．山东中医杂志．2004；23（3）：152～153
24. 周留敏．以桂枝汤治疗寒冷性荨麻疹80例．河南中医．2005；25（11）：64
25. 黄宝安．小承气汤治疗术后胃肠功能紊乱的临床分析．陕西中医函授．1999；(01)：31～32
26. 黄燕．小承气汤治疗妇产科手术后腹胀疗效观察．承德医学院学报．2005；22（2）：166
27. 汤瑕玲，张杰，张俊．桃花汤加味治疗慢性溃疡性结肠炎32例．安徽中医学院学报．1997；16（4）：16～17
28. 韩捷．白头翁汤治疗大鼠溃疡性结肠炎的免疫机制探讨．中国实验方剂学杂志．2002；8（3）：38～40
29. 周一平．加味白头翁汤治疗细菌性痢疾52例．中国中医急症．2004；13（3）：172
30. 杨月明．白头翁汤加味治疗噤口痢38例．现代中医药．2002；(04)：36～37
31. 杨玉芬，郝勇．白头翁汤加味治疗溃疡性结肠炎67例．河南中医．2005；25（4）：13
32. 梁红．白头翁汤加减灌肠治疗溃疡性直肠炎101例．陕西中医．2005；26（9）：912～914
33. 卢雨蓓．栀子豉汤加味治疗不寐43例．河南中医．2005；25（3）：38
34. 陈芳瑜．栀子豉汤治疗反流性食管炎184例临床观察．海峡药学．2004；16（5）：132～133
35. 冯瑞雪，张再康．栀子豉汤加减方治疗痤疮12例．四川中医．2002；20（9）：66～67

第十八节　疮痈肠痈浸淫病脉证并治

一二七　薏苡附子败酱散

【原文】 肠痈之为病，其身甲错，腹皮急，按之濡，如肿状，腹无积聚，身无热，脉数，此为肠内有痈脓，薏苡附子败酱散主之。

【组成】 薏苡仁十分　附子二分　败酱五分

【煎服法】 上三味，杵为末，取方寸匕，以水二升，煎减半，顿服小便当下。

【临床应用与研究】 常用于急慢性阑尾炎、胸腹腔各脏器的化脓性疾患、结核性腹膜炎而见本方证者。血瘀者加桃仁、红花、穿山甲、䗪虫、鸡血藤以活血化瘀；脓毒重者，加冬瓜仁、赤小豆、红藤、蒲公英以增强清热解毒之功；血虚者，加当归、白芍以养血生血；气虚者，加生黄芪、党参以益气补虚；气滞者，加木香、乳香、枳壳以通利气机；便秘者，加大黄通便；恶心呕吐者，加姜汁、左金丸止呕；有蛔虫者，加使君子、槟榔以驱虫。

李承宽[1]报道以薏苡附子败酱散加味治疗腹腔脓肿 58 例，痊愈 53 例，治愈率为 91.4%，显效 4 例，有效 1 例，无效者 0 例，总有效率为 100%，其中 1 个疗程治愈者 19 例，2 个疗程治愈者 30 例，3 个疗程治愈者 4 例，显效者 4 例，有效者 1 例。钱惠泉[2]报道以薏苡附子败酱散加味治疗溃疡性结肠炎 36 例，治疗组总有效率为 77.78%，柳氮磺胺吡啶片对照组为 55.56%，2 组比较有显著性差异。贺秀莲[3]以本方治疗输卵管积液 52 例，用药 1 个疗程治愈者 28 例，2 个疗程治愈者 13 例，3 个疗程以上治愈者 11 例。王颖[4]观察薏苡附子败酱散治疗劳淋 28 例，结果 28 例全部治愈。

歌曰：气血凝痈阻外肤，腹皮虽急按之濡，附宜二分苡仁十，败酱还须五分驱。

医案 1　阑尾周围脓肿案

高某，女，76 岁，糖尿病史 7 年，于 9 天前突感上腹部疼痛，呈持续性，3 小时后转移至右下腹为阵发性，伴恶心，胸闷，口渴，尿黄，无寒战及发热。在家曾用西药效果不佳，来我院门诊就诊，体检：体温 37.6℃，消瘦，痛苦表情，巩膜无黄染，双肺呼吸音清，未闻及干湿啰音，心音低钝。心率 90 次/分，律整，各瓣膜听诊区未闻及病理性杂音。腹平坦，麦氏点压痛反跳痛，触及 9.5 × 8.5cm 大小包块，娄夫辛氏征阳性，舌淡红，苔黄腻，脉沉弦。血：WBC 11.5×10^9/L，N0.73，L0.27。心电图示：冠状动脉供血不足。尿糖 + +，血糖 8.1mmol/L。诊断：①阑尾周围脓肿；②糖尿病；③冠心病。治则：活血化瘀，消痈排脓，理气止痛。方用加味薏苡附子败酱散：附子 6g，薏苡仁、败酱草、冬瓜仁各 30g，丹参 15g，川楝子 12g，桃仁、牡丹皮、大黄（后入）、赤芍各 10g。水煎 2 遍，早晚两次分服，每日 1 剂。头两剂大黄后入，以后大黄和其它药物一齐入。共服中药 9 剂，未配合西药治疗，右下腹疼痛消失，触诊未及包块。做 B 超亦证实包块消失。血常规正常而痊愈。［四川中医，1994；（07）：21 ~ 22］

医案 2　腹痛案

患者余某，男，70 岁，农民。因发现上腹部肿块伴疼痛、腹胀 1 周就医。刻诊：患者语声洪亮，体态丰腴，形气俱实。左上腹部可扪及一不规则之囊性肿块，推之不移，质中硬，压痛而拒按，苔黄厚腻，舌质暗红，脉滑数有力。血常规检查：白细胞 15.4 × 10^9/L，中性 0.87，淋巴 0.13，腹部 B 超提示：左上腹部内壁可见一 6.0cm × 2.8cm × 3.4cm 之炎性包块，诊断为上腹部脓疡。建议抗炎治疗后复查。因患者对多种抗生素过敏，遂求治于中医。询知其平素嗜好醇醴膏粱厚味之品。病因病机为饮食失宜，脾胃功能受损，滋生湿热，阻碍气机，初不在意，日积月累，徐徐渐进，壅塞血脉，蕴酿蓄发，热盛肉腐成脓痈。宜《金匮要略》薏苡附子败酱散易汤加味治疗。处方：败酱草 30g，薏苡仁 30g，附片 5g，红藤 30g，皂角刺 10g，槟榔 10g，赤芍 15g，三棱 10g，莪术 10g，穿山甲 10g，茯苓 15g，甘草 6g。5 剂，水煎服，日 1 剂。二诊：诉上药服后，大便次数增加，泻下多为秽浊之物，腹胀痛显减，肿块较前缩小且质软。药中病所，继以上方调整，兼以扶正，共服药 20 余剂。1 月后复诊，谓诸症若失。检查血常规正常，腹部 B 超报告未见异常征象。病告痊愈。[河南中医，2003；23（3）：17]

医案 3　咳嗽将成肺痈案

黄某，46 岁，1994 年 10 月 20 日初诊。咳嗽 3 年，痰多，纳呆口苦，近 2 个月来咳嗽加重，痰色黄白相兼，痰味腥秽，气促难平卧，舌暗红、苔薄黄腻，脉细滑。辨证为湿热痰浊恋肺，将成肺痈。治疗拟清肺解毒，化痰渗湿，散结消痈，用薏苡附子败酱散加味：薏苡仁 30g，败酱草 15g，熟附子 3g，桃仁 10g，桑白皮 10g，杏仁 10g，法半夏 10g，芦根 30g，枇杷叶 15g。3 剂。咳减气平，能平卧，继守方加南沙参 10g，瓜蒌仁 10g，10 剂，痰化咳止，改用健脾润肺、清热化痰之剂善后。[江西中医药，1996；（02）增刊：140～141]

医案 4　胃肠穿孔后腹腔炎性包块案

秦某，女，29 岁。2 月前因人流术致子宫、肠道穿孔，并出现腹膜炎、腹腔多发炎性包块，在我院普外科住院治疗，曾先后 3 次手术及抗生素治疗，炎性包块无明显变化，于 2002 年 3 月 27 日请中医科会诊。现患者腹痛，腹部坠胀，腰背疼痛，烦躁，胸闷，大便秘结，舌质淡暗，苔白腻，脉弦。右腹部明显压痛并可触及包块，B 超提示腹腔多发炎性包块，测一大者 7cm × 5cm × 5cm。证属热毒未尽，痰瘀互结，肝郁气滞，腑气不通。治以清热解毒，活血化瘀，理气通腑，温阳散结。处方：生薏苡仁 50g，制附片 6g，败酱草 30g，红藤 30g，桃仁 10g，莪术 10g，酒大黄 15g，赤芍 20g，枳实 10g，炮山甲 20g，皂刺 10g，柴胡 10g，当归 15g，乌药 12g，川楝子 10g。每日 1 剂，水煎服。5 剂后腰背痛、胸闷、烦躁明显减轻；服至 20 剂，腰背痛、胸闷、烦躁消失，腹痛、腹胀明显减轻，大便如常。B 超提示：右腹部炎性包块（3cm × 2cm × 2cm），但全身乏力。热毒消退，气机渐畅，唯气虚显露，予基本方加黄芪 30g，党参 20g，生白术 20g，再服 20 剂，症状、体征全部消失，B 超提示：腹腔未见明显占位性病变。随访半年无复发。[四川中医，2004；22（5）：50～51]

医案 5　细菌性肝脓肿案

陈某，女性，40 岁。既往有胆囊炎病史。患者 2002 年 5 月 20 日因发热、右胁胀痛 2 天来诊。就诊时患者寒战、高热达 40℃，右上腹胀痛伴食欲不振、便秘、乏力。右季肋部饱满，右上腹肌紧张，肝区触痛，叩击痛；血常规白细胞总数 20.2 × 10^9/L，中性 92%。肝胆 B 超示肝右叶内有一无回声暗区，大小约 65mm × 35mm，暗区内有少许光点，境界清楚，壁稍厚，内壁毛糙。其它部位肝实质回声尚均匀。胆囊大，变形，壁厚，内壁毛糙，透声差。诊为慢性胆囊炎、急性细菌性肝脓肿。经用多种抗生素及对症治疗5日，病情无改善。患者惧怕手术，遂求诊于中医。患者表现为寒热往来，右胸胁胀痛，口苦咽干，不食便秘，舌苔黄腻，脉弦滑数，病机为肝胆郁火，久而气滞血瘀，聚而化痈成脓。治以清火散郁，活血排脓。方用薏苡附子败酱散：薏苡30g，附子6g，败酱草30g，大黄10g（后下），赤小豆30g，浙贝10g，郁金10g，桃仁10g，生晒参30g，北柴胡10g，炙甘草3g。上药每日1剂水煎分2次服。服后患者每日必排便1~2次，色如咖啡，气味臭秽。4剂后患者右胁胀痛减轻，有食欲。6剂后体温降至正常，无恶寒。继续服药至13剂，患者的大便从咖啡色转为正常。考虑为脓肿为单发且较大，虽症状消失，短期内脓未必即排净，遂以薏苡附子败酱散加生晒参为主方（便秘加大黄），每2日1剂水煎服。共服40余剂而愈，半年后B超示肝内液性暗区已消失。[中国民间疗法，2003；11（12）：40~41]

医案6　细菌性痢疾案

胡某，男，68岁，农民，1994年10月11日初诊。患者诉腹痛，里急后重，便下赤白相杂脓血便15天，10天前曾在当地卫生院治疗无效，后到某市医院住院治疗10天，经补液、抗菌、支持疗法等腹痛有所减轻，大便次数减少，但便脓血依然，因经济困难自动出院，延余中医治疗。细阅前医病历及检查单据，确诊痢疾。形体消瘦，精神软弱，舌苔薄黄，脉弦带滑，大便日7~8次，赤白脓血便，里急后重，轻度腹痛，脐周轻压痛，无包块。脉症合参，证属痢疾，乃由湿热壅盛于胃肠，与气血相搏结化为脓血便。治宜清热解毒消脓，拟薏苡附子败酱散加味：薏苡仁30g，附子6g，银花30g，牡丹皮10g，赤白芍各15g，山楂15g，广木香10g。服5剂后，腹痛除，里急后重大减，大便次数减少到日3~4次，仍有脓血便，但明显减少，已能进食一般量。舌脉如前，再宗前方加减：薏苡仁30g，败酱草30g，附子5g，银花30g，薤白10g，牡丹皮10g，赤白芍各15g，柴胡10g。先后服药18剂，诸症消除，饮食起居如常，大便复查均已正常。[浙江中医学院学报，1995；19（5）：26]

医案7　鹅掌风案

刘某，男，45岁，工人。8年前无明显诱因，出现双掌脱屑，且伴痒感，当时未予注意，后发现局部除脱屑外，皮肤变得越来越粗糙，干裂，逐渐增厚，坚硬如树皮，虽经多方治疗，病情始终未愈。于1988年8月15日诊治。查其舌苔白腻，脉象弦滑，主属鹅掌风之范畴。投以薏苡附子败酱散：薏苡仁12g，附子6g，败酱草10g，水煎服日1剂，7天为1疗程。服药7天后再诊，双手掌皮肤脱屑减少，痒感消失，皮肤粗糙、增厚干裂症状较前明显改善。效不更方，继续治疗1疗程后复诊，皮肤已与周围皮肤相同，症状消失，病愈。[甘肃中医学院学报，1994；11（1）：37]

医案8　卵巢囊肿案

张某，女，34岁，工人，1993年8月10日诊。患者1991年5月右侧卵巢囊肿行切除术，1992年11月左侧卵巢囊肿行剔除术，1993年7月26日因少腹疼痛复查B超，结果又发现左侧浆液性单纯性卵巢囊肿4cm×3cm×3cm液性暗区，提示：左侧卵巢囊肿。经消炎治疗1周，未见明显好转，恐惧再行手术而求中医药治疗。主诉下腹疼痛，入夜痛剧，白带量多，倦怠乏力，舌暗红，苔白微腻，脉细弱，证属湿热下注，气滞血瘀，瘀湿相搏，凝结而成癥积。投以基本方加川楝子12g，7付药后，患者自我感觉良好，复查B

超：双侧附件区均未见囊性肿物显示。为巩固疗效，守上方减滑石、车前子，加生黄芪24g。5付，水煎服。半年后随访，未见复发。[河南中医，1998；18（1）：20]

一二八 大黄牡丹皮汤

【原文】肠痈者，少腹肿痞，按之即痛如淋，小便自调，时时发热，自汗出，复恶寒。其脉迟紧者，脓未成，可下之，当有血；脉洪数者，脓已成，不可下也，大黄牡丹汤主之。

【组成】大黄四两　牡丹一两　桃仁五十枚　瓜子半升　芒硝三合

【煎服法】上五味，以水六升，煮取一升，去滓，内芒硝再煎沸，顿服之，有脓当下，如无脓，当下血。

【临床应用与研究】大黄牡丹汤为用治阑尾炎之主方，一般多用于脓未成者。亦可适用于气滞血瘀，热结肠腑所引起的脐腹疼痛，或大便秘结。其他如急性胆囊炎、急性肝脓疡、腹部手术后引起粘连肠梗阻、盆腔残余脓肿、子宫附件炎、急性盆腔炎等，凡属气血瘀滞，湿热郁结之里热实证者，均有良效。

郑天贵[5]报道大黄牡丹皮汤治疗髂窝脓肿13例，全部治愈。张瑛[6]治疗阑尾周围脓肿36例，方用大黄牡丹皮汤加减，结果临床治愈28例，好转7例，无效1例，住院最长25天，最短8天，平均住院16天。王俊兰[7]以本方治疗盆腔炎30例，痊愈10例，好转16例，无效4例，总有效率86.66%，疗程最短70天，最长4个月。

歌曰：肿居少腹大肠痈，黄四牡丹一两从，瓜子半升桃五十，芒硝三合泄肠脓。

医案1　肺脓疡案

张某，男，20岁，农民，1989年4月27日初诊。1周前，发热恶寒咳痰，继则痰转黄色，右侧胸痛，咳嗽及呼吸时痛甚，经治疗无效而来我院诊治。症见面红，汗出，身热微寒，胸痛，咯出多量腥臭脓浊痰，咳嗽气急，烦躁不安，便秘。体温39℃。WBC 15.6 $\times 10^9$/L，N 0.87。胸透：右肺大片阴影。内中有乒乓球大的空洞，并有液平面存在（西医诊为右肺脓疡）。舌质红，苔黄腻，脉滑数。肺中热毒炽盛，灼伤血脉，化脓而发肺痈。治以清热解毒，逐瘀攻下，消肿排脓。用大黄牡丹皮汤合《千金》苇茎汤加减：大黄15g，芒硝9g，牡丹皮10g，桃仁10g，冬瓜子15g，薏苡仁20g，苇茎30g，鱼腥草30g，黄芩12g，瓜蒌30g，枳实10g。水煎服。3剂后体温38.2℃，咳脓痰及胸痛稍减，大便利。原方芒硝减为6g，瓜蒌减为20g。服10剂后脓痰消失，体温36.8℃，略咳、乏力、食少，苔薄黄，脉细。胸透见空洞明显缩小，病变有所吸收。尚有余邪，气阴已伤。用济生桔梗汤加减善后。[河南中医，2001；21（2）：13]

医案2　阑尾脓肿案

余某，男，46岁，1998年8月2日诊。转移性右下腹痛7天，伴恶心，食欲差，持续发烧，腹痛呈持续性隐痛，阵发性加重。在当地以胃肠炎治疗，病情加重。查体：急性病容，痛苦表情，急腹症体征，腹部胀，右下腹压痛明显，伴肌紧张，可触及不具体包块约8cm×8cm，苔黄腻，脉弦数。血常规检查白细胞15.6 $\times 10^9$/L，中性粒细胞0.82，淋巴细胞0.18。腹部B超检查提示右下腹可探及大小约8cm×6cm×6cm液性暗区。诊断为阑尾脓肿。辨证为瘀热型。治宜化瘀泻热通下，用大黄牡丹皮汤加银花、败酱草各30g，连翘、赤芍各15g。水煎服，每日1剂。外用自制桐油消炎膏（生桐油、生石膏各500g，冰片10g），每日2次局部外敷。治疗5天，腹痛减轻，右下腹无肌紧张，包块局限并明显缩小，食欲增加，上方去芒硝加三棱、莪术各15g，炙山甲10g，每日1剂，外敷药膏每日1次。连用6剂中药，腹痛基本消失，腹部B超提示右下腹肿块3cm×2cm×2cm，再用上方中药5剂，症状体征消失而痊愈出院。患者瘀热积聚，热盛肉腐成脓。气机不畅，腑气不通，热无出路。大黄牡丹皮汤加味通下泻热行气，清热解毒化瘀，药切病机，获效速捷。[实用中医药杂志，2002；18（20）：41]

医案3　局限性腹膜炎案

邹某，男，14岁，2000年4月5日诊。转移性右下腹痛3天，呈持续性疼痛阵发性加重，伴恶心，发烧37℃~38℃，当地医院以急性胃肠炎治疗，口服吡哌酸、黄连素，病情加重。查体：急性病容，急腹症体征，体温38℃，腹部稍胀，右中下腹压痛、反跳痛明显，伴肌紧张，左下腹亦有压痛，血常规检查白细胞18.4×10^9/L；中性粒细胞0.80，淋巴细胞0.18。初步诊断为阑尾穿孔并局限性腹膜炎，西药用先锋霉素3g/日，静脉滴注。中药用大黄牡丹皮汤加银花、败酱草各30g，地丁15g。水煎服。服3剂后腹痛减轻，大便每日2~3次，体温37.5℃以下，仍用上方药加陈皮10g煎服，停用西药补液，服药剂后，腹痛基本消失，体温正常。续用大黄牡丹皮汤加败酱草30g，炙山甲10g，黄芪15g，水煎服。服5剂症状体征消失，血常规正常，痊愈出院。局限性腹膜炎为毒热炽盛引起。大黄牡丹汤可清热化瘀消肿，故治疗效果较好。[实用中医药杂志，2002；18（2）：41]

一二九　王不留行散

【原文】病金疮，王不留行散主之。

【组成】王不留行十分（八月八日采）　蒴藋细叶十分（七月七日采）　桑东南根（白皮）十分（三月三日采）　甘草十八分　川椒三分（除目及闭口者，去汗）　黄芩二分　干姜二分　芍药二分　厚朴二分

【煎服法】上九味，桑根皮以上三味，烧灰存性，勿令灰过，各别杵筛，合治之为散，服方寸匕，小疮即粉之，大疮但服之。产后亦可服，如风寒，桑东根勿取之。前三物，皆阴干百日。

【临床应用】用于刀伤、伤口感染、化脓等，王不留行散止血干燥较好，糊状固定于创面，有机械保护作用，若配合抗菌素，则创面愈合更佳。①治疗创伤：刀伤小的伤口，局部用双氧水清洗消毒后，敷该药，并以纱布包扎；或创口大、伤口复杂，可局部缝合后再敷该药。适当加用抗菌素。不宜用于在水沟中受伤、污染特别严重的伤口。②镇痛，有经腰麻，沿腹股沟直线手术者3例，肛周脓疡1例，术前1小时、术后5小时各服王不留行散2g，镇痛效果较好，无需再用镇痛药，患者容易接受。③治疗扭伤、跌打损伤疼痛，1次服2~3g，止痛效果较好。亦可治疗外伤性膝关节血肿。④治疗妇产科手术创伤子宫引起的产后瘀血证

歌曰：金疮诹采不留行，桑蒴同行十分明，芩朴芍姜均二分，三椒十八草相成。

医案1　内服治足关节捻挫和跌打损伤案

一47岁主妇，傍晚跌倒致左足关节内转位挫伤，忍痛1小时来院就诊。查左足肿胀明显，步行困难，放射科检查，排除骨折。遂进行外科包扎正位固定，并顿服王不留行散3g，同时服自制桂苓丸6g（桂皮、茯苓、桃仁、牡丹皮、芍药各1g，蜂蜜4g）。翌日8时左右，肿退痛止，能步行。2日后复诊时，肿胀消失，行走正常。［新疆中医药，1995；1：30～31］

医案2　剖腹产切口感染（金疮不敛）案

曹某，25岁，工人，1994年10月29日初诊。患者剖腹产后20天，腹壁伤口溃烂流脓液，疮久不敛，倦怠乏力，知饥不食，头晕汗多，乳汁缺少，恶露量少，色黯，小腹痛，舌苔薄黄而腻，舌质淡嫩，脉细弱。证属：金疮不敛（剖腹产后切口感染）。治法：敛疮化瘀，托毒排脓。方用王不留行散加减。方药：王不留行10g，续断10g，桑白皮10g，赤芍10g，黄芩10g，炮姜5g，甘草3g，川厚朴5g，土鳖虫5g，生黄芪15g，白芷5g，川椒3g，银花15g。水煎服，日1剂。连续10剂后，阴道出血止，腹部疮口闭合，后用健脾生肌调理痊愈。因剖腹产切口感染，日久不愈则疮疡成而金疮不敛，病因手术刀伤，瘀血不去，新血不生，刀口难愈，用此方，意在祛瘀生新，同时配生黄芪益气托毒，排脓敛疮，配白芷消肿止痛，病获痊愈。［河南中医，1997；17（1）：13～14］

医案3　人工流产不全（胞宫血瘀）案

赵某，25岁，干部，1993年5月17日初诊。患者因人工流产术后阴道出血15天不止，量时多时少，色黯、有血块，小腹疼痛拒按，舌苔薄白，舌质紫黯，脉涩。证属：胞宫血瘀（人流不全）。治法：祛瘀止血。方用王不留行散加减。方药：王不留行10g，续断10g，桑白皮15g，赤芍15g，黄芩10g，炮姜9g，川厚朴5g，䗪虫5g。水煎服，日1剂。连服5剂后，排出血块3枚，血止痛除。［河南中医，1997；17（1）：13～14］

医案4　引产刮宫不净（胞络瘀阻）案

戴某，24岁，农民，1993年3月19日初诊。患者因孕4个月引产后出血1个月不止，又行刮宫术，术后恶露淋漓15天不净，量少，色黯，小腹隐痛，面色苍白，倦怠乏力，舌苔薄白，舌质边有瘀斑，脉沉涩。证属：胞络瘀阻（引产后恶露淋漓不净）。治法：活血祛瘀，通络理伤。方用王不留行散加减。方药：王不留行10g，续断15g，桑白皮10g，黄芩10g，赤芍10g，炮姜10g，甘草5g，川厚朴5g，䗪虫5g，忍冬藤15g，太子参12g。水煎服，日1剂。连服9剂后，出血止，后调理冲任收功。因人工流产手术不彻底，导致部分胎盘残留在胞宫内，造成术后阴道出血达半个月不止，用此方再配䗪虫祛瘀生新，止血生肌。瘀排，血止，痛除。引产后出血不止，又行刮宫术，再次创伤，元气大伤，气虚则宫缩乏力，瘀血积滞胞络，器械难以达到，瘀血不去，出血不止，新血难复，用本方活血化瘀，代替“清宫术”，配忍冬藤清热通络以防感染，配䗪虫化瘀通络以防瘀阻胞络，配太子参益气生肌促进子宫复旧。［河南中医，1997，17（1）：13～14］

参考文献

1. 李承宽．薏苡附子败酱散加味治疗腹腔脓肿58例疗效观察．青海医药杂志．2004；34（1）：20
2. 钱惠泉．薏苡附子败酱散加味治疗溃疡性结肠炎36例．河北中医．2005；27（3）：196～197
3. 贺秀莲，戴朝寿．薏苡附子败酱散治疗输卵管积液52例．国医论坛．1996；11（5）：12
4. 王颖．薏苡附子败酱散治疗劳淋28例．中国中医药科技．2001；8（3）：140

5. 郑天贵，张玉兰．大黄牡丹皮汤治疗髂窝脓肿 13 例．新疆中医药．2001；（02）：封四．
6. 张瑛．大黄牡丹汤治疗阑尾周围脓肿 36 例．云南中医中药杂志．1995；16（2）：11 ~ 13
7. 王俊兰．大黄牡丹皮汤治疗盆腔炎 30 例．江苏中医．1995；16（7）：15

第十九节　趺蹶手指臂肿转筋阴狐疝蛔虫病脉证治

一三零　乌梅丸

【原文】蛔厥者，当吐蛔，令病者静而复时烦，此为脏寒，蛔上入膈，故烦。须臾复止，得食而呕，又烦者，蛔闻食臭出，其人当自吐蛔。蛔厥者，乌梅丸主之。

【组成】乌梅三百个　细辛六两　干姜十两　黄连一斤　当归四两　附子六两（炮）　川椒四两（去汗）　桂枝六两　人参　黄蘖各六两

【煎服法】上十味，异捣筛，合治之，以苦酒渍乌梅一宿，去核蒸之，五升米下，饭熟，捣成泥，和药令相得，内臼中，与蜜杵二千下，丸如梧子大，先食，饮服十丸。日三服，稍加至二十丸。禁生冷滑臭等食。

【药理研究】①乌梅丸有麻醉蛔虫的作用，可使其活动迟钝，呈濒死状态，但没有直接杀灭蛔虫的作用。②乌梅丸能够降低血糖，可以考虑用来治疗糖尿病，阻止四氧嘧啶对胰岛 β 细胞的破坏，对胰岛 β 细胞有一定的保护作用，其降血糖的可能机理为：促进损伤的胰岛 β 细胞修复，提高机体胰岛素水平，增加肝糖元含量，加速葡萄糖合成糖元或转化为脂肪，降低血糖。③修复溃疡性结肠炎大鼠病变结肠黏膜作用。

【临床应用与研究】乌梅丸，临床除常用于安蛔缓痛外，还可用于木克土之胃脘痛或呕吐、厥阴下利、寒热错杂之崩漏、经期头痛等证。

陈立正[1]报道乌梅丸加减治疗小儿蛔虫病 60 例，59 例治愈，仅胆道蛔虫症 1 例转外科手术治疗。刘选民[2]以乌梅丸化裁治疗胆道蛔虫证 48 例，治愈 43 例，好转 5 例，均服药 6 剂。杨金环[3]以乌梅丸加减治疗慢性胆囊炎 69 例，临床治愈 51 例，显效 13 例，无效 5 例，有效率为 92.8%。邹世昌等[4]以乌梅丸治疗糖尿病性胃轻瘫 42 例临床观察，治愈 12 例，显效 13 例，有效 9 例，无效 8 例，总有效率 81%。乌梅丸具有促进胃排空的作用，且疗效持久，不良反应少。刘桂娥[5]以乌梅丸加减治疗慢性结肠炎 32 例，治愈 15 例，显效 9 例，好转 7 例，无效 1 例，有效率 96.9%。

医案 1　蛔厥案

邝某，男，10 岁，1998 年 8 月 1 日就诊。腹痛时作，痛时呕吐，曾吐蛔虫 2 条，痛在脐周，可扪及团块状肿物，口苦，呕吐黄色液体，四肢厥冷，脉象濡数。诊为蛔厥，用乌梅丸作汤。乌梅 9g，细辛 1.5g，干姜、当归、制附片、蜀椒、桂枝、黄柏各 3g，黄连 4.5g。水煎 2 次，分 4 次温服。服药后呕吐腹痛止，下蛔虫 10 余条，手足转温，守上方又服 2 剂，诸症悉除。［实用中医药杂志，2004；20（1）：35］

医案 2　胆道蛔虫证案

王某，女，25 岁。突然上腹部剧痛，痛不可忍，时作呕吐，经检查确诊为“胆道蛔虫症”，经治疗无效。后半痛势更重，痛及背部，自汗出，神疲身倦，食少，大便干结，

3日未行而来诊。诊见上腹部疼痛明显，面部有分散之虫斑，面色苍白，身弯曲不能伸直，舌质暗红，苔薄白，脉弦。证属上热下寒，蛔虫内扰，气机逆乱。治宜清上温下，安蛔止痛。药用乌梅、苦楝皮、川楝子、使君子各15g，花椒、干姜、黄柏各10g，川黄连、木香各6g，大黄、槟榔各10g，细辛3g。5剂，水煎服。药后痛止，大便溏泻2次，夜间安休，食欲恢复，精神清爽，经B超复查胆道蛔虫消失，随访半年未复发。［现代中医药，2002；（06）：36］

医案3　乳糜尿案

刘某，女，49岁。1993年7月20日诊。患“乳糜尿”10余年，近年来反复发作，经多方治疗，病情时轻时重，近来日趋加重。患者头昏乏力，面色萎黄，食纳不下，腰膝酸楚，时伴小腹疼痛，舌体胖大，苔白厚腻，脉细弱。尿检：乳糜定性阳性，尿蛋白（+++），白细胞（±），红细胞（±）。拟乌梅丸化裁：乌梅、苍术、法半夏各10g，党参、黄芪各12g，当归、干姜、附片各8g，蜀椒5g，黄连、细辛各3g。上方共服28剂，前述诸症逐渐消失，尿检：乳糜定性阴性，尿蛋白阴性。［安徽中医学院学报，1999；16（1）：39］

医案4　雷诺氏病案

患者刘某，女性，30岁，因四肢肢端间歇性发白、紫绀、潮红交替出现2年就诊。开始于指趾尖端，以后逐渐上行，累及手足掌部。发时局部发白、紫绀，寒凉麻木，有针刺样疼痛，待转为潮红时，伴有烧灼感，整个过程约持续1个小时，可自行缓解。遇寒冷或情绪刺激易发作。曾诊为雷诺病，应用烟酸、硝苯地平等治疗有所好转，但停药后复发如初。本次因再次发作而来诊，诊见舌质淡、苔薄黄，脉滑细。依据寒热发作之证，给予乌梅丸治疗：乌梅12g，细辛6g，干姜10g，黄连12g，炮附子10g，当归15g，花椒10g，桂枝15g，人参10g，黄柏10g。每日1剂，水煎分2次服，服药10剂后症状明显减轻，守方再进10剂，症状基本消除，再坚持服用月余，1年后随访未复发。［中国民间疗法，2001；9（2）：43］

参考文献

1. 陈立正．乌梅丸加减治疗小儿蛔虫病60例．实用中医药杂志．1998；14（3）：22
2. 刘选民．乌梅丸化裁治疗胆道蛔虫症48例．现代中医药．2002；（06）：36
3. 杨金环．乌梅丸加减治疗慢性胆囊炎69例．乌梅丸加减治疗慢性胆囊炎69例．河南中医．2006；26（1）：73
4. 邹世昌．乌梅丸治疗糖尿病性胃轻瘫42例临床观察．新中医．2001；33（12）：34~35
5. 刘桂娥．乌梅丸加减治疗慢性结肠炎32例．安徽中医临床杂志．2001；13（4）：307

第二十节　妇人妊娠病脉证并治

一三一　桂枝茯苓丸

【原文】妇人宿有癥病，经断未及三月，而得漏下不止，胎动在脐上者，为癥痼害。妊娠六月动者，前三月经水利时，胎也。下血者，后断三月衃也，所以血不止者，其癥不去故也，当下其癥，桂枝茯苓丸主之。

【组成】桂枝　茯苓　牡丹（去心）　桃仁（去皮尖，熬）　芍药各等分

【煎服法】上五味，末之，炼蜜和丸，如兔屎大，每日食前服一丸。不知，加至三丸。

【现代药理研究】桂枝茯苓丸具有抗凝、改善血黏度、抗炎、镇静、镇痛、抗肿瘤作用。减少药流后阴道出血量，缩短阴道出血时间，提高药流成功率。

【临床应用与研究】妇科崩漏、痛经、子宫肌瘤、卵巢囊肿、盆腔炎、子宫内膜异位症、经期综合征、人流后恶露不尽；内科肝硬化腹水、甲状腺肿大、肾炎后蛋白尿、皮肤变应性结节性血管炎；外科乳腺小叶增生，前列腺增生。还可治疗中心性浆液性视网膜病变，以右眼视力障碍，视物变形为主要症状表现。还有用桂枝茯苓丸（汤）治疗血液高黏滞综合征，黄褐斑、痛经、不育症等疾病。

李琼[1]报道加味桂枝茯苓丸治疗子宫肌瘤40例，结果：患者临床症状明显改善；B超复查提示治愈6例，显效14例，有效7例，总有效率67.5%；外周血NK细胞活性提高。王忠侠[2]报道桂枝茯苓丸加味治疗盆腔炎性包块35例，痊愈24例，有效10例，无效1例，总有效率97%。其中治疗1个疗程痊愈18例，2个疗程痊愈6例。张亚平等[3]报道桂枝茯苓丸加味治疗卵巢囊肿66例，痊愈48例，好转7例，无效5例（采取手术）。治愈率72.7%，总有效率83.3%。王兵[4]以桂枝茯苓丸加味治疗慢性前列腺炎45例，痊愈24例，显效15例，有效3例，无效3例，总有效率为93.33%。

歌曰：癥痼未除恐害胎，胎安癥去悟新裁，桂苓丹芍桃同等，气血阴阳本末该。

医案1　子宫肌瘤案

患者，女，28岁，干部。2000年3月8号初诊。经量增多5年。B超诊断：子宫肌瘤，肌瘤直径1.5cm×2cm。妇查：子宫前位，增大约40多天妊娠大小，质硬，活动尚可，无压痛，双侧附件阴性。舌淡紫、边有小瘀点、苔薄黄，脉弦。平素性情急躁易怒，辨为气滞血瘀之癥瘕。以桂枝茯苓丸加味治之。方药：桂枝、茯苓、牡丹皮、柴胡、桃仁各9g，赤芍、延胡各10g，党参、黄芪各15g，益母草30g，甘草6g。此方于经期服用，经后用桂枝茯苓胶囊每次3粒，每天3次，按此法连用3个月，月经恢复正常，B超复查子宫肌瘤直径缩小（0.5cm×0.7cm），继用桂枝茯苓胶囊3个月后再次复查B超，肌瘤消失，子宫大小正常。［陕西中医，2004；(05)：459～460］

医案2　妇人癥病不寐案

患者，女，38岁，宾馆管理人员，2001年因离婚后失眠。近2年来依靠服用安定片才能入睡，睡眠质差。曾求治多家医院未效。2003年秋来我处就诊。望之面色青暗，下眼圈色青似熊猫，自诉入睡困难，心情急躁，有时郁郁不乐，头痛，眩晕，心悸，易上火，并伴有痔疮出血，肛门疼痛。舌质偏暗，边有瘀斑，脉弦。投之以丹栀逍遥散，并西药百忧解及心理治疗，历二月而无效；病家反诉腹部有搏动感，左下腹疼痛，余触之脐上动脉搏动明显，左下腹按之有轻度抵抗，深压之有硬积块并疼痛。此乃《金匮要略》之妇人病也，桂枝茯苓丸主之，桂枝、茯苓、牡丹皮、芍药、桃仁各12g水煎之，日1服。服药后第3天开始非月经期子宫出血，出血持续3天自止，出血第2天晚上患者能自然入睡，头痛，眩晕，心悸等度都有好转，7天后再诊时诉能自然入睡，熊猫眼好转，改用桂枝茯苓丸半月，药毕复诊时诸症悉除，神情愉快，状若再生。［浙江中医学院学报，

2005；29（4）：35]

医案3　赤白带下案

李某，女，41岁，2004年4月7日初诊。患者平素体弱，带下多且赤白兼夹2年余。曾多方求治，诊为附件炎，予抗生素治疗无好转。患者月经尚正常，小便不利，常面肢浮肿，劳累后加重，平素口干喜热饮，大便干结，面色苍白，乏力，舌胖淡，边有瘀斑、苔薄，脉细。尿常规、白带常规、妇检均无异常。子宫输卵管造影示：左侧输卵管积水，未见器质性病变。证属水血不调，带脉失约。治以祛瘀逐水，益气止带，方用桂枝茯苓丸加减：桂枝、赤芍、白术各10g，党参、益母草各30g，茯苓15g，桃仁9g，瞿麦12g。每天1剂，水煎服。连服15剂，带下及面肢浮肿好转，守方加黄芪、石韦、冬葵子，调治半月，诸症悉平。随访1年未复发，复查B超未见输卵管积水。[新中医，2005；37（6）：18]

医案4　胎动不安案

刘某，女，30岁，2003年10月27日初诊。患者妊娠4月余，近3天阴道有少量出血，血色暗红，伴小腹拘急，腰酸乏力，口干不欲饮，舌暗红边有瘀点、苔白，脉沉弦。诊为胎动不安。证属瘀阻胞宫，损害胎元。治宜祛瘀消癥，固冲安胎，方用桂枝茯苓丸加减。处方：桂枝、牡丹皮各9g，茯苓、赤芍、桑寄生、白芍各10g，菟丝子、续断、阿胶（烊兑）各12g，蒲黄炭（包煎）15g。6剂，每天1剂，水煎服。药尽，出血停止而愈。[新中医，2005；37（6）：18]

医案5　前列腺肥大案

王某，男，48岁，2002年8月18日初诊。尿急、尿道灼热、疼痛5天并加重，伴尿时点滴而出或为鲜血滴沥1天，在乡医院经用抗生素治疗3天，未见显效，而来我院求治。症见小腹胀满，疼痛拒按，心烦口渴，食少，大便3日未行，舌红、边有瘀斑，苔黄，脉弦。肛诊，前列腺1度肥大；残余尿测定65mL。诊为慢性前列腺炎急性发作。证属瘀热结聚下焦，致水液气化失常。治以清热化瘀，破坚散结。方拟桂枝茯苓丸加减：桂枝4g，牡丹皮、桃仁各10g，赤芍15g，蒲公英、半边莲各30g，虻虫、水蛭各6g，泽泻15g，茯苓10g，大黄10g（后下），白茅根15g。服药3剂，大便通，尿血止。按上方增损连服10剂，诸症殆尽。又服10剂，小便通畅。肛诊，前列腺正常。残余尿测定为阴性，告病愈。[中国民间疗法，2004；12（1）：56～57]

医案6　精索静脉曲张型不育案

精索精脉曲张致不育，当由瘀血阻滞于脉络，旧血不去，新血难生，睾丸失养所致。桂枝茯苓丸系仲景为妇人宿有癥积，妊娠时漏下所设。全方通脉化积，调和营卫，祛瘀生新。张某，2001年1月13日初诊。婚后2年未育（排除女方因素）。症见阴囊下坠潮湿，舌黯淡、苔薄白，脉细涩。体检：精索静脉曲张左侧Ⅲ度，右侧Ⅰ度；睾丸左侧大小正常，质地偏软，右侧正常。精液检查：量3ml，液化时间1小时，精子密度10×10^9/ml，活动率20%，活动力Ⅰ级，畸形率85%。处方用桂枝茯苓丸胶囊，每次服3粒，1日3次。服至4月20日四诊，症状消失，精液检查：量4.5ml，液化时间<30分钟，精子密度70×10^9/ml，活动率65%，活动力Ⅳ级，畸形率25%。5月18日告知其妻已怀孕。[浙江中医杂志，2003（10）：438]

一三二　胶艾汤

【原文】师曰：妇人有漏下者，有半产后因续下血都不绝者，有妊娠下血者。假令妊娠腹中痛，为胞阻，胶艾汤主之。

【组成】芎䓖　阿胶　甘草各二两　艾叶　当归各三两　芍药四两　干地黄六两

【煎服法】上七味，以水五升，清酒三升，合煮，取三升，去滓，内胶，令消尽，温服一升，日三服。不差，更服。

【药理研究】胶艾汤有显著的止血作用。其止血作用机制可能是因为其有促凝血因子的生成和抑制纤溶系统的活性而达到止血作用的。胶艾汤具有提高机体免疫功能的作用。有缩宫止血和调节内分泌作用。

【临床应用与研究】本方为妇科常用有效方剂，常用于冲任虚寒的崩漏、胞阻或胎动不安，包括功能性子宫出血、先兆流产、习惯性流产等。临床可随证加减，血多者，减当归、川芎用量，酌加贯众炭、地榆炭、旱莲草等；气虚或少腹坠感者，加党参、黄芪、升麻；腰酸疼者，加杜仲、桑寄生、川断；胎动不安者加苎麻根。此方还可用于男女的各种出血证。

乔艳贞[5]报道胶艾汤加味治疗过敏性紫癜37例，痊愈19例，显效10例，好转6例，无效2例，有效率为94.59%。李艾丁[6]报道以胶艾汤治疗先兆流产、习惯性流产130例，130例患者均用过黄体酮、止血针药及其它孕激素，效果不佳。其中3例不遵医嘱，未卧床，多动而殒堕。127例均生子，随访二年母子健在。治愈率达97%。姜华[7]报道胶艾汤加味治疗功能性子宫出血36例，在治疗期间不用其他止血法，均服中药治疗。结果治愈：服药4~9剂血止，停药后月经周期、血量均正常，25例，占69.4%。好转：服药5~9剂出血逐渐停止，愈后很少复发或经量偏多，8例，占22.2%。总有效率为91.6%。无效：服药后仍出血不止或停药后月经先后不定，经期延长在12天以上，3例，占8.3%。

歌曰：妊娠腹满阻胎胞，二两芎䓖草与胶，归艾各三芍四两，地黄六两去枝梢。

医案1　先兆流产案

李某，女，26岁，1998年10月12日探亲，14日阴道出血，某县人民医院查HCG（+），诊断为：先兆流产。午后三点出血量增多，又诊断为：难免流产。劝其人工流产，患者恐其刮宫，自思年龄偏大，遂来我院就诊。查HCG（+）。患者体瘦，唇红，精神倦怠，气短声低，舌质红少苔，脉细滑。末次月经1998年8月26日，月经初潮14岁，25岁结婚，月经史6/26~30天，产育史0+1。现阴道出血量较多无块。中医诊断：胎漏。辨证：气血虚弱。治法：补气养血，止血安胎。方药：阿胶（烊化）、生地黄各20g，当归18g，白芍、沙参、白茅根、藕节、焦艾各30g，黄芪40g，甘草5g。2剂，水煎服，每日1剂，加水600ml煎至300ml，每次100ml，日3次。嘱其卧床。10月15日再诊：阴道出血量减少，日用卫生巾2个，再查HCG（+），纳差，大便溏。续进上方加砂仁健脾安胎。10月17日三诊：阴道出血止，精神佳，纳可。再进上方20剂，停药。5月B超检查：5月活胎，胎心尚可。足月生产一男婴，现母子健在。［四川中医，2002；20（10）：57~58］

医案2　胞阻案

孙某，女，29岁，1998年3月21日初诊。妊娠2个月以来，时感小腹绵绵作痛。平素体弱，婚后5年不孕。刻下：形寒肢冷，面色苍白，小腹冷痛，得温则减，舌淡苔薄白，脉细弱。证属寒凝血瘀，胞脉失养。治宜暖宫止痛，养血安胎。方用胶艾汤：川芎10g，当归10g，阿胶（烊化）15g，艾叶15g，白芍15g，生地黄10g，甘草10g，7剂。半月后，前来告之，服药5剂后腹痛已止。经随访10月底顺产一男婴。［甘肃中医，2000；(05)：20~21］

医案3　产后子宫恢复不良案

原某，女，33岁，2001年4月20日初诊。自诉足月顺利生产以后2月，恶露淋漓不断，颜色淡红，质地清稀，伴腰酸，少腹坠胀，自汗，纳呆神疲，苔薄白，脉沉缓。证属气血不足，冲任不固。治宜补气养血，温经摄血。处方：阿胶（烊化）12g，炒艾叶12g，当归20g，白芍15g，红参6g，炙甘草12g，杜仲炭15g，黄芪30g，柴胡3g，炒白术15g。上方服6剂后，诸症皆轻，阴道出血停止。后以归脾丸继服1月巩固疗效。［河南中医，2004；24（3）：17］

医案4　功能性子宫出血案

王某，女，30岁，于2001年10月5日初诊。因过用寒凉致月经淋漓不断20余天，腹痛下血块，块下痛减，得暖稍舒，神疲懒言，纳呆腹胀，曾经用消炎止血药无效。刻诊：舌淡紫暗，苔薄白，脉沉细。证属血虚血瘀，寒凝胞宫。治宜温经散寒，养血祛瘀。方用胶艾汤加减，药用：阿胶（烊化）10g，炒艾叶12g，当归20g，川芎12g，熟地黄20g，白芍9g，党参15g，炒白术15g，茯苓15g，甘草6g。每日1剂，服上方3剂后食欲好转，但仍腹痛，阴道出血多。原方加延胡索12g，红花9g。再服3剂，服后第1天阴道下大血块较多，以后出血减少，诸症皆轻。继续以原方6剂调理而愈。［河南中医，2004；24（3）：17］

医案5　过敏性紫癜案

卢某，男，12岁，学生，1999年2月21日初诊。患过敏性紫癜反复发作3月，曾在本县医院用西药治疗1周，病情不减，遂来我科就诊。查见患者面色萎黄，腹部疼痛，四肢伸侧成批出现红斑，伴小便黄，舌质淡红，有瘀点，脉沉涩。化验血尿常规均正常。证属血溢肌肤，瘀血内停。用胶艾汤方：当归15g，川芎9g，生地黄10g，阿胶9g，白芍12g，桃仁9g，红花10g，生黄芪30g，荆芥炭15g，栀子炭10g，仙鹤草30g，白茅根30g，生甘草6g，艾叶4g，醋延胡索10g。服药10剂后腹痛消失，双下肢红斑减少。随症加减又服5剂后痊愈。［河南中医，2004；24（3）：15］

医案6　乳糜尿案

徐某某，女，70岁。小便混浊如米泔样反复发作10年，加重1年。近1年来，劳累或进食油腻后，小便成团块状，色赤，伴形体消瘦，头晕耳鸣，腰酸乏力。舌淡、苔薄白，脉细。血液检查发现微丝蚴。尿液检查：蛋白+++，红细胞++++，白细胞及上皮细胞少许，乳糜尿定性+。投胶艾汤加减：阿胶珠、菟丝子各15g，当归、赤芍、生地黄各12g，艾叶4g，仙鹤草、鹿衔草、白茅根、补骨脂各18g，生藕节20g，黄芪30g。药进5剂，小便团块状物明显减少，色转清，药已中的，上方连服30剂，诸症均已消失，复查尿常规正常，乳糜尿定性－。随访半年未复发。［浙江中医药，1999；(12)：511］

一三三　当归芍药散

【原文】妇人怀妊，腹中㽲痛，当归芍药散主之。

妇人腹中诸疾痛，当归芍药散主之。

【组成】当归三两　芍药一斤　茯苓四两　白术四两　泽泻半斤　芎䓖半斤一作三两

【煎服法】上六味，杵为散，取方寸匕，酒和，日三服。

【药理研究】①抗痴呆作用：刺激大脑中枢神经系统递质的合成与释放、抗老年性痴呆、清除免疫复合物；当归芍药散能改善脑功能低下的老龄雄性小鼠的短期记忆和长期记忆；能够促进脑内烟碱、乙酰胆碱受体的合成；抑制细胞凋亡。②改善微循环作用：改变血液流变性、减低血黏度、抑制血凝及血小板聚集、改善微循环以及抗贫血等。③降脂作用：当归芍药散可以显著降低高脂血症模型家兔血清总胆固醇（TC）、甘油三酯（TG）、低密度脂蛋白（LDL－C）、载脂蛋白 B_{100}（$APoB_{100}$）水平，升高高密度脂蛋白（HDL－C）和载脂蛋白 A_{I}（$APoA_{I}$）水平，降低肝组织 TC、TG，抑制脂质在肝脏的沉积。防治高脂血症。④通过脑内植物神经系统调节下丘脑－垂体系统的功能，促进和改善卵巢功能。

【临床应用与研究】本方有养血活血功能，平衡调整脑垂体－卵巢轴功能，松弛子宫平滑肌作用和止痛消炎作用。①妇科：妊娠腹痛、月经不调、痛经、闭经、经行泄泻、经行水肿、带下、不孕、输卵管积水等病症。②内科疾病：如水肿、慢性肾炎、肾结石、肾盂肾炎、梗阻性肾病、前列腺肥大，慢性膀胱炎、慢性肝炎、慢性结肠炎、眩晕者，老年性痴呆用之亦效。③皮肤疾病：黄褐斑、脂溢性脱发、带状疱疹、淤积性湿疹等。临床应用应掌握两点：一是面唇少华，眩晕耳鸣，爪甲不荣，肢体麻木，腹痛绵绵或拘急而痛，或月经量少，色淡，甚则闭经，脉象弦细等肝虚血少见症；二是有纳呆食少，带下清稀，面浮肢肿，泄泻或小便不利等脾虚湿停见症。

王阳[8]报道当归芍药散治疗输卵管积水 28 例，28 例治疗 3 个月后治愈 4 例，有效 8 例，无效 16 例，总有效率 42.86%；治疗 6 个月后治愈 9 例，有效 16 例，无效 3 例，总有效率 89.29%。李志敏等[9]报道当归芍药散治疗痛经 80 例，经治疗全部获效，其中治愈 49 例，好转 31 例。耿迎春等[10]报道治疗前列腺增生症 60 例，显效 44 例，有效 15 例，无效 1 例，总有效率 98.3%。龙一梅[11]报道治疗更年期浮肿 16 例，总有效率 93.8%。张文才[12]以当归芍药散治疗肾盂积水 32 例，痊愈 18 例，好转 12 例，无效 2 例。高德义[13]报道当归芍药散治疗老年性痴呆 36 例，可改善老年性痴呆患者智力和生活能力。

歌曰：妊娠疼痛势绵绵，三两归芎润且宣，芍药一斤泽减半，术苓四两妙盘旋。

医案 1　妊娠胸腹胀闷案（子悬）

郭某，女，28 岁。1987 年 11 月 20 日初诊。患者停经 5 个月，觉胸腹日渐胀闷，每入夜尤甚，不得平卧，每因腹胀而起床漫步为舒，重者彻夜不寐，至晨其胀减轻，至夜又复，病历二个多月。形体渐瘦，动甚则气喘，经多方医治，是症有增无减，曾在某医院妇科诊断为“妊娠腹胀”。经服西药薄荷水、氯仿水及中药“紫苏饮”、“枳壳汤”，症仍然，就诊本院。症见：胸腹胀闷，纳入为著，动甚气喘，颜面少华，形体消瘦，大便溏软，日一行。尿清短少。双踝稍浮肿，舌质淡胖尖红，舌苔薄白，脉弦滑。双寸滑利上窜大鱼际旁。中医诊为子悬。诊为妊娠气血不足，肝郁脾虚，冲任脉虚，气机郁滞，湿气内盛而致。治以养血柔肝解郁，佐以健脾化湿。主方用当归芍药散：当归10g，白芍12g，川芎8g，茯苓、泽泻、炒白术各12g。水煎服，日1剂。是夜腹胀大减，安然入睡。翌日复诊按原方连服2剂入，多日之苦楚若拨，起居如常。停药随访七天，无再复发。[四川中医，1994；(03)：38~39]

医案2　胎漏、胎动不安（先兆流产）案

蓝某，女，34岁，1972年2月5日初诊。患者停经60余天，阴道出血1周，出血量少，色暗红，淋漓不绝，无血块，伴有腰胀、少腹胀痛，胃纳尚佳，无呕吐、泛酸，口不干、略苦，二便正常。近半月来情绪不佳。经用黄体酮等止血之剂，血量稍少，但仍有阴道出血，脉弦，舌质淡红、苔薄白。妊娠试验阳性。此为肝脾不和，湿热内停，迫血妄行。以当归芍药散加味：当归10g，白芍15g，白术10g，泽泻10g，云苓10g，川芎5g，桑寄生15g，阿胶9g，苎麻根10g，杜仲10g。共服10剂，血止，随诊，足月顺产一男婴。[江西中医药，2001；32（1）：4~5]

医案3　胎水肿满案

刘某，女，30岁，教师。1991年10月25日就诊。妊娠5月余，双腿浮肿，胸闷腹胀，纳差便溏，小便量少，腹围较大，舌淡红、苔薄白，脉细稍弱。证属妊娠脾虚，水气不利。治宜健脾渗湿，行气消肿。处方：白术10g，茯苓12g，川芎6g，当归12g，白芍12g，泽泻12g，黄芪15g，枳壳10g，陈皮10g，大腹皮10g。服7剂后，双腿浮肿消退，尿量增加，胸闷腹胀缓解，继服5剂巩固疗效。此后未再出现浮肿，足月顺产一女婴。[山西中医，1996；12（5）：43]

医案4　妊娠突发右下腹绞痛案（妊娠合并尿路结石）

李某某，女，28岁，农民，2003年3月6日诊。妊娠3月，突发右下腹绞痛，并向会阴部放射，尿频尿急，肛门坠胀欲解大便而不能，舌质红，苔薄白腻，脉弦滑。B超提示右输尿管结石（1.0cm×0.6cm）并有肾轻度积水。考虑妊娠3月，用药甚为棘手，初用氨苄青霉素静滴，肌注黄体酮治疗2天，疼痛仍未缓解。处方：当归15g，白芍20g，赤芍10g，茯苓1g，泽泻10g，白术10g，甘草8g，金钱草30g，郁金15g，白花蛇舌草3g，3剂，每日1剂。服1剂疼痛即未作，服至第3天排出结石1枚。半年后顺产一男婴，母子安康。[江西中医药，2006；(02)：28]

医案5　人流术后经期腹部胀痛案

王某，女，34岁，农民。1991年5月14日就诊。半年前行人流术后，失于调养，复加哺乳劳累，后每至经期即少腹胀痛，经后仍绵绵作痛，经血量少色暗，自觉发热，纳食不香，身懒乏力，不能劳动，面色萎黄，舌淡红、边有瘀点、苔薄白，脉细弦弱。此乃血虚脾弱，瘀热内阻。经前宜补血益气，活血清热；经后应调补脾胃，使生化有源。经前方：当归12g，白芍30g，川芎12g，茯苓12g，白术10g，泽泻12g，黄芪30g，丹参15g，牡丹皮10g，香附12g。4剂，经前4天服用。经后方：当归12g，白芍30g，川芎10g，茯苓12g，白术10g，泽泻12g，黄芪30g，砂仁6g，陈皮10g。7剂，经净后服用。服药2个周期，少腹疼痛缓解，经量增多，纳食增加，已能劳动，但经前仍有腹胀感，以经前方加乌药6g，再服1个疗程告愈。[山西中医，1996；12（5）：43]

医案6　阴挺案（子宫下垂）

梅某某，女，26岁，1989年10月5日初诊。自诉已分娩2个月，分娩后即觉子宫脱出，站立时在阴道口外约1.5cm，自以为满月后会自动上收，谁知满月后仍然脱出，伴小腹隐痛不舒，喜按，口稍渴，面红，饮食正常，大便软，小便短，色黄，脉细弦。曾用补中益气汤加味5剂，药后自觉不适，口干口苦，子宫下垂仍然，乃来我处诊治。因思此乃肝脾不和，湿热内停，以致带脉不约，遂用当归芍药散加味：当归10g，白芍15g，白术10g，泽泻10g，云苓10g，川芎5g，枳壳10g。嘱服5剂，每日1剂。1989年10月11日复诊，药后腹痛减轻，子宫下垂略有好转，继服5剂，以后患者又来诊2次，用药后全身症状逐渐减轻，子宫下垂好转。前后共服药20剂，诸症全消。[江西中医药，2001；32（1）：4~5]

医案7　不孕症

彭某，女，36岁，农民。2002年6月8日初诊。产后10年，失子2年未孕。患者曾生子8岁，因游泳不慎，淹水而夭，2年未孕。经前胸胁、乳房胀痛，烦躁易怒，嗳气叹息，经期少腹胀，经量少，色紫暗，肢体倦怠，纳食不馨，舌淡红、苔薄黄，脉弦细。子宫输卵管碘油造影示：双侧输卵管通畅，男方精液常规检查正常。证属肝气郁结，脾虚湿胜，肝脾不和。治宜疏肝理气，健脾胜湿，调和肝脾。方用当归芍药散加味。处方：当归、白芍、白术、茯苓、泽泻、香附、合欢花各10g，郁金15g，川芎、柴胡各6g。5剂。水煎，每日1剂，分2次服。嘱每于经前1周服用上方5剂。如此连服3个月经周期而受孕，嗣后生一健康男婴。[江苏中医药，2006；27（1）：42~43]

医案8　痛经案

江某某，女，34岁，已婚，2004年3月14日初诊。痛经病史3年余，近半年由于精神压力大，经期腹痛难忍，影响工作，经量少，血色黯，时夹带血块，伴腰背酸楚，四肢发凉，眼睑颜面浮肿，形体肥胖，面色无华，唇色苍白，舌质淡暗，苔薄白而润，脉沉细。此为肝郁脾虚，气血不足，血海空虚，寒湿凝滞下焦，经血阻滞不行之痛经，治以调和肝脾，温经散寒，化瘀止痛，方用当归芍药散加味：当归、川芎、茯苓、泽泻各15g，白芍18g，白术、桂枝、小茴香、莪术各10g，制附子、三棱各6g，吴茱萸4g，生姜4片，大枣20g。每次经前1周服至经后1周，服药3个周期后，经顺痛止，诸症悉除。上方去附子、三棱、莪术加杜仲、川断、桑寄生、黄芪，服药20剂以巩固疗效，随访1年未见反复。[中国中医基础医学杂志，2005；11（12）：943~944]

医案9　子宫内膜异位症案

罗某，30岁，工人，1999年11月20日初诊。结婚4年未生育。近半年来，每次月经来潮时下腹部剧痛难忍，伴恶心、呕吐、汗出，口服去痛片稍缓解。平时腰骶部胀痛，时有胸脘痞闷不舒，白带量多黏稠。舌质淡、舌苔薄，脉细濡。B超检查：子宫后位，7.4cm×4.5cm×6cm，肌壁回声颗粒粗糙。西医诊为子宫内膜异位症。中医诊为痛经、癥瘕。以当归芍药散加减治疗。用法：水煎服，每日1剂。服药2个月，痛经及伴见症状消失，B超检查未见异常。2000年3月14日来诊，月经3月未至，查尿TT阳性，胎儿发育正常，子宫附件未见异常。[新疆中医药，2001；19（4）：19~20]

医案10　带下案

江某，34岁，于2002年5月18日就诊。患者诉白带多，伴有腹痛年余，曾经西药抗炎等治疗效果不佳。1个月前妇产科检查，诊断为宫颈Ⅱ度糜烂，给予冷冻治疗。今妇检见宫颈糜烂已愈，但白带仍多，质中无臭味。患者下腹隐痛伴腰胀，经潮时腹痛甚，月经量、色、质无殊，食欲不振，面色不华，二便正常，舌质红，苔薄白腻，脉弦细。辨证为肝木乘脾，脾虚湿停。治拟疏肝扶脾，燥湿止带法。方以当归芍药散加味：当归10g，芍药12g，川芎6g，焦白术30g，茯苓10g，泽泻10g，椿根皮12g，鹿角霜（先煎）15g，荆芥6g，7剂。每天1剂，水煎服。复诊诉白带明显减少，腹痛亦缓，食欲增加，白腻苔已化。继以原方7剂，诸症尽失。[福建中医药，2004；35（4）：41~42]

医案11　特发性水肿案

由某，女，49岁。2002年4月12日初诊。患者主诉下肢浮肿11年，尿可，两下肢水肿，按之凹陷而硬，皮色赤暗。月经错后量少，纸上中心暗褐而小，边多水痕而泛。尿检（-），舌红质暗，脉细涩，多方就医无明显疗效。黄文政教授认为是特发性水肿，“血不利则为水”。辨为气滞血瘀，脾虚湿困。治以养血活血，健脾利水。方以“当归芍药散”加减：当归、赤芍、川芎、云茯苓、白术、泽泻、泽兰、刘寄奴、穿山甲各15g，马鞭草、益母草各30g，土鳖虫10g。4剂，水煎服日1剂分服。4月16日又诊，患者感觉服药后舒服，舌质紫暗好转，脉细，尚有腹胀。前方加鸡内金10g，白茅根30g，大腹皮15g，续服7剂。后又以此方加减服药20剂后，浮肿消。原方7付以巩固疗效，随访1年未反复。[黄文政医案]

医案12　水肿（慢性肾炎）案

胡某某，女，45岁，1990年9月12日初诊。自诉患肾炎多年，晨起颜面肿，午后脚肿，现全身水肿半年余，但水肿不甚，纳食尚可，面色萎黄，精神一般，大便软，小便短少、色黄、无灼热、不浑浊，舌质淡红、苔薄白，脉细弦。尿蛋白+++。前医用发汗利尿等法治疗近3个月，水肿及蛋白尿均无好转，余思其面色萎黄，脉弦细，浮肿不甚，拟诊为血虚水湿内停，用当归芍药散原方：当归10g，白芍15g，川芎6g，泽泻10g，白术10g，茯苓10g。服药7剂，水肿略减，尿蛋白减为++，原方再服7剂，水肿又减，尿蛋白减为+，继服7剂，水肿全消，尿蛋白阴性。为巩固疗效，嘱原方再服1个月，至今未复发。[江西中医药，2001；32（1）：4~5]

医案13　腰痛、尿频尿痛反复发作案（肾盂肾炎合并肾积水）

杜某某，女，44岁，1997年6月18日初诊。腰痛，尿频尿痛反复发作3年，因工作烦劳加重6天。诊见腰痛，以右侧为著，尿频灼痛，口干不欲饮，大便干结，平素月经色黑有块，两目下黯黑，舌质暗红，边有瘀点，苔白腻，脉沉细滑。右肾区叩击痛（+）。查尿Rt：PRO±，BLD+2，WBC+2，粗颗粒管型少许；12h尿沉渣计数：RBC 2.20×10^6个，WBC2.000×10^{10}个，管型1.2×10^4个；B超：右肾集合系统光点分离，探及1.5cm×0.8cm无回声暗区；腹部平片未见泌尿系结石及占位性病变。西医诊断为肾盂肾炎合并肾积水。中医诊断为劳淋。证属下焦湿热，饮停血瘀。治以清利湿热，化饮祛瘀。当归芍药散合石韦散加减：当归10g，赤芍30g，川芎10g，茯苓15g，白术10g，泽泻15g，石韦30g，瞿麦15g，车前子15g，冬葵子30g，白花蛇舌草30g，滑石30g，甘草5g。服12剂。尿频尿痛消失，仍腰酸痛，目下暗黑，上方去瞿麦、滑石、白花蛇舌草，加大黄6g，土鳖虫10g，桃仁10g，杜仲10g，川断10g，怀牛膝10g。服30剂，腰痛消失，小便通畅，目黯减轻，月经正常。复查尿Rt、双肾B超无异常；12h尿沉渣计数正常。随访

2 年未复发。[时珍国医国药，2001；12（2）：111]

医案 14　胃脘疼案（胃溃疡）

李某，女，42 岁，农民。1998 年 6 月 8 日初诊。1 月前因情志不畅，引起胃脘部隐隐作痛，餐后为甚，嘈杂泛酸。间断服用胃尔舒、得乐冲剂等药，病情时轻时重。在我院做纤维胃镜检查：胃底部有一处溃疡约 0.5cm×0.3cm 大小，边界充血，新鲜渗血，HP 阳性。诊见：胃脘痛，泛酸纳呆，大便干结，舌质暗红、苔黄厚，脉弦。证属肝气不舒，湿浊壅滞。法当疏肝解郁，健脾利湿泄浊。方拟：当归、白术各 15g，茯苓 12g，泽泻 18g，枳实 9g，川芎、大黄各 10g，甘草 6g。二剂后便畅，纳增，苔较前薄，它症如前。上方去大黄、枳实改为枳壳，加三七粉 5g，继服 5 剂，胃痛大减，纳食明显好转，无泛酸，药已中病，继服 7 剂，7 月 3 日复查胃镜，溃疡面已基本愈合，HP 阴性，病情痊愈。[陕西中医，2006；27（2）：235]

医案 15　前列腺增生案

患者，男，73 岁，1999 年 7 月 20 日初诊。患者排尿不畅 3 年余，排尿时间长，尿线细，近 6 个月来夜尿频，余沥不净，有尿潴留现象，伴腰膝酸软无力。某医院诊断为前列腺增生症，曾予导尿，并给前列康、氟哌酸等治疗，效果不显。诊见患者呈痛苦面容，精神较差，双下肢微肿，小腹胀痛，小便点滴而下，舌体淡胖，苔白滑而润，脉沉迟而滑，诊为前列腺增生症。证属肾阳不足，湿瘀交阻，气化不利，遂予加味当归芍药散水煎温服，并予金匮肾气丸口服，每次 1 丸，2 次/天。服药 7 剂胀痛骤减，排尿较为通畅，继服 7 剂，排尿畅通，诸证消失。遂嘱其继服金匮肾气丸，巩固疗效。随访 1 年余，未见复发。[现代中西医结合杂志，2003；12（8）：820～821]

一三四　干姜人参半夏丸

【原文】妊娠呕吐不止，干姜人参半夏丸主之。

【组成】干姜　人参各一两　半夏二两

【煎服法】上三味，末之，以生姜汁糊为丸，如梧桐子大，饮服十丸，日三服。

【临床应用】本方常用于胃虚夹饮的妊娠呕吐不止，亦可用于脾胃虚寒的脘痛及呕吐；小儿脾虚腹泻等疾病。但对胃热的妊娠呕吐则不宜。虚寒恶阻，呕吐颇剧，每每不易受药，可以诸药为末，用舌频频舔服，使其易于受纳；或少量多次地给以汤剂，亦效。

医案 1　妊娠呕吐案

陈某，女，24 岁，2001 年 3 月 22 日就诊。患者自述停经 2 月余，开始胃纳不佳，饮食无味，倦怠嗜卧，晨起头晕恶心，干呕吐逆，口涎增多，时或吐出痰涎宿食。自以为属妊娠反应，未加治疗。近 1 周来，食入即吐，所吐皆痰涎清水，头晕，心烦胸满不思食，膈间有水，心悸气短，面色苍白，喜热畏寒，四肢发凉，舌淡苔白而滑，脉迟。此乃脾胃阳虚，胃有寒饮所致。治宜：温中健脾，和胃降逆。药用：干姜 10g，半夏 9g，人参 12g，茯苓 12g，炒白术 12g，陈皮 10g，砂仁 10g，甘草 6g，生姜 3 片。水煎分 2 次频服。服 3 剂后，呕吐已止，唯饮食欠佳，继以异功散 5 剂调理善后，诸证消失。后随访顺产一女婴。[北京中医杂志，2002；21（6）：358～359]

医案2　腹痛（虚寒性腹痛）

李某，男，36岁，1999年10月26日就诊。自述长期腹痛绵绵，时作时止，胃脘胀满，时吐涎沫，喜热恶冷，痛时喜按，饥饿劳累后更甚，食少嗳气，矢气则痛减，大便长期溏薄，兼神疲，气短，怯寒，舌淡苔白滑，脉沉细。此乃阳气素虚，脏腑虚寒所致。治宜温中散寒，和胃止痛，祛痰止呕。药用：干姜15g，党参12g，姜半夏12g，良姜12g，白芍15g，炒白术12g，木香9g，大枣12g，生姜3片。水煎，每日1剂。连服12剂而愈。随访1年未再复发。[北京中医杂志，2002；21（6）：358~359]

一三五　当归贝母苦参丸

【原文】妊娠小便难，饮食如故，当归贝母苦参丸主之。

【组成】当归　贝母　苦参各四两

【煎服法】上三味，末之，炼蜜丸如小豆大，饮服三丸，加至十丸。

【临床应用与研究】本方临床常用于妊娠小便难和大便难、淋证、肾盂肾炎、前列腺炎或增生、小便不利、泌尿系感染、阴囊湿疹、产后尿潴留、输尿管结石等。本方加减法：习惯性便秘者，加麻仁、生首乌、莱菔子、玄参以滋阴润肠；前列腺炎，湿热结于下焦者，加滑石合知柏地黄汤，以滋肾养血，清热利湿；妊娠小便涩痛重者，加甘草梢、滑石以通利；热盛小溲色深者，加扁蓄、瞿麦、野菊花、败酱草等以清热解毒。

王珏[14]以当归贝母苦参丸加味治疗产后尿潴留76例，2剂后恢复自主排尿19例；3剂后恢复自主排尿者40例；5剂后恢复自主排尿者11例；6剂后恢复自主排尿者6例。蒋翅等[15]报道以本方治疗膀胱炎230例，治愈227例，好转3例，总有效率100%。褚洪飞[16]以本方治疗前列腺增生症31例，显效17例，有效11例，无效3例，总有效率90.3%。程晓春等[17]报道以本方治疗阴囊湿疹60例，痊愈55例，占90.17%；好转5例，占9.83%。

歌曰：饮食如常小水难，妊娠郁热液因干，苦参四两同归贝，饮服三丸至十丸。

医案1　妊娠大便难案

罗某，女，25岁，干部。1992年7月10日初诊。患者妊娠2个月，大便干结半月余。刻下大便干结难下。1周1行，伴五心烦热，忧心重重，失眠多梦，小便欠畅，纳食尚好。舌尖红点、苔薄腻黄白相兼，脉弦细滑。辨为血虚热郁，下窍不利。治宜治病兼顾安养胎元，以当归贝母苦参丸治之。处方：当归18g，川贝母12g，苦参9g，肉苁蓉12g。3剂水煎服。药后两便畅利，嘱多食香蕉，并远辛辣，戒烦劳，病未复发。[江西中医药，1994；25（3）：19~20]

医案2　淋证案（泌尿系感染）

赵某某，女，23岁。1周前发现小便频数急痛，伴以腰部疼痛。曾查尿蛋白+，红、白细胞++++，遂诊断为泌尿系统感染。经治数日，诸症不减，伴以带下，转来我院门诊。观其舌质略红，脉象细滑而数，此属阴虚湿热下注，遂用当归贝母苦参丸加味：当归12g，贝母12g，苦参12g，生地黄25g。上方服到第3剂时，腰痛、尿频急等症状明显改善，白带较前明显减少．服4剂后基本消失。舌脉同前，复查尿常规正常。遂将上方加入滑石30g，甘草6g，再服3剂为之善后。[江西中医药，2001；32（1）：4~5]

医案3　人流术后下腹疼痛伴畏寒发热案（急性盆腔炎）

雷某，女，28岁，1999年9月初诊。4天前突发下腹疼痛伴畏寒发热。血 WBC15.3 $\times 10^9$/L，N 0.83，静滴青霉素3天。今因腹部仍痛而来诊。诊见：患者仍感寒热不适，左下腹明显压痛，无反跳痛，白带多，大便干，小便黄，舌红、苔薄黄，脉弦滑数，近期曾作人流。处方：当归12g，苦参15g，浙贝母、黄芩、柴胡各10g，大黄、通草各6g。2剂后痛止而诸症悉除。[新中医，2001；33（7）：61]

医案4　肾囊风案（阴囊湿疹）

王某，男，30岁，2002年9月10日诊。于3个多月前因田间劳动后出现阴囊部起红斑丘疹，痒甚，抓后有少许渗出，用盐水外洗及皮康王软膏涂擦后效果不佳，皮损逐渐加重，糜烂并扩散至整个阴囊，痒痛不适，行走困难。查阴囊皮肤潮红肿胀，密集丘疹及片状糜烂，部分表皮剥脱，大量渗出、结痂，阴茎腹侧亦有类似皮损，包皮轻度水肿。诊断：阴囊急性湿疹。处方：当归、苦参、龙胆草、茯苓各15g，苡仁30g，浙贝母、生地黄、黄柏、徐长卿、黄芩、车前子各12g，甘草6g。日1剂，水煎分3次口服，同时外用自制湿疹溶液湿敷患处，每日3次，每次1h。1周后皮疹明显好转，痒痛不适症状减轻，渗出基本消退，继续服上方7剂，皮疹大部分消退，遂减龙胆草、黄芩、茯苓、车前子，续服5剂皮疹消退，随访1月未见复发。[实用中医药杂志，2004；20（4）：181]

医案5　前列腺增生案

夏某，男，65岁，于1999年11月15日就诊。有前列腺增生病史3年，近2天来尿频、尿急至滴沥不畅，小腹坠胀，神疲乏力，面色少华，舌暗红，苔薄白，脉缓，直肠指诊前列腺Ⅱ度肿大，质硬，中间沟变浅，轻度压痛，B超示前列腺肥大，残余尿350ml。证属气虚瘀结不通，膀胱气化不利。处方：当归、浙贝母、泽兰叶各10g，苦参、生黄芪、党参、车前子（包）各15g，益母草、昆布、海藻各20g，石菖蒲5g。5剂，药后小便明显通畅，尿频亦减，原方加减续服20余剂，诸症悉除，直肠指诊前列腺质软，触痛消失，残余尿少于50ml，随访1年未发。[实用中医药杂志，2002，18（11）：14]

医案6　淋症案（膀胱炎）

刘某，女，23岁，纺织工人，1997年3月6日就诊。3天前下夜班，因劳累后未注意个人卫生而发病。症见尿频、尿急、尿后少腹空痛，自服氟哌酸，每次4粒，每日3次，1日后未见减轻，翌日继输青霉素800万单位，氨苄青霉素4g，连用2日未见缓解，遂求治于中医。刻诊：尿频、尿急、尿后少腹空痛且余沥湿裤，口干，心烦，大便难，舌质红，苔黄厚而腻，脉弦数。证属膀胱湿热，气化不行。治以当归贝母苦参丸加减：当归15g，川贝母10g，苦参20g，生地黄15g，木通、淡竹叶、甘草梢、车前子（包）各10g，大黄（后下）20g，琥珀末5g（分冲），每日1剂，水煎少量饮。5剂而愈。随访至今未复发。[国医论坛，1999；14（5）：9]

医案7　肺胀喘悸案（慢性支气管炎）

张某，男，58岁，1999年12月8日就诊。素有喘息型慢支20多年。近来因感冒诱发喘促，短气自汗，心下悸，微咳，发热38.2℃，痰多白黏稠，咽干不渴，纳呆，唇舌暗紫，苔白腻，脉弦稍数。胸片示：（1）慢支肺气肿；（2）双下肺感染；（3）右心肥大。听诊：双下肺可闻湿性啰音。中医诊断：肺胀（慢阻肺并感染）。方药：茯苓、金银花、连翘各15g，炙甘草8g，桂枝、麻黄（先煎）、杏仁、厚朴、防风、川贝母、黄芩、葶苈子各10g，桃仁6g。服药2剂，1剂/天。12月10日：热退，痰减少，仍有气喘、心下悸。拟方：桃仁、知母、当归各6g，茯苓15g，葶苈子、桂枝、杏仁、厚朴、苦参、川贝母、黄芩各10g，炙甘草8g。服3剂，1剂/天。12月13日：热退，喘气减轻，无咳，纳呆，大便少。守上方加莱菔子15g。服3剂，1剂/天。12月16日：喘、悸、咳俱缓解，舌淡红暗，脉弦不数，仍有心下悸、气短、乏力，痰稍多，肺部啰音基本消失。拟方：杏仁、厚朴、葶苈子、当归、桂枝、苦参、莱菔子各10g，茯苓12g，红参、炙甘草、知母各6g，川贝母8g。上方加减调理善后，喘、悸、咳基本消失。痰量减少后，去葶苈子、莱菔子。[湖北中医杂志，2001；23（7）：33]

一三六　葵子茯苓散

【原文】妊娠有水气，身重，小便不利，洒淅恶寒，起即头眩，葵子茯苓散主之。

【组成】葵子一斤　茯苓三两

【煎服法】上二味，杵为散，饮服方寸匕，日三服。小便利则愈。

【临床应用】仲景用此方治疗妊娠水气证，即子肿证。现临床亦可用于产后胞衣不下、腹痛、小便不通、大便难、恶露不下、缺乳、乳痈等证。

歌曰：头眩恶寒水气干，胎前身重小便难，一升葵子苓三两，米饮调和病即安。

医案1　妊娠小便不利案

患女，30岁，2000年3月27日初诊。妊娠6个月，身水肿，头眩，近10天水肿加剧，腹部隆起，小便不利，西医检查羊水过多，伴高血压，腹围160cm，测血压186/110mmHg。脉滑数，苔白腻，行动气促，卧不安，当淡渗利湿，健脾导水。予葵子茯苓散合千金鲤鱼汤加减：葵子10g，猪苓10g，茯苓10g，泽泻10g，焦白术24g，车前子10g（包煎），黄芩6g，扁豆10g，赤小豆15g，太子参12g，冬瓜皮15g，5剂，另用鲤鱼1条（忌铁），清蒸分食，3天吃1条，服5剂，水肿渐退，腹围缩小18cm，头眩减轻，小便量明显增加，能安卧。二诊再进原方7剂。产科复查羊水确已减退，胎音、胎动比前阶段好转，后除鲤鱼，服药改为白术、茯苓、冬瓜皮、车前子，直到分娩。因盆腔狭窄胎儿过大行剖腹产术，母子俱安。妊娠水肿在早期过用淡渗分利之剂，将影响胎儿，宜从脾考虑；后期胎元固体质好，张仲景二方用于临床确有效果，但对有流产史者以避、慎为好。[现代中西医结合杂志，2006；15（7）：864～866]

医案2　产后小便不通案

袁某，女，23岁。1996年5月21日诊，产后次日早晨即发现小便点滴而下，渐至闭塞不通，小腹胀急疼痛。西医拟诊为膀胱麻痹，尿路感染。经用青霉素、庆大霉素、新斯的明、乌洛托品等药治疗5天未效。无奈放置导尿管以缓解小腹胀痛之苦。闻其语音低弱，少气懒言；观其面色少华，舌质淡、苔薄白；察其脉缓弱。处方：炒冬葵子（杵碎）、云茯苓、党参各30g，黄芪60g，焦白术12g，桔梗3g。第1剂后，小便即畅通自如，小腹亦无胀急疼痛感，3剂服完，诸证悉除，一如常人。[浙江中医杂志，1997；07：309]

医案3　产后缺乳案

尹某，25岁。1996年6月8日诊。分娩1周后，乳汁仍浓稠涩少，乳房胀硬，乳头痛，胸胁胃脘胀闷不舒，情志抑郁，食欲不振。舌质稍红，苔薄黄，脉弦数。处方：炒冬葵子（杵碎）、云茯苓、王不留行、白芍各30g，醋炒柴胡、炮山甲各10g，当归20g，青皮、陈皮各6g。药服3剂，乳下渐多，余证均减，又接服3剂，乳下如涌泉，神爽纳增。［浙江中医杂志，1997；07：309］

一三七 当归散

【原文】妇人妊娠，宜常服当归散主之。

【组成】当归　黄芩　芍药　芎穹各一斤　白术半斤

【煎服法】上五味，杵为散，酒饮服方寸匕，日再服。妊娠常服即易产。胎无苦疾，产后百病悉主之。

【临床应用与研究】临床用于治疗胎动不安，防治新生儿溶血，还可用于治疗浅层点状角膜炎，黄褐斑。

黎清婵[18]报道以加味当归散治疗胎动不安60例，治疗组有效率为90.1%。何胜利[19]以当归散预防母婴血型不合之新生儿溶血84例，结果孕妇血清免疫抗体测降至1：32以下67例，降至1：64为11例，总下降率92.81%。86个新生儿（2例双胞胎）中，11例发生黄疸，重度2例，中度3例，轻度7例。胡素英[20]报道当归散治疗浅层点状角膜炎62例，1～4周治疗后，38例痊愈，20例显效，4例无效，总有效率93.5%。

歌曰：万物原来自土生，土中涵湿遂生生，一斤芎芍归滋血，八术斤芩大化成。

医案　黄褐斑案

黄某，女，28岁。1987年6月13日初诊。两颧部起褐斑5年。患者5年前妊娠时脸部逐渐出现褐斑，入夏色泽变深，冬季转淡，伴有月经延期，量少色淡，劳累后自觉脘腹胀满，口苦，肢倦。肝功能检查正常。察舌质红、苔薄黄，面色萎黄，脉弦细。证属脾虚血不荣肤，兼有湿热内蕴。治拟健脾养血，佐以清化湿热。方选当归散加减：当归、生白术、茯苓各15g，生熟地各20g，白芍、黄芩、白芷各10g，川芎6g，每日1剂，水煎2次分服。外擦3%双氧水，每日3次。前后调治35剂，黄褐斑消失，月经正常。［四川中医，1995；9：48～49］

一三八 白术散

【原文】妊娠养胎，白术散主之。

【组成】白术四分　芎劳四分　蜀椒三分（去汗）　牡蛎二分

【煎服法】上四味，杵为散，酒服一钱匕，日三服，夜一服。但苦痛，加芍药；心下毒痛，倍加芎劳；心烦吐痛，不能食饮，加细辛一两，半夏大者二十枚，服之后更以醋浆水服之；若呕，以醋浆水服之复不解者，小麦汁服之。已后渴者，大麦粥服之。病虽愈，服之勿置。

【临床应用与研究】用于妊娠腹痛，胎动不安，小儿腹泻等，还可用于药源性自汗。

毛宏亮[21]报道以白术散治疗小儿慢性腹泻28例，痊愈14例，显效9例，有效3例，无效2例，痊愈显效率为82.1%。邓德明[22]报道以白术散加味治疗药源性自汗症27例，结果全部治愈。27例中服药最少为2剂，最多12剂。

歌曰：胎由土载术之功，养血相资妙有劳，阴气上凌椒摄下，蛎潜龙性得真诠。

医案　妊娠腹痛案

陈某，29岁。1996年3月8日诊。妊娠近2个月，下腹一直隐隐作痛，甚时胃亦痛，恶心口苦口干，身冷腰痛，大便溏软，时疏时频。舌稍淡、苔薄白，脉细。治法：温中化湿，佐清湿热。方剂：白术散合左金丸（《丹溪心法》）、香连丸（《和剂局方》）加味：川芎、砂仁（冲）、吴茱萸各3g，川椒15g，白术、牡蛎各10g，黄连2g，乌梅2枚，半夏、杜仲各12g，木香5g，3剂。4月4日复诊：服药期间腹痛消失，停药20来天后，每晚下腹疼痛又作，大便不畅，便后痛减，舌脉如上。原方加减：川芎、槟榔、吴茱萸各3g，川椒15g，白术、牡蛎各10g，白芍15g，木香6g，黄连2g，陈皮9g，3剂。二诊：服药后腹痛消失，并随访1个月，未再发作。[浙江中医杂志，2005；12：538～539]

参考文献

1. 李琼，赖慧红，陈朝辉．加味桂枝茯苓丸治疗子宫肌瘤40例．安徽中医学院学报．2003；22（1）：22～24
2. 王忠侠．桂枝茯苓丸加味治疗盆腔炎性包块35例．现代中西医结合杂志．2004；13（24）：3300
3. 张亚平，许磊．桂枝茯苓丸加味治疗卵巢囊肿66例．现代中医药．2005；25（4）：51
4. 王兵．桂枝茯苓丸加味治疗慢性前列腺炎45例．国医论坛．2004；19（3）：8
5. 乔艳贞．胶艾汤加味治疗过敏性紫癜．河南中医．2004；24（3）：15
6. 李艾丁，李又丁．胶艾汤治疗先兆流产习惯性流产130例．四川中医．2002；20（10）：57～58
7. 姜华，李敏。胶艾汤加味治疗功血36例临床观察。甘肃中医学院学报。2002；19（1）：41
8. 王阳．当归芍药散治疗输卵管积水28例．中国中医急症．2005；14（1）：70
9. 李志敏，陈洪荣，石淑华．当归芍药散治疗痛经80例．中国民间疗法．2003；11（8）：49
10. 耿迎春，徐文莲，王进雪．当归芍药散加味治疗前列腺增生症60例．现代中西医结合杂志．2003；12（8）：820～821
11. 龙一梅．当归芍药散加味治疗妇女更年期浮肿16例．中华实用中西医杂志．2004；4（17）：3777
12. 张文才．当归芍药散加味治疗肾盂积水32例．河南中医．2000；20（2）：15
13. 高德义，黄贾生，何宏文．当归芍药散治疗老年性痴呆36例临床研究．中国全科医学．2004；7（11）：782～783
14. 王珏．当归贝母苦参丸加味治疗产后尿潴留76例．中国中医药科技．2002；9（4）：218
15. 蒋翘，何焕秀．当归贝母苦参丸加味治疗膀胱炎230例．国医论坛．1999；14（5）：9
16. 褚洪飞．当归贝母苦参丸治疗前列腺增生症31例．实用中医药杂志．2002；18（11）：14
17. 程晓春，龚一云，岳代荣，等．当归贝母苦参丸加味为主治疗阴囊湿疹60例．实用中医药杂志．2004；20（4）：181
18. 黎清婵，朱勤芬．加味当归散治疗胎动不安60例疗效观察．湖南中医杂志．2004；20（4）：33～34
19. 何胜利．当归散预防母婴血型不合之新生儿溶血病84例临床观察．贵阳中医学院学报．1998；20（3）：16～18
20. 胡素英．当归散加减治疗浅层点状角膜炎62例．浙江中医杂志．1998；04：173
21. 毛宏亮，李丹．白术散治疗小儿慢性腹泻28例．广西中医学院学报．2002；5（4）：40～41
22. 邓德明．白术散加味治疗药源性自汗症27例．四川中医．2002；20（11）：45

第二十一节　妇人产后病脉证治

一三九　枳实芍药散

【原文】产后腹痛，烦满不得卧，枳实芍药散主之。

【组成】枳实（烧令黑，勿太过）　芍药等分

【煎服法】上二味，杵为散，服方寸匕，日三服，并主痈脓，以麦粥下之。

【药理研究】现代药理研究证实，枳实对胃肠平滑肌呈双重作用，既能兴奋胃肠使蠕动增强，又有降低平滑肌张力和解痉作用。芍药除有松驰肌肉、抗炎作用外，尚有较显著对痛觉中枢的镇静作用。故二药合用，解痉镇痛消炎起协同作用。

【临床应用与研究】治疗妇女产后失调，气结血凝，郁而生热，而腹痛、烦满不得卧。治疗急性脘腹痛。本方对于气滞血凝，恶露不尽者有良效。还可用胃十二指肠球部炎症及溃疡、胰腺炎、胆囊炎及胆石症、胆道蛔虫症、急慢性肠炎、细菌性痢疾、肠梗阻、阑尾炎、肠系膜淋巴结炎以及其他各种原因引起的胃肠痉挛等急性脘腹痛。

歌曰：满烦不卧腹疼频，枳实微烧芍等平，羊肉汤方应反看，散调大麦稳而辛。

医案1　产后腹痛案

姜某，女，30岁。1998年3月12日初诊。患者素日体弱消瘦，周身困倦，纳差，月经周期尚可，经色较淡。婚后2年始孕，于3月4日超月分娩，产1女婴，但产后子宫收缩不良，少腹胀满隐痛，恶露不断。查脉细略数，舌苔白微腻。辨证：据病人产后少腹胀满隐痛，乃气滞血瘀，但以气滞为主，且思患者素日气血不足，拟枳实芍药散合补中益气汤加味。处方：枳实15g，芍药15g，当归12g，益母草20g，焦杜仲15g，棕榈炭12g，焦白术12g，黄芪12g，柴胡9g，升麻7g，陈皮12g，甘草6g。水煎，嘱服5剂。服5剂后，其母来诉，服此方3剂后，腹胀减轻，腹痛消失，恶露减少。又经复诊两次，以归脾汤、人参养荣汤加减，先后服21剂，婴儿满月后，母女均健。[云南中医学院学报，2003；26(2)：8~10]

医案2　带状疱疹案

患者，男，67岁，农民，于1994年4月12日应诊。左眼睑、太阳穴及额部向左上后方延伸群簇高出于皮肤，触之如绿豆大的黄白水疱，疱液清彻，易于破损，疼痛剧列，发热38.5℃，食欲不振，腹胀满，大便先干后溏，苔微黄腻，脉弦数。治以行气、止疼、利湿化浊。方以枳实、芍药各20g，加滑石20g，竹叶、薏苡仁各15g。二次应诊于4月14日，症以疼痛明显减轻，疱液缩小，有部分结痂，体温37.5℃。原方继服。三次应诊4月17日，疱疹已全部结痂，并有部分脱落，疼痛消失，体温36.5℃，嘱其继续服2付，以资巩固。[河北中西医结合杂志，1996，5(2)：71~72]

一四零　下瘀血汤

【原文】师曰：产妇腹痛，法当以枳实芍药散，假令不愈者，此为腹中有干血着脐

下，宜下瘀血汤主之。亦主经水不利。

【组成】大黄二两　桃仁二十枚　䗪虫二十枚（熬，去足）

【煎服法】上三味，末之，炼蜜合为四丸，以酒一升，煎一丸，取八合，顿服之。新血下如猪肝。

【药理研究】①下瘀血汤具有抗肝纤维化、防治肝硬化的作用，其作用程度相似于秋水仙碱，与秋水仙碱比较，突出的优点是能明显提高大鼠的生存质量，增加体重，显著降低死亡率，同时，在保护肝功能、抗肝细胞损伤方面也优于秋水仙碱。②下瘀血汤可以通过降低血糖、增加 SOD 的活性及 NO 来保护肾脏，延缓糖尿病肾病的发生。还可改善慢性肾衰大鼠肾组织结构，清除体内氧自由基的过量沉积，抑制 CRF 大鼠肾小球系膜细胞增殖及细胞外基质沉积，防治慢性肾功能衰竭。

【临床应用与研究】下瘀血汤可治疗产后恶露不下、闭经、盆腔炎等病症。亦可用于慢性肝炎、肝硬化之肝脾肿大、跌打损伤、肠粘连等病症的治疗。此方还可治因痰瘀交阻的肥胖症。

李永丽[1]报道下瘀血汤加味治疗人工流产术后阴道出血 50 例，痊愈（服药 5～7 天后阴道出血停止，诸症消失）38 例，占 76%；有效（服药 8～10 天后阴道出血停止，仍有小腹不适）例，占 12%；无效（服药 15 天后仍有阴道少量出血和小腹不适）6 例，占 12%。有效率为 88%。服药最短 5 天，最长 16 天，平均为 7 天。朱振华[2]采用活血化瘀消癥，佐以益气补肾法，以加味下瘀血汤治疗子宫内膜异位症 42 例，结果治愈 2 例，显效 12 例，有效 22 例，无效 6 例，总有效率 85.07%，其中止痛效果 90.0%，盆腔肿块消失缩小 66.5%，临床疗效满意。董昌将[3]治疗早中期肝硬化 120 例，经 1 个疗程治疗后，120 例中 54 例显效（症状消失，肝功能检查正常，白蛋白和球蛋白及其比值正常，B 超检查示肝脾正常大小，门静脉宽度正常，无腹水）；60 例好转（症状明显好转，白蛋白升高，白球蛋白比值增大，肝脾大小稳定，或有少许腹水）；6 例无效（症状、体征及各项生化检查治疗前后无变化或病情恶化者）。总有效率为 95.00%。

歌曰：脐中著痛瘀为殃，廿粒桃仁三两黄，更有䗪虫二十个，酒煎大下亦何伤。

医案 1　血瘀腹痛案（宫外孕）

胡某，女，29 岁。于 1996 年 5 月 2 日住院。患者停经 40 余天，间歇性下腹部剧痛 1 天入院。检查血压 160/100mmHg，心率 76 次/分，体温 37℃；神清合作，心肺听诊未见异常，肝脾未扪及，左下腹有明显压痛，质软，超声波探及前后径 3～5cm 大小包块，妊娠试验 2 次均为阳性。诊断为“宫外孕”，属不稳定型。患者畏惧手术，要求中医治疗。诊其脉弦涩，舌紫苔黄，辨证为少腹血瘀，拟方活血化瘀，软坚散结，行气止痛。用下瘀血汤合活络效灵丹加减：酒制川军 12g，桃仁 10g，土鳖虫 7g，制三棱 6g，制莪术 6g，川蜈蚣 2 条（去头足），丹参 10g，川牛膝 12g，制乳没各 10g。连服 5 剂，腹痛消失，妊娠试验转为阴性，超声波未探及包块。再以原方去蜈蚣、三棱、莪术、川牛膝，将酒军减为 7g，加炙黄芪 15g，党参 15g，当归 12g 又煎服 2 剂，继之以八珍汤善后痊愈。［实用中医内科杂志，2000；14（2）：16］

医案 2　产后恶露未行，高热神昏谵语案（感染性精神病）

邓某，女，32 岁，因产后 3 天恶露未行，高热神昏谵语，住院治疗，诊断为“感染性精神病”，经多方治疗，虽然体温有所下降，但仍神志不清，胡言乱语。视其面红目赤，口唇干燥，似睡非睡，呼之不应，大便1周未行，按其少腹坚满，蹇眉皱额，疼痛拒按，舌质紫暗，舌苔黄，脉涩有力。诊为败血停蓄，瘀浊攻心，予活血逐瘀，佐以醒神开窍。拟下瘀血汤加味：生川军15g，桃仁12g，土鳖虫10g，红花10g，川黄连5g，酸枣仁15g，建菖蒲6g，生甘草3g，1剂，鼻饲，药后下黑便2次，神志渐清。原方生川军改酒制川军10g，加生地黄15g，当归12g，水酒为引，再服3剂，神志已清。后改服桃红四物汤3剂，并以天王补心丸等以善其后，调治半月而愈。［实用中医内科杂志，2000；14（2）：16］

医案3　人流后漏下不止案（胎盘残留）

魏某，女，22岁，1998年4月25日初诊，患者因人工流产后，漏下已达半月，妇产科检查为胎盘残留，患者因惧手术，要求中医治疗。视患者面色无华，头晕目眩，心悸气短，食纳减少，四肢倦怠，腰膝酸软，苔薄白，脉沉，先投归脾汤加地榆炭，槐花炭及胶艾四物汤不应。细审其证，见脉沉而涩，漏下之物又为黑色血块，遂断为瘀阻胞中，血不归经。急投下瘀血汤加味：酒制川军10g，桃仁10g，土鳖虫6g，川牛膝15g，红参10g，生甘草3g，连进3剂，患者阴道流出黑色血块及白色膜状物，漏下即止，继之仍服归脾汤以收全功。［实用中医内科杂志，2000；14（2）：16］

医案4　狂犬病案

张某，男，38岁，工人。于1994年10月5日，因恐水由家属陪同到省防疫站做免疫荧光检查，2次均呈阳性。随后，出现低热，食欲不振，头痛，恐惧不安，不敢独处，需有人陪伴，怕声，听到大声心率即超过120次/min。怕风，见风后周身奇痒，用手抓破皮肤止痒，有蚁行感，手颤动，不寐，舌苔黄燥，脉数。到哈尔滨医科大学附属第一医院就诊，诊断为狂犬病。其家人请段富津教授诊治。段老师一诊予以下瘀血汤加味治之。处方：大黄15g，生桃仁7个，䗪虫7个，炙斑蝥5个，共为面，黄酒250g，蜂蜜50g，空心顿服。用药后于6h开始大便，共大便3次。第1次便下恶浊发黄之物，后2次为鲜血之物，略有血丝，小便数次，便下浑浊。翌日，症状缓解或消失。热退，痒止，已不怕水。怕声同前，少寐，舌苔黄，脉略数。二诊处方改用紫雪丹。因没能买到此药，改服牛黄安宫丸连服1周。三诊，除失眠同前，其余诸证全部消失。改服朱砂安神丸以善其后。患者经治疗和调养3个月后正常上班，随访至今未再复发。［中医药信息，2002；19（03）：14］

医案5　子宫肌瘤案

刘某，女，32岁，农民，1994年6月5日初诊。自诉阴道不规则出血伴月经量少、色暗、少腹疼痛2年。曾服中西药1个月收效甚微。刻诊：本次月经已尽，提前5天，量少色暗有块，少腹痛拒按，白带多，形寒，舌淡紫，脉沉迟细涩。妇检：子宫增大，子宫前侧可触及4cm×5cm左右包块1个，推之不移，与子宫粘连，B超示：子宫肌瘤。证系寒阻胞宫，气滞血瘀。治宜活血化瘀，佐以温经散寒。方用下瘀血汤加味：桃仁、酒军、䗪虫各10g，牡丹皮、赤芍、川牛膝、川芎各15g，当归、生地黄、枳壳各18g，吴茱萸、桂枝各12g，甲珠8g，甘草6g。连服10周，阴道内排出数个如胡豆大的肉块。此后行经时间、量、色正常，小腹无痛。B超复查：子宫肌瘤消失。妇检：子宫大小正常，未发现包块。［国医论坛，1995；（3）：33］

医案6　外伤后肠腑瘀血案

刘某，男，37岁，农民，1994年8月3日就诊。2个月前外出务工被飞石击伤小腹，当时无其他不适，仅见小腹部有一大如拳手的青紫块，次日晨起觉小腹疼痛，排大便较难。内服消炎止痛药及外用正骨水瘀斑消散，但腹痛、大便难不减。当地医生予果导片及润肠通便中药疗效不佳。诊时见小腹微隆，触之有块，痛甚，舌边有瘀点，脉沉细涩。此系瘀血结于肠腑，腑气不通。治以化瘀通腑。方用下瘀血汤加味：桃仁、䗪虫各10g，酒军6g，川芎、延胡索各15g，火麻仁、郁李仁各12g，甘草6g。服药5剂，解出干燥黑大便数枚，腹痛减轻。再服2剂，症状若失。[国医论坛，1995；3：33]

一四一　竹皮大丸

【原文】妇人乳中虚，烦乱呕逆，安中益气，竹皮大丸主之。

【组成】生竹茹二分　石膏二分　桂枝一分　甘草七分　白薇一分

【煎服法】上五味，末之，枣肉和丸，弹子大，以饮服一丸，日三夜一服。有热者，倍白薇，烦喘者，加蘗实一分。

【临床应用与研究】主治妇人乳中虚，烦乱呕逆证。现代临床报道用于更年期综合征心下烦乱、轰热汗出等症明显，男性阳痿、精液不化、女子哺乳期和经后不寐。

任夫莉等[4]报道以竹叶大丸加减治疗妇女更年期综合征17例，方法：竹茹12g，白薇21g，生石膏45g，桂枝9g，甘草6g，郁金15g，当归15g，柴胡9g，白芍15g。水煎服，每日1剂，平均疗程45天。结果痊愈14例，心烦易怒，悲忧欲哭，胸胁胀满，时时汗出，烘热等证消失；好转2例。临床证状明显减轻，无效1例，临床证状无改善。

歌曰：呕而烦乱乳中虚，二分石膏与竹茹，薇桂一分草七分，枣丸饮服效徐徐。

医案1　哺乳期不寐案

李某，女，27岁，1996年7月2日初诊。主诉：失眠月余。患者素来无恙，去年9月结婚，今年5月底顺产一男婴，产后恶露半月而净，1月乳汁尚丰有余，时自流出。月满过后渐觉善饥心烦，食减难寐，大便反少，时若弹丸艰解，曾投医数家，皆谓产后亡血过多，气血不足，予以补剂。家人亦买回各种补品以滋之，益觉其烦，饥不欲食，不能入睡，甚至闻食臭则呕，但欲饮淡汤，乳汁渐少，不够儿食，儿复哭闹不休，益增其烦。家人更买猪手煲通草，以为可以多乳、通乳，殊不知汤入胃反呕。百般无奈，经人介绍而来就诊。诊得患者六脉洪大略数，双关犹浮，舌尖红、苔白略干，断为阳明客热，运化失司，生化不足所致。拟竹皮大丸加味投治：竹茹15g，石膏30g，桂枝5g，甘草、白薇、栀子各9g，麦冬12g，川黄连6g，大枣5g。日1剂，水煎，饭前半小时服，日3次。服药5剂后，不复善饥，心烦稍定，食无反胃，未大便，六脉稍缓，舌苔转薄。效不更方，守上剂加鸡蛋花9g，石斛15g，进3剂，诸证悉除好转，饮食大增，腹中安，能寐，乳量增多，儿饱亦安，大便日一解成形，脉缓，舌苔薄白，守上方，去石膏加太子参12g，予3剂，调理告愈。[湖南中医杂志，1997；13（1）：39]

医案2　经后不寐案

张某，女，30岁，工人，1996年8月4日初诊。主诉：经后失眠半年。缘近半年来每于经后心烦不寐，甚至彻夜不眠，持续约1周左右。初不以为然，未就医治。继而善饥不欲饮食，形体日见消瘦，神疲乏力，欲眠不寐，月经提前4~5天，甚至7~8天，量亦渐少，2~3天即净，经后心烦意乱，眩晕恶心，善饥恶闻食臭，甚至反胃，大便失调，数日1次，干涩难解。六脉浮大，按之有力。舌尖红，苔白厚。此乃足阳明胃经客热。拟方：竹茹15g，石膏30g，甘草、白薇、藿香各9g，栀子、麦冬各12g，川黄连6g。予3剂，日1剂，水煎，分3次饭前半小时温服。药后心烦呕恶已不复作，能睡，大便2日1次，易解。舌苔转薄，六脉和缓，守上方，藿香易石斛12g，复进3剂，嘱如无不适，不必复诊，待下次月经潮前1周来诊取药。8月26日3诊，形无所苦，脉细缓，舌苔薄白，询之白带不多，二便自调。拟从调经入手，先清胃热。处方：柴胡、当归、白薇、竹茹、黄芩各12g，石膏20g，栀子、桂枝、制香附各9g，大枣6g。予3剂，隔日1次，水煎，分2次饭前温服。9月3日诊：诉本次月经29日即至，少腹微急，经色初来黯红，后转鲜红，来得顺利，4天即净，除觉腰有微坠及少许白带外，余无所苦。处方：柴胡、当归、党参各12g，白芍15g，黄芩、制香附、栀子各9g，炙甘草、大枣各6g，生姜3g。予2剂告愈。[湖南中医杂志，1997；13（1）：39]

医案3　阳痿案

张某，38岁，2003年6月20日初诊。患阳痿数年，多方求治，屡服补肾壮阳之品不应。诊见：头晕，梦多，身热，心烦易怒，小便黄赤，大便燥结，舌质红苔黄，脉弦数有力。证属郁热内蕴，宗筋弛缓。治宜疏肝解郁，清心除烦，通络振痿。方用竹皮大丸治之。处方：竹茹20g，石膏30g，白薇15g，桂枝10g，甘草5g，大枣2枚。每天1剂，水煎分2次服。药进10剂，病情大有好转，阴茎稍能勃起。效不更方，再进25剂，阴茎勃起如故。[新中医，2004；36（12）：35]

医案4　精液不液化症案

邵某，31岁，2003年7月13日初诊。结婚4年同居未育。自述性生活正常，手淫史9年。配偶检查无异常。某医院诊断为精液不液化症，用中西药治疗罔效。平素自觉发热头晕，舌淡红、苔黄，脉滑数。此为过服温燥峻补之品，致精室蕴热，阻滞精道，湿热下注所致。治以益气开阳泄浊，化瘀通络，清利湿热。方用竹皮大丸加味。处方：竹茹、丹参各20g，石膏30g，白薇15g，桂枝、鸡内金各10g，甘草5g，地龙12g。每天1剂，水煎分2次服。1月后查精液示：精液量4ml，灰白色，PH值7.8，30分钟内液化，精液密度$80\times10^9/L$，精子活动率0.80，畸形精子0.15，精子活力0.80，白细胞计数、精液黏度及精浆果糖脂皆为正常范围。自身循环抗精子抗体和精浆抗精子抗体及其妻循环抗精子抗体皆为阴性。自述无不适，舌淡红、苔白，脉平和。嘱以饮食调理，2月后B超示其妻已妊娠。[新中医，2004；36（12）：35]

一四二　白头翁加甘草阿胶汤

【原文】产后下利虚极，白头翁加甘草阿胶汤主之。

【组成】白头翁二两　黄连　蘗皮　秦皮各三两　甘草　阿胶各二两

【煎服法】上六味，以水七升，煮取二升半，内胶，令消尽，分温三服。

【临床应用与研究】本方除可用于产后热利下重外，对于阴虚血弱而病热利下重者，均可使用。

朱树宽[5]报道以白头翁加甘草阿胶汤治疗宫颈癌放疗后并发症 25 例，服药 6～24 周后，25 例中，19 例治愈，6 例好转。蔡永等[6]以本方灌肠治疗放射性直肠炎 59 例，1 周后，22 例临床痊愈，35 例好转，2 例无效，总有效率 96.6%。

歌曰：白头方见伤寒歌，二两阿胶甘草和，产后利力虚已极，滋而且缓莫轻过。

医案 1　宫颈癌化疗后并发腹泄便血案

王某，女，49 岁，干部。1993 年 4 月 26 日初诊。患者 2 年前因腹痛阵作，带下量多块有血丝，在北京肿瘤医院诊为子宫颈癌。因惧怕手术，遂予以放射治疗。2 个疗程后，诸症减轻。但半年后出现腹泻后重，时有便血。经北京肿瘤医院诊为放疗后并发症。经服药（具体不详）治疗，腹泻减轻，但仍有后重便血现象。服中药槐角丸治疗无效，改服补中益气汤治疗仍不效。现患者肛门灼热，大便稀，日 2～3 次，便时带血，色鲜红，量不多，伴后重脱肛，乏力嗜卧。察舌淡红、苔薄微腻，脉细滑无力。诊为余毒未尽，气虚下陷。予白头翁加甘草阿胶汤合三奇散，再加白及粉吞服，每日 1 剂，3 剂后诸症大减。继服 5 剂，病获痊愈。［浙江中医药，1996；（9）：395］

医案 2　灌肠治疗放射性直肠炎案

罗某，女，57 岁，1999 年 8 月诊。1997 年 12 月被确诊为宫颈鳞癌 b 期，即行全盆腔放疗 4000cGy/20 次，后装腔内放疗 A 点剂量 2400cGy/6 次。放疗结束后无不适症状，1 年后出现腹痛，便脓血，日 10 余次，口服痢特灵、黄连素片、环丙沙星等治疗两个月，症状呈进行性加重。且里急后重，肛门灼热，伴神疲，面白无华，口干咽燥。舌光红、苔少，脉细数无力。诊断为放射性直肠炎，热毒下痢，阴血亏虚型。处方：白头翁、败酱草、薏苡仁各 20g，黄柏 15g，秦皮 12g，黄连、阿胶（烊化）、槐花、生地榆各 10g，知母 9g，炙甘草 6g，白芍 10g，罂粟壳 3g，保留灌肠，每日 1 次，5 天后腹痛消失，大便日 2～3 次，纳食增加，精神好转，又隔日 1 次用药，治疗 5 次后诸症消失，继用滋阴补气养血之药口服调理，随访 1 年无复发。［浙江中医药，2001；11：490］

一四三　《千金》三物黄芩汤

【原文】《千金》三物黄芩汤，治妇人在草褥，自发露得风，四肢苦烦热，头痛者，与小柴胡汤；头不痛，但烦者，此汤主之。

【组成】黄芩一两　苦参二两　干地黄四两

【煎服法】上三味，以水八升，煮取二升，温服一升。多吐下虫。

【临床应用与研究】仲景用于治疗产后虚热，现代临床可扩大应用于多种虚热证，如五心烦热、夜半发热、午后低热、外阴灼热等。还可用于癌症发热、红斑性肢痛症、乙肝相关性肾炎、乙肝相关性皮疹、肝源性糖尿病等。

临床报道[7]三物黄芩汤加减治疗癌性发热 30 例，显效 10 例（33.3%），有效 16 例（53.4%），无效 4 例（13.3%），总有效率 86.7%。疗效明显优于消炎痛栓塞肛对照组。别一报道治疗红斑性肢痛症 68 例，均于 20 天内症状基本消失[8]。

歌曰：妇人发露得风伤，头不痛兮证可详，肢苦但烦芩一两，地黄四两二参良。

医案 1　两耳灼热案

肾开窍于耳，两耳灼热为肾经虚热之证，三物黄芩汤既可清肾经虚热，又兼养阴凉血。马某，女，61岁，农民。1993年7月28日初诊。患者4年前无明显诱因出现两耳灼热，自诉两外耳灼热难忍，除睡眠后无感觉外，自觉症状始终存在，伴心烦急躁，时有轰热。二便正常，饮食尚佳，听力正常，别无明显不适。经多处诊治无效，曾一度放弃治疗。诊时主症同上，舌质微红，苔薄白，脉弦细略数。证属肾经虚热，循经上扰。治宜滋阴清热，方用《千金》三物黄芩汤加味：生地黄30g，黄芩15g，苦参、牡丹皮各9g。3剂，水煎服。8月1日二诊，服完上方，两耳灼热显著减轻，心烦急躁，轰热时作基本消失，仍用上方化裁：生地黄24g，黄芩9g，苦参12g。3剂，水煎服。8月6日携家人来诊，告曰上方服完，4年痼疾若失。[陕西中医，1995；16（4）：167~168]

医案2　双足夜晚灼热、疼痛案（红斑性肢痛症）

马某，女，21岁，农民。自1994年元月12日起，双足灼热剧烈疼痛，于同月26日来诊。患者系河南某地农民，1993年9月赴广东打工，生活环境潮湿、劳累，食用新鲜蔬菜较少。自12月初开始双足夜晚自觉灼热，需露足于被外或冷水洗浴后方减轻。1994年元月12日雨后初晴，双足皮肤发红、发热、剧烈疼痛，至夜晚加重，以后每夜都号啕大哭，彻夜不眠，于5天后回原籍。入院检查：患者神志清，查体合作，心肝肾均未见异常。双下肢自膝关节下肿胀呈非指陷性，自胫骨中段以下皮肤发暗粗糙，皮肤皲裂，皮色发红，皮温高，足背与胫后动脉搏动数而有力，患者不时将双足泡入冰水之中，由于较久的冷水浸浴，足趾顶端皮肤色泽发暗呈浅表性坏死状。处方：当归30g，元参60g，生地黄、苦参各30g，黄芩20g，黄柏15g，甘草10g。加水1500ml，煎沸20分钟后取汁800ml；再加水1000ml，煎沸20分钟后，取汁500ml，将两次药液混合，24h内分3次服用。服药后第二天晨3点患者由熟睡中醒来，又因剧烈疼痛而号啕大哭，浸足于冷水之中，如此反复治疗3天后，疼痛明显减轻，入夜虽仍有疼痛及皮肤发红，但已无需将足浸入冷水之中，只露足于被外即可忍受。用药15天后，足部红斑基本消失，夜晚剧烈疼痛得以控制，中药继续内服并配合维生素 B_1、B_2、B_3 内服。［河南中医，2000；20（4）：51~52］

医案3　乙肝相关性肾炎案

王某，男，30岁，莱州市仓上金矿工人。初诊日期：2001年1月10日。主诉：患慢性乙肝6年，平时间断口服保肝降酶中西药，谷丙转氨酶在60~100U/L之间。1999年6月无明显诱因而出现四肢及面部浮肿，在北京某医院行肾穿后，明确诊断为：乙肝相关性肾炎。曾用强的松及中药治疗，效果不明显。为进一步治疗于2000年12月26日入我院。入院化验：乙肝HbsAg、HbeAg、抗HBc均为阳性，肝功：谷丙转氨酶（ALT）172U/L，谷草转氨酶（AST）76U/L，血清白蛋白29g/L，尿蛋白（PRO）（++++），红细胞（ERY）（++++），除给予甘利欣、香丹保肝降酶以及人血白蛋白等支持治疗2周后，肝功：ALT 36U/L，AST 23U/L，白蛋白35g/L，但尿蛋白（++++），红细胞（+++＋）。于2001年1月10日邀中医会诊。刻诊：面部及双下肢浮肿，面色晦暗，神疲乏力，心烦盗汗，舌质红，苔薄黄，脉弦数。证属：湿热疫毒郁结，肝肾阴液受损。治宜：清热解毒，燥湿凉血，佐以化瘀。方用三物黄芩汤加味：生地黄30g，苦参10g，黄芩10g，泽兰15g，赤芍15g，白茅根30g，茜草15g。6剂，水煎服。1月17日二诊：心烦盗汗基本消失，面部四肢浮肿减轻，舌质红，苔黄渐退，脉弦数。化验肝功正常，尿蛋白（+），红细胞（+），继原方加金樱子15g，12剂。1月29日三诊：烦热尽退，诸恙悉除。化验尿常规正常而出院。嘱其将三物黄芩汤加工成丸，每日 6g，每日 3 次，口服知柏地黄丸 9g，每日 2 次。半年后随访未见复发。三物黄芩汤原为妇科常用之方，其以黄芩清湿热、实热、血热为君药，一药三用，苦参助黄芩清湿热为臣药，干地黄助黄芩清血热为佐药，三药相伍，疗四肢苦烦为主证之血热、血燥。现代药理研究证实：黄芩有抑制乙肝病毒，利胆退黄，保肝降酶，利尿降糖等功效；苦参能抗乙肝病毒，防止肝纤维化，降酶利尿等功能；干地黄可保肝降血糖，抗血小板凝聚及抗凝之作用。综观全方，既能直接抑制乙肝病毒，又能改善肝功，并可利尿、降糖，共奏清热解毒、燥湿凉血之功效。今据乙肝相关性肾炎以湿热疫毒内郁，郁久化火伤阴，形成的血热、血燥证为病理特点，故以三物黄芩汤治疗取得满意疗效。[北京中医药大学学报，2002；25（1）：70～71]

参考文献

1. 李永丽. 下瘀血汤加味治疗人工流产术后阴道出血 50 例. 河南中医学院学报. 2004；19（114）：61
2. 朱振华，孙融融. 加味下瘀血汤治子宫内膜异位症 42 例. 四川中医. 2001；19（5）：49～50
3. 董昌将，陈向荣. 加味下瘀血汤治疗早中期肝硬化 120 例. 浙江中医药. 2001；08：339
4. 任夫莉，张丽娜，王华海. 竹皮大丸治疗更年期综合征. 山东中医杂志. 1999；18（9）：429
5. 朱树宽，王紫君. 白头翁加甘草阿胶汤治疗宫颈癌放疗后并发症 25 例. 浙江中医药. 1996；09：395
6. 蔡永，古红莉，陈姣红. 白头翁加甘草阿胶汤灌肠治疗放射性直肠炎 59 例. 浙江中医药. 2001；11：490
7. 花海兵. 三物黄芩汤加减治疗癌性发热 30 例. 实用中医药杂志. 2005；21（8）：463
8. 崔炎，周涛，周素贞. 三物黄芩汤治疗红斑性肢痛症 68 例. 河南中医. 2000；20（4）：51～52

第二十二节　妇人杂病脉证并治

一四四　半夏厚朴汤

【原文】妇人咽中如有炙脔，半夏厚朴汤主之。

【组成】半夏一升　厚朴三两　茯苓四两　生姜五两　干苏叶二两

【煎服法】上五味，以水七升，煮取四升，分温四服，日三夜一服。

【药理研究】药理研究表明半夏厚朴汤有抗抑郁作用，其抗抑郁作用与阻断单胺类递质的重摄取有关。半夏厚朴汤还可能通过刺激局部神经多肽能，改善声音嘶哑、咽喉食管部异物感和吞咽反射异常等症状。

【临床应用与研究】临床用于病人常精神抑郁，并伴有胸闷、喜叹息等肝郁气滞之证，可合逍遥散加减使用，或加入香附、陈皮、郁金等理气之品；也可加咸味化痰药，如瓜蒌仁、杏仁、海浮石等以提高疗效。半夏厚朴汤除治疗梅核气外，还可用以治疗因痰凝气滞而致的精神病、咳喘、脘痛、呕吐、睡眠呼吸暂停综合征及胸痹、功能性消化不良等病。

马秀华[1]报道加味半夏厚朴汤治疗梅核气 31 例，结果治愈 24 例，占 77.4%；好转 5 例，占 16.1%；无效 2 例，占 6.5%；总有效率为 93.5%。陈术红[2]以半夏厚朴汤治疗慢性咽炎 36 例，治愈 28 例，好转 6 例，无效 2 例，总有效率 94.4%。付玉山[3]报道以半夏厚朴汤加味治疗久咳 48 例，痊愈 15 例，显效 18 例，有效 12 例，无效 3 例。张文才[4]以半夏厚朴汤加味治疗癔病性瘫痪30例，治愈25例，好转4例，无效1例。

歌曰：状如炙脔贴咽中，却是痰凝气不通，半夏一升茯四两，五姜三朴二苏攻。

医案1　梅核气案

刘某，女，28岁，农民。1989年5月2日初诊。患者素体较丰，但胸襟较狭，因家庭不和，常有争吵，郁郁寡欢。近来其夫因赌输钱，吵闹后而发病。症见咽中不适，如物梗塞，咯之不出，咽之不下，伴胁痛，胸闷，嗳气则舒，咯痰不爽，纳呆，脉弦滑，舌红薄白腻苔。经X线食道钡餐透视，未见异常。证属情志郁结，气机不畅，气滞痰凝所致。治以开结化痰，顺气降逆，用《金匮要略》半夏厚朴汤加味治之。药用：半夏10g，川朴8g，云苓15g，苏梗8g，陈皮10g，茯花（布包）10g，枳实10g，香附10g，郁金10g。3剂，1剂/d，水煎分3次服。8天后复诊，症情已减，纳谷已香，神气转旺，仍守上方出入为法，服6剂，诸症递减。后用消遥散化裁而收全功。［时珍国医国药，2000；11（2）：110］

医案2　咽部异物感，干呕，微痛半年案（慢性咽炎）

王某，女，35岁，2002年11月10日就诊。患者自述咽部有异物感，干呕，有时微痛半年。经某医院五官科诊断为慢性咽炎，用抗菌消炎及西瓜霜含片等治疗效果不佳，遂来我门诊就诊。查：咽腔黏膜呈暗红色充血，咽反射敏感，悬雍垂增粗，软腭边缘变厚并伴有经前乳房胀痛，善太息，舌苔薄腻，脉弦。诊断为慢性咽炎（气郁型）。病机：七情郁结，津聚为痰，结于咽喉所致。治则：理气开郁，化痰散结。方用半夏厚朴汤加味：半夏10g，茯苓15g，苏梗15g，厚朴10g，香附15g，青皮10g，沙参15g，青果10g，生姜3片。5剂，一日3次，水煎服。2002年11月15日二诊：服上方后症状明显好转，咽黏膜充血减轻，效不更方，继用上方连服1月，症状消失，咽部检查黏膜悬雍垂恢复正常。嘱用上方制成散剂日2服，每服6g，温开水送下，连服2月以巩固疗效，随访半年无复发。［河南中医，2004；24（9）：8］

医案3　抑郁证案

患男，43岁，干部，近5年来无原因的食欲不振，腹胀，有时恶心，自觉心里难受，全身无力，双手发抖，有时并双下肢发抖，多汗，胸闷，夜不能寐，时常睡眠2～3h/d，善太息而四处求医，均无明显疗效。同时因患“慢性乙肝”而忧心忡忡，曾幻觉有人追杀而从三楼跳下幸免伤亡，因此而病休2年。查其面色淡黄，语言低弱，形体消瘦，舌质淡苔白腻，脉细弦。证属情志不畅，气机郁滞，脾运不健，生湿聚痰。诊断：郁证。治以化痰利气，疏肝健脾。方以半夏厚朴汤加减：半夏10g，厚朴15g，茯苓20g，紫苏10g，生姜5片，酌加枳壳10g，佛手10g，旋覆花10g，远志10g，枣仁20g，以增强理气开郁，化痰降逆，安神定志之效。治疗3个月诸证悉平，精神状态豁然开朗，恢复正常工作，随访1年未发。［时珍国医国药，2005；16（12）：1234］

医案4　久咳案（支气管炎）

王某，女，25岁。2个月前因受凉出现恶寒、咳嗽、咳吐白色泡沫痰，微有喘气以晨起为甚，未见发热及胸痛等不适。院外检查诊断为急性支气管炎，予以青霉素、鱼腥草等抗感染和化痰治疗10天，恶寒、喘气缓解，但咳嗽较前更甚，自服蜜炼川贝枇杷膏并用抗生素2周无效，而求治于本院。症见：咳嗽，夜晚尤甚，痰少难以咳出，咽痒，查体未见明显阳性体征，舌淡，苔白滑，脉弦细。辨证为肺失宣降、气郁痰滞。以上方加炙甘

草、橘红，3剂，症状明显缓解，续服7剂而愈。[湖北中医杂志，2002；24（9）：42～43]

医案5　癔病性瘫痪案

李某，女，24岁，有癔病史3年，常因劳累、郁怒而发病。1998年5月10日以“双下肢瘫痪3天”为主诉入院。本次因失恋而发作。症见双下肢瘫痪，无自知力，意识模糊，表情呆板，纳差，口吐白黏液，舌暗，苔白厚腻，脉沉缓。体格检查：瘫痪肢体反射及肌张力均正常，无锥体束征，脑CT等检查无异常发现。诊为癔病性瘫痪。证属痰浊蒙闭心窍。治以醒脾化痰，行气解郁，祛瘀开窍。方用制半夏、厚朴各12g，茯苓20g，苏叶6g，川芎、苍术各12g，日1剂，煎服2次。同时，对患者进行暗示治疗，取得患者信任和合作。3剂后，下肢稍能屈伸，神清、饮食正常，不吐粘痰。继服5剂后，双下肢功能恢复正常，诸症消失，守上方加减共服12剂，病获愈，2年未复发。[河南中医，2001；21（6）：42]

一四五　甘草小麦大枣汤

【原文】妇人脏躁，喜悲伤欲哭，象如神灵所作，数欠伸，甘麦大枣汤主之。

【组成】甘草三两　小麦一升　大枣十枚

【煎服法】上三味，以水六升，煮取三井，温分三服。

【药理研究】甘麦大枣汤具有升白细胞作用，耐缺氧作用，镇静、催眠、抗惊厥作用和促进离体平滑肌收缩等作用，并且无毒副作用。有研究表明，本方有类似雌激素作用，对妇人更年期综合征和因手术或放射治疗导致卵巢功能减退，血中雌激素水平低落及植物神经紊乱所引起的烘热和失眠有缓解作用。

【临床研究与研究】临床常用本方治疗神经、精神疾患，如神经衰弱、癔病、更年期综合征、精神分裂症等疾病。还可治疗小儿盗汗夜啼、厌食、多动症等多种儿科疾病，妇科卵巢功能障碍所引起的闭经、月经不调不孕等内分泌疾病。临床应用本方时，小麦用量宜大，可用50～200g。

易献春[5]报道甘麦大枣汤加减治疗歇斯底里精神性发作38例，治愈16例，显效10例，无效12例。总有效率68%。赵红等[6]以本方治疗脏躁42例，治愈34例，好转7例，治愈率80.9%。赵怀康[7]报道治疗小儿多动症6例，服药1个月以上多动明显减少者2例，2个月以上基本控制者4例。继续辅以精神治疗3个多月，6例在校上课时均能集中注意力听讲，学习成绩有所提高。

歌曰：妇人脏燥欲悲伤，如有神灵太息长，小麦一升三两草，十枚大枣力相当。

医案1　脏燥案

杨某，女，50岁，工人。1989年10月8日初诊。自述头晕，心烦，坐卧不宁，失眠，纳呆，胸闷，常叹息后方觉舒适。近日与丈夫发生口角后上述症状加重，哭笑无常，舌红，苔薄黄，脉沉弦。诊断为脏躁。证属肝郁气滞，心脾两虚。投以甘麦大枣汤合逍遥散化裁：小麦30g，甘草10g，大枣5枚，柴胡12g，郁金15g，香附10g，当归12g，白芍药12g，白术12g，茯神12g，首乌藤15g。日1剂，水煎服。4剂后，患者睡眠好转，叹息次数减少，上方加白芍药10g，莲子心10g，竹叶10g，服12剂后症状消失而痊愈。[河

北中医，2002；24（11）：829]

医案2　心律失常案

袁某，男，58岁，干部。2月前因长期心情抑郁出现心悸胸闷，失眠梦多。曾查心电图提示：窦性心动过速伴频发房早，心肌缺血。服西药心得安、ATP、肌苷片等效不持久，近周来因工作劳累而加重，特求助于中医治疗。刻诊：心悸频作，伴胸闷如窒，胁肋胀闷，心烦急躁，时欲悲哭，纳呆腹胀，神疲乏力，面色萎黄，舌质淡红，苔薄白，脉细促。辨证为气郁不舒，脏阴亏耗，气阴两虚，阴虚木火上冲所致。拟投以浮小麦20g，炙甘草20g，大枣5枚，五味子10g，麦冬10g，郁金10g。3剂，水煎服，同时配合心理疏导疗法。3天后复诊，自诉服药后心情舒畅，心悸、胸闷明显减轻，效不更方，又连服10剂，病情基本痊愈。心电图提示：窦性心律，偶发房早。为巩固疗效，嘱其再服半月，后查心电图正常，生活工作如常人。[福建中医药，2000；31（2）：29~30]

医案3　脑额叶受伤后精神异常案

王某某，女，26岁，农民。因头部外伤于1994年10月18日就诊。入院时脑CT检查示双侧脑额叶挫裂伤并少量出血，入院后经对症治疗15天，双侧脑额叶挫裂伤恢复。入院第21天，患者突然出现时有哭笑，夜不能寐，哭笑时不能制止，自行停止后对答正常，诉头晕无力。查体：无病理神经反射引出，舌质淡，舌苔薄白，脉沉细。给予甘麦大枣汤加味：甘草30g，浮小麦25g，大枣6枚，党参15g，黄芪20g，远志15g，茯神15g。停用一切西药。服中药3剂后，哭、笑次数减少，7天后全部症状消失，临床痊愈。随访半年未见复发。[中医研究，1996；9（5）：38]

医案4　郁证案

张某，女，50岁，教师，1998年11月初诊。近1年来，心情不畅，易生闷气，出现精神恍惚，心神不宁，悲忧善哭，面色不华，形体消瘦，纳差，舌淡苔薄白，脉弦细。诊断：郁症。辨证：气郁血虚。治法：养心安神，疏肝解郁。方药：甘麦大枣汤加味：炙甘草10g，淮小麦30g，大枣5枚，酸枣仁15g，柴胡10g，郁金10g。水煎服。服上药10剂后，诸症减轻。效不更方，继服10剂，诸症消失。[中医研究，2002；15（2）：58]

医案5　进食汗出案

陈某，男，45岁，教师，1992年3月1日就诊。进食汗出15年。曾多处求治，系统检查未见异常。服用多种中西药物均罔效。近三年来，汗出愈来愈重，进热食则大汗淋漓，即使冬天亦衬衣尽湿。前医曾投补中益气汤、玉屏风散、桂附八味丸等，汗出如故。刻诊：患者面色萎黄，精神不振，心悸气短，少寐多梦，纳可便调，因惧怕热餐汗出，故常年冷食冷饮，致中焦受寒胃痛时作。舌淡苔薄白，脉弦细无力。综观脉证，诊为漏汗。治宜养心安神，温胃暖中。方用甘麦大枣汤加味：甘草12g，浮小麦30g，大枣6枚，鹿衔草12g，炒白芍30g，龙骨30g，牡蛎30g，黄芪30g，白术12g，干姜6g，吴萸6g。水煎服，日1剂，5剂药尽，汗出明显减少，精神大振，寐安气增。守法调理月余，一如常人，诸症告愈，随访至今未作。[实用中医内科杂志，1997；11（40：24~25]

医案6　小儿多动症案

患儿，男，9岁。4~5岁时即有多动表现，近几年来有增无减，常因多动而跌破头皮或损伤手足，上课时思想不集中，爱做小动作，甚至在教室内外走动。患儿形体瘦弱，但精神甚旺。问其饮食起居，寐则易醒，纳少，便燥。脉弦数，舌红，舌中心见微薄白苔。

证属小儿心肝之阳有余，心阳浮越，神不守舍，风阳鸱张，乃动摇不止。予甘草10g，淮小麦50g，大枣10枚，以柔肝宁神。服法：先将淮小麦洗干净，冷水浸泡2小时，文火煎熬至麦熟为止，然后加入甘草、大枣再煎。至枣烂易于去皮为止。令患儿饮汤食枣，上、下午各1次，连服3个月，多动渐收敛，能安坐课堂听讲，学习成绩明显提高。[中国社区医师，2005；3：42]

医案7　小儿盗汗案

顾某，男，2岁，自小用奶粉喂养，自去年夏季因感受暑邪引起高热，高热退后，津液受耗，出现盗汗症状，夜间尤甚，经用多法治疗仍见效甚微。现患儿食少，心烦，口干渴，思冷饮，形体消瘦，夜卧盗汗。药用：炙甘草5g，浮小麦30g，大枣5枚，太子参5g，麦冬9g，五味子5g，石斛6g，玉竹6g，生山药10g，乌梅5g，生谷芽8g。水煎服，每日1剂。服药2剂后，盗汗大减，诸症均轻，又加减继服3剂而愈。[河南中医，2003；23（5）：12]

医案8　小儿癫痫证案

患男，11岁。8岁时不明原因，突然昏仆，不省人事，口吐白沫，双目上视，四肢抽动，经数分钟，搐止神清，无后遗症，而后日发作2～3次，西医诊断癫痫大发作，服西药治疗，症状有所减轻，日发作平均约1～2次，但未能根治，病延至今，转中医诊治。诊见面色萎黄不华，形体消瘦神疲乏力，纳差，舌质淡红，苔白，脉细而滑。辨证：久病痫疾，脏虚而躁，燥痰迷塞心窍，扰乱神明而为。处方：甘草6g，淮小麦、大枣各30g，全蝎1只，钩藤、白芍各15g，每天早上加服明矾0.5g（约米粒大1枚）。每日1剂，服药1周，病情明显好转，1周只发作1次，按此方药连服1个月，未见发作，上方减全蝎、明矾，加天麻6g，牡蛎15g，郁金6g，隔日1剂继服半年停药，3年来未见复发。[现代中西医结合杂志，2000；9（2）：155]

医案9　多囊卵巢综合征案

何某某，女，25岁。因月经延后，月经量少4年，于1998年6月30日住院治疗。刻诊：形体适中，月经37～90天一行，量少，色黯红，有少量瘀血块，3天干净，腹不痛，伴寐少梦多，心悸怔忡，烦躁易怒。乳晕周围多毛，经前乳房胀痛，大便干，小便频数，尿痛，腰酸痛。有性生活史1年，未避孕，性冷淡，恐惧不能孕。舌质红，苔薄黄，脉弦细。查：发育良好，双乳胀大，挤压无溢乳。内分泌测定：促黄体生成激素（H）26.53miu/ml，促卵泡生成激素（FSH）7.86miu/ml，泌乳素（PRL）69.94ng/ml，雌二醇（E2）170.37ng/ml，睾酮（T）128.71ng/ml，孕酮（P）1.31ng/ml。（中国原子能科学研究院同位素研究所药盒）MRI（核磁共振）：无垂体腺瘤。诊断：多囊卵巢综合征。证属肝郁心肾不交。治宜滋阴舒肝，交通心肾，养心安神。方用甘麦大枣汤加味。处方：生甘草、大枣、百合、柴胡、当归、杭芍各15g，小麦50g，枸杞、鸡血藤、珍珠母、酸枣仁各20g。1日1剂，共服9剂，症状消除。1998年7月9日出院，出院后仍坚持服药，经期加益母草20g，路路通20g。月经量较原来增多，月经21～37天左右一行，经行4～5干净，不久就妊娠，尿HCG阳性，无妊娠反应。[光明中医，2002；17（99）：60～61]

医案10　妊娠失眠案

温某某，女，28岁。孕3个月时因外感、咳嗽，咽痛住院治愈。孕6个月时出现夜卧不宁，难以入睡，辗转反侧，烦躁易怒，不能自控，余无不适，舌尖红、苔薄白，脉细数。证属心阴不足，肾水不济，心火上炎。治宜养阴安神，滋肾清热。方用甘麦大枣汤加味：甘草15g，大枣15g，小麦50g，枸杞20g，麦冬20g，芦根30g，枣仁20g，沙参30g，五味子10g。2剂。每日服1剂。服2剂后睡眠明显改善，再服8剂而告愈。后足月顺产一男婴，母子安康。［江西中医学院学报，2000；12（3）：42］

医案11　大月份引产后性情失常案

徐某，女，33岁，农民，1991年11月3日初诊。主诉：心烦意乱，整日关门闭户，面壁而卧，似睡非睡，闻声音响动而烦，饮食懒进，不理家务，已3月有余。其夫谓其病前性情爽朗，直言快语，手脚勤捷，患病后与前判若两人，少忤其意轻则独坐独卧，独自暗泣，重则摔盘掷碗，无名火起。询其病起何时何因，称3月前因计划外怀孕5个月，行引产术后，心中惕惕不安，如被人追捕，剑下如揣兔，突突而动，按之亦不可歇，坐卧不宁，夜不能寐，昼则神思恍惚，懒于劳作。3月来易医数处，毕谓神经衰弱，中西药物并进，间有小效，终则无效，精神病院诊断为神经官能症，服药10多天无效，病情有加剧之势。阅其病历，所用中药不外当归、熟地、白芍、枣仁、麦冬、龙骨、牡蛎等养血安神之属，何以不效，必有其故。细观其面，虽神情悲伤淡漠，但绝无血虚之病色，脉来细弦，舌质淡红、苔薄白。查心电图正常。因思患者妊娠5月，实属不易，虽被说服引产，其实心中不甘，情志抑郁，肝郁化火伤阴，灼伤内脏阴液，发为脏躁。于是投以甘麦大枣汤加味，药用甘草、大枣各15g，小麦50g，生地黄、熟地、白芍、苏梗各10g。3剂，3日后复诊，见其喜形于色，云服药后美睡一大觉，醒后顿觉心中豁然开朗，四肢酸懒消失，效不更方。续进5剂痊愈。［浙江中医药，1995；01：19］

医案12　产后精神分裂症案

黄某某，女性，35岁，任教，已有子女，病发于第3胎产后月余，初起症见心悸，失眠，继则喜怒无常，时或欢笑，时或悲伤，即就诊于某医院西医，诊断为精神分裂症，用镇静及维生素B族等药治疗半月，因疗效不显，要求出院求治中医。患者呈慢性病容，喜怒无常，言语错乱，时用手掌护于胸部，喊有鬼缠身，察舌净，质稍红，脉虚细而数。中医认为，此属脏躁，病由产后心血内亏，心神失养所致，拟甘麦大枣汤加味。处方：炙甘草15g，茯苓30g，小麦30g，红枣10g，生龙骨15g，生牡蛎32g，白芍15g，丹参15g，远志10g。上药连服3剂，情绪大有好转，睡眠稍佳，唯脉虚数。药既有效，无须更改，即以甘麦大枣汤为基础加减出入，续服20余剂，遂告愈回校工作。［福建中医药，2001；32（2）34～35］

一四六　温经汤

【原文】问曰：妇人年五十所，病下利，数十日不止，暮即发热，少腹裹急，腹满，手掌烦热，唇口干燥，何也？师曰：此病属带下：何以故？曾经半产，瘀血在少腹不去。何以知之？其证唇口干燥，故知之，当以温经汤主之。

【组成】吴茱萸三两　当归　芎穹　芍药各二两　人参　桂枝　阿胶　牡丹（去心）　生姜　甘草各二两　半夏半升　麦门冬一升（去心）

【煎服法】上十二味，以水一斗，煮取三升，分温三服。亦主妇人少腹寒，久不受胎，兼取崩中去血，或月水来过多，及至期不来。

【药理研究】温经汤有改善生殖内分泌激素、调节致痛物质及镇痛物质的作用。刘强[8]研究证明温经汤能减少醋酸所致小鼠扭体反应次数，延长扭体反应出现时间，提高小鼠在冷水中的游泳时间，显著降低血瘀动物模型的 RBC 压积，全血黏度，纤维蛋白黏度，血浆黏度，对小鼠急性大出血引起的血虚模型有较强的补血作用。

【临床应用与研究】本方是妇科调经的祖方，经少能通，经多能止，子宫虚寒者能受孕。临床常用于月经不调、痛经、赤白带下、崩漏、胎动不安、不孕等病症。也有用于男子精室虚寒、精少、精子活动率差所致的不育症，以及睾丸冷痛、疝气等；内科用于咽痛、胃脘痛、身热、心悸、眩晕、胁痛等疾病。

杜惠兰[9]以加减温经汤治疗月经病实寒证患者 60 例，近期临床治愈 22 例（36.7%），有效 28 例（45.7%），无效 10 例（17.6%）。浦应[10]用《金匮要略》温经汤治疗继发性闭经 36 例，治愈 28 例，好转 7 例，未愈 1 例，服药最短的 4 天，长者 15~20 天。张永洛等[11]治疗子宫内膜异位症 45 例，痊愈 7 例，显效 14 例，有效 17 例，无效 7 例，总有效率 84.44%。陈平等[12]治疗宫寒血瘀型不孕 90 例，有效 81 例，占总数的 90%。黎清婵等[13]治疗产后腹痛 82 例，有效率 100%。陈新家[14]报道以温经汤治疗功能性子宫出血 56 例，痊愈 48 例，占 85.7%；有效 6 例，无效 2 例，总有效率 96.4%。

歌曰：温经芎芍草归人，胶桂牡丹皮二两均，半夏半升麦倍用，姜萸三两对君陈。

医案 1　功能性子宫出血案

李某，32 岁，已婚，农民。1999 年 6 月 12 日初诊。患者半年来月经提前 1 周左右，每次月经期 10 余天不尽，量多，色紫暗。本次月经 5 月 30 日来潮，开始量多，下血如崩，继则淋漓不断，曾服安络血、宫血宁、云南白药等止血药物，效果不佳，求治中医。刻诊：诉经色暗红，淋漓不断，有时夹紫黑色血块，少腹疼痛，畏寒肢冷，口淡不渴，舌质暗、舌边有瘀点，脉沉细且涩。B 超提示：子宫附件大小正常，宫内无肿块。中医辨证为冲任虚寒，瘀血阻滞，治宜温经散寒，养血祛瘀，予温经汤。处方：吴茱萸 15g，当归、川芎、芍药、人参（另炖）、桂枝、麦冬、阿胶（烊化）各 10g，牡丹皮 4g，生姜、制半夏各 6g，5 剂，日 1 剂水煎分 2 次服。2 诊：药后漏红渐止，其它诸症悉减，仍以原方固守，部分药物适当调整。处方：吴茱萸、当归、川芎、芍药、人参（另炖）、麦冬、阿胶（烊化）各 10g，牡丹皮 4g，桂枝、生姜、制半夏各 6g，5 剂，日 1 剂，水煎分 2 次服。药后，诸症皆无，精神倍增，随访 6 月，月经周期正常，经期 4~6 天，量中等，色鲜红，无血块。[陕西中医，2004，5：411~412]

医案 2　痛经案

吴某，女，37 岁，1986 年 4 月初诊。自诉月经先后无定期，现正值经期，经色暗淡，有黑色瘀块，经期常为 6~10 天，经前及经期感少腹剧痛，痛时大汗淋漓，满床翻滚，面色无华，舌质淡，苔薄白，脉沉细。治宜温经散寒，行气止痛。用温经汤加熟附片 30g，台乌、玄胡索各 15g，艾叶 12g。服 3 剂后痛止，后用此方在经前调理 3 个周期，月事恢复正常。[四川中医 . 2001；19（12）：20~21]

医案 3　闭经案

李某，女，18 岁，学生，14 岁初潮。2001 年 12 月 21 日初诊。患者自述因半年前月经来潮时贪凉饮冷，致使月经停止，至今半年未潮。查患者面色萎黄，腰部酸困疼痛，腹胀痛，舌质淡，苔白滑，脉沉弦。给以逍遥散合少腹逐瘀汤加减治疗，共服药 6 剂，月经来潮，量少色淡质稀薄，经期短。思其禀赋不足，肾气未盛，精血匮乏，冲任失养，源断其流，无以化为经血，而致经闭，徒使攻逐无益。遂给以仲景温经汤加减化裁如下：吴茱萸15g，麦门冬18g，当归20g，川芎18g，桂枝9g，炒白芍15g，阿胶15g（烊化），党参18g，熟地黄15g，杜仲15g，川椒9g，半夏12g，川续断18g，菟丝子15g，桑寄生30g，焦三仙各25g，砂仁12g（后下），川牛膝12g，生姜3片，红枣5枚。上方每日1剂，水煎服。略事加减，调治月余，共服药20余剂。于2002年2月7日月经来潮，量、色、质均正常。至今按月而至。[河南中医，2003；23（6）：8]

医案4　不孕症案

范某，女，34岁，1996年1月12日初诊。患者婚后10年未孕，经多方治疗效不显，前来我处就诊。男方精液化验正常。女方妇科检查正常，输卵管通畅。患者月经周期35天左右，经期3天，量少，色淡，伴少腹坠胀冷痛，四肢畏寒，夜间尤甚，性欲低下，末次月经1996年1月7日，舌淡苔少，脉沉细。诊为原发性不孕症，属阳虚宫寒型。治当温肾壮阳，以温经汤加味。处方：吴茱萸9g，川芎、当归、白芍、半夏、党参、桂枝、炙甘草各6g，阿胶11g（烊化），紫石英30g，淫羊藿12g，巴戟天10g。月经第5天服，每天1剂，连用10天。服2个月后，痛经及其他症状消失，又服药1个月后，月经逾期未至，伴恶心欲吐，脉滑利，尿妊娠试验阳性，经随访足月顺产1男婴，母婴健康。[实用中医药杂志，2000；16（5）：16~17]

医案5　习惯性流产案

邱某，女，32岁，教师，1995年6月10日诊。主诉曾小产3胎，现又小产半个月。症见少腹阵痛，痛有定处，腰痛，唇口干燥，舌质暗红，脉细涩。此乃多次小产而致胞宫血脉受损，瘀阻胞宫，故见少腹阵痛而有定处，舌暗红，脉细涩及口干唇燥，为瘀阻少腹不去所致。治宜温补冲任，养血化瘀。方用温经汤减甘草：当归15g，白芍15g，川芎10g，党参12g，桂枝10g，吴茱萸6g，牡丹皮10g，阿胶（烊化）15g，半夏9g，麦冬10g，生姜4片。每日1剂，水煎分2次温服。服上方9剂，诸症消失。后妊娠6个月时，又感腹痛下坠，经用当归芍药散3剂而愈。至足月，顺产一女婴。[河南中医，1999；19（5）：4~5]

医案6　经期咽喉灼痛、口舌生疮案

谭某，女，25岁，已婚。1992年11月15日初诊。1年多来，每逢经期来临，咽喉灼痛，口舌生疮，曾多处求医，医者或清热泻火，或滋阴降火，迁延半年余未效。近3个月更甚，症状常持续20多天方好转，下次经期症又加重。诊见面色㿠白，精神不振，口唇干燥，少津而不欲饮，唇内及舌下见多处较大溃疡面，周围黏膜微红微肿，咽部黏膜色淡红，自觉干燥灼痛，舌淡红、有瘀点，苔薄白，脉沉细涩。月经周期正常，经行量少，色紫暗夹血块，经前及经期小腹疼痛剧烈，喜温喜轻按，重按痛甚。平素白带清稀量多，无腥臭味。证属下焦虚寒，瘀阻冲任，虚火上扰。治宜温经化瘀，养血润燥，拟温经汤加减。处方：吴茱萸、桂枝、川芎、半夏各9g，当归、赤芍、牡丹皮、阿胶（烊）各12g，麦冬18g，生姜、甘草各6g。服药5剂，咽喉灼痛、口舌生疮减轻。续进5剂，月经来潮，排出紫黑血块甚多，小腹疼痛明显减轻，唇舌溃疡面基本愈合，咽痛不显。效不更方，又服5剂，诸症消失。随访1年，经水调畅，症未复发。

医案7　阳痿案

张某，男，34岁。患者阳痿不举，难以交合5年余。曾用激素类药治疗无效。后改服用中药调治，屡次更医更药，服药百余剂，不但阳痿未愈，反增头痛眩晕，心烦失眠。症见面色不泽，神疲倦怠，手掌心烦热，时出冷汗，口唇干燥，午夜心烦失眠，少腹下坠且痛，阴部冷胀。舌淡苔白，脉沉细。方用温经汤化裁：药用当归15g，川芎10g，白芍12g，党参15g，牡丹皮10g，牛膝15g，肉桂10g，吴茱萸10g，麦冬12.5g，炙甘草10g，仙灵脾15g，仙茅15g，生姜5片。水煎服，日1剂。服药10余剂后，精神渐佳，头痛头昏减轻，饮食增加，睡眠好，阳事易兴，余证也相继好转。原方继服20剂，已可以过性生活。再进10剂，房事正常，3个月后，其妻受孕。［实用中医杂志，2002；16（3）：130］

医案8　睾丸炎案

蔺某，男，51岁，农民，1992年3月6日初诊。3月前不慎跌入河水中受凉，翌日即病高热，伴头身疼痛。经用中西药治疗，高热头身痛等症缓解，又继发右侧睾丸坠胀肿痛。经某医院检查诊为："睾丸炎"。治以中西药月余，效不显来诊。症见右侧睾丸略肿，疼痛坠胀牵及小腹，伴见面色少华，四肢欠温，舌淡白，脉沉细涩。症系血虚寒凝，瘀滞厥阴之疝病。治宜温经散寒，补气养血，化瘀行滞。拟温经汤加减。处方：当归、桂枝、川芎、生姜、白芍、牡丹皮各12g，吴茱萸、肉桂、炙甘草各6g，乌药、橘核、党参各18g。水煎服，每日1剂。服6剂后，诸症大减，继服10余剂痊愈。［新中医，1997；29（9）：56~57］

医案9　雷诺氏病案

王某，女，38岁，农民，1993年11月5日初诊。患者2年前出现两手指对称间歇发白、青紫与潮红。发作常与气候寒冷和情绪激动有关。经市某医院诊为"雷诺氏病"。屡服中西药效不著，近2月加重。诊见手指及掌部皮肤苍白，继而青紫，局部冷麻，刺痛，面色少华，舌淡、苔白，脉沉细涩。月经量少色淡。此乃气血两虚，寒凝血瘀，脉络阻塞。治当补气养血，温经散寒，化瘀通脉。拟温经汤加减。处方：当归、桂枝、生姜、牡丹皮、阿胶（烊化）各12g，川芎、党参各24g，黄芪30g，赤芍、丹参各15g，吴茱萸、炙甘草各6g。水煎服，日1剂。进10剂后，诸症明显减轻，继以原方略事加减调治20余日，病症悉除。将双手浸入冷水中亦无异常，追踪1年未见复发。［新中医，1997；29（9）：56~57］

医案10　自觉身热案

孟某，女，40岁，工人，初诊日期：1997年10月21日。主诉：身热七八年。患者自觉身热已有七八年，触之灼手，但测体温正常，多发生在傍晚，且每于劳累后加重，伴有畏寒，乏力，咽部干痒，唇干，食欲不振，睡眠梦多，大便溏软，手足冷。月经如期，经量尚可，色紫暗，有血块，经前腰酸，小腹冷，双腿肿胀。舌淡暗，有齿痕，苔白，脉右沉细，左细滑。中医辨证属冲任虚寒，营卫失和。以温经散寒，调和营卫之法治之。方用温经汤加减：吴茱萸10g，当归12g，肉桂6g，赤白芍各15g，益母草20g，牡丹皮10g，柴胡10g，桂枝6g，姜半夏10g，桃仁10g，太子参20g，甘草10g。水煎服，每日一剂，分二次早晚服。服药7剂，身热即消，自诉精神体力转佳，月经有大血块排出。经前下肢肿胀减轻，但小腹仍感不温。其后让患者经前以本方加减服用，经后以安坤赞育丸调之。

服药至今已有3个月，即使劳累亦未作身热，纳、眠、二便正常。[北京中医，1998；3：48]

一四七 旋覆花汤

【原文】寸口脉弦而大，弦则为减，大则为芤；减则为寒，芤则为虚；虚寒相搏，此名曰革。妇人则半产漏下，旋覆花汤主之。

肝着，其人常欲蹈其胸上，先未苦时，但欲饮热，旋覆花汤主之。

【组成】旋覆花三两　葱十四茎　新绛少许

【煎服法】右三味，以水三升，煮取一升，顿服之。

【药理研究】旋覆花汤能有效阻断大鼠肝纤维化和肝窦毛细血管化的形成。证明活血化瘀为主方药治疗肝纤维化的有效性。

【临床应用与研究】主治肝着和妇女半产漏下。现代临床用于治疗妇科流产后宫内残留物，内科用于治疗咳嗽、噎膈、臌胀、胃脘痛、胸痛、偏头痛、面瘫等疾病。

管丛华[15]报道以旋覆花汤治咳68例，痊愈49例，占72.1%；好转16例，占23.5%；无效3例，占4.4%；总有效率为95.6%。

医案1　半产漏下案

叶女，27岁，3月前经停10余日复行，量不多，间断下血不净，少腹时或收引不适及隐隐阵痛，反复用过抗菌、止血及温化中西药，症情依旧。诊脉弦软，舌质淡红苔白。B型超声示：宫底部宫腔内直径约32mm增强团块回声，边界清楚，下缘宫腔内见线状不规则液性回声。证属瘀血结滞无疑，投旋覆花汤治之。处方：旋覆花、茜草各15g，青葱管10根，车前子20g，蒲黄12g，当归、赤芍、川芎各10g，3剂。药未尽剂腹痛加剧，下瘀血块中夹有一白色团状物，从此腹痛不再，下血亦止。B型超声显示宫腔内回声正常。续用十全大补剂收功。[河北中医药学报，2000；15（4）：26]

医案2　咳嗽案

王某，女，26岁，1999年11月12日初诊。咳嗽1月，每天凌晨3～5时发作，曾服清气化痰中药、急支糖浆及罗红霉素治疗不效。痰少而粘，气急，胸闷，便秘，常欲人捶其后背稍缓解，舌暗红，苔薄腻，脉细。诊为咳嗽，证属气虚痰阻，余邪入络。治宜益气化痰，和血止咳。处方：旋覆花、葱茎各5g，当归、茜草各15g，海浮石10g，紫菀30g，黄芪20g。水煎服，每天1剂，服3剂，自感胸中舒畅，气急、胸闷好转，仍咳嗽无痰，予上方加百部15g，连服9剂，症状消失，1年后随访未复发。[新中医，2002；34（12）：60]

医案3　肋间神经痛案

李某，女，45岁。3天前因情志不畅，引起左侧胸胁疼痛，咳嗽及深呼吸时疼痛加重，疼痛加剧时可放射至左侧肩背部，呈刺痛，兼有心烦，胸闷，纳呆。查体：局部皮色正常，相应皮肤区感觉过敏，左侧第五、第六肋骨边缘压痛。舌质暗红，苔白厚，脉弦滑。诊为肋间神经痛，中医辨证属气滞血瘀兼有痰湿，予旋覆花汤加味，每日1剂。同时口服芬必得，早晚各1粒。维生素$B_1$10mg，口服，每日3次。3天后疼痛明显减轻，心烦、胸闷明显缓解，食欲渐增。续治4天，临床症状消失，查体正常，恢复正常工作。随

访月余，未见复发。[湖北中医杂志，2001；23（2）：21]

医案4　偏头痛案

吴某，男，38岁，农民，1996年3月20号就诊。自诉患左侧头痛10年，曾服中西药，病情时轻时重。刻诊：左侧头痛如锥刺，痛甚牵及两目上引巅顶部，胸闷，口苦，舌边黯，苔薄黄，脉弦数。证属肝风上扰、久痛络瘀，治宜清肝熄风，化瘀通络，方拟旋覆花汤加味：旋覆花10g（布包煎），茜草10g，青葱管5根，丹参15g，钩藤15g，菊花10g，僵蚕10g。3剂。复诊：服药后，头痛减轻，仍感头晕而胀，口苦，舌红，苔黄，脉弦数。原方减青葱管加天麻、白蒺藜各10g，服4剂痊愈。随访近4年未复发。[湖南中医药导报，2003；9（10）：19～20]

一四八　胶姜汤

【原文】妇人陷经，漏下，黑不解，胶姜汤主之。

【组成】阿胶三两　姜炭三两

【煎服法】上二味，以水三升，煮取一升，日再服。

【临床应用与研究】用于少腹疼痛，月经过多，甚至崩漏不止，妊娠下血，胎动不安，产后或流产后恶露淋漓不断等症，疗效甚佳。

王娟等[16]以胶姜汤治疗功能性子宫出血32例，治愈27例，好转4例，无效1例，总有效率97%，尤其对青春期和绝经期功血辨证为虚寒者效果为好。

歌曰：胶姜方关症犹藏，漏下陷经黑色详，姜性温提胶养血，刚柔运化配阴阳。

医案　功能性子宫出血案

刘某，女性，17岁，1999年3月12日初诊。患者去年4月初潮后，每次月经淋漓不断，20余日方止，且经期无规律。本次月经2月21日来潮，至今未止，量多，色暗淡，挟少量血块，伴头晕倦怠，食欲不振，腹部隐痛，得温则减。诊见患者面白，口唇淡红少泽，舌淡红，苔薄白，脉弱。用上述胶姜汤治疗，方法：阿胶20g，姜炭20g。姜炭加水800ml，煎20分钟，滤渣取汁，将烊化后的阿胶兑入汁中，温服，每日1剂。服药9剂血止。继予八珍汤6剂以扶其本。追访2个月，月经如常。[中国民间疗法，2000；8（1）：31～32]

一四九　大黄甘遂汤

【原文】妇人少腹满如敦状，小便微难而不渴，生后者，此为水与血并结在血室也，大黄甘遂汤主之。

【组成】大黄四两　甘遂二两　阿胶六两

【煎服法】上三味，以水三升，煮取一升，顿服之，其血当下。

【药理研究】大黄甘遂汤对CCl4导致的小鼠肝纤维化有明显的防治作用，其机理可能是抑制了贮脂细胞的激活和转化，减少了成纤维细胞的生成。

【临床应用与研究】本方除可治疗妇人水血互结诸证，如闭经、血膨、产后尿潴留、癥瘕外，还可治疗肝硬化腹水、癫证、附睾瘀积症、前例腺增生等。

歌曰：小腹敦形小水难，水同瘀血两弥漫，大黄四两遂胶二，顿服瘀行病自安。

医案1　前列腺增生并发尿潴留案

李某，男，73岁，1998年3月12日初诊。患者出现尿急、尿频（夜尿5~6次）、尿不净、尿线细、尿无力已4年余，曾经中西医治疗疗效不佳。因春节饮酒及多食肥甘，于3月6日突然发生尿点滴不下，小腹胀满疼痛，当天到某医院插管导尿，住院期间给予抗生素滴注，前列腺内注射药物每周二次（药不详），治疗月余，期间曾两度去掉尿管，但均不能自行排尿，患者因经济原因且惧怕手术而主动出院，改请中医治疗。刻诊：小腹胀，拨掉尿管约3h，尿仍点滴不出，小腹稍膨隆，有轻压痛。B超查前列腺59mm×51mm×42mm，形态失常，内部回声不均，面暗黑，大便干，睾丸坠痛，舌质暗、苔白厚腻，脉沉涩。证属湿热下蕴，气滞血瘀，水血互结于下。给予大黄甘遂散，每服1g，另加服本院自制前列消Ⅰ（丹参、山茱萸、赤芍、泽泻、泽兰、王不留行、水蛭、琥珀、杜仲等），每服8g，日服3次。3月15日二诊，服药后2h即能排尿，大小便利，小腹胀满疼痛消除，大便日泻4~5次，小便通利，停用大黄甘遂散，继服前列消Ⅰ。经连续服用3个月，尿急、尿频、尿不净等诸症均消，夜尿1次，复查B超，前列腺44mm×33mm×25mm。随访1年未复发。[陕西中医，2000；29（1）：33~34]

医案2　淋病案

王某，男，34岁。1998年10月6日初诊。患者3天前出尿急、尿频、尿痛、尿道口有脓性分泌物，自以为是饮酒过多而致，过二天即会自行消退，而症状却逐日加重，尿道烧灼刺痛，排尿不畅，有黄稠脓性分泌物，大便干，舌质红，苔黄厚腻。有不洁性生活史，经检验淋球菌（+），给予大黄甘遂散，每服1.5g，日服3次。另加服本院自制前列消Ⅱ（龙胆草、土茯苓、栀子、黄芩、蜈蚣、泽泻、生地黄、车前子、木通等），每服6g，日服3次。10月9日二诊，服药后大小便通利，日泻8~9次，第二天尿道口分泌物几乎消失，尿急、尿频、尿痛缓解，现已无分泌物，大黄甘遂散改予每服1g，日服2次，前列消Ⅱ服同前，继服4天，症状消失，查淋菌（-）。随访1月，未复发。[陕西中医，2000；29（1）：33~34]

医案3　跌打胸痛案

李某，女，71岁。1999年3月8日初诊，患者半月前被摩托车撞倒，致左前臂、左足外踝青紫肿痛，左胸疼痛，呼吸咳嗽痛加剧，左胸部触压痛明显，X光摄片未见骨折。接诊医院给予骨伤片，三七片，开胸顺气丸内服，骨伤膏局部外敷，后又服用活血化瘀、疗伤止痛中药十余剂，上臂及足踝青紫肿痛基本消除，唯胸痛不减，不能左侧卧，胸透未发现异常，左乳中线至腋中线3~7肋间触压痛，听诊左胸背部闻及湿啰音，纳差，大便稍干，小便量较少，舌质暗、苔白、脉弦涩，给予大黄甘遂散，每服1g，日服3次。3月7日二诊，服药当天胸痛即明显减轻，大小便利，日泻5~6次，现胸痛已除，病已告愈。[陕西中医，2000；29（1）：33~34]

一五零　抵当汤

【原文】妇人经水不利下，抵当汤主之。亦治男子膀胱满急，有瘀血者。

【组成】水蛭三十个（熬）　虻虫三十枚（熬，去翅足）　桃仁二十个（去皮尖）　大黄三

两（酒浸）

【煎服法】上四味，为末，以水五升，煮取三升，去滓，温服一升

【药理研究】①抗动脉粥样硬化作用：研究表明抵挡汤能提高实验动物血 SOD 活性，降低脂质过氧化物的最终代谢产物丙二醛含量，保护内皮细胞，阻止泡沫细胞的形成，减少主动脉的脂质斑块面积。②抗肿瘤作用：现代药理研究表明抵当汤能通过提高机体的免疫力，从而增强抗肿瘤效果。并能抑制动物肝脏内 EGFR 的表达，限制了细胞骨架某些成分的激活，影响到细胞骨架的重构、粘附和移动，从而抑制了肿瘤细胞的粘附能力和移动性。③改善老年痴呆作用：抵当汤灌胃给药可显著改善 D－半乳糖亚急性衰老小鼠和老年大鼠的学习记忆能力，提高血清和大脑皮层组织超氧化物歧化酶活力，降低血清和大脑皮质丙二醛含量，抑制亚急性衰老小鼠胸腺指数的下降，改善老年大鼠血液流变学和微循环。

【临床应用与研究】本方主治少腹硬满，结痛拒按、小便自利，脉沉涩等瘀血结实重症。临床可用于治疗子宫内膜异位症、产后静脉炎、子宫肌瘤、卵巢囊肿、前列腺增生、脱疽、热入血室致狂、外伤性癫痫、急性脑出血、中风等疾病。

吴雪华[17]报道抵当汤加减治疗子宫内膜异位症 58 例，显效 28 例，有效 24 例，无效 6 例，总有效率 89.66%。王陆军等[18]以抵挡汤治疗产后栓塞性静脉炎 15 例，治愈 14 例，显效 1 例，效果满意。董荣芬等[19]治疗缺血性中风 68 例，治愈 49 例，好转 15 例，无效 4 例，总有效率 94.12%。

医案 1　盆腔肿块案

应某，女，45 岁，干部。1992 年 8 月初诊，患者述 38 岁患子宫肌瘤，在妇幼保健医院施行子宫全切除术，左侧卵巢随同切除，保留右侧卵巢。近年来常感下腹部隐痛，1992 年 3 月 B 超检查，证实盆腔右侧实性肿块，因患者不愿手术治疗，故前来中医门诊。诊见病人形瘦，面色晦暗，肌肤乏润，干燥，口干不欲多饮，精神萎靡，下腹部时有隐隐胀痛，右小腹可扪及隆起包块，疼痛拒按，胃纳一般，二便正常，口唇紫暗，舌质暗边有紫点，脉细沉涩，辨证属瘀血客阻下焦，气血不足。治宜破血逐瘀，佐以补气养血。方用抵当汤加味。药用：水蛭、虻虫、桃仁、大黄、三棱、莪术、当归、川芎、黄芪、枳壳各 10g。连续服用月余，自觉症情尚好，精神略振，面色转红润，小腹部隐痛已减轻，右少腹包块缩小，舌边紫点亦有减少，胃纳尚好，大便日解 2 次，脉细沉涩，原方继续服用 2 月，共服 100 剂左右，历时 3 个月，复查 B 超，盆腔右侧实性肿块消失，腹部软，无胀痛，用养血补气八珍汤调理善后。［陕西中医，2001；22（6）：369］

医案 2　卵巢囊肿案

杨某，女，28 岁，工人，已婚未育。1990 年 5 月初诊。述近半年来右下腹部时有胀痛，经前尤甚，经色紫暗有块，量不多，淋漓不清，约 10 天净，在妇幼保健医院 B 超检查证实，右侧卵巢囊肿，因不愿手术治疗，前来中医门诊。诊见患者形体较胖，精神尚好，胃纳一般，大便正常，平时白带较多，色黄质稠，舌质暗有紫色，脉弦滑。辨证属气滞血瘀，有痰浊。药物用：水蛭、虻虫、桃仁、大黄、红花、三棱、莪术各 10g，海藻、昆布、蒲公英各 15g，柴胡、香附子各 6g。嘱经期停服，连续服用 2 个月约 60 余剂。B 超检查右侧卵巢无囊肿，无腹痛，经期正常，白带明显减少。［陕西中医，2001；22（6）：369］

医案3　子宫肌瘤案

王某，女，科室干部，生育一子，20岁。B超诊断，多发性子宫肌瘤，大的约鸡蛋，小的约鸽蛋。诊见患者面色晦黯，肌肤不泽，神情倦怠，每月经行无定期，量多如崩，经行期长，7～10天净，经色紫暗夹有块状，小腹隆起，疼痛拒按，舌质紫暗，舌苔薄黄，脉沉迟。辨证属血瘀胞宫。治宜破血逐瘀。方用抵当汤加味。药物用：水蛭、虻虫、桃仁、大黄、枳壳、柴胡、红花、三棱、莪术各10g，牡丹皮、赤芍各用6g，蒲公英、海藻、昆布、夏枯草各15g，服用1周后适值经行，紫暗血块较多，小腹部胀痛明显减轻，胃纳尚好，二便正常，继续服用上方2个月，B超复查，子宫肌瘤明显缩小，大约如鸽蛋大小。嘱继续服用1月，B超复查，肌瘤消失，月经量明显减少，色暗红，腹部无疼痛。用桃红四物汤巩固疗效1月。［陕西中医，2001；22（6）：369］

医案4　子宫癌案

病人张师母，患子宫癌，处方：水蛭30个，熬；虻虫30个，去足翅，熬；桃仁20个，去皮尖；大黄如棋子大，4枚，酒制。以上为抵当汤原方；另用当归1两，先煮清汤代水煎药。当归另用，主理血，能引导各药下行以起活血化瘀、破癥散结作用。服数方后，始得痊可。［医古文知识，2004；4：34］

医案5　产后栓塞性静脉炎案

王某，女26岁，产后12天自觉发热，左下肢浮肿疼痛，行走不便。确诊为产后左下肢栓塞性静脉炎。用青霉素等药物治疗20天后症状缓解出院。后双下肢浮肿，疼痛又日趋加重。检查：双下肢高度浮肿，腓肠肌压痛明显，踝关节背曲时双侧腓肠肌亦疼痛，舌质淡，苔白腻，脉沉弱。证属新产气血俱虚，恶血内阻，气血瘀滞于经络化为热毒，著于下肢经脉。治宜活血化瘀，清热化湿。方用抵当汤加味：水蛭、虻虫、桃仁各6g，大黄3g，金银花30g，当归9g，冬瓜子30g，木通3g，泽泻9g。水煎服3剂后，双下肢疼痛、肿胀减轻。原方银花变为15g，再加忍冬藤30g。连续服用12剂后，双下肢疼痛、肿胀消失。［河南中医，1998；18（6）：355］

医案6　热入血室致狂案

王某，女，30岁，已婚，农民。1998年5月20日初诊。患者自5月1日月经来潮，因淋雨即患感冒，头痛发热，服感冒药后诸证减轻。7天前夜间突然烦躁不安，时哭时笑，骂人，不避亲疏，四处奔走，次日晨则神志清楚，安静，入夜则发作。经服用抗焦虑西药不效，拟送精神病院治疗，因经济拮据，由其姐带至我处诊治。家族中无精神病患者。诊见舌红尖端有瘀点、苔黄，脉弦沉涩。此乃热入血室证，月经期间感受寒邪，郁而化热，与血相搏，用抵当汤加减。药用：土鳖虫10g，水蛭10g，桃仁10g，红花10g，赤芍10g，酒制大黄10g，当归尾15g。2剂，水煎服。头煎加水400ml，煎30分钟，取汁150ml，二煎加水300ml，取汁150ml，二汁混合，分2次口服，每日1剂。5月22日二诊，丈夫代诉，服药后夜晚能安静入睡，已不骂人和奔走，效不更方，按前方继服2剂。25日三诊，自诉服药3剂后月经来潮，内有紫黑色血块，再服1剂后经色鲜红，血块减少，现仍心烦闷，脉沉弦，即用小柴胡汤加当归、瓜蒌实治之。3剂药服后，患者脉象和缓，经尽病愈，嘱其饮食调养。本案是月经期间感受寒邪，乘虚而入，郁久化热，与血相搏，热入血室，血热上扰神明，致烦躁诸症。此为寒邪内郁，久而化热，上扰神明。因病在血分，急当下血，用抵当汤逐瘀血，瘀血去则神志自清，再用小柴胡汤驱邪外出，邪去

而正安，故诸症消除。[江苏中医，2000；21（6）：34～35]

医案7　外伤性癫痫案

任某，男，北京顺义县工业局工作，近年来每二三个月即有不明原因之昏厥、抽搐，住县医院输液后即可好转，一直未能明确诊断。由朋友同来诊治，细询问之，患者偶有暂短之神志不清，瞬时即过。追问其是否有脑外伤史，患者回忆3年前因检查工作，乘车去山区，车翻后头部曾有撞伤，嘱其去宣武医院作脑电图，提示为癫痫。用抵挡汤方加䗪虫、全蝎、僵蚕、蜈蚣，药后即不发作，为巩固疗效，患者前后服用汤剂60余剂，改用丸药服用3月。直至1994年患者又患脑血栓，笔者前去会诊，询问癫痫16年未有发作，临床痊愈。[北京中医药大学学报，1996；19（5）：49]

医案8　脱疽案

患者，男，45岁，工人。1991年初冬就诊。诊断为脱疽，虚寒血瘀型。以抵当汤加味：大黄、桃仁、水蛭、虻虫、鸡血藤、郁金、地龙、赤芍、土茯苓、乳香、没药、双花、连翘、黄柏、旱莲草、生地黄。每日1剂，服药30天，症状明显好转，又继续服药1日。诸症消失，恢复工作。为巩固疗效将汤剂改为丸剂，连服2月。3年随访，未再复发。[中医药信息，1996；3：39～40]

医案9　尿毒症案

张某，男，34岁，工人。1979年秋患急性肾小球肾炎，治疗3月，临床症状消失而出院，然水肿及尿蛋白反复出现。1993年4月淋雨后出现头痛头晕，全身浮肿，当地医院对症治疗7日，症状加重，并出现恶心呕吐，遂住我科。初见症状：周身浮肿，恶心呕吐，头痛头晕，心悸胸闷，四肢酸沉，腰重神昏，少腹结满，小便自利，舌质暗，脉沉涩。血常规：Hb 80g/L、WBC 9.4×10^9/L、N 0.69×10^9/L、L 0.31×10^9/L；尿素氮（BUN）61mmol/L，血肌酐（Cr）954.7μmol/L。尿常规：蛋白（++）、脓球（++）。依舌脉可知，土壅水积，水血互结渐成斯证。治疗应破血逐瘀，渗湿利水。拟抵当汤合五皮饮化裁：水蛭10g，桃仁10g，大黄30g，虻虫10g，桑皮30g，大腹皮30g，茯苓皮30g，陈皮10g，生姜皮10g，猪苓60g。水煎2次，取汁500ml，早晚2次分服。同时输新鲜同型血300ml。服药6剂后，水肿大消，已能进食。查：Hb100g/L，BUN35mmol/L，Cr435μmol/L，尿蛋白（++++）。继以健脾益肾为主，活血化瘀为辅调理治疗3月余，临床症状消失，Hb120g/L，BUN6.4mmol/L，Cr312μmol/L，尿蛋白（-），痊愈出院。随访至今无不适。[河南中医，1997；17（2）：81]

一五一　矾石丸

【原文】妇人经水闭不利，脏坚癖不止，中有干血，下白矾石丸方。

【组成】矾石三分烧　杏仁一分

【煎服法】上二味，末之，炼蜜丸枣核大，内脏中，剧者再内之。

【临床应用与研究】本方用于瘀血内阻，久积而化湿热，腐败而成白带。

毕明义[20]报道以矾石丸治疗带下病208例，痊愈181例，好转15例，无效12例，总有效率94%。

歌曰：经凝成癖闭而坚，白物时流岂偶然，矾石用三杏一分，服时病去不倦延。

医案1　带下病案

张某，女，30岁，1991年2月24日初诊。阴道分泌物增多3年，呈白色，有时兼有黄色，每日需换内裤2~3次，曾诊为宫颈糜烂，多次服用中西药物均未好转。半年前曾于市立医院诊为子宫后壁实性肿块（肌瘤钙化），宫颈糜烂。近一个月阴道分泌物较前明显增多，色白，有时黄白相兼，质稠而臭，小腹部疼痛胀满，胃脘部隐隐作痛，烧心，纳少，身重乏力。舌质正常，苔白微黄，脉沉弦，右关脉濡数。妇科检查：宫颈有红色糜烂区，局部充血肥大，有接触性出血。B超：子宫后壁左侧有一2.3cm×1.9cm实性肿块。诊为宫颈Ⅱ°糜烂。中医诊为带下病，属肝热脾虚型，给以矾石丸放入阴道内，方法：枯矾12g，生杏仁6g。将杏仁去皮，捣为极细末，然后与枯矾末混合均匀，再加适量蜂蜜调匀（以调和成中药丸的软硬为度），做成小丸如枣核大，外用一层绢布包裹，绵线束住，并保留一线头长约12cm。每晚用1丸，放阴道内深约10~12cm，将线头留于外阴部，次晨取出。轻者连用3天，重者连用7天，休息3天再放，最多不超过21天。用药期间禁房事。若阴道分泌物很多者，可去掉绢布，直接将丸药放入阴道内。连放3日。二次来诊述，放药后的第二天带下即明显减少，3次后带下已如正常人，小腹疼痛明显减轻。嘱继放7天，带下未见增多。嘱停放3天后，继放7天。妇科检查糜烂区消失。又用药7天以巩固疗效。追访半年病情未复发。[山东中医杂志，1994；13（2）：68~69]

医案2　滴虫、霉菌性阴道炎案

患女，39岁，农民，2002年3月12日初诊。平日尿解刺痛，白带腥臭，外阴有湿疹奇痒，复擦破。纳减，腰酸。脉濡数，苔腻。白带涂片滴虫、霉菌（+）。当收涩除湿，内外夹治，组方：苦参12g，土茯苓12g，地肤子12g，鱼腥草30g，蛇床子10g，鹤虱10g，薏米仁30g，凤尾草10g，车前草10g，白毛藤10g，甘草10g，7剂。药水加明矾石少许，打碎，化烊，外洗，连续1周，湿除尿清，白带恶臭全消。二诊清扫余邪，健脾化湿：苍、白术各10g，炒扁豆花10g，山楂10g，茯苓皮15g，蛇床子10g，薏米仁15g，忍冬藤15g，陈皮6g，车前草10g，生甘草6g，白毛藤10g，7剂。5~6d后，带水全消，涂片复查，滴虫、霉菌（-）。[现代中西医结合杂志，2006；15（7）：864~866]

一五二　红蓝花酒

【原文】妇人六十二种风，及腹中血气刺痛，红蓝花酒主之。

【组成】红蓝花一两

【煎服法】上一味，以酒一大升，煎减半，顿服一半。未止，再服。

【方义分析】妇人经尽及产后，血海空虚，最易招致风邪侵袭。风邪与血气相搏，以致腹中刺痛。根据“治风先治血，血行风自灭”的道理，本方用红蓝花辛温，行血活血，酒能助其药力，温通经络，血行风灭，通则不痛，对血滞寒多者尤为对症。“六十二种风”，不过言风邪善行而数变，见证多端，为百病之长，不必拘泥其文而凿求之。

【药理研究】红蓝花酒有抗炎镇痛作用，可抑制大鼠蛋清性足跖肿胀、显著延长扭体发生的潜伏期和提高小鼠痛阈；还有报道红蓝花酒可降低前列腺素含量，从而使痛经减轻。

【临床应用与研究】本方用于血凝气滞的腹痛证。

李玉香[21]报道以红蓝花酒口服液治疗痛经110例，痊愈56例，显效43例，有效8例，无效3例，总有效率97%。刘茂林[22]报道治疗心动过缓心律不齐36例，痊愈25例，好转8例，有效3例，总有效率100%。

歌曰：六十二风义未详，腹中刺痛势徬徨，治风先要行其血，一两蓝花酒煮尝。

医案　心动过缓心律不齐案

刘某，男，26岁，教师。近2月来经常心慌、胸闷、头晕。查体：面色无华，舌质淡，苔薄白，四肢厥冷，神疲乏力，脉细缓。心电图心率56次/分钟，心动周期差（PP间距）>0.17秒。提示：心动过缓心律不齐。经服红蓝花酒10天，自觉症状消失，心电图恢复正常。停药后3个月，心电图依然正常，未见复发。[河南中医药学刊，1996；11（2）：37~38]

一五三　肾气丸

【原文】问曰：妇人病，饮食如故，烦热不得卧而反倚息者，何也？师曰：此名转胞，不得溺也，以胞系了戾，故致此病。但利小便则愈，宜肾气丸主之。

夫短气，有微饮，当从小便去之，苓桂术甘汤主之；肾气丸亦主之。

男子消渴，小便反多，以饮一斗，小便一斗，肾气丸主之；

虚劳腰痛，少腹拘急，小便不利者，八味肾气丸主之。

治脚气上入，少腹不仁。

【组成】干地黄八两　薯蓣四两　山茱萸四两　泽泻三两　茯苓三两　牡丹皮三两　桂枝　附子（炮）各一两

【煎服法】上八味，末之，炼蜜和丸梧子大，酒下十五丸，加至二十五丸，日再服。

【药理研究】金匮肾气丸对由环磷酰胺所致DNA损伤具有良好的拮抗作用，因而有抗衰老作用。肾气丸对雄性大鼠体内的雄性激素睾酮的分泌有促进作用，因而肾气丸能促进性腺发育。

【临床应用与研究】仲景以本方治疗肾气虚弱所致的虚劳、消渴、痰饮、脚气、妇人转胞等病证。现代临床报道主治范围涉及神经、内分泌、免疫、消化、循环、呼吸、泌尿生殖等多个系统，涵盖内、外、妇、儿、口腔、眼、耳鼻喉、皮肤、老年病等多个学科的众多疾病，而辨证又总不外乎肾气（阳）衰弱的证候。内科神经系统治疗不寐、精神异常、多发性硬化症；内分泌系统如甲状腺功能减退症、肾上腺皮质功能低下；免疫系统如慢性乙型肝炎；消化系统如肠易激综合征、胃肠神经官能症；循环系统如高血压、缓慢性心律失常、充血性心力衰竭；呼吸系统如支气管哮喘、咳嗽；泌尿系统如糖尿病性膀胱病、糖尿病肾病、慢性前列腺炎、肾积水；生殖系统如男性不育症；外科如静脉血栓形成、腰椎间盘突出症、足跟痛、痛风；妇产科如产后尿潴留、更年期综合征、阴道炎；儿科如小儿夏季热；口腔科如牙痛、牙周炎、口疮；眼科目寒症、功能性溢泪；皮肤科如寒冷性荨麻疹、冷球蛋白血症；老年病科可抗衰老，治疗老年性尿失禁、老年继发真菌感染等多种疾病。

何清湖等[23]报道以金匮肾气丸治男性不育症38例，治疗前后作精液分析，并检测促卵泡激素（FSH）、黄体生成素（LH）、睾丸酮（T）、泌乳素（PRL）和雌激素（E2）。

结果显效29例，有效6例，无效3例，总有效率92.1%。患者精子活率、精子活力、精子总数均明显提高。FSH、LH和T均有明显上升。提示金匮肾气丸能改善精子质量，有效治疗肾阳虚型男性不育症。何少霞[24]报道以本方为主治疗糖尿病肾病46例，显效17例，有效21例，无效8例，总有效率82.6%，其中对中医辨证为脾肾阳虚型疗效好于肝肾气阴两虚型和阴阳两虚型。李桂琴[25]报道本方加杜仲、怀牛膝、车前子治疗女性尿道综合征31例，治愈19例，好转9例，无效3例，总有效率90.32%，优于口服谷维素、氟哌酸、安定西药组。詹泰国[26]以肾气丸治疗老年前列腺炎40例，痊愈30例，好转10例，服药时间最短10天，最长30天。姜书敏[27]报道金匮肾气丸加味治疗化疗所致白细胞减少症53例，服中药6剂~8剂后白细胞升至正常值，仅有5例严重者服中药14剂后恢复正常。

歌曰：温经暖肾整胞宫，丹泽苓三地八融，四两萸薯桂附一，端教系正肾元充。

医案1　妊娠小便不通案（转胞）

陆某，女，26岁。2004年3月16日初诊。患者妊娠6月以来，小便经常频数不畅，今日上午起突然小便点滴难解，小腹胀满而痛，用温水热敷膀胱及服用西药无效。刻下：心烦，坐卧不宁，头晕恶心，畏寒肢冷，腰酸痛、腿软，腰及下肢有冷感，查其面色少华，舌质淡、苔薄润，脉沉细滑无力。四诊合参，此乃肾气虚弱、肾阳不足、膀胱气化不利。治拟温肾扶阳、化气行水。方选金匮肾气丸加减。处方：干地黄15g，山药20g，山萸肉15g，肉桂5g，茯苓15g，菟丝子15g，白术15g，泽泻15g，杜仲15g，川断肉15g，牡丹皮6g。水煎，每日1剂，分3次服。连服5剂，患者症状逐渐好转，又服5剂痊愈，遂停药休养，后随诊未见复发，至足月顺产一男婴。[江苏中医药，2005，26（9）：25]

医案2　糖尿病肾病案

刘某，女，50岁，2001年3月19日初诊。主诉：有糖尿病史5年，双下肢浮肿2个月。诊见：腰膝酸痛，形寒肢冷，舌质暗红，舌体胖，边有齿痕，脉沉迟而涩。实验室检查，空腹血糖18mmol/L，尿糖（+++），尿蛋白（+++），BUN12.3mmol/L，Cr156.8μmol/L。西医诊断为糖尿病肾病。中医辨证属脾肾阳虚夹瘀型。因患者血糖偏高，采用中效胰岛素以控制血糖，并进行严格的饮食控制。中药以温补肾阳，佐以活血祛瘀消肿，方用金匮肾气丸加黄芪、益母草各20g，水蛭10g，当归、牛膝各12g。每日1剂，水煎服。治疗2个疗程后，水种完全消退，临床症状消失。实验室检查：空腹血糖5.9mmol/L，连续3次蛋白定性试验（-~+），BUN6.2mmol/L，Cr86.0μmol/L。随访1年病情稳定。[湖北中医杂志，2004；26（5）：40]

医案3　前列腺增生案

张某，男，56岁，1987年5月24日初诊。患者诉近来排尿困难，点沥难尽，或尿流中断，夜尿增多约4~5次，伴形寒腰酸，面色㿠白。直肠指诊：前列腺体积增大Ⅱ度，质韧、有弹性，中央沟消失，B超提示：前列腺良性增生约5.3cm×4.5cm×3cm，光点均匀。前列腺液化验（-）。舌淡苔薄微腻，脉细弦。证属肾阳不足，气化不利，治拟温补肾阳，益气利水。处方：熟地30g，淮山药20g，山萸肉10g，牡丹皮10g，桂枝10g，附子10g，牛膝10g，泽泻15g，桔梗5g，丹参30g，车前子30g，茯苓20g。10剂，水煎服，每日1剂，日2服，连服10天药后，尿流通畅，形寒有减，再服上方10剂，排尿如常人，以后隔天服药1剂，连续3个月，随访2年未见复发。[南京中医药大学学报，1999；15（4）：252]

医案4　高血压病案

李某，男，61岁，2002年4月18日初诊。诉有高血压病史10余年，平时常规服用开搏通、硝苯地平等控制血压，血压水平常保持在19.29～20.27/12.2～13.1kPa。自觉头晕耳鸣，精神不振，少寐多梦，乏力腰酸，四肢不温，口干，舌质淡，脉沉细无力。证属阴阳两虚，虚阳浮越。治宜补肾助阳，潜降浮阳。处方：地黄15g，山药15g，山茱萸8g，泽泻12g，牡丹皮6g，茯苓12g，桂枝5g，制附子3g，龙骨30g（先煎），牡蛎30g（先煎），葛根12g，槐花20g。7剂，水煎服，日1剂。4月25日二诊：诸症悉减，血压18.09/11.3kPa，苔脉同前，原方既效，叠进7剂。5月9日三诊：精神好转，头晕、耳鸣、腰酸、肢冷明显改善，睡眠转佳，血压维持在17.29～19.29/10.2～12.0kPa，又守方调治15剂。随访5个月，血压平稳，病未复发。［国医论坛，2003；18（2）：9］

医案5　原发性甲状腺功能减退症案

高某，男，46岁。患者5年前患慢性淋巴细胞性甲状腺炎，曾用激素和抗甲状腺药物治疗，3月后出现畏寒怕冷，疲乏嗜睡，少气懒言，周身虚肿。用甲状腺片替代治疗，甲状腺片用量为160mg/日，诱发心绞痛频繁发作，伴多源性室内早搏。症见：畏寒肢冷，肌肤腊黄，乏力嗜睡，反应呆钝，心胸满闷，食少腹胀，皮肤粗糙如鳞甲，毛发脱落，舌紫苔白，脉沉微而结。$T_3$0.37μmol/L，$T_4$43.6μmol/L，TSH84μuml，胆固醇18.4μmol/L，甘油三酯3.27μmol/L。心电图：广泛心肌缺血。西医诊断：甲减合并冠心病。中医辨证：脾肾阳虚，气虚血瘀。治疗：补肾温阳，益气活血。方用加味金匮肾气汤加郁金、石菖蒲各10g，每日1剂。甲状腺片减为80mg/d。1月后诸症缓解。随证加减，2日服用1剂，甲状腺片再减量至30mg日维持治疗，再治1个月，病情稳定，未再出现心绞痛和心律失常，T_3恢复到1.42μmol/L，$T_4$127.6μmol/L，TSH12μuml，胆固醇6.4μmol/L，甘油三酯1.52μmol/L，获显效。［光明中医，2001；16（95）：41～42］

医案6　经期浮肿案

黄某，女，40岁，农民。1987年9月22日初诊。全身浮肿1周，初见眼睑肿胀，旋即波及全身，下肢浮肿尤以日晡为著。刻诊：颜面、下肢指凹性浮肿，手足冷凉，腰部酸楚，小便量少，时值月经第3日，经量正常，色初红后淡，脉沉濡细，舌质淡嫩苔薄白腻。查体未见异常。辨证属肾虚水泛，投以肾气丸加减以温阳利水。方药：淡附子、川桂枝、牡丹皮各10g，熟地黄、山茱萸、茯苓、泽泻、益母草各15g，车前子12g（炒、包入），炙黄芪、淮山药各30g。每日1剂，水煎2次，早晚分服。服药1剂得效，2剂后肿消胀除，3剂痊愈。予原方加减续服3剂巩固。［河北中医，1998；20（3）：174～175］

医案7　产后经闭、毛发脱落案（席汉氏综合征）

王某，女，38岁，1999年6月初诊。自述于2年前生产时，由于胎盘残留，引起大出血休克，即抢救住院治疗。出院后自觉头晕心慌，多梦少寐，经量明显减少，渐之经闭，毛发脱落，四处求医治疗效果不佳。望其形瘦如柴，肤色干枯，无润，舌质淡，无苔，脉沉弱迟缓。辨证分析：头晕心慌，舌淡为气血双亏，其源为产时亡血亡阳也，治以调阴阳，补气血为之大法。方药选用金匮肾气丸加味：生地黄12g，熟地黄12g，山药10g，山茱萸10g，茯苓9g，牡丹皮9g，泽泻9g，附子6g，桂枝6g，当归24g，葛根30g。5剂，每日1剂，每日2次煎服。1周后复诊：自感诸症悉轻，嘱继服原方20剂。月余后面见红润，舌红有苔，脉正常，经血来潮，但量较少，后将上药改为丸剂以巩固疗效。追

访已能干活，家务劳动如常。[河南中医，2003；23（8）：9]

医案8　小儿五软案

张某，男性，2岁，1998年9月3日初诊。其母代诉患儿头项软，脚软，近2个月加重。患者为早产儿，2个月前因乳食不洁，患严重腹泻后头向前倾，抬举无力，O型腿，足软，行走时常摔倒。观其面色萎黄，头发稀黄而细，神态疲困，语音无力，手足欠温，肌肉松软，舌质淡，苔白，脉沉无力。证属脾肾阳虚，筋骨不健之五软证。治以温肾健脾、强筋健骨，方用肾气丸加味：肉桂3g，附子2g，山药10g，熟地10g，山萸肉10g，茯苓6g，黄精10g，甘草3g，牛肋骨30g，焙干研散，每次服3g，日服2次，15天为1个疗程。9月23日复诊，患儿服药15天，头项能自主竖起，较前有精神，食纳增加，腿较前有力，但行走时仍有脚软摔倒现象。于上方中加怀牛膝10g，继续研散内服，并嘱其母平时用牛骨汤下面条，或用牛骨汤煮米粥喂患儿。半年后随访，患儿健康活泼，诸症悉除。[中国民间疗法，2001；9（9）：30~31]

医案9　老年牙痛案

庄某，男，50岁，2002年12月初诊。主诉：左下颌磨牙酸楚疼痛已2周余。牙痛每以夜间为甚，以致失眠，头晕目眩，神疲乏力。牙科以牙髓炎诊治已2周，内服外用过多种中西药物，非但无效，反增胃脘痞胀不适，纳呆倦怠，肢冷不温，神疲面赤，唇干，牙痛局部无红肿，舌质淡红，舌边有齿痕，少苔，脉沉弱。诊为肾气亏虚，虚阳浮越之牙痛，运用温补肾气法，药用：制附子10g（先煎），肉桂2g（后下），熟地30g，山药15g，山萸肉15g，牡丹皮10g，泽泻10g，茯苓15g。服药3剂，疼痛去其大半，原方治疗一周，牙痛消失，精神体力渐增，头晕失眠也除，嘱以肾气丸续服以巩固之。[中成药，2005；27（9）：附20]

一五四　蛇床子散

【原文】蛇床子散方　温阴中坐药。

【组成】蛇床子仁

【煎服法】上一味，末之，以白粉少许，和令相得，如枣大，绵裹内之，自然温。

【药理研究】蛇床子有抗菌、抗炎、抗病毒、抗肝损伤作用和抗过敏、止痒作用；还有抗心律失常作用、镇静作用、拮抗激素引起的骨质疏松作用、增强免疫作用和抗诱变、抗肿瘤作用。

【临床应用与研究】蛇床子散有温肾壮阳、散寒祛风、燥湿杀虫之功效。

李艳敏[28]以加味蛇床子散治疗阴道炎27例，治愈22例，有效4例，无效1例，总有效率96%。何天佑等[29]以本方加减治疗病毒性疱疹87例，配合清热解毒的中成药或汤剂，有效率达99%。冯桥[30]以本方加减治疗龟头、包皮念珠菌病25例，治愈14例，好转10例，未愈1例，总有效率96%。

医案1　白带增多、色黄有臭味、外阴瘙痒阴道炎案

患者，女，25岁，已婚。因白带增多，色黄，有臭味，伴外阴瘙痒3天就诊。查其外阴，阴道充血，分泌物呈黄色泡沫状，质稀，量多，有臭味，宫颈充血，I度糜烂，子宫及双侧附件正常。查白带常规示滴虫阳性。诊为滴虫性阴道炎。给予加味蛇床子散坐浴加阴道放药。方法：蛇床子30g，苦参30g，黄柏15g，茵陈18g，土茯苓18g，川椒6g，明矾6g，蝉蜕12g，薄荷12g。加水1000ml，煎30分钟，取汁500ml，于每晚坐浴1次，坐浴前取药液5ml放于干净的容器中，坐浴后用消毒球系线蘸药液塞入阴道，次日晨取出。每日1剂，连用7天为1疗程。一般于月经干净后用药，用药1周后复查。坐浴前应先清洗外阴及阴道，滴虫性阴道炎用食醋水清洗，霉菌性阴道炎用小苏打水，老年性阴道炎用清水冲洗即可。治疗期间禁房事，勤换内裤。治疗7天后复诊，自述外阴瘙痒不明显，白带量少，色微黄，查白带滴虫阴性。继用原方治疗7天，诸症消失。[中华实用中西医杂志，2003；3（16）：936]

医案2　白带增多，呈豆腐渣样，伴外阴，阴道痒痛阴道炎案

患者，女，33岁，已婚。自述白带增多，呈豆腐渣样，伴外阴，阴道痒痛5天，且小便频急痛。查病人外阴及阴道黏膜红肿，触痛明显，其上附有白色片状分泌物。查白带常规示霉菌阴性，尿常规示正常。诊为霉菌性阴道炎。用加味蛇床子散治疗，方药：蛇床子30g，苦参30g，黄柏15g，茵陈18g，土茯苓18g，川椒6g，明矾6g，蝉蜕12g，薄荷12g。加水1000ml，煎30分钟，取汁500ml，于每晚坐浴1次，坐浴前取药液5ml放于干净的容器中，坐浴前用小苏打水先清洗外阴及阴道，坐浴后用消毒球系线蘸药液塞入阴道，次日晨取出。每日1剂，治疗期间禁房事，勤换内裤。治疗10天痊愈。[中华实用中西医杂志，2003；3（16）：936]

医案3　严重外阴瘙痒症案

患者，38岁，3年前出现外阴瘙痒症状，用药后病情仍然反复，近1年症状加重，难以忍受，严重影响睡眠以及工作。妇科检查外阴皮肤和黏膜外观正常，白带常规检查无异常，尿糖阴性。以中药配方（蛇床子散）苦参10g，百部10g，川椒10g，蛇床子10g，明矾6g，煎汤趁热，先熏后坐浴，1次/天，30～50分钟/次，7天为一疗程，连续2个疗程。第一疗程结束后患者外阴瘙痒症状基本好转，夜间偶尔发作。继续第二疗程巩固疗效，经3个月，6个月，1年复查未复发。中药蛇床子散具有清热解毒、燥湿止痒、杀菌消炎的功效。用于不明原因的外阴瘙痒有明显的效果，且经济、方便、实用。此外对这类患者需进行必要的卫生宣教，保持外阴清洁干燥，阴痒时切忌用烫水洗或用手搔抓；内裤要选透气宽松的；避免不必要的思想顾虑和紧张心理。[解放军护理杂志，2003；20（5）：24]

一五五　狼牙汤

【原文】少阴脉滑而数者，阴中即生疮，阴中蚀疮烂者，狼牙汤洗之。

【组成】狼牙三两

【煎服法】上一味，以水四升，煮取半升，以绵缠筋如茧，浸汤沥阴中，日四遍。

【临床应用与研究】《金匮要略》狼牙汤加味方具有显著的清热燥湿、解毒杀虫、除湿止带、祛风止痒作用。现代临床报道《金匮要略》狼牙汤加味方（狼牙草、蛇床子、土茯苓、枯矾等）熏蒸加外洗治疗湿热带下病（西医诊断为霉菌性阴道炎或滴虫性阴道炎）88例[31]。方法：将《金匮要略》狼牙汤加味方（狼牙草、蛇床子、土茯苓、枯矾等）用1500～2000ml水煎煮沸腾15～20分钟后，滤出药液，趁热先熏蒸外阴部，待药液温后坐浴、抹洗或冲洗阴道3分钟，1～2次/天，每日1剂，7天一疗程。痊愈33例，显效23例，有效26例，总有效率为93.18%，总体疗效优于洁尔阴对照组，并且对滴虫性阴道的疗效明显优于对霉菌性阴道炎，本方对带下量多、阴痒两种症状能有效控制。高庆超[32]以狼牙汤加味（狼牙草30g，蛇床子15g，烟叶20g，茯苓10g，白鲜皮10g，炒白术10g，地骨皮10g，水煎外洗或熏洗外阴30分种左右）治疗女阴硬化苔癣15例，取得9例痊愈，5例好转，1例无效的疗效。

歌曰：胞寒外候见阴寒，纳入蛇床佐粉安，更有阴疮弥烂者，狼牙三两洗何难。

医案　女阴硬化苔癣案

王某，女，36岁，农民。1993年10月12日就诊。外阴瘙痒，变白8余年，间断治疗6年多，其效果不佳。现感外阴干痒，入夜加剧，阴中灼热疼痛，头晕，口干，杂色带下。妇检：外阴皮肤粗糙有大量的抓痕，大小阴唇、阴蒂、会阴部变白，阴道分泌物减少。苔少舌红，脉弦细。投以狼牙汤加味：狼牙草30g（或可用狼毒15g替代），蛇床子15g，烟叶20g，茯苓10g，白鲜皮10g，炒白术10g，地骨皮10g。10剂，外煎熏洗，一日3次，每次30分钟左右。患者半月后复诊，外阴瘙痒干痛明显减轻，其外阴皮色恢复正常，不粗糙，小阴唇两侧白减少，药已中病，继用上方5剂。1个月后会阴白斑、阴痒消失，外阴皮肤光滑而告愈。本病与阴痒、阴蚀相类似，多因肝经风热，脾虚蕴热，肾虚不荣，湿热邪毒入侵而成。狼牙汤加味能清热解毒，杀虫止痒，健脾燥湿，正中病机，故收效果。[中医外治杂志，1996；2：43]

参考文献

1. 马秀华．加味半夏厚朴汤治疗梅核气31例．中国民间疗法．2005；13（3）：45
2. 陈术红，臧传国．半夏厚朴汤治疗慢性咽炎36例．中国民间疗法．2004；12（1）：54
3. 付玉山，谢沛霖．半夏厚朴汤加味治疗久咳48例．湖北中医杂志．2002；24（9）：42～43
4. 张文才．夏厚朴汤加味治疗癔病性瘫痪30例．河南中医．2001；21（6）：42
5. 易献春．甘麦大枣汤加减治疗歇斯底里精神性发作38例．中医研究．2000；13（2）：36
6. 赵红，金蕊．甘麦大枣汤治疗脏躁42例．安徽中医临床杂志．1998；10（3）：154
7. 赵怀康．甘麦大枣汤治疗小儿多动症疗效观察．中国社区医师．2005；3：42
8. 刘强，朱红霞，于得海，等．温经汤、艾附暖宫丸药理作用的比较研究．中药药理与临床．1995；（03）：10～12
9. 杜惠兰，李清雪，魏影非，等．加减温经汤对月经病实寒证患者生殖激素及5－HT、β－EP的影响．中成药．2005；27（9）：1047～1050
10. 浦应．应用《金匮要略》温经汤治疗继发性闭经36例临床小结．云南中医中药杂志．2000；21（6）：13
11. 张永洛，王便琴，岳月娥，等．温经汤治疗子宫内膜异位症45例临床观察．中国中医科技．1998；5（4）：243～244
12. 陈平．温经汤治疗宫寒血瘀型不孕90例疗效观察．中医药信息．2005；22（3）：5
13. 黎清婵，马春远．温经汤治疗产后腹痛82例．新中医．2004；36（8）：65～66
14. 陈新家．温经汤治疗功能性子宫出血56例．陕西中医．2004；05：411～412
15. 管丛华．旋覆花汤治咳68例．吉林中医药．1999；4：33
16. 王娟，王涛，刘春来．胶姜汤治疗功能性子宫出血32例．中国民间疗法．2000；8（1）：31～32
17. 吴雪华．抵当汤加减治疗子宫内膜异位症58例．中国中医急症．2003；12（4）：370

18. 王陆军，张文友．抵当汤治疗产后栓塞性静脉炎15例．河南中医．1998；18（6）：355
19. 董荣芬，王宝玉，王绪．加味抵当汤治疗缺血性中风临床研究．北京中医．1998；4：17~18
20. 毕明义，赵迎春，陈洪荣．矾石丸治疗带下病208例．山东中医杂志．1994；13（2）：68~69
21. 李玉香．红蓝花酒口服液治疗痛经110例．中国乡村医生．1997；10：47
22. 刘茂林，李玉香，刘明．红蓝花酒治疗心动过缓心律不齐36例．河南中医药学刊．1996；11（2）：37~38
23. 何清湖，郑毅春，李羽儇．金匮肾气丸治男性不育症临床观察．天津中医药．2003；20（1）：18~21
24. 何少霞．金匮肾气丸为主治疗糖尿病肾病46例临床观察．湖北中医杂志．2004；26（5）：40
25. 李桂琴．金匮肾气丸加味治疗女性尿道综合征31例．新中医．2003；35（8）：20
26. 詹泰国．治疗老年性前列腺炎40例报告．江西中医药．1997；28（1）：13
27. 姜书敏．金匮肾气丸加味治疗化疗所致白细胞减少症．河南中医药学刊．2001；16（5）：47~48
28. 李艳敏．加味蛇床子散治疗阴道炎27例．中华实用中西医杂志．2003；3（16）：963
29. 何天佑，刘娟．蛇床子散化裁治疗病毒性疱疹87例疗效观察．云南中医中药杂志．2004；25（5）：18
30. 冯桥．蛇床子散加减治疗龟头、包皮念珠菌病25例．广西中医药．1999；3：35
31. 周劲松．《金匮》狼牙汤加味方治疗湿热带下病的临床观察．贵阳中医学院学报．2001；23（2）：30~32
32. 高庆超．狼牙汤加味外治女阴硬化苔癣15例．中医外治杂志．1996；2：43